GEWEBS- UND NEUROHORMONE
PHYSIOLOGIE DES MELANOPHORENHORMONS

ACHTES SYMPOSION
DER DEUTSCHEN GESELLSCHAFT FÜR ENDOKRINOLOGIE
IN MÜNCHEN VOM 1. BIS 3. MÄRZ 1961

SCHRIFTLEITUNG
PROFESSOR DR. HENRYK NOWAKOWSKI
II. MED. UNIV.-KLINIK UND POLIKLINIK HAMBURG-EPPENDORF

MIT 232 ABBILDUNGEN

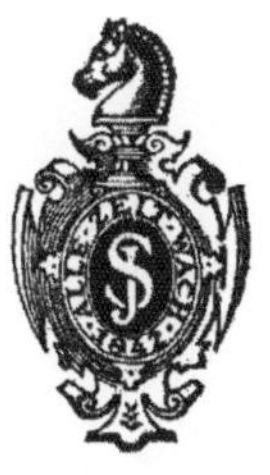

SPRINGER-VERLAG BERLIN HEIDELBERG GMBH

ISBN 978-3-540-02909-0 ISBN 978-3-642-86860-3 (eBook)
DOI 10.1007/978-3-642-86860-3

Ursprünglich erschienen bei Springer-Verlag OHG. Berlin · Göttingen · Heidelberg 1962

Library of Congress Catalog Card Number 55—39230

Inhaltsverzeichnis

Gewebs- und Neurohormone

Alphabetisches Verzeichnis der Referenten und Diskussionsredner

1. Akinci, T., Dr. med., Hamburg-Eppendorf, II. Med. Univ.-Klinik u. Poliklinik.
2. Ammon, R., Prof. Dr. med., Dr. phil., Homburg (Saar), Physiolog.-Chem. Inst. d. Univ. d. Saarlandes.
3. Apostolakis, M., Dr. med., Hamburg-Eppendorf, II. Med. Univ.-Klinik u. Poliklinik.
4. Bahner, F., Prof. Dr. med., Heidelberg, Med. Univ.-Poliklinik.
5. Berswordt-Wallrabe, R. F. W. von, Dr. agr., Güntersen 93.
6. Biegler, R., Dr. med., Frankfurt a. M., I. Med. Univ.-Klinik.
7. Bierich, J. R., Doz. Dr. med., Hamburg-Eppendorf, Univ.-Kinderklinik.
8. Böhle, E., Dr. med., Frankfurt a. M., I. Med. Univ.-Klinik.
9. Boissonnas, R. A., Dr., Basel/Schweiz, Sandoz A. G.
10. Breuer, H., Priv.-Doz. Dr., Bonn-Venusberg, Chirurg. Univ.-Klinik u. Poliklinik, Chem. Abt.
11. Brossmer, R., Dr. med., Heidelberg, Max Planck-Inst. f. med. Forschung (Inst. f. Chemie).
12. Buchholz, R., Prof. Dr. med., Düsseldorf, Frauenklinik d. Med. Akademie.
13. Carraro, A., Dr. med., Milano, Università degli Studi, Istituto di Farmacologia e di Terapia.
14. Daume, E., Dr. med., München, I. Univ.-Frauenklinik.
15. Demand, H. A., Dr. med., Berlin-Reinickendorf, Humboldt-Krankenhaus.
16. Dhom, G., Prof. Dr. med., Würzburg, Patholog. Inst. d. Universität.
17. Diepen, R., Dr. med., Frankfurt/Main, Max Planck-Inst. f. Hirnforschung.
18. Dirscherl, W., Prof. Dr. Dr., Bonn, Physiolog.-Chem. Inst. d. Univ.
19. Ditschuneit, H., Dr. med., Frankfurt a. M., I. Med. Univ.-Klinik.
20. Dörner, G., Doz. Dr. med. habil., Berlin N 4, Inst. f. exp. Endokrinologie, Charité.
21. Eckler, E., Dr. med., Bremen, Kinderkl. d. Städt. Krankenanstalten.
22. Eik-Nes, K. B., Prof. Dr., Salt Lake City, Utah/USA, Dept. of Biological Chemistry, College of Medicine, University of Utah.
23. Elert, R., Prof. Dr. med., Düsseldorf, Frauenklinik d. Med. Akademie.
24. Engelhardt, Fr., Dr. med., Würzburg, Neurochirurg. Abt. d. Univ.
25. Eymer, K. P., Dr. med., München 15, II. Med. Univ.-Klinik.
26. Faulhaber, J.-D., Dr. med., Frankfurt a. M., I. Med. Univ.-Klinik.
27. Fischer, M., Dr. med., Frankfurt a. M., I. Med. Univ.-Klinik.
28. Fischer, P.-A., Dr. med., Hamburg-Eppendorf, Psychiatrische Klinik.
29. Flückiger, E., Priv.-Doz., Dr. med., Basel/Schweiz, Sandoz A. G., Pharmakolog.-Laboratorium.
30. Frahm, H., Dr. med., Hamburg-Eppendorf, II. Med. Univ.-Klinik u. Poliklinik.
31. Fraschini, F., Dr. med., Milano, Università degli Studi, Istituto di Farmacologia e di Terapia.
32. Giegler, I., Dr. med., Erfurt, Med. Klinik der Med. Akademie.
33. Giuliani, G., Dr. med., Milano, Università degli Studi, Istituto di Farmacologia e di Terapia.
34. Groot-Wassink, K. A., Dr. med., Berlin N 4, Humboldt-Universität, Charité, Frauenklinik.
35. Hammerstein, J., Priv.-Doz. Dr., Berlin-Charlottenburg, Städt. Frauenklinik Charlottenburg u. Univ.-Frauenklinik d. Freien Universität Berlin.
36. Hardegg, W., Priv.-Doz. Dr., Heidelberg, Physiolog. Inst. d. Univ.
37. Hartenbach, W., Prof. Dr. med., München 15, Chirurg. Univ.-Klinik.
38. Hedinger, Chr., Prof. Dr. med., Winterthur/Schweiz, Patholog. Inst., Kantonsspital.
39. Herrmann, M., Dr. med., Tübingen, Anatomisches Inst. d. Univ.
40. Hohlweg, W., Prof. Dr. med., Graz IX/Österr., Prevenhueberweg 25.
41. Holtz, P., Prof. Dr. med., Frankfurt a. M., Pharmakolog. Inst. d. Univ.
42. Jöchle, W., Dr. med., Münster, Hindenburgallee 16a.
43. Junkmann, K., Prof. Dr. med., Berlin N 65, Müllerstr. 170—172, Schering A. G., Hauptlaboratorium.
44. Kaiser, R., Priv.-Doz. Dr., München 15, I. Frauenklinik und Hebammenschule der Univ.
45. Kaiser, W., Doz. Dr. med., Halle/Saale, II. Med. Klinik der Univ.
46. Karl, J., Dr. med., München 15, I. Med. Klinik d. Univ.
47. Karlson, P., Prof. Dr. med., München 15, Physiolog.-Chem. Inst. d. Univ.

48. Klein, E., Doz. Dr. med., Düsseldorf, II. Med. Klinik u. Poliklinik.
49. Klein, U. E., Dr. med., River House, North Broadway, Upper Nyack, N.Y./USA.
50. Knappe, G., Dr. med., Berlin N 4, Inst. f. exp. Endokrinologie der Humboldt-Univ., Charité.
51.Ködding, R., Dr. med., München 15, I. Med. Klinik d. Univ.
52. Kopetz, K., Dr. med., München 15, II. Med. Univ.-Klinik.
53. Kopp, K., Dr. med., Frankfurt a. M., I. Med. Univ.-Klinik.
54. Kracht, J., Prof. Dr. med., Hamburg-Eppendorf, Patholog. Inst. d. Univ.
55. Labhart, A., Prof. Dr. med., Zürich/Schweiz, Med. Poliklinik d. Univ.
56. Lammers, H. J., Dr. med., Gießen, Univ.-Nervenklinik.
57. Laschet, U., Dr. med., Offenbach/Main, Friedensstr. 118.
58. Lauritzen, Chr., Doz. Dr. med., Kiel, Univ.-Frauenklinik u. Hebammenlehranstalt.
59. Lembeck, F., Prof. Dr. med., Tübingen, Pharmakolog. Inst. d. Universität.
60. Martini, L., Prof., Milano, Università degli Studi, Istituto di Farmacologia e di Terapia.
61. McGuire, J.S., Dr., New Haven 11, Connecticut/USA, Yale University, School of Medicine Dept. of Medicine, Section of Dermatology.
62. Michel, H., Priv.-Doz. Dr., Berlin-Charlottenburg 9, Städt. Krankenhaus Westend, II. Med. Klinik und Poliklinik der Freien Universität Berlin.
63. Nevinny-Stickel, J., Priv.-Doz. Dr., Berlin-Charlottenburg 5, Städt. Frauenklinik Charlottenburg u. Univ.-Frauenklinik d. Freien Universität Berlin.
64. Nitschke, U., Dr. med., Erfurt, Med. Klinik d. Med. Akademie.
65. Nocke, L., Dr. med., Düsseldorf, Frauenklinik d. Med. Akademie.
66. Nocke, W., Dr. med., Düsseldorf, Frauenklinik d. Med. Akademie.
67. Oertel, G. W., Doz. Dr. med., Homburg/Saar. Inst. f. Hygiene u. Mikrobiologie der Univ. d. Saarlandes.
68. Oriol-Bosch, A., Dr. med., Salt Lake City, Utah/USA, Dept. of Biochemical, College of Medicine, University of Utah.
69. Pecile, A., Dr. med., Milano, Università degli Studi, Istituto di Farmacologia e di Terapia.
70. Pfeiffer, E. F., Prof. Dr., Frankfurt a. M., I. Med. Univ.-Klinik.
71. Pokorný, J., Doz. Dr. med., Brno/C.S.S.R. Úvoz 84.
72. Ponsold, W., Doz. Dr. med. habil., Halle/Saale, Pharmakolog. Inst. d. Universität.
73. Quevedo, M., Dr. med., Hamburg-Eppendorf, II. Med. Univ.-Klinik u. Poliklinik.
74. Reinwein, D., Dr. med., Düsseldorf, II. Med. Klinik u. Poliklinik.
75. Retiene, K., Dr. med., Frankfurt a. M., I. Med. Univ.-Klinik.
76. Sack, H., Prof. Dr. med., Krefeld, Med. Klinik d. Städt. Krankenanstalten.
77. Schmidt, W., Dr. med., Leipzig, Univ.-Frauenklinik.
78. Schönberg, D., Dr. med., Hamburg-Eppendorf, Univ.-Kinderklinik.
79. Schriefers, H., Priv.-Doz. Dr., Bonn, Physiolog.-Chem. Inst. d. Univ.
80. Schümann, H. J., Prof. Dr. med., Frankfurt a. M., Pharmakolog. Inst. d. Universität.
81. Schwarz, G., Dr. med., Heidelberg, Med. Univ.-Poliklinik.
82. Schwarz, K. F., Dr. med., München 15, II. Med. Univ.-Klinik.
83. Simon, U., Dr. med., Berlin N 4, Inst. f. exp. Endokrinologie der Humboldt-Univ., Charité.
84. Suchowsky, G. K., Dr. med., Waldkraiburg, Iserring 1.
85. Tamm, J., Priv.-Doz. Dr. med., Hamburg-Eppendorf, II. Med. Univ.-Klinik u. Poliklinik.
86. Taterka, W. W., Dr. med., Nyon/Schweiz, Villa le Ravin.
87. Thomas, H., Dr. med., Bonn, Physiolog.-Chem. Inst. d. Universität.
88. Torbica, M., Dr. med., München 15, I. Med. Klinik d. Universität.
89. Turner, C. W., Dr. med., 203 Eckles Hall, Columbia, Mo./USA.
90. Voigt, K.-D., Prof. Dr., Hamburg-Eppendorf, II. Med. Univ.-Klinik u. Poliklinik.
91. Walter, K., Dr. med., Heidelberg, Med. Univ.-Klinik.
92. Weinges, K. F., Dr. med., Homburg/Saar, Med. Univ.- u. Poliklinik.
93. Wennemann, J., Dr. med., Düsseldorf, Frauenklinik d. Med. Akademie.
94. Wetzstein, R., Priv.-Doz. Dr. med, München 15, Inst. f. Histologie u. exp. Biologie d. Universität.
95. Winkler, G., Dr. med., Gießen, Med. Klinik der Universität.
96. Wolff, H. P., Prof. Dr. med., Homburg/Saar, Med. Univ.-Klinik u. Poliklinik.
97. Ziegler, R., Dr. med., Frankfurt a. M., I. Med. Univ.-Klinik.

Pharmakologisches Institut der Universität Frankfurt a. M.
(Direktor: Prof. Dr. med. P. HOLTZ)

Gewebs- und Neurohormone

Von

P. HOLTZ

Mit 3 Abbildungen

Je mehr die Forschung in die Biochemie und Physiologie der körpereigenen Wirkstoffe eindringt, um so fließender werden die Grenzen zwischen den einzelnen Gruppen. Überall da, wo die *Fermente* der Synthese vorkommen und auf die Muttersubstanzen einwirken können, ist ihre Bildung prinzipiell möglich. Das mag erklären, daß manche der hier in Frage kommenden Stoffe nicht nur im Tierkörper, sondern auch in Pflanzen und Einzellern aufgefunden wurden: *Acetylcholin* in Paramaecien und Trypanosomen, *Histamin* in Bakterien und zusammen mit Acetylcholin im Brennesselsekret, *Serotonin* in Bananen, deren Genuß durch das vermehrte Auftreten von 5-Hydroxyindolessigsäure im Harn eine Erkrankung an Darmcarcinoid vortäuschen kann.

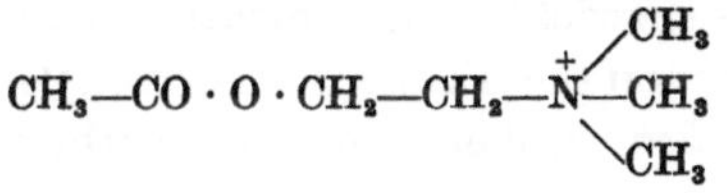

CH_3—CO · O · CH_2—CH_2—$\overset{+}{N}(CH_3)_3$

Acetyl- Cholin

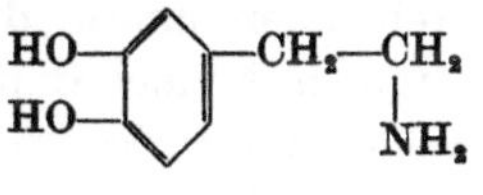

Hydroxytyramin (Dopamin)

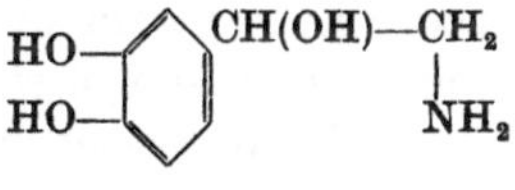

Nor-adrenalin

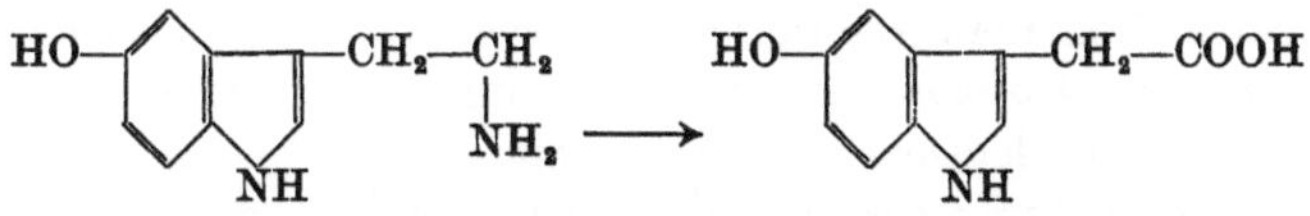

5-Hydroxytryptamin (Serotonin) ⟶ 5-Hydroxyindolessigsäure

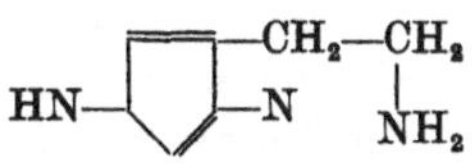

Histamin

Im englischen Sprachgebrauch werden die *Gewebshormone*[1] als "local hormones" bezeichnet. Damit wird ein wesentliches Merkmal, die engbegrenzte, lokale Wirkung, zum Ausdruck gebracht, die sich auf den Ort der Bildung bzw. Speicherung oder auf dessen nächste Umgebung beschränkt. Ihr engbegrenzter Aktionsradius unterscheidet sie von den *glandulären* Hormonen, den Wirkstoffen der „Blutdrüsen", die hämatogen, auf dem Blutwege, zur Wirkung gelangen und

[1] Übersicht bei P. HOLTZ: „Gewebshormone" in „Fermente, Hormone, Vitamine". Herausgegeben von R. AMMON und W. DIRSCHERL. G. Thieme Verlag Stuttgart. Band II, S. 711—801 (1960).

deshalb Fernwirkungen, d. h. Wirkungen auf vom Bildungsort entfernt gelegene Organe, ausüben können.

Eine Zwischenstellung nehmen die *Neurohormone* ein, die Überträgerstoffe von Nervenwirkungen: der cholinergische und der adrenergische „transmitter", Acetylcholin und Noradrenalin. Sie werden im Nervengewebe gebildet und in granulären Elementen der Nervenzellen gespeichert. Mit den Gewebshormonen haben sie gemein, daß ihre Wirkung sich streng lokalisiert auf den Ort ihrer Freisetzung an den Nervenenden im innervierten Organ beschränkt; zu den *glandulären Hormonen*, deren Sekretion der regulatorischen Steuerung durch die übergeordneten Hormone des Hypophysen-Vorderlappens unterliegt, ergeben sich Parallelen, indem auch ihre „Sekretion" zentral gesteuert ist: durch nervale Impulse, die in medullären und hypothalamischen Zentren gebildet und auf dem Wege der efferenten adrenergischen und cholinergischen Nerven in die Peripherie entsandt werden, um hier an den Nervenenden in den innervierten Organen den jeweiligen Überträgerstoff der Nervenwirkung, das „Neurohormon" Acetylcholin im einen Fall, Noradrenalin im anderen Fall, freizusetzen.

Brenzcatechinamine

Im organisatorischen Aufbau des sympathischen Anteils des vegetativen Nervensystems ist begründet, daß es trotz der lokalisierten, auf den Ort der Freisetzung beschränkten Wirkung des Überträgerstoffes — Noradrenalin — zu irradiierenden, auf zahlreiche Organe ausstrahlenden Wirkungen kommt, wenn die Erregung medullärer und diencephaler Sympathicuszentren zu einer generalisierten Stimulierung der noradrenergisch innervierten Peripherie führt. Sympathisches Nervensystem und Nebennierenmark, die entwicklungsgeschichtlich einer gemeinsamen Anlage entstammen, können dann, von der Ebene der hormonalen Wirkstoffe aus gesehen, auch zu der *funktionellen* Einheit eines sympathicoadrenalen Systems verschmelzen, das dank „zentral regulierter Erregungsübertragung" (*1*) je nach den Erfordernissen elektiv den einen oder den anderen seiner Wirk- und Überträgerstoffe, aber auch beide gleichzeitig einzusetzen vermag: den Überträgerstoff der sympathischen noradrenergischen Nerven, das *Neurohormon* Noradrenalin, und das *glanduläre Hormon* des Nebennierenmarks, Adrenalin (*2*).

Im Vordergrund des pharmakologischen Wirkungsbildes steht beim *Noradrenalin* die gefäßverengernde Wirkung, die es als Überträgerstoff vasoconstrictorischer Nervenwirkungen besonders geeignet erscheinen läßt zur Aufrechterhaltung und reflektorischen Regulation des Gefäßtonus und Blutdrucks. *Adrenalin* ist vor allem Stoffwechselhormon. Wie ein Absinken des *Blutdrucks* der adäquate Reiz für eine reflektorisch über die Pressoreceptoren des Carotissinus ausgelöste vermehrte Freisetzung *nervalen* Noradrenalins in den sympathischen Vasocontrictoren ist, so ist ein Absinken des *Blutzucker*spiegels der adäquate Reiz für die Ausschüttung *hormonalen* Adrenalins aus dem Nebennierenmark.

Beim Menschen und bei den meisten Tierarten ist Noradrenalin zu 20—50% an der Zusammensetzung des Nebennierenmarkinkretes beteiligt (*3*). Die „Ruhesekretion" — der Brenzcatechinamingehalt des Nebennierenvenenblutes — besteht bei der Katze zu etwa 80% aus Noradrenalin, zu nur 20% aus Adrenalin, obwohl die chromaffinen Zellen des Katzennebennierenmarks mehr Adrenalin (etwa 60%) als Noradrenalin (etwa 40%) enthalten. Die überwiegend aus Noradrenalin bestehende „Ruhesekretion" läßt sich reflektorisch, z. B. durch

Druckentlastung des Carotissinus, um ein Mehrfaches steigern, wobei die *prozentuale* Zusammensetzung des Brenzcatechinamingehaltes im Nebennierenvenenblut unverändert bleibt (*4*). Für die reflektorische Regulation, die Homöostase des Blutdrucks, tritt aber das *hormonale* Noradrenalin des Nebennierenmarks gegenüber dem *nervalen* Noradrenalin der Vasoconstrictoren an Bedeutung zurück. Es ist an der sog. „pressorischen Reserve" des Sinus caroticus nicht nennenswert beteiligt (*5*). *Noradrenalin* ist vor allem Neurohormon, d. h. Überträger von Nervenwirkungen, *Adrenalin* vor allem glanduläres Hormon. Die Piqûre (*6*) und hohe Isulindosen (*7*) führen zu einer selektiven Verarmung des Nebennierenmarks an Adrenalin. Das läßt sich auch histochemisch zeigen: *Bichromat* färbt sowohl die adrenalin- als auch die noradrenalinhaltigen Zellen, *Kaliumjodat* nur die noradrenalinhaltigen. Nach einer hohen Insulindosis gibt die Anfärbung mit Kaliumbichromat und Kaliumjodat das gleiche Bild (*7*).

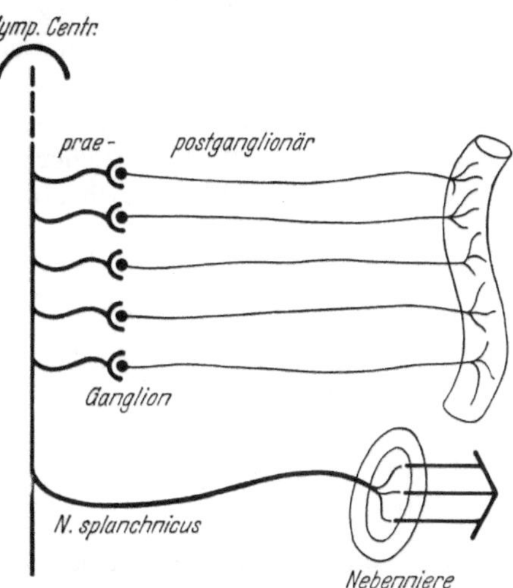

Abb. 1. „Sympathico-adrenales System". Innervation der Gefäße und des Nebennierenmarks

Wenn auch der *N. splanchnicus* für die chromaffinen Zellen des — funktionell einem sympathischen Ganglion vergleichbaren — Nebennierenmarks überwiegend *prä*ganglionäre, also cholinergische Fasern enthält (s. Abb. 1), so sind diesen doch *post*ganglionäre, also noradrenergische Fasern beigemischt, für die das Ganglion mesent. sup. „Umschaltganglion" ist. Es ist deshalb vorstellbar, daß wenigstens ein Teil des z. B. bei reflektorischer Gefäßverengerung und Blutdrucksteigerung (Druckentlastung des Sinus caroticus) im Nebennierenvenenblut vermehrt erscheinenden Noradrenalins gar nicht aus den noradrenalinhaltigen chromaffinen Markzellen, sondern aus diesen postganglionären, „noradrenergischen" Splanchnicusfasern stammt, wie ja auch im abfließenden Venenblut anderer noradrenergisch innervierter Organe, beispielsweise des Herzens und der Milz, vermehrt Noradrenalin nachweisbar wird, wenn man den Nerv elektrisch reizt. Es wäre zu erwarten, daß es bei der Erregung medullärer und hypothalamischer *Vasomotorenzentren*, die eine erhöhte Noradrenalinfreisetzung an den Enden der vasoconstrictorischen Nerven in der Peripherie des Gefäßsystems verursacht, auch an den Enden der postganglionären, noradrenergischen Fasern des N. splanchnicus in den Nebennieren zu einer vermehrten *Freisetzung nervalen* Überträgerstoffes käme, die dann den Anschein einer selektiven *Sekretion hormonalen* Noradrenalins aus den chromaffinen Zellen des Nebennierenmarks erweckt. Demgegenüber würde die Erregung sympathischer *Stoffwechselzentren*, z. B. des am Boden des vierten Ventrikels gelegenen „Zuckerzentrums" durch die Piqûre oder durch die Hypoglykämie nach einer hohen Insulindosis, ausschließlich oder doch überwiegend zur Stimulierung der zum Nebennierenmark ziehenden präganglionären — cholinergischen — Splanchnicusfasern führen und damit zu einer elektiven Ausschüttung hormonalen Adrenalins, die dann, wie schon gesagt, auch histochemisch in dem Verschwinden der chromaffinen „Adrenalinzellen" des Nebennierenmarks zum Ausdruck kommen kann.

HO—⬡—CH_2—CH(NH_2)—COOH

Tyrosin

(HO)₂—⬡—CH_2—CH(NH_2)—COOH

Dopa

(HO)₂—⬡—CH_2—CH_2—NH_2

Dopamin

(HO)₂—⬡—CH(OH)—CH_2—NH_2

Noradrenalin

(HO)₂—⬡—CH(OH)—CH_2—NH—CH_3

Adrenalin

Die Reaktionsfolge für die *Biosynthese* der beiden Wirkstoffe ist durch die in den letzten Jahren durchgeführten Versuche mit isotopenmarkierten Vorstufen gesichert. Muttersubstanz ist die Aminosäure *Tyrosin*. Das aus diesem sich bildende *Dopa* wird durch die Dopadecarboxylase in *Dopamin* umgewandelt, dieses dann über *Noradrenalin* in *Adrenalin* (*8*). Die gesamte Reaktionsfolge kann sich in den chromaffinen Zellen des Nebennierenmarks abspielen. Während hier die Biosynthese bis zur höchsten Stufe des glandulären Hormons — Adrenalin — fortschreitet, kommt sie in den sympathischen, „noradrenergischen" Nerven auf der Stufe des Noradrenalins zum Stillstand: Das Nervengewebe ist offensichtlich nicht in der Lage, die Methylierung zu Adrenalin vorzunehmen, wie auch Inkubationsversuche mit Homogenaten aus sympathischen Nerven und den radioaktiven Vorstufen gezeigt haben. Das Nervengewebe verhält sich wie das *embryonale* Nebennierenmark und das Nebennierenmark des Neugeborenen (*9*), sowie das *unreife* chromaffine Gewebe mancher *Phäochromocytome* (*10*) mit Noradrenalin als Wirkstoff, dessen erhöhte Ausscheidung in den Harn dann die Diagnose erlaubt.

HO—, HO— ⟨Ring⟩ —CH(OH)—CH_2—NH_2 → (3—O—Methyltransferase) → CH_3O—, HO— ⟨Ring⟩ —CH(OH)—CH_2—NH_2 → (Monaminoxydase)

Noradrenalin — 3-Methoxy-noradrenalin

CH_3O—, HO— ⟨Ring⟩ —CH(OH)—CHO → CH_3O—, HO— ⟨Ring⟩ —CH(OH)—COOH

3-Methoxy 4-hydroxyphenyl glykolaldehyd — 3-Methoxy-4-hydroxymandelsäure

HO—, HO— ⟨Ring⟩ —CH_2—CH_2—NH_2 — CH_3O—, HO— ⟨Ring⟩ —CH_2—CH_2—NH_2

Dopamin — 3-Methoxytyramin

HO—, HO— ⟨Ring⟩ —CH_2—COOH — CH_3O—, HO— ⟨Ring⟩ —CH_2—COOH

3,4-Dihydroxy-phenylessigsäure — Homo-vanillinsäure

Nur ein kleiner Teil des hormonalen Adrenalins und des nervalen Noradrenalins erscheint unverändert und noch pharmakologisch wirksam im Harn, der größte Teil in Form pharmakologisch unwirksamer Produkte. Das wichtigste Ferment der pharmakologischen Inaktivierung ist nach Untersuchungen von ARMSTRONG (*11*) und von AXELROD (*12*) eine *Methyltransferase*, die eine Methylierung der in Meta-Stellung befindlichen phenolischen OH-Gruppe bewirkt (*12a*); die Seitenkette der 3-0-methylierten Derivate kann dann ebenso wie die Seitenkette der genuinen Hormone durch die Monoaminoxydase oxydativ desaminiert werden, sodaß sich über den Aldehyd die 3-Methoxy-, 4-Hydroxy- bzw. die Dihydroxy-Mandelsäure bildet. Sowohl die genuinen Hormone als auch ihre Umwandlungs- und Abbauprodukte finden sich, z. T. mit Glucuronsäure gepaart, im Harn.

Die blutdrucksteigernde Wirkung von Harnextrakten beruht hauptsächlich auf ihrem Gehalt an Noradrenalin (*13*). Die Normalwerte in der 24 Std-Menge Harn liegen nach unseren Erfahrungen maximal bei etwa 50 γ. Adrenalin erscheint in 5—10fach geringerer Menge als Noradrenalin.

Ein drittes Brenzcatechinamin kommt zusammen mit seinen methylierten und oxydativ desaminierten Derivaten im Harn vor: Hydroxytyramin oder *Dopamin.*

In einigen Organen kann nun *Dopamin,* das im Nebennierenmark und in den sympathischen Nerven nur biochemische Vorstufe und Intermediärprodukt ist, *Endprodukt* der Biosynthese sein. Im *Nebennierenmark* macht Dopamin nur etwa 2% des Gesamtgehaltes an Brenzcatechinaminen aus, in den *sympathischen Nerven* etwa 50%, in *Lunge, Leber* und *Darm* hingegen ist es praktisch das einzige Brenzcatechinamin (*14, 14a*).

Bemerkenswert ist, daß Dopamin da, wo es nur biochemische Vorstufe für die Noradrenalinbildung ist, z. B. in den sympathischen Nerven, im *Cytoplasma* lokalisiert ist, während der eigentliche Wirkstoff Noradrenalin, ebenso wie das Adrenalin der chromaffinen Zellen des Nebennierenmarks, zum größten Teil in granulären, von einer Membran umgebenen Elementen der Zelle gespeichert ist; wo Dopamin hingegen nicht Intermediärprodukt, sondern Endprodukt der Synthese ist, z. B. in Leber und Darm, wird es ebenfalls granulär gespeichert (*14*).

Über die Funktion des „*Gewebshormons*" Dopamin in Lunge, Leber und Darm wissen wir nichts. An pharmakologischen Testobjekten ist Dopamin 50—100mal schwächer wirksam als Adrenalin und Noradrenalin. Anders verhält es sich mit dem Dopamin des *Gehirns.* In Extrakten aus dem *ganzen* Gehirn findet man die gleiche Mischung von Noradrenalin und Dopamin — jedes Amin zu etwa 50% — wie in den sympathischen Nerven. Analysiert man jedoch den Amingehalt bestimmter Gehirn*areale,* so findet man eine spezifische Verteilung der beiden Amine. Untersuchungen japanischer (*15*) und schwedischer (*16*) Forscher haben ergeben, daß im *Putamen* und *Nucleus caudatus,* Gehirnarealen also, die für die vom extrapyramidalen System gesteuerte Motorik von Bedeutung sind, Dopamin praktisch das einzige Brenzcatechinamin ist. Im Nucl. caudatus und Putamen von Parkinsonkranken ist der Dopamingehalt abnorm niedrig (*17*).

Es ergibt sich eine sozusagen hierarchische Ordnung in der Biosynthese der Brenzcatechinamine: In den chromaffinen Zellen des Nebennierenmarks schreitet die Synthese vom Tyrosin über Dopa, Dopamin, Noradrenalin bis zum methylierten Endprodukt, dem *glandulären Hormon* Adrenalin fort. In den sympathischen Nerven kommt die Synthese auf der Stufe des *Neurohormons* Noradrenalin zum Stillstand. In Lunge, Leber und Darm, sowie in bestimmten Arealen des Gehirns ist *Dopamin* das Endprodukt der Biosynthese und vielleicht Wirkstoff sui generis: „Gewebshormon". Die elektive Lokalisation im Nucl. caudatus und Putamen spricht dafür, daß ihm physiologische Bedeutung für die Funktionen des extrapyramidalen Systems zukommt.

Serotonin

Die bei der Biosynthese der Brenzcatechinamine am *schnellsten* verlaufende Reaktion ist die Decarboxylierung von Dopa zu Dopamin, die am *langsamsten* verlaufende und deshalb die Geschwindigkeit der Hormonbildung bestimmende ist die Umwandlung von Tyrosin in Dopa. Tyrosin ist ein schlechtes Substrat für die Aminosäurendecarboxylase. Durch die Umwandlung in Dopa wird es zu einem so guten Substrat für das Ferment, daß man die Decarboxylierung zu Dopamin direkt manometrisch in der Warburg-Apparatur verfolgen kann.

Die Umwandlung von Tyrosin in Dopa bedeutet einen quantitativ wohl kaum ins Gewicht fallenden *Nebenweg* des Tyrosinstoffwechsels. Das gleiche dürfte für eine andere Aminosäure zutreffen: Auch die Umwandlung von *Tryptophan* in 5-Hydroxytryptophan liegt nicht auf dem Hauptweg des Tryptophanstoffwechsels, sondern stellt ebenfalls nur einen Nebenweg dar, auf dem aber wiederum, wie im Falle des Tyrosins, ein schlechtes Substrat für die Decarboxylierung zu einem guten Substrat des decarboxylierenden Fermentes wird.

Die beiden Aminosäuren — Dopa und 5-Hydroxytryptophan — werden wahrscheinlich durch ein und dasselbe Ferment decarboxyliert. Alle Organe, die *Dopa* zu Dopamin decarboxylieren, z. B. *Nebennierenmark*, *Phäochromocytome* und *sympathische Nerven*, decarboxylieren auch *5-Hydroxytryptophan* zu Serotonin, obwohl sie kein Serotonin enthalten; umgekehrt wird von Extrakten aus *Darmkarzinoiden*, die Serotonin, aber weder Dopamin noch Noradrenalin enthalten, Dopa ebenso gut wie 5-Hydroxytryptophan decarboxyliert. Schließlich läßt sich die Decarboxylierung von 5-Hydroxytryptophan durch einen kompetitiven Inhibitor der „Dopadecarboxylase" — α-Methyl-Dopa — blockieren (*18*).

HO—C₆H₄—CH_2—CH(NH_2)—COOH Tyrosin		Indol—CH_2—CH(NH_2)—COOH (N—H) Tryptophan
↓ Hydroxylase		Hydroxylase ↓
(HO)₂C₆H₃—CH_2—CH(NH_2)—COOH Dopa		HO—Indol—CH_2—CH(NH_2)—COOH (N—H) 5-Hydroxytryptophan
↓	Decarboxylase	↓
(HO)₂C₆H₃—CH_2—CH_2—NH_2 Dopamin		HO—Indol—CH_2—CH_2—NH_2 (N—H) Serotonin

Die Fähigkeit eines Organs, Dopa und 5-Hydroxytryptophan zu decarboxylieren, ist wegen der geringen Substratspezifität des decarboxylierenden Fermentes nicht entscheidend für den tatsächlichen *Amingehalt*, also nicht entscheidend dafür, ob das betreffende Organ Serotonin oder Brenczatechinamine *enthält*. Hierfür scheint vielmehr entscheidend zu sein, ob das Organ, neben der decarboxylierenden, auch die Fähigkeit besitzt, die Substrate der Decarboxylase, Dopa und 5-Hydroxytryptophan, aus den Muttersubstanzen Tyrosin bzw. Tryptophan durch Hydroxylierung herzustellen. Die Spezifität des Aminvorkommens in verschiedenen Organen, z. B. von Serotonin im Darmkarzinoid, von Brenzcatechinaminen im Phäochromocytom, und in ein und demselben Organ, z. B. von Serotonin und Dopamin, sowie Noradrenalin in verschiedenen Arealen des Gehirns, dürfte demnach durch das Vorhandensein oder Nichtvorhandensein substratspezifischer *Hydroxylasen* zustande kommen, von denen die eine Tyrosin in Dopa, die andere Tryptophan in 5-Hydroxytryptophan umwandelt.

Wenn wir deshalb im Experiment die *unmittelbaren* Vorstufen der Amine, die direkten Substrate der unspezifischen Decarboxylase — Dopa bzw. 5-Hydroxytryptophan — injizieren, so ist das unter den dargelegten Gesichtspunkten unphysiologisch, weil wir damit Substrate anbieten, die physiologischerweise wohl kaum jemals vom Blute her angeboten werden. Die Folge ist, daß es zur Bildung pharmakologisch aktiver Amine und zu ihrer Speicherung auch an solchen Stellen kommt, an denen sie physiologischerweise nicht gebildet und nicht gespeichert werden. Die intravenöse Injektion von Dopa und von 5-Hydroxytryptophan, die als pharmakologisch inerte Aminosäuren leicht durch die Blut-Hirnschranke ins Gehirn eindringen und jetzt überall da, wo sich die Dopadecarboxylase findet, zu Dopamin und Serotonin decarboxyliert werden, verursacht, besonders bei blockierter Monoaminoxydase, allgemeine zentrale Erregung, beim Menschen mitunter Erbrechen; die *Narkosedauer* ist verkürzt (*19*), die *Krampfschwelle* für Cardiazol und Elektroschock ist erhöht (*20*), *analgetische* Wirkungen sind verstärkt (*21*). Aus diesen *pharmakologischen* Wirkungen, die bei einer *Überschwemmung* des Gehirns mit Aminen auftreten und sich spiegelbildlich zu den Wirkungen verhalten, die man bei einer, z. B. durch *Reserpin* herbeigeführten *Verarmung* des Gehirns an Aminen beobachtet, dürften deshalb nur mit Vorbehalt Rückschlüsse auf die *physiologische* Bedeutung des einen oder anderen Amins für bestimmte Gehirnfunktionen gezogen werden.

Bei Mollusken und Crustaceen scheint Serotonin *Neurohormon*, chemischer Überträger von Nervenwirkungen zu sein. Es wurde aus Speicheldrüsen von Octopus vulgaris isoliert und soll bei elektrischer Reizung der zu den Speicheldrüsen ziehenden Nerven freigesetzt werden (*22*). Für die Existenz „serotoninergischer“ Nerven sprechen auch Untersuchungen von FLOREY (*23*) und von WELSH (*24*) am Molluskenherz: Serotonin scheint hier Überträgerstoff der Wirkung des Erregungsnerven zu sein. Beim Warmblüter kommt es anscheinend nicht in den peripheren Nerven vor, wohl aber, wie schon gesagt, zusammen mit Dopamin und Noradrenalin im Gehirn in regional verschiedener Verteilung. Ob es hier *Neurohormon* im Sinne eines synaptischen Erregungsüberträgers ist oder nur „synaptisch wirksames“ *Gewebshormon*, das die cholinergische, vielleicht auch noradrenergische Erregungsübertragung in zentralen Synapsen hemmend oder fördernd beeinflußt, ist eine noch offene Frage. Über den Wirkungscharakter des vor kurzem aus der Epiphyse isolierten 5-Methoxy-N-acetylserotonins (*25*), des *Melatonins*, des Antagonisten des Melanophoren stimulierenden Hormons des Hypophysenhinterlappens, werden die Vorträge des morgigen Tages wohl berichten.

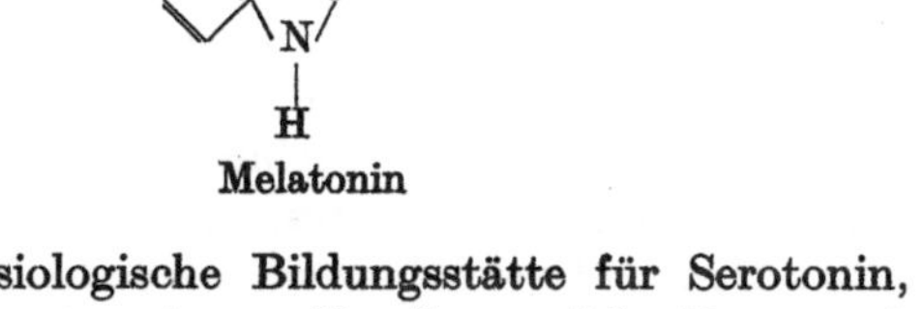

H_3CO—[Indolring]—CH_2—CH_2—NH—CO—CH_3 (N—H)

Melatonin

Die größte physiologische Bildungsstätte für Serotonin, das „Enteramin“ ERSPAMERs, ist das „enterochromaffine System“ des Darmes, dessen argentaphilen

Zellen MASSON (*26*) schon 1914 eine endokrine Funktion zugeschrieben hatte. Der Vergleich dieses aus spezifischen Zellen aufgebauten Gewebes und seiner geschwulstartigen Wucherung beim malignen, metastasierenden Darmkarzinoid mit den chromaffinen Zellen des Nebennierenmarks und deren geschwulstartiger Wucherung beim Phäochromocytom drängt sich auf. Der Serotoningehalt der Thrombocyten, die das Amin nicht bilden können, sondern es nur speichern und transportieren, vielleicht auch der Serotoningehalt der Mastzellen und das obligate Vorkommen von Serotonin und 5-Hydroxyindolessigsäure im Harn spricht für eine physiologische Serotoninsekretion ins Blut aus dem „Helle-Zellenorgan" des Darmes, einer peripheren parakrinen Drüse im Sinne FEYRTERs (*27*). Die Bildung eines Wirkstoffes in spezifischen Zellen und seine Sekretion ins Blut sind die wichtigsten Charakteristica eines *glandulären* Hormons. Die physiologische und pathophysiologische Bedeutung des in den Thrombocyten gespeicherten und bei deren Zerfall, z. B. während der Blutgerinnung oder aus Gefäßthromben freiwerdenden, gefäßverengernden Serotonins („Vasoconstrictin" des Serums: „Serotonin") dürfte u. a. in dieser pharmakologischen Eigenschaft begründet sein, die auch die nach der Injektion von Serotonin verkürzte Blutungszeit erklärt. — Herr LEMBECK (*28*), der als erster Serotonin als Wirkstoff des Darmkarzinoids erkannt hat, wird in seinem Vortrag vielleicht auf die Frage eingehen, ob dem darmerregenden und im Darm entstehenden Serotonin auch Bedeutung als *Gewebshormon* für die Regulierung der Darmmotorik zukommt.

Histamin

Im Gegensatz, z. B. zu Tryptophan, das durch eine Hydroxylase in 5-Hydroxytryptophan übergeführt werden mußte, um zur Muttersubstanz für Serotonin zu werden, wird *Histidin*, die Muttersubstanz des Histamins, dem decarboxylierenden Ferment *direkt* angeboten. Damit mag das fast ubiquitäre Vorkommen von Histamin in allen Organen und Geweben des Körpers zusammenhängen. Histidin besitzt aber nur eine geringe Affinität zum decarboxylierenden Ferment. Die Decarboxylierung zum Amin ist auch für Histidin Nebenweg im intermediären Stoffwechsel dieser Aminosäure.

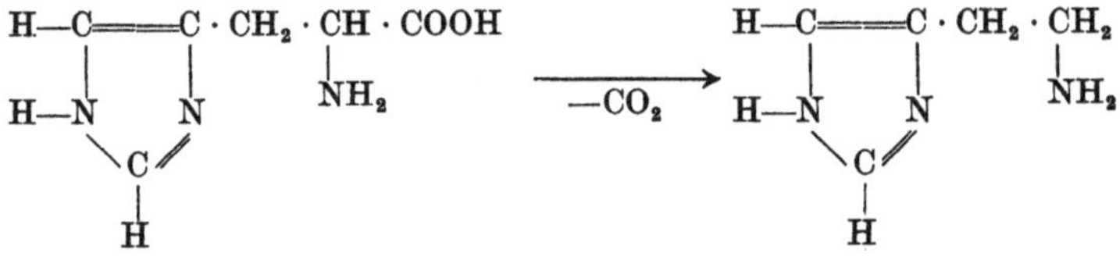

```
H—C═══C · CH₂ · CH · COOH              H—C═══C · CH₂ · CH₂
  |    |         |         ——————→       |    |         |
H—N    N        NH₂         —CO₂       H—N    N        NH₂
   \  //                                  \  //
    C                                      C
    |                                      |
    H                                      H
  Histidin                              Histamin
```

Dem *Histamin* kommt wegen seiner capillargefäßerweiternden und permeabilitätssteigernden Wirkung vielleicht Bedeutung zu als humoraler Regulator der örtlichen Gewebsdurchblutung und des Stoffaustausches zwischen Blut und Gewebe im Capillargebiet des Kreislaufs. Es soll am Zustandekommen der reaktiven Hyperämie beteiligt sein, die sich im Anschluß an eine Unterbrechung des Kreislaufs nach Lösung der Drosselung im abgesperrten Gebiet entwickelt.

Ob ihm neben der Funktion des Gewebshormons auch die Funktion des Neurohormons zukommt, ist nicht bewiesen. Bemerkenswert ist der hohe Histamingehalt der sympathischen Nerven: die postganglionären noradrenergischen Neurone enthalten 100mal mehr Histamin als Noradrenalin, den — granulär gespeicherten — eigentlichen Überträgerstoff der Nervenwirkung (*29*). Das Histamin der Nerven findet sich im Cytoplasma. Es kann im Nervengewebe aus Histidin gebildet werden (*30*). Wir haben aber keinen Anhaltspunkt dafür, daß Histamin etwas mit der Funktion der Nerven zu tun hat. Die postganglionären Neurone der sympathischen Nerven sind noradrenergisch, nicht „histaminergisch".

Eine Besprechung der pathologisch-physiologischen Bedeutung des Histamins — und Serotonins — bei allergischen Reaktionen und im anaphylaktischen Schock würde den Rahmen des Referates überschreiten (Übersicht und Literatur siehe S. 1, Fußnote).

Acetylcholin

Acetylcholin — cholinergischer Überträgerstoff und Neurohormon — in den parasympathischen Nerven, in den motorischen Endplatten der quergestreiften Muskulatur, in den peripheren parasympathischen und sympathischen Ganglien sowie in bestimmten zentralen Synapsen (s. Abb. 2) wurde zuerst aus *Milz* (*31*) und *Placenta* (*32*) isoliert. Die Placenta ist ein nervenfreies Organ; die Milz hat nur eine noradrenergische, keine cholinergische Innervation. Wenn dem somit nicht nervalen Acetylcholin dieser Organe überhaupt physiologische Bedeutung zukommt, so kann es wohl nur die eines „Gewebshormons" sein, dessen Funktion bei der ausgeprägten Membran- und Gefäßwirksamkeit des Cholinesters vielleicht in einer örtlichen, den Stoffaustausch fördernden Beeinflussung der Gefäßwände und Zellmembranen besteht.

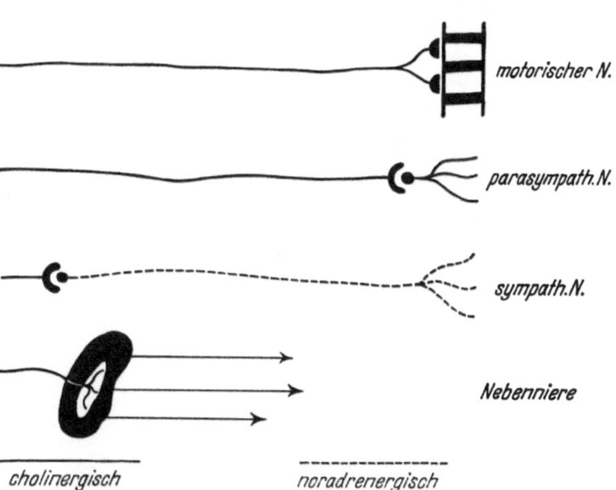

Abb. 2. Cholinergische und noradrenergische Nerven

Im *Darm* finden sich die Fermente des Acetylcholinstoffwechsels — Cholinacetylase und Cholinesterase — nicht nur in den nervenhaltigen Schichten der Darmwand, sondern auch in der nervenzell*freien* Glandularis Mucosa. Dem hier als Gewebshormon vorhandenen Acetylcholin nicht nervalen Ursprungs werden lokale Wirkungen auf die Zottenbewegungen, die Resorption und die Sekretion der Darmdrüsen zugeschrieben (*33*). Dem Acetylcholin als Gewebshormon soll auch im Bereich der Schleimhaut des Oesophagus und der *Trachea* Bedeutung zukommen für den rhythmischen Schlag der Cilien, der durch *Eserin* und andere Anticholinesterasen verstärkt und durch *Atropin* zum Stillstand gebracht wird (*34*). Im Zusammenhang mit der Beobachtung, daß zum Stillstand gekommene Vorhofpräparate des Herzens durch kleine Acetylcholindosen wieder zum Schlagen gebracht werden, diskutiert BURN in Oxford die Funktion nicht nervalen Acetylcholins als Gewebshormon der rhythmischen Automatie des *Sinusknotens* des Herzens (*35*).

γ-Aminobuttersäure (GABS, GABA)

Die bisher besprochenen Gewebshormone und Neurohormone übten ihre physiologischen Wirkungen in γ-Mengen aus. Ihre fermentative Bildung im Organismus erfolgte nicht auf Hauptwegen, sondern auf Nebenwegen des Stoffwechsels ihrer Muttersubstanzen. Es erhebt sich die Frage, ob nicht auf Hauptwegen des energetischen Stoffwechsels anfallende normale *Intermediärprodukte* wegen ihrer pharmakologischen Wirksamkeit die Funktion von Gewebs- und Neurohormonen übernehmen können.

Unter diesem Gesichtspunkt verdient eine Monoamino-dicarbonsäure Interesse: die *Glutaminsäure* und ihr Decarboxylierungsprodukt γ-Aminobuttersäure (GABS, GABA). Das decarboxylierende Ferment, die L-Glutaminsäuredecarboxylase mit Vitamin B_6 bzw. Pyridoxal-5-phosphat als Coferment, kommt beim Menschen und den höher entwickelten Tieren nur im Gehirn vor (*36*). Die γ-Aminobuttersäure geht mit α-Ketoglutarsäure eine Transaminierungsreaktion ein, die ebenfalls durch Pyridoxal-5-phosphat katalysiert wird.

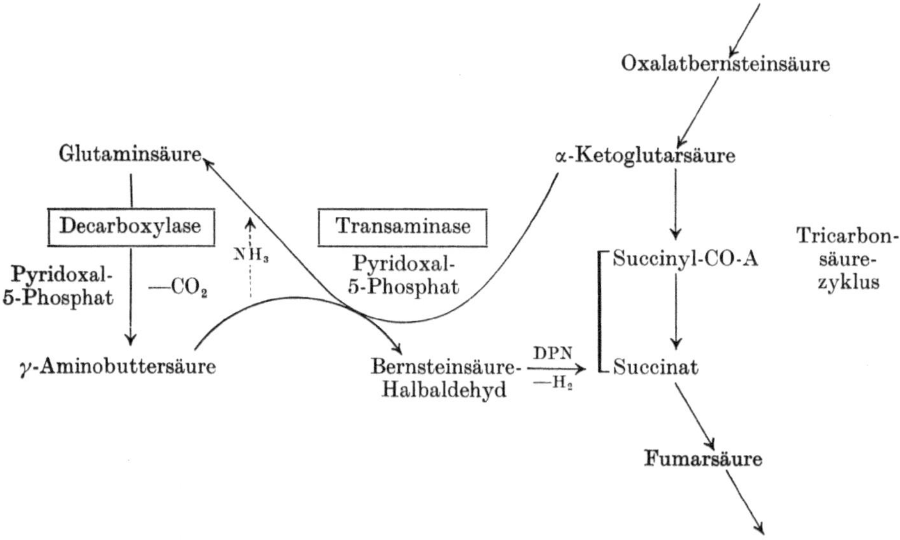

Das Gehirn enthält ungefähr halb so viel γ-Aminobuttersäure wie Glutaminsäure. Die Mengen pro Gramm Gewebe betragen größenordnungsmäßig mg oder μmol, während die Aminmengen — Serotonin, Dopamin, Noradrenalin usw. — sich nach Bruchteilen von μg pro g Gehirn beziffern.

Wie andere ω-Aminosäuren, so hat auch γ-Aminobuttersäure eine zentralinhibitorische Wirkung; sie soll die Erregungsübertragung an axodendritischen Synapsen im Zentralnervensystem hemmen (*37*).

Zu den Symptomen des Vitamin B_6- und damit des Cofermentmangels der Glutaminsäuredecarboxylase können beim Menschen *epileptiforme Krämpfe* gehören, die sich am Tier durch kompetitive Hemmung des Fermentes, z. B. mit

Desoxypyridoxin, oder durch funktionelle Ausschaltung des Cofermentes mit Säurehydraziden, z. B. Semicarbazid, Thiosemicarbazid und Isonicotinylhydrazid (INH), in Form sog. „audiogener" Krämpfe experimentell auslösen lassen. Es kommt dann, wie JENNEY und PFEIFFER (*38*) sowie KILLAM und BAIN (*39*) fanden, zu einer Abnahme des GABS-Gehaltes im Gehirn. Vitamin B_6-Pyridoxin verhütet die Krämpfe.

Wir konnten diese Befunde bestätigen, fanden aber, daß Pyridoxin in einer Dosierung, die das Auftreten der Krämpfe verhindert, den abgesunkenen GABS-Gehalt des Gehirns nicht wieder erhöht und normalisiert, sondern im Gegenteil ihn noch mehr erniedrigt (*40*). Daraus folgt, daß Pyridoxin offenbar die zur *Bildung* von GABS führende Decarboxylierung der Glutaminsäure weniger stark katalysiert als die zum *Verschwinden* von GABS führende Transaminierung mit α-Ketoglutarsäure, die ja ebenfalls durch Pyridoxal-5-phosphat katalysiert wird. Nicht der GABS-Gehalt des Gehirns an sich — der „pool" gebundener GABS —, sondern der Umsatz — der "turn over" — im Glutaminsäurestoffwechsel scheint für die Erregbarkeit der motorischen Zentren entscheidend zu sein.

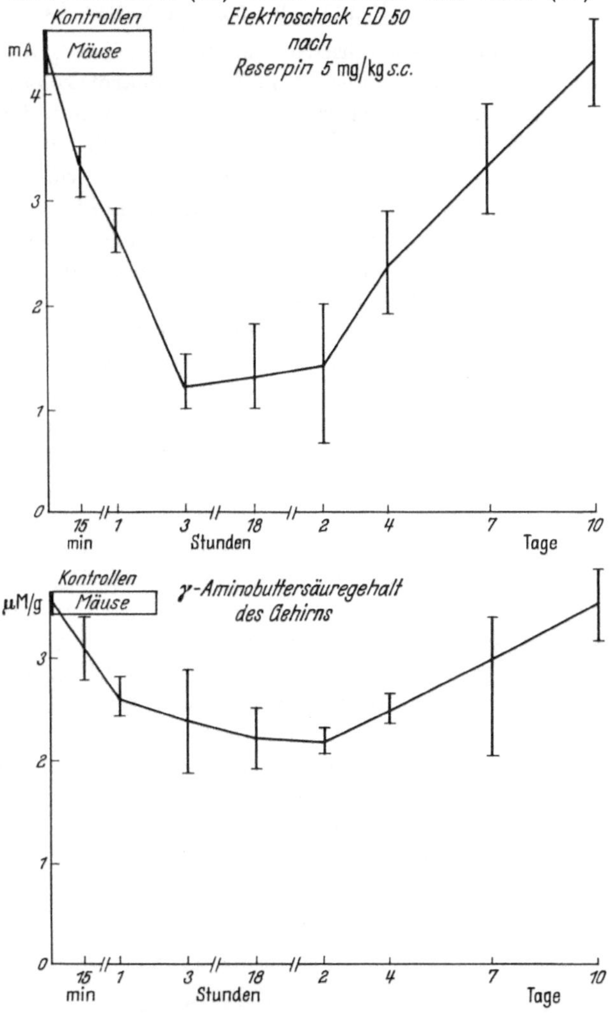

Abb. 3. Beeinflussung der Krampfschwelle (Elektroschock) und des γ-Aminobuttersäuregehaltes des Gehirns durch Reserpin

Daß diesem akzessorischen, in den Tricarbonsäurecyclus einmündenden Glutaminsäurestoffwechsel im Gehirn mit γ-Aminobuttersäure als Intermediärprodukt und neuronal wirksamem Stoff für die Erregbarkeit motorischer Gehirnzentren Bedeutung zukommt, ist auch aus folgendem Grunde wahrscheinlich. ***Reserpin,*** das die Krampfschwelle für den Elektroschock erniedrigt, erniedrigt auch den GABS-Gehalt des Gehrins. Iproniacid — Isonicotinylhydryzid, Marsilid — verhindert beides: die Erniedrigung der Krampfschwelle und die Abnahme des GABS-Gehaltes (*41*) (Abb. 3).

Bei Crustaceen hemmt GABS die intraneuronale Erregungsübertragung bei Reizung der Dehnungsreceptoren (*42*). Wahrscheinlich kommt es hier als Neurohormon, nämlich als Überträgerstoff der Wirkung peripherer inhibitorischer Neurone vor.

Pharmakologisch aktive Polypeptide

Die Bildung der Wirkstoffe im Körper, ihre Synthese, erfolgt unter physiologischen Verhältnissen nicht in freier, pharmakologisch aktiver Form, sondern sozusagen „*in die Bindung*" hinein. Das Histamin der Mastzellen ist wahrscheinlich an Heparin gebunden, andere Amine vielleicht an ATP und die entstehenden Komplexe vielleicht an Eiweiß. Die Speicherformen sind einerseits unangreifbar für die abbauenden, inaktivierenden Fermente, andererseits gewährleisten sie eine den *physiologischen Erfordernissen* entsprechende Freisetzung der aktiven Formen der Wirkstoffe. Möglicherweise liegt ihrer Freisetzung eine Aktivierung proteolytischer Fermente zugrunde.

Es gibt nun Proteasen, die aus dem Eiweiß *selbst* Wirkstoffe „freisetzen" bzw. entstehen lassen: *pharmakologisch aktive Polypeptide.* Zu diesen gehören u. a. das *Hypertensin* (Angiotensin) und das *Bradykinin. Hypertensin* entsteht bei der Inkubation der α_2-Globulinfraktion des Serums mit dem Renin aus Niere [Übersicht bei Braun-Menendez (*43*)]. Es wirkt gefäß*verengernd* und blutdruck*steigernd* und ist vielleicht von Bedeutung für bestimmte Formen der Hypertonie: Es ist wirksamer als Noradrenalin. Neuere Untersuchungen haben gezeigt, daß schon pressorisch unterschwellige Dosen Hypertensin die Zona glomerulosa der Nebennierenrinde zu einer vermehrten Produktion von Aldosteron, dem wirksamsten natriumretinierenden Corticoid, stimulieren (*43a*). — *Bradykinin* entsteht, wenn man Globuline mit Trypsin oder proteasenreichen Schlangengiften inkubiert [Übersicht bei Rocha e Silva (*44*)]. Es wirkt gefäß*erweiternd* und blutdruck*senkend.* Es ist ein Nonapeptid und wurde vor kurzem synthetisch dargestellt (*45*). An pharmakologischen Testobjekten, z. B. am Meerschweinchendarm, ist es wirksamer als Acetylcholin. Das bradykininbildende Prinzip scheint eine spezifische esteratische Protease zu sein, die das pharmakologisch aktive Nonapeptid aus einer Bindung an die Hydroxylgruppe von Serinmolekülen im Eiweiß abspaltet. Esterasegifte verhindern die Bradykininbildung (*46*).

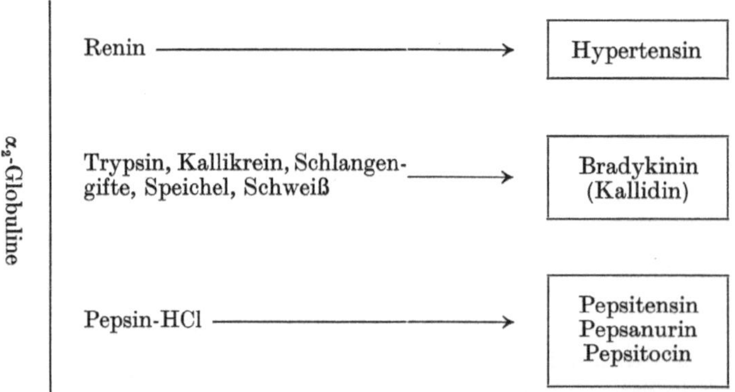

Untersuchungen von Hilton und Lewis (*47*) machen es nun wahrscheinlich, daß der enzymatischen Bildung gefäßerweiternden und die Capillarpermeabilität erhöhenden Bradykinins Bedeutung zukommt für die örtliche *Vasodilatation*, die mit der Stimulierung der Speicheldrüsen durch elektrische Reizung der Chorda tympani und der Schweißdrüsen durch Erwärmen des Körpers verbunden ist. Wie im Schlangengift, dem Speichel der Schlange, kommt eine bradykininbildende Protease auch im Speichel und im Schweiß des Menschen vor, die das Nonapeptid aus dem Eiweiß der interstitiellen Flüssigkeit in Speichel- und Schweißdrüsen freisetzt. Auch bei *entzündlichen* und *allergischen* Reaktionen könnte Bradykinin beteiligt sein. Seine histamin- und serotoninähnliche *bronchoconstrictorische* Wirkung läßt sich spezifisch durch Salicylate, z. B. Aspirin verhindern (*48*).

Das schon früher im Harn und Pankreas von FREY (*49*) und von WERLE (*50*) nachgewiesene *Kallikrein*, das aus Globulinen „*Kallidin*" freisetzt, ist wahrscheinlich mit dem bradykininbildenden Prinzip identisch[1].

Bei der *peptischen* Verdauung (Pepsin-HCL) von Serumproteinen entstehen vasopressin- und oxytocinähnliche Polypeptide: ein „*Pepsitensin*", „*Pepsanurin*" und „*Pepsitocin*" (*51*). Das blutdrucksteigernde und darmerregende „Pepsitensin" unterscheidet sich vom Vasopressin des Hypophysenhinterlappens anscheinend dadurch, daß es keine schwefelhaltigen Aminosäuren enthält, durch Thioglykolat deshalb nicht inaktiviert wird und nicht antidiuretisch wirkt (*52*).

Vorgebildet im Gewebe scheint ein darmerregendes und gefäßerweiterndes Polypeptid vorzukommen — „*Substanz P*" —, das sich durch 5—10 min langes Kochen mit $H_2SO_4(PH_4)$ extrahieren läßt (*53*). Die höchste Wirksamkeit besitzen die Muscularis mucosa von Duodenum und Jejunum (*54*), sowie die graue Substanz des Gehirns (*55*). Die hohe Konzentration von Substanz P in den hinteren Rückenmarkswurzeln hat zu der Vermutung geführt, das Polypeptid sei Überträgerstoff der afferenten Impulse im ersten sensiblen Neuron (*56*). Gereinigte Präparate wirkten bei intraventrikulärer Injektion an Katzen und Kaninchen sedativ (*57*) und schwächten bei intravenöser Injektion an Mäusen die Wirkungen zentralerregender Pharmaka [Pervitin, Pikrotoxin, Strychnin u. a. (*58*)] ab.

Zur Gruppe der pharmakologisch aktiven Polypeptide gehört sodann, wie neuere Untersuchungen ergeben haben (*59*), auch das *Sekretin*, das sich im Duodenum unter dem Einfluß von Salzsäure aus einer unwirksamen Vorstufe bildet und — schon in γ-Mengen — auf dem Blutwege die Pankreassekretion anregt. Diese auf Versuche von BAYLISS und STARLING (*60*) an Pankreas-Fistelhunden zurückgehende Beobachtung hatte schon zu Beginn unseres Jahrhunderts zur Prägung des Begriffes „Hormon" — *ὁρμάω*: ich rege an — durch STARLING geführt; er sollte für solche körpereigenen Wirkstoffe Anwendung finden, die auf dem Blutwege fern vom Ort ihrer Entstehung spezifische Wirkungen ausüben.

Die Entdeckung körpereigener Stoffe, die auf dem Nervenwege als chemische Überträger der Nervenwirkung ihre Funktion ausüben oder als Gewebshormone in unmittelbarer Nachbarschaft des Entstehungsortes zur Wirkung gelangen, hat zu einer Ausweitung des Hormonbegriffes geführt. Die „glandulären Hormone"

[1] Anmerkung bei der Korrektur (20. 2. 1962): Die Identität ist unwahrscheinlich, da in soeben erschienenen Arbeiten (*50a*) die chemische Konstitution des „Kallidins" als die eines Dekapeptids aufgeklärt wurde, das sich durch den Mehrbesitz eines Lysinmoleküls von dem Nonapeptid „Bradykinin" unterscheidet. Am Meerschweinchendarm (kontrahierend) mit Bradykinin gleichwirksame Dosen Kallidin wirken am Kaninchen 4—5 mal stärker blutdrucksenkend (*50b*).

ordneten sich dem Begriff im strengen Sinne unter. Fließende Übergänge ergaben sich dadurch, daß ein und derselbe Wirkstoff „glanduläres" und „Neurohormon" sein konnte, wie das *Noradrenalin* des Nebennierenmarks und der sympathischen Nerven, oder „Neurohormon" und „Gewebshormon", wie *Acetylcholin*, cholinergischer Erregungsüberträger an mannigfachen peripheren und zentralen Synapsen, Gewebshormon in Milz und Placenta sowie in den durch rhythmische Automatie gekennzeichneten Strukturen der Trachea, des Darmes und der Vorhöfe des Herzens. *Dopamin*, in Nebennierenmark und sympathischen Nerven nur biochemische Vorstufe der Hormone, war Endprodukt der Biosynthese und wahrscheinlich eigenständiger Wirkstoff in Leber, Lunge und Darm, ferner in bestimmten Gehirnarealen — Nucleus caudatus und Putamen —, denen Bedeutung zukommt für die Regulation der motorischen Funktionen des extrapyramidalen Systems. *Histamin*, ubiquitär durch direkte Decarboxylierung von Histidin gebildet, konnte auch pathologisch-physiologische Bedeutung gewinnen bei allergischen und anaphylaktischen Reaktionen, ebenso wie das in spezifischen Zellen des Darmes gebildete und in Thrombocyten und Mastzellen gespeicherte *Serotonin*: Wirkstoff des metastasierenden Darmkarzinoids, bei Mollusken und Crustaceen aber auch Neurohormon, d. h. Überträgerstoff exzitatorischer Herznervenwirkungen, bei Mensch und Säugetier vielleicht „synaptisch wirksames" Gewebshormon im Gehirn. — *γ-Aminobuttersäure*, Intermediärprodukt eines gehirnspezifischen Stoffwechselcyclus, beim Menschen aber auch inhibitorischer Wirkstoff an axodendritischen Synapsen des Zentralnervensystems, bei niederen Tieren Hemmstoff der intraneuronalen Erregungsübertragung bei Stimulierung muskulärer Dehnungsreceptoren.

Schließlich pharmakologisch aktive Polypeptide, die, wie z. B. das gefäßerweiternde und permeabilitätssteigernde *Bradykinin*, überall da zur Wirkung gelangen konnten, wo sie als „Plasmakinine" mit der Funktion von Gewebshormonen aus den Proteinen des Blutes und der Gewebsflüssigkeit durch esteratische Proteasen gebildet werden.

Literatur

1. HESS, W. R.: Die funktionelle Organisation des vegetativen Nervensystems. S. 51. Basel: Benno Schwabe 1948.
2. *Übersichten bei* U. S. v. EULER: Noradrenaline. Springfield, Ill., USA: Charles C. Thomas 1955. — Noradrenaline, adrenal medullary hormone and chemical transmitter of adrenergic nerves. Ergebn. Physiol. **46**, 261 (1950). — The nature of adrenergic nerve mediators. Pharmacol. Rev. **3**, 247 (1950). — P. HOLTZ: Die Nebennierenmarkhormone in Fermente, Hormone, Vitamine. Bd. 2, S. 396—449. Stuttgart: G. Thieme Verlag 1960. — Sympathinchemische Übertragung sympathischer Nervenerregungen. Klin. Wschr. **28**, 145 (1950). — Arterenol als Überträgerstoff sympathischer Nervenerregungen und Hormon des Nebennierenmarks. Acta neuroveg. (Wien) **4**, 276 (1952). — Wirkstoffe des vegetativen Nervensystems. Verh. dtsch. Ges. inn. Med. **59**, 5 (1953).
3. HOLTZ, P., u. H. J. SCHÜMANN: Arterenol, ein neues Hormon des Nebennierenmarks. Naturwissensch. **35**, 159 (1948). — Mit W. LANGENBECK u. H. LE BLANC: Über das Vorkommen von Arterenol in den Nebennieren. Naturwissenschaften **35**, 191 (1948). — P. HOLTZ u. H. J. SCHÜMANN: Arterenol, Hormon des Nebennierenmarks und chemischer Überträgerstoff sympathischer Nervenerregungen. Schweiz. med. Wschr. **78**, 252 (1948).
4. — — Carotissinusentlastung und Nebennieren. Arterenol chemischer Überträgerstoff sympathischer Nervenerregungen und Hormon des Nebennierenmarks. Naunyn-Schmiedeberg's Arch. exp. Path. Pharmak. **206**, 49 (1949). — Carotissinusentlastung und Milz.

Naunyn-Schmiedeberg's Arch. exp. Path. Pharmak. **211**, 1 (1950). — P. HOLTZ, A. ENGELHARDT, K. GREEF u. H. J. SCHÜMANN: Der Adrenalin- und Arterenolgehalt des vom Nebennierenmark bei Carotissinusentlastung und elektrischer Splanchnicusreizung abgegebenen Inkretes. — Naunyn-Schmiedeberg's Arch. exp. Path. Pharmak. **215**, 58 (1952).

5. HEYMANS, C., et J. VERSTRAETE: Hémorragie, transfusion sanguine et homéostasie de la pression artérielle. Arch. int. Pharmacodyn. **76**, 432 (1948).
6. ENGELHARDT, A., u. K. GREEFF: Die Wirkung der Piqûre auf den Hormongehalt und die hormonale Zusammensetzung des Nebennierenmarks. Naunyn-Schmiedeberg's Arch. exp. Path. Pharmak. **220**, 211 (1953).
7. HILLARP, N. A., u. B. HÖKFELT: Evidence of adrenaline and noradrenaline in separate adrenal medullary cells. Acta physiol. scand. **30**, 55 (1953).
8. *Übersicht bei* P. HOLTZ: Role of L-Dopadecarboxylase in the biosynthesis of catecholamines in nervous tissue and the adrenal medulla. Pharmacol. Rev. **11**, 317 (1959).
9. HÖKFELT, B.: Noradrenaline and adrenaline in mammalian tissues. Distribution. Acta physiol. scand. **25**, Suppl. 92 (1951).
10. HOLTON, P.: Noradrenaline in tumors of the adrenal medulla. J. Physiol. (Lond.) **108**, 525 (1949).
11. ARMSTRONG, M. D., A. MCMILLAN and K. N.-T. SHAW: 3-Methoxy-4-hydroxy-D-mandelic acid, a urinary metabolite of norepinephrine. Biochem. biophys. Acta **25**, 442 (1957).
12. AXELROD, J.: 0-methylation of catecholamines in vitro and in vivo. Science **126**, 400 (1957); J. biol. Chem. **233**, 704 (1958). Übersicht in: Metabolism of epinephrine and other sympathomimetic amines. Physiol. Rev. **39**, 751—777 (1951).
12a. HOLTZ, P., W. OSSWALD u. K. STOCK: Über die pharmakologische Wirksamkeit von 3-0-Methyladrenalin und 3-0-Methylnoradrenalin und ihre Beeinflussung durch Cocain. Naunyn-Schmiedeberg's Arch. exp. Path. Pharmak. **239**, 1 (1960).
13. — K. CREDNER u. G. KRONEBERG: Über das sympathicomimetische pressorische Prinzip des Harns („Urosympathin"). Naunyn-Schmiedeberg's Arch. exp. Path. Pharmak. **204**, 228 (1944/47).
14. SCHÜMANN, H. J.: Über den Hydroxytyramingehalt der Organe. Naunyn-Schmiedeber'gs Arch. exp. Path. Pharmak. **236**, 474 (1959).
14a. EULER, U. S. v., and F. LISHAJKO: Dopamine in mammalian lung and spleen. Acta physiol. pharmacol. neerl. **6**, 295 (1957).
15. SANO, J., T. GAMO, Y. KALIMOTO, K. TANIGUCHI, M. TAKESADA and K. NISHINUMA: Distribution of catechol compounds in human brain. Biochim. biophys. Acta **32**, 586 (1959).
16. BERTLER, A., and E. ROSENGREN: Occurrence and distribution of dopamine in brain and other tissues. Experientia (Basel) **15**, 10 (1959).
17. EHRINGER, H., u. O. HORNKIEWICZ: Verteilung von Noradrenalin und Dopamin im Gehirn des Menschen und ihr Verhalten bei Erkrankungen des extrapyramidalen Systems. Klin. Wschr. **38**, 1236 (1960).
18. WESTERMANN, E., H. BALZER u. J. KNELL: Hemmung der Serotoninbildung durch α-Methyl-Dopa. Naunyn-Schmiedeberg's Arch. exp. Path. Pharmak. **234**, 194 (1958).
19. HOLTZ, P., H. BALZER, E. WESTERMANN u. EVELINE WEZLER: Beeinflussung der Evipannarkose durch Reserpin, Iproniacid und biogene Amine. Naunyn-Schmiedeberg's Arch. exp. Path. Pharmak. **231**, 333 (1957).
20. KOBINGER, W.: Beeinflussung der Cardiazolkrampfschwelle durch veränderten 5-Hydroxytryptamingehalt des Zentralnervensystems. Naunyn-Schmiedeberg's Arch. exp. Path. Pharmak. **233**, 559 (1958).
21. SCHAUMANN, W.: Beeinflussung der analgetischen Wirkung des Morphins durch Reserpin. Naunyn-Schmiedeberg's Arch. exp. Path. Pharmak. **235**, 1 (1958).
22. ERSPAMER, V.: Übersicht in: Pharmacolocy of indolealkylamines. Pharmacol. Rev. **6**, 425—487 (1954).
23. FLOREY, E., u. E. FLOREY: Über die Bedeutung von 5-Hydroxytryptamin als nervöser Aktionssubstanz bei Cephalopoden und dekapoden Crustaceen. Naturwissenschaften **40**, 413 (1953).

24. WELSH, J. H.: Excitation of the heart of Venus mercenaria. Naunyn-Schmiedeberg's Arch. exp. Path. Pharmak. **219**, 23 (1953).
25. LERNER, A. B., and J. D. CASE: Melatonin. Übersicht in Fed. Proc. **19**, 590 (1960).
26. MASSON, P.: La glande endocrine de l'intestin chez l'homme. C. R. Acad. Sci. (Paris) **158**, 59 (1914).
27. FEYRTER, F.: Über die peripheren endokrinen (parakrinen) Drüsen des Menschen. Wien: W. Maudrich 1953.
28. LEMBECK, F.: Über den Nachweis von 5-Oxytryptamin (Enteramin, Serotonin) in Carcinoidmetastasen. Naunyn-Schmiedeberg's Arch. exp. Path. Pharmak. **221**, 50 (1953).
29. EULER, U. S. v.: Histamine as a specific constituent of certain autonomic nerve fibres. Acta physiol. scand. **19**, 85 (1949).
30. HOLTZ, P., u. E. WESTERMANN: Über die Dopadecarboxylase und Histidindecarboxylase des Nervengewebes. Naunyn-Schmiedeberg's Arch. exp. Path. Pharmak. **227**, 538 (1956).
31. DALE, H. H., and H. W. DUDLEY: The presence of histamine and acetylcholine in the spleen of the ox and the horse. J. Physiol. (Lond.) **68**, 97 (1929).
32. CHANG, H. C., and J. H. GADDUM: Choline esters in tissue extracts. J. Physiol. (Lond.) **79**, 255 (1933).
33. FELDBERG, W., and R. C. Y. LIN: Synthesis of acetylcholine in the wall of the digestive tract. J. Physiol. (Lond.) **111**, 96 (1950).
34. KORDIK, P., E. BÜLBRING and J. H. BURN: Ciliary movement and acetylcholine. Brit. J. Pharmacol. **7**, 67 (1952).
35. BÜLBRING, E., and J. H. BURN: Action of acetylcholine on rabbit auricles in relation to acetylcholine synthesis. J. Physiol. (Lond.) **108**, 508 (1949). — BURN, J. H., and M. J. RAND: Excitatory action of the vagus in the isolated atria in relation to adrenaline. J. Physiol. (Lond.) **142**, 173 (1958).
36. ROBERTS, E., and S. FRANKEL: γ-Aminobutyric acid in brain: Its formation from glutamic acid. J. biol. Chem. **187**, 55 (1950).
37. *Übersicht z. B. bei*: K. A. C. ELLIOTT: γ-Aminobutyric acid an inhibitory factor in brain. Proc. of the IV. Internat. Congr. of Biochem., Wien, Vol. III, 251 (1958). — ELLIOTT, K. A. C., and H. H. JASPER: γ-Aminobutyric acid. Physiol. Rev. **39**, 383 (1959).
38. JENNEY, E. H., and C. C. PFEIFFER: The convulsant effect of hydrazides and the antidotal effect of anticonvulsants and metabolites. J. Pharmacol. exp. Ther. **122**, 110 (1958).
39. KILLAM, K. F., and J. A. BAIN: In vitro and in vivo inhibition of vitamin B_6-enzymes by convulsant hydrazides. J. Pharmacol. exp. Ther. **119**, 255 (1957).
40. BALZER, H., D. PALM u. P. HOLTZ: Untersuchungen über die biochemischen Grundlagen der konvulsiven Wirkung von Hydraziden. Naunyn-Schmiedeberg's Arch. exp. Path. Pharmak. **239**, 520 (1960).
41. — — — Reserpin und γ-Aminobuttersäuregehalt des Gehirns. Experientia (Basel) **17**, 38 (1961).
42. FLOREY, E., and H. MCLENNAN: The release of an inhibitory substance from mammalian brain and its effect on peripheral synaptic transmission. J. Physiol. (Lond.) **129**, 384 (1955); **130**, 446 (1955).
43. BRAUN-MENENDEZ, E.: Übersicht in: Pharmacology of renin and hypertensin. Pharmacol. Rev 8, 25 (1956).
43a. GENEST, J., W. NOVACZYNSKI, E. KOIW, T. SANDOR and P. BIRON: Adrenocortical function in essential hypertension. Ciba Internat. Symposium on Essent. Hypertension. S. 143. Bern 1960. — LARAGH, J. H., S. ULICK, V. JANUSZEWICZ, Q. B. DEMING, W. G. KELLY and S. LIEBERMANN: Aldosterone secretion and primary and malignant hypertension. J. clin. Invest. **39**, 1091 (1960). — PEART, W. W.: Possible relationship between salt metabolism and the angiotensin system. Ciba Internat. Symposium on Essent. Hypertension. S. 143. Bern 1960.
44. ROCHA E SILVA, M.: Übersicht in: Polypeptides which affect smooth muscles and blood vessels. Ed.: M. Schachter. Oxford, London, New York, Paris: Pergamon Press 1960.
45. BOISSONNAS, R. A., ST. GUTTMANN, P.-A. JAQUENOUD, H. KONZETT and E. STÜRMER: Synthesis and biological activity of peptides related to bradykinin. Experientia (Basel) **16**, 326 (1960).

46. HABERMANN, E.: Diisopropyl-fluorophosphathemmung esterolytischer und pharmakologischer Wirkungen von Kallikrein und Schlangengiften. Naturwissenschaften **47**, 111 (1960).
47. Übersicht bei G. P. LEWIS: Active polypeptides derived from plasma proteins. Physiol. Rev. **40**, 647—676 (1960).
48. COLLIER, H. O. J., and P. G. SHORLEY: Analgesic antipyretic drugs as antagonists of bradykinin. Brit. J. Pharmacol. **15**, 601 (1960).
49. FREY, E. K., u. H. KRAUT: Ein neues Kreislaufhormon und seine Wirkung. Naunyn-Schmiedeberg's Arch. exp. Path. Pharmak. **133**, 1 (1928).
50. WERLE, E., R. KEHL u. K. KOEBKE: Über Bradykinin, Kallidin und Hypertensin. Biochem. Z. **320**, 372 (1950). — E. WERLE: Übersicht in Polypeptides usw. zitiert unter **44**.
50a. WERLE, E., I. TRAUTSCHOLD u. G. LEYSATH: Isolierung und Struktur des Kallidins. Z. physiol. Chem. **326**, 174 (1961). — PIERCE, J. V., and M. E. WEBSTER: Human plasma kallidins: isolation and chemical studies. Biochem. biophys. Res. Commun. **5**, 353 (1961).
50b. HOLTZ, P., S. BARCK u. B. HEICKE: Pharmakologische Unterschiede zwischen Bradykinin und Kallidin. Arch. int. Pharmacodyn. — Bradykinin und Kallidin. Experientia (Basel) **18**, 184 (1962).
51. CROXATTO, H.: Übersicht in: Polypeptides. S. 92. Edited by J. H. GADDUM. Edinburgh und London: E. and S. Livingstone Ltd. 1955.
52. DENGLER, H.: Untersuchungen über Pepsitensin. Z. ges. exp. Med. **127**, 153 (1956).
53. EULER, U. S. v., and J. H. GADDUM: An unidentified depressor substance in certain tissue extracts. J. Physiol. (Lond.) **72**, 74 (1931). — EULER, U. S. v.: Herstellung und Eigenschaft von Substanz P. Acta physiol. scand. **4**, 373 (1942).
54. DOUGLAS, W. W., W. FELDBERG, W. D. M. PATTON and M. SCHACHTER: Distribution of histamine and substance P in the Wall of the Dog's digestive tract. J. Physiol. (Lond.) **115**, 163 (1951).
55. AMIN, A. H., T. B. B. CRAWFORD and J. H. GADDUM: The distribution of substance P and 5-Hydroxytryptamine in the central nervous system of the dog. J. Physiol. (Lond.) **126**, 596 (1954).
56. LEMBECK, F.: Untersuchungen über die Auslösung afferenter Impulse. Naunyn-Schmiedeberg's Arch. exp. Path. Pharmak. **230**, 1 (1957).
57. EULER, U. S. v., and B. PERNOW: Neurotropic effects of substance P. Acta physiol. scand. **36**, 265 (1956).
58. ZETLER, G.: Substanz P, ein Polypeptid aus Darm und Gehirn mit depressiven, hyperalgetischen und Morphin-antagonistischen Wirkungen. Naunyn-Schmiedeberg's Arch. exp. Path. Pharmak. **228**, 513 (1956).
59. *Übersicht bei* R. AMMON: Hormone des Magen- und Darmtraktes in Fermente, Hormone, Vitamine. Bd. II, S. 696. Stuttgart: G. Thieme 1960.
60. BAYLISS, W. M., and E. STARLING: The mechanism of pancreatic secretion. J. Physiol. (Lond.) **28**, 325 (1902); Ergebn. Physiol. **5**, 664 (1906).

Aus dem Physiologisch-chemischen Institut der Universität Bonn
(Direktor: Prof. Dr. Dr. W. Dirscherl)

Vanillinsäure als Abbauprodukt von Adrenalin und Noradrenalin

Von

Wilhelm Dirscherl, Helmut Thomas und Herbert Schriefers

Mit 4 Abbildungen

Der Hauptabbau des Adrenalins und Noradrenalins führt nach den bisherigen Kenntnissen auf zwei Wegen zur 3-Methoxy-4-hydroxy-mandelsäure.

a) Erst Abbau der Seitenkette, dann Methylierung am C-3-Hydroxyl

Noradrenalin

Adrenalin

3,4-Dihydroxy-phenylglykolaldehyd

3,4-Dihydroxy-mandelsäure

3-Methoxy-4-hydroxy-mandelsäure

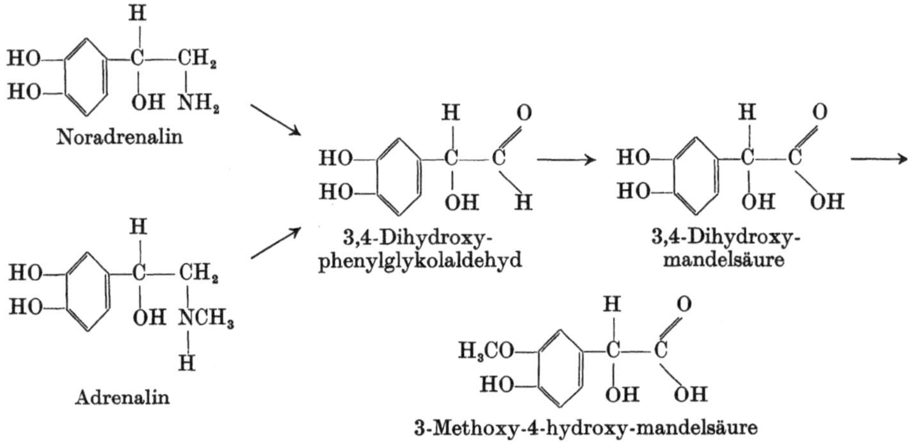

Leeper et al. (*1*) haben mit gereinigter Aminooxydase aus Meerschweinchenleber Adrenalin und Noradrenalin zum entsprechenden Aldehyd oxydativ desaminiert, der bei Anwesenheit von DPN und Aldehyddehydrase weiter zur 3,4-Dihydroxy-mandelsäure dehydriert wird. Durch Transmethylase aus Leber (Ratte) wird dann am C-3-Hydroxyl methyliert, und man erhält die 3-Methoxy-4-hydroxy-mandelsäure als Endprodukt.

b) Erst Methylierung am C-3-Hydroxyl, dann Abbau der Seitenkette

Dieser Weg scheint der Hauptweg des Abbaues zu sein, da in vitro die 3-Methylderivate von Adrenalin und Noradrenalin leichter von der Aminooxydase angegriffen werden als die nicht-methylierten Hormone. Die Methylierung der Hormone erfolgt durch Transmethylase der Leber (*2*). Das Endprodukt ist wieder 3-Methoxy-4-hydroxy-mandelsäure (*1*).

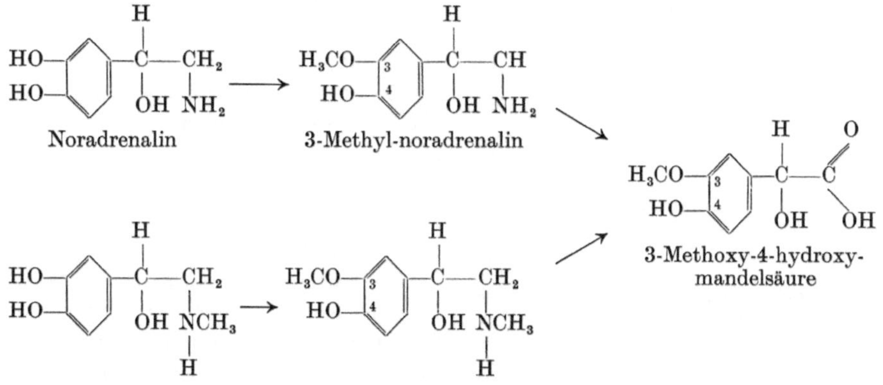

Noradrenalin → 3-Methyl-noradrenalin → 3-Methoxy-4-hydroxy-mandelsäure

Adrenalin → 3-Methyl-adrenalin → 3-Methoxy-4-hydroxy-mandelsäure

Dieser Abbauweg wird auch in vivo begangen: 3-Methyl-adrenalin und 3-Methyl-noradrenalin wurden nach Verabreichung der Hormone im Rattenurin [Axelrod (*2*)], die 3-Methoxy-4-hydroxy-mandelsäure wurde nach Gabe von Noradrenalin im menschlichen Urin [Armstrong et al (*3*)] gefunden. Bei Patienten mit Phäochromocytomen wird diese Säure vermehrt ausgeschieden (*3*).

Als wir 1958 (*4*) aus 1000 l Menschenharn 40 mg kristallisierte Vanillinsäure isoliert hatten, machten wir uns Gedanken über die Herkunft dieser Substanz. Unter anderem dachten wir daran, daß Adrenalin und Noradrenalin Muttersubstanzen der Vanillinsäure sein könnten.

Zur Klärung dieser Frage konnten wir uns auf die letzte Phase des geschilderten Abbaues beschränken, also prüfen, ob die bisher als Endprodukt angesehene 3-Methoxy-4-hydroxy-mandelsäure weiter zu Vanillinsäure abgebaut wird.

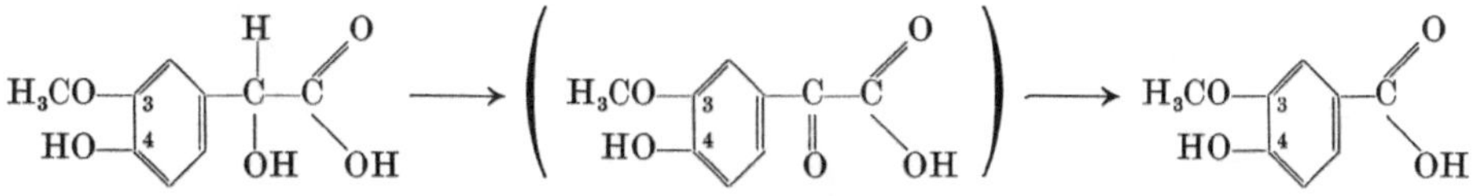

3-Methoxy-4-hydroxy-mandelsäure → (3-Methoxy-4-hydroxyphenyl-glyoxylsäure) → Vanillinsäure

Als Methode wählten wir die Durchströmung an der Rattenleber; sie erfolgte retrograd von der Vene aus. Wir verwendeten die von Schriefers und Korus (*5*) in unserem Institut entwickelte Apparatur und Technik. Die Leber wurde mit 500 ml Salz-Glucose-Lösung, 50 mg 3-Methoxy-4-hydroxy-mandelsäure enthaltend, in 10 Durchgängen durchströmt. Bei jedem Durchgang wurde nach Passage der ersten und der zweiten Hälfte ein aliquoter Teil entnommen. Nach Ansäuern und Sättigen mit NaCl wurde mit Äther extrahiert und der Äther verdampft. Mit dem Extrakttrockenrückstand wurden quantitativ die Gesamtphenole bestimmt. Es wurde mit diazotiertem p-Aminophenyl-β-diäthylaminoäthylsulfon (Roses Reagens, I.C.I. 5091) gekuppelt und spektralphotometrisch gemessen. Dieses bisher nur zum qualitativen Nachweis von Phenolen benutzte Verfahren (*6*) haben wir als quantitative Bestimmungsmethode ausgearbeitet (*7*). Die Extinktion wurde bei 486 mμ gemessen.

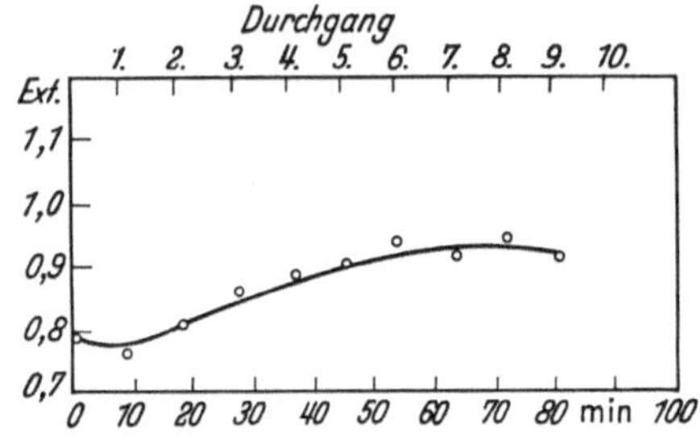

Abb. 1. *Verhalten der Gesamt-Phenole bei der Perfusion in Abhängigkeit von der Zeit.* Extinktion der mit diazotiertem Roses Reagens gekuppelten Gesamt-Phenole bei 486 mμ

Abb. 1 zeigt, daß die Extinktion der Gesamtphenole mit der Zeit etwas ansteigt, offenbar deshalb, weil Metabolite entstehen, die eine höhere Extinktion als die Ausgangssubstanz aufweisen. Das Kupplungsprodukt der Vanillinsäure zeigt tatsächlich stärkere Extinktion als das der 3-Methoxy-4-hydroxymandelsäure.

Das Restperfusat wurde nach entsprechender Aufarbeitung der Papier- und Säulenchromatographie unterworfen.

Im Papierchromatogramm (Abb. 2a) zeigten sich nach Besprühen mit Roses Reagens 4 Substanzflecke mit den R_f-Werten 0,55 (I), 0,61 (II), 0,72 (III) und

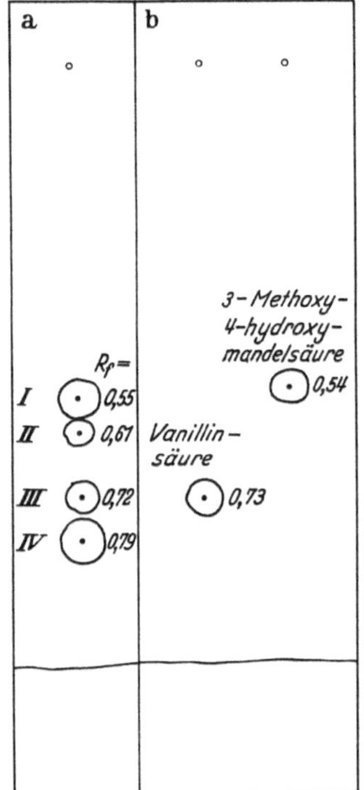

Abb. 2a u. b. *Papierchromatogramm.* a) Extrakt aus Perfusat. b) 10 μg Vanillinsäure, 10 μg 3-Methoxy-4-hydroxy-mandelsäure. Whatman-Papier Nr. 542, absteigend, 25°, 22 Std. System: Benzol/Propionsäure/Wasser (2 : 2 : 1)

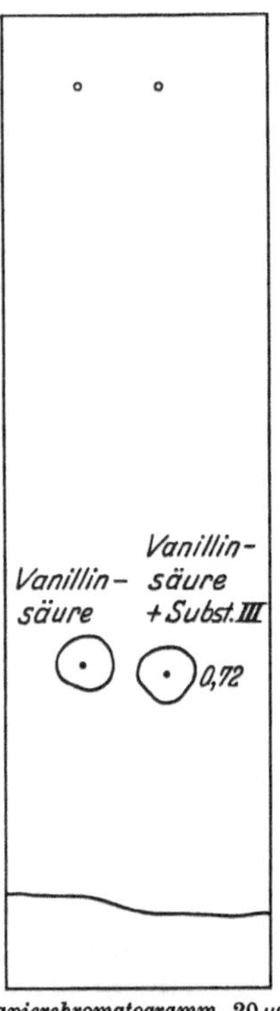

Abb. 3. *Papierchromatogramm.* 20 μg Vanillinsäure bzw. 10 μg Vanillinsäure + Substanz III. Laufzeit 26 Std, sonstige Bedingungen wie bei Abb. 2

0,79 (IV). Aus dem Vergleichschromatogramm ergibt sich, daß Substanz I mit 3-Methoxy-4-hydroxy-mandelsäure und Substanz III mit Vanillinsäure identisch sein dürfte (Abb. 2b).

Das Mischchromatogramm (Abb. 3) von Vanillinsäure mit Substanz III (aus einem anderen Chromatogramm nach Lokalisierung durch UV-Kontaktphotographie extrahiert) ergab den gleichen R_f-Wert wie Vanillinsäure.

Zur präparativen Trennung der Vanillinsäure von der Ausgangssubstanz bedienten wir uns der Säulenchromatographie. Aus Abb. 4 ist ersichtlich, daß sich 3-Methoxy-4-hydroxy-mandelsäure und Vanillinsäure ausgezeichnet trennen lassen (Gemisch der authentischen Stoffe). Die Substanzen wurden papierchromatographisch identifiziert.

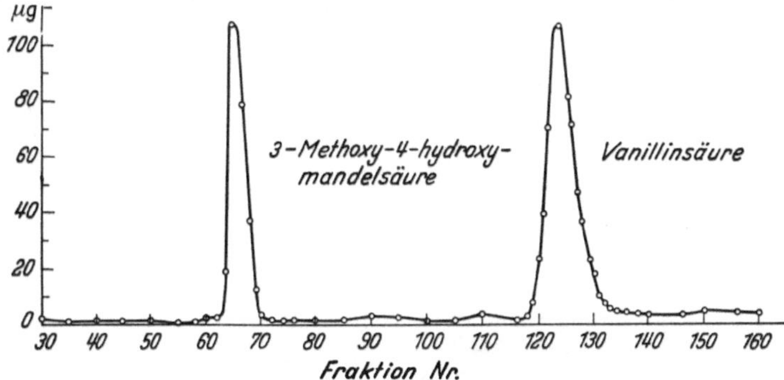

Abb. 4. *Säulenchromatogramm eines Gemisches von je 5* μMol *3-Methoxy-4-hydroxy-mandelsäure und Vanillinsäure (authentische Substanzen).* Säule: 90,0 × 1,0 cm. Füllung: Amberlite IRC 50 (H^+-Form). Fraktionen von je 20 Tropfen. Laufgeschwindigkeit: 2 Tropfen/min. Elutionsmittel: Methyläthylketon/Aceton/0,2 n-HCl (2 : 1 : 9). $t = 30°$

Das Restperfusat wurde analog behandelt und aus den entsprechenden Fraktionen eine farblose kristallisierte Substanz erhalten. Sie schmolz auf dem Mikroschmelzblock bei 203° (korr.) und zeigte mit authentischer Vanillinsäure vom Schmelzpunkt 205° (korr.) keine Schmelzpunktserniedrigung. Nach Mikrosublimation ergab die isolierte Substanz im Polarisationsmikroskop dasselbe Kristallbild wie Vanillinsäure[1]. Auch nach seinem IR- und UV-Spektrum stimmt der isolierte Stoff mit Vanillinsäure überein. (Wir verzichten hier auf die Wiedergabe der Kristallbilder und der Spektren, die beim Vortrag gezeigt worden sind.)

Zum Schluß möchten wir auf eine Mitteilung hinweisen, die uns im Verlauf unserer Arbeit zur Kenntnis kam und deren Ergebnis gut zu dem unsrigen paßt. Smith und Bennett (*8*) haben in einer vorläufigen Mitteilung ohne genauere Angaben mitgeteilt, daß bei Personen, die als Teilnehmer an einem Autorennen einem längerdauernden Stress ausgesetzt waren, im Harn eine Substanz vermehrt ausgeschieden wurde, die wahrscheinlich Vanillinsäure ist. Die Autoren halten die Herkunft der Säure aus der Nahrung nicht für ausgeschlossen, weisen aber auch auf die Möglichkeit eines Zusammenhanges mit der erhöhten Ausscheidung von Adrenalin und Noradrenalin in Stress-Situation hin. Nach dem Ergebnis unserer Untersuchung ist dieser Zusammenhang wohl gesichert.

Abschließend möchten wir sagen: Die 3-Methoxy-4-hydroxy-mandelsäure ist nicht, wie bisher geglaubt, Endprodukt des Stoffwechsels von Adrenalin und Noradrenalin; sie wird weiter abgebaut zu Vanillinsäure. Ob diese noch weiter abgebaut werden kann, prüfen wir zur Zeit.

[1] Diese Bestimmungen und die Kristallbilder verdanken wir Herrn Privatdozenten Dr. H. J. Braeuer (Bonn).

Literatur

1. Leeper, L. C., H. Weissbach u. S. Udenfried: Arch. Biochem. Biophys. **77**, 417 (1958).
2. Axelrod, J.: Science **126**, 400 (1957).
3. Armstrong, M. D., A. McMillan and K. N. F. Shaw: Biochim. biophys. Acta **25**, 422 (1957).
4. Dirscherl, W., u. W. Schmidtmann: Naturwissenschaften **46**, 329 (1959).
5. Schriefers, H., u. W. Korus: Hoppe Seylers Zeitschrift physiol. Chem. **318**, 239 (1960).
6. Boscott, R. J., and W. T. Cooke: Quart. J. Med. **23**, 307 (1954).
7. Thomas, H., u. W. Dirscherl: Arzneimittel-Forsch. **12**, 429 (1962).
8. Smith, P., and A. M. H. Bennett: Nature (Lond.) **181**, 709 (1958).

Aus dem Pharmakologischen Institut der Universität Frankfurt a. M.
(Direktor: Prof. Dr. med. P. HOLTZ)

Speicherung und Freisetzung der Brenzcatechinamine

Von

H. J. SCHÜMANN

Mit 5 Abbildungen

Die Untersuchungen BRODIEs und seiner Mitarbeiter (*1*, *2*) haben es wahrscheinlich gemacht, daß kausale Beziehungen bestehen zwischen den pharmakologischen Wirkungen des *Reserpins* und dem *Aminstoffwechsel*. Wenige Stunden nach der Injektion des Alkaloids ist der Gehalt des *Gehirns* an *Serotonin* (*3*), *Noradrenalin* (*4*) und *Dopamin* (*5*, *6*) bis auf wenige Prozent des Normalgehaltes abgesunken und erreicht erst nach mehreren Tagen wieder die normalen Werte. *Reserpin* hebt offensichtlich die *Bindungs-* oder *Speicherfähigkeit* der Gewebe für diese Wirkstoffe auf (*7*, *8*). Auch das Nebennierenmark (*4*, *9*) und die noradrenergischen Neurone der sympathischen Nerven verarmen an Adrenalin und Noradrenalin (*10*).

Injiziert man *Kaninchen* 0,1—4,0 mg/kg Reserpin, so findet man (Tab. 1), daß der Adrenalingehalt der Nebennieren, der nach unseren Untersuchungen beim unbehandelten Tier im Mittel 86 µg/kg Körpergewicht beträgt, nach 20 und auch noch nach 48 Std, abhängig von der Reserpindosis, stark abgenommen hat. Die hierzu erforderlichen Dosen liegen im Bereich der beim Menschen therapeutisch angewandten.

Tabelle 1. *Wirkung von Reserpin auf den Adrenalingehalt der Kaninchennebenniere.* Mittel von mindestens 4 Versuchen. [Nach G. KRONEBERG u. H. J. SCHÜMANN, Naunyn-Schmiedeberg's Arch. exp. Path. Pharmak. **231**, 351 (1957)]

Reserpin i.v. mg/kg	Adrenalingehalt in µg/kg Körpergewicht	
	nach 20 Std	nach 48 Std
Kontrollen	86	—
0,1	69	40
0,25	34	34
0,5	18	15
1,0	3	12
4,0	3	5

Andere Tierarten reagieren weniger empfindlich. So kommt es z. B. bei *Ratten* selbst nach 10- bis 100fach höheren Dosen im Nebennierenmark nur zu einer Abnahme des Adrenalingehaltes um ungefähr 50% der Normalwerte (*11*).

Der *Mechanismus*, welcher der durch Reserpin verursachten zur Hormonverarmung führenden Freisetzung des Adrenalins zugrunde liegt, ist in beiden Fällen, beim *Kaninchen* einerseits, bei der *Ratte* andererseits, *verschieden*. Schaltet man jede nervale Beeinflußbarkeit des Nebennierenmarks aus, indem man bei den Versuchstieren eine Durchtrennung des Rückenmarks in Höhe des 6. Cervicalsegmentes vornimmt, so ist bei *Kaninchen* selbst die *hohe* Dosis von 4 mg/kg *Reserpin* (Tab. 2), die im Nebennierenmark des Normaltieres zu einer *totalen Verarmung* an Hormon geführt hatte, vollkommen *unwirksam*. Bei der *Ratte* hingegen ist Reserpin auch nach *Denervierung* der Nebennieren unverändert wirksam, indem es auch jetzt wieder den Adrenalingehalt um etwa 50% erniedrigt.

Tabelle 2. *Wirkung von Reserpin an der denervierten Kaninchen- und Rattennebenniere.* [Nach G. Kroneberg u. H. J. Schümann: Naunyn-Schmiedeberg's Arch. exp. Path. Pharmak. 231, 358 (1957)]

	Versuchsdauer Std	Adrenalingehalt in μg/kg Körpergewicht	
		Kontrollen	Reserpin
Kaninchen			
4 mg/kg	5	78	71
Reserpin	20	72	80
Ratten			
10 mg/kg	10	196	71
Reserpin	20	152	88

Beim *Kaninchen* ist demnach die zur Hormonverarmung des Nebennierenmarks führende *Reserpinwirkung* eine *zentral-nervale*, durch die Nervi splanchnici vermittelte Wirkung, bei der *Ratte* hingegen eine *periphere Wirkung*, die offenbar die chromaffinen Zellen des Nebennierenmarks in ähnlicher Weise zur Freisetzung ihres Wirkstoffes veranlaßt wie z. B. die Thrombocyten zur Abgabe des in ihnen gespeicherten Serotonins. Auch nach hohen *Insulindosen* kommt es bekanntlich zu einer Abnahme des Adrenalingehaltes im Nebennierenmark, da offenbar die Synthese der Hormone mit der langdauernd erhöhten Sekretion nicht Schritt hält. Hier ist es der durch die *Hypoglykämie* verursachte Dauerreiz auf sympathische Zentren, der — ähnlich wie Reserpin beim Kaninchen — durch vermehrte Impulsaussendung via Splanchnicus das Nebennierenmark zur erhöhten Sekretion veranlaßt. Wie in den sympathischen Ganglien, so wird auch im Nebennierenmark die Erregungsübertragung durch *Acetylcholin* vermittelt. Die nach Reserpin beim Kaninchen und nach Insulin erhöhte Hormonsekretion des Nebennierenmarks ist also letzlich durch *Acetylcholin* als Überträgerstoff und Neurohormon bedingt, das an den Enden des Nervus splanchnicus im Nebennierenmark vermehrt frei wird. Demgegenüber würde die bei *Ratten* auch an der *denervierten Nebenniere* zustande kommende Adrenalinverarmung nach Reserpin *ohne* Mitbeteiligung von Acetylcholin erfolgen.

Speicherung

Die hormonalen Wirkstoffe des Nebennierenmarks sowohl als auch der Überträgerstoff der sympathischen Nervenwirkung (Noradrenalin) sind zum größten Teil nicht im Cytoplasma, sondern in *granulären Elementen* der chromaffinen Zellen bzw. der Nervenzellen gespeichert. Lever (*12*) sowie Sjöstrand und Wetzstein (*13*) waren die ersten, die in Nebennierenmark*schnitten elektronenmikroskopisch* das Vorhandensein zahlreicher, kontrastreicher *Granula* mit einem mittleren Durchmesser von etwa 0,2 μ in den chromaffinen Zellen nachweisen konnten. Wahrscheinlich sind sie identisch mit den granulären Zellelementen, die, wie zuerst von Blaschko und Welch (*14*) sowie von Hillarp, Lagerstedt und Nilson (*15*) gezeigt wurde, sich durch Differentialzentrifugieren in der Ultrazentrifuge isolieren lassen. Hierzu werden *Homogenate* aus Nebennierenmark oder sympathischen Nerven in isotonischer Saccharoselösung nach Abtrennung gröberer

Partikel mit 12000 g zentrifugiert. Im *Sediment* finden sich dann die hormonreichen Granula.

Die folgenden *elektronenmikroskopischen* Aufnahmen wurden vor kurzem zusammen mit Dozent Dr. KLEINSCHMIDT (*16*) vom Hygiene-Institut in Frankfurt mit neuen Einbettungs- und Fixierungsverfahren angefertigt. Die Abb. 1 zeigt eine *Nebennierenmarkzelle* vom *Huhn*. Neben dem Zellkern und der Zellgrenze

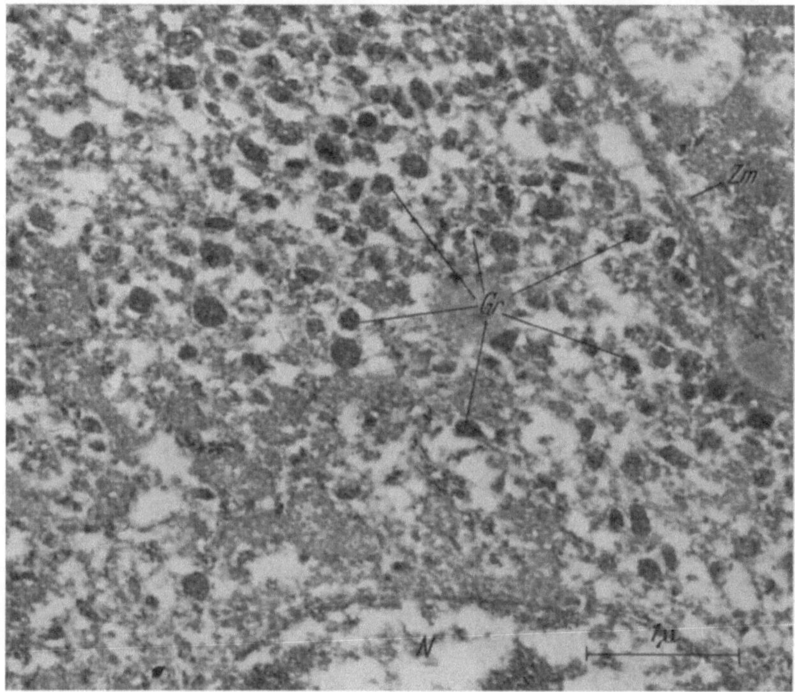

Abb. 1. *Nebennierenmark des Huhns.* Hauptzelle. Granula (*Gr*), Kern (*N*), Zellgrenze (*Zm*) zu einer Nachbarzelle ohne Granula. 20000fache Vergrößerung. Methacrylat

sieht man granuläre Elemente, die, wie in den Aufnahmen von SJÖSTRAND und WETZSTEIN, etwa einen Durchmesser von 0,2 μ besitzen. Sie lassen eine fädige Innenstruktur erkennen. Die nächste Aufnahme zeigt eine menschliche *Phäochromocytomzelle* (Abb. 2). Man erkennt den gelappten Zellkern, Mitochondrien mit Christä sowie *Granula*, deren fädige Innenstruktur von einer Membran umgeben ist. Auch aus Phäochromocytomgewebe *isolierte Granula*, die durch Differentialzentrifugieren über einem Dichtegradienten gewonnen wurden, lassen wiederum deutlich die *Granulamembran* und die *fädige* Innenstruktur erkennen (Abb. 3). Durch die Präparation sind einige beschädigt.

Die *chemische* Zusammensetzung der Nebennierenmark-Granula vom Rind ist von HILLARP (*17*) untersucht worden. Auf Trockengewicht bezogen, bestehen sie zu 21% aus *Brenzcatechinaminen*, zu 14% aus *Adenosintriphosphorsäure* (ATP), ferner zu 35% aus *Proteinen* und zu 22% aus *Lipoiden*.

Nach Untersuchungen mehrerer Autoren (*18, 19, 20*) enthalten die *hormonreichen* Nebennierenmark-Granula verschiedener Tierarten ebenfalls große *ATP-Mengen*, und zwar ungefähr so viel, daß auf 1 Mol ATP 4 Mol Brenzcatechinamin entfallen. Das ATP-Molekül mit seinen 4 negativen Ladungen vermag theoretisch 4 Mol Brenzcatechinamin zu binden. Das hat zu der Annahme geführt,

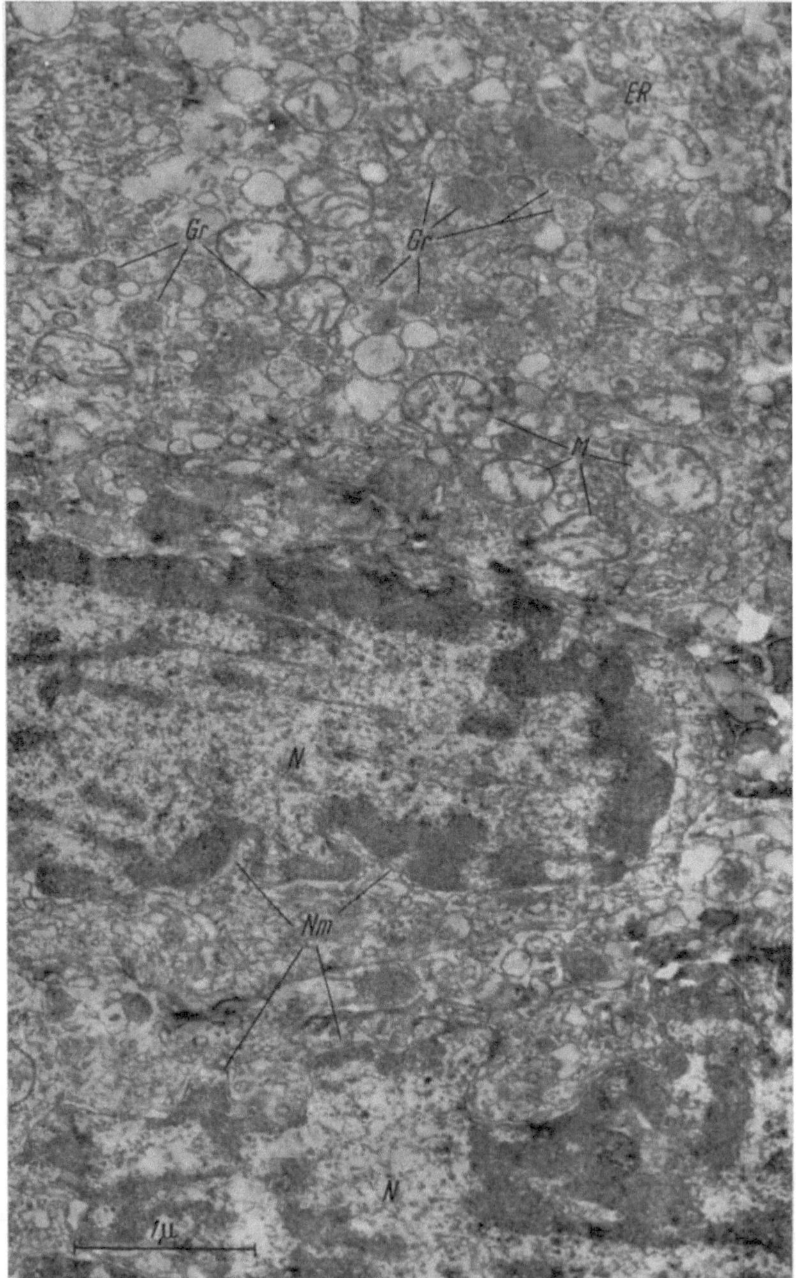

Abb. 2. *Phäochromocytom* (Op.-Präparat vom Menschen). Stark gelappte Kerne (*N*) zweier Zellen, Kernmembran (*Nm*), Mitochondrien (*M*), endoplasmatisches Reticulum (*ER*) und dazwischen eingestreut Granula (*Gr*) unterschiedlicher Größe. 24000fache Vergrößerung. Vestopal

daß die *Speicherung* der Brenzcatechinamine unter Bindung an *ATP* erfolgt: möglicherweise unter Bildung eines *Amin-ATP-Eiweißkomplexes.*

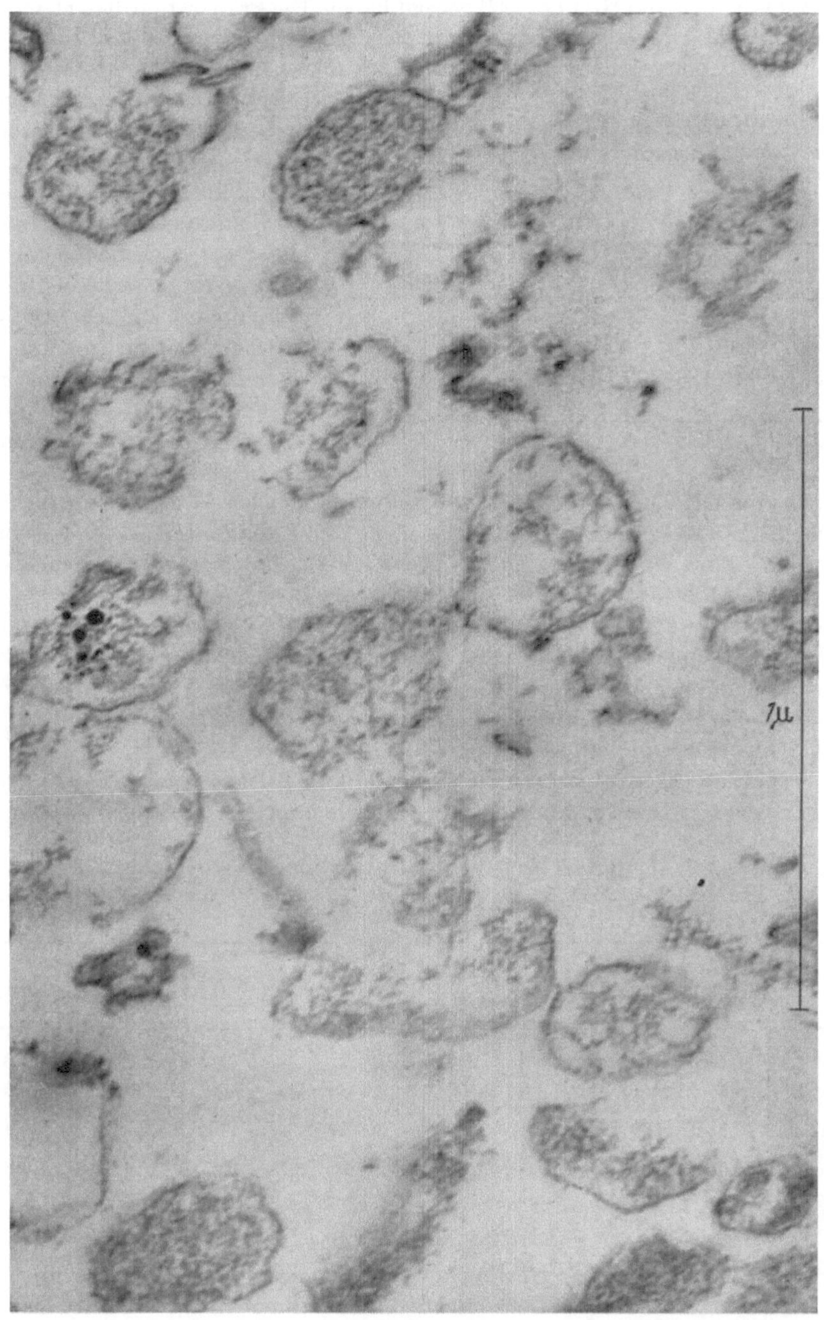

Abb. 3. *Granula-Suspension aus Phäochromocytomgewebe.* Doppelkonturierte Membranen und fädiger Inhalt. 80000fache Vergrößerung. Vestopal

Auch in den postganglionären Neuronen der sympathischen Nerven wird der Überträgerstoff der Nervenwirkung — Noradrenalin — z. T. granulär gespeichert, wie zuerst v. Euler und Hillarp (*21*) gezeigt haben. Die Präparation dieser Granula ist allerdings wesentlich schwieriger, denn das derbe Nervengewebe läßt sich nicht so leicht und schonend homogenisieren wie das relativ weiche Nebennierenmarkgewebe. Daran mag es liegen, daß die schwedischen Autoren aus *sympathischen Milznerven* zwar ähnliche Elemente isolieren konnten wie aus *Nebennierenmark*, jedoch nicht 80—90% des Gesamtgehaltes an Brenzcatechinaminen *granulär* gespeichert fanden, sondern, in Übereinstimmung mit unseren eigenen Ergebnissen (*22*), nur 30—35%, den überwiegenden Anteil also im *Cytoplasma*.

Tabelle 3. *Noradrenalin- und ATP-Gehalt der Milznervengranula.* Für jeden Einzelversuch wurden 50 g Milznerven verwendet. [Nach H. J. Schümann: Naunyn-Schmiedeberg's Arch. exp. Path. Pharmak. **233**, 296 (1958)]

Versuchs Nr.	Noradrenalin µg/g	ATP µg/g	mQu. Noradr./ATP
1	0,33	0,17	5,8
2	0,50	0,28	5,3
3	0,36	0,22	4,9
4	0,52	0,33	4,7
Mittelwert	0,43	0,25	5,2

Wir haben untersucht, ob die *Nervengranula* in gleicher Weise wie die Nebennierenmarkgranula neben Noradrenalin auch ATP enthalten. Das Ergebnis unserer Untersuchungen ist in der Tab. 3 dargestellt. Der Noradrenalingehalt der Nervengranula beträgt im Mittel der 4 Versuche 0,43 µg/g Nervengewebe, der ATP-Gehalt 0,25 µg/g. Die Berechnung des molaren Quotienten (mQ) Noradrenalin/ATP ergibt, daß durchschnittlich auf 1 Mol ATP 5 Mol Noradrenalin entfallen. Es findet sich also ein nahezu gleicher Quotient wie in den Speichergranula des *Nebennierenmarks*, so daß auch hier das Brenzcatechinamin unter Bindung an ATP gespeichert sein könnte.

Während die Brenzcatechinamine in den Granula des *normalen* Nebennierenmark- und Nervengewebes wahrscheinlich sämtlich an ATP gebunden vorliegen, scheint das beim *Phäochromocytom* nicht der Fall zu sein. Wir hatten die Möglichkeit, von 3 Patienten operationsfrisches Phäochromocytomgewebe zu untersuchen (Tab. 4). Bei dem ersten Patienten stand uns außerdem noch normales Nebennierenmarkgewebe zur Verfügung. Nach der Isolierung der chromaffinen

Tabelle 4. *Brenzcatechinamin- und ATP-Gehalt der chromaffinen Granula aus normalem menschlichen Nebennierenmark- und Phäochromocytomgewebe.* [Nach H. J. Schümann: Klin. Wschr. **38**, 11 (1960)]

		Amin µg/g	%		ATP µg/g	Mol. Qu. Adr./ATP
			Nor-adrenalin	Adrenalin		
Patient 1	Nebennierenmark	1220	21	79	641	5,3
Patient 1	Phäochromocytom	5450	35	65	1300	11,6
Patient 2	Phäochromocytom	2200	14	86	172	35,4
Patient 3	Phäochromocytom	185	100	0	54	10,3*

* = Mol. Qu. Noradrenalin/ATP.

Granula wurde ihr *Adrenalin-*, *Noradrenalin-* und *ATP*-Gehalt bestimmt. Während die *normalen* Nebennierenmarkgranula ausreichende Mengen ATP enthielten, fanden wir in den Granula der *3 Phäochromocytome* weniger ATP, als für die Bindung der Amine notwendig gewesen wäre: Der molare Quotient Amin/ATP war nicht wie normal 4—5, sondern 11,6, 35,4 und 10,3. Diese Beobachtung mag die erhöhte Sekretionsbereitschaft des Phäochromocytomgewebes wenigstens zum Teil erklären.

Freisetzung

Die zweite Frage, die ich behandeln möchte, ist die Frage nach dem *Mechanismus* der *Freisetzung* der Wirkstoffe aus ihren *granulären Speichern* und den *granulahaltigen Zellen* des Nebennierenmarks und der Nerven.

Tabelle 5. *Wirkung von Insulin* (10 IE/kg s.c.) *auf den Adrenalin- und ATP-Gehalt der Rattennebenniere.* 5 Tiere pro Versuchsgruppe. [Nach H.J. SCHÜMANN: Naunyn-Schmiedeberg's Arch. exp. Path. Pharmak. **233**, 237 (1958)]

	Adrenalin µg/kg	% Diff.	ATP µg/kg	% Diff.	Mol. Qu. Adr./ATP
Kontrollen	220		160		3,8
Insulin	68	—69	51	—68	3,7
Kontrollen	243		160		4,2
Insulin	136	—44	91	—43	4,1

Wenn man z. B. bei *Ratten* durch *Insulin*-Injektion eine *nerval* bedingte Hormonverarmung des Nebennierenmarks herbeiführt und dann die *Speichergranula* isoliert, dann findet man (Tab. 5), daß sie im Vergleich mit den Granula unbehandelter Kontrolltiere nicht nur an *Adrenalin*, sondern gleichzeitig auch an *ATP* verarmt sind, und zwar in prozentual gleichem Umfang. So kommt es, daß der molare Quotient Adrenalin/ATP, der bei den Kontrollen 3,8 bzw. 4,2 war, praktisch unverändert bleibt. Eine prozentual gleichstarke *Adrenalin-* und *ATP-Verarmung* beobachtete auch HILLARP (*23*) an Ratten, die mit *Reserpin* vorbehandelt und deren Nebennieren *denerviert* waren, obwohl die Hormonverarmung in diesem Fall nicht *nerval*, sondern durch *direkte Wirkung* auf die chromaffinen Zellen verursacht wird. Demnach scheint die Freisetzung der Brenzcatechinamine aus den Speichergranula immer mit einer entsprechenden Freisetzung von ATP gekoppelt zu sein, unabhängig davon, ob die Zelle durch *direkte Einwirkung* oder *nerval* über *Acetylcholin* zur Hormonabgabe veranlaßt wird.

Auch die Aminfreisetzung in *vitro*, die bei der Inkubation isolierter Granula in isotonischer Saccharoselösung bei Körpertemperatur *spontan* auf tritt, geht mit einer prozentual gleichstarken ATP-Abnahme einher (*24*).

Ein *anderer Mechanismus* liegt offensichtlich der Freisetzung der Brenzcatechinamine durch die sog. „*indirekt*" wirkenden sympathicomimetischen Amine zugrunde. Zu diesen gehören z. B. *Ephedrin* und *Pervitin*, ferner die einfachen aromatischen Amine *Tyramin* und *Phenyläthylamin*. Sie sollen in der Hauptsache durch die Freisetzung von Noradrenalin und Adrenalin wirksam werden. *Ephetonin* wird wegen dieser Wirkung im Provokationstest beim Phäochromcytom benutzt, wenn auch der Mechanismus der dann erfolgenden massiven Hormonausschüttung mit der durch Ephetonin verursachten Gefäßverengung im

Tumor erklärt wird (*25*). Daß die Wirkung jedoch auf einer *Freisetzung gespeicherter Brenzcatechinamine* beruht, geht schon daraus hervor, daß die „*indirekt*" wirkenden Amine nach Verarmung der Gewebe an *Noradrenalin* durch *Reserpin* nicht mehr in der Lage sind, ihre Wirkung auszuüben (*26*, *27*).

a *124/152* *156*

Nor. 3γ *Tyram. 600γ*

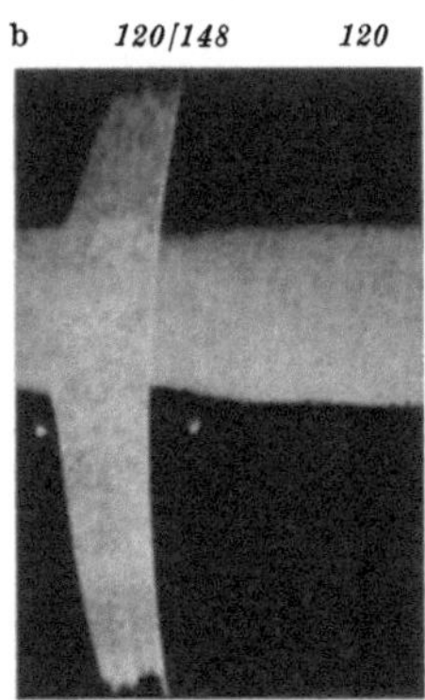

Abb. 4. *Wirkung von Noradrenalin und Tyramin am isolierten Herzvorhof des normalen und des mit Reserpin vorbehandelten Meerschweinchens.* a normaler Vorhof; b nach 2tägiger Vorbehandlung mit je 1 mg/kg Reserpin s. c. Die Zahlen bedeuten Schlagfrequenz/min. Die positiv ino- und chronotrope Wirkung des Noradrenalins (*Nor*) wird durch Reserpin nicht beeinflußt, die Tyramin (Tyram)-Wirkung dagegen wird aufgehoben. [Nach P. Holtz: Acta Neurovegetativa **21**, 445 (1960)]

Am normalen isolierten Vorhofpräparat des Meerschweinchens (Abb. 4) verursachen *Noradrenalin* und *Tyramin* eine positiv *ino-* und *chronotrope* Wirkung, am Vorhof des durch Reserpin an Brenzcatechinaminen *verarmten* Tieres dagegen ist Tyramin *wirkungslos*, während Noradrenalin nach wie vor wirksam ist.

In *Inkubationsversuchen* an *isolierten Granula* aus sympathischen Nerven und Nebennierenmark konnten wir nachweisen, daß die schon erwähnten „indirekt" wirkenden Amine, also auch Ephedrin und Pervitin, tatsächlich in der Lage sind, Noradrenalin und Adrenalin freizusetzen (*28*).

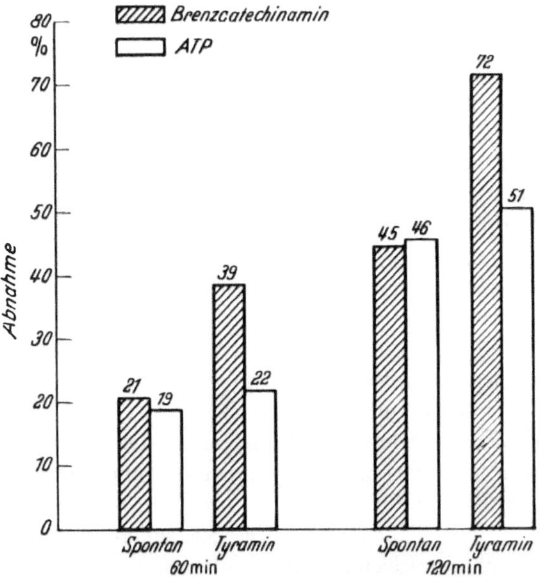

Abb. 5. *Freisetzung von Brenzcatechinaminen und ATP aus Nebennierenmark-Granula durch Tyramin* (300 μg/ml). Die Zahlen auf den Säulen sind Mittelwerte von je 3 Ansätzen und bedeuten Amin- bzw. ATP-Abnahme in Prozenten des Ausgangsgehaltes

Im Versuch der Abb. 5 ist die Wirkung von Tyramin auf die spontan erfolgende Freisetzung von Brenzcatechinaminen und von ATP aus Nebennierenmark-Granula vom Rind dargestellt. Nach 60 min Inkubation ist die prozentuale Amin- und ATP-Abnahme in den tyraminfreien Kontrollansätzen, also die spontane Abnahme, praktisch gleich groß. Durch Tyramin wird nur die Aminabnahme, und zwar auf 39%, erhöht, die ATP-Abnahme dagegen wird nicht gesteigert. Das gleiche Bild ergibt sich nach 120 min Inkubation: wiederum eine durch Tyramin vermehrte Aminfreisetzung *ohne* entsprechende *ATP*-Freisetzung.

Weitere Untersuchungen ergaben (Tab. 6), daß die durch

Tyramin an Brenzcatechinaminen verarmten Granula Tyramin aufgenommen und gebunden hatten. Im ersten Versuch nach 60 min Inkubation beträgt der Brenzcatechinamingehalt der Kontrollen 4,27 μMol, in den tyramin*haltigen* Ansätzen nur noch 3,28 μMol, d. h. es wurden 0,99 μMol Brenzcatechinamine abgegeben. In der gleichen Zeit wurden von denselben Granula 0,96 μMol *Tyramin aufgenommen.* Im zweiten Versuch nach 2stündiger Inkubation wurden unter der Tyramineinwirkung 1,55 μMol Brenzcatechinamine abgegeben und dafür 1,39 μMol Tyramin aufgenommen. Im ersten Versuch ist demnach der Verlust an Brenzcatechinaminen zu 96%, im zweiten Versuch zu 90% durch die Aufnahme von Tyramin ausgeglichen worden.

Tabelle 6. *Freisetzung von Brenzcatechinaminen aus isolierten Rinder-Nebennierenmark-Granula durch Tyramin und Aufnahme von Tyramin*
Inkubation in Luft bei 37°C. Tyramin = 300 μg/ml

Vers. Nr.	Inkubationsdauer min		Brenzcatechinamin		Tyramin	
			Gehalt μMol	Abgabe μMol	Gehalt μMol	Aufnahme μMol
I	60	Kontrolle	4,27	—	—	—
		Tyramin	3,28	0,99	0,96	0,96
II	120	Kontrolle	4,26	—	—	—
		Tyramin	2,71	1,55	1,39	1,39

Dieses Ergebnis spricht dafür, daß die durch *Tyramin* bedingte Freisetzung auf einem *Verdrängungsmechanismus* beruht, wobei das stärker basische Tyramin die Brenzcatechinamine aus ihrer *Bindung* an *ATP verdrängt* und sich an ihre Stelle setzt.

Wir haben somit zwei grundsätzlich verschiedene Arten der Freisetzung zu unterscheiden:

1. Die durch *nervale Impulse* oder *direkte Einwirkung* auf die Zell*membran* erfolgende Freisetzung, die wahrscheinlich durch eine Erhöhung der *Membranpermeabilität* und den damit verbundenen Abstrom von Aminen aus dem Cytoplasma zustande kommt. Dadurch wird ein Nachstrom von Aminen aus dem *granulären Speicherkomplex* ausgelöst und ATP gleichzeitig mit abgegeben. Auf diese Weise werden wahrscheinlich die Brenzcatechinamine freigesetzt, wenn wir den Nervus splanchnicus elektrisch stimulieren oder aber *Acetylcholin, Histamin* und *Nicotin* injizieren, Verbindungen, die zwar aus der *intakten* Nebenniere die Hormone freisetzen, *nicht* aber aus den *isolierten Speichergranula.*

2. Die durch *Tyramin* und *andere „indirekt" wirkende Sympathicomimetica* bedingte Freisetzung, die durch Einwirkung auf die chromaffinen *Granula* verursacht wird und im Falle des Tyramins offensichtlich durch eine *Verdrängung* von Adrenalin und Noradrenalin durch das stärker basisch reagierende und chemisch nahverwandte Amin aus ihrer Bindung an ATP zustande kommt. Dabei bleibt der *ATP-Gehalt unverändert.*

Literatur

1. Pletscher, A., P. A. Shore and B. B. Brodie: Serotonin release as a possible mechanism of reserpine action. Science **122**, 374 (1955).
2. Brodie, B. B., J. S. Olin, R. G. Kuntzmann and P. A. Shore: Possible interrelationship between release of brain norepinephrine and serotonin by reserpine. Science **125**, 1293 (1957).
3. Pletscher, A., P. A. Shore and B. B. Brodie: Serotonin as a mediator of reserpine action in brain. J. Pharmacol. exp. Ther. **116**, 84 (1956).
4. Holzbauer, M., and M. Vogt: Depression by reserpine of the noradrenaline concentration in the hypothalamus of the cat. J. Neurochem. **1**, 8 (1956).

5. CARLSSON, A., M. LINDQUIST, T. MAGNUSSON and B. WALDECK: On the presence of 3-Hydroxytyramine in brain. Science **127**, 471 (1958).
6. SCHÜMANN, H. J.: Über den Hydroxytyramingehalt der Organe. Naunyn-Schmiedeberg's Arch. exp. Path. Pharmak. **236**, 474 (1959).
7. HUGHES, F. B., and B. B. BRODIE: The mechanism of serotonin and catecholamine uptake by platelets. J. Pharmacol. exp. Ther. **127**, 96 (1959).
8. MUSCHOLL, E.: Die Hemmung der Noradrenalin-Aufnahme des Herzens durch Reserpin und die Wirkung von Tyramin. Naunyn-Schmiedeberg's Arch. exp. Path. Pharmak. **240**, 234 (1960).
9. CARLSSON, A., and N. A. HILLARP: Release of adrenaline from the adrenal medulla of rabbits produced by reserpine. Kgl. Fysiogr. Sällsk. Hdl. **26**, Nr. 8 (1956).
10. MUSCHOLL, E., and M. VOGT: The action of reserpine on the peripheral sympathetic system. J. Physiol. (Lond.) **141**, 132 (1958).
11. KRONEBERG, G., u. H. J. SCHÜMANN: Die Wirkung des Reserpins auf den Hormongehalt des Nebennierenmarks. Naunyn-Schmiedeberg's Arch. exp. Path. Pharmak. **231**, 349 (1957).
12. LEVER, J. D.: Electron microscopic observations on the normal and denervated adrenal medulla of the rat. Endocrinology **57**, 621 (1955).
13. SJÖSTRAND, F. S., u. R. WETZSTEIN: Elektronenmikroskopische Untersuchungen der phäochromen (chromaffinen) Granula in den Markzellen der Nebenniere. Experientia (Basel) **12**, 196 (1956).
14. BLASCHKO, H., u. A. D. WELCH: Localization of adrenaline in cytoplasmic particles of the bovine adrenal medulla. Naunyn-Schmiedeberg's Arch. exp. Path. Pharmak. **219**, 17 (1953).
15. HILLARP, N. A., S. LAGERSTEDT and B. NILSON: The isolation of a granular fraction from the suprarenal medulla, containing the sympathomimetic catechol amines. Acta physiol. scand. **28**, 251 (1953).
16. KLEINSCHMIDT, A., u. H. J. SCHÜMANN: Strukturuntersuchungen über die Adrenalin und Noradrenalin speichernden Granula des Nebennierenmarks. Naunyn-Schmiedeberg's Arch. exp. Path. Pharmak. **241**, 260 (1961).
17. HILLARP, N. A.: Further observations on the state of the catechol amines stored in the adrenal medullary granules. Acta physiol. scand. **47**, 271 (1959).
18. BLASCHKO, H., G. V. R. BORN, A. D'IORIO and N. R. EADE: Observations on the distribution of catecholamines and adenosine-triphosphate in the bovine adrenal medulla. J. Physiol. (Lond.) **133**, 548 (1956).
19. CARLSSON, A., N. A. HILLARP and B. HÖCKFELT: The concomitant release of adenosine triphosphate and catecholamines from the adrenal medulla. J. biol. Chem. **227**, 243 (1957).
20. SCHÜMANN, H. J.: Die Wirkung von Insulin und Reserpin auf den Adrenalin- und ATP-Gehalt der chromaffinen Granula des Nebennierenmarks. Naunyn-Schmiedeberg's Arch. exp. Path. Pharmak. **233**, 237 (1958).
21. EULER, U. S. v., and N. A. HILLARP: Evidence for the presence of noradrenaline in submicroscopic structures of adrenergic axons. Nature (Lond.) **177**, 44 (1956).
22. SCHÜMANN, H. J.: Über den Noradrenalin- und ATP-Gehalt sympathischer Nerven. Naunyn-Schmiedeberg's Arch. exp. Path. Pharmak. **233**, 296 (1958).
23. HILLARP, N. A.: Effect of reserpine on the nucleotide and catecholamine content of the denervated adrenal medulla of the rat. Nature (Lond.) **187**, 1032 (1960).
24. SCHÜMANN, H. J., u. A. PHILIPPU: Untersuchungen zum Mechanismus der Freisetzung von Brenzcatechinaminen durch Tyramin. Naunyn-Schmiedeberg's Arch. exp. Path. Pharmak. **241**, 273 (1961).
25. SACK, H.: Das Phäochromocytom. Stuttgart: G. Thieme Verlag 1951.
26. BURN, J. H., and M. J. RAND: The action of sympathomimetic amines in animals treated with reserpine. J. Physiol. (Lond.) **144**, 314 (1958).
27. HOLTZ, P., W. OSSWALD u. K. STOCK: Über die Beeinflussung der Wirkungen sympathicomimetischer Amine durch Cocain und Reserpin. Naunyn-Schmiedeberg's Arch. exp. Path. Pharmak. **239**, 14 (1960).
28. SCHÜMANN, H. J., u. E. WEIGMANN: Über den Angriffspunkt der indirekten Wirkung sympathicomimetischer Amine. Naunyn-Schmiedeberg's Arch. exp. Path. Pharmak. **240**, 275 (1960).

Aus dem Institut für Histologie und experimentelle Biologie der Universität München
(Direktor: Prof. Dr. R. BACHMANN)

Die phäochromen Granula des Nebennierenmarks im elektronenmikroskopischen Bild[1]

Von

RUDOLF WETZSTEIN

Mit 8 Abbildungen

Die phäochromen Granula des Nebennierenmarks als Speicherstätte der Brenzkatechinamine, wahrscheinlich auch als der Schauplatz für die eine oder andere Stufe ihrer Synthese, verdienen neben biochemischem auch *morphologisches Interesse*. Aus dem Ausfall der Farbreaktionen an den Markzellen und aus dem granulären Aspekt ihres Cytoplasmas wurde die Bezeichnung „chromaffine“ bzw. „phäochrome Granula“ geprägt; damit erschöpft sich aber auch schon der Aufschluß, den das Lichtmikroskop von diesen Strukturen zu geben vermag, deren Größe in unmittelbarer Nähe der Auflösungsgrenze des Instruments liegt. Erst mit der elektronenmikroskopischen Dünnschnittmethode konnte die nähere Untersuchung der Granula begonnen (LEVER 1955; SJÖSTRAND und WETZSTEIN 1956) und fortgeführt werden (WETZSTEIN 1957; DE ROBERTIS und VAZ FERREIRA 1957; HAGEN und BARNETT 1960; SCHÜMANN und KLEINSCHMIDT 1961).

Nach Fixierung mit Osmiumtetroxyd (mit und ohne Zusatz von Kaliumbichromat; Technik s. WETZSTEIN 1957) stellen sich die phäochromen Granula als annähernd kreisrunde Schnittprofile dar (Abb. 1). Ihre auffallend hohe elektronenoptische Dichte beruht auf der starken Reduktionswirkung der Brenzkatechinamine auf das Osmiumtetroxyd; diese kann in unmittelbare Analogie zu den lichtmikroskopischen Farbreaktionen (Lit. bei BACHMANN 1954) gebracht werden. Die Granula sind im Dünnschnitt in Scheiben zerlegt; in aufeinanderfolgenden Serienschnitten kann man ein und dasselbe Granulum mehrfach identifizieren. Die mit geringen Ausnahmen regelmäßige Kreisform der Schnittprofile (Abb. 1 bis 4) zwingt zu der Annahme, daß die Granula *Kugelgestalt* besitzen. Die Häufigkeitsverteilung ausgemessener Schnittkreisdurchmesser sagt uns jedoch, daß der Durchmesser dieser sphärischen Körper nicht einheitlich sein kann, sondern einer gewissen Streuung unterliegt. Dank einer mathematischen Hilfsmethode (LENZ 1956) kann aus der genannten Häufigkeitsverteilung auf den *mittleren Kugeldurchmesser* der Granula geschlossen werden. Er beträgt bei der Maus (Abb. 1, 2) ca. 175 mμ, beim Goldhamster (Abb. 3) ca. 200 mμ, bei der Katze (Abb. 4) ca. 300 mμ. Im Nebennierenmark der Maus und des Goldhamsters kann also ein beträchtlicher

[1] Mit dankenswerter Unterstützung durch die Deutsche Forschungsgemeinschaft und die Friedrich Baur-Stiftung.

Teil der Granula mit dem Lichtmikroskop gar nicht mehr exakt aufgelöst werden. In ihrer Gesamtheit nehmen die Granula bei der Maus weniger als 5% des Cytoplasmavolumens ein.

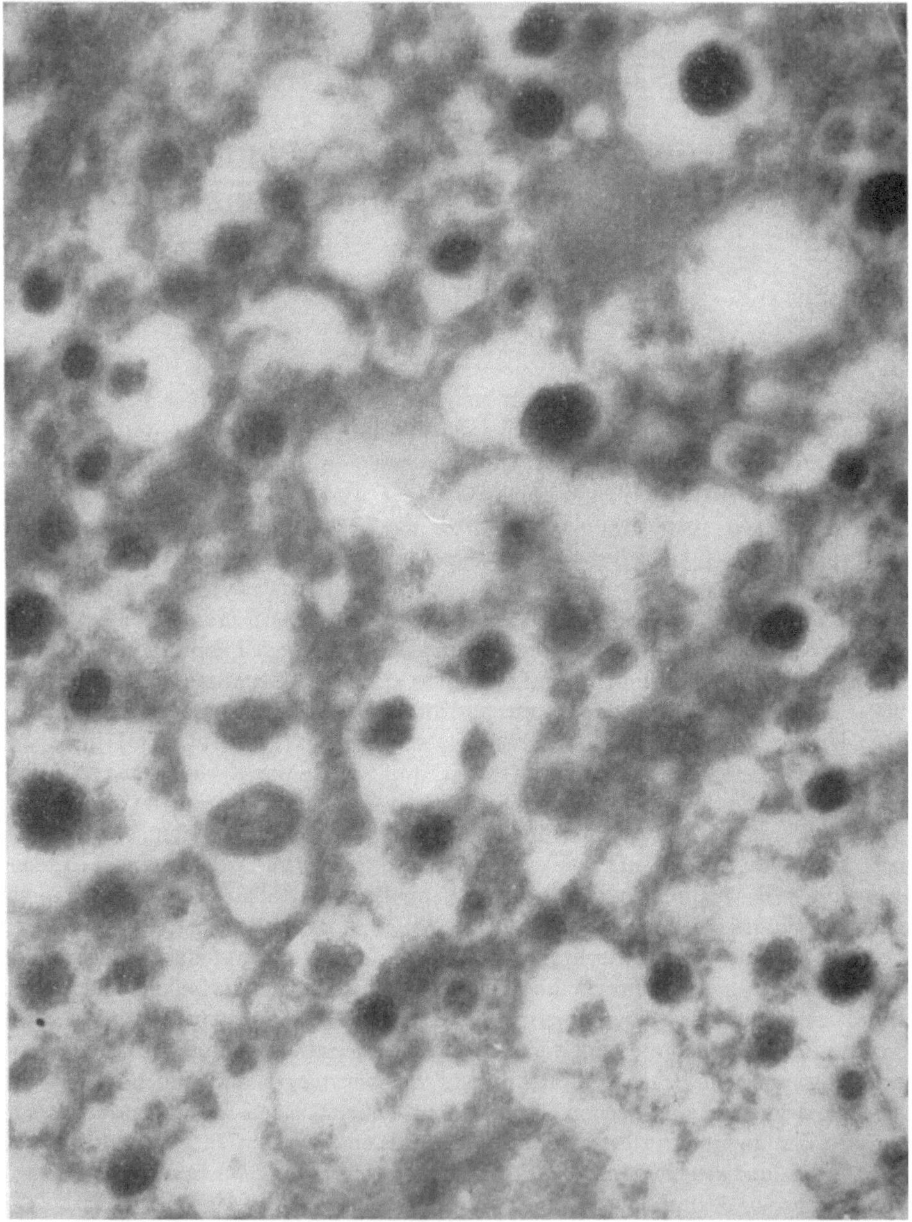

Abb. 1. Phäochrome Granula im Nebennierenmark (Maus) als elektronenoptisch dichte Schnittkreise. An einigen ist die Membran, an einigen ein feingranuläres Grundgerüst sichtbar. Vergr. 50000 : 1. (Aus: WETZSTEIN 1957)

Bei guter Fixierung — und besonders an solchen Granula, die in der Gegend ihres Äquators durchschnitten sind — sieht man häufig eine zarte (etwa 100 Å breite) osmiophile Linie in nicht ganz konstantem Abstand das Schnittprofil umziehen (Abb. 1—3, 5). Diese Linie entspricht einer dünnen *Membran*, die das

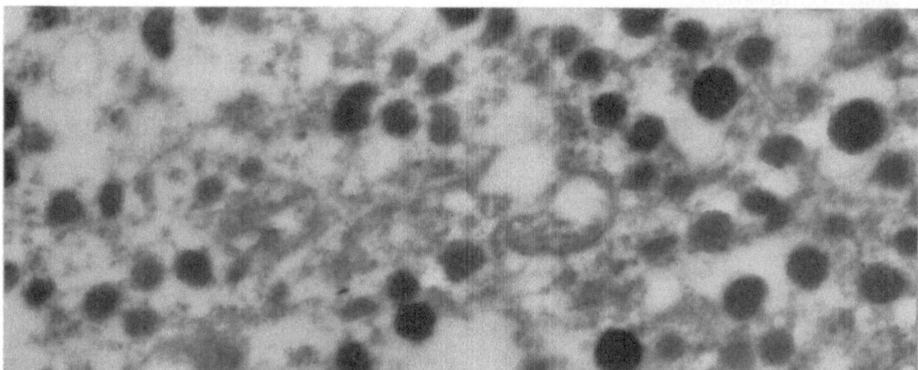

Abb. 2—4. Phäochrome Granula im Nebennierenmark von Maus, Hamster und Katze bei der gleichen Vergrößerung 30000 : 1

Abb. 2. Maus (mittl. Kugeldurchmesser 175 mμ)

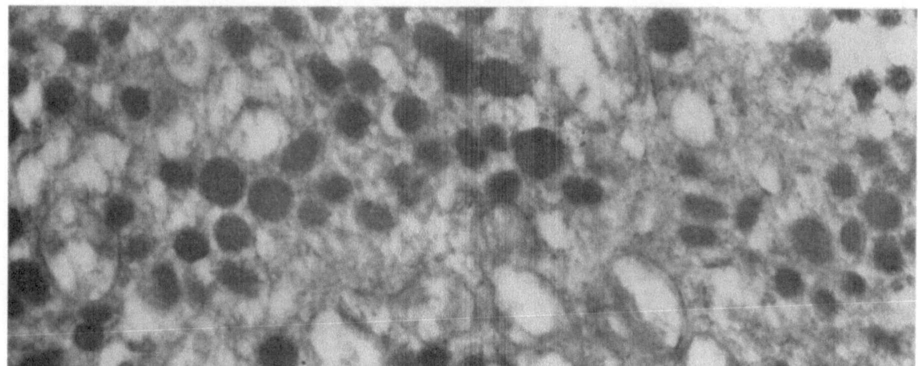

Abb. 3. Hamster (mittl. Kugeldurchmesser 200 mμ)

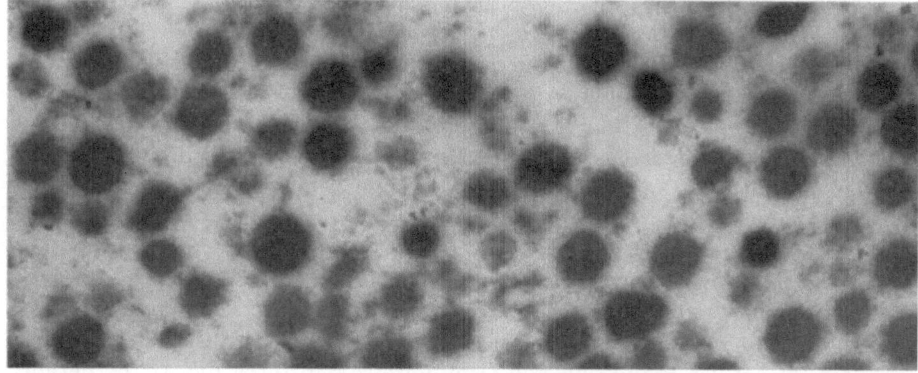

Abb. 4. Katze (mittl. Kugeldurchmesser 300 mμ)

Granulum umhüllt. Nach dem osmotischen Verhalten von isolierten Granulafraktionen aus Zentrifugierungsversuchen (Hillarp u. Mitarb. 1954; Blaschko

u. Mitarb. 1955 u. a.) wurde eine semipermeable Granulum-Membran postuliert; sie ist nach Carlsson und Hillarp (1958) permeabel für Na, K, Sucrose und für Brenzkatechinamine.

Auf besonders dünnen Schnitten oder bei solchen Granula, die einen Teil der Brenzkatechinamine ausgeschüttet haben, beobachtet man ein *feingranuläres Grundgerüst* (Abb. 1, 5): Körnchen von etwa 175 Å Durchmesser und einem mittleren Abstand ihrer Zentren von 250 Å bauen dieses innere Gerüst auf. In

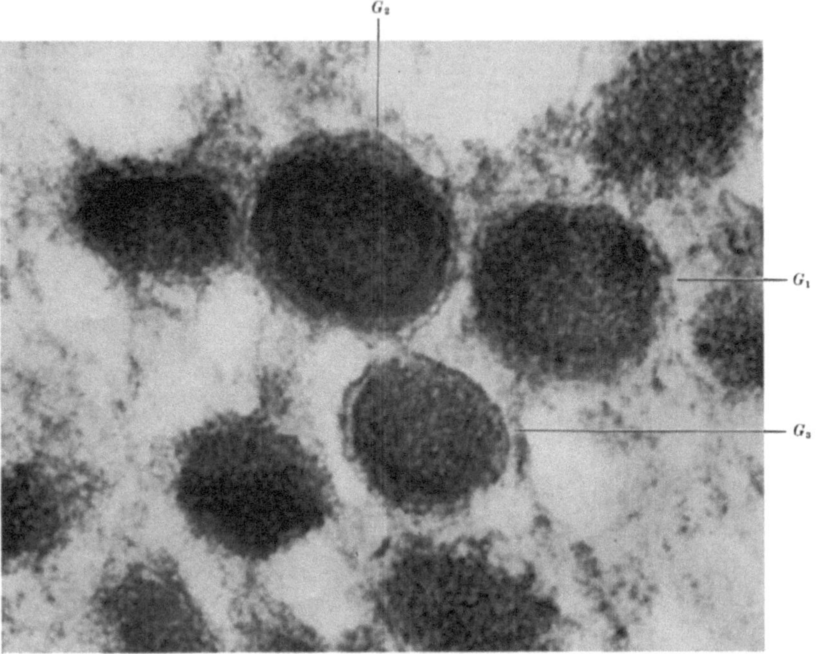

Abb. 5. Feingranuläres Gerüst der phäochromen Granula beim Hamster (Übersicht s. Abb. 3, linker Teil). Regelmäßig granuläres Muster bei G_1, konzentrische Schichtung bei G_2, etwas unregelmäßiges Muster bei G_3. Membran! Vergr. 135000 : 1

Abb. 5, einer absichtlich „harten" Wiedergabe einer Aufnahme bei 30000facher elektronenmikroskopischer Vergrößerung, sieht man dieses Grundgerüst bei einem Granulum ziemlich regelmäßig feingranulär, bei einem zweiten in konzentrischer Schichtung, bei einem dritten in mehr unregelmäßiger Weise dargestellt. Es ist durchaus möglich, daß diesem inneren Gerüst eine gesetzmäßige Ordnung zugrunde liegt, die sich aus dem Feinstrukturmuster der Schnittbilder nur einstweilen noch nicht leicht dechiffrieren läßt; jedes Granulum ist in einer anderen, zufälligen Schnittrichtung getroffen; überdies projizieren sich Feinstrukturkörnchen aus verschiedenen Ebenen des Dünnschnittes übereinander. Eine vergleichende Analyse dieser Feinstrukturmuster ist in Bearbeitung. Soviel kann schon jetzt festgestellt werden: Ich halte es für ausgeschlossen, daß diese Muster durch bloße Ausfällungen bei der Reduktion von Osmiumtetroxyd durch die Amine hervorgerufen werden, wie Hillarp (1959) eingewendet hat. Die Deutung der genannten Feinstrukturen als Protein- bzw. Protein-Lipid-Gerüst im Inneren der Granula steht in keinem Widerspruch zu den Ergebnissen von biochemischen Analysen isolierter Granulafraktionen. Nach HILLARP (1959) ist die Zusammensetzung der Granula aus dem Nebennierenmark des Rindes (in Prozentzahlen des Frischgewichtes):

Wasser	68,5
Amine	6,7
Adenosinphosphate . .	4,5
Proteine	11,5
Lipide	7

Auf die Bedeutung von ATP für die Speicherung der Amine in osmotisch inaktiver Form hat SCHÜMANN im vorausgehenden Vortrag hingewiesen; Adenosinphosphate und Brenzkatechinamine treten bei der Ausschüttung in konstantem Verhältnis aus. Ungefähr zwei Drittel der Trockensubstanz bestehen jedoch aus *Proteinen* und *Lipiden*. Beide Stoffgruppen müssen als die Strukturträger der Granula angesehen werden; daß sie sich als Struktur darstellen, kann also nicht überraschen — es wäre im Gegenteil verwunderlich, wenn dies *nicht* der Fall wäre! Beweisend für meine Deutung der Feinstruktur ist das elektronenmikroskopische Bild der Granula nach experimenteller Ausschüttung der Brenzkatechinamine. Wären die zur Rede stehenden Strukturmuster nach HILLARPs Bedenken auf die stark reduzierende Wirkung der Amine zurückzuführen, dann müßten sie im gleichen Maße zurücktreten, in dem die Amine in den Granula vermindert werden oder ganz aus ihnen verschwinden. Wir werden im folgenden feststellen, daß das Gegenteil der Fall ist: Je weniger Brenzkatechinamine die phäochromen Granula enthalten, um so besser wird ihr feinstrukturelles Gerüst für die elektronenmikroskopische Beobachtung freigegeben.

Wie früher schon beschrieben und eingehend erörtert (SJÖSTRAND und WETZSTEIN 1956, WETZSTEIN 1957), führt die Ausschüttung der Brenzkatechinamine zu zwei sehr auffälligen Veränderungen an den phäochromen Granula: 1. Sie verlieren ganz erheblich — wenn auch im einzelnen recht unterschiedlich — an elektronenoptischem Kontrast. 2. Das feingranuläre innere Gerüst wird an nahezu allen Granula sichtbar. Man beobachtet prinzipiell die gleichen Veränderungen, ob man den Effekt durch *Unterkühlung* der Tiere (Abb. 6) oder durch die Injektion von *Insulin* herbeiführt. In beiden Versuchsgruppen (Maus) bemühte ich mich, physiologisch mögliche Bedingungen nicht allzu weit zu überschreiten. Auch *Reserpin* („Serpasil"-CIBA, von der Herstellerfirma freundlicherweise zur Verfügung gestellt) wirkt in gleicher Weise. Abb. 7 zeigt, gleichfalls bei der Maus, die phäochromen Granula eines Cytoplasmabezirkes 15 Std nach intraperitonealer Applikation von 5 mg/kg Serpasil in „harter" photographischer Wiedergabe. An jedem Granulum ist das Innengerüst in Form feiner Körnchen zu erkennen; manche Granula unterscheiden sich in ihrer elektronenoptischen Dichte garnicht mehr von anderen Cytoplasmastrukturen und sind überhaupt nur noch an dieser Innenzeichnung als solche auszumachen. Auch nach der Aminausschüttung ist die Membran am Schnittbild vieler Granula wahrzunehmen. Erst bei sehr hoher Dosierung (30 mg/kg) scheint Reserpin manche Granula unter Zerstörung ihrer Membran aufzulösen, doch die Mehrzahl ist auch bei dieser Versuchsbedingung noch in Form sehr kontrastarmer Gebilde im Cytoplasma nachzuweisen.

Die hier in Kürze dargelegten Befunde werfen die Frage nach der *cytologischen Zuordnung der phäochromen Granula* auf. DE ROBERTIS und VAZ FERREIRA (1957) kamen aus Versuchen mit elektrischer Splanchnicus-Reizung beim Kaninchen zu dem Schluß, daß die hier besprochenen Zelleinschlüsse an der Zelloberfläche unter Zurücklassen ihrer Membran in toto ausgeschleust würden; die Autoren nennen

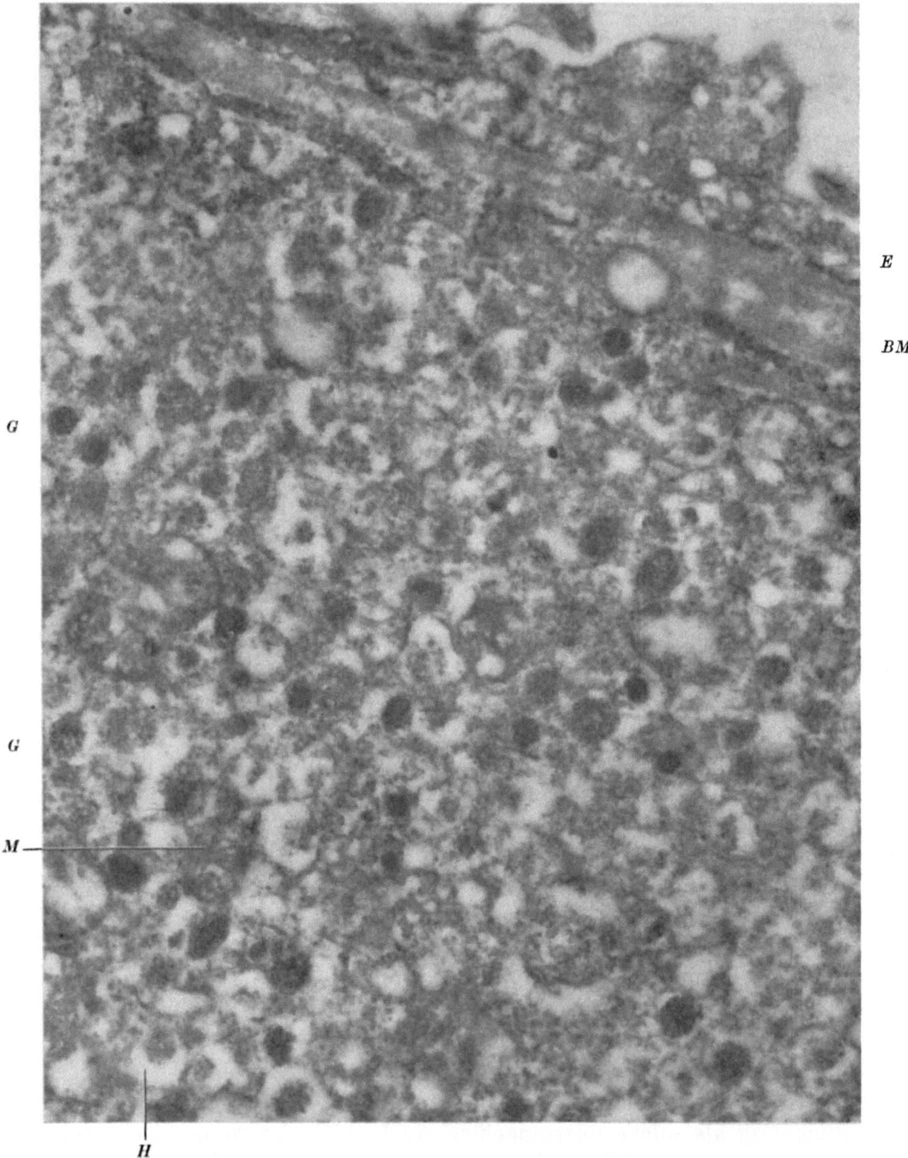

Abb. 6. Phäochrome Granula (Maus) nach Ausschüttung von Brenzkatechinaminen durch *Unterkühlung* auf 23°C („lytisches Gemisch" nach LABORIT). Verminderte elektronenoptische Dichte der Granula (*G*); die Innenstruktur tritt hervor. *M* Mitochondrion; *H* heller Hof um Granulum; *BM* Basalmembran und *E* Endothel eines angrenzenden Gefäßes. Vergr. 35000 : 1. (Aus: WETZSTEIN 1957)

sie daher "cathecol-containing droplets" und betrachten sie als *Sekreteinschlüsse*. In meinem Material fand sich kein Anhalt dafür, daß die Freisetzung der Amine auf diese Weise erfolgt; insbesondere konnte ich bei den Ausschüttungsversuchen keine Verlagerung der Granula zur Zellmembran feststellen. Selbst wenn man unterstellt, daß gerade im elektrischen Reizungsversuch die unmittelbar unter der

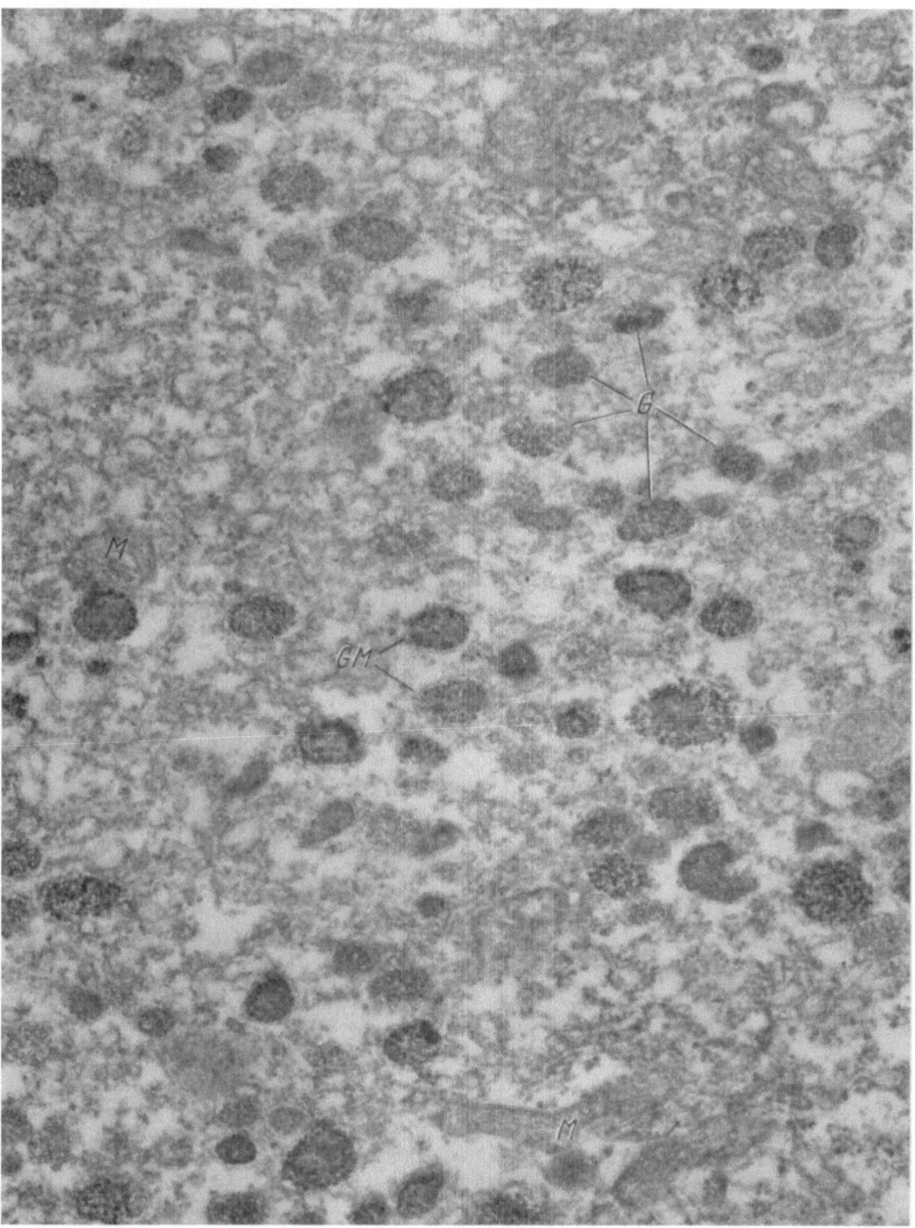

Abb. 7. Phäochrome Granula (Maus) nach Ausschüttung von Brenzkatechinaminen durch *Reserpin* (15 Std nach 5 mg/kg Serpasil-CIBA i.p.). Unterschiedlich stark verminderte elektronenoptische Dichte der Granula (*G*); an allen ist die feingranuläre Innenstruktur, an mehreren die Membran (*GM*) dargestellt. *M* Mitochondrien. Vergr. 50000 : 1

Zellmembran gelegenen Granula in besonderer Weise beeinflußt werden können, so ist doch dieser Granulaanteil, auf den Gesamtbestand der Zelle bezogen, äußerst gering. Für die untersuchten Tierarten halte ich an der früher geäußerten

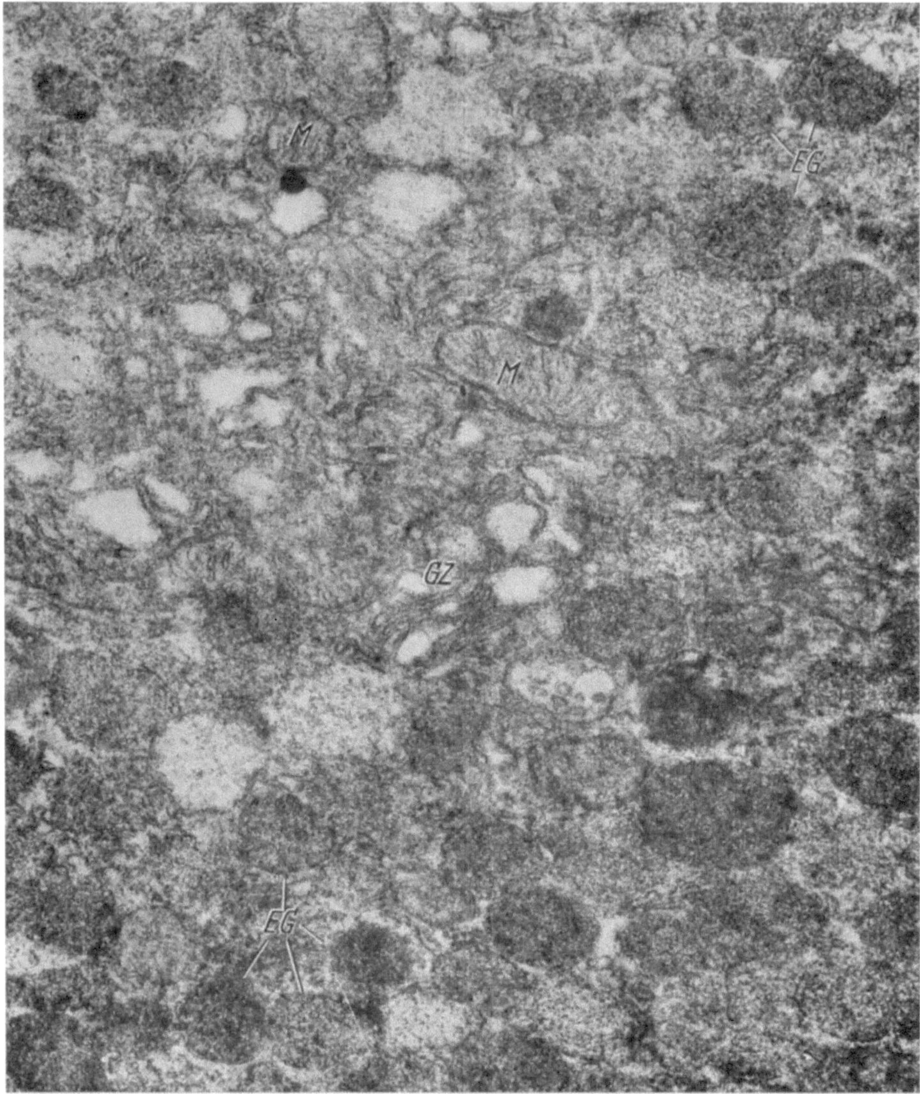

Abb. 8. Ausschnitt aus einer *enterochromaffinen Zelle* (Meerschweinchen-Duodenum) mit verhältnismäßig großen Granula *(EG)* unterschiedlicher elektronenoptischer Dichte. Die Granula zeigen eine feingranuläre Innenstruktur und besitzen eine Membran. *GZ* Golgi-Zone. *M* Mitochondrien. Vergr. 50000:1

Auffassung fest, daß die phäochromen Granula des Nebennierenmarks *echte Zellorganellen* sind. Ihre biochemische Zusammensetzung, der Besitz eines feingranulären Protein-Lipid-Gerüstes in ihrem Innern und der einer umhüllenden semipermeablen Membran sowie besonders das strukturelle Überdauern der

Granula bei der provozierten Ausschüttung der Amine sprechen übereinstimmend für diese Auffassung, die von BLASCHKO, HILLARP, ERÄNKÖ u. a. geteilt wird.

Es wurde wiederholt darauf hingewiesen, daß im Wirbeltierkörper vermutlich *alle biogenen Amine in granulären Zelleinschlüssen gespeichert werden* (u. a. BLASCHKO 1957). Kürzlich gelang uns die elektronenmikroskopische Darstellung der *enterochromaffinen Zellen* in der Duodenalschleimhaut des Meerschweinschens, in deren Granula die Speicherung von Serotonin (5-HT) anzunehmen ist. Neben Zellen mit annähernd einheitlich dichten Granula fanden wir vereinzelt auch solche, bei denen die Granuladichte in weitem Maße schwankte (Abb. 8). Von unseren Befunden (WETZSTEIN und DOERFLER; WETZSTEIN, DOERFLER und SCHWINK) sei hier nur soviel erwähnt: Die *enterochromaffinen Granula* sind offenbar etwas größer als die phäochromen Granula des Nebennierenmarks; wie diese sind sie von einer Membran umhüllt und besitzen gleichfalls eine feingranuläre Innenstruktur.

Literatur

BACHMANN, R.: Die Nebenniere. In Handbuch der mikroskopischen Anatomie, Bd. VI, Teil 5. Berlin-Göttingen-Heidelberg: Springer 1954.

BLASCHKO, H.: Experientia (Basel) **13**, 9 (1957).

—, P. HAGEN and A. D. WELCH: J. Physiol. (Lond.) **129**, 27 (1955).

CARLSSON, A., and N.-Å. HILLARP: Acta physiol. scand. **44**, 163 (1958).

DE ROBERTIS, E., and A. VAZ FERREIRA: Exp. Cell. Res. **12**, 568 (1957).

ERÄNKÖ, O.: Ciba Foundation Symposium on Adrenergic Mechanisms. 490. London: Churchill 1960.

HAGEN, P., and R. J. BARRNETT: Ciba Foundation Symposium on Adrenergic Mechanisms. 83. London: Churchill 1960.

HILLARP, N.-Å.: Acta physiol. scand. **47**, 271 (1959).

—, and B. NILSON: Acta physiol. scand. **31**, Suppl. 113, 79 (1954).

LENZ, F.: Z. wiss. Mikrosk. **63**, 50 (1956).

LEVER, J. D.: Endocrinology **57**, 621 (1955).

SCHÜMANN, H. J., u. A. KLEINSCHMIDT: Naunyn-Schmiedebergs Arch. exp. Path. Pharmakol. **241**, 260 (1961).

SJÖSTRAND, F. S., u. R. WETZSTEIN: Experientia (Basel) **12**, 196 (1956).

WETZSTEIN, R.: Z. Zellforsch. **46**, 517 (1957).

—, u. W. DOERFLER: Elektronenmikroskopie enterochromaffiner Zellen. Verh. Anat. Ges., 57. Vers. in Hamburg v. 23.—26. Mai 1961. Erg.-H. z. Anat. Anz. (im Druck).

— — u. A. SCHWINK: Die Feinstruktur der enterochromaffinen Zellen und ihrer spezifischen Granula. (Elektronenmikroskopische Untersuchungen am Duodenum des Meerschweinchens.) Protoplasma (Wien) (im Druck).

Diskussion

H. J. SCHÜMANN (Frankfurt a. M.):

Herr WETZSTEIN hat die Frage aufgeworfen, ob die Speichergranula des Nebennierenmarks echte Sekretgranula oder Zellorganellen seien. Ich möchte den Herrn Vortragenden fragen, welche Meinung er vertritt.

Nach den Ergebnissen unserer Untersuchungen handelt es sich bei den Nebennierenmark-Granula um Zellorganellen. Wenn man z. B. aus Hühnernebennierenmark die hormonhaltigen Granula präpariert und neben dem *Hormon*gehalt auch den *Eiweiß*gehalt bestimmt, dann findet man, daß der Eiweißgehalt der Granula der unbehandelten Kontrolltiere genauso groß ist wie derjenige der mit *Reserpin* oder *Insulin* an Hormon stark verarmten Granula. Daraus geht hervor, daß *nur* die Hormone abgegeben werden, nicht aber auch *Eiweiß* oder sogar die Granula in ihrer Gesamtheit.

R. WETZSTEIN (München):

Die Ergebnisse von Herrn SCHÜMANN unterstützen sehr gut die Auffassung, daß die phäochromen Granula echte Zellorganellen sind und die Hormonabgabe überdauern. Ich halte es für denkbar, daß die Granula nach der Ausschüttung wieder von neuem Brenzkatechine aufnehmen und speichern können; die Untersuchung dieser Frage wäre sehr interessant. Auf meine Anfrage, ob er an seiner entgegengesetzten Meinung bezüglich der Granula-Natur noch festhalte, antwortete mir Professor DE ROBERTIS vor kurzem brieflich, daß er Unterschiede bei verschiedenen Species für möglich halte.

Aus dem Pathologischen Institut der Universität Hamburg
(Direktor: Prof. Dr. Dr. h. c. C. KRAUSPE)

Morphologische Funktionsdiagnostik am Nebennierenmark

Von

U. E. KLEIN und J. KRACHT

Mit 4 Abbildungen

Bereits durch Routinefärbungen lassen sich im Nebennierenmark (NNM) von Huftieren, besonders dem Hausrind, zwei morphologisch unterscheidbare Arten von Parenchymzellen abgrenzen: in der Markperipherie prismatische, im Markzentrum polyedrische Elemente (Abb. 1). In Übereinstimmung mit verschiedenen

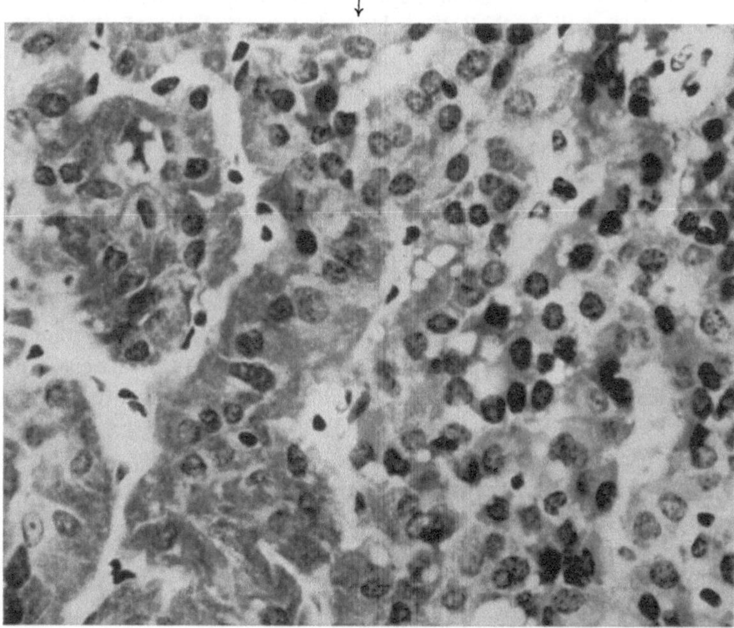

Abb. 1. Rind (HE, 650fach). Grenzgebiet zwischen A und N-Zellen (↓). Links an die Zona reticularis angrenzende A-Zellen, rechts zum Markzentrum gelegene N-Zellen

Autoren (*1*, *6*, *11*) konnten wir jedoch auch im morphologisch einheitlichen Mark anderer Species (Goldhamster, Maus, Ratte) zwei Zelltypen nachweisen (*12*, *13*). Hierzu bewährten sich das Kaliumjodatgefrierschnittverfahren nach HILLARP u.

HÖKFELT (*11*), die Fluorescenzmethodik nach ERÄNKÖ (*6*) sowie die Eisenhämatoxylinfärbung nach WEIGERT am chromierten Nebennierenmark (*12, 13*). Die histochemische Spezifität der KJO_3-Methodik für Noradrenalin kann nach in vitro-Testen als erwiesen gelten, so daß wir die unter der Einwirkung von KJO_3-Lösung durch dunkelbraunen Pigmentniederschlag selektiv reagierenden Zellen als N-Zellen bezeichnen. Die Ortung adrenalinhaltiger Zellelemente, der A-Zellen, kann wegen gegenwärtigen Fehlens einer für die N-Methylgruppe des Adrenalins spezifischen histochemischen Reaktion nur auf dem Ausschlußwege und damit nur indirekt erfolgen. Zur feineren morphologischen Analyse von Funktionszuständen im NNM bewährte sich die Eisenhämatoxylinfärbung. Zur Darstellung kommen:

a) gut voneinander abgrenzbare Zellen mit leuchtend gelbem gröber granuliertem Cytoplasma und meist schwach chromatinhaltigen Kernen,

b) unscharf konturierte Zellen mit schmutzig grünem fein granuliertem Plasma und hyperchromatischen Kernen.

Nach vergleichend morphologischen Untersuchungen sind die numerische Relation und das Verteilungsmuster beider Arten von Parenchymzellen artspezifisch, die KJO_3-positiven N-Zellen erweisen sich mit den hellgelben, grob granulierten Zellen nach Eisenhämatoxylinfärbung als identisch. Der KJO_3-negative Markbereich wird von schmutziggrünen, fein granulierten A-Zellen ausgefüllt. Beim Rind besteht die Markperipherie aus prismatischen A-Zellen, die Markmitte enthält rundliche N-Zellen. Umgekehrt wird die Markperipherie des Goldhamsters aus einer beinahe lückenlosen N-Zellen-Randschale gebildet, das Markzentrum enthält ausschließlich A-Zellen. Bei Ratte und Maus sind die N-Zellen inselartig unter die A-Zellen gemischt. Die Differenzierbarkeit des Rattennebennierenmarks ist nach Anwendung einwandfreier Weigertscher Eisenhämatoxylinlösung auch bei Wildratten sowie verschiedenen Laborstämmen möglich, also nicht etwa speciesabhängig [ERÄNKÖ und PALKAMA (*8*)]. Der Flächenquotient beider Zelltypen steht in erstaunlich guter Übereinstimmung mit dem pharmakologisch ermittelten Quotienten aus den Ruhewerten für Adrenalin und Noradrenalin im Nebennierenmark.

Zur Frage quantitativer und qualitativer Beziehungen zwischen A- und N-Zellen untereinander wie gegenüber exogenen Einflüssen wurden u. a. die Wirkungen von Insulin und Reserpin, blutdrucksenkenden Substanzen (Ganglienblockern) wie Chlorisondamin (Ecolid), Hydrophthalazin (Nepresol), Protoveratrin A und des hyperglykämisierenden Nebennierenblockers SU 4885 untersucht. Als morphologischer Ausdruck unterschiedlicher Funktionszustände des Nebennierenmarks gelten:

1. Intensität der Phäochromie,
2. Ausmaß der Vacuolisierung,
3. Kerngrößenunterschiede.

Durch Korrelation dieser Fakten und vergleichende pharmakologische Bestimmung der Katecholamine läßt sich die mikroskopische Morphologie der Zellen als Ausdruck des aus Hormonproduktion und -sekretion resultierenden Funktionszustandes interpretieren.

Als Ergebnis dieser Untersuchungen kann das Bestehen eines funktionellen Dualismus zwischen A- und N-Zellen unter bestimmten Versuchsbedingungen als gegeben angesehen werden. Bei den kleinen Laboratoriumstieren werden die A-Zellen unter Verlust der Phäochromie und Auftreten von zahlreichen Cytoplasmavacuolen im Insulinschock weitgehend maskiert, während die N-Zellen

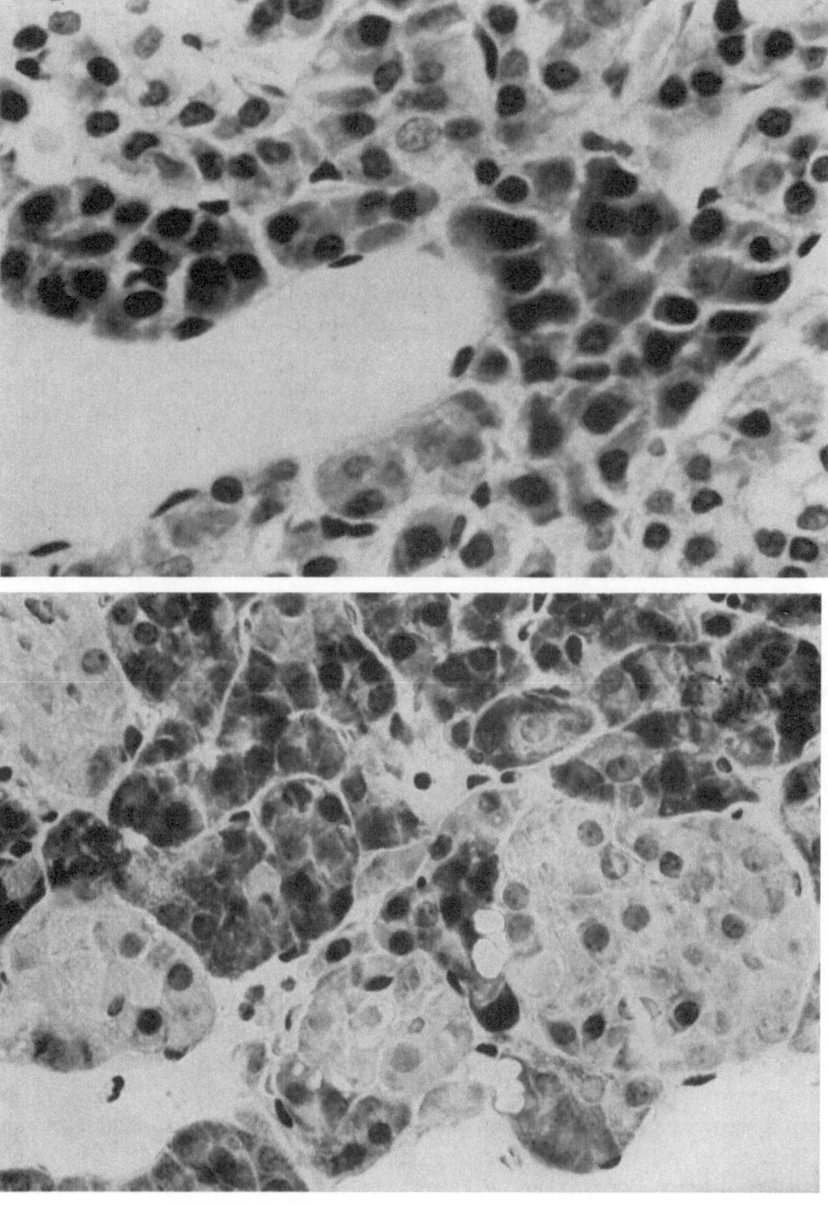

Abb. 2. Ratte (Eisenhämatoxylin nach Chromierung, 700fach). Oben: Zustand nach Insulinschock (10 IE Altinsulin/kg). Persistenz der N-Zellen (dunkel), bei Schwund der A-Zellphäochromie. A-Zellen hell. Unten: Zustand nach Einwirkung von Reserpin (3 × 0,5 mg/kg). Persistenz der A-Zellen (dunkel), bei Schwund der N-Zellenphäochromie. N-Zellen hell

färberisch und in ihrem Verhalten gegenüber KJO_3 nur durch geringe Abnahme der Farbintensität beeinflußt werden. Unter diesen Bedingungen können im Harn und Nebennierenvenenblut vermehrt Adrenalin bzw. seine Abbauprodukte nachgewiesen werden (*5*, *9*). Geringe Insulindosen verursachen selektive A-Zellvacuolisierung und Phäochromieverminderung (Abb. 2). Ein geradezu gegensätzliches Verhalten weist das Nebennierenmark unter Einwirkung von Reserpin auf. Hier sind die N-Zellen weitgehend degranuliert, stark vacuolisiert, die phäochrome Reaktion fehlt (Abb. 2). Die KJO_3-Reaktion auf Noradrenalin fällt ebenfalls negativ aus. Die A-Zellen erweisen sich dagegen als intensiv phäochrom und sind kaum vacuolisiert. Entsprechend erweisen sich Nebennierenextrakte von Ratte und Maus unter diesen Bedingungen als noradrenalinfrei (*2*, *4*, *7*).

Der Goldhamster reagiert empfindlicher als Ratte oder Maus. Schon 0,5 mg/kg Reserpin verursachen nach 24 Std die beschriebenen Nebennierenmarkveränderungen. Bei Ratte und Maus sind erst 3mal 0,5 mg Reserpin/kg voll wirksam, während beim Goldhamster nach Anwendung dieser Dosis ein völliger Schwund phäochromen Materials und damit Maskierung von A- und N-Zellen eintrat. Chlorpromazin (Megaphen) potenziert den Reserpineffekt auf das NNM (*3*). Bei der Maus z. B. trat schon nach einmaliger Reserpinzufuhr die charakteristische Maskierung der N-Zellen ein; Iproniacid (Marsilid) verhinderte den Reserpineffekt (*3*, *17*).

Selektiv blutdrucksenkende Substanzen waren ohne erkennbaren Einfluß auf Phäochromie und Vacuolisierung. Der hyperglykämisierende Nebennierenblocker SU 4885 bewirkte eine geringe, aber eindeutige Abschwächung der Phäochromie der A-Zellen ohne Alteration der N-Zellen oder Veränderung der in geringem Maße immer zu beobachtenden Vacuolisierung. Da unter SU 4885 Veränderungen am Inselorgan fehlen, kann vermutet werden, daß die Hyperglykämie als Adrenalineffekt zustande kommt.

Nach unspezifischen Belastungen wie kurzfristiger Hypoxie in der Unterdruckkammer (20 min), Erschöpfung im Schwimmversuch (2 Std) oder prolongierter Äthernarkose fand sich häufig eine überwiegende Vacuolisierung der A-Zellen, wobei fixationsbedingte Artefakte zusätzlich in Frage kommen.

Auch am menschlichen Nebennierenmark (Operationsmaterial) ist die funktionelle Zweiteilung färberisch und anhand von Kerngrößenunterschieden prinzipiell demonstrierbar. Sechs Phäochromocytome konnten pharmakologisch und histochemisch untersucht werden. Es gelang in mehreren Fällen die histometrische, kerngrößenmäßige und färberische Differenzierung von A- und N-Zellen (Abb. 3). Es bestanden Parallelen zwischen Zelltyp und pharmakologisch ermitteltem Hormongehalt, d. h. Vorkommen von A- und N-Zellen ging mit positivem Adrenalin- und Noradrenalinnachweis einher; bei ausschließlicher Anwesenheit von N-Zellen wurde im Tumorgewebe nur Noradrenalin gefunden (*14*). In den häufiger vorkommenden Mischtypphäochromocytomen fanden sich KJO_3-positive Inseln neben phäochromie-negativen Gewebsbezirken (Abb. 4), die weder histochemisch noch färberisch weiter differenziert werden konnten. Hierbei dürfte es sich um hinsichtlich ihrer hormonalen Aktivität entdifferenzierte Tumorzellverbände handeln. Das Vorherrschen ausschließlich oder überwiegend Noradrenalin produzierender Tumoren im Operationsmaterial (*10*, *15*) berechtigt zu der Frage, ob die N-Zellen wegen fehlender Methylierungsfähigkeit ontogenetisch jünger als die

A-Zellen sind. Hierfür ließe sich auch anführen, daß das Vorkommen ausschließlich adrenalinproduzierender Phäochromocytome unseres Erachtens bisher nicht bewiesen ist, obwohl McGoodall und Stone (*10*) zwei bisher nicht publizierte Fälle

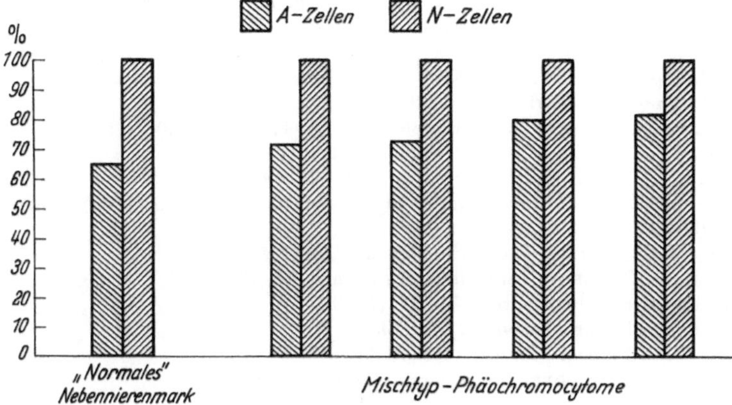

Abb. 3. Kerngrößenproportionen adrenalin- und noradrenalinhaltiger Zellen im menschlichen Nebennierenmark und in Mischtyp-Phäochromocytomen

erwähnen. Im Embryonalstadium ist das chromaffine System der Säuger überwiegend aus Noradrenalinbildnern aufgebaut, die sich, wie am Kaninchen gezeigt werden konnte (*16*), postnatal zugunsten von Adrenalinbildnern verringern.

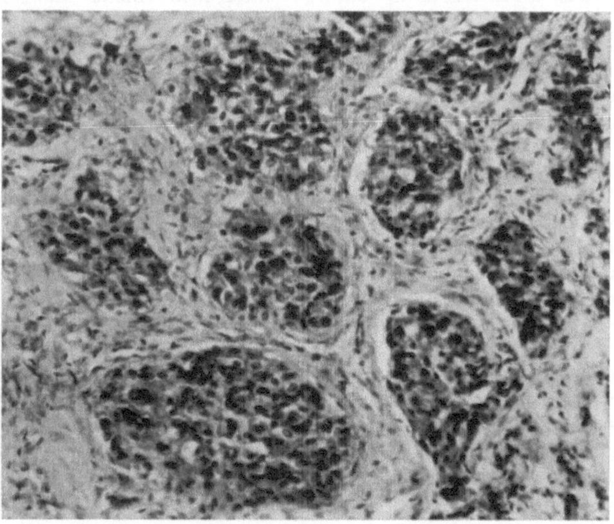

Abb. 4. Ch 3652/58, ♀, 14 J. alt, intraadrenales Mischtypphäochromocytom re. (200fach). Inselartige KJO_3-pos. Geschwulstzellkomplexe in lockerem bindegewebigem Stroma

Für die Überlassung von Substanzen sind wir der CIBA A.G., der Deutschen Hoffmann-La Roche A.G., den Farbenfabriken Bayer A.G., den Farbwerken Hoechst A.G. und der Sandoz A. G., Basel, zu Dank verpflichtet.

Fräulein I. Behr und Frau L. v. Seckendorff danken wir für die Mitarbeit.

Literatur

1. BÄNDER, A.: Naunyn-Schmiedebergs Arch. exp. Path. Pharmakol. **223**, 140 (1954).
2. CAMANNI, F., O. LOSANA and G. M. MOLINATTI: Experientia (Basel) **6**, 199 (1958).
3. — G. M. MOLINATTI and M. OLIVETTI: Nature (Lond.) **184**, 66 (1959).
4. DE SCHAEPDRYVER, A. F., and P. PREZIOSI: Arch. int. Pharmacodyn. **121**, 177 (1959).
5. DUNÉR, H.: Acta physiol. scand. **32**, 63 (1954).
6. ERÄNKÖ, O.: Endocrinology **57**, 363 (1955); Acta endocr. (Kbh.) **18**, 174, 180 (1955); Ann. Med. exp. Fenn. **33**, 278 (1955).
7. —, and V. HOPSU: Endocrinology **62**, 15 (1958).
8. —, and A. PALKAMA: Acta path. microbiol. scand. **47**, 357 (1959).
9. EULER, U. S. v., and R. LUFT: Metabolism **1**, 528 (1952).
10. McGOODALL, C., and B. A. STONE: Ann. Surg. **151**, 391 (1960).
11. HILLARP, N. A., and B. HÖKFELT: Acta physiol. scand. **30**, 55 (1953); Endocrinology **55**, 255 (1954).
12. KLEIN, U., u. J. KRACHT: Endokrinologie **35**, 259 (1958).
13. KRACHT, J., u. U. KLEIN: Verh. dtsch. Ges. Path. **41**, 171 (1957).
14. —, u. M. FRAHM: Endokrinologie **39**, 207 (1960).
15. MANGER, U. et al.: Circulation **10**, 641 (1954).
16. WEST, G. B.: J. Pharm. (Lond.) **7**, 81 (1955).
17. ZBINDEN, G., u. A. STUDER: Experientia (Basel) **14**, 201 (1958).

Diskussion

C. SCHATTENFROH (Göttingen):

Vor etwa 1 Jahr haben wir kurz hintereinander 2 Phäochromocytom-Pat. operiert und die Tumoren zusammen mit Herrn SCHÖB (Pathol. Inst. Göttingen, Prof. W. EGER) histologisch untersucht. Die Ergebnisse am menschlichen Material bestätigen, was eben von Herrn KLEIN vorgetragen wurde. Erstens kommt mit der von KRACHT vorgeschlagenen Eisenhämatoxylin-Eosin-Färbung nach WEIGERT der Unterschied zwischen den sog. A- und N-Zellen sehr gut heraus. Mit dem Kalium-Jodat-Verfahren nach HILLARP und HÖKFELT erzielten wir keine Resultate. Zweitens stimmt die Klinik der beiden Phäochromocytome mit dem feingeweblichen Bild der beiden Tumoren gut überein. Diese Aussagen können wir machen, weil es sich in unseren beiden Fällen um das seltene Vorkommen eines fast reinen N-Zellentumors und eines fast ausschließlich aus A-Zellen bestehenden Phäochromocytoms handelte. Ich darf die histologischen Bilder, pars pro toto, kurz zeigen. Hier der Tumor mit den dunklen A-Zellen, also Adrenalin-Produzenten. Und hier die hellen, blasigen, etwas kleineren N-Zellen, Arterenol-Produzenten, der anderen Geschwulst. Daß es sich in dem einen Fall um ein Phäochromocytom vom Adrenalintyp und im anderen Fall um eines vom Arterenoltyp handeln müsse, wußten wir schon vor der Operation. Die eine Pat. bot mit Dauerhypertonus, Tachykardie, erhöhtem Herzminutenvolumen, Diabetes mellitus und Grundumsatzerhöhung die volle Symptomatik eines Adrenalin-produzierenden Phäochromocytoms. Der andere Pat., mit täglichen Blutdruckkrisen, fehlte die Tachykardie, auch hatte sie keine der eben aufgezählten Stoffwechselstörungen. — Leider hat die Sache einen Schönheitsfehler, den ich Ihnen beichten muß. Wir haben versäumt, z. B. bei Herrn SCHÜMANN Adrenalin und Arterenol (Nor-Adrenalin) bestimmen zu lassen. Aber auf Grund der seltenen und feingeweblich ja dargestellten Reinheit im Zelltyp: Einmal A-Zellen, zum anderen N-Zellen und des sicher auch seltenen vollsymptomatischen klinischen Bildes: einmal Adrenalin-Typ, zum anderen Arterenol-Typ eines Phäochromocytoms und im Hinblick auf den eben gehörten Vortrag von KLEIN und KRACHT wird jeder grundsätzlich andere Erklärungsversuch unserer Beobachtung auf Schwierigkeiten stoßen.

J. F. KOLL (Krefeld):

Reine adrenalinproduzierende Phäochromocytome sind extrem selten, sie kommen jedoch zweifelsfrei vor. So konnten wir in Krefeld einen einwandfreien Fall beobachten, bei dem sowohl die Analyse des Urins vor der Operation, als auch die Analyse des Tumorgewebes nach erfolgreicher Entfernung eine isolierte Adrenalinvermehrung bei normalem Arterenolgehalt ergab. Prof. U. S. VON EULER, Stockholm, bei dem wir die Hormonanalysen durchführen ließen, teilte uns mit, daß er bisher nur zwei derartige Fälle kennt. Bezüglich der klinischen Erscheinungen im Hinblick auf die Art des produzierten Hormons kamen wir bei unseren 11 Fällen zu andersartigen Ergebnissen. Hierauf wird Herr Prof. SACK jedoch gleich näher eingehen.

Aus der Medizinischen Klinik der Städtischen Krankenanstalten, Krefeld
(Chefarzt Prof. Dr. Heinz Sack)

Die Klinik des Phäochromocytoms

Von

H. Sack

Wenn ich in diesem Kreise über die Klinik des Phäochromocytoms spreche, so werden Sie Verständnis dafür haben, daß ich es Ihnen und mir ersparen möchte, eine grundlegende Einführung in die klinische Problematik der Phäochromocytomkrankheit zu geben. Ich möchte mich vielmehr darauf beschränken, einzelne, mir wichtig erscheinende Fragen aus dem gesamten Gebiet herauszugreifen, die uns im Laufe unserer jahrelangen Beschäftigung mit diesem Krankheitsbild besonders auffielen.

Man möchte annehmen, daß ein relativ einfacher pathogenetischer Vorgang, wie es die vermehrte Ausschüttung eines kreislaufwirksamen Hormons darstellt, letzten Endes ein ziemlich monotones und wohl charakterisiertes Krankheitsbild abgeben müßte. Auch die Tatsache, daß nicht eine, sondern zwei chemisch nahe verwandte Substanzen, Adrenalin und Arterenol, ursächlich in Frage kommen, bedeutet rein gedanklich nur eine geringe Komplizierung. Sie stellt geradezu eine Verlockung dar, eine systematische Ordnung aufzubauen, welche im Einzelfall aus dem klinischen Bild allein eine Differenzierung der Wirkung der Hormonanteile erlaubt.

Sie alle kennen die pharmakologisch exakt definierbaren Unterschiede der Adrenalin- bzw. Arterenolwirkung am menschlichen Organismus im Bereiche der physiologischen Dosierung. Ich selbst habe noch 1950 in meiner Monographie über das Phäochromocytom die Meinung vertreten, daß man allein nach dem klinischen Bild unter Berücksichtigung der kreislaufdynamischen und humoralen Verschiebungen in der Lage sein müßte, die Natur des vom Tumor produzierten Inkretes eindeutig zu bestimmen.

Die Möglichkeit der exakten Nachprüfung der Zusammensetzung des Tumorinkretes durch die quantitative Analyse der Katechole hat uns jedoch erkennen lassen, daß eine Differenzierung allein aus dem klinischen Bild nur eine sehr grobe Annäherung darstellt. Auf Einzelheiten werde ich später eingehen. Neben der Art und Dosis des Hormons spielt offensichtlich die individuelle Ansprechbarkeit des jeweiligen Organismus und die vegetative Ausgangslage eine sehr wesentliche Rolle, vor allem aber zeigt sich die Bedeutung dieses individuellen Faktors in der Art und Stärke des subjektiven Krankheitsgefühls.

Für den, der sich näher mit der Phäochromocytomkrankheit beschäftigt, ist es immer wieder eindrucksvoll, wie außerordentlich verschieden die subjektiven und objektiven Krankheitssymptome sein können.

Wenden wir uns zunächst der Art der Hypertonie beim Phäochromocytom zu, so möchte ich im Zusammenhang mit dem soeben Gesagten auf diejenigen seltenen Fälle hinweisen, bei denen ein Hypertonus überhaupt nicht festgestellt werden konnte. So beobachtete Calcins einen Patienten, welcher lediglich periodische Blutzuckererhöhungen ohne gleichzeitigen Blutdruckanstieg zeigte, während Henry 1954 ein Phäochromocytom operativ entfernte, dessen Träger lediglich über anfallsweise pectanginöse Beschwerden, verbunden mit Schweißausbruch klagte. Auch hier lag kein Blutdruckanstieg während der Anfälle vor.

Diese Sonderfälle dürfen uns natürlich nicht darüber hinwegtäuschen, daß die dauernde oder krisenhafte Blutdruckerhöhung im allgemeinen das Kardinalsymptom der Erkrankung darstellt. Die Angaben darüber, in welcher Häufigkeit ein paroxysmaler oder permanenter Hochdruck vorkommt, kranken naturgemäß erheblich unter dem Fehler der kleinen Zahl.

Wir selbst konnten bei unserem Krankengut feststellen, daß bei konsequenten fortlaufenden Blutdruckkontrollen eine Reihe der Patienten einen ständigen erheblichen Wechsel ihrer Blutdruckwerte erkennen ließen, ohne daß hierbei subjektiv oder objektiv krisenhafte Symptome und Beschwerden auftraten. Wir haben für diese Fälle den Ausdruck „extrem labile Hypertonie“ geprägt. Sie verkörpern unseres Erachtens eine wenig beachtete, aber recht typische und charakteristische Erscheinungsform der Phäochromocytomkrankheit. Auf Grund unseres Krankengutes haben wir den Eindruck, daß im allgemeinen in etwa der Hälfte der Fälle mit rein krisenhaften Verlaufsformen und in der anderen Hälfte mit mehr permanenten Verlaufsformen zu rechnen ist.

Die Art des Tumorinkretes spielt dabei offensichtlich keine entscheidende Rolle.

Wenn wir eben von den charakteristischen pharmakodynamischen Wirkungsunterschieden zwischen Adrenalin und Arterenol sprachen, so dürfen wir nicht vergessen, daß die vom Tumor produzierten Hormonmengen etwa das 5—50fache des physiologischen Angebotes darstellen. Findet sich darüber hinaus ein gemischtes Inkret, so wird die Buntheit der Reaktionen verständlich, aber auch bei *reinen* Typen fanden wir speziell auf dem humoralen Sektor recht bemerkenswerte Reaktionen. Eine unserer Patientinnen, welche ein reines Adrenalin-Phäochromocytom mit einer Tagesausscheidung von 269 γ bei normaler Arterenolausscheidung aufwies, zeigte z. B. ein praktisch normales Blutzuckerverhalten mit nur unwesentlichen Erhöhungen in der Krise, die Leukocytose hielt sich ebenfalls in ganz geringen Grenzen, im Blutdruckverhalten zeigte sich während der Krise nicht nur ein starker Anstieg der systolischen, sondern auch der diastolischen Werte von 120/90 auf 200/140 mm Hg. Subjektiv standen während der Krisen tetaniforme Zeichen im Vordergrund.

Demgegenüber boten mehrere Patienten, welche reine Noradrenalin-Phäochromocytome mit Tagesausscheidungen zwischen 700 und 1500 γ pro 24 Std Noradrenalin aufwiesen, ebenfalls unerwartete adrenalinähnliche Symptome. Einer zeigte eine ausgesprochene diabetische Stoffwechselsituation, welche nach der Operation völlig verschwand, ein anderer eine erhebliche Grundumsatzsteigerung, einer zeigte das Bild eines suprapikalen Herzinfarktes, obwohl doch dem Noradrenalin im allgemeinen ein kranzgefäßerweiternder Effekt nachgesagt wird. In unserem Buch über den symptomatischen Hochdruck habe ich zusammen mit Herrn Koll einige dieser Fälle genauer geschildert.

Es läßt sich zusammenfassend feststellen, daß unter dem Einfluß der beim Phäochromocytom produzierten überhohen Dosen der Wirkstoffe die Reaktionen des menschlichen Organismus vermutlich infolge reflektorischer Einflüsse quasi abgefälscht werden, wobei unseres Erachtens auch die Dauer des Krankheitsgeschehens eine Rolle spielt. Vor allem diejenigen Fälle, welche einen mehr permanenten Hochdruck haben, scheinen eine Art Anpassungsmechanismus zu entwickeln, der eines weiteren Studiums wert ist.

Die Stärke derartiger reflektorischer Umstellungen wird unseres Erachtens am Beispiel mancher übersteigerter postoperativer Reaktionen deutlich. Gerade bei den mit Dauerhochdruck einhergehenden Fällen hätten wir besonders starke Kollapserscheinungen z. T. mit der Notwendigkeit tagelanger Infusionen extrem hoher Dosen von Noradrenalin.

So brauchte eine derartige Patientin, welche ein Noradrenalin-Phäochromocytom im linken Adnexbereich mit permanenter Hypertonie und zusätzlichen Krisen hatte, in den ersten 24 Std nach dem Eingriff insgesamt 55 Ampullen Noradrenalin und 41 Ampullen Depot-Novadral, d. h. 96 mg Arterenol. Aber auch bei diesen extremen Wirkstoffmengen war der Kreislauf nur eben kompensiert.

Am zweiten Tag konnte die Dosis auf 29 mg, am dritten Tag auf 13 mg reduziert werden.

Das ganze Verhalten spricht dafür, daß es sich nicht einfach um eine anfängliche Lücke in der Arterenolproduktion handelt, sondern daß infolge reflektorischer Mechanismen tatsächlich anfangs ein erhöhter Bedarf an diesen Substanzen besteht. Innerhalb einiger Tage findet dann die Umstellung statt, und die physiologischen Mengen reichen zur Kreislaufkompensation aus. In diesem Zusammenhang ist es interessant, daß z. B. Euler bei täglichen Katecholanalysen im Anschluß an erfolgreiche Operationen von Phäochromocytomen in den ersten Tagen noch erhöhte Ausscheidungen fand.

Beschäftigen wir uns anschließend mit den subjektiven Beschwerden der Patienten, so wies ich bereits auf die starken individuellen Verschiedenheiten hin.

Von gewisser Bedeutung scheint mir unsere Beobachtung zu sein, daß insbesondere jugendliche Patienten trotz erheblicher Blutdrucksteigerungen bis 280 mm Hg nicht selten vollkommen beschwerdefrei bleiben, wenn man von ganz leichten Oppressionsgefühlen absieht. Handelt es sich um Fälle mit einem Dauerhypertonus, so wird das Beschwerdebild vollends uncharakteristisch, obwohl der Erfahrene aus den Angaben über gewisse krisenhafte Erscheinungen im Anfang des Leidens hellhörig wird. Es wird Sie vielleicht interessieren, daß 6 unserer 11 Patienten aus dem Routinematerial unserer Klinik stammen und unter völlig andersartigen Diagnosen zur Beobachtung eingewiesen wurden.

Betrachtet man die Beschwerdeangaben der Patienten mit anfallsweisen Blutdruckkrisen, so bietet eigentlich jeder Fall seine eigene Symptomatik. Im allgemeinen findet sich zwar eine Kombination von Kopfschmerzen, Brustenge, Brechreiz, Übelkeit, Unruhe und Schweißausbruch, verbunden mit gewissen schmerzhaften Empfindungen im Tumorbereich, fast immer aber wird eines dieser Symptome besonders stark empfunden und vom Patienten in den Vordergrund geschoben, so daß der Untersucher sehr häufig auf die falsche Fährte gelockt wird. Bei den eben erwähnten 6 Patienten aus unserem Routinematerial lauteten die Einweisungsdiagnosen: Tetanie, Diabetes, Apoplexie, Hirntumor, Hysterie und unklare Oberbauchkoliken.

Die Täuschungsmöglichkeiten sind naturgemäß besonders groß, wenn man lediglich auf die Angaben des Patienten angewiesen ist, und selbst keine Gelegenheit hat, einen derartigen Anfall zu beobachten. Ich möchte nochmals auch an dieser Stelle darauf hinweisen, daß man grundsätzlich bei jeder Krankheit, welche durch ein anfallsweises Geschehen charakterisiert ist, an ein Phäochromocytom denken sollte. Schon bei der Erhebung der Vorgeschichte sind gezielte Fragen im Hinblick auf die oben angegebenen Symptomenkombination zu stellen.

Bei der direkten Beobachtung des Anfalles bringt natürlich im allgemeinen die Blutdruckmessung eine rasche Klärung. In vereinzelten Fällen kommt man schon 2 oder 3 min nach dem Anfallsbeginn zu spät. Unsere Patientin mit dem reinen Adrenalin-Präochromocytom bot z. B. nur Krisen von 1 bis 3 Minuten Dauer, die aus diesem Grunde jahrelang verkannt wurden.

Nachdem in den letzten Jahren die Kenntnis des Krankheitsbildes unter den Klinikern und Praktikern stark zugenommen hat, werden uns sehr häufig Patienten mit Hochdruckleiden zur diagnostischen Klärung überwiesen.

Es wird Sie vielleicht interessieren, wenn ich Ihnen die diagnostische Aufschlüsselung der letzten 150 Patienten mitteilen darf, die uns mit dem Verdacht auf ein Phäochromocytom zugewiesen wurden.

Von den 150 Patienten hatten 99 einen sehr labilen, 51 einen mehr permanenten Hochdruck.

Wir kamen zu folgenden Diagnosen:

Diagnose	Anzahl
Psychogener Erregungshochdruck	26
Labiler Hochdruck im Klimakterium	14
Essentieller Hochdruck	17
Übergangshochdruck	8
Einseitige Nierenerkrankungen (Beckenniere, Hydronephrose mit und ohne Stein, Pyelonephritis, Hypoplasie und Mißbildungen)	11
Akute Glomerulonephritis	1
Chronische Glomerulonephritis	8
Maligne Nephrosklerose	5
Chron. Pyelonephritis	10
Cystenniere	1
Normale Hypertonien:	
Phäochromocytom	5
Thyreotoxikose	3
Diabetes und Nephropathie	20
Cushing	4
Flüchtige Hypertonie bei Hirntumoren	5
Aortenisthmusstenose	2
Asthma, Herzinfarkt, Migräne mit Hypertonien in Form von krisenartigen Anstiegen	10
	150

Wenn Sie mich nun fragen, wie wir im allgemeinen die Diagnose Phäochromocytom untermauern, so möchte ich in erster Linie die Wichtigkeit einer exakten Anamnese mit gezielten Fragen sowie eine fortlaufende exakte Blutdruck- und Pulskontrolle der Patienten herausstellen. Derartige Messungen müssen unter

Umständen über Stunden hinweg in Minutenabständen erfolgen, es ist dann immer wieder eindrucksvoll zu beobachten, wie auch bei Phäochromocytompatienten die Höhe des Blutdruckes schon bei geringen emotionellen Spannungszuständen stark ansteigt. Fälle mit extrem labiler Hypertonie lassen sich manchmal ohne weitere Testverfahren diagnostizieren.

Bei der Besprechung der auch Ihnen bekannten Testverfahren möchte ich mich kurz fassen. Ganz allgemein möchte ich vorausschicken, daß man sich nie auf den Ausfall einer einzigen Testung verlassen soll. Zur Auslösung von Blutdruckkrisen bevorzugen wir den Histamintest, den wir routinemäßig zunächst mit 1 mg subcutan durchführen. Bei negativem Ausfall wiederholen wir die Testung mit 0,05 mg rasch intravenös. Die Spezifität des Verfahrens liegt unseres Erachtens bei 80—90%, man beobachtet sowohl fälschlich positive als auch fälschlich negative Resultate. Besonderer Wert ist auf die Medikamentenfreiheit des Patienten während der letzten 24 Std vor der Untersuchung zu legen. Ferner muß man bedenken, daß im Anschluß an eine spontane oder künstlich ausgelöste Krise der Test über einige Zeit negativ werden kann, da sozusagen die Batterie leer ist. Der Mecholyltest leistet uns ebenfalls gute Dienste, während wir mit dem Etamontest über keine eigenen Erfahrungen verfügen. Es sei noch der Hinweis darauf erlaubt, daß Blutdruckkrisen unter Umständen zu gefährlichen Komplikationen führen können, so daß man bei der Durchführung der Testung grundsätzlich Lysissubstanzen bereitstellen sollte.

Grundsätzlich sollte man darüber hinaus versuchen, durch Massage der Tumorgegend einen Anfall auszulösen, da man hierbei gleichzeitig Aufschluß über die Lokalisation der Geschwülste bekommt. Wir führen in solchen Fällen systematische fraktionierte Massagen der gesamten Abdominalregion durch, wobei gleichzeitig der Blutdruck fortlaufend registriert wird. Die Auslösung von Krisen gelingt jedoch nach unseren Erfahrungen nur in der Hälfte der Fälle. Besonders eindrucksvoll ließ sich dieser Versuch bei unserer Patientin mit dem Phäochromocytom im Adnexbereich durchführen, da hier der Tumor durch bimanuelle gynäkologische Untersuchungen regelrecht zu tasten war. Drückte man auf den Tumor, so spürte man innerhalb von etwa 60 sec, daß im Tumorbereich eine verstärkte Pulsation auftrat, die Geschwulst schien härter zu werden. Gleichzeitige Blutdruckmessungen zeigten einen Anstieg auf über 300 mm Hg. Der Tumor selbst erwies sich als außerordentlich gefäßreich, wobei sich mehrere größere Gefäßknäuel der Geschwulst auflagerten, wodurch auch der aortographische Nachweis erleichtert wurde.

Bei den permanent hypertonen Formen bevorzugen wir Lysistestungen mit Regitin und Benzodioxan. Auch hier muß mit einer gewissen Fehlerbreite gerechnet werden. So konnte ich schon vor Jahren gemeinsam mit Herrn Koll nachweisen, daß der Regitintest bei Hochdruckpatienten in etwa 15—20% der Fälle fälschlich positive Resultate ergeben kann, vor allem dann, wenn noch eine gewisse Herzdekompensation vorliegt. Grundsätzlich das gleiche muß vom Benzodioxan gesagt werden. Auch mit fälschlich negativen bzw. nur sehr flüchtigen Reaktionen, selbst bei sicher nachgewiesenen Phäochromocytomen, muß gerechnet werden. Dies gilt insbesondere für diejenigen Tumoren, welche überwiegend oder ausschließlich Noradrenalin produzieren, dessen Wirkung durch die sympathicolytischen Substanzen wesentlich schwächer inhibiert wird. Man sollte sich also auch hier grundsätzlich nicht auf das Ergebnis einzelner Testuntersuchungen verlassen, sondern unter allen Umständen Kontrollen mit höheren Dosen anschließen.

Die sicherste diagnostische Methode ist die Bestimmung der Katechole im Urin des Patienten. Die normale Noradrenalinausscheidung des Gesunden liegt um 50 γ pro 24 Std, Werte von 100 γ sind ebenfalls noch unter physiologischen Bedingungen festzustellen, bei gewissen Streß-Situationen, Herzinfarkten usw. können Ausscheidungen bis etwa 200 γ auftreten. Werte über 200 γ sind jedoch nach den bisherigen Erfahrungen so gut wie immer absolut beweisend. Es gibt allerdings einzelne Phäochromocytome, welche nur zwischen 100 und 200 γ ausscheiden, man muß dann in solchen Fällen versuchen, während der Zeit, in der man den Urin sammelt, durch Histamin Blutdruckkrisen auszulösen, um die Ausbeute zu verbessern. Wir selbst lassen wegen der Kompliziertheit der Untersuchungen und der hierzu erforderlichen großen Spezialerfahrung die Bestimmungen bei Prof. U. S. von Euler in Stockholm durchführen. Die Werte, welche wir von ihm erhielten, zeigen eine gute Übereinstimmung mit den später durchgeführten Analysen des Tumorgewebes. Es sei noch erwähnt, daß man die Katechole auch im Venenblut bestimmen kann, so daß mit Hilfe einer gezielten Katheterisierung der Vena cava und fraktionierter Blutentnahme eine Lokalisationsdiagnostik möglich ist.

Damit wären wir bei der Lokalisationsdiagnostik, die in vielen Fällen erhebliche Schwierigkeiten bereitet. Man muß sich darüber klar sein, daß kleine Tumoren sich dem röntgenologischen Nachweis auch bei Anwendung aller Schikanen, wie Veratmungspyelographie, Tomographie, präsacrale Luftfüllung usw., entziehen können. Zwar hilft dann im allgemeinen die Aortographie noch weiter, manchmal aber bleibt auch dann noch eine Unklarheit bestehen. Man vergesse nie, daß derartige Geschwülste auch im Thoraxbereich und im kleinen Becken lokalisiert sein können. Liegen sie in der Nachbarschaft der Harnblase, so ist die Angabe der Patienten über das Auftreten von Blutdruckkrisen im Zusammenhang mit dem Wasserlassen von Wichtigkeit.

Alle unsere Patienten, mit Ausnahme derjenigen mit dem Adnextumor, gaben darüber hinaus während der Blutdruckkrisen Schmerzen in der Gegend an, wo später der Tumor nachgewiesen werden konnte. Hier gibt die exakte Erhebung der Anamnese also einen wichtigen Hinweis. Wir haben auch versucht, durch Bestrahlung mit Radartherm oder Kurzwellen eine Lokalisationsdiagnostik zu betreiben, die Erfolge waren jedoch gerade bei den kleinen tiefsitzenden Tumoren wenig ermutigend. Als Kuriosum möchten wir erwähnen, daß eine Patientin mit einem Arterenol-Phäochromocytom und Dauerhochdruck bei der gewöhnlichen Dosierung der Radarthermstrahlen schwere Verbrennungen in der Haut davontrug, offenbar infolge des allgemeinen Gefäßspasmus mit Drosselung der Hautdurchblutung.

Trotz allem wird man aber immer wieder Fälle erleben, bei denen eine einwandfreie Lokalisation nicht möglich ist. Hier bleibt nichts anderes übrig als die Probelaparotomie, wobei im allgemeinen der Zugang von vorn durch einen hohen Querschnitt in der Mitte des Oberbauches zu empfehlen ist. Von hier aus kann der gesamte Abdominalbereich in einer Sitzung am besten revidiert werden.

Wenn ich in diesem Zusammenhang etwas über die Operationsvorbereitung sage, so deshalb, weil in der Literatur immer wieder Empfehlungen zu lesen sind, die Patienten vor und während der Operation mit hohen Dosen Lysissubstanzen zu behandeln. Wir selbst möchten auf Grund unserer Erfahrungen von einer derartigen Vorbehandlung dringend abraten, und zwar vor allem aus zwei Gründen:

1. Es ist zwar richtig, daß durch eine ausgiebige Vorbehandlung während der Operation das Auftreten von Blutdruckkrisen weitgehend unterbunden werden kann, andererseits wird jedoch die Kollapsneigung gleich nach der Tumorentfernung durch diese Mittel zweifellos verstärkt.

2. Man muß sich klar sein, daß eine derartige Vorbehandlung die Diagnostik während der Operation außerordentlich erschwert. Dies gilt vor allem wenn die Lokalisation des Tumors nicht einwandfrei bekannt ist. Man führt dann systematische Massagen nach Eröffnung des Abdomens durch und mißt gleichzeitig den Blutdruck. Sobald man den Tumor auf diese Art komprimiert, gibt er sich durch einen Blutdruckanstieg zu erkennen. Ein derartiger Effekt ist nicht möglich, wenn vorher Regitin oder eine andere Lysissubstanz gegeben wurde. Es muß auch daran gedacht werden, daß in etwa 5—10% der Fälle multiple Phäochromocytome beobachtet werden. Diese lassen sich vorzugsweise daran erkennen, daß nach der Entfernung der einen Geschwulst durch den persistierenden Tumor der Blutdruck des Patienten hochgehalten wird. Vermißt man also während einer Phäochromocytomoperation den krisenhaften Blutdruckabfall, so kann dies ein erster Hinweis auf das Bestehen eines zweiten Tumors sein. Derartige Beobachtungen sind naturgemäß nicht möglich, wenn der Blutdruck vorher durch ausgiebige Prämedikation mit Lysissubstanzen stark gesenkt wurde.

Wir selbst gehen im allgemeinen so vor, daß wir zwar Lysissubstanzen bereithalten, grundsätzlich aber kurzwirkende vom Typ des Regitins und Benzodioxans anwenden, und zwar nur dann, wenn während des operativen Eingriffs bedrohliche Blutdruckanstiege auftreten. Leichtere Anstiege nehmen wir in Kauf. Es ist im übrigen von Wichtigkeit, daß der Operateur jede unnötige Manipulation am Tumor unterläßt und als erstes die Tumorvenen unterbindet. Wir selbst legen auf eine exakte und verständnisvolle Teamarbeit zwischen Internist und Chirurg während der Operation den größten Wert. So ist es bei uns eine Selbstverständlichkeit, daß neben dem Anaesthesisten während solcher Operationen eine komplett ausgestattete internistische Gruppe bei der Überwachung der Kreislaufverhältnisse eingesetzt wird, wobei wir routinemäßig fortlaufend EKG usw. kontrollieren.

Meine Damen und Herren, ich komme zum Schluß. Es ist mir klar, daß ich das interessante Gebiet der Phäochromocytomkrankheit nur schlaglichtartig beleuchten konnte. Wenn man vielleicht die Meinung vertreten möchte, daß die Beschäftigung mit einem derart seltenen Krankheitsbild wenig sinnvoll ist, so darf andererseits nicht vergessen werden, daß es sich um eines der wenigen Leiden handelt, welches bei genügend frühzeitiger Erkennung in idealer Weise kausal behandlungsfähig ist. In diesem Sinne stellt das Phäochromocytom eine der dankbarsten Erkrankungen auf dem Gebiete des symptomatischen Bluthochdruckes dar.

Literatur

CALCINS, E., H. DANA and J. HOWARD: Current methods of diagnosis of phaeochromocytoma. J. Amer. med. Ass. **145**, 12, 880 (1951).

EULER, U. S. VON, and G. STRÖM: Present status of diagnosis and treatment of Ph. Circulation **15**, Nr. 1 (1957).

HENRY, W.: A case of phaeochromocytoma without Hypertension. Brit. med. J. **4883**, 344 (1954).

KOLL, J. F.: Pharmakologische Tests zur Phäochromocytomdiagnostik. Mat. med. Nordm. **7**, 6 (1955).

ROSENBERG, A.: Phäochromocytom der Harnblase. New Engl. J. Med. **257**, 1212 (1957).

SACK, H.: Das Phäochromocytom. Stuttgart: Thieme 1951.

—, u. J. F. KOLL: Erkennung, Beurteilung und Behandlung des sytmpomatischen Hochdrucks. Stuttgart: Enke Verlag 1959.

— — Zur Phäochromocytomdiagnostik in Klinik und Praxis. Medizinische **1952**, 41.

— — Schwierigkeiten der Phäochromocytomdiagnostik. Grenzen und Möglichkeiten des Regitintests. Dtsch. med. Wschr. **79**, 390 (1954).

— — Ungewöhnliche Beobachtungen beim Phäochromocytom. Dtsch. med. Wschr. **15**, 733 (1959).

— — Bericht über ein Phäochromocytom im Adnexbereich. Zbl. Gynäk. **50**, 1922 (1960).

Diskussion

H. D. KUSCHKE (Würzburg):

Wie groß ist die Häufigkeit des Phäochromocytoms (Ph.) in Deutschland? Während in den USA übereinstimmend in etwa 0,5% der daraufhin untersuchten Fälle ein Ph. gefunden wird, liegen hierzulande keine entsprechenden Angaben vor.

Die normale Ausscheidung an Brenzkatechinaminen wird nach unserer Erfahrung bei etwa 20% der essentiellen Hypertoniker, sowohl bei labilem als fixiertem Hochdruck, und bei 80—90% der Pat. mit Herzinfarkt überschritten. Die höchsten Werte in beiden Gruppen betrugen 150 bzw. 300 μ g/24 h.

Bei Ph. mit hohem Brenzkatechinaminspiegel können erhöhte Serumlipide einen diagnostischen Hinweis geben; bei einem Ph. der Klinik mit Noradrenalinausscheidungen bis 1500 μg pro 24 h lag der Serumcholesterinspiegel zwischen 400—600 mg-%.

C. SCHATTENFROH (Göttingen):

Prof. SACK erwähnte die mitunter enorm hohe Arterenolmenge, die als Substitution nach Entfernung des Phäochromocytoms im Einzelfall erforderlich sein kann. Wir haben bei einer Pat. auch sehr hoch substituieren müssen (50 mg in den ersten 24 Std, 75 mg in den ersten beiden Tagen). Trotz maximaler Arteronolsubstitution in den ersten Stunden nach der Operation trat ein offener „arterenol-resistenter" gefährlicher Schockzustand ein, der nur durch rasche Vollblutinfusion (500 cm^3) behoben werden konnte.

Es sind Untersuchungen von FREEMAN u. Mitarb. aus dem Jahre 1941 bekannt [Amer. J. Physiol. **131**, 545 (1941)], aus denen hervorgeht, daß eine Dauerinfusion von Adrenalin zu einem erhöhten Hämatokrit und Verminderung der zirkulierenden Körperflüssigkeit führt. Blutdruckabfall, Schock und Exitus konnten durch hochprozentige Glucose oder Vollblut infusion verhindert werden. In letzter Zeit haben, glaube ich, Engländer oder Amerikaner Untersuchungen zur Frage des herabgesetzten Blutplasmavolumens beim Phäochromocytom-Pat. angestellt und diese Frage bejaht [BRUNJES, JOHNS u. CRANE, New Engl. J. Med. **262**, 393 (1960)]. Wir hatten bei Behandlung unserer Pat. zusammen mit Herrn BRETTSCHNEIDER aus der Medizinischen Klinik Göttingen auch die Vorstellung gewonnen, daß der postoperative Schock nach Entfernung des Tumors *nicht nur* ein Arterenol-Substitutionsproblem, sondern auch eine Frage der Auffüllung des Kreislaufsystems bei von vornherein herabgesetztem Blutplasmavolumen ist. Die Empfehlung, grundsätzlich und natürlich unabhängig von noch hinzutretenden Blutverlusten $^1/_2$ l Blut vor Entfernung des Phäochromocytoms und weitere 500 cm^3 kurz nach Entfernung des Tumors einlaufen zu lassen, findet man, offenbar auf empirischer Grundlage, vereinzelt im chirurgischen Schrifttum.

Wegen der großen praktischen Bedeutung dieser Frage würde mich interessieren, ob Sie auch bei Ihren Pat. Erfahrungen in dieser Richtung gesammelt oder eigene Untersuchungen angestellt haben.

H. J. SCHÜMANN (Frankfurt):

In der Diskussion über die Ausscheidung der Brenzkatechinamine (Adrenalin und Noradrenalin) in den Harn sind von mehreren Seiten Werte für den Normalbereich und für das Phäochromocytom genannt worden. Da die von den verschiedenen Laboratorien angegebenen Werte zum Teil recht unterschiedlich sind, möchte ich nur darauf hinweisen, daß diese Unterschiede wahrscheinlich darauf beruhen, daß mit verschiedenen Hydrolyse- und Adsorptionsverfahren gearbeitet wird und daß in manchen Laboratorien die bei der Aufarbeitung entstehen-Verluste korrigiert werden, in anderen dagegen nicht.

H. SACK (Krefeld):

Die Häufigkeit der Phäochromocytome liegt unter Berücksichtigung der amerikanischen Erfahrungen im Durchschnitt bei 5 auf 1000 Hypertoniker. Wir selbst sahen in unserem Routinematerial bei 1500 Hypertonikern 6 gesicherte Fälle. Hinzu kommen noch weitere 5 Fälle, welche uns jedoch mit der speziellen Fragestellung überwiesen wurden und deshalb m. E. gesondert zu werten sind.

Die Angaben von Herrn SCHÜMANN bezüglich der Normalwerte der Katecholausscheidung können wir bestätigen. Im allgemeinen ist ein Wert über 50 γ sehr verdächtig. Ich wollte nur darauf hinweisen, daß bei manchen Zuständen, insbesondere beim Herzinfarkt, Vermehrungen der Katechole beobachtet werden. Es ist manchmal so, daß ein Herzinfarkt echte differentialdiagnostische Schwierigkeiten bereiten kann, insbesondere bei nicht durchsetzenden Infarkten. Hierbei sahen wir zum Teil erhebliche krisenartige Blutdruckanstiege, ohne daß ein Phäochromocytom vorlag. Andererseits beobachteten wir aber auch den von mir eben geschilderten Fall eines Herzinfarktes infolge eines Phäochromocytoms.

Bestimmungen des Plasmavolumens haben wir nicht durchgeführt. Die Beobachtung einer manchmal sehr massiven Harnflut nach Blutdruckkrisen weist m. E. darauf hin, daß u. U. eine Eindickung der zirkulierenden Blutmenge erfolgen kann.

A. LABHART (Zürich):

Für die Phäochromocytomdiagnostik hat sich bei uns die papierchromatographische Bestimmung der Vanillin-Mandelsäure nach ARMSTRONG besser als die biologischen Katecholaminbestimmungsmethoden bewährt. Die Normalwerte liegen zwischen 2—6 mg und streuen wenig. Phäochromocytome weisen 5—10fach erhöhte Werte auf. Ich möchte Herrn DIRSCHERL fragen, ob auch die Bestimmung der Vanillinsäure für klinische Zwecke aussichtsreich erscheint.

W. DIRSCHERL (Bonn):

Ob sich die Bestimmung der Vanillinsäure zur Diagnostik des Phäochromocytoms eignet, wird untersucht.

Ich wäre den Herren dankbar, wenn Sie mir Harn solcher Patienten zur Verfügung stellen könnten.

Aus dem Pharmakologischen Institut der Universität Graz
(Vorstand: Prof. Dr. H. F. Häusler)

Physiologie und Pharmakologie des Serotonins

Von

F. Lembeck

Mit 3 Abbildungen

Die Entdeckung des Serotonins geht auf zwei verschiedene Forschungsrichtungen zurück. Die eine davon betrifft die Untersuchungen über die enterochromaffinen Zellen des Verdauungstraktes. Hierbei gebührt Erspamer das große Verdienst, bereits vor zwei Jahrzehnten in Darmextrakten Wirkungen definiert zu haben, die er einer bestimmten, aus den enterochromaffinen Zellen stammenden Substanz zuschreiben konnte, und welche er „*Enteramin*" nannte, ohne zunächst deren chemische Struktur zu kennen. Seine damaligen Untersuchungen umfaßten bereits in klassischer Weise die meisten der heute bekannten Wirkungen des Serotonins. Auf Grund pathologisch-anatomischer Untersuchungen, insbesondere über Karzinoide, kam Feyrter zu der Folgerung, daß diese Zellen ein sog. „endokrines System" darstellen, d. h. Zellen mit endokriner Funktion, die nicht zu einem Organ vereinigt sind, sondern diffus im Gewebe verstreut liegen. Gemeinsam mit Bohn versuchte er das Krankheitsbild der Karzinoide zu deuten, und gemeinsam mit Unna führte er die erste pharmakologische Untersuchung eines Karzinoid-Extraktes durch.

Andererseits war schon lange bekannt, daß bei der Blutgerinnung „adrenalinähnliche Stoffe" im Serum zu finden sind, wie schon O'Connor und Trendelenburg zeigten, und die von Freund „Spätgift" genannt wurden. Erst Reid und Rand untersuchten die Wirkungen dieses Stoffes genauer, und Page und seinen Mitarbeitern gelang es, diesen Stoff rein darzustellen und seine chemische Konstitution als 5-Hydroxytryptamin-Kreatininsulfat aufzuklären; er gab ihm auch den Namen *Serotonin*. Zu dieser Zeit war Erspamer bereits bekannt, daß sein „Enteramin" eine phenolische OH-Gruppe und eine Seitenkette mit einer Amino-Gruppe besitzt. Es stellte sich bald heraus, daß Enteramin mit Serotonin identisch ist.

Ohne Anspruch auf Vollständigkeit erheben zu wollen, seien im folgenden einige wesentliche Tatsachen über die Bildung, den Abbau, die Speicherung und die Wirkungen des Serotonins dargestellt.

Aufbau und Abbau im Organismus

Serotonin wird aus Tryptophan gebildet, ein Weg, der unter normalen Bedingungen nur von etwa 1% der zugeführten Tryptophanmenge eingeschlagen wird. Über den ersten Schritt dieser Synthese, nämlich die Einführung der phenolischen OH-Gruppe, ist nur wenig bekannt, obwohl man annehmen darf, daß dies bereits

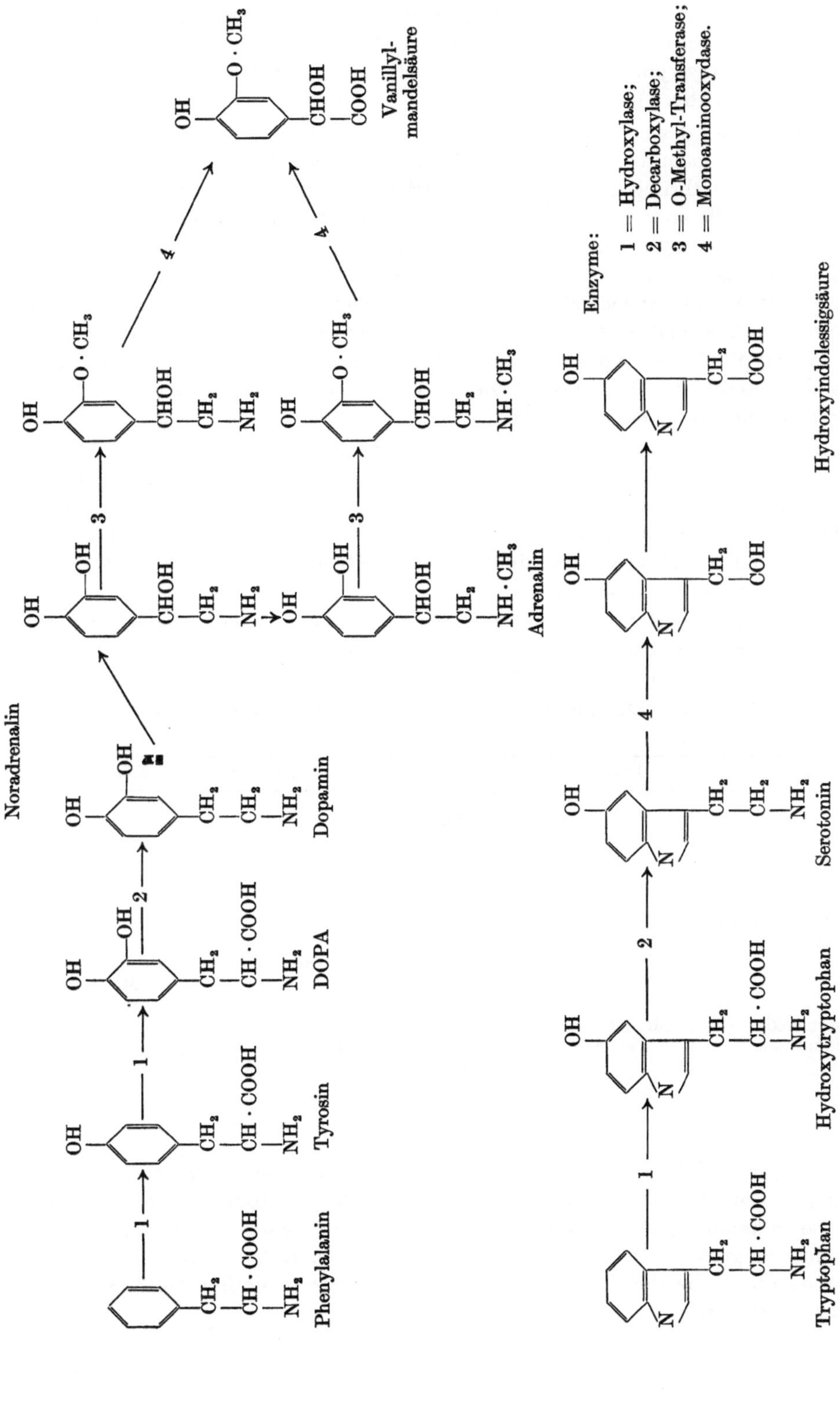

Phenylalanin — 1 → Tyrosin — 1 → DOPA — 2 → Dopamin → Noradrenalin → Adrenalin

Noradrenalin — 3 → (O-Methyl-Noradrenalin) — 4 → Vanillylmandelsäure

Adrenalin — 3 → (O-Methyl-Adrenalin) — 4 → Vanillylmandelsäure

Tryptophan — 1 → Hydroxytryptophan — 2 → Serotonin — 4 → (Hydroxyindolacetaldehyd) → Hydroxyindolessigsäure

Enzyme:

1 = Hydroxylase;
2 = Decarboxylase;
3 = O-Methyl-Transferase;
4 = Monoaminooxydase.

Abb. 1

in der enterochromaffinen Zelle stattfindet. Die als zweiter Schritt erfolgende Decarboxylierung erfolgt sehr rasch durch eine Decarboxylase mit hoher Aktivität, so daß Hydroxytryptophan sofort umgebildet wird und daher im Gewebe nicht zu finden ist (Abb. 1).

Der Aufbau des Serotonins hat somit gewisse Ähnlichkeit mit dem der Katecholamine (Dopamin, Noradrenalin, Adrenalin), denn in beiden Fällen erfolgt zuerst die Einführung der phenolischen OH-Gruppe und dann die Decarboxylierung, wobei die erste Stufe die Synthese-Geschwindigkeit bestimmt. Die darauffolgende Decarboxylierung erfolgt durch ein Enzym, welches nach allen bisherigen Untersuchungen in beiden Fällen das gleiche ist. Demnach besteht der wesentliche Unterschied zwischen dem adrenergen (chromaffinen) und dem enterochromaffinen Gewebe in biochemischer Sicht nur darin, daß ersteres nur in Tyrosin, letzteres nur in Tryptophan eine phenolische OH-Gruppe einzuführen vermag. Gemeinsam ist, daß darauf eine Decarboxylierung erfolgt und die gebildeten Amine in cellulären Granula gespeichert werden.

Der Abbau des Serotonins erfolgt durch die Monoaminooxydase, wobei der zunächst entstehende Aldehyd rasch zur entsprechenden Säure, nämlich der Hydroxyindolessigsäure oxydiert wird, die dann mit dem Harn ausgeschieden wird. Da dies den Hauptabbauungsweg des Serotonins darstellt, können aus der Hydroxyindolessigsäureausscheidung verläßliche Schlüsse auf die Umsatzrate des Serotonins geschlossen werden.

Die am Auf- und Abbau beteiligten Enzyme können durch verschiedene Substanzen gehemmt werden (Abb. 2). Wirksame Hemmstoffe der Decarboxylase sind α-Methyl-Dopa und Phenylessigsäure, wobei letztere auch am Menschen angewandt wurde. Zur Hemmung der Monoaminooxydase wurde vor allem

Hemmstoffe	Enzyme		Freisetzer	Antagonisten
		Tryptophan ↓ Hydroxy-tryptophan		
α-Methyl-DOPA, Phenylessigsäure	Decarboxy-lase	——→ ↓		
		Hydroxytrypt-amin (Serotonin)	Reserpin u. a.	LSD, Deseril, Medmain u. a.
Iproniacid, Niamid u. a.	Monoamino-oxydase	——→ ↓		
		Hydroxyindol-essigsäure		

Abb. 2

Iproniacid und Niamid herangezogen; hierbei zeigte sich, daß es dadurch zu einer Anstauung, d. h. Konzentrationserhöhung des Serotonins in verschiedenen Organen kommt. Im übrigen ist die Monoaminooxydase für den Abbau des Serotonins von größerer Bedeutung als für den Abbau der Katecholamine, da letztere bereits durch die der Desaminierung vorangehende O-Methylierung biologisch inaktiviert werden.

Vorkommen

Serotonin kommt beim Warmblüter vor:

1. in Geweben, die es bilden, und

2. in Strukturen, welche die besondere Fähigkeit besitzen, die Substanz zu binden.

Ad 1. Die Bildung des Serotonins findet statt:

a) in den enterochromaffinen Zellen der Darmschleimhaut;

b) ferner im Gehirn, wo auch die Decarboxylase nachweisbar und Serotonin vorwiegend in den Stammhirn-Gebieten lokalisiert ist; das Vorkommen im Gehirn ist nicht auf bestimmte Zellen beschränkt, die Serotonin in Analogie zu den Granula der enterochromaffinen Zellen speichern; es ist bisher nicht bekannt, ob die Substanz im nervösen oder im gliösen Anteil der Zellen des Zentralnervensystems vorkommt.

c) Mastzellen von Ratten und Mäusen bilden ebenfalls Serotonin, was jedoch nicht für die Mastzellen anderer Species gilt.

Ad 2. Eine besondere Fähigkeit zur Bindung des Serotonins besteht in den Thrombocyten und in der Milz, hier aber offenbar nur infolge der reichlich darin enthaltenen Thrombocyten. Die Blutplättchen können Serotonin aus dem Plasma um mehr als das 1000fache anreichern, wobei die Aufnahmefähigkeit an einen intakten Energiestoffwechsel gebunden ist, und eine Beziehung zwischen ihrem ATP-Gehalt und ihrer Speicherfähigkeit für Serotonin besteht. Ähnliche Verhältnisse liegen in den Granula der enterochromaffinen Zellen vor, denn bei einer Anreicherung dieser Granula durch Differential-Zentrifugieren findet sich in dieser Fraktion auch der höchste Gehalt an ATP (Prusoff). Diese Art der Bindung erinnert an die Art der Bindung von Katecholaminen im Nebennierenmark, wo die aminhaltigen Granula ja ebenfalls einen hohen ATP-Gehalt aufweisen (vgl. Referat Schümann).

Freisetzung

Während nur wenig über den physiologischen Mechanismus der Serotonin-Freisetzung bekannt ist, liegen umfangreiche Untersuchungen über die Serotonin-Freisetzung durch Reserpin und ähnlich wirkende Verbindungen vor. Diese erfolgt relativ leicht aus Thrombocyten, aus Mastzellen und aus dem Gehirn, jedoch weniger bereitwillig aus dem Darm. Es handelt sich hierbei nicht um eine 1:1-molare Verdrängung, da durch 1 Molekül Reserpin Hunderte Moleküle Serotonin freigesetzt werden, und für einen Zeitraum von einigen Tagen die Aufnahme von Serotonin in diese Gewebe blockiert ist. Die Synthese des Serotonins wird jedoch durch Reserpin nicht beeinträchtigt.

Wirkungen

Bei Injektion von Serotonin kann eine ganze Reihe von Wirkungen beobachtet werden, die jedoch primär als pharmakologisch bezeichnet werden müssen und nicht ohne weiteres den physiologischen Wirkungen des aus dem Darm oder im Gehirn freigesetzten Serotonins gleichgesetzt werden können. Diese pharmakologischen Wirkungen betreffen den Blutdruck als Ausdruck direkter oder reflektorischer Beeinflussung der Gefäßweite, direkte und indirekte Einflüsse auf die Atmung, zentrale Wirkungen und eine Beeinflussung der Motilität des Verdauungstraktes.

Zentrale Wirkungen durch Injektion von Serotonin sind nur schwer zu erzielen, da Serotonin die Blut-Hirnschranke nur in geringem Maße durchdringt; dies ist jedoch seiner Vorstufe, dem Hydroxytryptophan möglich, welches im Gehirn zu Serotonin decarboxyliert werden kann, und worauf auch eine Reihe zentraler Wirkungen beobachtet werden kann. Es ist bemerkenswert, daß das Gehirn bei relativ niedriger Serotonin-Konzentration auch einen Umsatz an Serotonin aufweist, der etwa in der Größenordnung des Darmes liegt. Eine endgültige Abklärung der physiologischen Bedeutung des Serotonins im Gehirn und der cerebral vorkommenden Katecholamine fehlt jedoch noch.

Besonders hervorgehoben seien die Wirkungen des Serotonins auf die Motilität des Verdauungstraktes: Serotonin kontrahiert isolierte Darmstücke und führt bei intraarterieller Injektion bereits in Mengen, die den Blutdruck nicht beeinflussen, zu einer lange anhaltenden Steigerung der Darmmotilität und zu einem Schluß des Ileocöcalsphincters. Ähnliche Beobachtungen konnten auch bei röntgenkinomatographischen Untersuchungen am Menschen unter intravenöser Infusion von Serotonin gemacht werden; hierbei ergab sich eine, allerdings in verschiedenen Abschnitten unterschiedliche Beeinflussung der Mischbewegungen und der propulsiven Tätigkeit des Darmes (SCHMID). Bei Untersuchungen des Peristaltik-Reflexes unter Einfluß von Serotonin zeigt sich, daß Serotonin bei Einwirkung vom Lumen hier zu einer frequenteren Auslösung des Peristaltik-Reflexes führt, während es bei Einwirkung von der Serosa-Seite eine Hemmung bewirkt. Es ist wenig wahrscheinlich, daß das aus den in der Darmschleimhaut gelegenen enterochromaffinen Zellen freiwerdende Serotonin bis an die Receptoren der Muskulatur vordringt, vielmehr wird angenommen, daß es den in der Schleimhaut gelegenen afferenten Teil der Peristaltik-Reflexes im Sinne einer Förderung beeinflußt. So konnten BÜLBRING und LIN zeigen, daß eine Erhöhung des Druckes im Darminneren auch zu einer vermehrten Abgabe von Serotonin führt. Wenn man darüber in Betracht zieht, daß die Wirkungen des Serotonins auf die Darmmotilität bereits in sehr kleinen Dosen ausgeübt werden, und bedenkt, daß Serotonin, sobald es in die Blutbahn kommt, durch die Aufnahme in die Thrombocyten bereits inaktiviert wird, dann liegt die Annahme nahe, daß seine physiologische Wirkung in erster Linie lokal im Darm gesucht werden muß. Hierfür spricht auch die bereits von FEYRTER betonte parakrine Wirkstoffabgabe der enterochromaffinen Zellen, wie auch MASSON vor bereits fast 40 Jahren auf Grund der engen Beziehung zwischen den enterochromaffinen Zellen und Nervenfasern bereits von einer „Neurosekretion" gesprochen hat.

Die vorwiegend lokale Wirkung eines biogenen Amines wäre übrigens keine Ausnahme, denn Histamin zeigt seine Wirkungen vielfach auch in der Umgebung der Mastzellen, aus welchen es freigesetzt wird, und Noradrenalin wirkt bei seiner Abgabe aus Nervenendigungen ebenfalls vorwiegend in deren nächster Umgebung. Auf Grund der vorliegenden Befunde könnte man annehmen, daß bei Steigerung des Darminnendruckes, welcher an sich schon zu einer vermehrten Peristaltik führt, auch noch Serotonin abgegeben wird, und über diese humorale Regulation eine zusätzliche Förderung des Peristaltik-Reflexes einsetzt.

Antagonisten

Die Wirkungen des Serotonins können durch verschiedene Substanzen in mehr oder weniger spezifischer Weise gehemmt werden. Die größte Spezifität kommt dabei Abkömmlingen der Lysergsäure zu, unter denen sich insbesondere Deseril (UML 491, 1-Methyl-d-lysergsäurebutanolimid) infolge besonderer Wirksamkeit und Fehlens störender Eigenwirkungen auch für die Anwendung am Menschen als geeignet erwiesen hat.

Karzinoide

Karzinoide, die langsam wachsenden und vorwiegend von den enterochromaffinen Zellen des Darmtraktes ausgehenden Tumoren, waren in den letzten Jahren Gegenstand zahlreicher morphologischer, biochemischer, pharmakologischer und klinischer Untersuchungen. In diesem Falle übersteigt die Gesamtmenge der enterochromaffinen Zellen das normale Maß schließlich um ein Vielfaches, der Organismus wird mit Serotonin überschwemmt, so daß es zur Auslösung charakteristischer endokriner Symptome kommt.

In biochemischer Hinsicht ist bemerkenswert, daß im Falle eines Karzinoids immer größere Mengen des zugeführten Tryptophans zu Serotonin umgesetzt werden. In extremen Fällen kann darunter die Bildung der Nicotinsäure aus Tryptophan zu kurz kommen, woraus sich Pellagra-artige Erscheinungen entwickeln können. Karzinoid-Träger scheiden erhöhte Mengen von Hydroxyindolessigsäure aus, die leicht nachgewiesen werden kann und der damit entscheidende diagnostische Bedeutung zukommt.

Die Überschwemmung des Organismus mit Serotonin aus einem Karzinoid führt zu einem Übermaß der Wirkung, welche nach dem vorher Erwähnten als seine physiologische erachtet werden kann, nämlich zu einer gesteigerten Darmmotilität bis zu zahlreichen Durchfällen. Die in den Kreislauf übertretenden Serotoninmengen führen zu anfallsartig auftretenden oder dauernden Hautrötungen (flush). Bei lange Zeit bestehenden, ausgedehnten Karzinoiden, insbesondere bei Lebermetastasen, kommt es im Abstromgebiet, wo eine hohe Serotoninkonzentration vorhanden ist, insbesondere an den Klappen des rechten Herzens, zu einer eigenartigen Fibrosierung der Intima. Trotzdem konnten aber zentrale Symptome bei Karzinoid-Patienten nie mit Sicherheit nachgewiesen werden. Die charakteristische klinische Symptomatologie, die in Einzelfällen und noch in Unkenntnis der tatsächlichen Zusammenhänge bereits vor Jahrzehnten aufgefallen war (Cassidy, Scholte), wurde erst von Isler und Heidinger sowie von Thorson u. Mitarb., Waldenström u. Mitarb., Sjördsma u. a. an einer großen Anzahl von Fällen ausführlich dargelegt.

Bei Karzinoiden können verschiedene Formen unterschieden werden:

a) Das typische Karzinoid enthält reichlich Serotonin im Tumor sowie Hydroxyindolessigsäure im Harn und weist die typischen Symptome auf.

b) Manche Tumoren sind aber offenbar nicht fähig, die Decarboxylierung des Hydroxytryptophans durchzuführen; da der Tumor diese Vorstufe aber nicht speichern kann, wird sie abgegeben, andernorts decarboxyliert bzw. mit dem Harn ausgeschieden, der neben Hydroxytryptamin auch große Mengen Histamin enthält. Die Symptomatologie ist den unter a) beschriebenen Fällen weitgehend ähnlich.

c) Daneben gibt es Karzinoid-Typen, die als unreif oder stumm (RATZENHOFER) zu bezeichnen sind. Denn trotz morphologischer Ähnlichkeit enthält der Tumor kein Serotonin, seine Zellen sind nur argyrophil, aber nicht argentaffin, und es fehlen die typischen Symptome.

d) Neben seltenen von Teratomen ausgehenden Karzinoiden wurden in den letzten Jahren über 20 Karzinoide beschrieben, die von der Bronchialschleimhaut ausgehen und von denen etwa die Hälfte reichlich Serotonin enthält, vermehrt Hydroxyindolessigsäure im Harn ausscheidet und die typischen Symptome aufweist, während die übrigen als stumm bezeichnet werden können.

Melatonin

Da im Rahmen des Symposiums eine ausführliche Beschreibung des melanophorenstimulierenden Hormons der Hypophyse (MSH) stattfindet, sei ein Serotonin-Abkömmling erwähnt, welcher der stärkste bisher bekannte Antagonist des MSH ist; es handelt sich um Melatonin (5-Hydroxy-N-Acetyl-Tryptamin).

Schon 1917 hatten MCCORD und ALLEN berichtet, daß Acetonextrakte aus Zirbeldrüsen bei Injektion, Verfütterung oder Zusatz zum Aquarium zu einer Aufhellung der Haut von Kaulquappen führen. LERNER u. Mitarb. gelang kürzlich die Isolierung des wirksamen Prinzipes, nämlich Melatonins (Abb. 3), welches in

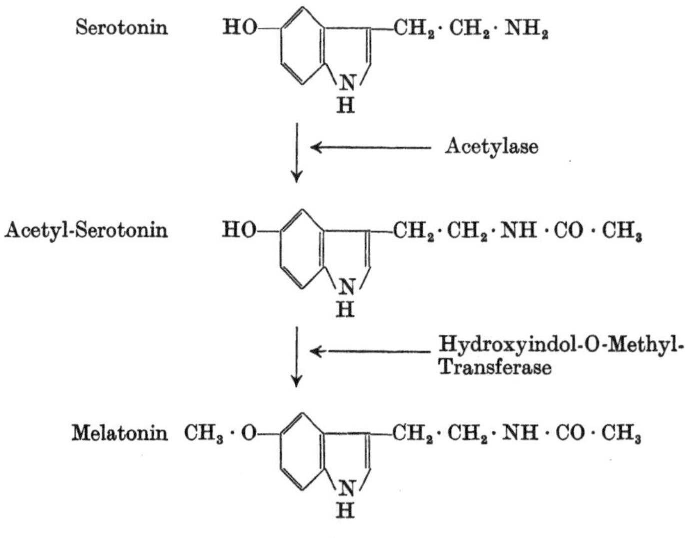

Serotonin HO— (Indol, NH) —$CH_2 \cdot CH_2 \cdot NH_2$

↓ ← Acetylase

Acetyl-Serotonin HO— (Indol, NH) —$CH_2 \cdot CH_2 \cdot NH \cdot CO \cdot CH_3$

↓ ← Hydroxyindol-O-Methyl-Transferase

Melatonin $CH_3 \cdot O$— (Indol, NH) —$CH_2 \cdot CH_2 \cdot NH \cdot CO \cdot CH_3$

Abb. 3

einer Konzentration bis zu 10^{-13} g/ml zu einer Ballung der Melanophoren der isolierten Froschhaut führt. Die Substanz ist insofern von besonderem Interesse, weil sie durch die N-Acetylierung nicht wie sonst zu einer Inaktivierung, sondern erst zur Bildung der hochwirksamen Substanz führt. Übrigens ist auch bei α-MSH das Vorhandensein einer Acetyl-Gruppe die Voraussetzung für ihre besondere Wirksamkeit, wobei auch MSH in annähernd den gleich niedrigen molaren Konzentrationen wie die des Melatonins noch wirksam ist. Melatonin ist das erste bekannte O-Methylderivat einer 5-Hydroxyindolverbindung. AXELROD und WEISSBACH konnten zeigen, daß die Zirbeldrüse eine O-Methyltransferase enthält, welche hierfür spezifisch ist und sich von der Katechol-O-Methyltransferase unterscheidet. Melatonin wurde bisher außer in der Zirbeldrüse auch im Gehirn und in peripheren Nerven nachgewiesen. BAGNARA zeigte, daß die Aufhellung der Haut von Amphibien-Larven, die eintritt, wenn die Tiere im Dunkeln gehalten oder ihre Augen zerstört werden, nach Exstirpation der Zirbeldrüsen-Region ausbleibt. Die Aufhellung der Haut ist bei diesen Tieren aber durch Injektion von Melatonin zu erzielen. Daraus ergibt sich, daß die Melatonin-Abgabe aus der Zirbeldrüse einem Regelkreis, der durch Lichteinfluß gesteuert wird, unterliegt.

In einer gemeinsamen Untersuchung mit UMRATH wurde Melatonin auf akute Wirkungen am Warmblüter geprüft. Es fanden sich außer einem nur in hohen Konzentrationen auftretenden und daher belanglosen Serotonin-Antagonismus am Rattenuterus keine Wirkungen auf glatte Muskel. Der Blutdruck wurde selbst durch hohe Dosen Melatonin nicht beeinflußt. Die Injektion in die Vorderkammer blieb ohne Einfluß auf das Irispigment. Ratten zeigten selbst nach Injektion von 200 mg/kg keine ungewöhnlichen Erscheinungen. Diese Befunde können dahingehend gedeutet werden, daß der Warmblüter aus einem phylogenetisch lange zurückliegenden Entwicklungsstadium wohl noch die Fähigkeit zur Melatonin-Bildung erhalten hat, ohne aber, mangels kontraktiler Melanophoren, ein entsprechendes Substrat für Melatonin zu besitzen.

Literatur

Übersichtsreferate

Serotonin:

CERLETTI, A.: Helv. med. Acta **25**, 330 (1958).
ERSPAMER, V.: Pharmacol. Rev. **6**, 425 (1954).
— Arzneimittel-Forsch. **8**, 571 (1958).
— Fortschr. Arzneimittelforsch. **3**, 151 (1961).
HOLTZ, P.: Dtsch. med. Wschr. **81**, 1073 (1956).
LEMBECK, F.: Gastroenterologia (Basel) **95**, 189 (1961).
LEWIS, G. P.: 5-Hydroxytryptamine. London: Pergamon Press 1958.
PAGE, I. H.: Physiol. Rev. **34**, 563 (1954); **38**, 277 (1958).

Carcinoide:

FEYRTER, F.: Über die peripheren endokrinen (parakrinen) Drüsen des Menschen. Wien-Düsseldorf: Maudrich 1953.
— M. RATZENHOFER u. F. LEMBECK: Krebsarzt **13**, 169 (1958).
HEDINGER, C.: Helv. med. Acta **25**, 351 (1958).
KÄHLER, H. J., u. L. HEILMEYER: Ergebn. inn. Med. Kinderheilk. **16**, 291 (1961).
LANGEMANN, H.: Schweiz. med. Wschr. **85**, 957 (1955).
LEMBECK, F.: Schweiz. med. Wschr. **86**, 934 (1956).

Melatonin:

IPPEN, H.: Dtsch. med. Wschr. **86**, 307 (1961).

Weitere Hinweise:

BAGNARA, J. T.: Science **132**, 1481 (1960).
BÜLBRING, E., and R. C. Y. LIN: J. Physiol. (Lond.) **140**, 381 (1958).
PRUSOFF, W. H.: Brit. J. Pharmacol. **15**, 520 (1960).

Diskussion

E. SCHMIDT (Erlangen):

Bei 1500 Bestimmungen des Blut- und Thrombocyten-Serotoningehalts und 800 Bestimmungen der Oxyindolessigsäure-Ausscheidung im Harn fanden wir folgendes:

1. Der Blut-Serotoningehalt wird bestimmt durch die Bindungskapazität der Thrombocyten für das Amin. Störungen finden sich bei Erkrankungen der Erythro-, Myelo- und Thrombopoese, nicht bei reticulo-endothelialen Systemerkrankungen. Ähnliches findet sich bei der primär-chronischen Polyarthritis und der Lebercirrhose. Das cellulär gebundene Amin stellt eine Inaktivierungsform dar. Bedeutung für die Blutstillung besitzt es beim Menschen nicht.

2. Beziehungen zu den anderen Hormonen: ACTH hat keinen Einfluß auf Serotoninumsatz und Amingehalt in den Thrombocyten. Glucocorticoide steigern den Serotoningehalt der Blutplättchen durch Erhöhung der Aminbindung und die Oxyindolessigsäure-Exkretion (vgl. Modellversuch an konservierten Blutplättchen mit und ohne Zusatz von Prednison).

B. WIEGERSHAUSEN (Berlin):

Herr LEMBECK sprach von der Funktion des Serotonin für den Peristaltik-Reflex. Serotonin stellt seiner Meinung nach einen Servomechanismus für diesen Reflex dar. Diesem Servomechanismus liegt natürlich, wenn ich richtig verstanden habe, ein echter Mechanismus zugrunde, nämlich — wie ich annehmen möchte — im Sinne eines cholinergischen Mechanismus. Sollte man in diesem Zusammenhang nicht besser daran denken, daß Serotonin weniger ein Servomechanismus als vielmehr ein Feinsteuerungsmechanismus für cholinergische Wirkungen ist. Bei der in vivo-Applikation von Serotonin konnte Herr LEMBECK eine Wirkung am Ileum demonstrieren, die in ihrer Tonisierung für diesen cholinergischen Mechanismus spricht.

L. ZICHA (Erlangen):

Auf Grund von tierexperimentellen Untersuchungen in vivo und in vitro konnte von verschiedenen Autoren eine Stimulierung des Hypophysen-Nebennierenrindensystems mit hohen Dosen von Serotonin festgestellt werden. Wir haben, um zu prüfen, inwieweit dieser Effekt auch mit endogenem Serotonin beim Menschen zu erreichen ist, Belastungen mit 1—5 Hydroxytryptophan vorgenommen. Nach 20—30 mg dieser Serotoninvorstufe kommt es beim Menschen weder zu einer Veränderung der Eosinophilen-Reaktion, noch zu einer Beeinflussung der Tagesschwankungen und Gesamttagesausscheidung von 17 Ketosteroiden und 17-ketogenen Steroiden. Die gleichen angewandten Dosen von 1-5-Hydroxytryptophan führten jedoch zu einer deutlichen Zunahme der 5-Hydroxylindolessigsäure-Ausscheidung im Harn bei sämtlichen 30 untersuchten Versuchspersonen. Außerdem wurden die von Herrn LEMBECK sowie von Herrn SCHMIDT u. Mitarb. beschriebenen Wirkungen am Magen-Darm-Trakt bei den gleichen Dosen 5-Hydroxytryptophan beobachtet, die noch keine Effekte auf Nebennierensteroide aufwiesen. Die anfangs von mir erwähnten Serotonineffekte im Tierexperiment müssen somit als unspezifische Stresswirkung gedeutet werden, denen für die physiologische Regulation keine Bedeutung zukommt.

Aus dem Pathologischen Institut des Kantonspitals Winterthur/Schweiz
(Leiter: Prof. CHR. HEDINGER)

Die Pathologie des Karzinoidsyndroms und seiner Grenzgebiete

Von

CHR. HEDINGER

Mit 1 Abbildung

Die pathologisch-anatomischen Grundlagen vieler durch Gewebshormone bedingter Erkrankungen sind noch recht unklar. Zwar sind gerade von morphologischer Seite verschiedene Anregungen ausgegangen. Ich denke hier vor allem an das Karzinoidsyndrom und an die Beiträge von FEYRTER (*13*) über die peripheren endokrinen Drüsen. Bei zahlreichen Gewebshormonen kennen wir aber heute noch nicht einmal die groben Umrisse der Hormonbildungsstätten, geschweige denn die feineren morphologischen Einzelheiten normaler und krankhafter Zustände. Eindeutige Unterfunktionssymptome sind bisher nicht beobachtet worden. Möglicherweise kommen sie bei den im Organismus weit verbreiteten Bildungssorten einzelner Gewebshormone gar nicht vor. Vorläufig sind es vor allem die Zeichen einer übermäßigen Hormonproduktion, recht häufig die Folgen endokrin aktiver Tumoren, die unsere Aufmerksamkeit auf die Gewebshormone lenken.

Ein charakteristisches Beispiel dieser Art ist das *Karzinoidsyndrom*. Vor Jahren bereits wurde eine endokrine Aktivität der Karzinoide vermutet, aber nie sicher bewiesen. 1952 und 1953 haben BIÖRCK, AXEN und THORSON (*2*), ISLER und HEDINGER (*25*) und ROSENBAUM, SANTER und CLAUDON (*34*) unabhängig voneinander auf diesen eigenartigen Symptomenkomplex hingewiesen. Einzelfälle sind schon früher gesehen worden. Ich weise vor allem auf die sehr schönen Mitteilungen von CASSIDY (*4*) und SCHOLTE (*39*) hin. Erst im letzten Jahrzehnt ist aber das Karzinoidsyndrom als eigentliche Hyperhormonose erkannt und mit zahlreichen Einzelbeobachtungen belegt worden. LEMBECK, der an der Aufklärung dieser Zusammenhänge wesentlich beteiligt ist, hat Ihnen die biochemischen Probleme bereits dargelegt (*29*). Ich werde Ihnen vor allem die Pathologie dieses Syndromes demonstrieren. Daneben müssen wir uns aber auch mit den in jüngster Zeit bekannt gewordenen atypischen Fällen befassen, bei denen entweder der Tumor oder die klinischen und biochemischen Symptome mit dem klassischen Bild nicht mehr übereinstimmen (Tab. 3).

1. Typisches Karzinoidsyndrom

Von einem typischen Karzinoidsyndrom sprechen wir dann, wenn ein Karzinoid irgendeiner Lokalisation mit den charakteristischen, sich vor allem am

Kreislaufsystem und Verdauungstrakt auswirkenden Fernsymptomen und einer abnormen Serotoninproduktion einhergeht (neuere Literaturübersichten bei *20, 21, 45*). Auslösende Geschwulst ist somit ein *Karzinoid*. Diese Tumoren stammen von den argentaffinen Elementen der Schleimhäute, besonders der Darmschleimhaut ab, weshalb sie auch als Argentaffinome bezeichnet werden. Karzinoide treten besonders häufig im Verdauungstrakt, und zwar in erster Linie im Ileum auf. Appendixkarzinoide folgen nach den gründlichen Untersuchungen von FEYRTER (*12*) erst an nächster Stelle. Dickdarm- und Magenkarzinoide sind noch seltener. Die Tumoren sind häufig nur klein, dafür nicht selten multipel. Sie wachsen frühzeitig in die äußeren Wandschichten ein und führen zu einer faltenartigen Raffung der Darmwand. Makroskopisch ist die bei Formolfixierung noch intensiver werdende Gelbfärbung der Schnittfläche recht charakteristisch. Mikroskopisch sind die Tumoren durch ein auffallend ruhiges Bild solider, gelegentlich aber auch adenomatös gebauter Stränge kleiner, regelmäßig geformter Zellen charakterisiert. Typisch ist die Argentaffinität, d. h. die Fähigkeit der Tumorzellen, Silbersalze ohne Zusatz eines Reduktionsmittels zu metallischem Silber zu reduzieren und damit schwarze Niederschläge im Cytoplasma auszulösen. Es handelt sich um eine spezifische Zelleistung, die viel charakteristischer ist als die weitverbreitete Argyrophilie.

In der Mehrzahl der Fälle von Karzinoidsyndrom liegt der Primärtumor im Verdauungstrakt. In letzter Zeit sind aber auch verschiedentlich Karzinoide des Bronchialsystems beobachtet worden, die mit einem Karzinoidsyndrom einhergehen. Schließlich findet man gleichartige Tumoren in Teratomen, die vor allem die Gonaden betreffen. So sind Karzinoide in Ovarien und Hoden gesehen worden. Darmkarzinoide führen in der Regel erst dann zum eigentlichen Karzinoidsyndrom, wenn sie ausgedehnte Metastasen gesetzt haben. Metastasenfreie Tumoren lösen nur Einzelsymptome aus. FEYRTER (*14*) hat deshalb von einem Petit mal bei nicht metastasierenden Tumoren und einem Grand mal bei metastasierenden Karzinoiden gesprochen. Die Tatsache, daß nur metastasierende Darmkarzinoide ein vollständiges Syndrom auslösen, kann auf einer reinen Massenwirkung beruhen, indem erst bei Metastasen genügende Hormonmengen produziert werden. Wahrscheinlich spielt aber die Lokalisation der Primärtumoren eine größere Rolle. Bei Darmkarzinoiden muß ihr Inkret die Leber passieren und kann dort inaktiviert werden. Es gelangt erst dann über den Portalbereich hinaus, wenn Metastasen das Hormon direkt in die Lebervenen abgeben können. Für eine derartige Annahme sprechen die Befunde bei Ovarialkarzinoiden, werden doch bei metastasenfreien Fällen bereits schwere klinische Symptome beobachtet. Besonders demonstrativ ist die Beobachtung von TORVIK (*47*), der bei einem metastasenfreien Ovarialkarzinoid autoptisch bereits schwerste Herzveränderungen fand. Auch bei Bronchialkarzinoiden treten bei relativ kleinen Tumoren mit geringer Metastasierung bereits schwere klinische Symptome auf (neue Fälle bei *15, 50, 51*). Leider sind die bisher mitgeteilten Autopsiebefunde ganz ungenügend dokumentiert. In Analogie zu den Ovarialkarzinoiden muß theoretisch bei noch metastasenfreien Bronchialkarzinoiden mit Endokardveränderungen gerechnet werden, die hier allerdings vorwiegend linksseitige Endokard- und Klappenteile befallen sollten. In einem soeben von WEISS und INGRAM (*50*) veröffentlichten Falle, allerdings mit massiven Metastasen, waren vor allem rechtsseitige Herzabschnitte betroffen.

Das *klinische Bild* des klassischen Karzinoidsyndroms wird einerseits durch den Tumor selbst, andrerseits durch seine Fernwirkungen bestimmt. Die *unmittelbaren Tumorsymptome* treten in der Regel gegenüber den Fernwirkungen deutlich zurück. Bei Sitz des Primärtumors im Darm können Darmverschlüsse, Invaginationen, Blutungen und gelegentlich auch Perforationen auftreten. Die Lokalsymptome bei Bronchialkarzinoiden decken sich mit denjenigen der übrigen Bronchialadenome. Die lokale Symptomatik teratogener Karzinoide wird durch die Form der primären Mischgeschwulst bestimmt.

Klinisch bedeutsam sind vor allem die *Fernsymptome*, die ich hier nur summarisch zusammenfassen möchte (Tab. 1). Sie gliedern sich in eine Gruppe von Anfallssymptomen und eine Reihe von Dauersymptomen (*20*). Die *Anfallssymptome* treten in der Frühphase der Krankheit auf und sind daher diagnostisch besonders bedeutsam. Sie sind charakterisiert durch eine anfallsweise purpurrote Verfärbung der oberen Körperhälfte und des Gesichtes, den sog. Flush, der mit Fieber, Kopfweh, Übelkeit, Erbrechen und Benommenheit bis zur Bewußtlosigkeit einhergehen kann, ferner durch Anfälle von Durchfall und schließlich durch asthmaartige Erscheinungen. Unter den *Dauersymptomen* sind die Herzveränderungen ganz besonders charakteristisch. Sie können von fibrosierenden Prozessen an anderen Stellen begleitet sein. Verschiedentlich wurde auch über Gelenkerscheinungen, Magengeschwüre und Nierenstörungen berichtet. Im Flushbereich bilden sich bleibende Gefäßveränderungen, vor allem Teleangiektasen aus, an den Extremitäten pellagra- oder sklerodermieartige Hautveränderungen.

Tabelle 1. *Klinische Symptome des typischen Karzinoidsyndroms*

Unmittelbare Tumorsymptome		
Fernwirkungen		
	Anfallssymptome	Flush
		Durchfälle
		„Asthma"
	Dauersymptome	Endokardose
		Peritonealsklerose
		Haut-, Gelenk- und Nierensymptome
		Magen-Darm-Ulcera
Biochemie		
	Blut:	5-Hydroxytryptamin vermehrt
	Urin:	5-Hydroxyindolessigsäure vermehrt

Tabelle 2. *Verlaufsformen des typischen Karzinoidsyndroms*

Vollform	
Partialsyndrome	
	Tumorform
	Enterale Form
	Kardiovasculäre Form
	Pulmonale Form

Biochemisch steht die abnorme Serotoninproduktion im Vordergrund. Ihr Nachweis kann am erhöhten Serotoninblutspiegel oder einfacher an einer vermehrten Ausscheidung des Abbauproduktes, der 5-Hydroxyindolessigsäure, im Urin erbracht werden. Diese kann allerdings bei bereits erhöhtem Serotoninblutspiegel noch normal sein (*9*).

Das voll ausgeprägte Karzinoidsyndrom bietet ein relativ einheitliches Krankheitsbild. Trotzdem können verschiedene *Verlaufsformen* (*20*) unterschieden werden, die sich, wie Tab. 2 zeigt, in eine eigentliche Vollform und in Partialsyndrome gliedern lassen. Bei der Vollform sind sämtliche Krankheitsbilder mehr oder weniger deutlich erkennbar, bei den Partialsyndromen treten Einzelerscheinungen dagegen derart in den Vordergrund, daß unter Umständen das klinische Bild verwischt werden kann. So lassen sich eine reine Tumorform und enterale, kardiovasculäre und pulmonale Verlaufsformen abgrenzen. In letzter Zeit ist in der angloamerikanischen Literatur die enterale Form mit Resorptionsstörungen ganz besonders hervorgehoben worden (*26*).

Pathologisch-anatomisch stehen die Herzveränderungen ganz im Vordergrund (Übersichten bei *18*, *19*, *20*, *21*, *32*). Sie sind außerordentlich charakteristisch und erlauben am Sektionstisch bei Kombination mit einem metastasierenden Tumor die Diagnose eines Karzinoids (*22*). Sie betreffen vor allem das Endokard des rechten Vorhofes und der rechtsseitigen Klappen, wobei die Veränderungen an den Pulmonalklappen ganz besonders deutlich hervortreten. Schon in frühen Phasen sieht man eine Verdickung der Klappen mit deutlicher Gefäßzeichnung. In ausgesprochenen Fällen wird die ganze Klappe von einem zuckergußartigen Gewebe bedeckt, das auch auf die Ausflußbahn der rechten Kammer und die angrenzenden Abschnitte der Pulmonalarterie überkriecht. Die Klappen werden verdickt, fixiert und verzogen. Es resultiert daher eine Pulmonalstenose, in Anbetracht der fixierten Klappen meist auch eine Insuffizienz. Gleichartige, häufig allerdings etwas weniger deutliche Veränderungen finden sich an den Tricuspidalklappen. Besonders ausgesprochen sind die Endokardverdickungen dagegen wieder im rechten Vorhof. Gelegentlich können auch die Lebervenen befallen sein. Histologisch handelt es sich um ein knorpelartiges Gewebe mit ausgesprochener Basophilie. Elastische Fasern sind dagegen kaum eingelagert, womit die neugebildeten Platten leicht von den ursprünglichen Strukturen abgegrenzt werden können. Da wesentliche entzündliche Veränderungen fehlen, darf mit Recht von einer Endokardose gesprochen werden.

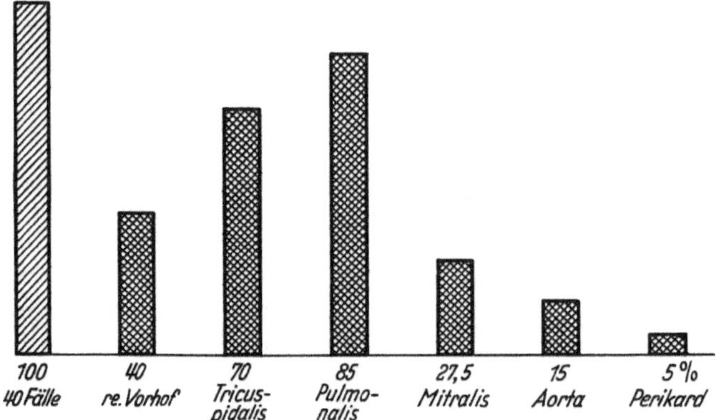

Abb. 1. Häufigkeit der einzelnen Herzveränderungen beim Karzinoidsyndrom (34 Fälle der Literatur und 6 Beobachtungen des Pathologischen Institutes der Universität Zürich mit autoptisch nachgewiesenen Herzveränderungen). Aus CHR. HEDINGER (19): Verh. dtsch. Path. Ges. **41**, 394 (1957)

Die linksseitigen Herzhöhlen und -klappen sind nur ausnahmsweise und in viel geringerem Maße befallen. Eine Beteiligung ist vor allem dann zu erwarten, wenn eine direkte Rechts-links-Verbindung unter Umgehung des Lungenkreislaufes besteht wie ein offenes Foramen ovale. Die Häufigkeit der einzelnen Herzveränderungen ist in Abb. 1 schematisch dargestellt. Die Angaben basieren auf Mitteilungen der Karzinoidfälle der Literatur, weshalb die Statistik mit einer gewissen Vorsicht interpretiert werden muß. Viele derartige kasuistische Mitteilungen enthalten ungenaue Angaben über den autoptischen Herzbefund.

Abgesehen vom Herzen äußert sich die fibrosierende Wirkung der Karzinoide auch an anderen Stellen, vor allem in Tumorumgebung und am Peritoneum. So kommt es bei metastasierenden Darmkarzinoiden zu einer typischen Peritonealverdickung, die sich ganz besonders im kleinen Becken äußert (*22*). Die Beckenorgane werden in ein schwartiges Gewebe eingemauert und verbacken. Stellenweise entstehen Bilder, die an eine künstlich gesetzte Naht erinnern. Von verschiedenen Seiten ist ferner auf eine perivasculäre Fibrose aufmerksam gemacht worden, die in erster Linie die Gefäße der Tumorumgebung und der Lungen betrifft (*16,11,37*).

Im Flushbereich entwickeln sich nach langer Krankheitsdauer ausgesprochene Teleangiektasen. Die unmittelbar unter der Epidermis liegenden Gefäße sind hochgradig ausgeweitet. Das umliegende Gewebe ist ebenfalls basophil degeneriert, wobei aber nicht die gleichen knorpelartigen Substanzen wie im Herzen, sondern elastoide Massen abgelagert werden.

McDonald (*31*) hat auf eine besondere Häufung von peptischen Geschwüren bei Patienten mit Karzinoidsyndrom hingewiesen, eine Häufung, die ich an unserem Krankengut nicht bestätigen kann. Geschwüre kommen allerdings vor, doch liegt keine besondere Vermehrung der an sich im Sektionsgut häufigen Geschwüre vor. Anatomische Befunde, die die Gelenkbeschwerden erklären könnten, sind bisher nicht bekannt geworden. Auch an den Nieren lassen sich keine eindeutigen Serotonineffekte erkennen. Zollinger (*53*) fand in einem Falle allerdings eine Häufung kleiner Rindennarben, die er als Residuen einer übermäßigen Serotoninwirkung deuten möchte.

Was die *Pathogenese* der klinischen Symptome und der pathologisch-anatomischen Befunde anbelangt, so spielt das Serotonin sicher eine wesentliche Rolle. Anfallssymptome wie Flush, Durchfälle und Atemstörungen lassen sich ohne weiteres mit einer momentanen Überschwemmung des Organismus durch Serotonin erklären. Dagegen ist es bisher nicht gelungen, mit Serotonin die beschriebenen Herzveränderungen auszulösen [Übersicht bei (*20*)]. Einzelne Mitteilungen, die von einem positiven Effekt sprechen, überzeugen nicht. Vorläufig stehen verschiedene Erklärungsversuche zur Diskussion. Sjoerdsma, Weissbach und Udenfriend (*40*) stellen die Störung des Tryptophanstoffwechsels in den Vordergrund. Tatsächlich findet man bei Karzinoidpatienten Hautveränderungen, die an eine Pellagra erinnern. Thorson (*44*) vermutet eine abnorme Belastung der rechtsseitigen Herzhöhlen mit Endokardläsionen und sekundärer Endokardsklerose. Das histologische Bild ist für die Annahme eines reinen Narbenprozesses allerdings etwas ungewöhnlich. Die im Tierversuch von Hedinger und Langemann (*23*) gefundene Thrombocytose ist beim Menschen nicht obligat. Man findet wohl in einzelnen Fällen eine abnorme Erhöhung der Thrombocytenzahl. Die Inkonstanz der Befunde macht es aber sehr unwahrscheinlich, daß eine abnorme Thrombocytenablagerung mit Parietalthrombose für die Herzveränderungen allgemein verantwortlich gemacht werden könnte. Thorson und Nordenfelt (*46*) vermuten neuerdings eine Kombinationswirkung der geschilderten Effekte mit Sauerstoffmangel und Serotonineinflüssen. Die Pathogenese der Herzveränderungen ist jedenfalls vorläufig noch nicht geklärt.

Therapie: Ein sicherer therapeutischer Erfolg ist nur bei radikaler Entfernung der Geschwülste zu erwarten. Bei dem relativ langsamen Wachstum der Karzinoide und dem entsprechend vielfach jahrelangen Krankheitsverlauf lohnen sich palliative Eingriffe, unter Umständen selbst operative Ausschaltungen von Metastasen. WILSON und BUTTERICK (*52*) erreichten bei einem Karzinoidpatienten durch Entfernung des Primärtumors und massive Teilresektion der stark vergrößerten Metastasenleber eine wesentliche Besserung der Fernsymptome. Bestrahlungen nützen dagegen wenig. Die Tatsache, daß Karzinoide besonders große Mengen radioaktiven Tryptophans aufnehmen können, ist bisher weder für diagnostische noch therapeutische Zwecke systematisch ausgewertet worden (*7*, *8*).

Die verschiedenen Serotoninantagonisten wie das 1-benzyl-2,5-dimethyl-Serotonin und einzelne Lysergsäurederivate haben, abgesehen von wenigen Ausnahmen (*28*), versagt (*38*). Chlorpromazin hat sich dagegen in der Behandlung von Durchfällen und Flush mehrfach bewährt.

Von besonderem Interesse sind Versuche, die Decarboxylase zu hemmen und damit die Decarboxylierung von 5-Hydroxytryptophan in 5-Hydroxytryptamin, in Serotonin zu verhindern. Die von SANDLER u. Mitarb. (*35*) vorgeschlagene Behandlung mit Phenylessigsäure, die die Decarboxylierung des 5-Hydroxytryptophans in vitro hemmt, ist umstritten und hat nicht überzeugt. Eine geringe Hemmung der Decarboxylierung kann auch durch einen Pyridoxinmangel mittels Isoniazid erreicht werden (*30*). Erfolgversprechender scheint nach den Untersuchungen von SJOERDSMA u. Mitarb. (*41*) eine Decarboxylasehemmung mit α-Methyl-Dopa zu sein.

2. Atypisches Karzinoidsyndrom

Atypische Karzinoidsyndrome liegen dann vor, wenn Tumorart, Symptome oder Biochemie von den geschilderten klassischen Formen wesentlich abweichen. Wie Tab. 3 zeigt, müssen vor allem zwei Möglichkeiten berücksichtigt werden, nämlich einerseits Karzinoide mit annähernd typischer Struktur, aber Abweichungen in Hormonproduktion und Symptomatik und andrerseits Tumoren, die den Karzinoiden nicht mehr gleichgesetzt werden können, die aber zu biochemisch und klinisch ähnlichen Symptomen führen. Tatsächlich sind in den letzten Jahren Beispiele aus beiden Krankheitsgruppen bekannt geworden.

Tabelle 3. *Typische und atypische Karzinoidsyndrome*

	Tumor	Klinische Symptome	Biochemie
Typisches Karzinoidsyndrom	Karzinoid	typisch	typisch
Atypisches Karzinoidsyndrom	1. Karzinoid 2. kein Karzinoid	atypisch typisch	atypisch typisch

a) Karzinoide mit atypischer Biochemie und Symptomatik

WALDENSTRÖM, PERNOW und SILWER (*48*) haben bereits 1956 auf eine besondere Karzinoidform hingewiesen, die vor allem durch eine etwas abweichende Flushart und einen stark erhöhten Histaminspiegel im Blutserum und im Urin charakterisiert ist. Wie beim gewöhnlichen Patienten fanden sie ferner 5-Hydroxytryptamin im Blut, daneben aber auch große Mengen im Urin. SMITH u. Mitarb. (*42*) veröffentlichten 1957 eine ähnliche Beobachtung, wobei sie dazu noch auf eine abnorme Ausscheidung von 5-Hydroxytryptophan im Urin aufmerksam machten. SANDLER und SNOW (*36*) haben 1958 diese beiden Fälle mit einer weiteren Eigenbeobachtung zu einem besonderen Syndrom zusammengefaßt. Alle drei Fälle weisen einen eigenartigen Flush auf, der eine wesentlich hellere Farbe aufweist. Im Blut und Urin finden sich große Mengen Histamin, im Urin der beiden letzten Fälle ferner Hydroxytryptophan. Auch mikroskopisch sind die Tumoren nicht ganz typisch. So fehlen in den beiden letzten Fällen die argentaffinen Granula. SANDLER und SNOW (*36*) nehmen deshalb an, daß es sich um ein atypisches Karzinoid handelt, das nicht in erster Linie 5-Hydroxytryptamin, sondern vor allem 5-Hydroxytryptophan und Histamin bilde, das für die besondere Flushform verantwortlich gemacht werden müsse. Die Ausscheidung von 5-Hydroxytryptamin im Urin wird auf die Bildung dieses Stoffes in den Nieren zurückgeführt, denen von den Tumoren 5-Hydroxytryptophan angeboten wird. HEILMEYER und CLOTTEN (*24*) veröffentlichten eine ähnliche Beobachtung, die möglicherweise in diesen Rahmen gehört.

b) Karzinoidbilder ohne Karzinoid

Maligne Tumoren mit Krankheitsbildern, die an das Karzinoidsyndrom erinnern, sind schon vor Kenntnis des typischen Syndromes verschiedentlich beschrieben worden. So berichten ARNETT und LONG (*1*) bereits 1931 über einen Mann mit ungewöhnlich purpurroter Cyanose, Pulmonalstenose und metastasierendem Pankreascarcinom. CASSIDY (*5*) sah den typischen Flush bei einem Patienten mit einem metastasierendem Magencarcinom, PARKES WEBER (*49*) bei Lebercarcinom. Der zweite Fall von ROSENBAUM, SANTER und CLAUDON (*34*) betrifft einen Patienten mit Flush und charakteristischen Herzveränderungen bei einem ausgedehnten Adenocarcinom der Gallenwege.

MCMULLEN und HANSON (*33*) und DENGLER (*10*) haben nun kürzlich in gleichartigen Fällen eine starke Erhöhung der 5-Hydroxyindolessigsäureausscheidung im Urin nachweisen können. Bei beiden Beobachtungen handelt es sich um metastasierende Pankreascarcinome, im Falle von MCMULLEN und HANSON mit Flush und rezidivierenden Magengeschwüren, im Fall von DENGLER mit Flush und massiven Durchfällen. Rezidivierende peptische Geschwüre, chronische Durchfälle und Pankreastumoren lassen an das Zollinger-Ellison-Syndrom denken [Übersicht bei (*54*)].

HARRISON u. Mitarb. (*17*) beschreiben die Beobachtung einer 35 Jahre alten Frau mit Cushing-Syndrom, metastasierendem Bronchuscarcinom, Flush, Diarrhoe und asthmaartigen Anfällen. Auch hier lag eine leichte Erhöhung der 5-Hydroxyindolessigsäureausscheidung im Urin vor. WILLIAMS und AZZOPARDI (*51*) beobachteten einen ganz ähnlichen Symptomenkomplex bei einem 72jährigen Manne mit metastasierendem Bronchuscarcinom. In beiden Fällen erinnert das histologische Bild an ein kleinzelliges, sog. "oat cell"-Carcinom. SMITH u. Mitarb. (*42*) sahen gleichartige Symptome bei einer 50jährigen Frau mit Leber- und Skeletmetastasen eines anaplastischen Carcinoms, dessen Primärtumor nicht gefunden werden konnte.

Von verschiedenen Seiten ist ferner auf eine Vermehrung der 5-Hydroxyindolessigsäure im Urin von Tumorträgern ohne entsprechende klinische Symptome hingewiesen worden. Ein derartiger Befund wurde bei Patienten mit Carcinomen der oberen Luftwege, der Brustdrüse und des Verdauungstraktes erhoben (*3, 6, 43*).

Offenbar können, abgesehen von den Karzinoiden, auch andersartige Tumoren zu klinischen, biochemischen und pathologisch-anatomischen Symptomen führen, die dem typischen Karzinoidsyndrom gleichen. Es entstehen dabei Bilder, die sich mit anderen endokrinen Krankheiten wie dem Zollinger-Ellison- und dem Cushing-Syndrom berühren. Die Zusammenhänge sind noch unklar. Handelt es sich um verkappte Polyadenomatosen des endokrinen Systems, in die auch die Produktionsstätten der Gewebshormone einbezogen werden, oder haben die verschiedensten Tumoren die Fähigkeit, Hormone, insbesondere auch Serotonin, zu bilden, Fragen, die LABHART (*27*) im folgenden Vortrag diskutieren wird.

Zusammenfassung

Ein typisches Karzinoidsyndrom liegt dann vor, wenn ein Karzinoid irgendeiner Lokalisation, sei es in Verdauungstrakt, Bronchialsystem oder Gonaden, mit den charakteristischen Fernsymptomen und einer abnormen Serotoninproduktion einhergeht. Das klinische Bild wird in den frühen Stadien durch Anfallssymptome wie Flush, Durchfälle und asthmaartige Zustände beherrscht. In der Spätphase machen sich auch Dauersymptome bemerkbar, die sich vor allem am Herz- und Gefäßsystem äußern. Pathologisch-anatomisch ist eine ausgesprochene Endokardose der rechtsseitigen Herzhöhlen und Klappen mit Pulmonalstenose und -insuffizienz und Schrumpfung der Tricuspidalklappen besonders charakteristisch.

Ein atypisches Karzinoidsyndrom ist dann anzunehmen, wenn Tumorart, Symptome oder Biochemie von diesen klassischen Formen wesentlich abweichen. So können einerseits Karzinoide mit annähernd typischer Morphologie, aber Abweichungen in Hormonproduktion und Symptomatik beobachtet werden. Andrerseits kommen Tumoren vor, die nicht mehr als Karzinoide aufzufassen sind, die aber klinische, biochemische und pathologisch-anatomische Symptome auslösen, die dem typischen Karzinoidsyndrom entsprechen.

In der vorliegenden Arbeit wird eine kurze Übersicht über Pathologie und Klinik dieser verschiedenen Karzinoidsyndrome gegeben.

Literatur

1. ARNETT, J. H., and C. F. LONG: Amer. J. med. Sci. **182**, 212 (1931).
2. BIÖRCK, G., O. AXEN and Å. THORSON: Amer. Heart J. **44**, 143 (1952).
3. BOYLAND, E., J. E. GASSON and D. C. WILLIAMS: Lancet **1956 II**, 975.
4. CASSIDY, M. A.: Proc. roy. Soc. Med. **24**, 139 (1930/31).
5. — Proc. roy. Soc. Med. **27**, 220 (1934).
6. CLERC-BORY, M., H. PACHÉCO et C. MENTZER: C. R. Acad. Sci. (Paris) **238**, 525 (1954).
7. COLE, J. W., and L. M. MATTHEWS: Surg. Forum 8, 191 (1958).
8. — — Arch. Surg. (Chicago) **76**, 912 (1958).
9. DAVIS, R. B., and J. C. ROSENBERG: Amer. J. Med. **30**, 167 (1961).
10. DENGLER, H.: Klin. Wschr. **37**, 1245 (1959).
11. EDER, M.: Verh. dtsch. path. Ges. **43**, 75 (1959).
12. FEYRTER, F.: Ergebn. allg. Path. path. Anat. **29**, 305 (1934).
13. — Über die peripheren endokrinen (parakrinen) Drüsen des Menschen, 2. Aufl. Wien-Düsseldorf: W. Maudrich 1953.
14. — In: Vorträge vom 5. Bayrischen Internisten-Kongreß 1957. S. 145. Stuttgart: F. Enke 1958.

15. GRAMLICH, F., u. E. O. WIETHOFF: Dtsch. med. Wschr. **85**, 1750 (1960).
16. HAND, A. M., W. F. MCCORMICK and G. LUMB: Amer. J. clin. Path. **30**, 47 (1958).
17. HARRISON, M. T., D. A. D. MONTGOMERY, A. S. RAMSEY, J. H. ROBERTSON and R. B. WELBOURN: Lancet **1957 I**, 23.
18. HEDINGER, CHR.: Schweiz. Z. allg. Path. **18**, 1184 (1955).
19. — Verh. dtsch. Path. Ges. **41**, 394 (1957).
20. — Helv. med. Acta **25**, 351 (1958).
21. — Schweiz. med. Wschr. **89**, 1362 (1959).
22. —, u. R. GLOOR: Schweiz. med. Wschr. **84**, 942 (1954).
23. —, u. H. LANGEMANN: Schweiz. med. Wschr. **85**, 368 (1955).
24. HEILMEYER, L., u. R. CLOTTEN: Dtsch. med. Wschr. **83**, 617 (1958).
25. ISLER, P., u. CHR. HEDINGER: Schweiz. med. Wschr. **83**, 4 (1953).
26. KOWLESSAR, O. D., D. H. LAW and M. H. SLEISENGER: Amer. J. Med. **27**, 673 (1959).
27. LABHART, A.: Die klinische Bedeutung der Gewebehormone. 8. Symposium der Dtsch. Ges. für Endokrinologie, München. Berlin-Göttingen-Heidelberg: Springer-Verlag 1962.
28. LANZ, R.: Schweiz. med. Wschr. **90**, 1046 (1960).
29. LEMBECK, F.: Die Physiologie und Pharmakologie des Serotonins. 8. Symposium der Dtsch. Ges. für Endokrinologie, München. Berlin-Göttingen-Heidelberg: Springer-Verlag 1962.
30. LUDWIG, G. D.: Clin. Research 8, 30 (1960).
31. MACDONALD, R. A.: Amer. J. Med. **21**, 867 (1956).
32. —, and S. L. ROBBINS: Arch. Path. (Chicago) **63**, 103 (1957).
33. MCMULLEN, F. F., and H. H. HANSON: Circulation **18**, 883 (1958).
34. ROSENBAUM, F. F., D. G. SANTER and D. B. CLAUDON: J. Lab. clin. Med. **42**, 941 (1953).
35. SANDLER, M., A. DAVIES and C. RIMINGTON: Lancet **1959 II**, 318.
36. —, and P. J. D. SNOW: Lancet **1958 I**, 137.
37. SCHAUER, A., u. M. EDER: Klin. Wschr. **37**, 880 (1959).
38. SCHNECKLOTH, R., I. H. PAGE, F. DEL GRECO and A. C. CORCORAN: Circulation **16**, 523 (1957).
39. SCHOLTE, A. J.: Beitr. path. Anat. **86**, 440 (1931).
40. SJOERDSMA, A., H. WEISSBACH and S. UDENFRIEND: Amer. J. Med. **20**, 520 (1956).
41. — J. A. OATES, P. ZALTZMAN and S. UDENFRIEND: New Engl. J. Med. **263**, 585 (1960).
42. SMITH, A. N., L. M. NYHUS, C. E. DALGLIESH, R. W. DUTTON, B. LENNOX and P. S. MACFARLANE: Scot. med. J. **2**, 24 (1957).
43. SNOW, P. J. D., J. E. LENNARD-JONES, G. CURZON and R. S. STACEY: Lancet **1955 II**, 1004.
44. THORSON, Å. H.: Amer. Heart J. **52**, 444 (1956).
45. — Studies on Carcinoid Disease. Berlingska Boktryckeriet, Lund 1958 (gleichzeitig als Supplement zu Band 161 der Acta med. scand. veröffentlicht).
46. —, and O. NORDENFELT: Brit. Heart J. **21**, 243 (1959).
47. TORVIK, A.: Acta path. microbiol. scand. **48**, 81 (1960).
48. WALDENSTRÖM, J., B. PERNOW and H. SILWER: Acta med. scand. **156**, 73 (1956).
49. WEBER, P. F.: Rare diseases and some debatable subjects. London: Staples Press Ltd. 1946.
50. WEISS, L., and M. INGRAM: Cancer **14**, 161 (1961).
51. WILLIAMS, E. D., and J. G. AZZOPARDI: Thorax **15**, 30 (1960).
52. WILSON, H., and O. D. BUTTERICK JR.: Ann. Surg. **149**, 641 (1959).
53. ZOLLINGER, H. U.: Persönl. Mitteilung.
54. ZOLLINGER, R. M., and T. V. CRAIG: Amer. J. Med. **29**, 761 (1960).

Diskussion

E. SCHMIDT (Erlangen):

Es sind weitere Sonderformen der „Pseudocarcinoidose“ möglich mit isolierter Erhöhung der Oxyindolessigsäureausscheidung im Harn oder des Blut-Serotoningehalts ohne klinisches Syndrom. Wir haben selbst einen Fall mit metastasierendem Gallenblasencarcinom, erhöhtem Blut-Serotoninspiegel und normaler Oxyindolessigsäure publiziert; eine weitere Beschreibung stammt von SOUTHREN und WARNER in USA.

G. ENGELHARDT (Biberach):

Wir hatten während unserer Tätigkeit im Pharmakologischen Institut der Universität Göttingen Gelegenheit, an Material von einem Fall von metastasierendem Dünndarmcarcinoid, welches uns freundlicherweise von Herrn Prof. EGER übergeben wurde, quantitative 5-Hydroxytryptamin-Bestimmungen durchzuführen.

Die Ergebnisse sind nicht publiziert worden, wir würden sie auch hier nicht erwähnen, wenn nicht interessanterweise in der Metastase ein deutlich höherer 5-HT-Gehalt aufgefunden worden wäre als in dem Primärtumor.

Möglicherweise ist die wesentlich vermehrte 5-HT-Freisetzung, wie sie beim metastasierendem Carcinoid zu Symptomen einer 5-HT-Intoxikation führt, nicht nur bedingt durch das Vorliegen einer gegenüber der Norm wesentlich vermehrten Menge an argentaffinem Gewebe, sondern darüber hinaus auch durch eine stärkere Produktivität der sich metastatisch entwickelnden Carcinoidzelle.

Aus der Medizinischen Universitätsklinik, Zürich
(Direktor: Prof. P. H. Rossier)

Endokrine Überfunktionssyndrome der Gewebehormone

Von

A. Labhart

Mit 1 Abbildung

Nach der Definition der Gewebehormone und der Darstellung ihrer Biochemie, Physiologie und Pharmakologie haben Sie vernommen, daß Unterfunktionssyndrome der Gewebehormone bisher nicht bekannt geworden sind und wahrscheinlich auch nicht vorkommen. Hingegen ist Ihnen über zwei gut umschriebene und heute wohl bekannte endokrine Überfunktionssyndrome von Gewebehormonen, das Phäochromocytom und das Karzinoidsyndrom referiert worden.

Gibt es nun weitere endokrine Überfunktionssyndrome, die durch Gewebehormone oder aber Hormone pathologischer Gewebe verursacht sind?

Anhand von klinischen Beispielen aus drei verschiedenen Gebieten der inneren Medizin, der Onkologie, der Stoffwechsellehre und der Gastroenterologie, soll diese Frage zur Diskussion gestellt werden.

Am Beispiel des atypischen Karzinoidsyndroms hat Herr Hedinger gezeigt, daß dessen Symptomatik sich mit derjenigen des ulcerogenen Inselzelladenoms überschneiden kann, daß andrerseits Bronchuscarcinome die Symptome des Karzinoidsyndroms hervorrufen können.

In den letzten Jahren sind nun gut dokumentierte Fälle von 8 endokrinen Überfunktionssyndromen bei malignen Tumoren nicht endokriner Gewebe bekannt geworden, worüber die nachfolgende Tabelle eine Übersicht ohne jeden Anspruch auf Vollständigkeit zu vermitteln sucht (Tab. 1).

Die Symptomatik des Karzinoidsyndroms verschwindet nach Exstirpation des Bronchuscarcinoms oder seiner Metastasen, um mit dem Tumorrezidiv wieder zu erscheinen. Erhöhte Ausscheidung von 5-Hydroxy-Indolessigsäure wurde gefunden, und histochemisch ist der Nachweis von Serotonin im Tumorgewebe wahrscheinlich (*1*, *2*).

Ebenfalls bei Bronchuscarcinom, aber auch bei anderen malignen Tumoren wurde ein Krankheitsbild, ähnlich dem Hyperparathyreoidismus mit dem führenden Symptom der Hypercalcämie beschrieben, das ebenfalls mit der Exstirpation des Tumors verschwand, um nach dem Rezidiv wieder aufzutreten. Deshalb konnte Knochenabbau durch Skeletmetastasen nicht die Ursache der Hypercalcämie sein, auch wurden Metastasen trotz eingehender pathologisch-anatomischer Untersuchung des Skelets mehrmals nicht gefunden (*3*, *4*).

Tabelle 1. *Endokrine Überfunktionssyndrome bei malignen Tumoren nicht-endokriner Gewebe*

Hauptsymptom	Hormonwirkung wie	Tumor	Tu-Abhängigkeit nachgewiesen	Hormon im Tu nachgewiesen	Literatur
Flush, Diarrhoe	Serotonin	Bronchus-Ca.	+	+	Williams, E. D., et al.: Thorax. **15**, 30 (1960)
Hypercalcämie	Parathormon ? Vitamin D ?	Bronchus-Ca., Hypernephrom u. a.	+		Plimpton, C. H., et al.: Amer. J. med. **21**, 750 (1956)
Cushing-Syndrom, Hypokaliämie und Alkalose	ACTH ? CRF ?	Bronchus-Ca., Thymus-Ca., Pankreas-Ca.			Kovach, R. D. et al.: Amer. J. med. **24**, 981 (1958); Mach et al.: Presse méd. **66**, 437 (1958)
Gynäkomastie, Hypogonadismus	Oestrogene ?	Bronchus-Ca.	+		Del Castillo et al.: Rev. clin. Espan. **18**, 94 (1945); Hardy, J. D., et al.: J. Amer. med. Ass. **173**, 1462 (1960)
Wasserretention,	Vasopressin ?	Bronchus-Ca.			Schwartz: Amer. J. med. **23**, 529 (1957)
Hypoglykämie	Insulin ?	Fibrom, Sarkom, NNR-Ca. u. a.	+	+ ?	Sprague, R. G.: In: E. B. Astwood: Clin. Endocrin. I. New York: Grune & Stratton 1960
Polycythämie	Erythropoietin	Hypernephrom u. a.	+		Damon, A. et al.: Amer. J. med. **25**, 182 (1958)
Akromegalie, Osteoarthropathie	STH ?	Bronchus-Ca.			Fried, B. M.: Arch, intern. med. **72**, 565, (1943)

Problematisch ist die Beziehung des Cushing-Syndroms zum Bronchuscarcinom, denn es fehlen bisher Beobachtungen über die Symptomatik nach Tumorentfernung (*5*). Die Häufung der Carcinomerkrankungen bei Cushing-Syndrom war lange bekannt (*6*), wenn auch dei der Beurteilung der Koincidenz den besonderen Verhältnissen eines gegebenen Krakengutes Rechnung zu tragen ist (*7*). Das klinische Bild des Cushing-Syndroms bei Bronchus-, Thymus- und Pankreascarcinom — von Nebennierenrindencarcinomen wird hier abgesehen — bietet einige auffallende Besonderheiten, die diese Fälle als ein besonderes Syndrom betrachten lassen (Tab. 2): 1. der Verlauf ist extrem bösartig, und zwar hinsichtlich sowohl der Cushingschen Krankheit als auch der Malignität des Tumors, und führt innerhalb von Monaten, stets aber in weniger als 2 Jahren, zum Tode, während der unbehandelte Cushing-Patient durchschnittlich eine Lebenserwartung von 5 Jahren hat. 2. Bei allen Fällen von Cushing-Syndrom mit Bronchuscarcinom, wo Elektrolyte untersucht wurden, stellte man Hypokaliämie, Hypochlorämie und schwere metabolische Alkalose fest, während die Hypokaliämie und Alkalose beim Cushing-Syndrom eher selten vorkommen. Diese Elektrolytverschiebungen gehen in den untersuchten Fällen nicht mit Hyperaldosteronismus einher, sondern mit einer Erhöhung der Plasma- und Urincorticoide

Tabelle 2. *Besonderheiten des Cushing-Syndroms bei Bronchuscarcinom*

1. Maligner Verlauf, $<$ 2 Jahre
2. Hypokaliämie-Alkalose
3. Cushing-Aspekt kann fehlen
4. Carcinom meist vom "oatcell"-Typ

(*8*, *9*). 3. In mehreren Fällen wird ausdrücklich darauf hingewiesen, daß die typischen Aspekte des Cushing-Syndroms Fettsucht, Vollmondgesicht, Striae rubrae bei eindeutig erhöhten Plasma- und Urincorticoiden fehlten (*8*, *9*, *10*, *11*).

Ein Beispiel, das wir vor wenigen Jahren auf der Medizinischen Universitätspoliklinik Zürich zu beobachten die Gelegenheit hatten, möge die besonderen Seiten des Cushing-Syndroms bei Bronchuscarcinom illustrieren (*12*):

Bei einer 56jährigen Hausfrau entwickelt sich innerhalb von weniger als einem Jahr aus voller Gesundheit ein schweres Cushing-Syndrom mit dekompensierter Hypertonie, schwerer Osteoporose und einem leichten Diabetes. Extreme Muskelschwäche verbietet der Patientin das Stehen, und eine schwere hämorrhagische Diathese mit vermindertem Prothrombin-Konsumptionstest führt zum Bild schwerster Krankheit. Hypokaliämie mit einem p_H von 7,53 entspricht einer schweren, durch Hypoventilation nur teilweise kompensierten metabolischen Alaklose (K 2,5 mäq/l, Na 148,9 mäq/l, Chloride 96,1 mäq/l, CO_2-Gehalt 41,0 Vol.-%, pCO_2 48,2 mm Hg). 17-Hydroxycorticoide mit 33 mg in 24 Std und Blutcorticoide mit 40 γ-% stark erhöht. Bei der Probebiopsie des Beckenkammes wird eine Carcinommetastase festgestellt und nach dem Exitus, 12 Tage nach Spitaleintritt, ergibt die Sektion eine Nebennierenhyperplasie mit progressiver Transformation und ein in die Hypophyse und das Skelet metastasierendes, eigenartiges Carcinom der Bronchien, das an ein Pflasterzellcarcinom erinnert. Nebennierengewicht zusammen 27,5 g.

Der Fall scheint uns charakteristisch für die meisten beschriebenen Krankengeschichten: Rascher, außergewöhnlich bösartiger Verlauf des Cushing-Syndroms, im Vordergrund die Elektrolytwirkung und nicht die Kohlenhydrat- bzw. Fettwirkung des Hypercortizismus. Alle möglichen Beziehungen zwischen Nebennierenrinden-Überaktivität und Carcinom sind diskutiert worden (*6*, *6a*). Mehrmals wurden Bronchuscarcinommetastasen in den Nebennierenrinden festgestellt und die Frage aufgeworfen, ob eine Reizwirkung der Metastasen zur Überfunktion führe (*8*, *9*). Es scheint dies unwahrscheinlich, da Metastasen in den Nebennieren häufig ohne klinische und Laborsymptomatik gefunden werden. Erhöhte Carcinomanfälligkeit der Gewebe durch den Hypercortizismus ist die am häufigsten gelten gelassene Hypothese (*12*). Hormonproduktion durch den Tumor? Mehrmals wird in den Arbeiten diese Möglichkeit als absurd von vornherein verneint (*5*). Wenn der Tumor ein Hormon produziert, so kann es nicht Cortisol oder ein anderes Corticoid sein, da die Nebennierenrinden stets hyperplastisch waren. ACTH oder die relativ niedrigmolekularen Polypeptide, wie sie im Hypothalamus gefunden werden und als CRF, Corticotropin releasing factor, in der Adenohypophyse die Abgabe von ACTH stimulieren (*13*), aber auch Faktoren, die z. B. die Hemmwirkung des Cortisols am Hypothalamus herabmindern, könnten auslösend für das Cushing-Syndrom sein. Der Gedanke ist uns heute wohl nicht mehr so fern wie vor Jahren[1].

Als weitere Beispiele endokriner Überfunktionssyndrome bei Bronchuscarcinom seien die Gynäkomastie mit Hypogonadismus (*14*, *15*) und das Syndrom der Wasserretention und Hyponatriämie, das durch Vasopressin reproduziert werden kann (*16*), genannt.

Die kausale Verknüpfung der großen Fibrome, Fibrosarkome und Sarkome des Bauchraumes mit dem Hypoglykämiesyndrom ist heute noch nicht geklärt (*17*, *18*). Mögliche Ursachen sind:

---

[1] Vergleiche die während der Drucklegung erschienenen Arbeiten Kracht, J., u. N. Hantschmann: Acta Endocr. **38**, 490 (1961) mit Lit. seit 1961 und Riggs, B. L. and R. G. Sprague: Arch. int. med. **108**, 841 (1961).

1. Glucoseverbrauch durch den Tumor (*19*).
2. Produktion einer insulinähnlich wirkenden Substanz (*20*, *21*).
3. Produktion von Substanzen, die die Gluconeogenese der Leber hemmen.

Die erste Hypothese ist aus quantitativen Überlegungen unwahrscheinlich, obwohl die Tumoren durchwegs groß, bis zu mehreren Kilogramm schwer waren. Die zweite Möglichkeit wurde zweimal mit Tumor-Extrakten nachgewiesen, wenn auch die Spezifität der Nachweismethoden relativ beschränkt ist. 5mal gelang der Nachweis einer insulinähnlichen Substanz im Tumorextrakt nicht.

Was die Polycythaemia vera bei Hypernephromen betrifft (*22*), so scheint als Bildungsort des Erythropoietins die Niere zwar gesichert (*23*). Der Erythropoietinnachweis im Tumor ist bisher jedoch nicht sicher belegt, und unerklärt bleibt die Polycythämie bei anderen Tumoren wie dem Kleinhirnangiom (*24*).

Schließlich ist die Mitteilung von akromegalen Krankheitsbildern zusammen mit der bekannten Osteoarthropathie beim Bronchuscarcinom zu nennen (*25*) sowie von Carcinom und Hyperthyreose (*26*).

Können maligne Tumoren von Geweben, denen normalerweise keine endokrine Funktion zukommt, die Fähigkeit bekommen, Substanzen mit Wirkstoffcharakter zu bilden? Der einzig gültige Beweis dafür wäre die Extraktion von Hormonen aus dem Tumorgewebe. Mit wenigen fraglichen Ausnahmen ist er bisher nicht gelungen. Es ist dies nicht erstaunlich, wenn man bedenkt, daß zur Isolierung und Konstitutionsaufklärung der Hormone Tonnen der betreffenden endokrinen Organe aufgearbeitet werden mußten und bei diesen Tumoren meist nur wenige Gramm von Gewebe dem Forscher zur Verfügung stehen. Für eine humorale Aktivität dieser Tumoren spricht die mehrmals einwandfrei belegte Tatsache, daß mit der Exstirpation des Tumors das endokrine Überfunktionssyndrom verschwand und mit dem Nachwachsen der Metastasen wieder auftrat. Die Frage allerdings, ob hier pathologisches Gewebe normale Hormone bildet oder aber pathologische Stoffe unbekannter Natur mit Hormonwirkung, bleibt so lange offen, als die aktive Substanz dieser Tumoren nicht isoliert ist[1].

Der Gedanke, daß anaplastisch entdifferenzierte Epithelien die Fähigkeit erlangen können, Polypeptide mit Wirkstoffcharakter zu bilden — bei den erwähnten Überfunktionssyndromen handelt es sich fast ausnahmslos um solche von Polypeptidhormonen — ist heute nicht mehr so abwegig in Anbetracht unseres Wissens um die Bildung der Plasmakinine aus den Globulinen[2] (*30*, *31*), im Lichte der Feyrterschen (*33*, *34*) Erkenntnisse um die „hellen" Zellen zwischen den Epithelzellen des Magen-Darm-Traktes, der Harnwege und des Bronchialbaumes mit wahrscheinlich lokal wirksamer endokriner, „parakriner" Funktion. Schließlich fällt auf, wie häufig dem Bronchuscarcinom bei diesen Syndromen eine besondere Histologie zukommt: Fast stets handelt es sich um das kleinzellige Carcinom vom "oat cell"-Typus und nicht um das häufigere Pflasterzellcarcinom.

Ich muß gestehen, mir ist etwas ungut zumute, wie dem Reiter über dem Bodensee. Wir haben hier den sicheren Boden der Tatsachen verlassen und uns

[1] In diesem Zusammenhang seien die metacarcinomatösen Symptome: Thrombophlebitis migrans (*27*, *28*) und sensorische und motorische Neuropathie erwähnt (*29*), die möglicherweise auf toxischen, im Bronchuscarcinom gebildeten Substanzen beruhen.

[2] Guillemin (*32*) erwähnt die Entstehung von ACTH- und CRF-Aktivität im gefrorenen Serum hypophysektomierter Ratten.

etwas weit ins Reich der Hypothesen vorgewagt. Ich will nicht mißverstanden werden, zu behaupten, das Bronchuscarcinom sei ein endokriner Proteus und könne Parathormone, ACTH, Oestrogene oder Vasopressin nach Belieben produzieren. Da aber heute die Gewebshormone zur Diskussion stehen, schien es mir berechtigt, die Frage nach dem pathologischen Bildungsort der Hormone aufzuwerfen und, vorläufig wenigstens, auf Zusammenhänge zwischen Endokrinopathie und Tumoren hinzuweisen, bis weiteres Beobachtungsmaterial später vielleicht die Klärung bringt.

Ich weiß nicht, ob das Glucagon heute noch unter den Gewebehormonen als gesellschaftsfähig angesehen wird oder ob es schon endgültig seinen Platz im Oberhaus der Drüsenhormone gefunden hat. Die A-Zellen der Pankreasinseln sind heute als Mutterzellen des Glucagons anerkannt (*35*), wenn auch bei gewissen Tieren wenigstens Glucagon produzierende Zellen in der Magen- und Duodenalschleimhaut sicher nachgewiesen werden konnten (*36*, *37*). Aber im neuen Handbuch von Ammon und Dirscherl: „Fermente, Hormone und Vitamine" wird festgehalten, daß Glucagon am besten noch zu den Gewebshormonen zu zählen sei (*38*). Damit erlaube ich mir, kurz über ein mögliches Überfunktionssyndrom von Glucagon bei einem Inselzelltumor des Pankreas zu berichten, der wahrscheinlich aus A-Zellen bestand und den wir in der Klinik scherzhafterweise „Glucagonom" tauften. Inselzelltumoren aus A-Zellen sind wiederholt beschrieben worden, mehrmals, jedoch nicht immer, in Verbindung mit Diabetes mellitus (*39*, *40*, *41*). Hingegen wurden bei B-Zellen — Adenom mit Hyperinsulinismus wohl A-Zellen — Hyperplasie, nie aber A-Zelladenome beobachtet (*40*).

Wir hatten im letzten Jahr darüber berichtet (*42*, *43*), daß dem Glucagon neben seiner Glykogen-mobilisierenden Wirkung in der Leber teils mit dem Insulin synergistische, teils antagonistische Wirkungen auf das Fettgewebe zukommen. Die Aufnahme der Glucose durch das Fettgewebe und deren Oxydation zu CO_2 werden gesteigert. Sie wird jedoch nicht wie durch das Insulin zu Fettsäuren aufgebaut. Dies kommt in der von Froesch (*44*) weiterentwickelten Insulinbestimmungsmethode am Rattenfettgewebe zum Ausdruck, indem die eine Meßgröße, die Glucoseaufnahme, gesteigert, das zweite Maß jedoch, der Gasaustausch, nicht wie durch das Insulin gefördert, sondern gehemmt wird. Diese Diskrepanz zwischen den beiden Meßgrößen bei einem Fall, der klinisch unter dem Bilde des perniziösen Hyperinsulinismus verlief, führte uns zur Vermutung, daß hier neben der Insulinüberproduktion auch Glucagon in abnormem Maße gebildet werden müsse (Tab. 3).

Tabelle 3. *Hyperinsulinismus und Hyperglucagonismus bei B-Zellen- und A-Zellen-Inseladenom.* Pat. L. M. 51 j. ♂

	Serum Insulinaktivität in μE/ml am Fettgewebe *in vitro* berechnet	
	nach Glucoseaufnahme	nach Nettogasaustausch
Venenblut 1	2875	630
Venenblut 2	1635	640
Pfortaderblut	5250	615

Es fiel auf, daß nach der Glucoseaufnahme ein etwa 10fach erhöhter Insulinwert anzunehmen war, während dieser nach dem Netto-Gasaustausch nur 2—3mal vermehrt war. Es liegt nahe, hier einen Summationseffekt von Insulin und Glucagon anzunehmen. In bezug auf Glucoseaufnahme addieren sich die beiden Wirkungen, sie subtrahieren sich in bezug auf den Gasaustausch.

Ein 51jähriger, mäßig adipöser Ingenieur litt seit einem Jahr an morgendlichen Anfällen von Somnolenz, Verwirrtheit, Schweißausbrüchen, die jeweils auf Nahrungsaufnahme verschwanden. Nüchternblutzuckerwerte bis zu 50 mg-% und ein Hungerversuch mit einem Wert von 28 mg-% nach 16 Std mit schwerer Benommenheit ließen die Diagnose Hyperinsulinismus stellen. Bei der Operation wurde ein kirschkerngroßes Adenom im Processus uncinatus gefunden, zu dessen Exstirpation die Entfernung von Schwanz und Körper des Pankreas nötig waren. Der Patient ist am 11. postoperativen Tag an den Komplikationen einer Peritonitis gestorben.

Unsere Vermutungsdiagnose eines Inselzelladenoms mit Insulin- und Glucagonüberproduktion erhielt nun überraschenderweise die Bestätigung durch den Pathologen. Dr. SIEBENMANN vom Pathologischen Institut in Zürich fand im Pankreas neben dem kirschkerngroßen Adenom aus B-Zellen in Gangnähe des Schwanzes ein mikroskopisches Adenom aus Zellen ohne β-Granula, die er bei dem ausgesprochen trabeculären Bau, dem Übergang in einen ausgeweiteten Ausführungsgang sowie bei der orange-rötlichen Färbung des Cytoplasmas nach RUNGE und FERNER als A-Zellen deutete. Eine weitere Sicherung der A-Zellen-Natur dieses Adenoms gelang allerdings nicht, da die A-Zell-Färbung nach GLENNER und MILLER aus unbekannten Gründen weder an den Adenomzellen, noch an den normalen Inseln positiv ausfiel.

Das Pankreas als gemischte exo- und endokrine Drüse ist auch der Mutterboden für ein wahrscheinlich gewebehormon-bedingtes endokrines Überfunktionssyndrom, das Syndrom der ulcerogenen Inselzelltumoren von ZOLLINGER und ELLISON (*45*, *46*). Dieses besteht aus der Trias (Tab. 4) von: 1. therapierefraktären Magen- und Duodenal- und Jejunalulcera, 2. Hypersekretion von Magensaft bis zu 3 l und 300 mäq Salzsäure in 12 Std und 3. Adenomen der Pankreasinseln, die nicht aus B-Zellen bestehen. 4. Durchfälle und Steatorrhoe können führendes Symptom sein (*47*).

Tabelle 4. *Syndrom des ulcerogenen Inselzelltumors* (ZOLLINGER-ELLISON)

1. Therapierefraktäre Magen-, Duodenal- und Jejunalulcera
2. HCl-Hypersekretion (bis 3 l und 300 mäq/12 Std)
3. Nicht B-Zellen-Inseladenom
4. Evtl. Durchfall, Steathorroe

In 50% bestehen die Adenome aus malignen Zellen, die besonders häufig in die Leber metastasieren, und die Tumoren werden häufig auch außerhalb des Pankreas im Hilus der Milz, der Magen- oder Duodenalschleimhaut gefunden. Die Tatsache, daß die Patienten nach Entfernung des Tumors geheilt sind, ließ einen humoralen Faktor als pathogenes Agens annehmen. Neuerdings ist es nun gelungen, aus dem Tumor ein die Magensekretion förderndes Polypeptid zu isolieren, dem alle Eigenschaften des aus der Mucosa des Antrums gewonnenen Gastrins zukommen (*48*, *49*, *50*). Wenn auch das aus dem Tumor gewonnene Polypeptid heute noch nicht völlig identifiziert ist, so scheint es sich beim Zollinger-Ellison-Syndrom um ein Überfunktionssyndrom des Gastrins zu handeln.

Das ulcerogene Inselzelladenom ist eine seltene Krankheit. Bei Verwandten von Tumorträgern findet sich eine Häufung gewöhnlicher Magen-Darm-Ulcera. Dies legt die Frage nahe, ob diesem ulcerogenen Hormon eine Bedeutung auch für das gewöhnliche Ulcus pepticum zukomme. Sie ist heute in der Gastroenterologie von höchster Aktualität (*46*). Dies sei zum Schluß illustriert durch die folgende Krankengeschichte aus dem endokrinen Raritätenkabinett.

Mein Chef, Prof. ROSSIER, hat vor 22 Jahren eine Familie beschrieben, in der sich einerseits multiple endokrine Adenome, andererseits Magen-Darm-Ulcera auffallend häuften (*51*). Multiple Adenome von Hypophyse, Parathyreoideae und Pankreasinselzellen, die endokrine Polyadenomatose (Tab. 5), sind inzwischen als Erbkrankheit mit dominantem Erbgang erkannt worden (*52*). Kürzlich sind wir der einen Patientin dieser Arbeit, die von ihrem Cushing-Syndrom durch Hypophysenbestrahlung geheilt wurde, wieder begegnet. Sie leidet jetzt an einem klassischen Hyperparathyreoidismus. Der Stammbaum der Familie zeigt die folgende Häufung endokriner Krankheiten (*53*) Abb. 1: von 7 Geschwistern leiden 3 Schwestern an endokriner Polyadenomatose: multiplen Adenomen von Hypophysenvorderlappen, Parathyreoideae und Inselzellen. Der eine Bruder leidet an Hyperparathyreodismus, und dieser ist wahrscheinlich auch bei 3 Nachkommen dieser Geschwister vorhanden. 2 Brüder sind nun mit größter Wahrscheinlichkeit an einem ulcerogenen Inselzelladenom gestorben. Bei einem Fall scheint die Diagnose bei enormer Salzsäureproduktion mit atypischen Ulcera im Duodenum und Jejunum und ektopischem Pankreasgewebe im Duodenum so gut wie gesichert zu sein. Beim zweiten Bruder ist die Diagnose nach der Anamnese der trotz Magenresektion

Tabelle 5. *Syndrom der endokrinen Polyadenomatose* (WERMER)

Multiple Adenome von:	
Adenohypophyse	chromophob eosinophil basophil
Parathyreoidea	
Pankreas-Inselzellen	

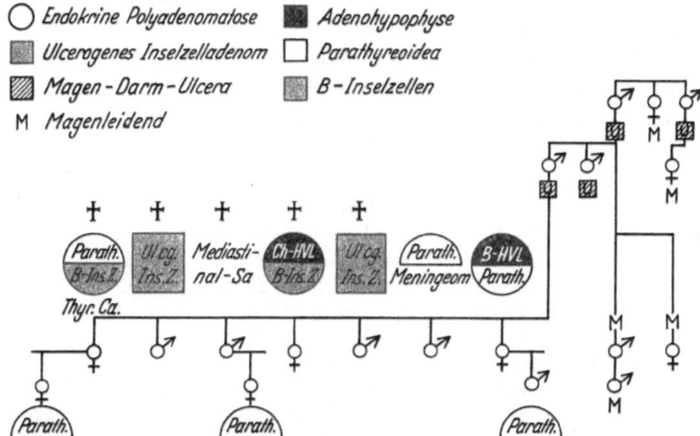

Abb. 1. Endokrine Polyadenomatosen und ulcerogene Inselzelladenome

rezidivierenden und perforierenden multiplen Magen-Darm-Ulcera wahrscheinlich. Eine Autopsie wurde nicht ausgeführt. Vier weitere Mitglieder der väterlichen Familie starben an peptischen Ucera. Manche leiden an Ulcuskrankheit. Endokrine Polyadenomatosen und ulcerogene Inselzelladenome kommen in den gleichen Familien und beim gleichen Individuum vor, und beide Krankheitsbilder müssen auf ein dominantes pleiotropes Gen mit einer normalen Penetranz und einer variablen Expressivität zurückgehen (*53*).

Es lag mir als Kliniker daran, Ihnen anhand dieser Beispiele zu zeigen, daß die Gewebehormone nicht nur das Interesse von Eiweißchemikern, Pharmakologen und Physiologen beanspruchen, sondern durchaus auch in das Reich des Klinikers hineingreifen. Überraschende Deutungen bekannter, aber bisher unerklärter Krankheiten mögen folgen, Beziehungen der Gewebehormone zu scheinbar banalen Krankheiten können auftauchen. Herr HEDINGER hat Ihnen im Karzinoidsyndrom über eine endokrine Endokarditis berichtet, hier haben wir das Beispiel eines endokrinen Ulcus pepticum. Deshalb tun heute auch der klinische Endokrinologe und der Internist gut daran, von den Gewebehormonen Kenntnis zu nehmen.

Zusammenfassung

Während Unterfunktionssyndrome der Gewebehormone bisher nicht bekannt wurden, müssen außer den in den vorgängigen Referaten behandelten Phäochromocytom und Karzinoidsyndrom die folgenden Syndrome als Überfunktionszustände von Gewebehormonen erwogen werden:

1. Das Syndrom des ulcerogenen Inselzelltumors (ZOLLINGER-ELLISON) als Überfunktionssyndrom des Gastrins.
2. A-Inselzelltumoren mit Glucagonüberproduktion.
3. Endokrine Syndrome bei malignen Tumoren.

Im Rahmen der 8 endokrinen Überfunktionssyndrome bei malignen Tumoren wird über einen eigenen Fall von Cushing-Syndrom bei Bronchus-Carcinom berichtet und die Frage aufgeworfen, ob anaplastisch entdifferenziertes Epithelgewebe Polypeptide mit Wirkstoffcharakter zu produzieren vermag.

Bei einem eigenen Fall von Hyperinsulinismus mit B-Zellen- und wahrscheinlich A-Zellen-Adenom der Pankreasinseln lassen Untersuchungen des Patienten-Serums am Rattenfettgewebe in vitro neben einem Hyperinsulinismus auch eine Überproduktion von Glucagon vermuten.

Anhand des Stammbaumes einer Familie mit ulcerogenen Inselzelltumoren, endokriner Polyadenomatose und gehäufter Ulcuskrankheit wird das Zollinger-Ellison-Syndrom in seinen Beziehungen zu anderen endokrinen Überfunktionszuständen und zur Ulcuskrankheit besprochen.

Literatur

1. WILLIAMS, E. D., and J. G. AZZOPARDI: Thorax **15**, 30 (1960).
2. WARNER, R. R. P., and A. L. SOUTHERN: Amer. J. med. **24**, 903 (1958).
3. PLIMPTON, C. H., and A. GELLHORN: Amer. J. med. **21**, 750 (1956).
4. CONNOR, J. B., W. C. THOMAS and J. E. HOWARD: J. clin. Invest. **35**, 697 (1956).
5. KOVACH, R. D., and L. H. KYLE: Amer. J. med. **24**, 981 (1958).
6. THORNE, M. G.: Guy's Hosp. Rep. **101**, 251 (1952).

6a. BRICKNER, PH. W., M. LYONS and S. J. LANDAU: Amer. J. med. **31**, 632 (1961).

7. SPAULDING, W. B., W. A. OILLE and A. G. GORNALL: Ann. intern. med. **42**, 444 (1955).
8. MACH, R. S., P. RENTCHNICK, A. F. MÜLLER, J. LAGIER et H. C. PLATTNER: Presse méd. **66**, 437 (1958).
9. RENTCHNICK, P., A. F. MÜLLER, J. LAGIER u. H. C. PLATTNER: Helv. med. Acta **24**, 472 (1957).
10. SMITH, L. H.: New Engl. J. Med. **259**, 1128 (1958).
11. ROSENTHAL, F. D.: Brit. med. J. **2**, 139 (1957).
12. LABHART, A., E. R. FROESCH u. W. ZIEGLER: Schweiz. med. Wschr. **89**, **44** (1959).
13. GUILLEMIN, R.: Schweiz. med. Wschr. **90**, 1328 (1960).
14. DEL CASTILLO, E. B., C. GALLI-MAININI, J. REFORZO-MEMBRIVES y F. A. DE LA BALZE: Rev. clin. esp. **18**, **94** (1945).
15. HARDY, J. D.: J. Amer. med. Ass. **173**, 1462 (1960).
16. SCHWARTZ, W. B., W. BENNETT, S. CURELOP and F. BARTTER: Amer. J. med. **23**, 529 (1957).
17. SPRAGUE, R. G.: In: E. B. ASTWOOD: Clinical Endocrinology I. New York: Grune u. Stratton 1960.
18. MEYER-HOFMANN, G., H. SCHWARZKOPF u. H. HARTMANN: Dtsch. med. Wschr. **85**, 2106 (1960).
19. SELLMAN, J. G., G. T. PERKOFF, F. C. NULL, J. R. KIMMEL and F. H. TYLER: New Engl. J. med. **260**, 847 (1959).

20. AUGUST, J. T., and H. H. HIATT: New Engl. J. med. **258**, 17 (1958).
21. KÜHNLEIN, E., u. M. MEYTHALER: Ärztl. Forsch. **12**, 193 (1958).
22. DAMON, A., D. A. HOLUB, M. M. MELICOW and A. C. USON: Amer. J. med. **25**, 182 (1958).
23. WHITE, W. F., C. W. GURNEY, E. GOLDWASSER and L. O. JACOBSON: Rec. progr. Horm. Res. **16**, 219 (1960).
24. SCHMID, R., u. L. A. FRENCH: Schweiz. med. Wschr. **85**, 74 (1955).
25. FRIED, B. M.: Arch. intern. Med. **72**, 565 (1943).
26. DE GENNES, L., et H. BRICAIRE: Presse méd. **64**, 2039 (1956).
27. UEHLINGER, E.: Regensburg. Jb. ärztl. Fortbild. **5**, 1 (1956/57).
28. THIBAULT, PH.: Presse méd. **68**, 1833 (1960).
29. UEHLINGER, E.: Schweiz. med. Wschr. **87**, 1580 (1957).
30. LEWIS, G. P.: Phys. Rev. **40**, 647 (1960).
31. SCHACHTER, M.: Polypeptides which affect smooth muscles and blood vessels. Oxford. Pergamon Press 1960.
32. GUILLEMIN, R.: Recent. Progr. Hormone Res. **16**, 263 (1960).
33. FEYRTER, F.: Über die peripheren endokrinen (parakrinen) Drüsen des Menschen. 2. Aufl. Wien: Maudrich 1953.
34. — Acta neuroveg. (Wien) **4**, 409 (1952).
35. LAZARUS, S. S., and B. W. VOLK: Endocrinology **63**, 359 (1958).
36. SUTHERLAND, D. W., and CH. DE DUVE: J. biol. Chem. **175**, 663 (1948).
37. GAEDE, K., u. H. FERNER: Klin. Wschr. **28**, 621 (1950).
38. DIRSCHERL, W.: In: R. AMMON u. W. DIRSCHERL: Fermente, Hormone, Vitamine Bd. II Hormone. 3. Aufl. Stuttgart: Thieme 1960.
39. CAVALLERO, C., B. MALANDRA e L. MOSCA: Isole pancreatiche e glucagone. 7. Congr. Sctà ital. Endocr. Stabil. poligrafico Belforte Livorno 1957.
40. SEIFERT, G.: Verh. dtsch. Ges. Pathologie. 42. Tagung 1958. Stuttgart: Fischer 1959.
41. HESS, W.: Schweiz. med. Wschr. **76**, 802 (1946).
42. FROESCH, E. R., U. GUHL, P. BALLY, E. RAMSEIER, W. ZIEGLER and A. LABHART: 1st. internat. Congr. Endocrinol. Copenhagen, Periodica 1960.
43. — P. BALLY, U. GUHL, E. RAMSEIER u. A. LABHART: Schweiz. med. Wschr. **90**, 1329 (1960).
44. — In Vorbereitung.
45. ZOLLINGER, R. M., and T. V. CRAIG: Amer. J. Surg. **99**, 424 (1960).
46. — — Amer. J. med. **29**, 761 (1960).
47. RAWSON, A., M. ENGLAND, G. G. GRILLAM, J. M. FRENCH and F. A. R. STAMMERS: Lancet **1960 II**, 131.
48. OSBORNE, M., M. E. BROWN and P. M. LE COMPTE: Amer. J. Surg. **100**, 48 (1960).
49. GREGORY, R. A., H. J. TRACY, I. M. FRENCH and W. SIRCUS: Lancet **1960 I**, 1045.
50. — — J. Physiol. (Lond.) **149**, 70 (1959).
51. ROSSIER, P. H., u. M. DRESSLER: Schweiz. med. Wschr. **69**, 51 (1939).
52. WERMER, P.: Amer. J. med. **16**, 363 (1954).
53. SCHMID, J. R., A. LABHART and P. H. ROSSIER: Amer. J. med. **31**, 343 (1961).

Diskussion

G. A. OVERBECK (Oss):

Was ist die Berechtigung von Gewebshormonen zu reden in den Fällen, wo die Symptome den typischen Wirkungen der klassischen Hormone gleichen?

Obwohl die Lokalisierung der Tumoren merkwürdig ist, scheint mir doch, daß die Wirkungen kaum von den Gewebshormonen verursacht werden können.

Schlußwort von A. LABHART (Zürich):

Solange die wirksamen Stoffe aus diesen Tumoren nicht isoliert sind, bleibt die Frage offen, ob diesen endokrinen Syndromen normale Hormone pathologischer Bildungsorte oder pathologische Hormone zugrunde liegen, oder ob sie durch Stoffe, die die Ausschüttung oder Inaktivierung von Hormonen fördern oder hemmen, verursacht sind. Da diese vorerst hypothetischen Substanzen aber nicht in Drüsen, sondern in zerstreut im Organismus liegenden Zellen gebildet werden, scheint es mir berechtigt, diese Syndrome einstweilen bei den Gewebshormonen einzuteilen.

Aus der Universitäts-Frauenklinik Leipzig
(Direktor: Prof. Dr. med. N. Aresin)

Serotonin in der Gynäkologie und Geburtshilfe

Von

J. Pokorný und W. Schmidt

Mit 5 Abbildungen

In den einzelnen Funktionsphasen der Frau werden sehr verschiedene Ausscheidungsmengen der 5-HIES[1] im Urin gefunden. Wir setzen voraus, daß die jeweilige Höhe der Ausscheidung dieses Endproduktes beim Serotoninabbau in unmittelbarem Zusammenhang zu dem Serotoninspiegel im Blut und in den Geweben steht. Zur Bestimmung der 5-HIES-Exkretion im 24 Stunden-Sammelurin benutzten wir die Methode von Udenfriend, die wir etwas modifiziert haben. Wir haben den Urinspiegel der 5-HIES im Leben der Frau von der Neugeborenenzeit bis zum Senium bei physiologischen und pathologischen Vorgängen bestimmt. Einige Untersuchungsergebnisse während des Menstruationscyclus, während der Schwangerschaft, unter der Geburt und im Wochenbett sollen mitgeteilt werden.

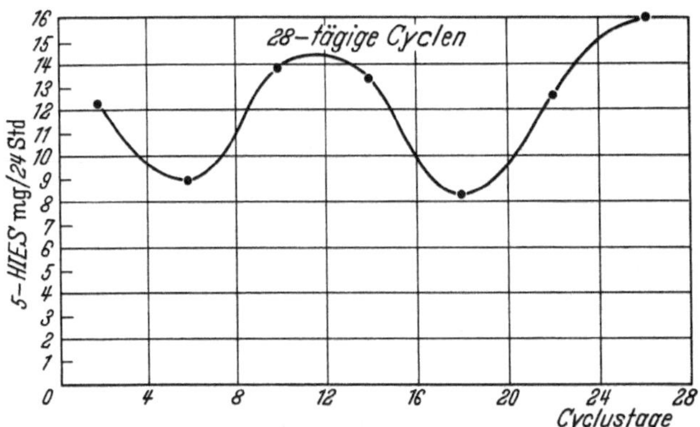

Abb. 1. 5-HIES-Ausscheidung während des Menstruationscyclus

Die durchschnittlichen Ausscheidungsmengen der 5-HIES im Menstruationscyclus ergeben eine charakteristische Kurve, die durch zwei Gipfel gekennzeichnet ist (Abb. 1).

Diese maximalen Ausscheidungen treten zur Zeit der Ovulation und am Ende der Sekretionsphase bis in die Desquamationsphase hinein auf. Ein Vergleich zwischen der 5-HIES-Ausscheidung und der Basaltemperatur ergibt einen nicht

[1] 5-HIES = 5-Hydrox-indol-essigsäure.

zu übersehenden Zusammenhang (Abb. 2). Zum Ovulationstermin kommt es neben dem typischen Anstieg der Basaltemperatur gleichzeitig zu einer signifikanten Erhöhung der 5-HIES im Urin.

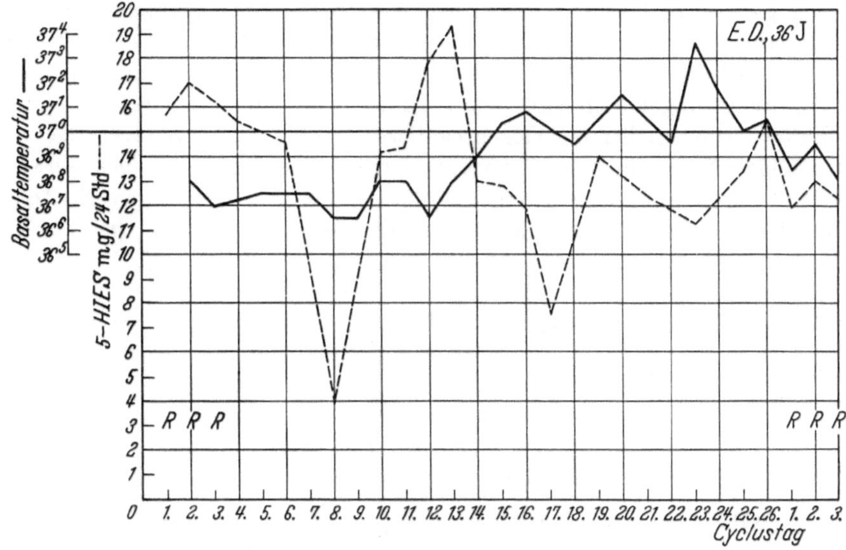

Abb. 2. Basaltemperatur und 5-HIES-Ausscheidung im Cyclus

Neben den zur Zeit der Ovulation erhöhten Oestrogenen kann das Serotonin ein weiterer Faktor sein, der mitauslösend auf die Ovulation wirkt. Nach erfolgtem Follikelsprung kann das Serotonin durch seine bekannte constrictorische Wirkung auf die glatte Muskulatur der Tubenperistaltik zur Beschleunigung des Eitransportes erhöhen. Im Prämenstrum könnte man sich die physiologische Wirkung des Serotonins so vorstellen, daß es zu einer Konstriktion der Basalisgefäße in der Uterusschleimhaut führt, die eine für die folgende Abstoßung der Schleimhaut erforderliche Ischämie zur Folge hat. Nach Beendigung der Desquamation kann das Serotonin wiederum durch seine gefäßverengende Eigenschaft und durch seine von einigen Autoren beschriebene Rolle bei der Blutgerinnung die postmenstruelle Blutstillung unterstützen.

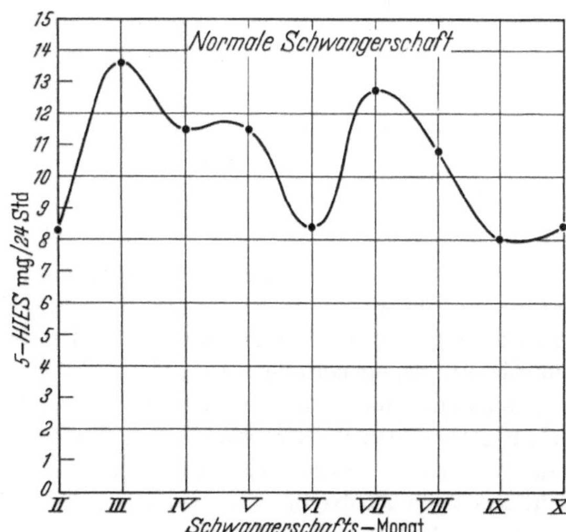

Abb. 3. 5-HIES-Ausscheidung in der normalen Schwangerschaft

Im Verlauf der normalen Schwangerschaft ergeben sich zwei Ausscheidungsmaxima der 5-HIES. Einmal im III. und zum anderen im VII. Schwangerschaftsmonat (Abb. 3). In den anderen Monaten liegen sie im Bereich der physiologischen Norm der geschlechtsreifen Frau. Die von uns an 173 Graviden gefundenen Werte unterscheiden sich von allen bisher publizierten Angaben. Auffällig ist, daß diese Erhöhung gerade im III. und VII. Schwangerschaftsmonat vorhanden ist. Bekanntlich ereignen sich zu dieser Zeit die meisten nicht artefiziellen Aborte. Die erhöhten Ausscheidungen lassen vermuten, daß zu diesem Zeitpunkt auch vermehrt Serotonin angeboten wird. Es kommt aber offenbar zu den genannten Zeitpunkten zu ausreichenden Gegenregulationsmaßnahmen, wodurch das vermehrt gebildete Serotonin schnell abgebaut wird, ohne daß es zu einer Wirkung auf den Uterus kommt. Um einen Einblick in die Ausscheidungsverhältnisse während der einzelnen Geburtsphrasen zu bekommen, wurde der Urin aus der

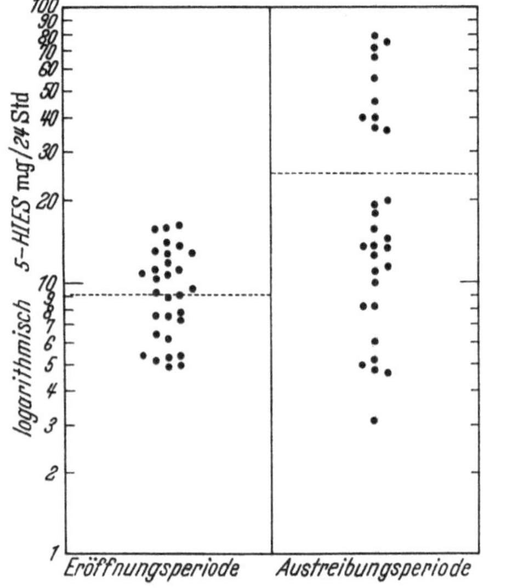

Abb. 4. 5-HIES-Ausscheidung unter der Geburt (Eröffnungs- und Austreibungsperiode)

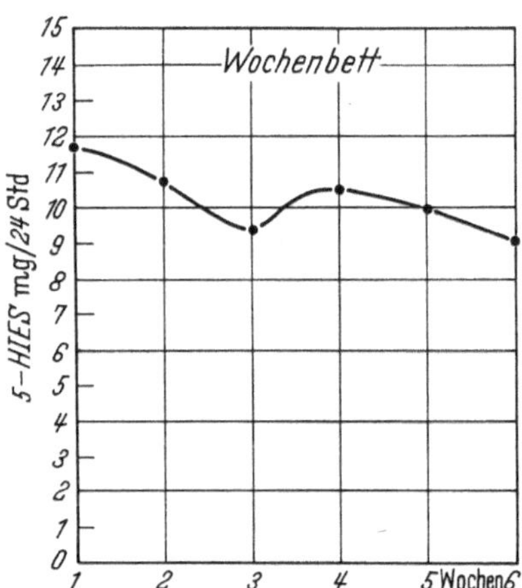

Abb. 5. 5-HIES-Ausscheidung im Wochenbett

Eröffnungs- bzw. aus der Austreibungsperiode getrennt untersucht. In den meisten Fällen kam es zu einem wesentlichen Anstieg der 5-HIES-Ausscheidung in der Austreibungsperiode. Der arithmetische Mittelwert beträgt hier 25,7 mg/die, der für die Eröffnungsperiode 9,1 mg/die (Abb. 4). Die Ausscheidung in der Eröffnungsperiode entspricht also etwa den für den X. Monat der normalen Schwangerschaft gefundenen Werten, während in der Austreibungsperiode fast die dreifache Menge ermittelt wurde. Das Serotonin spielt also für das Zustandekommen der sehr kräftigen Austreibungswehen offenbar eine Rolle und ist daher neben den anderen bekannten constrictorischen Elementen von Bedeutung. Auch bei den Involutionsvorgängen im Wochenbett besteht noch eine vermehrte 5-HIES-Exkretion im Urin, die für eine gewisse Rolle des Serotonins für die Rückbildung des puerperalen Genitale spricht (Abb. 5). Erst 5 Wochen post partum werden wieder Werte gefunden, die denen entsprechen, wie sie außerhalb der Schwangerschaft gefunden werden.

Die erwähnten Untersuchungen zeigen, daß das Gewebshormon Serotonin neben den bekannten Steroid- und Proteohormonen eine Bedeutung bei den physiologischen Funktionsvorgängen im Leben der Frau haben muß. Eine Deutung ist noch schwierig, die versuchten Erklärungen bleiben vorläufig auf dem Gebiete der Hypothese.

Diskussion

E. Schmidt (Erlangen):

Ihre Oxyindolessigsäuremengen, auch bei den Normalfällen, scheinen mir exorbitant hoch zu sein. Als normale Mengen gelten i. a. 2—9 mg/d; Tagesmengen über 15 mg gelten als beweisend für das Bestehen eines Carcinoidsyndroms (Thorson, Sjoerdsma u. a.). Spezifität der angewandten Bestimmungsmethode? Ausschluß von Fehlermöglichkeiten (diätetische Faktoren, Medikamente)?

Aus dem Physiologisch-chemischen Institut der Universität München

Insektenhormone und ihre Wirkungsweise

Von

PETER KARLSON

Mit 3 Abbildungen

I.

Die Insekten erscheinen nach ihrer systematischen Stellung im Tierreich als eine dem Menschen recht fernstehende Gruppe. Dennoch sind sie in Physiologie und in Biochemie nicht selten „Lehrmeister“ gewesen. Einige Beispiele mögen das belegen: Die Kenntnis der Farbstoffe der Schmetterlingsflügel, der *Pterine*, hat die Strukturermittlung des Vitamins Folsäure wesentlich erleichtert. Wichtige Erkenntnisse der Genetik verdanken wir den Untersuchungen an der Taufliege *Drosophila*, die auch — als morphologische Besonderheit aller Dipteren — die bekannten Riesenchromosomen besitzt, ein besonders interessantes Studienobjekt nicht nur für den Genetiker, sondern auch für den Endokrinologen, wie noch zu zeigen sein wird. An Insekten wurde von KÜHN und von BUTENANDT u. Mitarb. die biochemische Wirkungsweise der Erbfaktoren studiert; die dabei gewonnenen Erkenntnisse über den Tryptophanstoffwechsel haben allgemeine Bedeutung. Und schließlich gelang auf elektrophysiologischem Gebiet — wiederum begünstigt durch morphologische Besonderheiten — erstmalig die Ableitung der Erregungspotentiale einzelner Sinneszellen (BURKHARDT).

Auf dem Gebiet der Insekten-Endokrinologie (*1*) allerdings ist die Entwicklung zunächst nicht der allgemeinen Kenntnis vorausgeeilt, sondern lange nachgehinkt; es gab eine Zeit, da man die Insekten für „hormonlose Tiere“ hielt. Es wird meine Aufgabe sein, zu zeigen, daß die letzten Jahrzehnte erhebliche Fortschritte auf diesem Gebiet gebracht haben und daß dabei Beobachtungen gemacht wurden, die für die weitere Forschung auf bestimmten Gebieten der Endokrinologie wichtige Impulse geben können.

II.

Die Entwicklung der Insekten vollzieht sich bekanntlich über eine Reihe von Larvenstadien. Wenn zwischen Larve und Adulttier noch ein Puppenstadium eingeschaltet ist, so sprechen wir von vollständiger Verwandlung *(Holometabolie)*, andernfalls von unvollständiger Verwandlung *(Hemimetabolie)*. Diese Entwicklungsprozesse wurden von KOPEČ 1922 als hormonal bedingt erkannt (*2*). Die weitere Untersuchung (*1, 3*) hat gezeigt, daß bereits bei den Insekten eine Hierarchie von Hormondrüsen vorliegt: Bei den Insekten stehen die *neurosekretorischen Zellen* des Gehirns, die *Prothorakaldrüsen* und die Epidermis als Erfolgsorgan in einem ähnlichen Abhängigkeitsverhältnis wie die Hypophyse, die untergeordneten

Drüsen (Nebennierenrinde, Keimdrüsen usw.) und deren Erfolgsorgane beim Wirbeltier.

Für die hormonale Auslösung der Metamorphose (Puppenhäutung und Imaginalentwicklung) läßt sich somit folgendes Bild (Abb. 1, rechte Hälfte) geben: Die neurosekretorischen Zellen werden zuerst aktiv, sie produzieren ein Hormon, das die Prothorakaldrüsen stimuliert. Die Prothorakaldrüsen sezernieren dann das *Ecdyson*, das die Wirkung des Häutungs- und Metamorphosehormons hat.

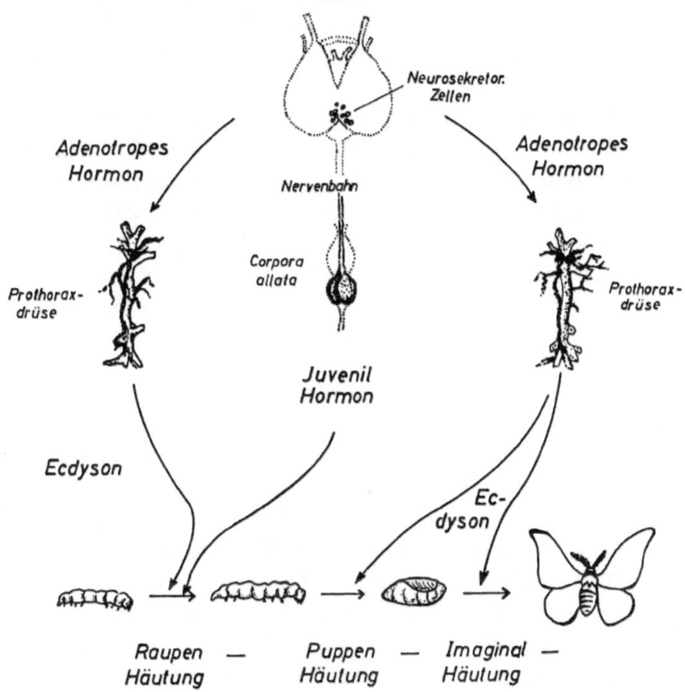

Abb. 1. Das Zusammenwirken des Hormons bei der Insektenentwicklung. Von den neurosekretorischen Zellen des Gehirns wird ein adenotropes Hormon gebildet, das die Prothorakaldrüse stimuliert. Diese produziert nun das Ecdyson. Zur Raupenhäutung (links unten) ist außerdem noch das Juvenilhormon der Corpora allata erforderlich; die Puppen- und Falterhäutung (rechts unten) kommt dadurch zustande, daß das Juvenilhormon fehlt und nur das Ecdyson wirkt. (Aus P. Karlson: Kurzes Lehrbuch der Biochemie für Mediziner und Naturwissenschaftler, mit freundlicher Genehmigung des Georg Thieme-Verlages)

Ist nur das Ecdyson zugegen, so resultiert eine Puppen- bzw. Imaginalhäutung. Die Aufgabe des Ecdysons besteht aber nach unseren Kenntnissen nicht nur in der Determination der Metamorphose, sondern auch in der Auslösung der Larvenhäutungen. Diese kommen dadurch zustande, daß zusätzlich zum Ecdyson noch ein weiteres Hormon wirkt, das Juvenilhormon der *Corpora allata*.

Das *Juvenilhormon (Neotenin)* wird in den *Corpora allata*, kleinen Anhangsdrüsen des Gehirns, produziert. Die *Corpora allata* werden vom Gehirn aus gesteuert, wahrscheinlich auf nervösem, vielleicht auch auf neurosekretorischem Wege. Die wesentliche Wirkung des Juvenilhormons besteht also darin, die larvalen Merkmale persistieren zu lassen oder zu determinieren. Für das Zusammenwirken der Hormone läßt sich somit das in Abb. 1 (linke Hälfte) wiedergegebene Schema aufstellen.

Die *Corpora allata* haben nicht nur eine Juvenil-, sondern auch eine „gonadotrope" Wirkung (*4*). Bei den meisten Insektenordnungen (mit Ausnahme der *Lepidopteren*) sind sie zur Entwicklung der Eier in den Ovarien nötig, speziell zur Dottereinlagerung. Der Beweis ließ sich durch Exstirpations- und Transplantationsversuche führen. Es ist allerdings noch unklar, ob die *Allatum*-Wirkung eine gonadotrope Wirkung im eigentlichen Sinne ist oder ob es sich um eine Stoffwechsel-Stimulierung handelt. Eine zweite wichtige Frage ist die, ob auch die Dotterbildung vom Juvenilhormon ausgelöst wird oder ob hier ein zweites Hormon der *Corpora allata* im Spiele ist. Es gibt Hinweise dafür, daß das letztere zutrifft (*5*), die endgültige Entscheidung werden erst Versuche mit aktiven Extrakten erbringen.

Ein weiteres Hormon ist der *Diapause-Faktor*, ein neurosekretorischer Wirkstoff, der im Unterschlundganglion gebildet wird (*6*). Seine Wirkung besteht darin, zu bestimmter Zeit eine Entwicklungshemmung (Diapause) auszulösen; für viele Arten ist das eine notwendige Voraussetzung zur Überwinterung. Die Diapause ist meist durch einen stark herabgesetzten Stoffwechsel und weitgehende oder völlige Bewegungslosigkeit gekennzeichnet; sie kann grundsätzlich in jedem Entwicklungsstadium auftreten und ist oft abhängig von Außenfaktoren [Temperatur, Nahrung, Photoperiode; vgl. LEES (*7*)].

III.

Die Erkenntnisse über das Zusammenwirken der Hormone wurden im wesentlichen mit den klassischen Methoden der Endokrinologie (Exstirpation, Implantation, Parabiose u. a.) gewonnen. Die chemische Bearbeitung dieser Probleme setzte einen biologischen Test voraus, der im Falle des Häutungshormons durch die Arbeiten von G. FRAENKEL (*8*) und von E. BECKER (*9*) geschaffen wurde. Mit Hilfe dieses Tests haben wir dann das Häutungs- und Metamorphosehormon angereichert. Der bei Wirbeltieren eingeschlagene Weg, die hormonliefernden Drüsen zu extrahieren, war hier selbstverständlich nicht gangbar; es mußte vom Gesamtextrakt aus Insekten-Material (Seidenspinnerpuppen) ausgegangen werden. Im Laufe dieser Untersuchungen stellte es sich heraus, daß das Hormon nur in äußerst geringen Konzentrationen vorliegt. Erst durch die Aufarbeitung von 500 kg Seidenspinnerpuppen stand eine genügende Menge Materials zur Verfügung, um nach über 10000000facher Anreicherung das *Ecdyson* in reiner, kristallisierter Form darzustellen [BUTENANDT und KARLSON (*10*)].

Die chemische Untersuchung des Hormons stieß infolge der kleinen Mengen auf große Schwierigkeiten. Als vorläufige Formel ergab sich $C_{18}H_{30}O_2$; ferner konnte eine α,β-ungesättigte Ketogruppierung festgestellt werden. Die endgültige Strukturaufklärung soll mit der Röntgenstrukturanalyse erfolgen; Arbeiten dazu sind im Gange.

Das Ecdyson ist bisher das einzige Insektenhormon geblieben, das in reiner kristallisierter Form dargestellt worden ist. Das Juvenilhormon wurde von WILLIAMS (*11*) sowie von SCHNEIDERMAN u. Mitarb. (*12*) als hochaktives Öl erhalten. Es ist in besonders hoher Konzentration im Hinterleib der Männchen einer bestimmten Schmetterlingsart (*Platysamia cecropia*) enthalten, wurde aber auch in anderen Insekten nachgewiesen. Von Interesse ist, daß ein Stoff mit Juvenilhormon-Aktivität auch in Nebennierenrinden- und in Thymusextrakten vorkommt (*13*). Es ist das erste Mal, daß hier eine Kreuz-Aktivität zwischen Insekten und Wirbeltieren gefunden wurde, d. h. daß Wirbeltier-*Extrakte* bei Insekten wirksam waren. Alle bisherigen Versuche, eine Wirkung der bekannten Wirbeltier*hormone* bei Insekten nachzuweisen, haben ein negatives Ergebnis gezeigt.

Das *Gehirn-Hormon* der Insekten ist von Kobayashi (*14*) erstmalig in Extrakten nachgewiesen worden; aus 8500 isolierten Gehirnen wurden 2 mg eines wirksamen Öls erhalten. Man mag daraus die Schwierigkeiten ermessen, die mit der Präparation und Extraktion bestimmter Drüsen verbunden sind.

Das *Diapause-Hormon* der Schmetterlinge ist gleichfalls als ätherlösliches Öl erhalten worden (*15*); seine endgültige Reinigung steht noch aus. Es handelt sich um einen neurosekretorischen Wirkstoff, der einen bestimmten Entwicklungsstillstand bewirkt und damit bei vielen Arten die Überwinterung ermöglicht. Die Beendigung der Diapause, d. h. der Wiederbeginn der Entwicklung, wird durch die Produktion des Gehirnhormons eingeleitet, das über die Prothorakaldrüsen und das Ecdyson die Entwicklung auslöst.

IV.

Über die biologischen Wirkungen des Ecdysons ist sehr viel mehr bekannt als über die der anderen Insektenhormone, nicht zuletzt deshalb, weil seit einiger Zeit das Hormon zumindest für eine kleine Zahl von Untersuchungen in reiner Form — als kristallisierter Wirkstoff oder in Form hochaktiver Konzentrate — zur Verfügung stand. Einen Ausschnitt aus den verschiedenen Wirkungen gibt Tab. 1. Sie zeigt, daß das Hormon bei allen untersuchten Insekten-Ordnungen wirksam ist. Es löst nicht nur die Häutungen selbst, sondern auch vorbereitende Prozesse aus. Hierzu gehören z. B. die Umfärbung mancher Raupen, die biologisch als Schutzfärbung zu verstehen ist, und die — in ihrer biologischen Bedeutung noch nicht durchschaubaren — Teilungscyclen mancher Symbionten bei Schaben (*16*).

Wir haben uns in letzter Zeit mit einigen biochemischen Effekten des Ecdysons beschäftigt, vor allem mit seiner Wirkung auf den *Tyrosinstoffwechsel*. Aus Untersuchungen englischer Autoren (*17*, *18*) war nämlich anzunehmen, daß die Sklerotisierung der Cuticula, die unserem Calliphora-Test zugrunde liegt, ihrem Wesen nach eine Chinongerbung ist und durch Produkte des Tyrosinstoffwechsels hervorgerufen wird. Durch Injektion von radioaktivem Tyrosin konnten wir zeigen, daß dies tatsächlich der Fall ist: Über 80% der Radioaktivität wurden in der Cuticula gefunden (*19*). Dieser Einbau vollzieht sich während der Verpuppung und ist abhängig vom Hormon Ecdyson.

Die Umsteuerung des Tyrosinstoffwechsels beginnt indessen schon einige Zeit vorher (vgl. Abb. 2). Während wir im frühen III. Larvenstadium eine sehr aktive Transaminase finden, die Tyrosin durch Transaminierung (wahrscheinlich mit α-Ketoglutarsäure) in *p-Hydroxyphenylbrenztraubensäure* verwandelt und damit vermutlich den Endabbau einleitet, verschwindet das Enzym etwa zu der Zeit, wenn die Larven das Futter verlassen und sich zur Verpuppung vorbereiten. Wir haben allen Grund anzunehmen, daß die Verhaltensänderung ebenso wie die biochemische Umsteuerung auf kleine, unterschwellige Hormonmengen zurückzuführen ist. Statt der Transaminierung finden wir nun eine Hydroxylierung und

Tabelle 1. *Wirkung von α-Ecdyson bei verschiedenen Insekten*

Ordnung	Art	Versuchsobjekt	Wirkung	Erforderliche Dosis in Calliphora-Einheiten	Autor
Diptera	Calliphora erythrocephala	ligaturierte Larven, Abdomen	Puparium-bildung	1	KARLSON (*1*)
	Drosophila melanogaster	lgl Larven (degenerierte Ringdrüse)	Puparium-bildung	3	KARLSON u. HANSER (*27*)
	Chironomus tentans	späte Larven	Gen-Aktivierung	10—20	CLEVER u. KARLSON (*25*)
Lepidoptera	Ephestia kühniella Galleria mellonella	ligaturierte Larven Abdomen	Verpuppung	20—50	HANSER u. KARLSON (*28*)
	Cerura vinula	ligaturierte Larven, Abdomen	Umfärbung	13—66	KARLSON u. BÜCKMANN (*29*)
	Platysamia cecropia	Hirnektomierte Diapause-Puppen	Einleitung der Entwicklung	825—1330	WILLIAMS (*30*)
	Samia walkeri	isoliertes Abdomen von Diapause-Puppen	Einleitung der Entwicklung	1330	
Hymenopt.	Cimbex americana	Diapause-Larven	Einleitung der Entwicklung	660	WILLIAMS (*31*)
Hemiptera	Rhodnius prolixus	decapit. Larven	Häutung	66—100	WIGGLESWORTH (*32*)
Isoptera	Kalotermes flavicollis	normale Arbeiterlarven	Häutung	3	LÜSCHER u. KARLSON (*33*)
Neuroptera	Sialis lutaria	überwinternde Larven	Verpuppung	50	GEIGY, GROBE u. KARLSON (*34*)
Orthoptera	Cryptocercus sp.	normale Larven	Sexualcyclen v. Symbionten	100—1000	CLEVELAND, BURKE u. KARLSON (*16*)

Decarboxylierung zum *Dopamin*, das dann weiterhin acetyliert wird (*20*); wir haben schon früher *N-Acetyl-tyramin* in Insekten nachweisen können (*21*), so daß das Auftreten acetylierter Metaboliten nicht ungewöhnlich schien. Außerdem sind die Insekten (im Gegensatz zum Wirbeltier) imstande, Glykoside zu synthetisieren: Ein erheblicher Teil des N-Acetyl-dopamins wird in das O-Glucosid übergeführt, das möglicherweise eine Speicherform der phenolischen Vorstufe darstellt.

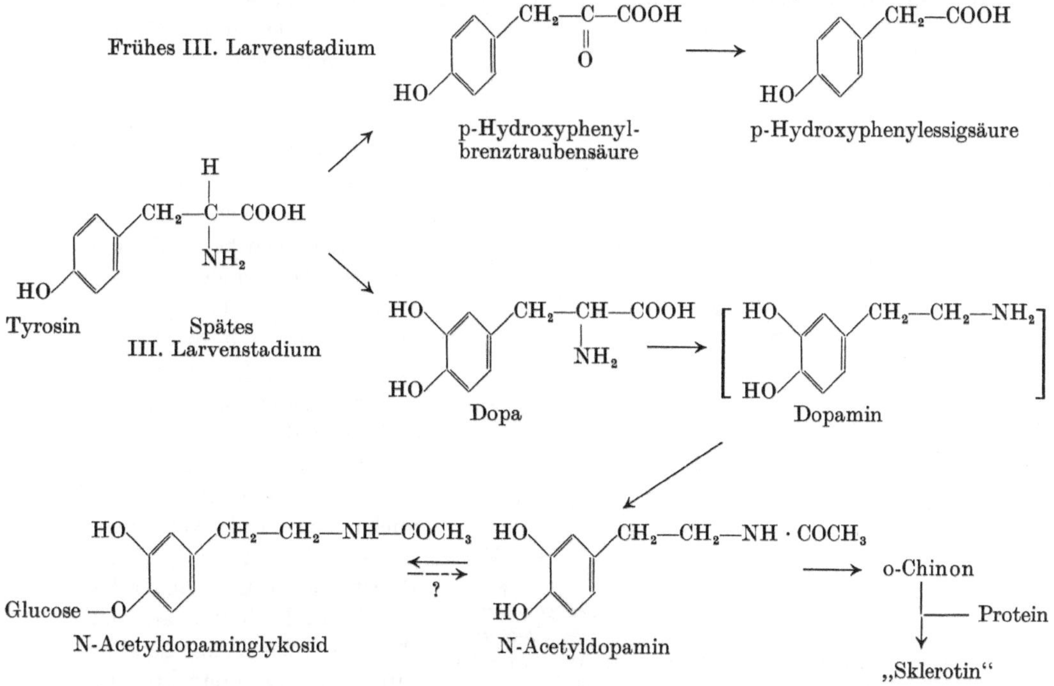

Frühes III. Larvenstadium
p-Hydroxyphenylbrenztraubensäure → p-Hydroxyphenylessigsäure
Tyrosin
Spätes III. Larvenstadium
Dopa → [Dopamin]
N-Acetyldopaminglykosid ⇄ (?) N-Acetyldopamin → o-Chinon
o-Chinon — Protein → „Sklerotin"

Abb. 2. Zur Umsteuerung des Tyrosinstoffwechsels durch Ecdyson. Im frühen III. Larvenstadium wird Tyrosin hauptsächlich zur p-Hydroxyphenylbrenztraubensäure und p-Hydroxyphenylessigsäure abgebaut. Im späten III. Larvenstadium, in welchem schon Ecdyson im Organismus vorhanden ist, wird bevorzugt Dopa und N-Acetyldopamin gebildet. Dopamin selbst ist als Zwischenprodukt anzunehmen, jedoch nicht nachweisbar. N-Acetyldopamin kann entweder in das Glykosid übergeführt werden (links) oder es wird zum Orthochinon oxydiert und tritt mit Proteinen zum Sklerotin zusammen (rechts). Die Sklerotinbildung ist äußerlich erkennbar als Braunfärbung und Verhärtung der Cuticula; das entspricht dem Übergang der Fliegenlarven in das Puppentönnchen, der die Grundlage des Calliphoratests auf Ecdyson bildet.

Kurz vor der Verpuppung haben sich die phenolischen Vorstufen angehäuft. Nun wird eine *Diphenol-Oxydase* (früher Tyrosinase genannt) wirksam, die die o-Chinone erzeugt, die dann in die Cuticula wandern. Die Phenoloxydase liegt zunächst als Proenzym vor und muß durch ein spezielles Aktivator-Enzym in die aktive Tyrosinase umgewandelt werden. Für dieses Aktivator-Enzym haben wir nachweisen können, daß es unter der Wirkung des Ecdysons gebildet wird: Wir haben die Hormondrüse der Larven zerstört und gefunden, daß die Aktivität des Enzyms dann abnimmt. Injiziert man nun Ecdyson, so steigt die Aktivität wieder an (*22*). Es ist anzunehmen, daß die Aktivitätssteigerung der anderen am Tyrosinstoffwechsel beteiligten Enzyme, die wir in der Vorphase beobachten, gleichfalls auf Neusynthese der Enzymproteine zurückzuführen ist.

V.

Damit war ein Zusammenhang zwischen Hormonwirkung und Enzymsynthese bzw. Proteinsynthese aufgezeigt, der in Arbeiten aus dem Gebiet der Wirbeltierhormone seine Parallele findet und der für den Wirkungsmechanismus vieler Hormone von entscheidender Bedeutung zu sein scheint.

Über den biochemischen Mechanismus der Proteinsynthese sind wir durch die Arbeiten von ZAMECNIK, HOAGLAND, BERG u. a. gut unterrichtet. Die Aminosäuren werden unter Mitwirkung von Adenosintriphosphat an ein gruppenübertragendes Coenzym, die lösliche Ribonucleinsäure, gebunden. Dieser Phase der Aminosäure-Aktivierung folgt dann die eigentliche Synthese, die sich an den Ribosomen abspielt. Hier erst wird die Spezifität des Proteins, d. h. die Aminosäuresequenz, festgelegt. Wir haben Grund anzunehmen, daß die Ribonucleinsäure die Information über diese Sequenz von der Desoxyribonucleinsäure, d. h. vom genetischen Material, übernimmt. Es ist auch schon länger bekannt, daß direkt an den Chromosomen RNS gebildet wird und daß verstärkte Proteinsynthese und verstärkte RNS-Synthese parallel gehen.

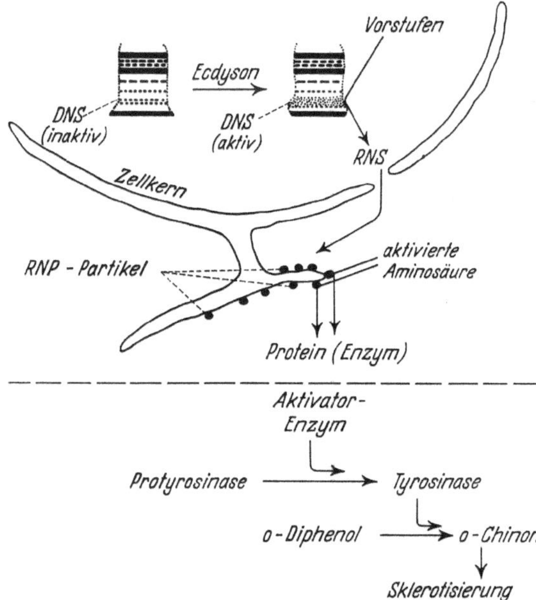

Abb. 3. Zur Wirkungsweise des Ecdysons. Unter dem Einfluß des Hormons werden im Zellkern bestimmte Gene (DNS) aktiv. An diesem Genort wird Ribonucleinsäure (RNS) gebildet, die in Ribonucleoproteidpartikeln (RNP-Partikeln) eingebaut wird und in das Cytoplasma wandert. Dort vollzieht sich die Synthese des spezifischen Proteins, das z. B. ein Enzym sein kann. Im Falle von Calliphora (untere Hälfte) wird vermutlich auf diese Weise das Aktivatorenzym gebildet, das die Protyrosinase in die aktive Tyrosinase umwandelt. Diese oxydiert Tyrosin zu o-Chinonen, die für die Sklerotisierung der Cuticula verantwortlich sind. (Aus P. KARLSON: Biochemische Wirkungsweise der Hormone. Deutsche Med. Wochenschrift, 86, 668 (1961), mit freundlicher Genehmigung des Georg Thieme-Verlags, Stuttgart)

Wenn nun das Ecdyson, wie viele Wirbeltierhormone, in den Vorgang der Proteinbiosynthese fördernd eingreift, so bleibt zu fragen, auf welcher Stufe die Beeinflussung erfolgt. Wir waren in der glücklichen Lage, diese Frage beantworten zu können. Gemeinsam mit Dr. CLEVER (Max Planck-Institut für Biologie, Tübingen) konnten wir zeigen, daß das Ecdyson einen direkten Einfluß auf die Chromosomen, genauer auf bestimmte Gene, hat. Dies war möglich, weil die Dipteren die bekannten Riesenchromosomen haben, bei denen man Struktur und Aktivität der einzelnen Genorte (Querscheiben) mit bestimmten Färbungen und mit der Radioautographie nachweisen kann.

Eine Genaktivität im Sinne der RNS-Synthese liegt an den Querscheiben vor, die das *Puffing*-Phänomen zeigen [BEERMANN (*23*), PELLING (*24*)]. Die Aktivität mancher Gene wechselt im Laufe der Entwicklung, bei *Chironomus* z. B. wird mit dem Übergang von der Larve zur Vorpuppe das Gen IR 18 aktiv, es zeigt das *Puffing*. Derselbe *Puff* läßt sich nun durch Ecdyson-Injektion auslösen; schon 1—2 Std. nach der Hormongabe läßt sich diese Veränderung beobachten. Die benötigten Dosen sind gering, der Effekt tritt bei über 80% der Tiere ein (*25*).

Wir schließen aus diesem Befund, daß der Angriffsort des Ecdysons das genetische Material ist (Abb. 3). Wenn man sich vergegenwärtigt, daß das Programm für den Entwicklungsablauf genetisch determiniert ist, d. h. in den Genen liegt, erscheint dieser Angriffsort vernünftig, ja man müßte gerade fordern, daß es so ist. Auch der biochemische Prozeß der Synthese eines bestimmten Proteins ist an diesem Punkt am leichtesten spezifisch zu beeinflussen.

Wir glauben deshalb, daß der hier aufgefundene Chemismus der Hormonwirkung über das Insektenreich hinaus Bedeutung hat. Es ließen sich manche Beispiele aus dem Gebiet der Hormonforschung dafür anführen [vgl. KARLSON (*26*)]. Der Nachweis ist bei den Insekten mit den Riesenchromosomen besonders leicht zu führen, wie die Abbildungen [l.c. (*25*)] zeigen; er wird bei den Wirbeltieren indirekt erbracht werden müssen. Immerhin erscheint es von Bedeutung, auf diesen von uns entdeckten Mechanismus der Hormonwirkung hinzuweisen und ihn auch für die Wirbeltierhormone zur Diskussion zu stellen.

Literatur

1. *Zusammenfassungen:* BUTENANDT, A.: Naturwiss. Rundschau, S. 355 (1954). — KARLSON, P.: Vitam. and Horm. **14**, 226 (1956); Proc. IV. intern. Congr. Biochem. XII, 37 (1959). — NOVAK, V.: Insektenhormone. Prag: Verl. Tschechosl. Akad. Wissenschaften 1959. — PFLUGFELDER, O.: Entwicklungsphysiologie der Insekten, 2. Aufl. Leipzig: Akad. Verl. Ges. Geest & Portig K. G. — WIGGLESWORTH, V. B.: The Physiology of Insect Metamorphosis. Cambridge: University Press 1954.
2. KOPEC, S.: Biol. Bull. **42**, 322 (1922).
3. FUKUDA, S.: J. Fac. Sci. Imp. Univ. Tokyo, Sect. IV 6, 477 (1944). — WILLIAMS, C. M.: Fed. Proc. **10**, 546 (1951).
4. WIGGLESWORTH, V. B.: Quart. J. micr. Sci. **79**, 91—121 (1936). — SCHARRER, B.: Endocrinology **38**, 46—55 (1946b).
5. LÜSCHER, M., and A. SPRINGHETTI: J. Insect Physiol. **5**, 190—212 (1960).
6. FUKUDA, S.: Proc. Japan. Acad. **27**, 672 (1951); **29**, 389 (1953).
7. LEES, A. D.: The Physiology of Diapause in Arthropods. Cambridge: Univ. Press 1955.
8. FRAENKEL, G.: Proc. roy. Soc. B **118**, 1—12 (1935).
9. BECKER, E., and E. PLAGGE: Biol. Zbl. **59**, 326—341 (1939).
10. BUTENANDT, A., u. P. KARLSON: Z. Naturforsch. **9**b, 389—391 (1954).
11. WILLIAMS, C. M.: Nature (Lond.) **178**, 212 (1956).
12. SCHNEIDERMAN, H. A., and L. J. GILBERT: Biol. Bull. **115**, 530 (1958).
13. GILBERT, L. J., and H. A. SCHNEIDERMAN: Science **128**, 844 (1959).
14. KOBAYASHI, M., and J. KIRIMURA: Nature (Lond.) **181**, 1217 (1958).
15. HASEGAWA, K.: Nature (Lond.) **179**, 1300 (1957).
16. CLEVELAND, L. R., A. W. BURKE JR. and P. KARLSON: J. Protozool. **7**, (3) 229—239 (1960).
17. HACKMAN, R. H.: Proceed. 4. Intern. Congr. Biochemistry, XII, 48—62 (1959). — PRYOR, M. G. M.: Proc. roy. Soc. B **128**, 393—407 (1940).
18. RICHARDS, A. G.: Ergebn. Biol. **20**, 1 (1958).
19. KARLSON, P.: Hoppe-Seylers Z. physiol. Chem. **318**, 194 (1960).
20. SEKERIS, C. E., u. P. KARLSON: Unveröffentlicht.
21. BUTENANDT, A., U. GRÖSCHEL, P. KARLSON and W. ZILLIG: Arch. Biochem. **83**, 1 (1959).
22. KARLSON, P., u. A. SCHWEIGER: Hoppe Seylers Z. physiol. Chem. **323**, 199 (1961).
23. BEERMANN, W.: Chromosoma **5**, 139 (1952).

24. PELLING, G.: Nature (Lond.) **184**, 655 (1959).
25. CLEVER, U., and P. KARLSON: Exp. Cell Res. **20**, 623—626 (1960).
26. KARLSON, P.: Dtsch. med. Wschr. **86**, 668—674 (1961).
27. —, u. G. HANSER: Z. Naturforsch. **7b**, 280—83 (1952).
28. HANSER, G., u. P. KARLSON: Biol. Zbl. **76**, 2, 129 (1957).
29. KARLSON, P., u. D. BÜCKMANN: Naturwissenschaften **2**, 44/45 (1956).
30. WILLIAMS, C. M.: Anat. Rec. **120**, 743 (1954).
31. — Privatmitteilung.
32. WIGGLESWORTH, V. B.: J. exp. Biol. **32**, 649—663 (1955).
33. LÜSCHER, M., and P. KARLSON: J. Insect Physiol. **1**, 341—345 (1958).
34. GEIGY, GROBE u. KARLSON: Unveröffentlicht.

Diskussion

K.-D. VOIGT (Hamburg):

Herr KARLSON hat uns in seinem schönen Vortrag an Hand des Verpuppungshormons einen sehr plausiblen Weg für den Mechanismus der Wirkung von Hormonen aufgezeigt. Mich würde interessieren, ob ein ähnlicher Mechanismus auch für die Wirkung von weiteren Hormonen, z. B. Steroiden, denkbar wäre. Insbesondere bin ich an Ihrer Ansicht interessiert, ob Steroide eher über eine Enzyminduktion, wie man diesen Mechanismus ja auch nennen kann, als über die Talalaysche Konzeption angreifen. Endlich möchte ich fragen, ob die unter dem Einfluß von Verpuppungshormon erfolgende Umwandlung von DNS in RNS für dieses Hormon spezifisch ist oder ob andere Substanzen einen ähnlichen Effekt hervorzurufen vermögen.

H. G. GOSLAR (Tübingen):

Mit Recht betont der Herr Vortragende, daß man auf dem Hormongebiet Ergebnisse an Wirbellosen nicht auf Wirbeltiere übertragen kann, wenn sich auch einige gemeinsame Prinzipien erkennen lassen. So entspricht z. B. dem Vernetzungsvorgang der Eiweißketten (mit den Chinonkörpern) beim Aufbau der Insektenhaut als Analogon die Sulfhydrylgruppenverkettung (zu Disulfidbrücken) bei den Häutungsvorgängen der Reptilien, deren Beeinflussung von hormoneller Seite sehr komplex ist. Gemeinsam ist den Häutungsvorgängen beider Tierreiche auch ihre Zweiphasigkeit, nämlich Aufbau und Ablösung. Für letztere bilden sich morphologisch charakterisierbare Zonen aus, in denen sich histochemisch starke Fermentaktivitäten (z. B. Esterasen, Aminopeptidasen bei Reptilien, s. GOSLAR 1961) nachweisen lassen. Auch bei Avertebraten (z. B. Decapoden, s. TRAVIS 1960 u. vorher) sind entsprechende Areale beschrieben. Das vom Herrn Vortragenden beschriebene Hormon Ecdyson greift nun bei den Insekten in die erste Phase des Häutungsgeschehens, also in die Vernetzung ein. Ich möchte nun fragen, ob dieses Hormon auch biphasische Wirkung besitzt, also an den lytischen Vorgängen beteiligt ist, oder ob hierfür andere Wirkstoffe verantwortlich gemacht werden müssen.

H. DANNENBERG (München):

Ich möchte auf die interessante Tatsache hinweisen, daß eine Verbindung, die bei den Säugetieren als Hormon wirkt, das „Dopamin“, als N-Acetat bei den Insekten zu den Baustoffen gehört. Ist bei den Insekten außer der Umwandlung des Dopamin-N-acetates in das entsprechende ortho-Chinon, die durch die Ecdyson-gesteuerte Tyrosinase erfolgt, auch der Säugetier-Stoffwechsel des Dopamins bekannt?

P. KARLSON (München):

Antwort an Herrn VOIGT: Zunächst möchte ich richtigstellen, daß wir den geschilderten Wirkungsmechanismus über die Gene nicht postulieren, sondern zur Diskussion stellen wollen; für die Wirbeltierhormone muß er erst durch weitere Versuche nachgewiesen werden. Es ist allerdings recht wahrscheinlich, daß bei den Hormonen, die Protein- oder Enzymsynthese anregen, ein analoger Mechanismus vorliegt. Hierzu gehört auch das Cortisol, das nach HÜBENER eine Enzymsynthese induziert, wobei nach FEIGELSON auch der Umsatz von RNS vermehrt ist. — Die Vorstellungen von TALALAY führen meiner Ansicht nach nicht zu einem Verständnis der Hormonwirkung auf biochemischer Ebene, wenn auch die Experimente mehrfach bestätigt wurden. Die Vorstellung, daß Hormone coenzymartige Funktionen haben könnten, ist ja schon über 20 Jahre alt, aber es gelang bisher in keinem Falle, diese Wirkung zu präzisieren. Alle Hormonwirkung scheint an die Existenz von Strukturen gebunden zu sein. — Über die Spezifität der Enzyminduktion läßt sich heute wohl noch wenig sagen. Das Phänomen ist weit verbreitet, bei Mikroorganismen sprach man zunächst von „adaptiver Enzymsynthese", bis sich herausstellte, daß sehr viele Stoffe die Biosynthese dieser Enzyme stimulieren können. Ob dabei stets der gleiche Mechanismus im Spiele ist, ist wohl noch offen.

Antwort an Herrn GOSLAR: Auch bei Insektenhäutung sind abbauende Prozesse beteiligt; im Exuvialraum finden sich verschiedene Hydrolasen (WILLIAMS u. Mitarb.). Wir haben uns mit diesen Enzymen nicht beschäftigt; nach meiner Kenntnis der Literatur kann ich nur sagen, daß das Ecdyson alle Vorgänge kontrolliert, die zur Häutung führen oder diese vorbereiten.

Antwort an Herrn DANNENBERG: Einen Abbau des Dopamin analog dem Wirbeltierstoffwechsel haben wir nicht beobachtet. Überschüssiges Dopamin wird aber in das Glykosid übergeführt und damit dem Angriff der Phenoloxydasen entzogen; es scheint sich dabei um eine Speicherform zu handeln. — Die Acetylierung am Stickstoff dürfte wohl hauptsächlich die Bedeutung haben, den Ringschluß zum Indolderivat, der zur Melaninbildung führen würde, zu verhindern. Sklerotisierung und Melaninbildung unterscheiden sich u. a. dadurch, daß die Sklerotisierung nicht durch Indolchinone, sondern durch o-Benzochinonderivate erfolgt.

Physiologisch-Chemisches Institut der Universität des Saarlandes in Homburg (Saar)

Das Acetylcholin, seine enzymatische Spaltbarkeit und Bildung sowie die sogenannten Anticholinesterasen

Von

R. AMMON

Mit 4 Abbildungen

Als OTTO LOEWI, der am 25. 12. 1961 im Alter von 88 Jahren starb, seinerzeit in Graz entdeckte, daß der Vagusstoff mit dem Acetylcholin identisch ist, ein Befund, für den er 1936 den Nobelpreis erhielt, wurde die Erforschung auf dem Gebiete der Aktionsstoffe des Parasympathicus in großem Maße eingeleitet.

$$\begin{array}{l} CH_2\text{—}O\text{—}CO\text{—}CH_3 \\ | \\ CH_2\text{—}\overset{\oplus}{N}(CH_3)_3 \end{array}$$

Wir haben hier die chemische Formel des Vagusstoffes, der den Essigsäureester des Alkohols Cholin, der gleichzeitig eine sog. quaternäre N-Base darstellt, vor uns. Über die physiologische Bedeutung dieses Acetylcholins, seine pharmakologische Wirkung und therapeutische Anwendungsmöglichkeit (*1*) wird Herr HARDEGG aus Heidelberg anschließend berichten. Meine Aufgabe soll sein, über „Das Acetylcholin in enzymatischer Sicht" zu referieren und die biochemische Grundlage für das Verständnis der pharmakologisch-therapeutischen Fragen zu legen. Wir beide, Herr HARDEGG, ein Schüler von HANS SCHAEFER, und ich, stehen damit vor dem Problem, aus etwa 10000 Publikationen eine Auswahl zu treffen, die unseren Kreis hier interessiert.

In diesem Zusammenhang ist die Tatsache nicht uninteressant, daß es neben dem Acetylcholin auch noch andere körpereigene Cholinester gibt, deren Menge aber viel kleiner ist als die des Acetylcholins. Es sind dies:

$$\begin{array}{l} CH_2\text{—}O\text{—}CO\text{—}CH_2\text{—}CH_3 \\ | \\ CH_2\text{—}\overset{\oplus}{N}(CH_3)_3 \end{array}$$

Propionylcholin (*2*)

$$\begin{array}{l} CH_2\text{—}O\text{—}CO\text{—}CH_2\text{—}CH_2\text{—}CH_3 \\ | \\ CH_2\text{—}\overset{\oplus}{N}(CH_3)_3 \end{array}$$

Butyrylcholin (*3*)

$$\begin{array}{l} CH_2\text{—}O\text{—}CO\text{—}CH_2\text{—}CH_2\text{—}CH_2\text{—}NH_2 \\ | \\ CH_2\text{—}\overset{\oplus}{N}(CH_3)_3 \end{array}$$

γ-Aminobutyrylcholin (*4*)

$$HC{=}CH\text{—}CH{=}CH\text{—}CO\text{—}O\text{—}CH_2\text{—}CH_2\text{—}\overset{\oplus}{N}(CH_3)_3 \quad (\text{HC}{=}\text{C: Imidazolring } HN\text{—}CH{=}N)$$

Urocaninoylcholin (*5*)

Bemerkt soll werden, daß über die γ-Aminobuttersäure Herr HOLTZ in seinem Referat berichtete, die wir nun als Cholinester wiederfinden, und daß die Urocaninsäure ein Imidazolderivat ist, wobei sich eine Beziehung zum Histamin ergibt.

Alle diese Substanzen haben auch pharmakologische Wirkungen des Acetylcholins. Welche Bedeutung sie im einzelnen neben dem Acetylcholin für den Organismus haben, ist noch nicht genügend bekannt (*1*).

In dieser biochemischen Betrachtungsweise möchte ich nur noch erwähnen, daß auch das so allgemein bekannte Lecithin ebenfalls ein Cholinester ist.

```
CH2—O—CO—R1
|
CH2—O—CO—R2
|        /O⊖
CH2—O—P=O
         \O—CH2
             |    ⊕ /CH3
             CH2—N—CH3
                    \CH3
```

α-Lecithin

Diese zu den Lipoiden gehörende Verbindung ist im Organismus weit verbreitet, ihre Menge ist auch außerordentlich viel größer als die des Acetylcholins, und die Bedeutung des Lecithins bzw. der Lecithine für den Organismus ist eine völlig andere.

Die Esternatur des Acetylcholins weist nun auf eine wichtige Tatsache hin. Es kann nämlich der Vagusstoff enzymatisch hydrolytisch zerlegt werden, wobei das Cholin und die Essigsäure entstehen. Die Wirksamkeit des dabei freiwerdenden Cholins ist jedoch 1000 bis 10000 mal geringer als die des Vagusstoffes selbst, so daß durch das Ferment die Acetylcholinwirkung im Organismus praktisch vollständig aufgehoben werden kann.

Damit rückt dies Ferment in den Blickpunkt physiologisch-pharmakologischen Interesses.

Die leichte Spaltbarkeit von Acetylcholin durch das Blutserum, für die der Engländer STEDMAN (*6*) 1932 als erster ein besonderes Ferment, die Cholinesterase, verantwortlich machte, führte ursprünglich zu der, wie wir es heute wissen, nicht richtigen Annahme, daß damit das Enzym gefunden sei, das mit der Spaltung und Bildung des Acetylcholins im Organismus in engem Zusammenhange steht.

Die Schule von DAVID NACHMANSOHN (*7*) konnte jedoch um 1949 zeigen, daß ein ähnliches Ferment, Acetylcholinesterase genannt, das Enzym ist, das die eigentliche große physiologische Bedeutung hat. Die Unterschiede zwischen beiden Fermenten soll die folgende Tab. 1 (*8*) wiedergeben.

Wir erkennen schon aus dem Vorkommen den wesentlichen Unterschied. Die unspezifische Cholinesterase, die übrigens durchaus ein klinisch-chemisches Interesse in bezug auf die Leberfunktion hat, ist zwar in den verschiedenen Geweben des menschlichen und tierischen Körpers weit verbreitet. Die spezifische Acetylcholinesterase kommt jedoch besonders im nervalen Gewebe vor. Schon diese Tatsache beweist ihre Besonderheit. Wichtig und erwähnenswert erscheint hier auch, daß neben anderen Cholinestern das Acetylcholin das bevorzugte

Substrat für die Acetylcholinesterase ist. Das wird besonders deutlich, wenn es sich um geringe Konzentrationen handelt. Ich möchte, ohne auf weitere Einzelheiten einzugehen, die die Tabelle bietet, noch anführen, daß wir kürzlich in meinem Institut auch eine unterschiedliche stereochemische Spezifität für die beiden Fermente auffinden konnten (*9*).

Tabelle 1. *Unterscheidung zwischen Cholinesterase und Acetylcholinesterase* (nach AUGUSTINSSON, etwas modifiziert)

Characteristica	Cholinesterase	Acetylcholinesterase
	Pseudo-, nicht spezifische Cholinesterase, s(Serum)-Typ, Butyrylcholinesterase	wahre, spezifische Cholinesterase, e(Erythrocyten)-Typ
Vorkommen	Blutserum, Pankreas, Leber usw.	Nervales Gewebe, Erythrocyten, Thymus usw.
p_H-Optimum	8,5	7,5—8,0
Hemmung durch Substrat-(Acetylcholin-)Überschuß	—	+
Aktivierbarkeit durch NaCl	—	+
Hemmbarkeit durch:		
quaternäre N-Basen	+	++
tertiäre N-Basen	++	+
Coffein	++	—
Percain	++	+
Chinin	++	+
Curare	++	+
Di-isopropylfluorphosphat	++	+
Spaltung von:		
Tributyrin	+	—
Acetyl-β-methylcholin	(+)	+
Benzoyl-cholin	+	—
Bevorzugung der Modifikation bei der Spaltung des DL-Mandelylcholins	D	L

Nach den Untersuchungen von NACHMANSOHN (*10*) ist es auch die Acetylcholinesterase, die eng mit den elektrischen Phänomenen, die bei der Erregung von Nerven bzw. an den Endplatten auftreten, verknüpft ist. Die Depolarisation der erregten Endplatte geht mit der Spaltung des Vagusstoffes einher. Dem entspricht, daß die Fermentaktivität, z. B. des Ganglion cervicale superior der Katze, so groß ist, daß pro Millisekunde 3—6mal 10^{12} Moleküle Acetylcholin aufgespalten werden können. Es hat die Acetylcholinesterase überhaupt eine außerordentlich hohe Wechselzahl, die nur noch von der der Carboanhydratase übertroffen wird, die für die rasche Entfernung von CO_2 aus dem Körper bei der Atmung zu sorgen hat.

Das elektrische Organ einiger Fische ist eine modifizierte Nervenendplatte, auf deren Bau ich im einzelnen nicht eingehen kann. Dieses Gewebe ist als das Acetylcholinesterase-reichste Organ der Tierwelt bekannt. Nach NACHMANSOHN vermag 1 mg eines sehr gereinigten Fermentpräparates in 1 Std 75 g Acetylcholin restlos zu hydrolysieren.

Die folgende Abbildung (*11*) läßt deutlich die große Bedeutung der Acetylcholinesterase für die Aktivität des elektrischen Organs erkennen.

Es ergibt sich, ohne auf nähere Einzelheiten eingehen zu wollen, eine Proportionalität zwischen der sog. Feldstärke und der Acetylcholinesterase-Aktivität.

Hierbei erlauben Sie mir, darauf hinzuweisen, daß ich in der Mitte der 30er Jahre in dem bläulichen Blut der Weinbergschnecke ein sehr starkes Acetylcholinspaltungsvermögen feststellte (*12*). Mein Mitarbeiter BOCKENDAHL (*13*), der z. Z. genauer die Kinetik dieses Ferments studiert und dabei die erstmalig von AUGUSTINSSON (*14*) in Stockholm dargestellte Aktivitäts-p_s-Kurve bestätigen konnte, gelangte zu der Feststellung, daß das Weinbergschneckenferment dem Typ der Acetylcholinesterase zuzuordnen ist. Dies erscheint uns nicht unwichtig, weil uns in unsern Breiten Tiere mit elektrischen Organen nicht so leicht zur Verfügung stehen und damit das Schneckenferment ein gutes Studienobjekt für die Acetylcholinesterase darstellt.

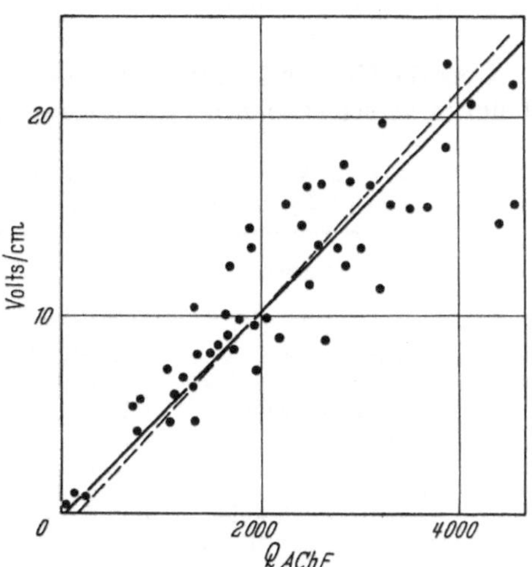

Abb. 1. Beziehung zwischen Feldstärke und Acetylcholinesterase-Konzentration des elektrischen Organs (nach NACHMANSOHN)

In Abb. 2 sind sog. Aktivitäts-p_s-Kurven dargestellt. Wir sehen, daß das Ferment der Weinbergschnecke voll übereinstimmt mit dem des elektrischen Organs des Zitteraals (*15*), nicht aber mit dem des Pferdeserums (*16*). Während die beiden erstgenannten Fermente durch Substratüberschuß hemmbar sind — ein von HARDEGG (*17*) als Autokatastase bezeichnetes Phänomen — trifft dies für das Serumferment nicht zu. Die Aktivitäts-p_H-Kurven (Abb. 3) der beiden Ferment-Präparate sind identisch (*18*).

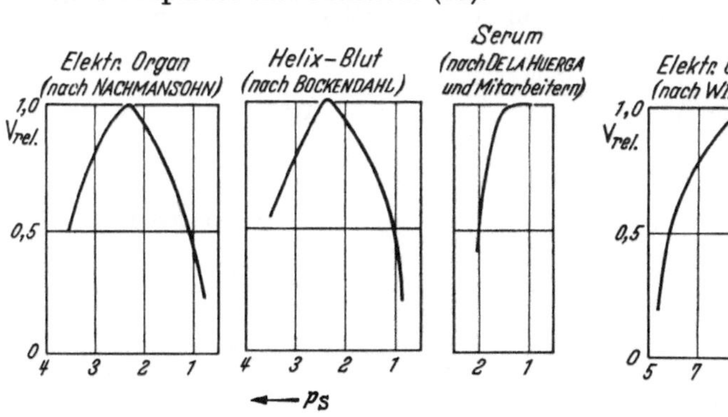

Abb. 2. Aktivität-p_s-Kurven für die Acetylcholinesterase des elektrischen Organs, des Helix-Bluts und die Cholinesterase des Serums

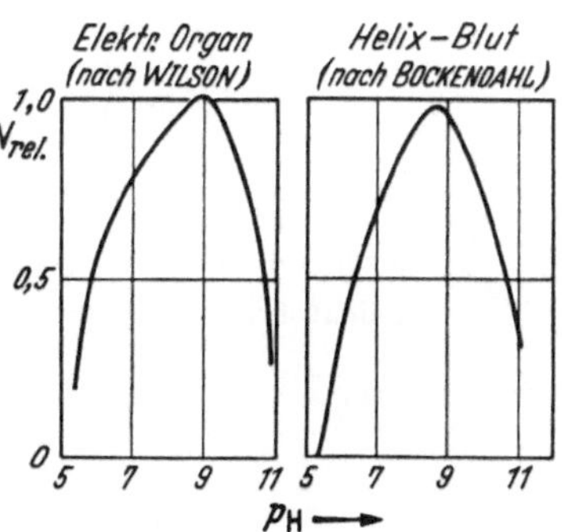

Abb. 3. Aktivitäts-p_H-Kurven für die Acetylcholinesterase des elektrischen Organs und des Helix-Bluts

Ich komme nun zur Bildung des Acetylcholins. Hier war es auch ganz besonders NACHMANSOHN (*19*), der 1943, bezeichnenderweise auch im elektrischen Organ von Fischen und im Säugetiergehirn, ein besonderes Fermentsystem auffand, das nur für die Bildung dieses physiologisch so bedeutungsvollen Vagusstoffes verantwortlich ist. Er schlug den Namen Cholinacetylase vor. Bei diesem System, auf das ich nicht näher eingehen kann, sind das sog. Co-Enzym A und das Adenosintriphosphat, das ATP, beteiligt. Aus der Untersuchung von BALFOUR (*20*) geht hervor, daß ein gereinigtes Cholinacetylase-Präparat aus Kaninchengehirn pro 1 g Fermentprotein und 1 Std imstande ist, 180 mg Acetylcholin zu bilden.

Über die Mengen an synthetisiertem und hydrolytisch aufgespaltenem Acetylcholin in verschiedenen nervösen Geweben unterrichtet uns die folgende Tab. 2.

Tabelle 2. *Konzentrationen an Cholinacetylase und Acetylcholinesterase in einigen Typen von leitenden Geweben* (nach NACHMANSOHN, verkürzt)

Gewebe	Tierart	Gebildetes	Gespaltenes
		Acetylcholin mg pro g und Std	
Gehirn	Ratte, Meerschw., Kaninchen	2,0—2,5	80—100
Ventrale Wurzeln	Rind	7—12	12—15
Dorsale Wurzeln	Rind	0,03—0,05	9
Nervus opticus	Kaninchen	0,015—0,02	18—25
Kopfganglion	Tintenfisch	10—15	3—4000
Elektrischer Gewebe	Elektrischer Aal	0,3—0,5	3—4000
Quergestreifter Muskel	Goldfisch	3—4	900

Mit Ausnahme der ventralen Wurzeln, wo etwa pro Zeit- und Gewichtseinheit die gleiche Acetylcholinmenge gebildet und gespalten wird, weist die Acetylcholinesterase die größere Aktivität auf (*21*).

Ich möchte besonders darauf hinweisen, daß das Acetylcholin im Gewebe zunächst nicht frei, sondern an Protein gebunden auftritt. In dieser Form ist es auch pharmakologisch inaktiv und bildet damit eine Art Vorratsform. Diese Vorratsform scheint in granulären Zellelementen abgelagert zu werden, so daß das Acetylcholin gleichzeitig vor einer vorzeitigen enzymatischen Spaltung geschützt ist. Das folgende Schema (*22*) soll diese Situation wiedergeben:

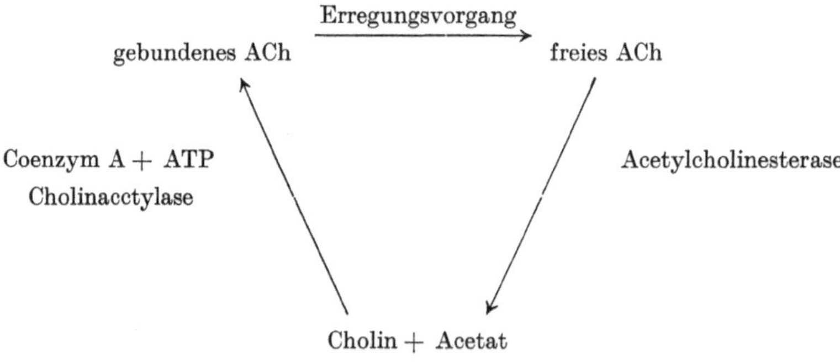

Abb. 4. Schema nach MARQUARDT

Die Frage des Acetylcholin-synthetisierenden Fermentsystems möchte ich nicht verlassen, ohne darauf hinzuweisen, daß es nicht streng spezifisch ist (*23*). So können von ihm auch Propionsäurereste auf das Cholin übertragen werden. Hiermit erklärt sich auch das Vorkommen des erwähnten Propionylcholins und wohl auch der anderen natürlich vorkommenden Cholinester. In meinem Institut fanden wir kürzlich auf papierchromatographischem Wege eine, wenn auch sehr schwache, synthetisierende Fähigkeit für den Mandelsäureester des Cholins (*24*).

Ich möchte nun noch auf den Hemmkörper der Cholin- bzw. Acetylcholinesterase eingehen, Substanzen, die — leider — auch als Anticholinesterasen bezeichnet werden. Dieser Ausdruck ist natürlich irreführend, denn es handelt sich nicht um Enzyme, sondern um chemisch wohl definierte Verbindungen, die sich durch eine außerordentlich starke Hemmwirkung gegenüber den genannten Fermenten auszeichnen.

Die am längsten bekannte Substanz ist in diesem Sinne das Alkaloid der Calabarbohne, Physostigmin oder Eserin. Aus eigenen Versuchen (*12*) läßt sich errechnen, daß noch $^1/_{5000}\,\gamma$ Eserinsulfat in 2 cm^3 eines Versuchsansatzes, der $^1/_{100}$ cm^3 Pferdeserum enthält, entsprechend 10^{-11} Mol Eserin pro Kubikzentimeter, die darin befindliche Cholinesterase um 50% hemmen kann. Noch stärker hemmt, wie es FELDBERG (*25*) zeigte, das Prostigmin. Den wohl stärksten Effekt üben, nach Versuchen von FUNKE (*26*) — allerdings nicht ganz unwidersprochen —, Substanzen mit einer ausgeprägten Anticurare-Wirkung aus. Es liegt nahe, die allen Ärzten bekannte therapeutische Wirkung des Eserins und des Prostigmins mit dem Acetylcholin-Acetylcholinesterase-System in Zusammenhang zu bringen. Auch die angeführte Anticurarewirkung muß so betrachtet werden. Hierüber wird uns gewiß Herr HARDEGG Näheres sagen. Schließlich muß auf die große Gruppe von Estern der Phosphorsäure, die eine hervorragende Bedeutung als Insekticide erlangt haben, eingegangen werden (*27*). Ich möchte nur das Diisopropylfluorphosphat, das Tetraäthylpyrophosphat und das berüchtigte E 605 erwähnen:

$$O{=}P(F)(O{-}C_3H_7)_2$$

Di-isopropyl-fluoro-phosphat, DFP

$$(H_5C_2{-}O)_2P({=}O){-}O{-}P({=}O)(O{-}C_2H_5)_2$$

Tetraäthyl-pyrophosphat, TEPP

$$(H_5C_2{-}O)_2P({=}S){-}O{-}C_6H_4{-}NO_2 \longrightarrow (H_5C_2{-}O)_2P({=}O){-}O{-}C_6H_4{-}NO_2$$

p-Nitrophenyl-diäthyl-thiophosphat, Parathion, E 605

p-Nitrophenyl-diäthyl-phosphat, Paraoxon, E 600

Auch diese Substanzen greifen mit großer Sicherheit in das Acetylcholin-Acetylcholinesterase-System ein, und auch sie wirken in sehr kleinen Dosen. Interessant ist in diesem Zusammenhang, daß die beiden erstgenannten Ester, das DFP und das TEPP, sowohl in vitro als auch in vivo wirksam sind, während das E 605 in vitro ohne Einfluß auf das Ferment ist, sondern erst im Organismus, unter chemischer Umwandlung (s. Parathion → Paraoxon), seine hohe Hemmwirkung entfaltet (*28*).

Unter dem großen Eindruck der starken Wirkung dieser genannten und anderer nicht angeführter Insecticide — vielleicht auch der freiwilligen und unfreiwilligen E 605-Vergiftungen am Menschen — war es besonders WILSON (*29*) in New York, der eine Vorstellung über den Hemmungsmechanismus entwickelte und damit auch Versuche unternahm, die Giftwirkung wieder aufzuheben.

Auch hier möchte ich mich nicht auf Einzelheiten einlassen. WILSON und GINSBURG (*30*) entwickelten in zielbewußter Arbeit das PAM, das N-Methyljodid des Pyridin-2-aldoxims:

$$\text{Pyridinium-Ring}\overset{\oplus}{N}(CH_3)\text{—}CH{=}N\text{—}OH \quad J^{\ominus}$$

PAM

Es konnte nachgewiesen werden, daß diese Substanz von erstaunlicher Wirkung ist: Ein mit TEPP völlig inaktiviertes Acetylcholinesterase-Präparat aus dem elektrischen Organ des Electrophorus electricus konnte nach Zusatz von PAM wieder reaktiviert werden. Dies gilt auch für den Tierversuch. KEWITZ (*31*), der früher am Nachmansohnschen Institut arbeitete, konnte zeigen, daß alle Mäuse, die eine sicher tödlich wirkende Dosis von DFP erhielten, überlebten, wenn sie rechtzeitig das PAM injiziert bekamen.

Wir können noch einen Schritt weiter gehen: Beim Umgang mit Insecticiden läßt es sich nur schwer vermeiden, daß, wie schon angedeutet, Vergiftungen am Menschen beobachtet werden, zumal diese Substanzen in der Landwirtschaft und allgemein bei der Ungezieferbekämpfung eine immer bedeutendere Rolle spielen. In Japan beispielsweise, wo die Bekämpfung von Insekten, die die Reispflanze vernichten, von direkt lebensnotwendiger Bedeutung ist, wird die Zahl der Vergiftungsfälle in 5 Jahren seit der Anwendung von Phosphorsäureestern auf über 6000 geschätzt. Eine Behandlung auch schwerer und schwerster Vergiftungsfälle mit 1 g PAM, intravenös verabfolgt, unter gleichzeitiger Gabe von Atropin erwies sich therapeutisch als außerordentlich wirkungsvoll (*32*). In diesem Zusammenhange möchte ich noch erwähnen, daß bei solchen Vergiftungsfällen der Cholinesterasewert des Serums stark herabgesetzt ist und auch zur Diagnosestellung verwandt werden kann.

Ich habe mich bemüht, von meinem Fach aus gesehen, einige chemische und enzymatische Tatsachen aus dem großen Fragenkomplex um den Vagusstoff anzuführen. Sie sollen die Grundlage für das Verständnis der physiologischen und pharmakologischen Wirkungen des Acetylcholins und damit auch verschiedener therapeutischer Maßnahmen bilden, deren Besprechung nun Aufgabe von Herrn HARDEGG ist.

Literatur

1. *Neue Übersicht s.* P. HOLTZ: Gewebshormone. In: AMMON-DIRSCHERL: Fermente, Hormone, Vitamine und die Beziehung dieser Wirkstoffe zueinander. 2. Band, S. 711. Stuttgart: Georg Thieme 1960.
2. BANISTER, J., V. P. WHITTAKER und S. WIJESUNDERA: J. Physiol. (Lond.) **121**, 55 (1953). GARDINER, S. E., and V. P. WHITTAKER: Biochem. J. **58**, 24 (1954).
3. HOLTZ, P., u. H. J. SCHÜMANN: Naturwissenschaften **41**, 306 (1954).
4. KURIAKI, K., J. YAKUSHIJI, J. NORO, J. SHIMIZU and S. SAJI: Nature (Lond.) **181**, 1336 (1958).
5. KEWITZ, H.: Naunyn-Schmiedeberg's Arch. exp. Path. Pharmak. **225**, 111 (1955).
6. STEDMAN, E., E. STEDMAN and L. H. EASSON: Biochem. J. **26**, 2056 (1932).
7. AUGUSTINSSON, K. B., and D. NACHMANSOHN: J. biol. Chem. **179**, 543 (1949).
8. *Nach* K. B. AUGUSTINSSON: Acta physiol. scand. **15**, Supp. 52 (1948).
9. AMMON, R., u. H. MEYER: Hoppe-Seylers Z. physiol. Chem. **314**, 198 (1959).

10. *Siehe Monographie:* D. NACHMANSOHN: Chemical and molecular basis of nerve activity. New York and London: Academic Press 1959.
11. Siehe Zitat 10, Fig. 27, S. 78.
12. AMMON, R.: Ergebn. Enzymforsch. **4**, 102 (1935).
13. BOCKENDAHL, H.: Hoppe-Seylers Z. physiol. Chem. (1962), im Druck.
14. AUGUSTINSSON, K. B.: Arch. Biochem. **23**, 111 (1949).
15. Zitat 10, Fig. 2, S. 24.
16. DE LA HUERGA, J., CH. YESINICK and H. POPPER: Amer. J. clin. Path. **22**, 1126 (1952).
17. HARDEGG, W., u. R. POCHE: Klin. Wschr. **1952**, 799.
18. Für das elektrische Organ, s. I. B. WILSON u. J. BERGMANN: J. biol. Chem. **186**, 683 (1950).
19. NACHMANSOHN, D., and A. L. MACHADO: J. Neurophysiol. **6**, 397 (1943).
20. BALFOUR, W. E., and C. O. HEBB: Nature (Lond.) **167**, 991 (1951).
21. Zitiert nach 10., Tab. IX, S. 90.
22. *Nach* P. MARQUARDT u. H. FALK: Arzneimittel-Forsch. **6**, 168, 309 (1956).
23. NACHMANSOHN, D., I. B. WILSON, S. R. KOREY and R. BERMANN: J. biol. Chem. **195**, 25 (1952). — BERMAN, R., I. B. WILSON and D. NACHMANSOHN: Biochim. biophys. Acta **12**, 315 (1953).
24. AMMON, R., u. K. J. DIENHART: Arzneimittel-Forsch. **10**, 414 (1960).
25. FELDBERG, W., u. B. REMPEL, zit. nach B. MINZ: Naunyn-Schmiedeberg's Arch. exp. Path. Pharmak. **168**, 292 (1932).
26. FUNKE, A., F. DEPIERRE et W. KRUKER: C. R. Acad. Sci. (Paris) **234**, 762 (1952).
27. Historischer Überblick über die Entwicklung der Kenntnis der Hemmwirkung der Phosphorsäure-Insecticide, s. K. B. AUGUSTINSSON: Arzneimittel-Forsch. **4**, 247 (1954).
28. Siehe z. B. A. N. DAVISON: Biochem. J. **61**, 203 (1955). — KUBISTOVA, J.: Experientia (Basel) **12**, 253 (1956).
29. WILSON, I. B.: J. biol. Chem. **190**, 111 (1951). — WILSON, I. B., S. GINSBURG and C. QUAN: Arch. Biochem. **77**, 286 (1958).
30. WILSON, I. B., and S. GINSBURG: Biochim. biophys. Acta **18**, 168 (1955).
31. KEWITZ, H.: Klin. Wschr. **1957**, 521.
32. OKINAKA, u. M. YOSCHIKAWA: Münch. med. Wschr. **1955**, 1072. — NAMBA, J., and K. HIRAKI: J. Amer. med. Ass. **166**, 1834 (1958). — ERDMANN, W. D., F. SAKEI u. F. SCHELER: Dtsch. med. Wschr. **1958**, 1359.

Diskussion

P. KARLSON (München):

Daß die Acetylcholinesterase kaum synthetisierend wirkt, ist wohl thermodynamisch begründet; das Gleichgewicht liegt weit auf seiten der Spaltprodukte. Zur Synthese ist eine Verbindung mit hohem Gruppenübertragungspotential erforderlich, eben das Acetyl-Coenzym A. NACHMANSOHN hat die Beteiligung von Essigsäure und ATP angenommen; es gibt aber viele andere Stoffwechselprozesse, die direkt Acetyl-Co A liefern, z. B. die oxydative Decarboxylierung von Brenztraubensäure, die aus dem Kohlenhydratabbau stammt. Hier ist nun bemerkenswert, daß der Nerv viel Thiamin enthält, das ja Coenzym der oxydativen Decarboxylierung ist. Kann man nicht als wahrscheinlich annehmen, daß die Aufgabe des Thiamins im Nervengewebe gerade in dieser Reaktion besteht?

R. AMMON (Homburg):

Daß das Gleichgewicht der Reaktion: Cholin + Essigsäure = Acetylcholin + Wasser sehr stark auf seiten der Spaltprodukte liegt, haben schon ABDERHALDEN sowie mein früherer Mitarbeiter KWIATKOWSKI und ich zeigen können. Immerhin ist unter ganz unphysiologischen Bedingungen der Nachweis geringer Mengen von Acetylcholin durch Cholinesterase zu erbringen. Die physiologische Synthese des Acetylcholins erfolgt eindeutig durch die Cholinacetylase, die, wie bereits erwähnt, auch andere Ester des Cholins synthesieren kann, ich denke an die Versuche von P. HOLTZ und an unseren Befund, daß nämlich die Bildung des Cholinmandelats — wenn auch in sehr schlechter Ausbeute — möglich ist. Das von Herrn KARLSON genannte Thiamin-System kann sicherlich auch an der Acetylcholinbildung beteiligt sein.

Aus dem Physiologischen Institut der Universität Heidelberg
(Direktor: Prof. Dr. H. SCHAEFER)

Zur Physiologie und Pharmakologie des Acetylcholins

Von

WOLFGANG HARDEGG

Dieses Referat über die Physiologie und Pharmakologie von Acetylcholin sollte ursprünglich von WILHELM FELDBERG übernommen werden. Er mußte leider absagen. Es gibt keine Zweifel, daß gerade FELDBERG uns über dieses Thema am meisten zu sagen gehabt hätte. Durch seine Arbeiten zusammen mit DALE und BROWN in den dreißiger Jahren, durch die die Basis für die heutige Theorie der humoralen Erregungsübertragung an den motorischen Endplatten gelegt wurde, hat er der von OTTO LOEWI und anderen eingeleiteten Entwicklung einen enormen Impuls gegeben und in der Folgezeit an vielen Stellen entscheidend für das Eindringen in dieses biologisch so wichtige Gebiet beigetragen.

Wie im vorigen Referat schon erwähnt, ist die Zahl der mit Acetylcholin zusammenhängenden Arbeiten fast nicht mehr zu übersehen. Es ist deshalb unmöglich, auf alle neueren Versuche und Erkenntnisse in der kurzen Zeit so einzugehen, wie es eigentlich notwendig wäre. Wir müssen uns, wenn wir etwas in die Tiefe gehen wollen, auf einige Gebiete beschränken. Von besonderem Interesse scheinen die neuen Untersuchungen über die Funktion von Acetylcholin an der motorischen Endplatte und im Reizbildungssystem des Herzens, weil gerade hier die größten Fortschritte erzielt wurden.

Acetylcholin ist, wenn man so sagen darf, ein Standard-Möbelstück im Tierreich. Auch im Pflanzenreich ist der Ester nachgewiesen worden. Besondere Bedeutung hat sein Vorkommen im Nervengewebe, wobei wir jedoch nicht vergessen wollen, daß auch nervenfreies Gewebe, wie die Placenta, größere Mengen enthalten kann.

Die Pharmakologen unterscheiden zwei Wirkungen des Acetylcholins: eine muscarinartige Komponente an den glatten Muskeln und an den Drüsen, die durch Atropin aufgehoben werden kann, und weiter eine nicotinartige Wirkung an der quergestreiften Muskulatur und an den Ganglienzellen. Letztere kann man durch Curare- bzw. Ganglienblocker hemmen.

Acetylcholin ist der Überträgerstoff im postganglionären Abschnitt des parasympathischen Nervensystems und an der motorischen Endplatte. Sehr vieles spricht dafür, daß es maßgebend an der Erregungsübertragung vom präganglionären Neuron des Sympathicus und des Parasympathicus auf das postganglionäre Neuron und in vielen Synapsen des zentralen Nervensystems beteiligt ist (s. auch PERRY 1957). Es erregt auch sensible Receptoren der Haut und der inneren

Organe. So lassen verschiedene Versuche annehmen, daß die Erregungsauslösung nach mechanischer Reizung in den Pacinischen Körperchen, die eine sehr hohe Cholinesterase-Aktivität besitzen, über Acetylcholin erfolgt (s. LOEWENSTEIN und MOLINS 1958).

Motorische Endplatte

Die motorischen Nervenfasern endigen bekanntlich nicht direkt an den contractilen Elementen, sondern in einer Endplatte. Kurz vorher verliert die Nervenfaser ihre Markscheide und spaltet sich in viele feine Äste auf, die im Abstand von weniger als einem Mikron vor der Verbindung zu der Muskelfaser, der Endplattenmembran, endigen. Wenn eine Erregungswelle über den Nerven läuft, wird an den Endigungen Acetylcholin freigesetzt und gelangt durch Diffusion zu der Membran. Hier reagiert es sehr spezifisch mit bestimmten chemischen Gruppen, die wir Molekularreceptoren der Acetylcholinwirkung nennen.

Die Reaktion von Acetylcholin mit seinen Receptoren verändert die Membran in der Weise, daß ihre Permeabilität für Natrium und Kalium sehr stark erhöht wird. Um diesen Vorgang und die pharmakologischen Beeinflussungsmöglichkeiten der sog. neuromuskulären Erregungsübertragung verständlich zu machen, muß kurz auf folgendes hingewiesen werden: Die Konzentrationen anorganischer Ionen sind innerhalb und außerhalb der Zellen verschieden. Durch aktive Stoffwechselprozesse werden die Natriumionen gegen den Konzentrationsgradienten dauernd aus der Zelle heraus- und Kaliumionen hineingepumpt (s. dazu auch HOKIN und HOKIN 1960). Die Konzentrationsunterschiede der Ionen, die elektrisch geladen sind, verursachen eine Polarisation der Membran, ihre Außenseite wird positiv, ihre Innenseite negativ. Es entsteht ein Membranpotential, das in der Ruhe in der Größenordnung von 40—80 Millivolt liegt (zur Theorie der bioelektrischen Vorgänge und ihrer pharmakologischen Beeinflussung s. SHANES, 1958).

Bei der Erregung bricht das Membranpotential zusammen, es kommt zur sog. Depolarisation. Es fließt ein Ionenstrom, den wir hier Endplattenstrom nennen und der, wenn er stark genug ist, elektronisch zu einer Depolarisation auch der angrenzenden Muskelmembran führt und so die fortgeleitete Erregungswelle über die Muskelzelle verursacht.

Alle Stoffe, die an Zellgrenzflächen derartige sehr rasche Änderungen der Permeabilität für Natrium und Kalium auslösen, wirken prinzipiell erregend.

Für den natürlichen Erregungsablauf sind rhythmische Antworten Voraussetzung. Für die Endplatte und für jede erregbare Zelle gilt also, daß nach der Depolarisation sofort eine Repolarisation erfolgen muß, das freigesetzte Acetylcholin muß sofort wieder zerstört werden, was Aufgabe der Cholinesterase ist.

Die Beeinflussung der neuromuskulären Übertragung durch Pharmaka kann auf verschiedene Weise erfolgen:

Einen Block können wir erzeugen einmal durch Hemmung der Wirkung von Acetylcholin, z. B. durch Curare: Curareartige Stoffe belegen die Acetylcholinreceptoren, verhindern also die depolarisierende Wirkung von Acetylcholin. Durch Erhöhung der Acetylcholinkonzentration, wie durch Hemmung der Cholinesterase mit Physostigmin oder Prostigmin, kann das Curare durch Kompetition verdrängt werden, und die Überleitung findet wieder statt.

Eine zweite Möglichkeit der Blockierung besteht darin, daß wir eine Dauerpolarisation auslösen durch Stoffe, die ähnlich wie Acetylcholin die Permeabilität der Membran für die Ionen stark erhöhen, aber nicht durch die Cholinesterasen angegriffen werden. Zu diesen Stoffen gehören das Succinyl-bis-cholin und das Decamethonium. Beide wirken prinzipiell wie Acetylcholin, sie depolarisieren jedoch über viel längere Zeit und blockieren damit die Überleitung.

Einen derartigen Block durch Dauerpolarisation kann man auch durch Acetylcholin selber erzeugen. Bei hoher Reizfrequenz z. B. wird soviel Acetylcholin freigesetzt, daß eine Repolarisation zwischen den einzelnen Reizen nicht mehr erfolgen kann; das gleiche können wir auch durch stärkere Hemmung der Cholinesterase erreichen (sog. Wedensky-Hemmung). Aus diesem Grund ist ein Cholinesterase-Hemmstoff zwar ein gutes Antidot gegen Curare, einen Block durch Depolarisation verstärkt er jedoch.

Die Frage, warum Acetylcholin unter Ruhebedingungen nicht durch die Cholinesterase angegriffen wird, obwohl es doch relativ stark an seinen Wirkorten konzentriert ist, wurde in den letzten Jahren wohl prinzipiell gelöst. Ähnlich wie andere Überträgerstoffe, z. B. Katecholamine, findet man Acetylcholin und daneben die Cholinacylasen nach Ultrazentrifugieren in der Mitochondrienfraktion, d. h. in granulären Elementen. Wie elektronenoptische Untersuchungen zeigten, sind derartige Granula oder Bläschen in den Endplatten in hoher Zahl vorhanden. Dadurch wird unter Ruhebedingungen eine räumliche Trennung zwischen dem Überträgerstoff und der direkt an der Membran konzentrierten Cholinesterase gewährleistet (s. dazu DEL CASTILLO und KATZ 1955; PALADE und PALLAY 1954; DE ROBERTIS und BENNETT 1955; weiter BIRKS, HUXLEY und KATZ 1960).

Daraus ergeben sich pharmakologische Beeinflussungsmöglichkeiten der Acetylcholinfreisetzung, die nicht auf einer Hemmung oder Aktivierung der Cholinacetylase beruhen. Ein Beispiel sind die Hemicholinium-Verbindungen. Sie verursachen einen neuromuskulären Block, hemmen aber nicht die Acetylcholinwirkung. In vivo wird die Bildung von Acetylcholin deutlich vermindert, ein Einfluß auf die Cholinacylasen konnte in vitro in den maßgebenden Konzentrationsbereichen jedoch nicht gefunden werden. Aus diesen und weiteren Befunden kann geschlossen werden, daß die Hemicholinium-Verbindungen die Bereitstellung von Cholin für die Synthese von Acetylcholin hemmen, Cholin also nicht mehr an die Syntheseorte gelangt. Damit zusammenhängend wurde ein Transportsystem postuliert, das Cholin aktiv an bestimmten Stellen, wahrscheinlich in den Granula, anreichert (s. SCHUELER 1960).

Unsere Kenntnisse über die Mechanismen der Erregungsübertragung an den Endplatten sind in den letzten Jahren besonders durch KATZ (s. DEL CASTILLO und KATZ 1956) und seine Mitarbeiter enorm bereichert worden. Durch ingeniöse Techniken konnten die elektrischen Phänomene an den einzelnen Endplatten genau verfolgt werden und durch Mikropipetten Acetylcholin und andere Pharmaka direkt in die gleiche Endplatte appliziert werden.

Dabei stellte sich heraus, daß auch die ruhende Endplatte dauernd elektrisch aktiv ist. Es entstehen fortlaufend kleine Potentiale, die sog. Miniaturendplattenpotentiale, die offenbar Quantencharakter haben. Zusammenfassend scheint es so zu sein, daß auch in der Ruhe dauernd einzelne Granula eine bestimmte Menge an Acetylcholin freisetzen. Die dadurch hervorgerufene Depolarisation der Endplatte reicht aber für eine Überleitung auf die Muskelfaser nicht aus. Erst die Freisetzung einer größeren Menge an Acetylcholinquanten durch den Erregungsstrom aus dem Nerven erhöht das Endplattenpotential soweit, daß die angrenzenden Abschnitte der Muskelfasermembran erregt werden können.

Im Laufe dieser Untersuchungen stieß man auf zwei biologisch sehr interessante Phänomene, die besonders von THESLEFF (1959, 1960) genauer untersucht wurden.

Wir hatten gesehen, daß die dauernde Anwesenheit von größeren Konzentrationen an Acetylcholin zu einem Block durch Dauerdepolarisation führt. Lassen wir einen solchen Block über eine gewisse Zeit bestehen, so ändert sich, manchmal schon im Laufe von wenigen Sekunden, die Reaktivität der Membran gegenüber Acetylcholin, die Membran wird unempfindlich, sie adaptiert sich an den chemischen Reiz.

Ein gleichsam umgekehrter Vorgang findet statt, wenn wir die Freisetzung von Acetylcholin über längere Zeit, z. B. durch Botulinustoxin oder chronische Denervation, unterbrechen. Normalerweise reagiert die Membran der Muskelfaser nur innerhalb der Endplattenregion auf Acetylcholin. Unter den genannten pathologischen Bedingungen kann die ganze Muskelfaser durch Acetylcholin erregt werden. THESLEFF hat die Vermutung ausgesprochen, daß normalerweise von der Endplatte während der Erregung bestimmte Stoffe in die Muskelfaser hineindiffundieren und die Bildung von Molekularreceptoren der Acetylcholinwirkung hemmen. Fällt diese Hemmung aus, weil die Permeabilität der Endplattenmembran durch Acetylcholin nicht mehr erhöht wird, bildet jetzt die Muskelfaser vermehrt Acetylcholinreceptoren. Offenbar sind in der quergestreiften Muskulatur genauso wie in der glatten Muskulatur die Bildungsmechanismen für die Bestandteile des Acetylcholinsystems vorhanden, nur sind sie hier unter normalen Bedingungen gehemmt.

Diese beiden Beobachtungen scheinen deswegen bemerkenswert, weil sie uns weitere Einblicke in die Steuerung der Molekularreception von Überträgerstoffen geben. Die Menge des jeweils freigewordenen Acetylcholins reguliert die Reaktivität der erregbaren Membran gegen sich selbst. Ist die Konzentration zu hoch, wird die Empfindlichkeit herabgesetzt, ist die Konzentration zu gering, wird die Zahl und die Reaktivität der Molekularreceptoren erhöht. Wir können direkt von einer „Selbststeuerung der synaptischen Übertragung" sprechen. Über die hier kurz skizzierten Regelkreise im molekularen Bereich wissen wir heute noch verschwindend wenig. Es gibt keinen Zweifel, daß sie in der Zukunft größere Beachtung verdienen. Es ist ohne weiteres denkbar, daß verschiedene pathologische Zustände durch Fehleinstellungen innerhalb dieses Bereiches verursacht werden. Vielleicht gelingt es uns, Pharmaka zu finden, die selektiv an diesen Stellen eingreifen, oder daß wir die Wirkung von bekannten Pharmaka auf Eingriffe in diese Prozesse zurückführen können.

Die Tatsache, daß unter bestimmten pathologischen Bedingungen die an sich normalerweise unempfindliche Membran der Muskelfaser außerhalb der Endplattenregion durch Acetylcholin erregt werden kann, gibt uns auch Hinweise für die Frage der relativen Bedeutung eines humoralen Überträgermechanismus in den verschiedenen Stellen des Organismus, auf die unten noch zurückgekommen wird.

Herz

Am Herzen sind in den letzten Jahren verschiedene Versuche gemacht worden, die uns weitere Einblicke in die Mechanismen der Acetylcholinwirkung geben. Acetylcholin wirkt besonders am Sinus, Vorhof und Atrioventrikular-Knoten, nicht aber am Arbeitsmyokard der Ventrikel hemmend auf die Erregungsbildung und -leitung. Wie bereits vorhin schon gesagt, ist im allgemeinen Depolarisation einer Membran gleichbedeutend mit Erregung, Hyperpolarisation gleichbedeutend mit Hemmung der Erregbarkeit. Elektrophysiologische Untersuchungen zeigten nun, daß am Vorhof sowohl Vagus-Reizung als auch Acetylcholin-Applikation zu einer Hyperpolarisation der Zellmembran und einer Unterdrückung des Schrittmacherpotentials führen, d. h. im Sinne einer Hemmung wirken. Genauere Analysen ergaben (s. dazu TRAUTWEIN 1961), daß Acetylcholin hier selektiv die Permeabilität zu Kalium erhöht, die Natrium- und Chlor-Permeabilität aber mehr oder weniger unbeeinflußt läßt. Eine Erhöhung nur der Kaliumpermeabilität führt zu einer Annäherung des Membranpotentials an das Gleichgewichtspotential für Kalium. Da aber dieses Kaliumgleichgewichtspotential am Herzen höher liegt als das Ruhemembranpotential, muß Acetylcholin hyperpolarisieren und damit hemmen. Wie wir gesehen haben, erhöht im Gegensatz dazu Acetylcholin an der motorischen Endplatte die Permeabilität sowohl für Kalium als auch für Natrium, wodurch eine Depolarisation und damit Erregung ausgelöst wird.

Durch diese Beobachtungen wird eine Reihe früherer Befunde, besonders die von BURN (1953, 1957, 1959) und seiner Schule, erklärt. Läßt man einen isolierten Kaninchenvorhof in vitro über Stunden spontan schlagen, so bleibt er schließlich irgendwann stehen, seine Erregbarkeit ist erloschen. Wird jetzt der Vagus gereizt oder Acetylcholin in die Badeflüssigkeit gegeben, fängt er wieder an zu schlagen. Dieses Resultat scheint etwas paradox zu sein, denn wie sollte der natürliche Hemmstoff Acetylcholin jetzt plötzlich erregend wirken. Die Erklärung wäre nach dem früher Gesagten ganz einfach: Während des fortwährenden Schlagens erschöpft der Vorhof seine Reserven, die Mechanismen, die nach jeder Erregung zu einer Wiederaufladung des Ruhemembranpotentials führen, versagen. Das Potential sinkt also im Lauf der Zeit ab. Die Verminderung des Ruhepotentials unter einen bestimmten Wert bedeutet aber Erlöschen der Erregbarkeit. Wir erinnern uns an das vorher über die motorische Endplatte Gesagte, wo wir über eine Dauerpolarisation einen Block der neuromuskulären Übertragung auslösen können. Acetylcholin erhöht nun am Herzen das Membranpotential bis zum Gleichgewichtspotential für Kalium, muß damit das Ruhepotential erhöhen und gibt somit die Voraussetzung für die fortgeleiteten Erregungen. Möglicherweise wird die Insuffizienz der Muskelzellen, das Ruhemembranpotential wieder auf die notwendige Höhe zu bringen, dadurch ausgelöst, daß im Lauf der Zeit immer weniger Acetylcholin gebildet wird. Die Bildung von Acetylcholin ist von der Anwesenheit energiereicher Phosphate abhängig, die im Laufe des Versuchs selbstverständlich abnehmen. Da die Synthese von Acetylcholin sehr empfindlich ist, ist es nicht weiter verwunderlich, wenn im Laufe der energetischen Insuffizienz seine Konzentration in den Reizbildungszentren abnimmt.

In diesem Zusammenhang ist es sehr bemerkenswert, daß diese neuesten elektrophysiologischen Untersuchungen ziemlich deutlich gezeigt haben, daß Acetylcholin nicht nur bei Vagusreizung wirksam ist, sondern daß es unabhängig von den nervösen Endigungen im Reizbildungssystem und im Vorhof fortlaufend in kleinen Mengen frei wird. Acetylcholin ist am Herzen also nicht nur ein Überträgerstoff, sondern hat gleichzeitig auch Aufgaben als echtes Gewebshormon.

Für die Bedeutung von Acetylcholin als Gewebshormon spricht auch, daß es am Arbeitsmyokard der Kammer eine deutliche negativ inotrope Wirkung besitzt, ein Einfluß auf die Membranvorgänge, d. h. auf die Erregungsleitung, aber auch in höheren Konzentrationen, nicht nachgewiesen werden kann. Offenbar beeinflußt es hier bestimmte Prozesse, die direkt mit dem Kontraktionsmechanismus verbunden sind.

Die Bedeutung von Acetylcholin für die Erregbarkeit des Herzens und die Erregungsübertragung an der Endplatte wurden aus verschiedenen Gründen etwas ausführlicher dargestellt:

1. Es sollte gezeigt werden, welche Einblicke wir heute besonders durch die Anwendung der modernen Elektrophysiologie in die Grundmechanismen der Wirkung von Überträgerstoffen erhalten haben und welche schönen Erfolge durch Zusammenarbeit zwischen Biophysikern und Biochemikern erzielt werden können.

2. Es wird offenbar, wie eng Erregung und Hemmung auch im molekularen Bereich der Regulation bestimmter Stoffwechselprozesse miteinander gekoppelt sind. Acetylcholin ist nicht nur Überträgerstoff der Vaguswirkung, sondern hat wahrscheinlich gleichzeitig die Aufgabe, die Erregbarkeit des Reizbildungszentrums mit zu gewährleisten. Durch den ganz einfachen Mechanismus, daß am Herzen Acetylcholin nur die Kaliumpermeabilität, nicht aber die Permeabilität anderer Ionen erhöht, werden die lebenswichtigen und funktionell in gewisser Beziehung antagonistischen Funktionen verbunden.

3. Die Beobachtungen weisen uns weiter auf Wege, auf denen in der nächsten Zeit sehr wahrscheinlich weitere Einblicke in die Wirkungsmechanismen von Stoffen, die spezifische Änderungen der Erregbarkeit verursachen, gewonnen werden können. Dabei werden die Fragen im Vordergrund stehen, welche Prozesse für die selektive Akkumulation von anorganischen Ionen an Zellmembranen verantwortlich sind, wie also die sog. Pumpen für Natrium, Kalium usw. aussehen und auf welche Weise und mit welchen Wirkstoffen wir diese Pumpenmechanismen allgemein und isoliert beeinflussen können.

Im Zusammenhang mit dem bisher Besprochenen scheint es notwendig zu sein, kurz auf eine zur Zeit viel diskutierte Frage hinzuweisen, die allgemeinere Bedeutung für unsere Auffassungen über Neurohormone besitzt. Es ist das Problem, ob Acetylcholin nicht nur an Synapsen für die Erregungsübertragung, sondern auch in Nerven und Muskeln für die Erregungsleitung verantwortlich ist. Die Meinungen stehen sich teilweise sehr schroff gegenüber. Einer der stärksten Verfechter der Theorie, die dem Acetylcholin eine integrale Bedeutung im Elementarmechanismus der Erregungsvorgänge zuweist, ist NACHMANSOHN (1959) mit seiner Schule (s. dazu auch VON MURALT 1958).

Um hier etwas Klarheit zu bekommen, ist es notwendig, die grundlegenden Tatsachen sich noch einmal genauer anzusehen. Wir finden in vielen Nerven, besonders den motorischen, weniger in den sensiblen, sowohl Acetylcholin als auch seine synthetisierenden und abbauenden Fermente. Wir dürfen also mit gebotener Vorsicht die Vermutung äußern, daß Acetylcholin wahrscheinlich bei irgendwelchen Prozessen innerhalb der Nervenstämme beteiligt ist.

Erinnern wir uns zunächst an die Fakten, die schließlich zur heutigen neurohumoralen Transmissionstheorie an den Endplatten und Synapsen führten:

1. Bei natürlichen Erregungsvorgängen wird eine spezifische chemische Substanz in vermehrter Menge freigesetzt.

2. Diese Substanz hat, wenn sie an die erregbare Stelle gebracht wird, gleiche Wirkungen wie der natürliche Reiz.

3. Die Fermente, die für den Aufbau und für den Abbau des spezifischen Überträgerstoffes notwendig sind, finden wir an seinen Wirkorten konzentriert.

4. Hemmstoffe der Wirkung eines Überträgerstoffes blockieren in gleicher Weise auch die natürliche Reizübertragung.

5. Hemmstoffe der aufbauenden und abbauenden Fermente vermindern oder verstärken den natürlichen Erregungsablauf.

Alle diese Punkte müssen erfüllt sein, wenn die Beweiskette geschlossen werden soll. Sie konnte für die motorische Endplatte und für viele synaptische Prozesse gezeigt werden.

Bei der Nervenleitung bestehen jedoch noch sehr viele Unklarheiten. Wir können hier nicht auf alle Einzelheiten der Diskussionen eingehen und wollen uns auf die wichtigsten Fakten beschränken. Zunächst sind alle Versuche, eine eindeutig erregende Wirkung von Acetylcholin am Nerven nachzuweisen, fehlgeschlagen. Von NACHMANSOHN wurde u. a. dagegen angeführt, daß Acetylcholin nicht lipoid-löslich ist und daher nicht durch die Membranen eindringen kann. Inzwischen wurden von seiner Arbeitsgruppe lipoid-lösliche Acetylcholinanaloge hergestellt, wobei das sog. Noracetylcholin eine wesentliche Rolle spielt. Bei Noracetylcholin ist eine Methylgruppe durch eine Dodecylgruppe ersetzt worden, die die Lipoid-Löslichkeit des Stoffes stark erhöhte. Noracetylcholin und andere entsprechend substituierte Stoffe, die das Acetylcholinsystem beeinflussen, dringen nun offensichtlich durch die Nervenscheiden zu den erregbaren Membranen vor. Bis zur neuesten Zeit wurde, wenn überhaupt etwas geschah, immer nur ein Block der Erregungsleitung beobachtet: In einer ganz neuen Arbeit konnte jedoch DETTBARN (1960) an Einzelfasern des Froschnerven auch eine erregende Wirkung durch lipoid-lösliche Stoffe beschreiben. Es wäre sehr wünschenswert, wenn diese Versuche baldmöglichst bestätigt und auch an anderen Nerven durchgeführt würden.

Allerdings müssen wir uns darüber klar sein, daß auch bei einem eindeutigen Nachweis einer erregenden Wirkung von Acetylcholin im Nerven damit noch nicht ein definitiver Beweis geliefert ist, daß Acetylcholin unter natürlichen Verhältnissen ultimativ für die Erregungsleitung verantwortlich ist. Wir kennen genügend erregende Pharmaka, die mit Sicherheit nicht im Organismus vorkommen.

Dem Problem läßt sich meines Erachtens heute ohne Schwierigkeiten die ganze Schärfe nehmen, wenn wir von einer bestimmten gedanklichen Basis ausgehen, die von HANS SCHAEFER schon vor 20 Jahren kurz skizziert wurde.

Leben setzt eine innige Verknüpfung aller bis in die molekularen Dimensionen reichenden Teile eines Organismus voraus. Primitive Lebewesen haben noch kein Nervensystem, die Regulation und Abstimmung der einzelnen chemischen und physikalisch-chemischen Prozesse aufeinander erfolgt zunächst durch chemische Wirkstoffe. Nun hat die Natur offensichtlich eifrig experimentiert, um die geeignetsten Überträgersysteme herauszufinden. Diese verschiedenen Systeme aus dem Archaicum des Lebens sind in die höheren Formen übernommen und noch ergänzt und modifiziert worden. Anders läßt sich die Vielzahl der in kleinsten Mengen spezifisch wirksamen Aktionsstoffe, die wir durch das ganze Tierreich finden, nicht deuten. Nach unseren heutigen Kenntnissen scheint es offenbar so zu sein, daß bestimmte Systeme sich an bestimmten Stellen des Nervensystems für die Auslösung und Übertragung von Erregungen besonders geeignet erwiesen. Sie haben hier sozusagen eine Vormachtstellung erhalten, sie sind zu Mediatoren geworden. Ohne den betreffenden Mediator ist die Erregungsübertragung an diesen Stellen nicht möglich, als Beispiel wäre Acetylcholin und die motorische Endplatte zu nennen. Das muß aber nicht bedeuten, daß die anderen Systeme völlig ausgeschaltet sind, sie können ebenfalls vorhanden sein, nur sind sie in ihrer Wirksamkeit zurückgedrängt worden. Sie können aber unter bestimmten Bedingungen ohne weiteres modifizierend in die Erregungsprozesse eingreifen, sie sind also zu Moderatoren geworden.

Zwischen Mediatoren- und Moderatoren-Wirkung, wie sie hier charakterisiert sind, bestehen sicherlich fließende Übergänge. An einer Stelle ist eine bestimmte Substanz mehr Mediator, an einer anderen mehr Moderator.

Übertragen wir diese Betrachtung auf das Acetylcholinsystem und auf das, was wir besprochen haben. Wir sahen, daß Acetylcholin im Herzen sowohl als Überträgerstoff des Vagus dient, also der Mediator des Vagus ist, andererseits wird es auch lokal freigesetzt und dient offensichtlich als Moderator der Erregbarkeit. Für das Intestinalgebiet, für die Synapsen des Zentralnervensystems und für alle anderen Stellen, an denen Acetylcholin offensichtlich eine Wirkung besitzt, lassen sich viele Beobachtungen in gleicher Weise deuten.

Es wird Aufgabe der weiteren Arbeit sein, die relative Bedeutung des Acetylcholins an seinen verschiedenen Wirkorten klarzustellen. Dabei sollten wir jedoch immer bedenken, daß auch andere Wirkstoffe vorhanden sein könnten, die modifizierend die Prozesse beeinflussen, das gilt mit sehr großer Wahrscheinlichkeit sogar für die motorische Endplatte. Schließlich sollten wir uns von der Erkenntnis leiten lassen, daß erst die Vielzahl von Urreaktionen die ungeheure Variabilität und Anpassungsfähigkeit der lebenden Substanz und damit ihre Einheitlichkeit auf höherer Ebene gewährleistet.

Literatur

Birks, R., H. E. Huxley and B. Katz: J. Physiol. (Lond.) **150**, 134 (1960).
Burn, J. H.: Lancet **1953 I**, 1161; Brit. med. Bull. **13**, 181 (1957).
—, and A. S. Milton: Brit. J. Pharmacol. **14**, 493 (1959).
Del Castillo, J., and B. Katz: J. Physiol. (Lond.) **128**, 157 (1955).
— — Progr. Biophysics **6**, 122 (1956).
De Robertis, E. D. P., and H. S. Bennett: J. biophys. biochem. Cytol. **1**, 47 (1955).
Dettbarn, W. D.: Biochim. biophys. Acta **41**, 377 (1960).
Hokin, L. E., and M. R. Hokin: Int. Rev. Neurobiol. **2**, 99 (1960).
Loewenstein, W. R., and D. Molins: Science **128**, 1284 (1958).
Muralt, A. v.: Neuere Ergebnisse der Nervenphysiologie. Berlin-Göttingen-Heidelberg: Springer-Verlag 1958.

NACHMANSOHN, D.: Chemical and molecular basis of nerve activity. New York and London 1959.
PALADE, G. E., and S. L. PALAY: Anat. Rec. **118**, 335 (1954).
PERRY, W. L. M.: Brit. med. Bull. **13**, 220 (1957).
SCHAEFER, H.: Elektrophysiologie, Bd. I. Wien 1940.
SCHUELER, F. W.: Int. Rev. Neurobiol. **2**, 77 (1960).
SHANES, A. M.: Pharmacol. Rev. **10**, 59, 165 (1958).
THESLEFF, S.: J. Physiol. (Lond.) **148**, 659 (1959); **151**, 598 (1960).
TRAUTWEIN, W.: Ergebn. Physiol. **51**, 131 (1961).

Diskussion

P. KARLSON (München):

Sie erwähnten kurz die Vorstellung von NACHMANSOHN, die ja noch immer umstritten und vor allem von den Elektrophysiologen angegriffen wird, und haben eine Reihe von Punkten aufgezählt, die zum endgültigen Beweis erforderlich sind. Andererseits wird den Nachmansohnschen Vorstellungen über die Ursachen der Permeabilitätserregung keine Gegenhypothese entgegengestellt. Ich möchte deshalb fragen, ob es irgendwelche *Experimente* gibt, die gegen die Nachmansohnschen Vorstellungen sprechen — nicht fehlende Beweise oder mißglückte Versuche, sondern positive Befunde. Zweitens erwähnten Sie den „*einfachen Mechanismus*" der Permeabilitätsänderung für K^+ oder für Na^+ und K^+. Ich kann dem nicht ganz folgen; das Problem der selektiven Permeabilität für bestimmte Stoffe und der Änderung der Permeabilität scheint mir eines der Phänomene zu sein, die vom biochemischen Standpunkt am schwersten zu verstehen sind.

Schlußwort

W. HARDEGG (Heidelberg):

Zur Frage 1: Die „Gegenhypothese" besteht darin, daß die Erregungsleitung im Nerven zur Zeit auch mit der elektrischen Theorie erklärt werden kann; diese setzt zwar selbstverständlich Änderungen physikalischer und chemischer Natur an der Membran voraus, benötigt jedoch keine „Triggersubstanz". Falls weitere Versuche zeigen sollten, daß die Beobachtungen ohne die Freisetzung einer spezifischen Erregungssubstanz nicht erklärt werden können, so brauchte es sich dann keineswegs a priori um Acetylcholin zu handeln. Auch andere Aktionsstoffe könnten derartige „Aüslösungsfunktionen" übernehmen. Einen positiven Beweis gegen die allgemein gehaltene Theorie von NACHMANSOHN zu finden, ist schwer. Wenn Acetylcholin in vernünftigen Konzentrationsbereichen am Nerven in den verschiedenen Versuchsanordnungen sich nicht so verhält, wie man es nach der chemischen Überträgertheorie erwarten sollte, so kann die Hypothese vorläufig nicht als bewiesen gelten.

Zur Frage 2: Ich stimme völlig zu, daß das Problem der selektiven Permeabilitätsänderungen durch Acetylcholin keineswegs gelöst ist. Aufgabe des Referats war es jedoch nicht, einen Überblick über bioelektrische Erscheinungen auf der Basis der Ionentheorie zu geben. Es konnten nur die wichtigsten Befunde in einem einfachen Schema erwähnt werden.

Istituto di Farmacologia della Università di Milano

Neurohumoral control of the anterior pituitary gland

By

L. Martini, A. Pecile, G. Giuliani, F. Fraschini and A. Carraro

With 3 Figures

Developments of the last few years have made it increasingly clear that the nervous system may be considered a complex endocrine system. The view is now developing rapidly that neurons may be producers and releasers of a variety of active physiological agents known as neurohumors. Some nervous cells, termed "neurosecretory cells" (Scharrer 1959), have carried the secretory activity to the point where they become morphologically distinguishable from other nervous cells.

Substances related to nervous activity which have been chemically identified are acetylcholine, adrenaline, noradrenaline, 5-hydroxytryptamine (serotonin) and three posterior pituitary peptides: vasopressin, oxytocin and arginine-vasotocin (Pickering and Heller 1959; Sawyer, Munsick and van Dyke 1959; Katsoyannis and du Vigneaud 1959). Neurohumors which are still waiting to be chemically identified are the factors which control aldosterone secretion and those which regulate the activity of the anterior pituitary.

A. Central nervous system and aldosterone secretion

Evidence has been obtained that ablation of the diencephalon or lesions placed in the posterior diencephalon and anterior midbrain markedly reduce aldosterone secretion; it has been postulated that a humoral agent, for which the provisional name "glomerulotropic hormone" (GTH) has been suggested, is released from the diencephalon to stimulate aldosterone secretion (Farrell 1959a). Neutral saline extracts of diencephalon tissue completely free of ACTH stimulate aldosterone secretion in the decerebrate dog (Farrell 1959b); extracts obtained from the pineal complex appear to be particularly active by this respect (Farrell 1959c). Luetscher (1958) has also given evidence for a factor present in human plasma and urine which selectively stimulates the synthesis of aldosterone by rat adrenal "in vitro".

B. Central nervous system and the control of anterior pituitary function

Much evidence has accumulated in recent years to show that the central nervous system influences the secretory activities of the anterior lobe of the pituitary gland (Harris 1955).

Although the question of innervation of the adenohypophysis is not settled, there is little evidence that important nervous connections exist between it and the brain; it is then likely that nerve fibres which arise in the hypothalamus liberate some humoral substance(s) into the capillaries of the primary portal plexus of the median eminence and that this substance is carried by the portal vessels to the pars distalis (Harris 1955; Assenmacher and Benoit 1958).

There is evidence, derived from sheep, rat, goat and man, that the portal vessels of the stalk are the only blood supply to the anterior lobe (see Worthington 1960, for reference); the only recognized exception are rabbits (Harris 1947) and teleostean fishes (Legait 1957). In confirmation of earlier observations on amphibians and rats (Green 1947; Green and Harris 1949) Worthington (1960) has recently shown that blood in the portal vessels of the mouse flows from the capillaries in the median eminence to the sinusoids of the pars distalis; according to Goldman and Sapirstein (1958) the blood flow to the anterior pituitary is surprisingly high.

1. Adrenocorticotrophic hormone

Identification of the ACTH-releasing chemotransmitter has been claimed by several groups of investigators.

ACTH-releasing activity has been detected in the peripheral blood of hypophysectomized rats and dogs (Brodish and Long 1957; Eik-Nes and Brizzee 1958; Brodish 1960) and in brain blood from rats subjected to stress (Schapiro, Marmorston and Sobel 1958).

Porter and Jones (1956) were the first to demonstrate that blood obtained from the hypophysial portal vessels caused an ACTH discharge from the pituitary gland of rats treated with hydrocortisone; according to Rumsfeld and Porter (1959) and Porter and Rumsfeld (1959) fraction III_0 obtained from hypophysial portal vessels plasma by Cohn fractionation procedure possessed all of the ACTH-releasing activity of portal plasma.

Slusher and Roberts (1954) have prepared an unsaponifiable lipid extract of the posterior part of the bovine hypothalamus which stimulated the release of ACTH in normal rats; the direct hypophysiotrophic activity of this extract is not supported by the reported suppression of the adrenal ascorbic acid response to this principle following hypothalamic lesions or treatment with central nervous system depressants and adrenal steroids (de Wied, Bouman and Smelik 1958).

Recently Royce and Sayers (1959, 1960), Leeman and Voelkel (1959) and McCann and Haberland (1959) have isolated from stalk-median eminence tissue of calf, beef and rat a factor which induces adrenal ascorbic acid depletion in rats bearing hypothalamic lesions or blocked with nembutal-morphine or hydrocortisone.

Schally, Andersen, Lipscomb, Long and Guillemin (1960) have reported the presence of two distinct ACTH-releasing peptides in hog posterior pituitary extracts: they have been termed α and β CRF (Corticotrophin Releasing Factor); α CRF should be a peptide or a group of peptides containing the aminoacids of α MSH plus threonine, alanine and leucine; β CRF should be a small peptide apparently related to vasopressin on the basis of amino-acid composition and chromatographic behaviour. Independently from these authors, Gros and

PRIVAT DE GARILHE (1959) and PRIVAT DE GARILHE, GROS, PORATH and LINDNER (1960) have reported that it is possible to obtain, from hog posterior pituitary powder, a fraction free of vasopressin and having strong ACTH-releasing activity; this active fraction has a composition similar to that of MSH with the exception that threonine and leucine are present.

Vasopressin (antidiuretic hormone, ADH) has also been proposed as the ultimate mediator of ACTH release. This hypothesis is supported by the following evidence: 1) the neurosecretory material stored in the neurohypophysis and containing ADH may be depleted by noxious stimuli which also induce ACTH release (ROTHBALLER 1953; SCHARRER and FRANDSON 1954; KIVALO and RINNE 1960); 2) ADH and ACTH are discharged simultaneously after the exposure to stressful stimuli (MIRSKY, STEIN and PAULISCH 1954) and after the administration of several drugs (adrenaline, acetylcholine, etc.) (MARTINI and ROVATI 1956; CASENTINI, DE POLI and MARTINI 1957); 3) neurogenic stimuli are much less active as ACTH releasers in neurohypophysectomized than in normal rats, if the operated animals are not given ADH (DE WIED 1960); 4) extracts containing the antidiuretic activity of the posterior lobe and synthetic antidiuretic hormones (lysine- and arginine-vasopressin) are effective in inducing ACTH release in normal animals (MARTINI and MORPURGO 1955; MARTINI, DE POLI and CURRI 1956; CASENTINI, DE POLI, HUKOVIC and MARTINI 1959; ROCHEFORT, ROSENBERGER and SAFFRAN 1959), in hypophysectomized animals bearing a functional pituitary graft in the anterior chamber of the eye (MARTINI and DE POLI 1956; CASENTINI and coll. 1959; MARTINI, DE POLI, PECILE, SAITO and TANI 1959), in animals with hypothalamic lesions (McCANN 1957; JORGENSEN and NIELSEN 1958; JORGENSEN and LARSEN 1960); in neurohypophysectomized rats (NOWELL 1959) and in pharmacologically blocked animals; in pharmacological experiments hydrocortisone (PORTER and coll. 1956; McCANN 1957; CHAUVET and ACHER 1959), 9-α-fluorohydrocortisone (CASENTINI and coll. 1959), prednisone (SMELIK and DE WIED 1958), prednisolone (DE WIED and MIRSKY 1959), morphine (McCANN 1957; SMELIK 1959), nembutal-morphine (GUILLEMIN, NICHOLS and LIPSCOMB 1958; DE WIED and coll. 1958; MUNSON and LEEMAN 1958) or chlorpromazine (SEVY, OHLER and WEINER 1957) have been used; 5) injections of little amounts of arginine-vasopressin into the third ventricle of dogs produce a significant rise in 17-hydroxy-corticosteroid level in adrenal venous blood (KWAAN and BARTELSTONE 1959); 6) natural and synthetic neurohypophysial hormones exhibit ACTH-releasing activity in cultures of hypophysial tissue (SAFFRAN 1959); 7) the ACTH-releasing activity and the pressor activity of lysine-vasopressin are altered to the same extent following mild acid or alkaline hydrolysis, iodination or incubation with placental extracts (SIDEMAN and SOBEL 1960); 8) adrenal corticoids inhibit the release of ACTH as well as the release of ADH (McCANN, FRUIT and FULFORD 1958; GIULIANI, MARTINI and PECILE 1960).

The present report will show that several natural and synthetic peptides with posthypophysial activities stimulate the release of ACTH in animals with inhibition of stress-induced discharge of corticotrophin obtained through the administration of a potent adrenocortical steroid.

Rats of the Sprague-Dawley strain, weighing 150—200 g were used. The release of ACTH induced by the intravenous injection of posthypophysial peptides was assessed by variations of concentrations of plasma free corticosterone in animals which had been previously injected intraperitoneally with 25 μg/100 g body weight of dexamethasone (9-α-fluoro-16-α-methyl-prednisolone) in order to block aspecific pituitary stimulation; the time schedule of these experiments was as follows:

h 0	Dexamethasone	25 μg/100 g i.p.
h 3.45	Nembutal	3 mg/100 g i.p.
h 4.00	Peptides	i.v.
h 4.30	Decapitation and blood collection	

Administration of dexamethasone has been show not to interfere with corticosterone blood determinations, to induce a drop of corticosterone blood levels similar to that induced by hypophysectomy and to inhibit the stress induced ACTH-discharge (GIULIANI, MARTINI and PECILE, 1962); the sensitivity to ACTH of the dexamethasone treated animal has also been studied (GIULIANI and coll., 1962).

Plasma free corticosterone determinations have been carried out according to the method of SILBER, BUSH and OSLAPAS (1958) as modified by GUILLEMIN, CLAYTON, LIPSCOMB and SMITH (1959).

The structures of the natural and synthetic posterior pituitary principles employed in the experiments here to be described is given in table 1.

Table 1. *Structure of natural and synthetic posthypophysial peptides*

	Structure	Name
1)	Cys—Tyr—Phe—Glu(NH_2)—Asp(NH_2)—Cys—Pro—Lys—Gly—NH_2 (Cys—Cys bridged)	Lys[8]—vasopressin
2)	Cys—Phe—Phe—Glu(NH_2)—Asp(NH_2)—Cys—Pro—Lys—Gly—NH_2 (Cys—Cys bridged)	Phenylalanyl[2]—Lys[8]—vasopressin
3)	Cys—Tyr—Ileu—Glu(NH_2)—Asp(NH_2)—Cys—Pro—Leu—Gly—NH_2 (Cys—Cys bridged)	Oxytocin
4)	Cys—Tyr—Val—Glu(NH_2)—Asp(NH_2)—Cys—Pro—Leu—Gly—NH_2 (Cys—Cys bridged)	Val[3]—Oxytocin
5)	Cys—Tyr—Ileu—Glu(NH_2)—Asp(NH_2)—Cys—Pro—Ileu—Gly—NH_2 (Cys—Cys bridged)	Ileu[8]—Oxytocin

When the peptides were tested as ACTH releasers in the dexamethasone-treated rat the following results were obtained (Fig. 1): Pitressin (a commercial ADH preparation), synthetic lysine-vasopressin and phenylalanyl-lysine-vasopressin showed a considerable activity; a linear log dose response relationship could be obtained with doses ranging from 40 to 160 mU.

By contrast Pitocin (a commercial preparation of oxytocin), synthetic oxytocin isoleucyl-oxytocin (BERDE and KONZETT 1960) and valyl-oxytocin (BERDE, DOEPFNER and KONZETT 1957) were very poor ACTH-releasers (Fig. 2).

These results seem to indicate that the determination of blood corticosterone levels in the dexamethasone inhibited rat offers a new approach for the "in vivo" study of ACTH-releasing activity of hypophysiotrophic substances. It seems also worth mentioning that these experiments have clearly shown that also synthetic non natural peptides may be very active as ACTH-releasers.

If we consider the activity for mg of the peptides used (which is 280 U/mg for lysine-vasopressin; DU VIGNEAUD, BARTLETT and JÖHL 1957) it becomes evident that these peptides act in very little amounts, ranging from about 0.15 μg to about 0.60 μg. A similar degree of activity was found "in vivo" by SCHALLY and GUILLEMIN (1960) for their CRF preparations.

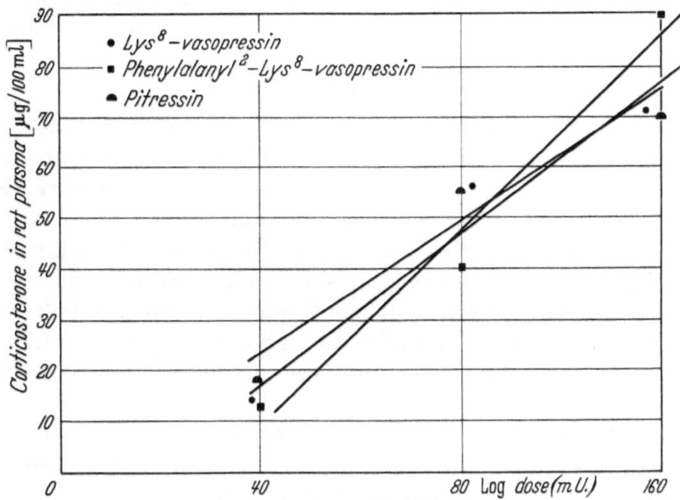

Fig. 1. Action of Pitressin, lysine[8]-vasopressin and phenylalanyl[2]-lysine[8]-vasopressin on corticosterone blood levels in dexamethasone pretreated rats

Similar results and conclusions were also reached by DE WIED, SIDERIUS and MIRSKY (1961) who have shown that oxypressin, a synthetic peptide which contains the cycle of vasopressin and the side chain of oxytocin, releases ACTH in rats, as measured by the adrenal ascorbic acid method.

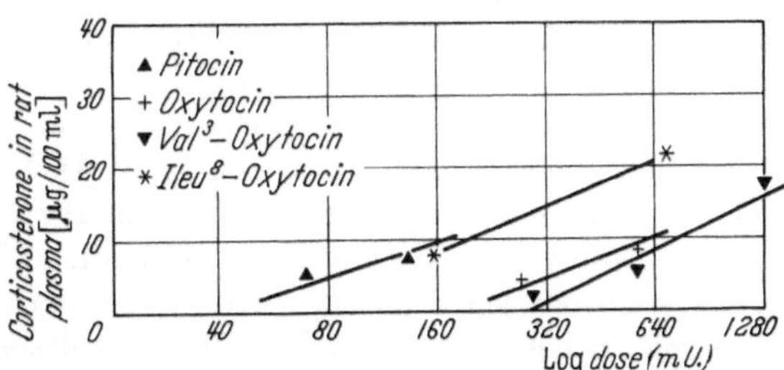

Fig. 2. Action of Pitocin, synthetic oxytocin, valyl[3]-oxytocin and isoleucyl[8]-oxytocin on corticosterone blood levels in dexamethasone pretreated rats

A result similar to those reported in the present paper has also been obtained by MILLER, ARIMURA and DINGMAN (1960) who have shown that lysine- and arginine-vasopressin produce marked insrease in plasma corticosterone levels in prednisolone treated rats and that two unidentified compounds free of vasopressor activity were also devoid of ACTH-releasing activity.

ACTH-release does not seem a property only confined to peptides chemically related to neurohypophysial hormones; KAPPELER and SCHWYZER (1960) have indeed shown that synthetic hepta- and deca-peptides which contain the aminoacid sequence common to ACTH, α and β MSH have also a very high ACTH-releasing activity when assayed in an "in vitro" system; these peptides have only a very weak MSH activity and no ACTH activity.

The negative results obtained with oxytocins are in agreement with the results of Rinne, Kivalo and Lahtinen (1959) who have shown that oxytocin is not active in the adrenal ascorbic acid test after prednisolone administration.

2. Gonadotrophic hormones

There is much evidence indicating that the central nervous system controls the secretion of gonadotrophic hormones and that this control is mediated by neurohumoral substance(s) passing in the hypophysial portal system with the neurosecretory material (Harris 1955; Assenmacher and coll. 1958).

When posterior pituitary preparations were assayed for the study of gonadotrophin releasing activity the following results were obtained: several posterior pituitary principles enhance urinary gonadotrophins output in rabbits (Martini, Mira, Pecile and Saito 1959); antidiuretic hormone may induce LH secretion as measured by ascorbic acid drop in luteinized rat ovaries (Giuliani, Martini, Pecile and Fochi 1961).

These results are consistent with the hypothesis that some known or unknown peptide(s) of hypothalamic origin may be the neurohumoral substance involved in the physiological regulation of gonadotrophin secretion.

In agreement with this hypothesis Kovacs, Jakobovits, David, Horvath, Bachrach and Korpassy (1955) reported that water deprivation, a stimulus for antidiuretic hormone release (Verney 1948), increases the production and the release of gonadotrophic hormones. Some other observations fit in very well with the hypothesis here proposed: Mandl and Zuckerman (1951; 1952) observed that surgical procedures and exposure to cold were associated with acceleration of vaginal opening in immature rats; Sohval, Weiner and Soffer (1952) and Bues (1956) reported enhanced urinary gonadotrophin outputs after exposure to surgery or traumatic stimuli; Arvay, Kertész and Lampé (1959) showed that severe nervous stimulation enhances gonadotrophic secretion from the hypophysis and accelerates metabolic activity of the gonads. It has been largely demonstrated that all sort of stressful procedures may discharge vasopressin from the hypothalamic neurohypophysial system (Mirsky and coll. 1954).

Oxytocin does not seem to induce LH release when studied in the ovarian ascorbic acid test. The discrepancy between this and previous results is not apparent: Shibusawa, Saito, Fukuda, Kawai, Yamada and Tomizawa(1955) reported that oxytocin induces a small but significant increase in testicular weight in normal male rats, a marked increase in number and size of pituitary gonadotrophic cells in rats and dogs, and an enhanced urinary excretion of 17-ketosteroids; Armstrong and Hansel (1958; 1959) reported that injection of natural or synthetic oxytocin affects ovulation time in heifers; Faure (1957 a, b, c) and Kawakami and Sawyer (1959) induced with oxytocin behavioural and electroencephalographic changes in the rabbit similar to those induced by pituitary gonadotrophins.

3. Luteotrophic hormone (LTH-prolactin)

The mechanisms involved in the maintenance of luteotrophic hormone (LTH-prolactin) release are as yet unresolved. The evidence which demonstrates that the secretion of this hormone may be under neural control has been recently reviewed by COWIE and FOLLEY (1955) and by MAQSOOD and MEITES (1960), who have clearly shown that electrical stimulation of the central nervous system induces the release of LTH.

Oxytocin has recently been ascribed a possible role in the release of LTH from the pars distalis. It has been found that injections of a commercial extract of the natural hormone, of synthetic oxytocin or of a new synthetic analogue of oxytocin (valyl-oxytocin) greatly retard the involution of the mammary gland of lactating rats; this effect is not present in hypophysectomized animals and seems to be due to the release of LTH (prolactin) (BENSON and FOLLEY 1957; STUTINSKY 1957; MCCANN, MACK and GALE 1959; COWIE, TINDAL and BENSON 1960; BENSON and FOLLEY 1960; BENSON 1960; BENSON, FOLLEY and TINDAL 1960). It has also been observed that the administration of oxytocin initiates the lactation in female rabbits whose mammary glands has been suitably prepared by the administration of oestrogen (HAUN 1959).

Recently the importance of oxytocin in the release of LTH has been strongly criticized and it has been suggested that the involution retarding effect of oxytocin could be ascribed to some other mechanism. This is supported by observations that a) suckling by litters results in rapid discharge of pituitary prolactin content in mother rats (REECE and TURNER 1937; GROSVENOR and TURNER 1958) whereas injections of oxytocin fail to induce a similar decrease in pituitary prolactin (MEITES and TURNER 1942; GROSVENOR and coll. 1958); b) injections of oxytocin and prolactin together into postpartum rats after litter removal are more effective in maintaining lactation than either hormone alone (MEITES 1959); c) injections of reserpine into lactating rats inhibits oxytocin release but stimulates prolactin discharge from the pituitary (MOON and TURNER 1959); d) the effect of oxytocin is greatly inhibited by dibenamine and atropine which are known to depress hypothalamic activity, a fact which seems to render more likely the alternative that oxytocin acts on the pars distalis via the central nervous system (GROSVENOR and coll. 1958).

According to recent observations the hypothalamus contains a prolactin releasing factor which is believed to be different from oxytocin (MEITES, TALWALKER and NICOLL 1960; MEITES, NICOLL, TALWALKER and HOPKINS 1960).

The experiments here to be described will show a new approach to the problem of oxytocin-LTH relationships.

It is known that the corpus luteum of rats during normal cyclic activity has very breef existence; its presence may be prolonged in the case of pseudopregnancy because of luteotrophic (LTH) activity of prolactin; during pseudopregnancy deciduomata may be obtained by uterine traumatization.

Sprague-Dawley female rats of 150—200 g were used. Prior to experimentation daily vaginal smears were taken for 3 weeks to determine the characteristics and to ascertain the regularity of the estrous cycle. Three injections of different stimulating peptides were administered subcutaneously to several groups of animals, starting on the day of estrous.

The decidual response was used as the index of luteotrophin hormone release.

The uteri of animals suspected of being pseudopregnant were traumatized by threading one horn on the day following the last injection. At autopsy 5 days later the decidual response was observed macroscopically; a segment of the deciduomata was then fixed in Bouin solution, embebbed in paraffin, serially sectioned and stained with hematoxylin and eosin; all tissues were examined microscopically to verify the autopsy findings.

The effects of several posterior pituitary preparations on the decidual response of the rat are summarized in table 2. It is quite evident that both Pitocin and synthetic oxytocin induce typical deciduomata in the treated animals. Negative results have been obtained with two different commercial ADH preparation (Postipofisan and Pitressin).

Table 2.

Deciduomata induced in the estrous rat by posterior pituitary polipeptides and hypertonic saline

Treatment	N.° of animals	N.° of induced deciduomata
Posterior pituitary extract (Postipofisan) (3 u × 3 days)	14	0
Pitressin (3 u × 3 days)	10	0
Pitocin (2 u × 3 days)	5	3
Synthetic oxytocin (2 u × 3 days)	5	2
Hypertonic saline 4% (7.5cc. × 3 days)	4	3

Intraperitoneal injection of hypertonic NaCl solutions (4%) was also followed by the formation of deciduomata in 3 animals out of 4.

Fig. 3 shows the uterus of an animal in which deciduomata have developed after traumatization of one uterine horn.

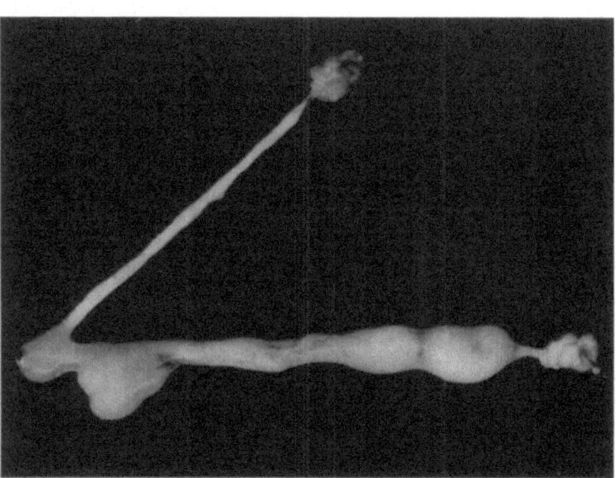

Fig. 3. Traumatic deciduomata in one uterine horn of an oxytocin treated rat

These results clearly show that some of the posterior pituitary principles and a stimulus (hypertonic NaCl solution) which induces their release (VERNEY 1948; ANDERSSON 1951; HOLLAND, CROSS and SAWYER 1958) are able to stimulate the release of luteotrophic hormone (prolactin) from the pituitary.

Similar results and conclusions were also reached by DESCLIN (1956a and b), STUTINSKY (1957; 1958) and by PSYCHOYOS (1959).

4. Thyrotrophic hormone

Hypothalamic influences on the regulation of thyrotrophic hormone (TSH) activity have been shown by numerous studies but the mechanism through which this control operates has not been elucidated so far (MARTINI 1958).

The mammalian pars nervosa hormones have been assayed for TSH-releasing activity after the observation of the relationships between ADH and TSH discharge following hypothalamic stimulation (HARRIS and WOODS 1958) or electric shock (NOBLE, PLUNKETT and TAYLOR 1950; DEL CONTE, RAVELLO and STUX 1955).

FRAJA and MARTINI (1953) have found that the injection of ADH enhances the blood concentration of TSH in dogs; DUBREUIL and MARTINI (1956) and OGAWA, ARAI and SHIBATA (1956) have shown that administration of ADH induces a significant increase in the uptake of I_{131} by the thyroid glands of normal but not of hypophysectomized rats.

In agreement with these results ADAMS and PURVES (1955) have shown that a preparation of oxytocic hormone may stimulate the release of organically bound I_{131} from the thyroid of normal guinea pigs, and GILBERT-DREYFUS, SAVOIE, SEBAOUN, BERNARD-WEIL and DELZANT (1959) and PETERSON, CECH and JOHNSON (1960) have observed in patients enhancement of thyroid I_{131} uptake after administration of posthypophysial hormones. Moreover Pitressin has been reported to have caused in rabbits a rise in serum TSH as assayed by an "in vitro" I_{131} uptake method (BOTTARI 1957).

However the findings of REICHLIN (1957), CROSSON, FALCH and REICHLIN (1960) and ARIMURA, TAKAGI and UENO (1956) regarding the effects of dehydration and administration of ADH and oxytocin to rats do not support the possible role played by posterior pituitary hormones in the release of TSH.

Water extracts of the anterior hypothalamus of dogs are said to produce thyroid enlargement, elevation of plasma protein bound iodine (PBI) level and increase in plasma thyroid stimulating activity (SHIBUSAWA, NISHI and ABE 1959) when injected into rats; in further observations by the same group, similar hypothalamic extracts caused thyroid enlargement, increased radioiodine uptake and increased thyroid/serum iodide ratio both in normal and in hypothalamic-lesioned animals; the active substance should be a new principle called TRF or Thyrotrophin Releasing Factor (SAITO, NISHI, ABE, YAMAMOTO, TOMIE and SHIBUSAWA 1959).

According to SCHREIBER and KMENTOVA (1958) and SCHREIBER, RYBAK and KMENTOVA (1960) a suspension of rat hypothalamus reduces the concentration of ascorbic acid and enhances acid phosphatase activity in the pituitary a fact considered as indicating enhanced TSH activity of the pituitary.

By contrast FLORSHEIM, IMAGAWA and GREER (1957) have shown that hypothalamic tissue fails to stimulate the production of TSH by pituitary tissue grown "in vitro".

It must be concluded that the existence and the identity of the hypothalamic neurohumor with TSH-releasing properties remains an unsettled problem.

5. Somatotrophic hormone

Hypothalamic control of STH secretion though not clearly demonstrated so far may be suggested from the following data of the literature: a) animals with hypothalamic lesions or with grafted pituitaries fail to grow (HETHERINGTON and RANSON 1942; BOGDANOVE and LIPNER 1952; ENDRÖCZI, KOVACS and SZALAY 1957; KENNEDY 1957; HINTON and STEVENSON 1959; REICHLIN 1960; MARTINI and coll. 1956, 1959); b) insulin hypersensitivity caused by hypothalamic lesions may be corrected by growth hormone administration (Spirtos and Halmi 1959); c) hypothalamic lesions and hypophysial transplantation induce regressive changes in the STH-producing pituitary acidophils (Bogdanove and coll. 1952; Martini and coll. 1956, 1959).

According to Reichlin (1960) in animals with hypothalamic lesions a correlation seems to exist between the degree of diabetes insipidus and the degree of growth impairment; of possible pertinence to the problem of hypothalamic regulation of somatotrophic hormone secretion is the observation by Del Vecchio, Genovese and Martini (1958) that different posterior pituitary preparations containing ADH may stimulate the proliferation of the tibia epiphysial cartilage in normal rats; lack of activity of the same preparations in hypophysectomized animals suggests that the stimulus on the cartilage plate is mediated through the release of an adenohypophysial principle; evidence has been given that somatotrophin may be the hormone involved.

Riassunto

Vengono brevemente considerati alcuni problemi riguardanti il controllo ipotalamico della funzionalita' ipofisarica; viene esposta la teoria neuroumorale la quale ritiene che un mediatore chimico di origine ipotalamica, trasmesso all'ipofisi dal sistema portale, regoli l'immissione in circolo dell'ACTH, delle gonadotropine, dell'ormone luteotropico, della tireotropina e della somatotropina.

La pitressina, la lisina-vasopressina e la fenilalanina-lisina-vasopressina inducono una notevole liberazione di ACTH che puo essere evidenziata, nel ratto pretrattato con il desametazone, dall'aumento del corticosterone ematico; la pitocina, l'ossitocina sintetica, la valil-ossitocina e la isoleucil-ossitocina, sono assai poco attive in questo test.

La pitocina e la ossitocina sintetica invece inducono una notevole liberazione di ormone luteotrofico: il fenomeno può essere chiaramente dimostrato nel ratto studiando le risposte deciduali dopo traumatizzazione uterina; i principi antidiuretici si dimostrano invece inattivi come liberatori di ormone luteotrofico.

Summary

Problems connected with the hypothalamic control of the anterior pituitary gland are briefly considered and the neurohumoral mechanism involving an hypothalamic chemical mediator is discussed for the release of ACTH, gonadotrophic, luteotrophic, thyrotrophic and somatotrophic hormones.

It has been demonstrated that pitressin, lysine-vasopressin, phenylalanyl-lysine-vasopressin induce, through the release of ACTH, significant rise of blood corticosterone titers in rats pretreated with dexamethasone, in order to eliminate aspecific stress reactions; pitocin, synthetic oxytocin, valyl-oxytocin and isoleucyl-oxytocin are very poor ACTH releasers in this test.

Pitocin and synthetic oxytocin induce the release of luteotrophic hormone in normal cycling female rats as shown by pseudopregnancy and uterine decidual responses after traumatization; negative results have been obtained with several preparations of antidiuretic hormone.

Our thanks are due to Dr. D. A. McGinty of Parke Davis and Co. (Detroit) for the supply of Pitressin and Pitocin; to Dr. G. A. Overbeek of N. V. Organon (Oss) for the supply of lysine-vasopressin and to Dr. A. Cerletti of Sandoz-Ltd. (Basle) for the supply of new synthetic peptides.

References

Adams, D. D., and H. D. Purves: Endocrinology **57**, 17 (1955).

Andersson, B.: Acta physiol. scand. **23**, 1 (1951).

Arimura, A., Y. Takagi and T. Ueno: Jap. J. Physiol. **6**, 284 (1956).

Armstrong, D. T., and W. Hansel: Int. Infert. J. **3**, 296 (1958).

— — J. Dairy Sci. **42**, 533 (1959).

Assenmacher, I., and J. Benoit: In: S. Curri and L. Martini: Pathophysiologia Diencephalica, p. 401. Wien: Springer 1958.

Arvay, A., L. Kertész and L. Lampé: Acta endocr. (Kbh.) **30**, 585 (1959).

Benson, G. K.: J. Endocr. **20**, 91 (1960).

—, and S. J. Folley: J. Endocr. **16**, 189 (1957).

— — Acta endocr. (Kbh.) **35**, Suppl. 51, 1147 (1960).

— — and J. S. Tindal: J. Endocr. **20**, 106 (1960).

Berde, B., W. Doepfner and H. Konzett: Brit. J. Pharmacol. **12**, 209 (1957).

—, and H. Konzett: Med. exp. **2**, 317 (1960).

Bogdanove, E. M., and H. J. Lipner: Proc. Soc. exp. Biol. (N. Y.) **81**, 410 (1952).

Bottari, P. M.: In Hormones in blood. Ciba Found. Coll. Endocr., XI, p. 52. Boston: Little, Brown and Co. 1957.

Brodish, A.: Acta endocr. (Kbh.) **35**, Suppl. 51, 35 (1960).

—, and C. N. H. Long: Proc. Endocr. Soc. Meet. **39**, 31 (1957).

Bues, E.: Beitr. klin. Chir. **193**, 2 (1956).

Casentini, S., A. De Poli, S. Huković and L. Martini: Endocrinology **64**, 483 (1959).

— — and L. Martini: Brit. J. Pharmacol. **12**, 166 (1957).

Chauvet, J., and R. Acher: Ann. Endocr. (Paris) **20**, 111 (1959).

Cowie, A. T., and S. J. Folley: in G. Pincus and K. V. Thimann: The Hormones III, p. 309. New York: Academic Press. Inc. Publishers, 1955.

— J. S. Tindal and G. K. Benson: J. Endocr. **21**, 115 (1960).

Crosson, J., J. Falch and S. Reichlin: Endocrinology **66**, 777 (1960).

Del Conte, E., J. J. Ravello and M. Stux: Acta endocr. (Kbh.) **18**, 8 (1955).

Del Vecchio, A., E. Genovese and L. Martini: Proc. Soc. exp. Biol. (N. Y.) **98**, 641 (1958).

Desclin, L.: C. R. Soc. Biol. (Paris) **150**, 1489 (1956a).

— Ann. endocr. (Paris) **17**, 586 (1956b).

De Wied, D.: Acta endocr. (Kbh.) **35**, Suppl. 51, 119 (1960).

— P.R. Bouman and P. G. Smelik: Endocrinology **62**, 605 (1958).

—, and I. A. Mirsky: Endocrinology **64**, 955 (1959).

— P. Siderius and I. A. Mirski: Arch. int. Pharmacodyn. **133**, 50 (1961).

Dubreuil, R., and L. Martini: Abstr. XX. Intern. Physiol. Congr., Brussels 257 (1956).

Du Vigneaud, V., M. F. Bartlett and A. Jöhl: J. Amer. Chem. Soc. **79**, 5572 (1957).

Eik-Nes, K. B., and K. R. Brizzee: Acta endocr. (Kbh.) **29**, 219 (1958).

Endröczi, E., S. Kovacs and G. Szalay: Endokrinologie **34**, 168 (1957).

Farrell, G.: Recent Progr. Hormone Res. **15**, 275 (1959a).

— Endocrinology **65**, 29 (1959b).

— Endocrinology **65**, 239 (1959c).

Faure, J.: Rev. Path. gén. **57**, 1029 (1957a).

— Rev. Path. gén. **57**, 1263 (1957b).

— Rev. Path. gén. **57**, 1445 (1957c).

Florsheim, W. H., D. T. Imagawa and M. A. Greer: Proc. Soc. exp. Biol. (N. Y.) **95**, 664 (1957).

Fraja, A., and L. Martini: Arch. int. Pharmacodyn. **93**, 167 (1953).

Gilbert-Dreyfus, J. C., J. Savoie, E. Sebaoun, E. Bernard-Weil and G. Delzant: Ann. Endocr. (Paris) **20**, 450 (1959).

Giuliani, G., L. Martini and A. Pecile: Mem. Soc. Endocr. **9**, 34 (1960).
— — — J. Endocr. 1962 (in the press).
— — — and M. Fochi: Acta endocr. (Kbh.) **38**, 1 (1961).
Goldman, H., and L. A. Sapirstein: Amer. J. Physiol. **194**, 433 (1958).
Green, J. D.: Anat. Rec. **99**, 21 (1947).
—, and G. W. Harris: J. Physiol. (Lond.) **108**, 359 (1949).
Gros, C., and M. Privat de Garilhe: C. R. Acad. Sci. (Paris) **249**, 2234 (1959).
Grosvenor, C. E., and C. W. Turner: Proc. Soc. exp. Biol. (N. Y.) **97**, 463 (1958).
Guillemin, R., G. W. Clayton, H. S. Lipscomb and J. D. Smith: J. Lab. clin. Med. **53**, 830 (1959).
— B. Nichols and H. Lipscomb: C. R. Acad. Sci. (Paris) **247**, 1662 (1958).
Harris, G. W.: J. Anat. **81**, 343 (1947).
— Neural control of the pituitary gland. London: Edward Arnold, Ltd. 1955.
—, and J. W. Woods: J. Physiol. (Lond.) **143**, 246 (1958).
Haun, C. K.: Anat. Rec. **133**, 286 (1959).
Hetherington, A. W., and S. W. Ranson: Endocrinology **31**, 30 (1942).
Hinton, G. G., and J. A. F. Stevenson: Fed. Proc. 18, 69 (1959).
Holland, R., B. A. Cross and C. H. Sawyer: Fed. Proc. **17**, 73 (1958).
Jorgensen, C. B., and L. O. Larsen: Proc. Soc. exp. Biol. (N. Y.) **103**, 685 (1960).
—, and L. Nielsen: Proc. Soc. exp. Biol. (N. Y.) **98**, 393 (1958).
Kappeler, H., and R. Schwyzer: Experientia (Basel) **16**, 415 (1960).
Katsoyannis, G. P., and V. Du Vigneaud: Nature (Lond.) **184**, 1465 (1959).
Kawakami, M., and C. H. Sawyer: Endocrinology **65**, 631 (1959).
Kennedy, G. C.: J. Endocr. **16**, 9 (1957).
Kivalo, E., and V. K. Rinne: Acta endocr. (Kbh.) **34**, 8 (1960).
Kovacs, K., A. Jakobovits, M. David, E. Horvath, D. Bachrach and B. Korpassy: Endokrinologie **32**, 281 (1955).
Kwaan, H. C., and H. J. Bartelstone: Endocrinology **65**, 982 (1959).
Leeman, E. S., and E. F. Voelkel: Fed. Proc. **18**, 89 (1959).
Legait, H.: C. R. Soc. Biol. (Paris) **151**, 1940 (1957).
Luetscher, J. A.: A. M. A. Arch. int. Med. **102**, 314 (1958).
Mandl, A. M., and S. Zuckerman: J. Endocr. **7**, 335 (1951).
— — J. Endocr. 8, 357 (1952).
Maqsood, M., and J. Meites: Nature (Lond.) 188, 752 (1960).
Martini, L.: Sui rapporti tra ipofisi e tiroide. Milano: Ganassini 1958.
—, and A. De Poli: J. Endocr. **13**, 229 (1956).
— — and S. Curri: Proc. Soc. exp. Biol. (N. Y.) **91**, 490 (1956).
— — A. Pecile, S. Saito and F. Tani: J. Endocr. **19**, 164 (1959).
— L. Mira, A. Pecile and S. Saito: J. Endocr. 18, 245 (1959).
—, and C. Morpurgo: Nature (Lond.) **175**, 1127 (1955).
—, and V. Rovati: Arch. int. Pharmacodyn. **104**, 365 (1956).
McCann, S. M.: Endocrinology **60**, 664 (1957).
—, and P. Haberland: Proc. Soc. exp. Biol. (N. Y.) **102**, 319 (1959).
— A. Fruit and B. D. Fulford: Endocrinology **63**, 29 (1958).
— R. Mack and C. Gale: Endocrinology **64**, 870 (1959).
Meites, J.: Fed. Proc. **18**, 103 (1959).
— G. S. Nicoll, P. K. Talwalker and T. F. Hopkins: Acta endocr. (Kbh.) **35**, Suppl. 51, 1137 (1960).
— P. K. Talwalker and C. S. Nicoll: Proc. Soc. exp. Biol. (N. Y.) **103**, 298 (1960).
—, and C. W. Turner: Endocrinology **30**, 726 (1942).
Miller, R. G., A. Arimura and J. F. Dingman: Proc. End. Soc. Meet. **42**, 80 (1960).
Mirsky, I. A., M. Stein and G. Paulisch: Endocrinology **55**, 28 (1954).
Moon, R. C., and C. W. Turner: Proc. Soc. exp. Biol. (N. Y.) **101**, 332 (1959).
Munson, P. L., and S. E. Leeman: Fed. Proc. **17**, 387 (1958).
Noble, R. L., R. E. Plunkett and N. B. G. Taylor: Recent Progr. Hormone Res. **5**, 263 (1950).
Nowell, N. W.: Endocrinology **64**, 191 (1959).

OGAWA, E., K. ARAI and K. SHIBATA: Endocr. jap. **3**, 211 (1956).
PETERSON, R. E., R. F. CECH and R. W. JOHNSON: J. Lab. clin. Med. **56**, 934 (1960).
PICKERING, B. T., and H. HELLER: Nature (Lond.) **184**, 1463 (1959).
PORTER, J. C., and J. C. JONES: Endocrinology **58**, 62 (1956).
—, and H. W. RUMSFELD: Endocrinology **64**, 948 (1959).
PRIVAT DE GARILHE, M., C. GROS, J. PORATH and E. B. LINDNER: Experientia (Basel) **16**, 414 (1960).
PSYCHOYOS, A.: Memoirs Soc. Endocr., n. 6, p. 13. Cambridge: University Press 1959.
REECE, R. P., and C. W. TURNER: Mo. Agr. Exp. Sta. Res. Bull. 266 (1937).
REICHLIN, S.: Endocrinology **60**, 470 (1957).
— Endocrinology **67**, 760 (1960).
RINNE, U. K., E. KIVALO and K. LAHNTINEN: Acta endocr. (Kbh.) **32**, 589 (1959).
ROCHEFORT, G. J., J. ROSENBERGER and M. SAFFRAN: J. Physiol. (Lond.) **146**, 105 (1959).
ROTHBALLER, A. E.: Anat. Rec. **115**, 21 (1953).
ROYCE, P. C., and G. SAYERS: Fed. Proc. **18**, 132 (1959).
— — Proc. Soc. exp. Biol. (N. Y.) **103**, 447 (1960).
RUMSFELD, H. W., and J. C. PORTER: Endocrinology **64**, 942 (1959).
SAFFRAN, M.: Canad. J. Biochem. **37**, 319 (1959).
SAITO, S., K. NISHI, C. ABE, T. YAMAMOTO, S. TOMIE and K. SHIBUSAWA: First Asia Oceania Regional Congress of Endocrinology, Kyoto 1959.
SAWYER, W. H., R. A. MUNSICK and H. B. VAN DYKE: Nature (Lond.) **184**, 1464 (1959).
SCHALLY, A. V., R. N. ANDERSEN, H. S. LIPSCOMB, J. M. LONG and R. GUILLEMIN: Nature (Lond.) **188**, 1192 (1960).
—, and R. GUILLEMIN: Acta endocr. (Kbh.) **35**, Suppl. 51, 63 (1960).
SCHAPIRO, S., J. MARMORSTON and H. SOBEL: Amer. J. Physiol. **192**, 58 (1958).
SCHARRER, E.: In Symposium on Comparative Endocrinology, p. 233. New York: J. Wiley & Sons Inc. 1959.
—, and R. D. FRANDSON: Anat. Rec. **118**, 350 (1954).
SCHREIBER, V., and V. KMENTOVA: Physiol. Bohem. **7**, 437 (1958).
— M. RYBAK and V. KMENTOVA: Physiol. Bohem. **9**, 303 (1960).
SEVY, R. W., E. A. OHLER and A. WEINER: Endocrinology **61**, 45 (1957).
SHIBUSAWA, K., K. NISHI and C. ABE: Endocr. jap. **6**, 31 (1959).
— S. SAITO, M. FUKUDA, T. KAWAI, J. YAMADA and K. TOMIZAWA: Endocr. jap. **2**, 183 (1955).
SIDEMAN, M., and H. SOBEL: Proc. Soc. exp. Biol. (N. Y.) **103**, 274 (1960).
SILBER, R. H., R. D. BUSH and R. OSLAPAS: Clin. Chem. **4**, 278 (1958).
SLUSHER, M. A., and S. ROBERTS: Endocrinology **55**, 245 (1954).
SMELIK, P. G.: Autonomic nervous involvement in stress-induced ACTH secretion. Assen (Holland): N. V. Drukkerij 1959.
—, and D. DE WIED: Experientia (Basel) **14**, 17 (1958).
SOHVAL, H. R., I. WEINER and L. J. SOFFER: J. clin. Endocr. **12**, 1053 (1952).
SPIRTOS, B. N., and N. S. HALMI: Endocrinology **65**, 669 (1959).
STUTINSKY, F.: C. R. Acad. Sci. (Paris) **244**, 1537 (1957).
— J. Physiol. (Paris) **50**, 527 (1958).
VERNEY, E. B.: Brit. med. J. **2**, 119 (1948).
WORTHINGTON, W. C.: Endocrinology **66**, 19 (1960).

Diskussion

J. TAMM (Hamburg):

1. I should like to ask Dr. MARTINI three questions. You have focused your attention upon vasopressin as the corticotrophin releasing factor. I should like to learn from you what about ACTH-regulation in diabetes insipidus with total lack of vasopressin. As far as I know from recent papers there is a normal ACTH-response in patients with that disease.

2. The second question concerns the possible direct action of vasopressin on the adrenal cortex resulting in steroid release. Have you excluded this mechanism in your experiments?

3. The last point I should like to stress is a methodological one. In your studies with steroid estimation by means of fluorescence you found an 80% lower flourescence of cortisol compared

with corticosterone. What time interval elapsed between adding the sulfuric acid and measuring the fluorescence? In our earlier experiments with a modified Sweat-method we observed only a 50% lower fluorescence with cortisol.

L. Martini (Mailand):

1. It ist true that in many clinical cases of diabetes insipidus (D. I.) there ist no damage of anterior pituitary function. This does not seem to be in conflict with our experimental results. It is indeed known that diabetes insipidus may be produced by several types of lesions; these lesions (both experimental or pathological) may be situated in different points of the hypothalamus and of the pituitary stalk. If lesions are placed in the hypothalamus ADH may not reach the posterior pituitary and this leads to D. I. But for the anatomical arrangement of the pituitary portal vessels also in these conditions ADH may be carried to the anterior lobe and stimulate the pituitary gland. Only in the case of complete damage of the pituitary stalk, D. I. should be accompanied by anterior pituitary dysfunction. This has been recently shown.

2. Yes, we have studied the corticosterone releasing activity of vasopressin in hypophysectomized animals with negative results.

3. The time between adding sulfuric acid and measuring the fluorescence was 2 hours.

K.-D. Voigt (Hamburg):

I would like to ask Dr. Martini, if he treated in control experiments the rats with steroids alone and performed gonadotrophin estimations under such conditions the increase in gonadotrophin excretion observed under the experimental condition described could be explained by an elevation of the corticosterone level, as has been shown by Segaloff, Albert and ourselves.

L. Martini (Mailand):

Unfortunately we have not done gonadotrophins determinations in corticoid treated animals.

G. W. Oertel (Homburg):

I am surprised that the action of vasopressin as releasing factor for ACTH and Gonadotrophins is a rather general one according to your data. We have done similar experiments, using the testosterone determination in spermatic vein blood of the dog. With vasopressin and oxytocin no change in the testosterone secretion could be obtained. However, extracts of definite regions in the hypothalamus produced a remarkable increase in testosterone secretion. These results seem to be in disagreement with your data.

L. Martini (Mailand):

Your results are surely in disagreement with ours. The discrepancy could be probably accounted for by the different animals and methods used. The positive results you have obtained with non-purified hypothalamic extrasts could be possibly due to the fact that these extracts were not gonadotrophins-free.

G. A. Overbeek (Oss):

1. Is there an explanation for the fact that the effect of peptides on blood corticosterone levels off much more rapidly than that ACTH? We found the same measuring corticoid production „in vitro".

2. Does a correlation exist between releaser and pressor activity of the synthetic peptides studied?

L. Martini (Mailand):

1. We have also observed what Overbeek points out, but we have not found any good explanation for that fact.

2. That such a correlation exists has been demonstrated in one of the slides we have shown.

Aus dem Institut für experimentelle Endokrinologie der Charité (Direktor: Prof. Dr. W. HOHLWEG) und dem Pathologischen Institut der Charité, Berlin (Direktor: Prof. Dr. L.-H. KETTLER)

Untersuchungen über die Gonadotropinabgabe kombinierter Gewebekulturen von Hypophysen und Zwischenhirnen

Von

G. KNAPPE, U. SIMON, W. HOHLWEG und E. DAUME

Mit 1 Abbildung

An der Existenz eines im Zwischenhirn gelegenen, von HOHLWEG und JUNKMANN bereits 1932 angenommenen Sexualzentrums besteht auf Grund zahlreicher Forschungsergebnisse kein Zweifel. Die Resultate von Hypophysentransplantationen, von partiellen und totalen Hypophysenstieldurchtrennungen, von Reizungs- und Ausschaltungsexperimenten am Hypothalamus sowie von intracerebralen Hormoninjektionen sprechen für eine weitgehende Steuerung der gonadotropen Hypophysenfunktion durch übergeordnete hypothalamische Zentren. Die anatomische Besonderheit eines speziellen Pfortadersystems, das Tuber cinereum und Hypophysenvorderlappen verbindet, und die eindrucksvollen Transplantationsversuche von HARRIS und JACOBSON sowie NICITOVITCH-WINER und EVERETT weisen darauf hin, daß die hypothalamohypophysäre Reizübermittlung auf humoralem Wege erfolgt. Der neurohormonale Überträgerstoff wurde aber bisher nicht nachgewiesen.

Demgegenüber ist die Existenz eines die hypophysäre ACTH-Sekretion steuernden "corticotrophin releasing factor" (CRF) diencephaler Herkunft bereits recht wahrscheinlich. GUILLEMIN und ROSENBERG fanden, daß die in wenigen Tagen versiegende ACTH-Abgabe explantierter Hundehypophysen bei kombinierter Kultur mit Zwischenhirngewebe erneut auftritt und schlossen daraus auf eine Stimulierung der ACTH-Sekretion durch einen humoralen hypothalamischen Faktor. Entsprechende in vitro-Untersuchungen von FLORSHEIM, IMAGAWA und GREER über eine Stimulierung der TSH-Abgabe explantierter Hypophysen erbrachten dagegen negative Ergebnisse, obwohl in letzter Zeit SHIBUSAWA auch die Existenz eines "thyrotrophin releasing factor" nachgewiesen haben will.

Seit längerer Zeit wurden von uns Untersuchungen über die Gonadotropinabgabe kombinierter Hypophysen-Zwischenhirn-Kulturen von Rattengewebe angestellt. Wie GUILLEMIN und ROSENBERG gingen wir dabei von der Vorstellung aus, daß eine derartige Versuchsanordnung, die hypophysäres und diencephales Gewebe lediglich durch ein flüssiges Nährmedium verbindet und anatomische Konnexe, insbesondere Nervenbahnen, ausschließt, den Nachweis einer humoralen

Hypophysenstimulierung erbringen könnte. Eine Anregung des Hypophysengewebes zur Gonadotropinbildung könnte in diesem Falle nur durch einen Gehalt der Nährlösung an dem bisher unbekannten Neurohormon erfolgen.

Im folgenden möchte ich über die Methodik der Untersuchungen und über unsere bisherigen Befunde kurz berichten: Nach aseptischer Entnahme aus der Sella turcica dekapitierter Ratten wurden annähernd 600 Hypophysen, meist 30 pro Einzelversuch, explantiert. Als Spender dienten in verschiedenen Versuchsansätzen erwachsene, juvenile, infantile oder neugeborene Tiere teils weiblichen, meist aber männlichen Geschlechts. Die Hypophysen wurden in etwa 1 mm^3 große Fragmente zerteilt, mit einem Gemisch von Hühnerplasma und Embryonalextrakt an der Wand der Kulturröhrchen fixiert und nach der Rollertube-Technik bei 37° C kultiviert. Als Nährlösung wurde ein Gemisch aus 30% Pferde- oder Kälberserum, 5% Hühnerembryonalextrakt und 65% Tyrodelösung bzw. das von LEPINE angegebene halbsynthetische Medium verwendet. Jeden 2. Tag wurden die Kulturröhrchen mit neuer Nährlösung beschickt und die über meistens 4 Tage gesammelten Lösungen nach Ansäuerung auf p_H 4 mit dem 5fachen Volumen 96%igen Äthylalkohols versetzt. Die so gewonnenen Präcipitate wurden mit einem Boratpuffergemisch extrahiert und der Rückstand abzentrifugiert. Von den erhaltenen Lösungen wurden verschiedene Verdünnungen hergestellt und auf ihren Gonadotropingehalt untersucht.

Bei gutem Wachstum konnten die Kulturen 5—7 Wochen lebensfähig gehalten werden; sie wurden beim Auftreten von Degenerationserscheinungen aufgelöst. Gewöhnlich wurden am 5. Explantationstage die Kulturen in 2 gleichgroße Fraktionen unterteilt und die anfallenden Nährlösungen isoliert getestet. Nach etwa 12 Tagen wurde der einen Fraktion erstmals Zwischenhirngewebe zugegeben; die zweite Fraktion diente als Kontrolle. Verwendet wurden die basalen Anteile des Hypothalamus zwischen Chiasma opticum und Corpora mammillaria, die kastrierten Rattenmännchen nach vollständiger Abtragung der Hypophyse entnommen wurden. Auf 15 Kulturröhrchen mit den Explantaten von 15 Hypophysen kam dabei gewöhnlich das Material von 5 Zwischenhirnen, das in Form kleiner Stückchen an der Röhrchenwand zwischen den Hypophysenexplantaten fixiert wurde. Alle 2—4 Tage erfolgte auf diese Weise ein erneuter Zwischenhirnzusatz, so daß eine ursprünglich allein wachsende Hypophysenkultur vom 12. Tag an insgesamt 4—6 Zusätze von Zwischenhirngewebe erhielt. Bei Auflösung der Kulturen wurden die Gewebereste quantitativ gesammelt, homogenisiert und in verschiedenen Verdünnungen auf ihren Gonadotropingehalt untersucht. Als Testmethode für den Gonadotropingehalt dieser Homogenisate und der Nährlösungskonzentrate dienten der von KLINEFELTER u. Mitarb. angegebene, gering modifizierte Mäuseuterusgewichtstest und die Untersuchung der Vaginalabstriche. Gruppen von je 3—5 infantilen Mäuseweibchen, insgesamt über 1200 Tiere, erhielten an 2 aufeinanderfolgenden Tagen 5mal 0,2 ml der Testlösung injiziert. Am 4. Tage wurde ein Vaginalabstrich angefertigt und nach Tötung der Tiere das Uterusgewicht ermittelt.

Ein Beispiel unserer Untersuchungen ist in Abb. 1 wiedergegeben. Es handelt sich hier um eine Kultur von 30 Hypophysen 50—70 g schwerer männlicher Ratten, von der eine Hälfte vom 14. Explantationstage an 6 Zusätze von je 5 Zwischenhirnen erhielt. Wie aus der Abbildung zu ersehen, ergab die fortlaufende Testierung der Nährlösung nur in der 1. Fraktion von Tag 1—4 einen meßbaren Gonadotropingehalt von 60 MUE/30 Hypophysen. Alle weiteren Testierungen, auch die der homogenisierten Explantate, ergaben negative Resultate. Auch in anderen Kulturen war fast regelmäßig in der Nährlösung vom 1.—4. Tag, bisweilen auch noch in der vom 5.—8. Tag ein Gonadotropingehalt nachweisbar.

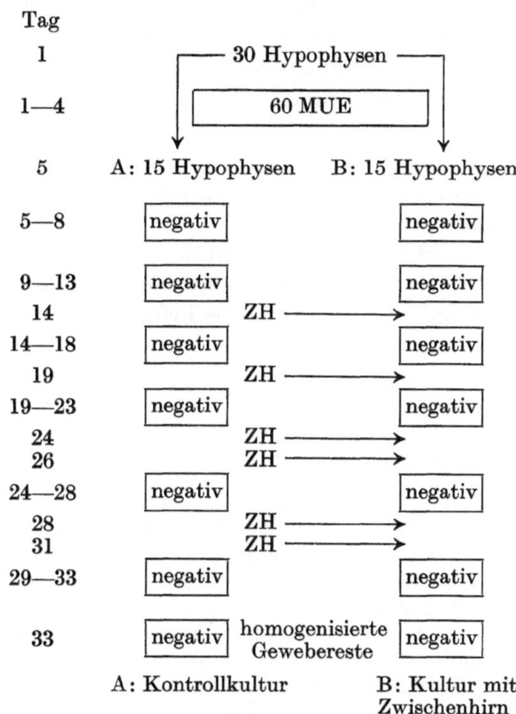

Abb. 1. Schematische Darstellung des Ablaufs einer kombinierten Hypophysen-Zwischenhirn-Kultur mit 6 Zwischenhirnzusätzen zu Fraktion B. (ZH Zwischenhirnzusatz. In den Rechtecken sind die Ergebnisse der Gonadotropintestierungen angegeben)

Eine Ausnahme bildete eine Hypophysenkultur neugeborener Ratten, in der wir weder in den ersten Tagen noch späterhin gonadotropes Hormon nachweisen konnten. Auch die Testierung der homogenisierten Kulturreste ergab in mehreren Fällen positive Werte, die mitunter in der Fraktion mit Zwischenhirnzusatz höher lagen oder überhaupt nur in dieser nachweisbar waren. Ob diese Befunde Ausdruck einer Stimulierung der explantierten Hypophysen durch das Hypothalamusgewebe sind, wagen wir jedoch nicht zu behaupten, da sie sich in Wiederholungsfällen nicht reproduzieren ließen. Auffällig war jedoch bei den meisten Kulturen ein merkbarer Wachstumsanreiz durch das zugegebene Zwischenhirngewebe.

Unsere Ergebnisse decken sich im wesentlichen mit den von CUTTING und LEWIS sowie ROSENBERG an Hypophysenkulturen ohne Zwischenhirnzusätze erhaltenen Befunden. Es ist anzunehmen, daß das in dem Testmaterial nachgewiesene gonadotrope Hormon aus den primär bei der Explantation in den Hypophysen vorhandenen Hormonvorräten abstammt, die zum größten Teil während der ersten 8 Tage in vitro von dem Nährmedium extrahiert werden. Restliche

Gonadotropinmengen finden sich dann zum Teil bei Auflösung der Kultur in dem homogenisierten Gewebe. Eine eigene Gonadotropinproduktion der Hypophysenexplantate konnten wir jedoch nicht nachweisen, auch nicht in den kombinierten Kulturen mit Hypothalamusgewebe. Um so erstaunlicher erscheint es, daß in letzter Zeit Thompson u. Mitarb. von trypsinierten Kulturen menschlicher Hypophysen eine monatelange Gonadotropinabgabe feststellen konnten; vielleicht stellte in diesem Falle auch das Vorkommen „oestrogenähnlicher Substanzen" in den verwendeten Nährlösungen eine schwer kontrollierbare Störungsquelle dar. Wenn auch bei unseren Untersuchungen eine eindeutige Stimulierung der explantierten Rattenhypophysen durch mehrfache Zwischenhirnzusätze nicht zu erreichen war, so sprechen diese Ergebnisse doch nicht gegen eine humorale Regulation der hypophysären Gonadotropinsekretion durch den Hypothalamus. Die Natur des vermuteten Neurohormons, seine Stabilität gegenüber Inaktivierungsvorgängen, die erforderliche Quantität und die Möglichkeit zu seiner Produktion im explantierten, vom Zusammenhang getrennten Gewebe sind zur Zeit unbekannt und erfordern für die weitere Erforschung möglicherweise kompliziertere Versuchsanordnungen.

Literatur

Cutting, W. C., u. M. R. Lewis: Arch. exp. Zellforsch. **21**, 523 (1938).

Florsheim, W. H., D. T. Imagawa and M. A. Greer: Proc. Soc. exp. Biol. (N. Y.) **95**, 664 (1957).

Guillemin, R., and B. Rosenberg: Endocrinology **57**, 599 (1955).

Harris, G. W., and D. Jacobson: Proc. roy. Soc. Biol. **139**, 263 (1951).

Hohlweg, W., u. K. Junkmann: Klin. Wschr. **11**, 321 (1932).

Klinefelter, H. F., F. Albright and G. C. Griswold: J. clin. Endocr. **3**, 529 (1943).

Lepine, P., Ph. Daniel, J. Pelmot et P. Slizewicz: Ann. Inst. Pasteur **92**, 567 (1957).

Nicitowitch-Winer, M., and J. W. Everett: Endocrinology **63**, 916 (1958).

Rosenberg, B.: Thesis for B. Sc. degree, Univ. of Texas, Medical Branch, Galveston 1954 [zit. nach Guillemin, R., and B. Rosenberg (1955)].

Shibusawa, K.: First internat. Congr. of Endocrinology, Copenhagen 1960, Advance abstracts, S. 89.

Thomson, K. W., M. M. Vincent, F. C. Jensen, R. T. Price and E. Schapiro: Proc. Soc. exp. Biol. (N. Y.) **102**, 403 (1959).

Aus dem Institut für experimentelle Endokrinologie der Charité, Berlin
(Direktor: Prof. Dr. WALTER HOHLWEG)

Die Wirkung von Testosteron auf die Spermiogenese im Sinne eines Gewebshormons

Von

W. HOHLWEG

Mit 4 Abbildungen

BERTHOLD 1849: „Da nun aber an fremde Stellen transplantierte Hoden mit ihren ursprünglichen Nerven nicht mehr in Verbindung stehen können, und da es, wie aus dem dritten Satz einleuchtet, keine spezifischen, der Secretion vorstehenden Nerven giebt, so folgt, daß der fragliche Consensus durch das productive Verhältnis der Hoden, d. h. durch deren Einwirkung auf das Blut, und dann durch entsprechende Einwirkung des Blutes auf den allgemeinen Organismus überhaupt, wovon allerdings das Nervensystem einen sehr wesentlichen Theil ausmacht, bedingt wird.“

Am Beispiel der inneren Sekretion des Hodens hat BERTHOLD 1849 seine klassische Definition der Funktion einer innersekretorischen Drüse gegeben.

Es ist nun eine bemerkenswerte Tatsache, daß die für Entwicklung und Erhaltung des Keimepithels notwendige Testosteronkonzentration nicht über den Blutkreislauf, sondern durch lokale Hormoneinwirkung erreicht wird. Das von den Zwischenzellen gebildete Testosteron beeinflußt also direkt die generative Hodenfunktion!

Erstaunlicherweise haben Forscher schon zu Beginn dieses Jahrhunderts auf Grund anatomisch-histologischer Untersuchungen eine derartige Funktion der Zwischenzellen angenommen. PLATO und FRIEDMANN (*1*) stellten fest, daß Lipoide von den Zwischenzellen in die Tubuli übertreten und nicht umgekehrt, und sprechen von einer trophischen Funktion der Zwischenzellen für das Keimepithel. Nach SAND (*2*) sind die Zwischenzellen die Produzenten des Hodenhormons, und die Tubuli werden von ihnen damit aufgeladen.

Als MOORE (*3*) jedoch 1932 mitteilte, daß nicht nur Oestrogene, sondern auch Testosteron die Hodenfunktion hemmen, schienen die älteren Ansichten überholt zu sein. 10 Jahre später stellten aber verschiedene Forschergruppen fest, daß nur relativ kleine Testosterongaben die Entwicklung des Keimepithels hemmen, große sie aber fördern. Bei hypophysektomierten Ratten konnte die Atrophie des Keimepithels durch außerordentlich hohe Testosterongaben weitgehend verhindert bzw. sogar rückgängig gemacht werden.

Eine Klärung brachten die von mir gemeinsam mit ZAHLER (*4*) durchgeführten Untersuchungen. Sie zeigten, daß eine intratesticuläre Testosteronimplantation bei infantilen Ratten zur Entwicklung des Keimepithels des betreffenden Hodens führt, während der kontralaterale Hoden Hemmungserscheinungen aufweisen kann. Wir schlossen daraus, daß Entwicklung und Erhaltung des Keimepithels durch das von den Zwischenzellen unter dem Einfluß der gonadotropen Hypophysenfunktion gebildete Testosteron bewirkt werden und daß diese Wirkung

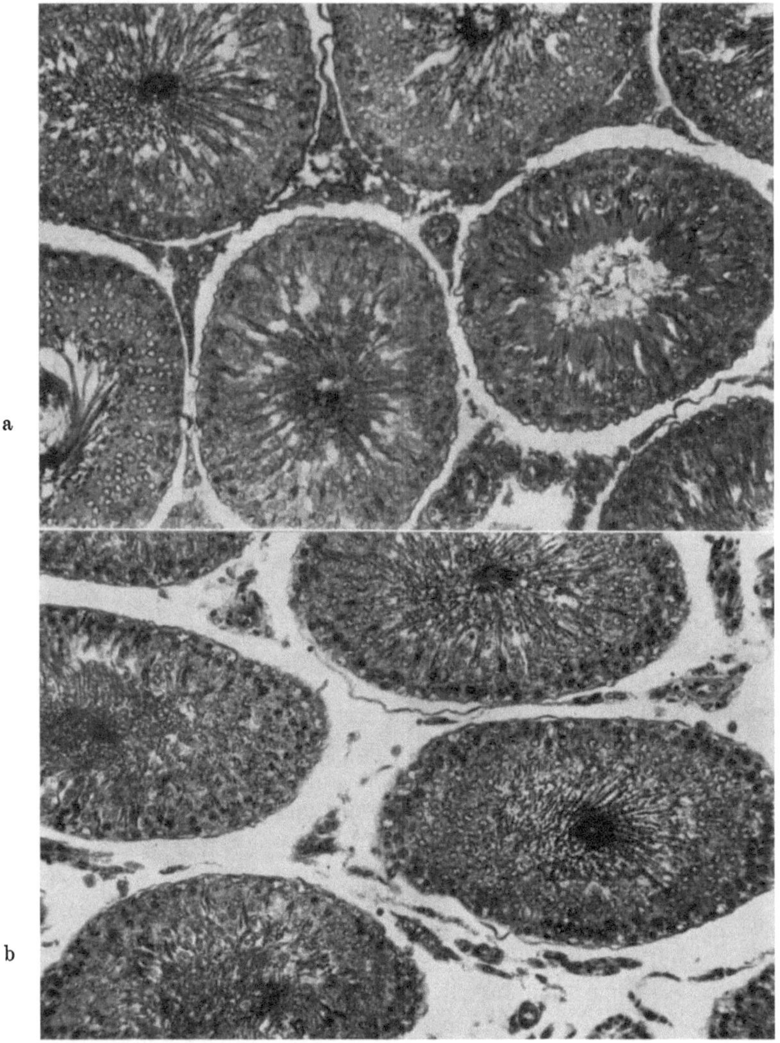

Abb. 1a u. b. a Hoden einer normalen Ratte. b Hoden nach gleicher Behandlung wie 2a, aber nach intratesticulärer Testosteronimplantation 5 Wochen nach Beginn der Oestrogenzufuhr

direkt und nicht über den Blutkreislauf erfolgt. Das aus dem Implantat in den Blutkreislauf gelangende Testosteron bremst die gonadotrope Funktion des Hypophysenvorderlappens, und infolgedessen kann es im kontralateralen Hoden zur Atrophie der Zwischenzellen und damit auch der Tubuli kommen. Auch bei hypophysektomierten Rattenmännchen führt eine intratesticuläre Testosteronimplantation zur Stimulierung des Keimepithels. Der Nachweis einer vollwertigen generativen Hodenfunktion durch positiven Ausfall einer Fertilitätsprobe nach intratesticulärer Testosteronimplantation war jedoch bisher nicht erbracht worden.

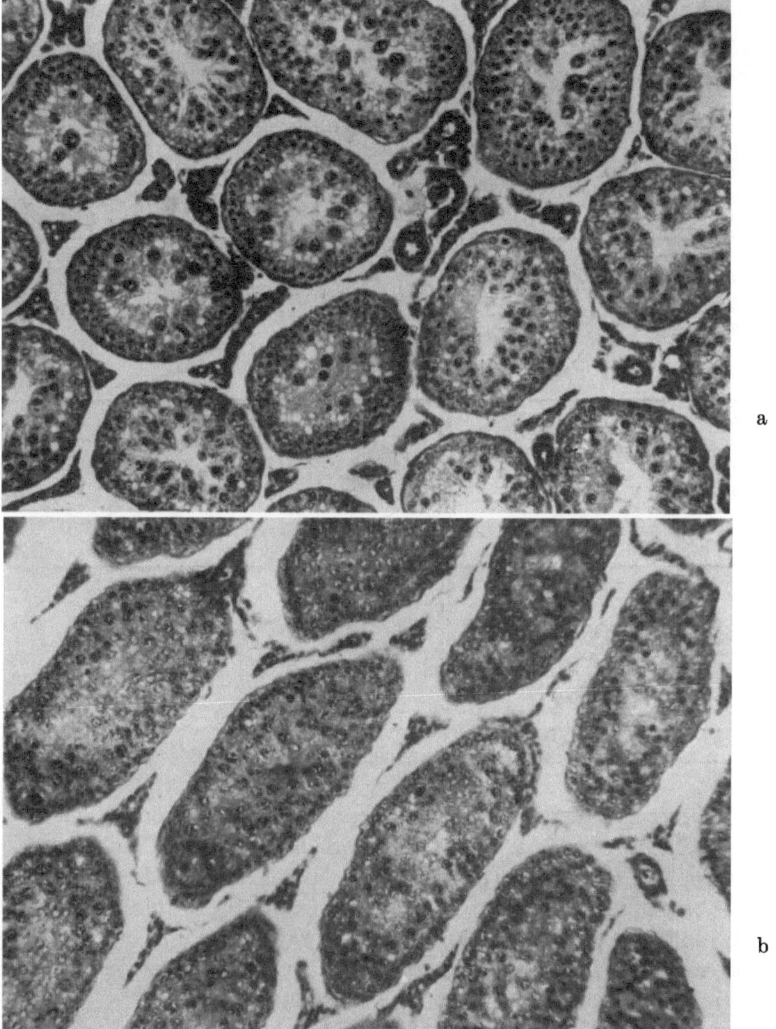

Abb. 2a u. b. a Hoden 11 Wochen nach wöchentlich 2 × 50 γ Dienoestroldiacetat s.c. b Kontralateraler Hoden desselben Tieres wie 1 b

Wir konnten jetzt feststellen, daß bei dauernder Zufuhr hoher Oestrogendosen, die eine weitgehende Ausschaltung der gonadotropen Hypophysenvorderlappenfunktion, also eine hormonelle Kastration bewirken, Spermiogenese und Fertilität erwachsener Rattenmännchen durch eine intratesticuläre Testosteronimplantation nicht nur erhalten, sondern sogar wiederhergestellt werden können (*5*). Über die

Wiederherstellung der generativen Hodenfunktion durch lokale Testosteroneinwirkung möchte ich Ihnen etwas eingehender berichten.

Die Anlage des Versuchs ist aus der Abb. 3 zu ersehen.

Eine größere Gruppe erwachsener Rattenmännchen erhielt 2mal wöchentlich 50 γ Dienoestroldiacetat injiziert. Nach 5 Wochen wurde ein Teil der Tiere getötet, und wir stellten fest, daß ihre Hoden stark atrophisch waren und keine Spermiogenese aufwiesen. Das Durchschnittsgewicht eines Hodens betrug bei den Kontrollen 327 mg, bei den Oestrogentieren nur etwa ein Viertel davon, nämlich

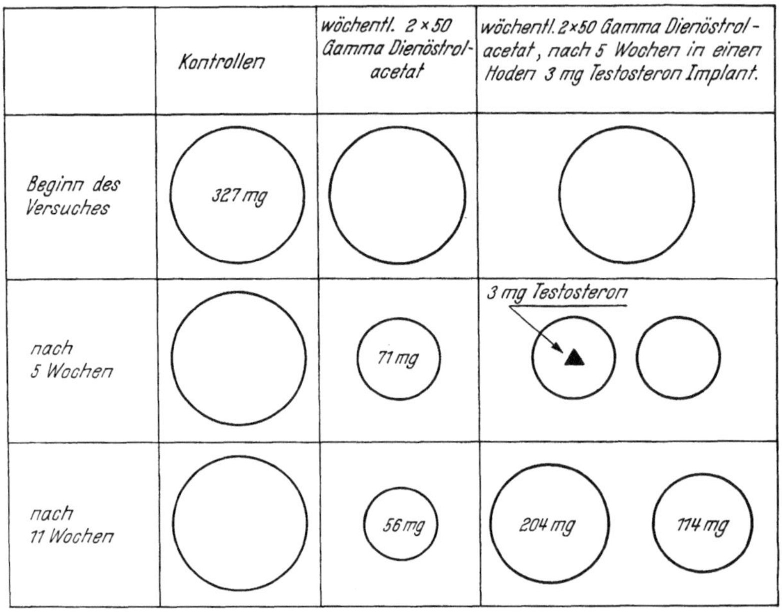

	Kontrollen	wöchentl. 2×50 Gamma Dienöstrol-acetat	wöchentl. 2×50 Gamma Dienöstrol-acetat, nach 5 Wochen in einen Hoden 3 mg Testosteron Implant.
Beginn des Versuches	327 mg		
nach 5 Wochen		71 mg	3 mg Testosteron
nach 11 Wochen		56 mg	204 mg 114 mg

Abb. 3. Implantation von Testosteron in oestrogengehemmte Hoden. Größe der Hoden als Kugelschnitte dargestellt

79 mg. Die Oestrogengruppe wurde jetzt geteilt und bei 11 Tieren 3 mg Testosteron in einen Hoden implantiert. Die Oestrogenbehandlung lief bei allen 22 Tieren weiter. 6 Wochen später, also 11 Wochen nach Beginn der Oestrogenbehandlung war das Gewicht eines Hodens der Tiere ohne Testosteronimplantat weiter auf 56 mg abgefallen. Bei der Implantatgruppe waren die mit einem Testosteronimplantat versehenen Hoden — trotz der fortgesetzten Oestrogenzufuhr — auf 204 mg, die kontralateralen Hoden auf 114 mg angestiegen.

Eindrucksvoll sind die histologischen Bilder. 1a) ein normaler Hoden, 2a) die völlige Atrophie 11 Wochen nach der Oestrogenbehandlung. 1b) ein Hoden ebenfalls 11 Wochen nach Oestrogenbehandlung ,in den aber 5 Wochen nach Beginn der Oestrogenzufuhr 3 mg Testosteron implantiert worden sind: Normale Spermiogenese! 2b) der kontralaterale, also nicht mit einem Testosteronimplantat versehene Hoden desselben Tieres: Keine Spermiogenese!

Die Oestrogenbehandlung führte bei den Rattenmännchen zu einem raschen Erlöschen der sexuellen Aktivität. Schon einige Tage nach intratesticulärer Testosteronimplantation war trotz der fortlaufenden hohen Oestrogenapplikation ein Wiedererwachen von Libido und Potenz festzustellen. Die Mehrzahl der ein intratesticuläres Testosteronimplantat tragenden Oestrogen-vor- und -weiterbehandelten Rattenmännchen erwies sich als fertil, und 60% der zugesetzten Weibchen warfen normale Junge. Die hormonell kastrierten Rattenmännchen ohne Testosteronimplantat waren impotent und steril.

Unsere Befunde zeigen, daß das auf Grund der Oestrogen-gehemmten gonadotropen HVL-Funktion schwer geschädigte Keimepithel durch intratesticuläre Testosteronimplantation — trotz fortgesetzter Blockade der Gonadotropinsekretion — wieder zur Bildung von befruchtungsfähigen Spermien angeregt werden kann. Testosteron und nicht das hypophysäre FSH muß daher als entscheidender hormoneller Faktor für die Spermiogenese angesehen werden.

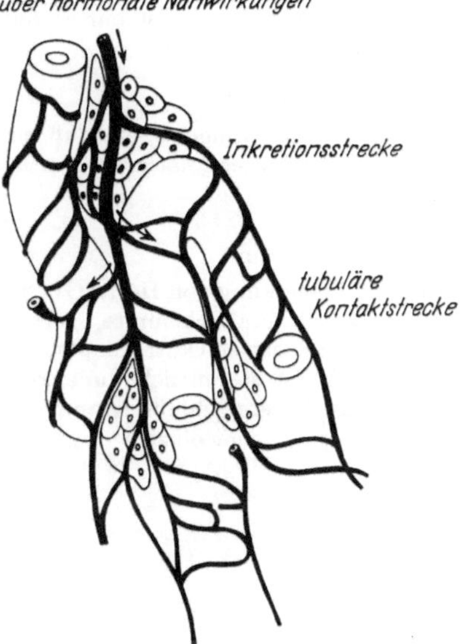

Abb. 4. Der Mechanismus der direkten Übertragung von Testosteron aus den Zwischenzellen an die Tubuli nach H. Ferner

Labhart (*6*) unterscheidet in seinem bekannten Werk „Klinik der inneren Sekretion" die Drüsenhormone von den Gewebshormonen etwa folgendermaßen: Die Drüsenhormone werden von spezifisch gebauten Organen, den endokrinen Drüsen, gebildet und zu ihren Erfolgsorganen mit dem Blutkreislauf transportiert; die Gewebshormone werden von verstreut im Körper oder in einer einheitlichen Gewebsart liegenden Zellen gebildet und gelangen in der Regel in den Zellen selbst oder durch Diffusion in ihrer unmittelbaren Umgebung zur Wirkung. Nach unseren Befunden wirkt Testosteron außerhalb des Hodens über den Blutkreislauf, innerhalb des Hodens jedoch lokal, also mehr im Sinne eines Gewebshormons, und nur dadurch kann die für die Entwicklung des Keimepithels erforderliche hohe Testosteronkonzentration erreicht werden.

H. Ferner (*7*) konnte den Mechanismus der lokalen Hormonübertragung von den Zwischenzellen an die Tubuli weitgehend aufklären. In Abb. 4, die einer seiner Arbeiten entnommen ist, sehen Sie, daß Blutcapillaren das Hormon in den „Inkretionsstrecken" aus den Zwischenzellen aufnehmen und unmittelbar in den tubulären „Kontaktstrecken" an die Hodenkanälchen abgeben. Auch im Pankreasgewebe hat Ferner eine lokale Insulinwirkung nachgewiesen.

Es gibt also wichtige Funktionen klassischer Drüsenhormone, die nicht über den Blutkreislauf, sondern durch lokale Hormoneinwirkung in der produzierenden Drüse selbst zustande kommen.

Literatur

1. Plato und Friedmann: Zitiert nach 2.
2. Sand, K.: In: M. Hirsch: Handbuch der inneren Sekretion II/2, 2253. Leipzig: Kabitsch 1933.
3. Moore, C. R., and D. Price: Amer. J. Anat. **50**, 13 (1932).

4. HOHLWEG, W., u. H. ZAHLER: Z. ges. inn. Med. **1**, 42 (1946).
5. — G. DÖRNER u. P. KOPP: Acta endocr. (Kbh.) **36**, 299 (1961).
6. LABHART, A.: Klinik der inneren Sekretion. Berlin-Göttingen-Heidelberg: Springer 1957.
7. FERNER, H.: Dtsch. med. Wschr. **83**, 1468 (1958).

Diskussion

G. A. OVERBEEK (Oss):

MOORE und GAARENSTROM und DE JONGH haben gezeigt, daß an hypophysenlosen Ratten das Testikel*gewicht* von Testosteron abhängig ist, aber der Testikel wächst nie. Aber eine kleine Menge gonadotroper Hormone verursacht Wachstum. Eine kleine Menge ist auch in ihrem Experiment da. Es ist ein schönes Beispiel des Zusammenwirkens von Testosteron und gonadotropem Hormon.

H. E. VOSS (Mannheim):

Es wird darauf hingeweisen, daß eine gonadotrope Wirkung der androgenen Hormone auch bei den Crustaceen nachzuweisen ist.

Schlußwort

W. HOHLWEG (Berlin):

Auf die Bemerkung von Herrn OVERBEEK möchte ich erwidern, daß die infolge Oestrogenzufuhr praktisch total gehemmte Spermiogenese durch intratestikuläre Testosteronimplantation trotz fortgesetzter Oestrogenblockade wieder völlig hergestellt werden kann. Damit ist bewiesen, daß Testosteron nicht nur eine Spermiogenese erhaltende, sondern sogar stimulierende Funktion hat. Unsere Schlußfolgerung, daß nicht FSH, sondern Testosteron der entscheidende — wir behaupten nicht einzige — gametokinetische Faktor ist, halte ich daher aufrecht.

Aus dem Max Planck-Institut für Hirnforschung, Neuro-Anatomische Abteilung in Gießen
(Leiter: Prof. R. Hassler)

Zur vergleichenden Anatomie des Hypophysen-Zwischenlappens und zur Frage seiner Beziehungen zum neurosekretorischen, hypothalamisch-neurohypophysären System

Von

R. Diepen

Mit 9 Abbildungen

1.

Die Pars intermedia der Adenohypophyse stellt — ähnlich wie die Pars infundibularis („tuberalis") — einen „iuxtaneuralen" Abschnitt der Adenohypophyse dar (Tilney), d. h.: anders als der Vorderlappen, der mit den Abschnitten der Neurohypophyse (Hinterlappen und Infundibulum) nirgends in Berührung kommt, ist die Pars intermedia — ebenso wie auch die Pars infundibularis — der Neurohypophyse eng angelagert (Abb. 1). Die Berührungsfläche („Kontaktfläche") zwischen der Pars intermedia und dem Hinterlappen wird in Anlehnung an Spatz „*Distale Adenoneurohypophysäre Kontaktfläche*" genannt; die Kontaktfläche zwischen der Pars infundibularis und dem Infundibulum bezeichnen wir als „*Proximale Adenoneurohypophysäre Kontaktfläche*" (Abb. 1).

Im Gegensatz zu dem in der Tierreihe konstanten proximalen adeno-neurohypophysären Kontakt ist der distale Kontakt hinsichtlich seiner Ausbildung, aber auch hinsichtlich seines Vorkommens *inkonstant*, und er kann sogar völlig fehlen. Dies ist der Fall (Abb. 2) bei den *Vögeln* sowie bei einer Reihe von Säugetieren, wie z. B. bei den *Walen* und *Sirenen*, beim *Elefanten* und beim *Gürteltier (Dasypus)*. Auch bei der der Vogelhypophyse sehr ähnlichen Hypophyse von *Tachyglossus setosus (Monotremata)* ist der distale Kontakt nur sehr gering ausgeprägt (Wingstrand, Hanström). Bei all diesen Tieren befindet sich bereits im embryonalen Zustand im distalen Bereich zwischen der adenohypophysären und der neurohypophysären Anlage eine trennende (mesenchymale) Zwischenschicht. Da aber zur Differenzierung von Intermediagewebe beim Embryo eine unmittelbare Berührung (eine "interaction") von adenohypophysären und neurohypophysären Gewebsanlagen notwendig zu sein scheint (Gaillard 1938), fehlt bei diesen Tieren auch später der Zwischenlappen völlig. — Ferner hat sich bei Untersuchungen in der Stammesreihe: Insectivoren — Tupaia glis (das „Zwischenglied" zwischen den Insectivoren und den Halbaffen; R. Spatz, 1959; H. Spatz 1961) — Halbaffen —

Affen — Anthropomorphen — Mensch eine auffällige *Reduktion des Zwischenlappens* gezeigt (Abb. 2). Diese beginnt bereits bei den *Insectivoren*, wo es bei bestimmten Formen — u. a. *Galemys pyrenaicus* (7, Abb. 2) — zu einer Retraktion des Zwischenlappens von der Hinterlappenoberfläche kommt (Smith Agreda und Spatz). Bei vielen *Affen* ist der caudale Teil des Hinterlappens, der bei der

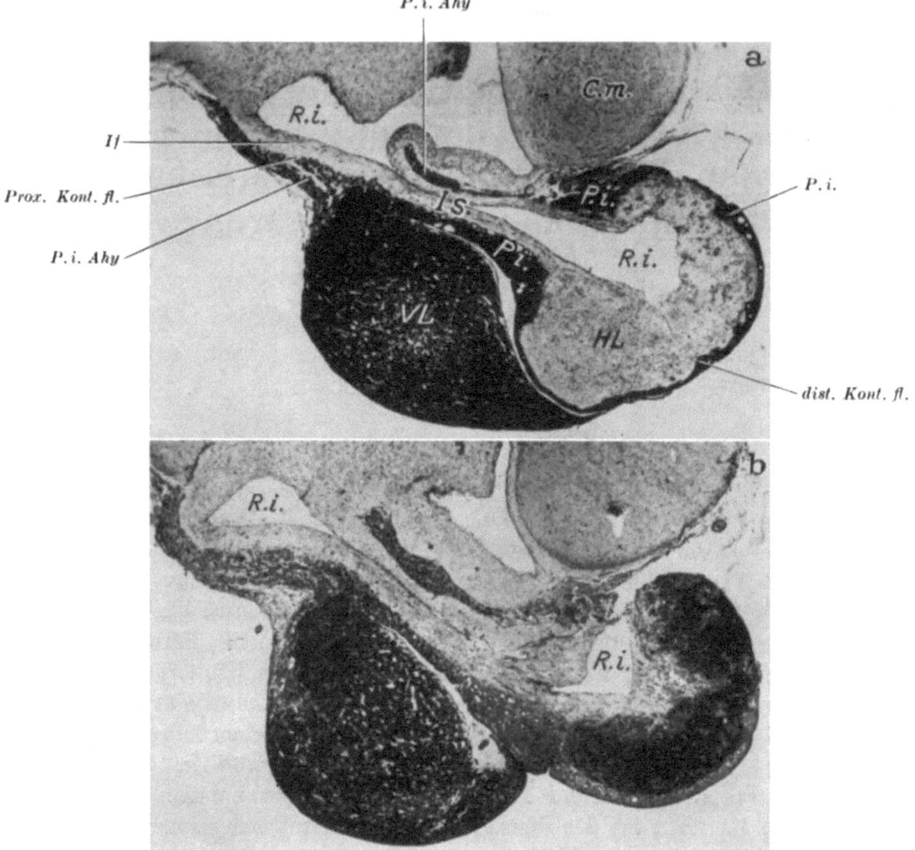

Abb. 1 a u. b. a Sagittalschnitt durch die Hypophyse der *Katze* (nach Nowakowski). Nissl-Färbung. *Prox. Kont. fl.* = proximale adeno-neurohypophysäre Kontaktfläche. *dist. Kont. fl.* = distale adeno-neurohypophysäre Kontaktfläche. *P.i.Ahy* = Pars infundibularis ("tuberalis") der Adenohypophyse. *VL* = Vorderlappen. *P.i.* = Pars intermedia. *If* = Infundibulum. *Is* = Infundibularstamm (= Zwischenstück, Nowakowski). *HL* = Hinterlappen. C.m. = Corpus mamillare. Der (helle) Hinterlappen wird von der Pars intermedia umgeben. Diese ist um die Konvexität des Hinterlappens relativ schmal; der proximale Abschnitt des Hinterlappens bzw. der Übergang vom Infundibularstamm in den Hinterlappen wird von einem verbreiterten Abschnitt der Pars intermedia kragenförmig umfaßt. b Zeigt einen nach Gomori (Chromalaun-Hämatoxylin) gefärbten Nachbarschnitt. Der Hinterlappen ist dunkel, infolge tiefblau gefärbten Neurosekretes. Lediglich der Hilus des Hinterlappens, der die unaufgesplitterten Fasern des Tr. supraoptico-hypophyseus enthält, zeigt sich als ein heller Bereich um den Recessus infundibuli *(R.i.)*. Beide Bilder aus Nowakowski 1951

Katze noch von einer dünnen Zwischenlappenschale umgeben wird, von Drüsengewebe völlig frei[1]). Beim *Menschen* (14, Abb. 2) bezeichnet man in Anlehnung an

[1] Wenn bei einem *Orang-Utan* der Hinterlappen noch von einer Intermediaschale umgeben wird, so ist im Auge zu behalten, daß es sich hier kaum um mehr als ein Rudiment handelt (vgl. Köhne 1944, Hanström 1957).

BERBLINGER (1939) und ROMEIS (1940) den sehr reduzierten Zwischenlappen besser als „*Zona intermedia*". Sie enthält neben undifferenzierten Zellen eine reichliche Anzahl von meist mit Kolloid gefüllten Cysten (Abb. 3).

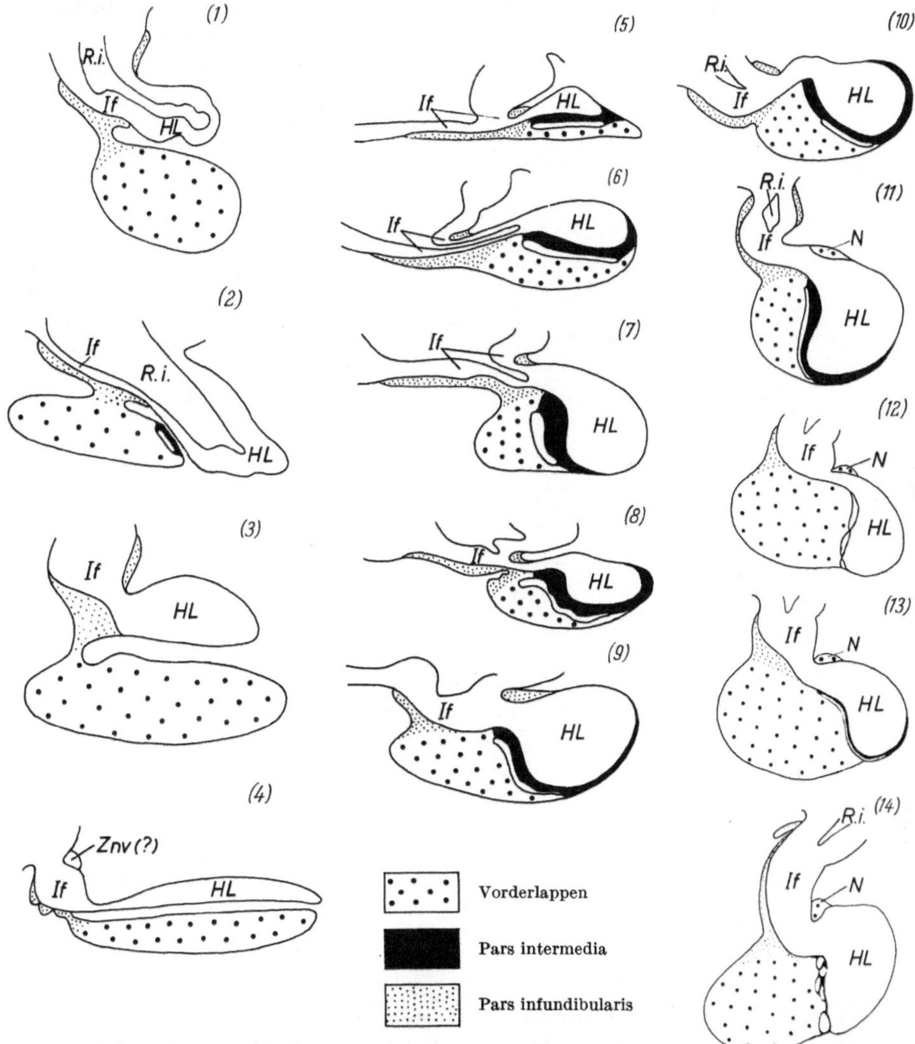

Abb. 2. Schemata medianer Sagittalschnitte durch die Hypophysen verschiedener Tierarten. 1—4 Arten, bei denen die Pars intermedia fehlt: 1 *Vogel*hypophyse am Beispiel des *Garrulus glandarius*; 2 *Tachyglossus setosus* (*Monotremata*, rudimentäre Pars intermedia; nach WINGSTRAND und HANSTRÖM 1951); 3 *Wal*hypophyse (*Tursiops*; nach GEILING 1936); 4 *Indischer Elefant*, *Znv* = Zona neurovasculosa (?); 5—14 Hypophysen aus der Stammesreihe Insectivoren — Tupaia glis — Primaten. 5 — 6 — 7 vertreten innerhalb der Insectivorenreihe den ersten, zweiten und dritten „Hypophysentypus" im Sinne von SMITH-AGREDA und SPATZ (1962). Beim „ersten und zweiten Typus" wird die ganze ventrale Seite des Hinterlappens durch die Pars intermedia bedeckt, beim dritten Typus hat sich die Pars intermedia weitgehend von der Oberfläche des Hinterlappens retrahiert. Ferner sind die drei „Lappen" des Hypophysenkörpers beim ersten Typus übereinander, beim dritten Typus hintereinander gelagert. 5 *Sorex*; 6 *Erinaceus europaeus*; 7 *Galemys pyrenaicus*; 8 *Tupaia glis*; 9 *Nycticebus coucang (Prosimiae)*; 10 *Callithrix jacchus (Hapale)*; 11 *Macaca mulatta*; 12 und 13 *Schimpanse* und *Orang Utan* (nach Angaben von KÖHNE 1944 und HANSTRÖM 1957); 14 *Homo sapiens*. Beachte die reduzierte cystenreiche Pars intermedia — „Zona intermedia" — bei den Summoprimaten (12 und 14). *N* Nackenhypophyse (gehört cytologisch zum Vorderlappen). Die Hypophysen von 8 und 10 ähneln dem „zweiten", diejenige von 9 und 11 dem „dritten Typus" SMITH-AGREDA.
HL = Hinterlappen, *If* = Infundibulum

Zu dieser allmählich fortschreitenden Rückbildung bei den höchsten Vertebraten steht die starke Ausbildung der Pars intermedia bei den *Fischen* in auffälligem Gegensatz (Abb. 4, 6). Auch bei den *Amphibien* ist der Zwischenlappen relativ kräftig. Die starke Ausbildung der Pars intermedia hängt bei diesen niederen Formen zweifellos zusammen mit der großen Bedeutung des Pigmenthormons der Pars intermedia, also mit der vitalen Bedeutung, welche der Farbwechsel bei den *Kaltblütern* besitzt.

Über die Bedeutung des MSH bei den *Warmblütern* ist wenig Sicheres bekannt. JORES (1940) fand, daß bei verschiedenen Tieren der Gehalt der Hypophyse an MSH mit der Sehtüchtigkeit parallel geht und daß die Adaptationszeit des menschlichen Auges durch MSH verkürzt wird. LEVISON (1940) untersuchte den MSH-Gehalt der *Ratten*hypophyse und fand eine Abhängigkeit vom vegetativen Tagesrhythmus. Bei den Arten, denen ein Zwischenlappen fehlt, wird MSH zusätzlich durch den Vorderlappen gebildet (FOSTVEDT 1939, *Wal*; MIALHE VOLOSS und BENOIT 1954, *Ente*; ZONDEK und KROHN 1932 sowie JORES 1933, *Mensch*).

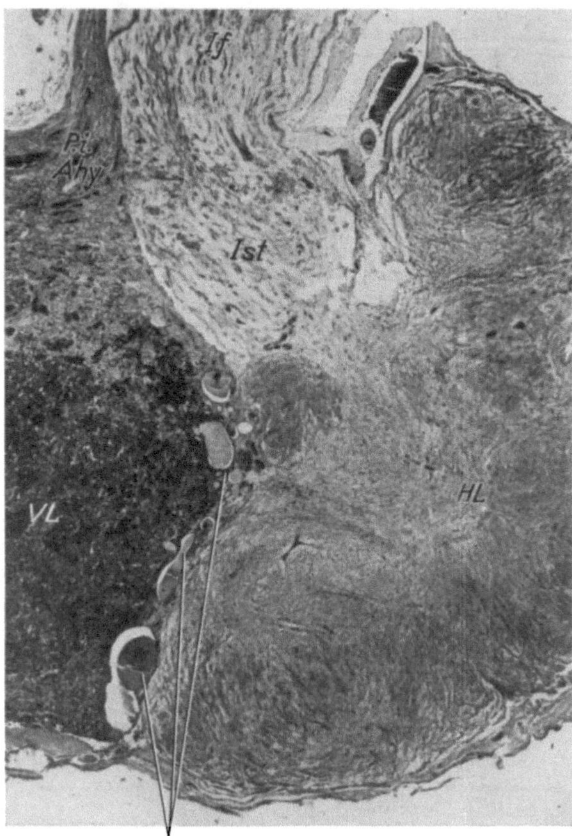

Abb. 3

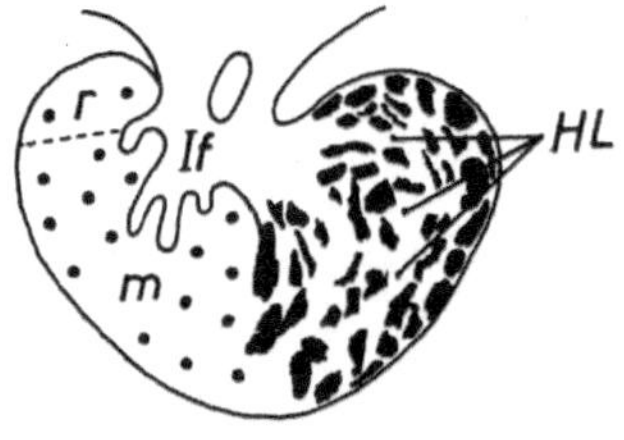

Abb. 4

Abb. 3. Hypophyse *Mensch*. Sagittal. Chromalaun-Hämatoxylin (GOMORI). Zwischen dem Hinterlappen (*HL*) und dem Vorderlappen (*VL*) die cystenreiche Zona intermedia. *If* = Infundibulum. *P. i. Ahy* = Pars infundibularis (ihr Übergangsabschnitt zum Vorderlappen). *Ist* = Infundibularstamm („Zwischenstück") 15 μ

Abb. 4. Schema der Hypophyse des *Hechtes (Esox lucius)*. Verzahnung von Hinterlappen (*HL*) und Pars intermedia (schwarz). Der proximale Abschnitt der Neurohypophyse entspricht dem Infundibulum (*If*) der höheren Vertebraten. *r* = rostraler Sektor der Adenohypophyse. *m* = Mittelsektor der Adenohypophyse („Übergangsteil", STENDELL)

2.

Welche Vorstellungen haben sich im Laufe der Zeit über die Bedeutung der engen Anlagerung von Pars intermedia und Hinterlappen entwickelt? Auf HERRING (1908) geht die alte Ansicht zurück, daß das „Kolloid" des Hinterlappens — die "hyalin bodies" — eine von den Drüsenzellen der Adenohypophyse gebildete und in den Hinterlappen ausgeschiedene Substanz darstellt. HERRING war auch einer der ersten, der auf die Erscheinung der *Invasion* von Zwischenlappenzellen in den Hinterlappen — die sog. „*Basophileninvasion*" — aufmerksam gemacht hat. Seine "granular bodies" des Hinterlappens sollten z. T. im Hinterlappen zugrunde gegangene Intermediazellen darstellen. Die von HERRING beschriebenen "hyalin and granular bodies" sind von späteren Autoren ganz allgemein als „Herringkörper" bezeichnet worden (ihre andersartige Herkunft ist inzwischen erkannt worden, s. u.).

Im Anschluß an die Beschreibung von HERRING haben lange Zeit weitere Vorstellungen das Schrifttum beherrscht, wonach die adenohypophysären Kolloide via Hinterlappen und Hypophysenstiel, vor allem an Gefäßen entlang, bis in den Recessus infundibuli oder bis in den Hypothalamus hineinwandern sollen: es wurde ein proximalwärts gerichteter Hormonstrom angenommen. Im Hypothalamus nahmen ROUSSY und MOSINGER (1935) in den Nervenzellen einen "pouvoir hypophysopexique" für diese Hormone an (das Vorkommen von Hormonen im Bereich der Kerngebiete des Nucleus supraopticus und paraventricularis hat ebenfalls inzwischen eine andere Erklärung gefunden; s. unten). Der Vorgang der Abgabe adenohypophysärer Stoffe in die Neurohypophyse war von COLLIN (1928 u. später) als „*Neurokrinie*", ihre Ausscheidung in den Recessus infundibuli des 3. Ventrikels als „*Hydrencephalokrinie*" bezeichnet worden (s. in diesem Zusammenhang auch CUSHING und GOETSCH 1910; L. EDINGER 1911; STENDELL 1914; CELESTINO DA COSTA 1923, 1925; BERBLINGER 1939). Nach TRENDELENBURG (1928) sollte subocciptal gewonnener Liquor *(Kaninchen, Katze, Hund)* ein die Melanocyten der Froschhaut beeinflussendes Prinzip enthalten, eine Vorstellung, die sich später jedoch nicht bestätigt hat.

Bezüglich der „*Basophileninvasion*" in den Hinterlappen sind die Meinungen heute geteilt. HANSTRÖM (1948—1953) ist diesem Phänomen, das es nach der Auffassung mancher Autoren (KÖHNE u. a.) nur beim Menschen geben sollte, bei einer großen Zahl von *Säugetieren* nachgegangen. Nach den Untersuchungen dieses Autors zeigt es sich als sehr variabel; HANSTRÖM meint, daß "this phänomenon can not be a necessary or vital function of the pars intermedia since the number of mammalian pituitaries in which I did not find any invasion of intermedia structures into the infundibular process (Hinterlappen) is greater than that in which it was demonstrated" (1952, S. 225). — C. G. SCHMIDT (1952; *menschliches* Material) nimmt an, daß die Einwanderung in Schüben und rasch verläuft, d. h., daß die eingedrungenen Zellreste einschmelzen. COLLIN hält — wie anscheinend auch SCHMIDT — an der Annahme einer funktionellen Bedeutung der Basophileninvasion fest (s. die neueren Arbeiten von COLLIN 1951, 1953, 1954, 1956). COLLIN denkt sich die Einwanderung von bestimmten physiologischen Bedingungen abhängig. Er erinnert ferner an die experimentellen Befunde von HOUSSAY u. Mitarb. (1935, *Frosch*) sowie von STUTINSKY (1937, 1949, und später *Frosch*, *Hund*), wonach Stieldurchschneidung neben Atrophie des Hinterlappens eine Hypertrophie des Zwischenlappens bzw. eine Hypersekretion von MSH („Intermedin") zur Folge hat, und meint, das „Intermedin" und das Neurosekret des hypothalamo-neurohypophysären Systems antagonistisch wirken («il existerait dans le lobe nerveux, et consécutivement dans le milieu interieur sanguin, un antagonisme entre les principes actifs neurosécrétoires et l'intermedine» 1954, S. 245). Tatsächlich läßt sich bei manchen Tieren (wie z. B. beim *Frosch*) deutlich das Neurosekret des Hinterlappens einerseits und tropfiges Kolloid der Pars intermedia andererseits an den weiten Blutcapillaren an der Grenze zwischen Hinterlappen und Pars intermedia nachweisen. Auch finden sich Stränge von Intermediazellen beim *Menschen* nicht selten in Gefäßnähe. Insofern ist die Annahme, daß die Blutgefäße im Grenzbereich von Hinterlappen und Intermedia dem

Inkretabfluß aus beiden dienen, nicht zu widerlegen. Dies muß unseres Erachtens aber nicht bedeuten, daß schon innerhalb des Blutmilieus eine antagonistische Einwirkung der in Rede stehenden Stoffe aufeinander stattfindet. Es wäre auch denkbar, daß auf dem Wege des allgemeinen Kreislaufes eine Einwirkung des MSH auf die Ursprungszentren des neurosekretorischen Systems zustande kommt. In diesem Zusammenhang ist auf den Befund von MIALHE VOLOSS und STUTINSKY (1953) hinzuweisen, wonach „Intermedin" auch im Hypothalamus vorkommen soll. Nach Hypophysektomie soll es hier nicht mehr nachweisbar sein, während es sich nach intravenöser Zufuhr wiederum im Hypothalamus anreichert. — MIALHE VOLOSS (1958) nimmt an, daß das „Intermedin" den Hypothalamus über die allgemeine Zirkulation erreicht und dort festgehalten wird (vgl. auch die von STURM und WERNITZ 1955, 1956 angenommene Speicherung von Schilddrüsenjod im Hypothalamus).

3.

Gibt es — umgekehrt — morphologische Befunde, die als Grundlage für die Annahme einer Beeinflussung der Pars intermedia durch das neurosekretorische hypothalamo-neurohypophysäre System dienen könnten?

Wie bereits erwähnt, kommt es nach experimenteller Unterbrechung des Tr. präoptico-hypophyseus bzw. supraoptico-hypophyseus beim *Frosch* und bei den *Säugetieren* gleichzeitig mit einer Atrophie der distalen Abschnitte dieser nervösen Verbindung zu einer *Volumenzunahme* des Zwischenlappens (HOUSSAY et al. 1935; STUTINSKY et al. 1949, 1950; BARRNETT und GREEP 1951; V. GAUPP und SPATZ 1955 u. a.). Wird dagegen das neurosekretorische System experimentell überbelastet, wie z. B. durch Dehydratation (ORTMANN 1951, 1954; HILD 1951, 1952; EICHNER 1953; LEVEQUE 1953), so tritt eine *Reduzierung* des Zwischenlappens ein; es kommt zu einer Verringerung des Zell- und des Zellkernvolumens, und die Zahl der Mitosen im Zwischenlappen nimmt ab.

Tabelle 1. (Nach E. LEGAIT, 1961)

Tierart	*Pars intermedia* (Vol.-% zur Gesamthypophyse)	*Lebensdauer bei Dehydratation* (ohne Wasser, trockene Nahrung, bei Temperatur 24°)
Meriones crassus . . .	27—31	über 8 Monate
Dipodillus campestris .	22—24	4—6 Monate
Gerbillus pyramidum. .	15—16	4—6 Monate
Pachyuromys duprasi .	15—16	2 Monate und mehr
Weiße Maus	18,8—19,3[1]	über 10 Monate
Apodemus sylmaticus .	15	
Microtus orcadensis . .	14	15—30 Tage
Mastomys erythroleucus	10	
Weiße Ratte	9,7[2]	
Semiaquatile Arten:		
Myocastor coypus . . .	9,3	
Fiber zibethecus	7	
Arvicola scherman . .	6,3	4—8 Tage
Arten mit sehr schwach ausgebildeter Pars intermedia:		
Glis glis	1,3	
Eliomys quercinus . . .	0,2	einige Tage

Interessant sind die soeben von E. und H. LEGAIT (1960, 1961) veröffentlichten Befunde über die Pars intermedia nach Dehydratation bei verschiedenen *Nagetieren*. Die Autoren haben festgestellt — einmal —, daß in der Wüste lebende Nagetiere einen wesentlich größeren Zwischenlappen besitzen als die semiaquatilen oder die gewöhnlichen europäischen Formen.

[1] Nach SALLER.

[2] Nach JACKSON.

Zum anderen fanden sie, daß es nach Dehydratation zwar bei allen Arten zu einer Reduzierung des Zwischenlappens kommt, daß aber jene Arten, die einen kräftigeren Zwischenlappen aufweisen, bei akutem Wasserentzug eine längere Überlebensdauer besitzen als diejenigen mit einem kleinen Zwischenlappen (s. Tab. 1).

Bei der Deutung der regressiven Veränderungen nach „Dursteinwirkung" (d. h. nach Dursten) ist aber, wie ORTMANN (1954) hervorhebt, eine Schlußfolgerung auf direkte spezifische Beziehungen der Zwischenlappenfunktion zum neurosekretorischen System nicht ohne weiteres statthaft; es wäre auch an eine Bedingtheit durch unspezifische Nebenwirkungen zu denken: So kommt es nach KARKUN, KAR und MUKERJI (1954) bei der *Katze* nach längerer ACTH-Behandlung zu einer Hypertrophie der basophilen Zwischenlappenzellen. Der Einfluß von ACTH bleibt auch nach Nebennierenentfernung erhalten und scheint somit direkt auf den Zwischenlappen zu wirken. Aber auch beim Durstexperiment ist nach EICHNER (1953) ziemlich sicher mit einer ACTH-Ausschüttung zu rechnen. Jedoch kommt es hier zu regressiven Veränderungen des Zwischenlappens, die nach ORTMANN möglicherweise als Folge des allgemeinen Wasserverlustes (oder von „Hungereinwirkung") aufzufassen sind.

Bezüglich der morphologischen Beziehungen zwischen der Pars intermedia und dem Hinterlappen haben die Untersuchungen von BARGMANN (1949 und später) mittels der Gomori-Färbung (Chromalaunhämatoxylin) einen Schritt weitergeführt. Abb. 5 ermöglicht einen Vergleich zwischen der distalen und der proximalen adeno-neurohypophysären Kontaktfläche an Hand eines nach der genannten Methode gefärbten Schnittes. Die Abbildung beseitigt jeden Zweifel an der Herkunft der sog. Kolloide des Hinterlappens: Es handelt sich hier ganz eindeutig nicht etwa um adenohypophysäre Produkte, sondern um *Neurosekret*. Ferner zeigt die Abb. 5b die scharfe Abgrenzung des mit Neurosekret gefüllten Hinterlappens von dem Zwischenlappen. Besser als mit den bisherigen Silberimprägnationsmethoden läßt die Gomori-Methode auch Nervenfasern erkennen, die offenbar aus dem Hinterlappen in den Zwischenlappen übertreten. Derartige Befunde an Gomori-gefärbtem Material sind inzwischen von mehreren Autoren mitgeteilt worden (u. a. BARGMANN 1949; EICHNER 1954; NODA et al. 1955; neuerdings von BARGMANN und KNOOP 1960, bei der Katze).

An dieser Stelle soll nicht auf die Verhältnisse bei den Fischen (Abb. 6) eingegangen werden, wo — bei den *Selachiern* (E. SCHARRER 1952) noch stärker als bei den Teleosteern — der neurosekretreiche Hinterlappen mit der Pars intermedia der Adenohypophyse außerordentlich eng „verzahnt" ist (vgl. auch BARGMANN 1953, 1960; DIEPEN 1953).

Bei den *Säugetieren* findet man die genannten Übertritte im allgemeinen aber nur im Bereich einer bestimmten Region, nämlich dort, wo ein verbreiterter Abschnitt des Zwischenlappens den Hilus des Hinterlappens bzw. den distalen Abschnitt des Infundibulums (das sog. „Zwischenstück" von NOWAKOWSKI = "infundibular stem" im angloamerikanischen Schrifttum) kragenförmig umgreift (vgl. V. SMITH AGREDA 1957). — Dagegen finden bei der Katze und bei anderen Tieren, wo die Konvexität des Hinterlappens noch von einer „Intermediaschale" umgeben wird, in letztere in der Regel keine Übertritte statt.

Bei unseren eigenen Untersuchungen haben wir niemals feststellen können, daß von den sekrethaltigen Nervenfasern, die in den Zwischenlappen übertreten, einzelne oder mehrere in den Vorderlappen hineinziehen. Es fällt vielmehr auf, daß die Fasern im allgemeinen nur ein kurzes Stück in den Zwischenlappen hinein zu verfolgen sind. Daraus möchten wir schließen, daß diese sekrethaltigen Faserelemente schon bald nach ihrem Eintritt in die Pars intermedia ihre Endigung finden.

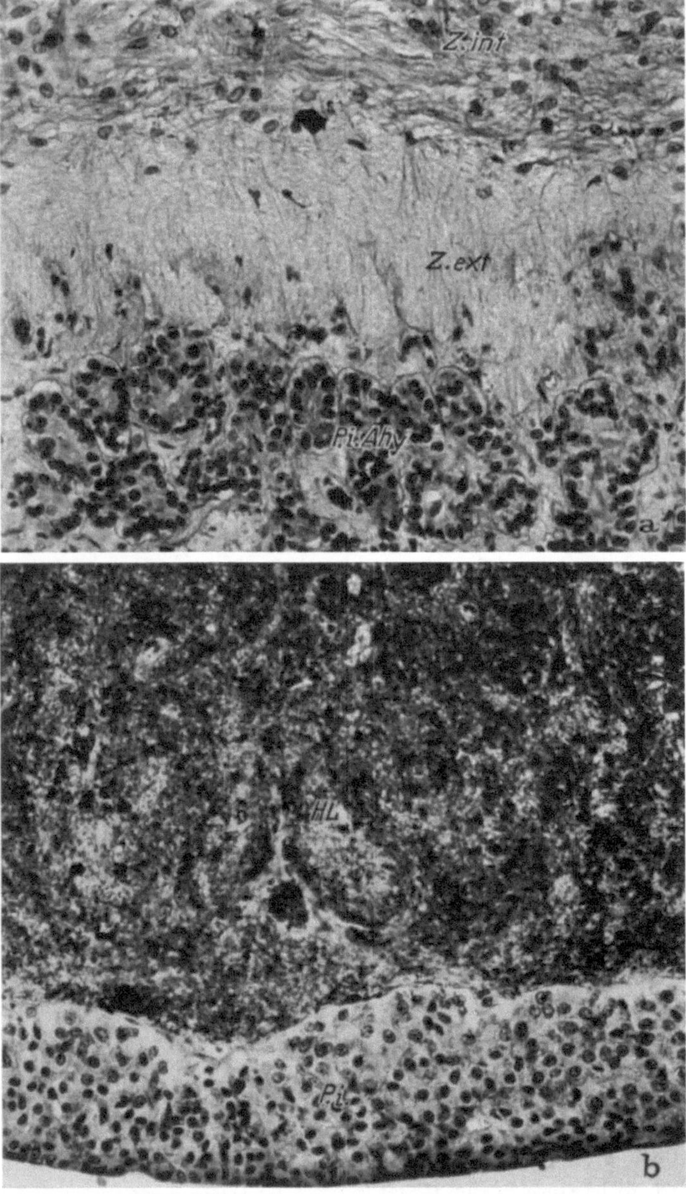

Abb. 5a u. b. a Proximale Adeno-neurohypophysäre Kontaktfläche der *Katze* im Gomori-Bild. Vergr. 265mal. *Z. int.* = innere Zone des Infundibulums mit hellblau gefärbten Fasern des Tr. supra-optico-hypophyseus (zum Hinterlappen). *Z. ext* = äußere Zone des Infundibulums („Gomori-negativ"). *P.i.Ahy* = Pars infundibularis der Adenohypophyse. b Distale adeno-neurohypophysäre Kontaktfläche im Gomoribild. Hinterlappen schwarzblau. *P.i.* = Pars intermedia. (Beide Bilder aus Spatz 1955)

Bargmann (1954) sowie Bargmann und Knoop (1960) sehen die in Rede stehenden Übertritte neurosekrethaltiger Fasern als Ausdruck einer funktionellen Verknüpfung des Neurosekretorischen Systems mit dem Zwischenlappen („unsere morphologischen Befunde lassen es als zweifelhaft erscheinen, daß die Produktion des Pigmenthormons wirklich allein von den Intermediazellen bestritten wird", Bargmann 1954, S. 114).

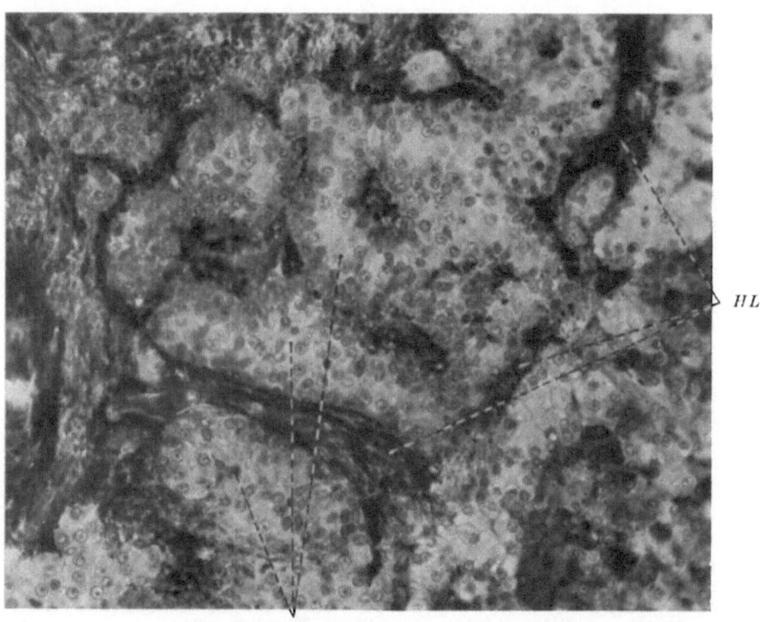

Abb. 6. Ausschnitt aus dem caudalen Teil der Hypophyse des *Karpfen (Cyprinus carpio)*. Gomorifärbung. Der Hinterlappen (*HL*, schwarz) ist mit dem Zwischenlappen (helle Bezirke, *P. i.*) verzahnt

In diesem Zusammenhang scheint sich im Hinblick auf die Verhältnisse bei den *Vögeln* folgende Frage zu ergeben. Bei diesen Tieren, wo, wie erwähnt, eine Pars intermedia fehlt und der Vorderlappen zusätzlich MSH bildet (Mialhe Voloss und Benoit 1954), ist in der bei anderen Tieren „Gomori-negativen" Zona externa des Infundibulums reichlich Gomori-positives Sekret nachweisbar (s. Abb. 7). Die Nervenfasern der Zona externa und die in diesem Bereich sich befindenden Capillaren bilden die sog. „neuro-vascular chain" (Harris, Green) in der funktionellen Verknüpfung von Hypothalamus-Hypophysenvorderlappen, über die bei den Vögeln nach Benoit eine Beeinflussung der gonadotropen Funktion des Vorderlappens durch das Neurosekret des supraoptico-hypophysären Systems ermöglicht werden soll (Scharrer und Bargmann vertreten ähnliche Ansichten). Es wäre nun also zu fragen, ob bei den Vögeln an das vasculäre Glied der "neuro-vascular chain" vielleicht deshalb reichlich sekrethaltige (Gomori-positive) Nervenfasern herantreten, weil bei diesen Tieren der Vorderlappen an der Bildung des MSH beteiligt ist. — Wenn man allerdings die Verhältnisse bei einem anderen Tier heranzieht, bei dem ebenfalls der Zwischenlappen fehlt, wie z. B. beim *Elefanten*, so finden sich hier im Infundibulum zwar reichlich Herringkörper, jedoch wohl relativ kaum mehr als die Menge, die sich auch bei vielen anderen Tieren hier vorfindet[1]. Auf keinen Fall aber finden wir beim Elefanten auch nur annähernd eine solche Masse von feintropfigem Sekret bzw. Gomori-positivem Granula, wie es bei den Vögeln im rostralen Abschnitt der äußeren Zone des Infundibulum ganz allgemein der Fall ist. (Im distalen Abschnitt des Infundibulum ist die Zona externa bei den Vögeln, ähnlich wie bei den Säugetieren, ,,Gomori-negativ".)

Diese im Hinblick auf die Verhältnisse bei den Vögeln angeschnittene Frage muß unseres Erachtens jedoch noch völlig offenbleiben.

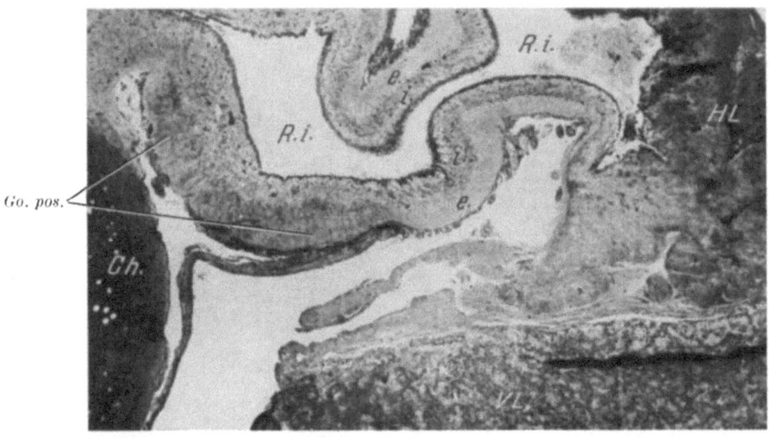

Abb. 7. Sagittalschnitt durch das Infundibulum des *Garrulus glandarius (Eichelhäher)*. Gomorifärbung. Rechts ist ein Teil des Hinterlappens zu erkennen (*HL*). *i* = Zona interna des Infundibulums. *e* = Zona externa. Im rostralen Abschnitt enthält die Zona externa Gomori-färbbares Sekret (*Go. pos.*). Die Portalgefäße, welche das Infundibulum mit dem Vorderlappen (*VL*) verbinden, sind nicht getroffen. *R.i.* = Recessus infundibuli. *Ch* = Chiasma

4.

Wir kommen noch einmal auf die Übertritte neurosekrethaltiger Nervenfasern in den Zwischenlappen zurück.

Neben der von BARGMANN vertretenen Ansicht einer neuro-humoralen Beeinflussung der Pars intermedia durch das neurosekretorische hypothalamisch-neurohypophysäre System könnte unseres Erachtens der Übertritt von Nervenfasern in den Zwischenlappen auch in einem anderen Sinne gedeutet werden. Wir haben den Eindruck, daß es sich bei diesen Fasern im allgemeinen doch wohl nur um relativ spärliche Elemente handelt. Vor allem aber möchten wir hervorheben, daß man es hier mit Fasern zu tun hat, die schon bald nach ihrem Eintritt in den Zwischenlappen zu endigen scheinen (s. o.). Der größere Teil des verbreiterten Abschnittes des Zwischenlappens enthält kaum sekrethaltige Fasern. Ferner ist darauf hinzuweisen, daß es sich bei diesem Abschnitt des Zwischenlappens (,,Zona rostralis", ENGELHARDT 1962) um einen gefäßhaltigen Abschnitt des sonst gefäßlosen Zwischenlappens handelt (ENGELHARDT 1956, s. Abb. 8).

[1] Den Befund von HOLZMANN (1961), daß der Hinterlappen des *Elefanten* von neurosekretorischem Material weitgehend frei sein soll, können wir aus Beobachtungen an eigenen Schnittserien vom *indischen Elefanten* nicht bestätigen. Der Hinterlappen enthält bei dieser Tierart, ähnlich wie bei allen anderen Tierarten, die größte Menge an Neurosekret.

Diese Feststellungen spielen eine Rolle im Zusammenhang mit den folgenden Überlegungen, die eine andere Interpretation der in Rede stehenden Befunde nahezulegen scheinen. Im supraoptico-hypophysären System kommt es in den distalen Abschnitten, also im Infundibulum, im Zwischenstück und besonders im Hinterlappen unter *normalen Bedingungen* zu einem nicht unerheblichen Zerfall von

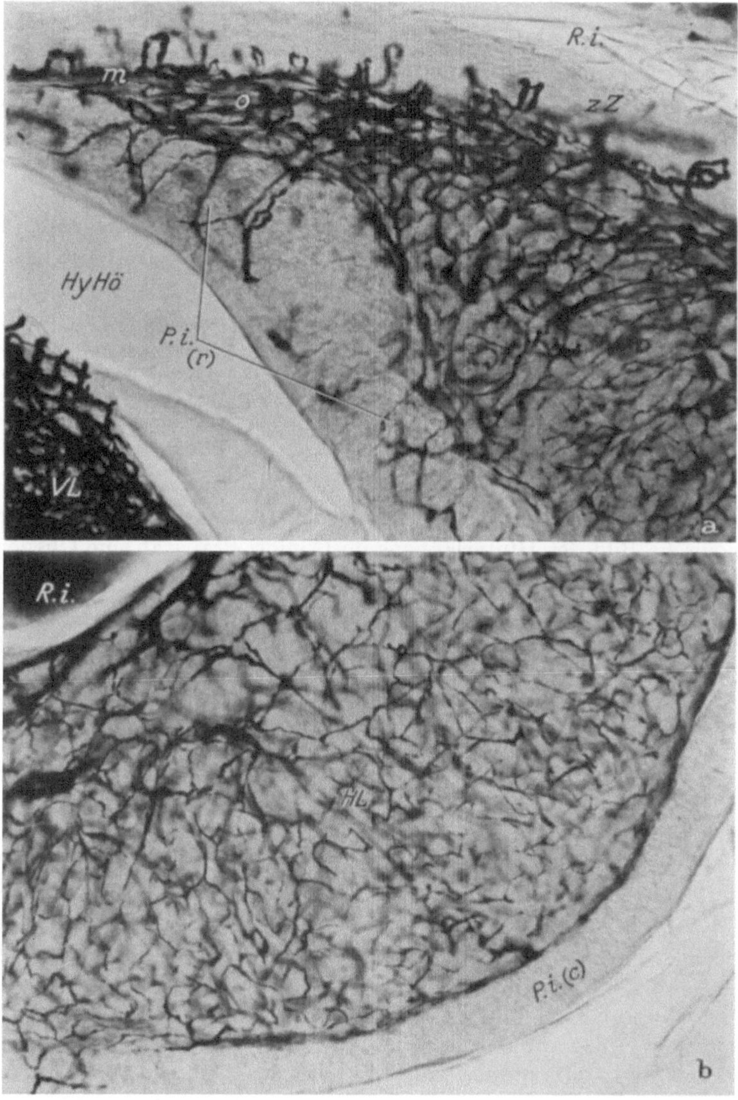

Abb. 8. Ausschnitte aus der Hypophyse der *Katze*. Tuscheinjektion (ENGELHARDT, 1956). Sagittal. 160 μ. Das untere Bild b zeigt um die Konvexität des Hinterlappens die gefäßlose Intermediaschale (*P.i.c*). Im Gegensatz zu diesem caudalen Abschnitt des Zwischenlappens ist der rostrale Abschnitt, der den Hilus des Hinterlappens umgreift, gefäßhaltig (*P.i.r.* Bild a). *zZ* = zentrale Zone des Hinterlappens (am Recessus infundibuli *R.i.*). *m* = Mantelplexus des Zwischenstückes. Über den Mantelplexus des Zwischenstückes verlaufen Gefäßübergänge zum Gefäßnetz des Hinterlappens ("overflows" von LANDSMEER (*o*) zwischen dem Mantelplexus (*m*) und dem Hinterlappen). *HyHö* = Hypophysenhöhle

Nervenfasern. Vor allem fassen wir die größeren Herringkörper, die man im Zwischenstück und im Hilus des Hinterlappens im Gomoripräparat immer reichlich antrifft, mit Christ (Christ 1951; Christ et al. 1958) als Phänomene auf, die auf eine Unterbrechung der axonalen Kontinuität zurückzuführen sind; und auf eine derartige Kontinuitätstrennung folgt immer eine von den proximalen Faserstümpfen ausgehende Regeneration. Regenerierende Nervenfasern pflegen aber in Abwesenheit von Leitstrukturen ungerichtet in die Umgebung zu wachsen, vor allem aber haben sie die Tendenz, Gefäße aufzusuchen. Es wäre also sehr wohl denkbar, daß es sich bei den im Zwischenlappen anzutreffenden sekrethaltigen Nervenfasern um Regenerate handelt. Es ist nach Christ durchaus wahrscheinlich, daß die regenerierenden Nervenfasern funktionstüchtig im Sinne einer sekretorischen Aktivität sind[1]. Für diese Regenerate aber würde die Zona rostralis des Zwischenlappens die gleichen „Bedingungen" aufweisen wie die Randzone des Hinterlappens für die Masse der Nervenfaserendigungen: In beiden Fällen handelt es sich um ein Gebiet, das reichlich mit Capillaren versorgt ist, in welche die Sekrete abgegeben werden können.

Das Vordringen einzelner Nervenfasern in den Zwischenlappen der Säugerhypophyse wäre in diesem Sinne vergleichbar mit den allgemein bekannten Vorsprossen von im Überschuß regenerierenden Nervenfasern in fremde Gewebsterritorien, z. B. mit dem Einwachsen von Hinterwurzelfasern in lädiertes Rückenmarksgewebe und dem Auswachsen von Rückenmarksfasern in meningeale Gefäßscheiden bei der Syringomyelie[2] und bei Rückenmarkskompression[3] (O. Stochdorph, pers. Mitteilung).

5.

Ungewöhnliche Verhältnisse findet man beim *Opossum*. Bei diesem Tier zeigt das histologische Bild des Hinterlappens im Gomori-Präparat eine Gliederung in kleinere „Läppchen" (Abb. 9), in deren Peripherie jeweils das Neurosekret angereichert ist. Der Zwischenlappen bildet hier nur einen schmalen Saum, der um den gesamten Hinterlappen herumreicht und keine direkten Beziehungen zu den Läppchen hat, so daß hier auch keine Übertritte neurosekretorischer Fasern in die dünne Lage von Pars intermedia vorkommen. Diese beim Opossum vorliegenden Verhältnisse sprechen ebenso wie die Tatsache, daß der Zwischenlappen bei einer Reihe von Arten fehlt, gegen die Vorstellung, daß einem Übertritt von neurosekretorischen Fasern in den Zwischenlappen im Bereich der distalen adeno-neurohypophysären Kontaktfläche notwendigerweise eine für die Funktion des Zwischenlappens bedeutsame Rolle zukommen muß. — So spricht also, vom vergleichend anatomischen Standpunkt aus gesehen, manches dafür, daß dem unmittelbaren Kontakt des neurosekretorischen Systems mit dem Drüsengewebe des Zwischenlappens keine notwendige Bedeutung zukommt, bzw. muß eine eventuelle Abhängigkeit beider Gewebe nicht unbedingt lokal am Vorhandensein des Gewebe-Kontaktes gebunden sein. Vielleicht hat man es bei den Säugetieren nur mehr mit der Anlagerung zweier Gewebe zu tun, zwischen denen während der Embryonalzeit eine "interaction" stattfand.

---

[1] Daß Regenerate neurosekretorischer Fasern ebenfalls „Gomori-positiv" sind und demnach offenbar die Fähigkeit besitzen, Sekret zu bilden, hat Christ (1960) am Beispiel der vom Nucleus paraventricularis in Richtung auf den Nucleus supraopticus verlaufenden Fasern gezeigt.

[2] Raymond (1893), Schlesinger (1895), Saxer (1896).

[3] Fickler (1899).

MIALHE VOLOSS (1958) hat im Hinterlappen des *Rindes* eine *corticotrope Aktivität* festgestellt. Die Autorin nimmt nicht an, daß der Stoff durch die Pars intermedia gebildet wurde, denn auch bei der *Ente*, wo der Zwischenlappen fehlt, konnte sie diesen Wirkstoff im Hinterlappen nachweisen. VOLOSS erwägt seine Herkunft aus dem Vorderlappen und erörtert die Möglichkeit, daß der Wirkstoff den Hinterlappen über den allgemeinen Kreislauf erreicht und

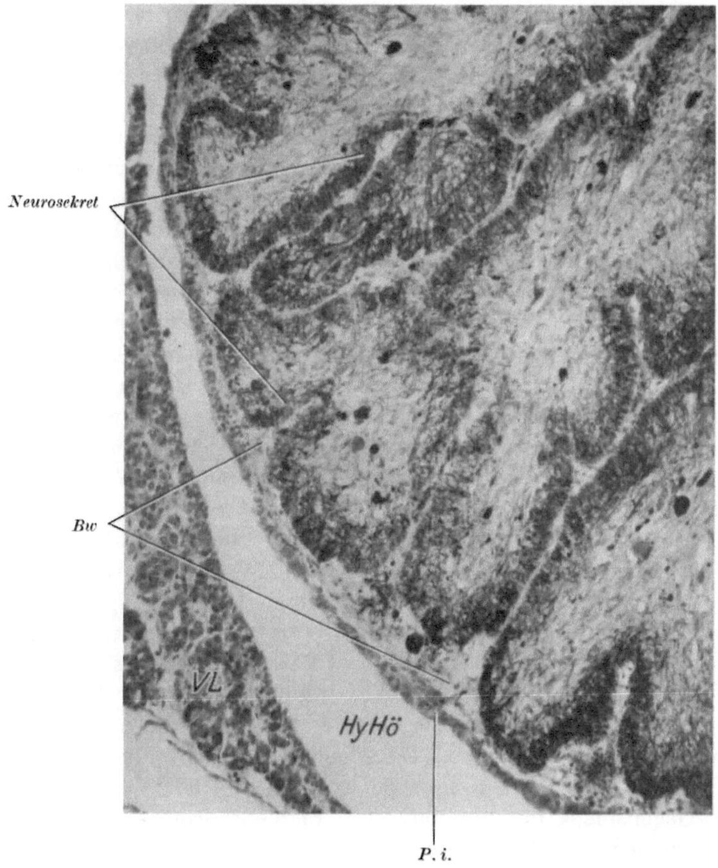

Abb. 9. Ausschnitt aus der Hypophyse des *Opossums* im Gomoribild. „Läppchen"-aufbau des Hinterlappens. Oberfläche der Läppchen dunkel, infolge Anhäufung tiefblau gefärbten Neurosekretes im Bereich der Endigungen des Tr. supraoptico-hypophyseus (im helleren Innern der Läppchen sind die größeren Heringskörper zu erkennen). Die schmale Pars intermedia (*P.i.*) wird von den Läppchen durch eine bindegewebige Zwischenlage (*Bw*) getrennt. *HyHö* = Hypophysenhöhle. *VL* = Vorderlappen

hier festgehalten wird. Sie hält aber auch den Weg über die Gefäßanastomosen zwischen Vorder- und Hinterlappen (über die "overflows" von LANDSMEER 1951, 1960, vgl. JEWELL 1956) für denkbar.

Auch auf eine weitere Frage, nämlich wie man sich vom anatomischen Standpunkt die von einigen Autoren (unter anderen MARTINI, DE WIED) nachgewiesene Abhängigkeit der stress-bedingten ACTH-Ausschüttung durch den Vorderlappen vom vorhandenen Antidiuretin des supraoptico-hypophysären Systems zu denken hat, ist unseres Erachtens eine klare Antwort nicht zu geben. Wie bereits ausgeführt, ist ein Übertritt von neurosekretorischen Fasern via Zwischenlappen in den Vorderlappen nicht, allenfalls als Regel nicht nachzuweisen. Der Vorstellung, daß die Produkte des Gomori-positiven neurosekretorischen Systems an die Spezialgefäße im Infundibulum abgegeben werden, um via Portalgefäße das Vorderlappengewebe zu erreichen, können wir als Regel ebenfalls nicht beipflichten, da das Supraoptico-hypophysäre System, das mit der Antidiuretinbildung zu tun hat – das Hormon soll mit dem histologisch faßbaren Gomori-positiven Neurosekret eng zusammenhängen –, bei einer größeren Anzahl von Säugetieren im Abschnitt des Infundibulum so gut wie gar kein Neurosekret erkennen läßt. Das Neurosekret findet sich aber konstant an den Endigungen dieser Nervenfasern, d. h. im Hinterlappen. Außerdem haben die Nervenfasern des Tr. supraoptico-hypophyseus innerhalb der Infundibulumstrecke bei vielen Arten zu den infundibulären Spezialgefäßen kaum Berührung, weil letztere vielfach sich in erster Linie auf die Gomori-negative Zona externa infundibuli beschränken (diese enthält die Nervenfaserendigungen eines anderen, nämlich des Tubero-hypophysären Systems, welches nach bisheriger Ansicht mit der Antidiuretinbildung nichts zu tun hat; Näheres bei Spatz 1955, 1958). Als weitere Möglichkeiten für die in Rede stehende Frage wäre schließlich neben einem Weg über Gefäßanastomosen ("overflows" Landsmeer) zwischen Hinterlappen und Vorderlappen, die neuerdings von Löfgren vorgebrachte Hypothese zu erwägen, wonach die Gliazellen des Infundibulum ein Verbindungsglied zwischen dem supraoptico-hypophysären System und den infundibulären Spezialgefäßen (glio-neurovascular chain) darstellen sollen. Doch gibt es hier noch manches zu klären.

Keine Klarheit besteht z. Z. ferner hinsichtlich der Frage des Zustandekommens eines Zusammenspieles zwischen Retina, Zwischenhirn und Pigmenthormon. Zwar ist bekannt, daß Licht und Dunkelheit Veränderungen am neurosekretorischen Erscheinungsbild des neurosekretorischen Systems hervorrufen können (Benoit und Assenmacher; Miline 1958, 1959; Oksche 1958–1960).[1] doch wirken Lichtimpulse ebenfalls auf die Epiphyse (Miline). Auch die Beziehungen zwischen der Pars intermedia und der Epiphyse sind noch unklar. – Neuerdings ist es Lerner u. Mitarb. (1958) gelungen, beim *Rind* ein Pigmenthormon, *Melatonin*[2], aus der *Epiphyse* zu isolieren. Vielleicht handelt es sich hier um einen Gegenspieler des hypophysären Pigmenthormons. Mit dem Stoff lassen sich die Pigmentgranula der Melanophoren bei Amphibien konzentrieren. Der Befund Lerners ist auch von Prop und Ariens Kappers (1961) für die Rattenepiphyse bestätigt worden.

Literatur

Bargmann, W.: Z. Zellforsch. **34**, 610—634 (1949).
— Z. Zellforsch. **38**, 275—298 (1953).
— Das Zwischenhirn-Hypophysensystem. Berlin-Göttingen-Heidelberg: Springer 1954.
—, u. A. Knoop: Z. Zellforsch. **52**, 256—277 (1960).
Barrnett, R. J., and R. O. Greep: Endocrinology **49**, 337—348 (1951).
— — Amer. J. Physiol. **167**, 569—575 (9151).
Benoit, J., et I. Assenmacher: J. Physiol. (Paris) **47**, 427—567 (1955).

[1] Nach Knoche (1956—1958) ziehen bei Säugern optische Fasern zum Nucleus paraventricularis, ferner in das Gebiet des Nucleus infundibularis und auch in das Infundibulum hinein.

[2] Ein Übersichtsreferat über Melatonin und die zentrale Pigmentsteuerung bringt soeben H. Ippen (1961).

Berblinger, W.: Endokrinologie **22**, 1—3 (1939).
Christ, J.: Dtsch. Z. Nervenheilk. **165**, 340 (1951).
— Fr. Engelhardt u. R. Diepen: Über die Begleiterscheinungen der Neurosekretion im Silberbild. In: 2. Internat. Sympos. über Neurosekretion. Lund 1957. Berlin-Göttingen-Heidelberg: Springer Verlag 1958.
— Mem. Soc. Endocrinol. No. **9** (1960).
Collin, R.: Bull. Ass. Anat. (Nancy) 38. Réun. Nancy (1951).
— Bull. Ass. Anat. (Bordeaux) **81**, 693 (1953).
— Gaz. méd. Portug. **7**, H. 1 (1954).
— Die äußeren und inneren Wechselbeziehungen des Hypophysenorgans. In: Ergebnisse der medizinischen Grundlagenforschung. S. 622—666 (K. Fr. Bauer). Stuttgart: Thieme-Verlag 1956.
—, et M. Verain: C. R. Acad. Sci. (Paris) **237**, 1113—1115 (1953).
Da Costa, A. Celestino: C. R. Soc. Biol. (Paris) **1**, 1246 (1925).
Cushing, H., and E. Goetsch: Amer. J. Physiol. **27**, 60—86 (1910).
Diepen, R.: Anat. Anz. Erg.-Bd. **100**, 111 (1953).
— Zur vergleichenden Anatomie des Hypophysen-Hypothalamus-Systems. In: I. Sympos. Dtsch. Ges. Endokrinol. Berlin-Göttingen-Heidelberg: Springer-Verlag 1955.
—, u. Fr. Engelhardt: Neuronale Phänomene im Hypothalamus-Hinterlappensystem. In: Pathophysiologia diencephalica. S. 122—133. Wien: Springer-Verlag 1958.
— — and J. Christ: Neurosecretion as a neuronal process. In: The first Internat. Congress of Neurological Sciences. Brüssel 1957. Vol. 4. (S. 133). London: Pergamon Press. 1959.
— P. Janssen, Fr. Engelhardt u. H. Spatz: Acta neurol. belg. **11**, 759—788 (1956).
— Der Hypothalamus. In: Handb. der mikroskopischen Anatomie des Menschen. Bd. IV-7 (im Druck).
Edinger, L.: Arch. mikr. Anat. **78**, 496—505 (1911).
Eichner, D.: Z. Zellforsch. **38**, 488—308 (1953).
— Z. Zellforsch. **40**, 151—161 (1954).
Engelhardt, Fr.: Acta neuroveg. (Wien) **13**, 129—170 (1956).
— Zur Morphologie des Hypophysenzwischenlappens im Experiment. In: 8. Sympos. Dtsch. Ges. Endokrinol. Berlin-Göttingen-Heidelberg: Springer-Verlag 1962.
Fickler, A.: Dtsch. Z. Nervenheilk. **16**, 1—113 (1899).
Fostvedt, G.: Proc. Soc. exp. Biol. (N. Y.) **40**, 302 (1939).
Gaillard, P. J.: Acta neerl. Morph. **1**, 3 (1938).
Gaupp, V., u. H. Spatz: Acta neuroveg. (Wien) **12**, 285—328 (1955).
Hanström, B.: Kgl. Fysiogr. Sällsk. Handl. Lund, N.F. **59**, Nr. 10 (1948).
— Ark. Zool. (Stockholm) **6**, 97—154 (1953).
— Ark. Zool. (Stockholm) **4**, 187—294 (1952).
— Hypophysis. In: Primatologia (Herausg. Hofer, Schultz, Starck) Bd. III-1, 1957 (S. 705—751).
—, and K. G. Wingstrand: Kgl. Fysiogr. Sällsk. Handl. Lund, N.F. **62**, Nr. 6 (1951).
Harris, G. W.: Neural control of the pituitary gland. London: Edward Arnold 1955.
Herring, P. T.: Quart. J. exp. Physiol. **1**, 121—159 (1908).
Hild, W.: Virchows Arch. path. Anat. **319**, 526—546 (1951).
— Acta neuroveg. (Wien) **3**, 81—91 (1951).
Holzmann, K.: Arch. Hist. jap. **21**, 185—197 (1961).
Houssay, B. A., A. Biasotti et R. Sammartino: C. R. Soc. Biol. (Paris) **120**, 725—727 (1935).
Ippen, H.: Dtsch. med. Wschr. **86**, 307—314 (1961).
Jewell, P. A.: J. Endocr. **24** (1956).
Jores, A.: Z. exp. Med. **87**, 266—282 (1933).
— Klin. Wschr. **1938 I**, 689—693.
— Klin. Wschr. **1940 II**, 1975.
—, u. O. Glogner: Z. exp. Med. **91**, 91—99 (1933).
Karkun, J., N. Kar and Mukerji: J. Endocr. **10**, 124—128 (1954).
Köhne, G.: Vergleichend anatomische Untersuchungen der Hypophysen von niederen und Menschen-Affen mit besonderer Berücksichtigung der Zona intermedia. Veröff. a. d. Konstitution- u. Wehrpathologie, Heft 53. Jena: G. Fischer Verlag 1944.

Knoche, H.: Z. Zellforsch. **45**, 201—264 (1956).
— Z. mikr.-anat. Forsch. **63**, 461—486 (1957).
— Z. Zellforsch. **51**, 658—704 (1960).
Landsmeer, J. M. F.: Acta anat. Basel) **12**, 82—109 (1951).
— Anat. Anz. Erg. Bd. **109**, 609 (1960/61).
Legait, E.: Anat. Anz. Erg.Bd. **109**, 254 (1960/61).
Legait, H.: C. R. Soc. Biol. (Paris) **154**, 663 (1960).
—, et E. Legait: C. R. Soc. Biol. (Paris) **154**, 1268 (1960).
— — Bull. Soc. Lorraine Sci. 1961.
Lerner, A. B., J. D. Case, Y. Takahashi, T. H. Lee and W. Mori: J. Amer. chem. Soc. **80**, 2587 (1958).
Löfgren, F.: Acta morph. neerl. scand. **2**, 220—229 (1959).
— Acta morph. neerl. scand. **3**, 55—78 (1960).
— Kgl. Fysiogr. Sällsk. Handl. Lund N. F. **30**, Nr.15 (1960).
Leveque, Th. F.: Anat. Rec. **117**, 741—758 (1953).
Martini, L.: Acta endocr. (Kbh.) Suppl. **38**, 8 (1958).
— J. Endocr. **18**, 245 (1959).
Mialhe-Voloss, C.: L'activité corticotrope de la posthypophyse: sa variation au cours de certaines agressions de l'organisme. In: Pathophysiologia Diencephalica. S. 599—604). Wien: Springer-Verlag 1958.
—, et B. Benoit: C. R. Soc. Biol. (Paris) **148**, 56 (1954).
—, et F. Stutinsky: Ann. Endocr. (Paris) **14**, 681 (1953).
Miline, R.: Anat. Anz. Erg.Bd. **103**, 189 (1958).
— Monit. Zool. ital. Suppl. 67 (1958).
— Acta anat. (Basel) **38**, 167 (1959).
Nowakowski, H.: Dtsch. Z. Nervenheilk. **165**, 261—339 (1951).
Oksche, A.: Anat. Anz. **108**, 320—329 (1960).
— D. Laws, D. S. Farner: Anat. Rec. **130**, **433** (1958).
Ortmann, R.: Z. Zellforsch. **36**, 92—140 (1951).
— Anat. Anz. Suppl. **101**, 117—125 (1954).
Prop, N. and J. Ariens-Kappers: Acta anat. (Basel) **45**, 90—109 (1961).
Raymond, F.: Arch. Neurol. (Paris) **26**, 97—130 (1893).
Romeis, B.: Die Hypophyse. Hdb. der mikroskopischen Anatomie des Menschen (Möllendorff) VI/3. Berlin: Springer 1940.
Roussy, G., et M. Mosinger: C. R. Soc. Biol. (Paris) **119**, 929 (1935).
— — Traité de Neuro-Endocrinologie. Paris: Masson 1946.
Scharrer, E.: Z. Zellforsch. **37**, 196—204 (1952).
Schlesinger, H.: Obersteiner'sche Arb. Wien. Inst. Neur. **3**, 171—181 (1895).
Schmidt, C. G.: Frankfurt. Z. Path. **63**, 153—171 (1952).
Smith-Agreda, V.: Anat. Anz. **104**, 183—189 (1957).
—, und H. Spatz: Hypophyse der Insektivoren. Manuskript 1962.
Spatz, H.: Das Hypophysen-Hypothalamus-System in Hinsicht auf die zentrale Steuerung der Sexualfunktionen. In: 1. Sympos. Dtsch. Ges. Endokrinologie. S. 1—14. Berlin-Göttingen-Heidelberg: Springer-Verlag 1955.
— Die proximale (supraselläre) Hypophyse; ihre Beziehungen zum Diencephalon und ihre Regenerationspotenz. In: Pathophysiologia Diencephalica. S.53—77. Wien: Springer-Verlag 1958.
— Gedanken über die Zukunft des Menschenhirns. In: Der Übermensch (E. Benz). Zürich u. Stuttgart: Rhein Verlag 1961.
Spatz, R. B.: Über das Gehirn von Tupaia glis, einem Zwischenglied zwischen Insektivoren und Primaten. Diss. Gießen 1959.
Stendell, W.: Die Hypophysis cerebri. In: Oppel's Lehrbuch der vergl. mikrosk. Anatomie der Wirbeltiere. Jena: Fischer-Verlag 1914.

STURM, A., u. W. WERNITZ: Acta neuroveg. (Wien) **13**, 50—62 (1955); Klin. Wschr. **34**, 93—95 (1956).

STUTINSKY, F.: C. R. Ass. Anat. Marseille, 396 (1937).

— M. BONVALLET et P. DELL: Ann. Endocr. (Paris) **10**, 505 (1949); **11**, 1 (1950).

TILNEY, FR.: Int. Mschr. Anat. u. Physiol. **30**, 258—293 (1913).

— Bull. neurol. Inst. N. Y. **5**, 387 (1936).

TRENDELENBURG, P.: Klin. Wschr. **1928**, 1679—1680.

— Die Hormone. Ihre Physiologie und Pharmakologie. Bd. I, S. 98—184. Berlin 1929.

WIED, D. DE: Acta neuroveget. (Wien) **23**, 63 (1961).

WINGSTRAND, K. G.: The structure and development of the avian pituitary. Lund: C. W. K. Gleerup 1951.

— Attempts at a comparison between the neurohypophysial region in fishes and tetrapods, with particular regard to amphibians. In: Comparative Endocrinology. S. 393—403. (Editor: A. GORBMAN.) New York: John Wiley & Sons Inc. 1959.

ZONDEK, B., u. H. KROHN: Klin. Wschr. **1932 I**, 405—408, 849.

Diskussion

H. SPATZ (Gießen):

HANSTROEM hat die „proteusartige" Variabilität der verschiedenen Abschnitte der Hypophyse bei den Wirbeltieren hervorgehoben. Diese Variabilität trifft in besonderem Maße für den Zwischenlappen zu. Dieser fehlt völlig nicht nur bei den meisten Vögeln, sondern auch bei einer Reihe von Säugetieren, so bei allen Walen, den Sirenen, den Elefanten (eigene Beobachtungen) und auch bei bestimmten Gürteltieren. Dieses Organ ist also u. U. entbehrlich, während Vorder- und Hinterlappen konstant auftreten. Wenn der Zwischenlappen fehlt, so gibt es auch keinen distalen adenoneurohypophysären Kontakt (zwischen Zwischen- und Hinterlappen), während der proximale Kontakt, soweit wir sehen, immer vorhanden ist; in den seltenen Fällen, bei denen die Pars infundibularis adenohypophyseos fehlt, besteht nämlich ein direkter Kontakt zwischen Infundibulum und Vorderlappen (z. B. bei Potamogale) oder die Portalgefäße stellen die Verbindung her (bei Vögeln). Es gibt niedere Säugetiere mit gering ausgebildetem und höhere mit ausgezeichnetem Zwischenlappen, aber auch das Umgekehrte kommt vor. Zunächst sieht es also so aus, als würde jedes Ordnungsprinzip versagen.

SMITH-AGREDA hat sich auf eine bestimmte, engere Verwandtschaftsreihe innerhalb der Ordnung der Säuger konzentriert, die bei den Insektivoren beginnend über das Zwischenglied der Tupaiiden zu den Prosimiern führt und von hier aus bei den höheren Primaten bis zum Menschen aufsteigt. Innerhalb dieser Reihe ist nun doch eine gewisse Regel auszumachen. Es besteht eine Relation zwischen der Ausdehnung des Zwischenlappens einerseits und der Entfaltung des Neocortex andererseits, und zwar in dem Sinne, daß mit der fortschreitenden Differenzierung des Gehirns, wie sie in der Zunahme des Neocortex zum Ausdruck kommt, eine Retraktion des Zwischenlappens von der äußeren Oberfläche des Hinterlappens und schließlich auch eine Rückbildung des gesamten Organes einhergeht, die beim Menschen besonders auffällig ist. Allerdings ist diese Entsprechung keine durchgehende; es gibt Ausnahmen von der Regel, aber die Tendenz ist offenkundig (die Ursache dieser Entsprechung ist ungeklärt). — Beim Menschen dürfte der Pars intermedia keine große funktionelle Wertigkeit mehr zukommen. — Die Bedeutung der (auch bei den Pongiden vorkommenden) Invasion der basophilen Intermediazellen in den Hinterlappen ist ungeklärt; vielleicht ist dieses Phänomen nichts weiteres als ein spezieller Ausdruck der allgemeinen Tatsache, daß der Zwischenlappen derjenige Teil der Adenohypophyse ist, der, wenn vorhanden, immer mehr oder weniger enge Beziehungen zum Hinterlappen aufweist (vom Vorderlappen ist der Pars intermedia meist durch die Hypophysenhöhle geschieden). Die Meinung, daß die in den Hinterlappen eingedrungenen Intermediazellen die Quelle der Herringkörper seien, ist überholt, nachdem die Zugehörigkeit der letzteren zu den Nervenfasern des neurosekretorischen supraoptico-hypophysären Systems nachgewiesen ist.

Natürlich wird die größere oder geringere Ausbildung des Zwischenlappens auch vom wechselnden Ausmaß der Funktion dieses Organes abhängen, aber die Funktion des Zwischenlappens ist bei den höheren Wirbeltieren immer noch recht wenig geklärt. Wegen der regelmäßigen Beziehung zum Hinterlappen hat man zunächst an eine Teilnahme an der Regulation des Wasserhaushaltes gedacht. Herr DIEPEN hat über einige Hinweise in dieser Richtung berichtet. Man darf aber nicht aus dem Auge lassen, daß die Regulation des Wasserhaushaltes bei so vielen höheren Wirbeltieren auch ohne das Vorhandensein eines Zwischenlappens stattfindet.

A. JORES (Hamburg):

Die Bezeichnung Intermedin sollte für das im Zwischenlappen gebildete Hormon nicht mehr benutzt werden, sondern Melanophorenhormon (MSH). Als Intermedin muß die Substanz bezeichnet werden, die nach den Befunden von ZONDEK bei der Elritze das Hochzeitskleid durch eine Ausbreitung der Erythrophoren bewirkt. Diese Substanz ist mit MSH nicht identisch.

Aus der Neurologischen Universitäts-Klinik Hamburg-Eppendorf (Prof. Dr. Dr. R. JANZEN) und dem Max Planck-Institut für Hirnforschung, Neuroanatomische Abteilung (damaliger Leiter Prof. Dr. SPATZ)

Zur Morphologie des Hypophysenzwischenlappens im Experiment[1]

Von

FR. ENGELHARDT[2]

Mit 14 Abbildungen

Einleitung

Der Zwischenlappen, früher „*Epithelsaum*" des Hinterlappens genannt und lange Zeit als dessen eigentliches Drüsenparenchym angesehen, ist trotz seiner erwiesenen Bedeutung im Pigmenthaushalt ein noch sehr rätselhafter Teil der Adenohypophyse[3]. Unsere Kenntnis von seiner Funktion, insbesondere der Wirkung des von ihm gebildeten sog. „melanophorenstimulierenden Hormons", stützt sich vor allem auf experimentelle Untersuchungsergebnisse an Kaltblütlern. Hier steht das genannte Hormon offenbar im Dienste des Schutzes und der Abwehr.

Erstmalig gelang es SWINGLE 1921 bei Kaulquappen, eine Dunkelfärbung der Haut nach Zwischenlappenimplantation hervorzurufen[4]; ein Jahr später konnten HOGBEN und WINTON die gleiche Wirkung an Fröschen durch Injektion von Drüsenextrakt erreichen und die höchste Konzentration des auf die Pigmentausbreitung wirkenden Stoffes im Zwischenlappen feststellen. Es folgten weitere Untersuchungen, deren Ergebnisse diese Beobachtungen bestätigten. Von BAYER wird 1930 sogar über ein Experiment der Natur an einem Frosch berichtet, bei dem infolge einer parasitären Zerstörung des Zwischenlappens die Dunkeladaption aufgehoben war („weißer Frosch").

So grundlegend diese an Kaltblütlern gemachten Beobachtungen sind, so wenig Aufschluß geben sie zunächst für die Verhältnisse bei Warmblütlern; denn bei diesen spielt der akute Farbwechsel der Haut als Schutz- und Abwehrreaktion keine Rolle, obwohl auch sie — von Ausnahmen abgesehen — einen Zwischenlappen haben. Allerdings ist eine gewisse *Rückbildungstendenz* dieses Drüsenteiles

[1] Die Untersuchungen wurden mit Unterstützung der Deutschen Forschungsgemeinschaft und der Mainzer Akademie der Wissenschaften und Literatur durchgeführt.

[2] Herrn Prof. BERBLINGER zur Vollendung seines 80. Lebensjahres gewidmet.

[3] Eine der ersten eingehenden Beschreibungen des Zwischenlappens und seiner Beziehung zu anderen Hypophysenteilen gab LOTHRINGER (1886). Auf ihn geht die Bezeichnung „Epitelsaum" zurück. Auch fand er Unterschiede zwischen einzelnen Abschnitten des Zwischenlappens, auf die wir noch zurückkommen.

[4] Außerdem stellte SWINGLE eine melanophorenstimulierende Wirkung von implantierten Pinealisgewebe fest. Es ist dennoch nicht erwiesen, ob der Glandula pinealis eine Bedeutung bei der Bildung von melanophorenstimulierendem Hormon zufällt. Experimentelle Untersuchungen der „Zwischenlappen-Pinealis-Achse" sind von KRACHT begonnen (mündliche Mitteilung).

in der Tierreihe zum Menschen hin festzustellen, ohne daß man jedoch ein Ordnungsprinzip erkennen könnte[1]. Man hat deshalb schon seit längerer Zeit auf eine *geringe Bedeutung* des Zwischenlappens geschlossen und im Sinne von Berblinger (1932) sowie von Jores u. Glogner (1933) an die Möglichkeit gedacht, daß bei den Formen, die nur noch einen spärlichen Rest von Zwischenlappengewebe besitzen (wie z. B. der Mensch), die Funktion vom Vorderlappen mit übernommen wird[2]. Doch die Verhältnisse liegen morphologisch nicht so einfach. Man kann nämlich feststellen, daß der Zwischenlappen„rest" *physiologischerweise* deutlich *progressives Verhalten* zeigt, d. h. Drüsenzellen von hier in den neurohypophysären Teil, in den Hinterlappen, vordringen (Basophileninvasion[3]). Ob allerdings dieses Phänomen Ausdruck einer „*Zwischenlappen*funktion" ist oder die vordringenden Drüsenzellen im Sinne von Berblinger genetisch den Basophilen des *Vorderlappens* gleichzusetzen sind[4], ist nicht entschieden. Diese Fragen berühren Probleme, mit denen sich die Morphologie der Hypophyse schon seit langem befaßt: die topische Gliederung der Partialfunktionen nach cytologischen Kriterien, insbesondere nach dem färberischen Verhalten der Drüsenzellen, sowie die Beziehung zwischen Adeno- und Neurohypophyse überhaupt[5].

Wo liegen Ansätze für morphologisch-experimentelle Untersuchungen des Zwischenlappens bei Warmblütlern?

Erfolgversprechende Ansätze für eigens auf den Zwischenlappen der Warmblütler gerichtetes experimentelles Vorgehen gab es von morphologischer Seite bislang nicht. Die Funktionen der größeren Hypophysenteile, Vorder- und Hinterlappen, machten seit den Beobachtungen am Krankenbett zusammen mit den Ergebnissen der Hypophysektomie an Tieren (Cushing 1908; Aschner 1912;

[1] Smith-Agreda hat vor kurzem auf die Beziehung zwischen Entfaltung des Neocortex und eine damit einhergehende Rückbildung des Zwischenlappens aufmerksam gemacht. Näheres s. Beitrag Diepen, dieses Symposion.

[2] Nach Smith und Smith (1922) sollen auch Vorderlappenauszüge Amphibien dunkel färben. Spaul (1925) hat allerdings diesen Befund nicht bestätigen können.

[3] Romeis hebt hervor, daß die Invasion unter Umständen den ganzen Hinterlappen ersetzen kann. Dabei können auch chromophobe Zellstränge vordringen, die sich allmählich auflockern und in den üblichen einzelligen Ausbreitungstyp übergehen.

[4] Romeis nennt diese Basophilen, um ihre Herkunft zu bezeichnen, basophile Intermediazellen. Nach Cushing, Aschoff, Schönig, Guizetti, Rasmussen u. a. entstammen sie indifferenten Intermediazellen. Berblinger schließt sich in seiner Annahme, daß die Basophilen aus dem Vorderlappen stammen, den Vorstellungen von Thom an, der die Invasion erstmalig in der Hypophyse einer 90jährigen Greisin beobachtet hat. Gleicher Ansicht waren Erdheim (1903) und Lucien (1909); dieser beschrieb als erster den basophilen Charakter der Invasionszellen. Näheres s. im Beitrag Diepen, dieses Symposion, S. 145.

[5] Schließlich sei auf die noch wenig beachtete und experimentell praktisch noch nicht eingehend untersuchte Abhängigkeit des Differenzierungsvorganges der Drüsenzellen vom Einfluß des neurohypophysären Teiles hingewiesen. Ansätze hierfür liegen meines Erachtens in der Tatsache, daß in der Nähe des Nerventeiles (Infundibulum und Hinterlappen) in der Regel nur Drüsenzellen chromophoben bzw. indifferenten Typs vorkommen, während, worauf schon Herring aufmerksam gemacht hat, Eosinophile und Basophile solche Abschnitte der Adenohypophyse bevorzugen, die fern des Nerventeiles liegen, mit Ausnahme der sog. Basophileninvasion. Hier scheint ein anderes „Kräfteverhältnis" zwischen Adeno- und Neurohypophyse vorzuliegen. Wir kommen darauf noch weiter unten zurück, wenn wir die Befunde am *Zwischenlappen* nach *vollständiger Ausschaltung* des *Hinterlappens* besprechen (S. 180).

Smith 1930) das eigentliche Thema der Hypophysenexperimente aus. Hinzu kommt, daß man, wie eingangs schon erwähnt, den Zwischenlappen irrtümlicherweise als das eigentliche funktionstragende Parenchym des Hinterlappens ansah, zumindest lange Zeit unsicher in der Beurteilung der unterschiedlichen hormonellen Aktivität dieser beiden Hypophysenteile blieb.

Herring (1908) hat in seiner wertvollen morphologischen Studie, der wir u. a. wichtige angioarchitektonische Befunde und Hinweise auf die Bedeutung der Ependymfasern verdanken, gerade die morphologische Beziehung zwischen der Pars intermedia und dem Hinterlappen eingehend untersucht. Er machte dabei besonders aufmerksam auf die *Kolloidkörper*, die meistens *in der Nähe* der *Zwischenlappenzellen* liegen und von ihm als Sekretionsprodukte dieser Drüsenzellen angesehen wurden. Wir wissen heute, daß diese Sekretkörper, die wir Herring-Körper nennen, nicht vom Zwischenlappen stammen, sondern *Neurosekretprodukte* sind. Herring bezeichnet den Zwischenlappen "epithelial investment of posterior lobe", was ganz der Bezeichnung „Epithelsaum" Lothringers entspricht. Bemerkenswert ist in diesem Zusammenhang der Versuch von Biedl (1929), den Zwischenlappen als „die Stoffwechseldrüse" schlechthin zu bezeichnen. Berblinger hat seinerzeit dieser Auffassung heftigst widersprochen, indem er u. a. auf die „Verkümmerung" der Pars intermedia beim Menschen hinwies und sagte, daß sie hier wie beim Affen *anatomisch* und *funktionell* in den *Vorderlappen aufgegangen* sei.

Erst Trendelenburg und sein Mitarbeiter van Dyke (1926) konnten in umfangreichen Experimenten mit Untersuchungen der Liquorreaktionen und Gewebsauszüge von Hunde-, Katzen- und Kaninchenhypophysen die vor ihnen schon lange bekannte auf Uterus, Blutdruck und Diurese gerichtete *Aktivität* des nun vom „Epithelsaum" säuberlich isolierten Hinterlappengewebes *messen* und davon die melanophorenstimulierende Wirkung des Zwischenlappengewebes *abgrenzen*. Damit bestätigten sie die kurz vorher gemachten Beobachtungen von Houssay u. Unger (1924) über die besondere Konzentration des auf die Pigmentverschiebung an Kaltblütlern wirkenden Hormons im Zwischenlappen. 1932 konnte Zondek aus dem Zwischenlappen des Rindes einen Stoff gewinnen, der, von ihm als „*Intermedin*" bezeichnet, bei der Elritze durch Ausbreitung der Erythrophoren das „*Hochzeitskleid*" bewirkt. So beschränken sich die Experimente bei der Erforschung der Zwischenlappenaktivität allein auf die Beobachtungen der Reaktion an Kaltblütlern. Die experimentelle morphologische Forschung konnte hier wenig und — im Hinblick auf die Verhältnisse bei Warmblütlern — so gut wie nichts beitragen.

Anders verhält es sich hinsichtlich der Hinterlappenfunktion. Wir wollen hierauf kurz eingehen, weil auf dem Boden der jüngsten Forschungen in der Morphologie des Hinterlappens erneut Ansätze, deren Wert allerdings bislang nicht sicher einzuschätzen ist, zur Klärung der Zwischenlappenfunktion erkennbar werden.

Die frühere Vorstellung, wonach die Hormone allein vom „Epithelsaum" gebildet in den Hinterlappen übertreten und von hier über weitere „Durchzugsstraßen" (Infundibulum) zum „Stoffwechselzentrum" im Hypothalamus gelangen (wie z. B. Biedl es meinte), konnte sich nicht mehr halten[1]. Eine Reihe grundlegender Tierexperimente, vor allem Eingriffe am Hypothalamus, Hypophysektomie, klinische Erfahrungen über Ursache und Behandlung des Diabetes insipidus sprachen dafür, daß der Hinterlappen eine *eigene endokrine* Funktion

[1] Siehe Fußnote 1 auf Seite 162.

in besonderer Beziehung zum Hypothalamus ausüben müsse. Die erste darauf hinweisende (s. Z. von Biedl selbst als aufsehenerregend bezeichnete) Mitteilung stammt wiederum aus dem Trendelenburgschen Institut: Sato (1928) konnte bei Hunden *trotz Entfernung* des *Hinterlappens* eine *antidiuretische Aktivität* im Liquor und sogar vermehrt *im Tuber cinereum* nachweisen, über den Bildungsort dieser Hormone angesichts seiner überraschenden Ergebnisse jedoch nichts Sicheres aussagen. (Er meinte, daß die trotz Hypophysektomie unvermeidlich in situ zurückbleibenden Drüsenanteile der Pars infundibularis die Hormone bilden.) Schließlich konnte Bargmann (1949) durch Anwendung der Gomori-Färbung an den supraoptico-hypophysären Neuronen sog. „Neurosekretprodukte" färberisch darstellen. In weiteren Untersuchungen erwies sich dieser Befund als vergleichend-anatomisch konstant (auch ohne Existenz des Zwischenlappens!). Heute läßt sich das funktionstragende Parenchym des Hinterlappens *morphologisch* wie folgt definieren: *1. Das Parenchym bilden die im vorderen Hypothalamus (Ncl. supraopticus u. paraventricularis) entspringenden und im Hypophysenhinterlappen endigenden supraoptico-hypophysären Neuronen selbst, die an die Gefäße heranziehen und hier die von ihnen gebildeten Hormone abgeben. 2. Die Funktion vollzieht sich je nach Aktivitätszustand der Neuronen unter Auftreten von färberisch darstellbaren Neurosekretprodukten in ständigem Wechsel zwischen Aufbruch und Regeneration ihrer eigenen Struktur*[2].

Der Schwerpunkt des Problems „Zwischenlappen — Hinterlappen" hat sich — wenn man so sagen will — auf die Seite des Hinterlappens verlagert. Trotzdem fehlt es nicht an Bemühungen, den Zwischenlappen von neuem in die mehr auf den Hinterlappen gerichteten Beobachtungen mit einzubeziehen, und es scheint, als ob auf diesem Wege ein Ansatz auch für Experimente an Warmblütlern gegeben sei.

Bargmann (1954) hält es unter Hinweis auf die Mitteilungen von Waring und Landgrebe (1950), wonach bei niederen Wirbeltieren eine Melanophoren- und Erythrophorenexpansion nach Zufuhr von Hinterlappenextrakt beobachtet werden konnte, sogar erneut für prüfenswert, ob die Bildung des *Pigmenthormones allein* dem *Epithelgefüge des Zwischenlappens* auch der niederen Wirbeltiere zuzuschreiben ist.

Indem wir nun zunächst den Hypophysenhinterlappen und speziell das supraoptico-hypophysäre System zum Ansatz der Experimente machen, erweitert sich

[1] Es ist verständlich, daß man gerade in der Deutung der in enger morphologischer Beziehung stehenden adeno- und neurohypophysären Anteile allzu sehr dazu neigte, *Übertritte* von *Wirkstoffen* postulieren zu müssen. Diese Vorstellung hat den Fortgang vieler Experimente zweifellos gefördert, aber auch zu Fehldeutungen geführt. Bevor man aus dem morphologischen Substrat eine Beziehung zwischen zwei unterschiedlichen Gewebsstrukturen erkennen möchte, erscheint es zweckmäßig, sich zunächst von der Konstanz solcher Beziehungen vergleichend-anatomisch zu überzeugen und die Variationen zu beachten, außerdem das Verhalten der Beziehungen unter verschiedenen experimentellen Bedingungen zu verfolgen, schließlich möglichst Ergebnisse anderer Untersuchungsmethoden heranzuziehen. Kritik erscheint auch heute wieder geboten, da wir oft und allzu schnell noch völlig ungelöste Fragen — gerade hinsichtlich der *Regulation* mit Neurosekret„übertritt" — "Releasing factor" u. a. beantworten.

[2] Näheres über diese den Neuronen eigentümliche Reaktionsweise findet sich in früheren Mitteilungen bei Christ, Diepen, Engelhardt, Smith-Agreda (1951—1958); zusammenfassende Darstellung in Diepen, „Hypothalamus", in Möllendorff-Bargmann: Hdb. mikr. Anat., Springer (im Druck); ferner über Regenerationen am Tractus supraoptico-hypophyseus nach experimentellen Eingriffen in Engelhardt: Hdb. Neurochirurgie, Bd. I, 2, Springer (in Vorbereitung).

die Problematik außerordentlich; denn wir stoßen so an eine Fülle noch völlig ungelöster Fragen, die die „Regulation" der Hypophyse insgesamt betreffen. Fakten und Hypothesen sind nicht immer deutlich genug voneinander getrennt, die Mitteilungen widersprechen sich. So kann man noch nicht sicher sagen, ob der Weg, vom Hinterlappen aus die Funktion und Bedeutung des Zwischenlappens zu klären, wirklich so übersichtlich ist, wie es zunächst scheinen könnte.

Doch es soll hier — abgesehen von den experimentellen Möglichkeiten, die zu Änderungen des Wasserhaushaltes führen — abschließend noch ein weiterer Ansatz für Experimente erwähnt werden, der sich aus vorliegenden Beobachtungen über die Beziehung zwischen Hypophyse-Nebennierenrinde im Hinblick auf das melanophorenstimulierende Hormon (MSH) ergibt. Bekannt ist die vermehrte Pigmentierung bei Nebenniereninsuffizienz, bei lange anhaltender ACTH-Behandlung und infolge unspezifischer allgemeiner schwerer Belastung (chronische Erkrankung, Hungerzustände). Auch die biochemischerseits erwähnte Ähnlichkeit zwischen ACTH- und MSH-Molekülen (GESCHWIND, BARNAFI u. LI 1956) sei hervorgehoben. LERNER, SHIZUME u. BUNDING (1954) entwerfen auf Grund ihrer Untersuchungsergebnisse ein Schema von der Regulierung des Pigmenthaushaltes, worin nicht nur die Nebennierenrinde, sondern auch das Mark wesentliche Glieder darstellen. Hinzu kommen die zahlreichen experimentellen Untersuchungen, die sich mit der Beziehung des supraoptico-hypophysären Systems und der Nebennierenrindenfunktion bzw. ACTH-Abgabe befaßt haben (EICHNER 1953 — ausgehend von Beobachtungen von HUME 1949, 1952; MCCANN 1953; MCCANN u. BROBECK 1954; SMELIK 1959).

Wir werden im folgenden über Beispiele von Ergebnissen solcher Experimente berichten, die von obengenannten Ansätzen ausgingen.

Bemerkungen zur Methodik

Wir wollen nicht auf die Methoden im einzelnen eingehen, sondern lediglich einiges Grundsätzliche dazu bemerken. Wir beziehen uns dabei auf die Ausführungen im vorangegangenen Kapitel. Somit beschränken sich die nachfolgenden Bemerkungen zur Methodik auf die Eingriffe, die zu Veränderungen am *supraoptico-hypophysären System* führen, und auf die Mitteilung der Färbetechniken, die zur morphologischen Beurteilung der Folgen an den Neuronen des genannten Systems selbst und am *Zwischenlappen*, der in situ bleibt, geeignet sind.

1. Operative Methoden

a) Die „Supraoptico-Tractotomie„. Gegenüber Dursten, Injektionen bestimmter Lösungen verschiedener Lösungsgrade, also jeglicher Änderung der Osmose, die zu Veränderungen des supraoptico-hypophysären Systems führt, sind die operativen Eingriffe direkt an den Neuronen zu nennen. Das supraoptico-hypophysäre System (geeignetes Tiermaterial: Hund, Katze, Ratte) kann an verschiedenen Stellen seines Verlaufs (Tractus supraoptico-hypophyseus) erreicht werden. Wir wollen diesen Eingriff „*Supraoptico-Tractotomie*" nennen und unterscheiden je nach Höhe des Eingriffes: 1. *postchiasmale* Tr. (im Tuber cinereum); 2. *hypophysäre (supraselläre)* Tr., die den Tractus im Infundibulum („Infundibulumstrecke") trifft; 3. *hypophysäre (intraselläre)* Tr. Dieser Eingriff, der den Tractus in Höhe des Zwischenstückes oder des Hinterlappenhilus, also intrasellär erreicht, kommt bei den Experimenten zum vorliegenden Thema nicht in Frage, da das Zwischenstück und der Hilus zu nahe am Zwischenlappen liegen (vgl. Abb. 6, S. 172). Die postchiasmale Tractotomie kann unter Freilegung des Gehirns oder stereotaktisch ausgeführt werden. Zur Ausschaltung der Neuronen können auch Coagulationen der Kerngebiete versucht werden; doch ist, da es sich um beiderseits 3 Kernanteile [Ncl. supraopticus (präoptischer und postoptischer Anteil), Ncl. paraventricularis, außerdem die an den supraoptico-paraventrikulären Gefäßen verstreut liegenden Ganglienzellen, der Ncl. supraopticus accessorius] handelt, zu bedenken, daß es praktisch *unmöglich* ist, durch Eingriffe im Ursprungsort *das System* ganz oder auch weitgehend *auszuschalten*. Das gelingt, ohne wesentliche Schädigung der übrigen Kerngebiete des Tuber cinereum, am besten durch die *postchiasmale* Supraoptico-Tractotomie (im Tuber cinereum) oder durch die hypophysäre (supraselläre) Tr., d. h. Durchtrennung des Tractus im Infundibulum. Dieser Eingriff muß jedoch stereotaktisch erfolgen (vgl. Abb. 12, S. 180). Man kann auch durch Ausschaltung im kleinzelligen Areal des Tuber cinereum (Ncl. hypothalamicus dorsomedialis, ventromedialis und Ncl. infundibularis tuberis sowie Area periventricularis posterior) Veränderungen am supraoptico-hypophysären System hervorrufen (ENGELHARDT und DIEPEN: 5. Symposion Dtsch. Ges. Endokrin. 1957), ohne dieses also unmittelbar zu verletzen.

b) Entfernung pheripherer endokriner Drüsen. Wir haben, wie aus dem Folgenden hervorgehen wird, an Ratten Schilddrüsenentfernungen vorgenommen und — in einem anderen Versuch — die Nebennieren halbseitig entfernt und unter diesen Bedingungen die Reaktion am Zwischenlappen verfolgt. Diese Eingriffe bereiten keine Schwierigkeiten. Sie werden in Barbiturat- oder Äthernarkose durchgeführt. So lassen sich durch Eingriffe in der Peripherie des endokrinen Systems Veränderungen am Zwischenlappen nachweisen. Näheres S. 175ff.

2. Histologisch-technische Bearbeitungen

a) Hinterlappen bzw. das supraoptico-hypophysäre System. Zur Darstellung des Neurosekretes wenden wir die Gomori-Färbung (Chromalaun-Hämatoxylin-Phloxin) an (zur Beurteilung der neurosekretorisch-spezifischen Leistung der Neuronen); zur Darstellung der „neuronalen (= unspezifischen) Reaktion" dieser Neurone die Nissl-Färbung und Silberimprägnation der Axone (nach PALMGREN oder BODIAN). Aus Nissl- und Silberbild erkennen wir den Aktivitätszustand des Neurons. Er wird beurteilbar an den Zeichen der sog. „primären Reizung NISSLs" und den damit einhergehenden retrograden Veränderungen der nucleodistalen Strecken des Neurons (vgl. Definition des Hinterlappenparenchyms, S. 162).

b) Zwischenlappen. Es lassen sich prinzipiell alle Zellfärbungen anwenden, wie H. E. u. a. Außerdem die von ROMEIS vielfach benutzte Kresanzanfärbung, aber auch die Azanfärbung selbst.

c) Ergänzende Untersuchung. Karyometrie. Zeichnen der Zellkerne bei 2000facher Vergrößerung, Messung der Kerninhalte, Anlegen einer Verteilungskurve (s. Abb. 8, 9 u. 14 dieser Mitteilung). Im allgemeinen genügt zur karyometrischen Untersuchung die bei jeder Gomori-Färbung (zur Darstellung des Neurosekretes) routinemäßig angewandte Gegenfärbung mit Phloxin.

Befunde

a) Veränderungen am Zwischenlappen und supraoptico-hypophysären System nach Änderung der Osmose. Der Morphologie sind zur Auswertung der Zwischenlappenveränderungen in funktioneller Hinsicht erhebliche Grenzen gesetzt. Wir beobachten Verbreiterungen des Zwischenlappens *(Hypertrophien)*, Verschmälerungen *(Atrophien)* und können wegen der recht einheitlichen Zellstruktur lediglich *Zellkernmessungen*, Kerngrößenschwankungen unter verschiedenen experimentellen Bedingungen verfolgen und auf diese Weise über Aktivitätssteigerung und -minderung eine Aussage machen. Gerade der Zwischenlappen eignet sich hierfür besser als der Hypophysenvorderlappen, der bekanntlich aus unterschiedlichen Zelltypen mit Übergangstypen besteht und deshalb einen karyometrischen Status nicht ohne weiteres zuläßt (vgl. KRACHT, 1956).

Die Literatur enthält wenige Angaben über Experimente, die sich mit den morphologischen Veränderungen des Zwischenlappens und dem ihm anliegenden Hinterlappen befassen. Meistens werden die Beobachtungen nur als Nebenbefund erwähnt oder gehen allein aus dem Abbildungsmaterial hervor.

So gut wie immer wird, wenn man auf den Zwischenlappen zu sprechen kommt, der schmale Abschnitt beachtet, der die Konvexität des Hinterlappens umgibt. Doch, wie wir noch sehen werden, schließt sich nach *rostral* eine mehr oder weniger *breite Zone* an, die den vorderen Teil des Hinterlappens und noch ein Stück vom Zwischenstück NOWAKOWSKIs kragenförmig umgibt. Dieser rostrale Abschnitt zeichnet sich außerdem durch *Gefäßreichtum* aus, auf den wir weiter unten noch näher eingehen werden.

ORTMANN berichtete 1951 und 1954 über eine statistisch gut gesicherte und konstant auftretende „Rückbildung" des Zwischenlappens bei Ratten, die verschieden lange Zeit gedurstet haben.

Abb. 1a zeigt einen Befund, den ORTMANN an der Hypophyse einer Ratte beobachtete, die 13 Tage lang gedurstet hatte; im Vergleich dazu einen Schnitt durch die Hypophyse eines Kontrolltieres (b), das mit Dextrose gefüttert wurde. Wir erkennen den unterschiedlichen Gehalt an Neurosekret im Hinterlappen. Der Hinterlappen des Dursttieres enthält praktisch kein Neurosekret, während der Hinterlappen des Kontrolltieres voll von Neurosekret ist [das Schwarz in der Abbildung gibt die im Schnittpräparat tiefblau angefärbte Substanz (= Neurosekret) wieder]. Die

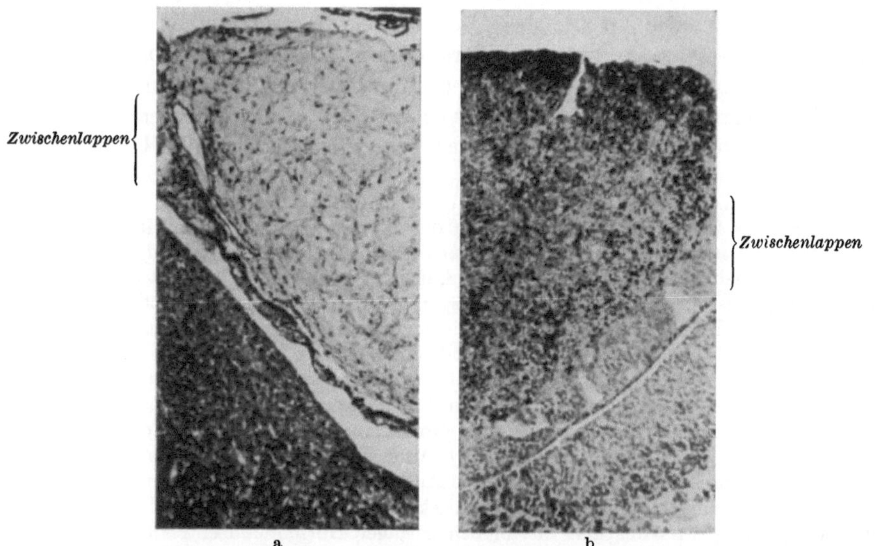

Abb. 1a u. b. *Rattenhypophyse* (Ausschnitt) frontal, Neurosekretfärbung (GOMORI). a Nach einer Durstperiode von 13 Tagen kein Neurosekret im Hinterlappen darstellbar, Atrophie des Zwischenlappens; b Kontrolltier, nach Glucosefütterung reichlich Neurosekret im Hinterlappen; Zwischenlappen nicht atrophisch. Aus ORTMANN (1951)

Abnahme des Gehaltes an anfärbbarem Neurosekret im Hinterlappen während des Durstens ist ein Zeichen *erhöhter Aktivität;* in solchem Zustand wird an den Endigungen der supraoptico-hypophysären Neuronen im Hinterlappen Vasopressin *rasch* an die Blutbahn abgegeben[1].

Den Befunden ORTMANNs bei der Ratte ist zu entnehmen, daß gerade im Zustand der *erhöhten Aktivität* der supraoptico-hypophysären Neuronen der

[1] Siehe Fußnote 1 auf Seite 166.

Zwischenlappen atrophisch wird. Ortmann hebt weiterhin die *regressiven* Veränderungen der Zwischenlappenzellen hervor.

Nun scheint allerdings der von Ortmann mitgeteilte Befund am Zwischenlappen nur bei solchen Tieren vorzukommen, die recht lange — also *weit jenseits der physiologischen Spielbreite* — dursten mußten. Wir fanden bei Ratten (Abb. 2), die nur *7 Tage* gedurstet hatten, zwar einen Rückgang der Neurosekretanfärbung (diese Abänderung tritt schon recht bald während des Durstens auf), aber *keine Atrophie* des Zwischenlappens, eher eine gewisse Verbreiterung (?). Es ist somit die Frage, ob die Atrophie des Zwischenlappens eine „unspezifische Reaktion" — wie Ortmann selbst hervorhebt — auf den doch erheblichen Wasserverlust darstellt. Wir fanden eine Atrophie des Zwischenlappens bei der Ratte erst gegen Ende einer 10tägigen Durstperiode.

Zur gleichen Gruppe gehören jene Experimente, die sich mit den Reaktionen vermehrter Kochsalzzufuhr befassen. Eichner teilt das Ergebnis einer über 14 Tage währenden Zufuhr von 2—2,5% Kochsalzlösung an Ratten mit. Er fand, wie aus Abb. 3 hervorgeht, eine Atrophie des Zwischenlappens und, wie im Durstversuch, Zeichen erhöhter Aktivität der supraoptico-hypophysären Neurone.

Die gezeigten Reaktionen lassen *nicht* ohne weiteres auf eine *Beziehung* bestimmter funktioneller Art zwischen *Pars intermedia* und *Hinterlappen* schließen. Mit dem langen Wasserentzug und Veränderung der Osmose während des Durstens ist der Rückgang der Nahrungsaufnahme unvermeidbar. Auch darauf hat Ortmann hingewiesen. Dabei diskutiert er auch die infolge der genannten experimentellen Bedingungen nicht übersehbare Veränderung der ACTH-Abgabe. Aus

---

[1] Von Bargmann u. Mitarb. wird der unterschiedliche Reichtum an Neurosekret im Hinterlappen als Zeichen einer Änderung in der *Stapelung* der Hormone im Hinterlappen (also *quantitativ*) gedeutet. Christ, Engelhardt und Diepen sind dagegen der Meinung, daß es sich hier vielmehr um eine unterschiedliche Anfärbbarkeit als Zeichen eines *unterschiedlichen Aktivitätszustandes* der im Hinterlappen endigenden Neuronen handelt. Hierauf weisen die bekannten Veränderungen am Zellkörper, die sog. „*primäre Reizung* Nissls" mit den entsprechenden Reaktionen am nucleodistalen Ende der Neuronen, wo die erhöhte Beanspruchung (Hormonfreisetzung) des Neurons zu ebenfalls morphologisch (im Silberbild und im Neurosekretbild) faßbaren Veränderungen führt, hin. Die unterschiedliche Anfärbbarkeit im Neurosekretbild des Hinterlappens wie auch der proximalwärts gelegenen Neuronenendigungen wäre demnach Zeichen einer *(qualitativen!)* Änderung in den Strukturverhältnissen der Neuronen. Wie man sich die unterschiedliche Anfärbbarkeit auch vorstellen mag, es scheint doch erwiesen zu sein, daß eine starke Neurosekretanfärbung mit hohem Hormongehalt am Orte, eine geringe Anfärbbarkeit mit örtlich geringer Hormonkonzentration parallel geht. Bei erhöhtem Bedarf an Vasopressin während des Durstens kommt es, da die Hormonkonzentration am Orte der Endigungen infolge rascher Abgabe gering ist, auch nicht zu einer intensiven Anfärbbarkeit des Neurosekretes. Der Rückgang der Anfärbbarkeit dürfte sich im wesentlichen auf die präterminalen und terminalen Abschnitte dieser Neuronen beziehen. Sicher gibt es frei im Hinterlappengewebe liegendes Neurosekret, das im Falle des erhöhten Vasopressinbedarfs ebenfalls die Anfärbbarkeit verliert. Wie die Beobachtung proximalwärts gelegener Abschnitte des Systems zeigt — z. B. im Infundibulum, wo die kürzeren Neuronen endigen —, vermissen wir auch hier bei hohem Vasopressinbedarf eine intensive Anfärbbarkeit. Der Rückgang der Anfärbbarkeit dürfte also im wesentlichen darauf beruhen, daß die präterminalen und terminalen Abschnitte der supraoptico-hypophysären Neurone an allen Abschnitten des Systems infolge erhöhter Aktivität in einen anderen physiko-chemischen Zustand kommen, so daß Neurosekret in der Färbung nicht erscheint, wobei zunächst nicht entschieden ist, ob es überhaupt tatsächlich vorhanden ist oder nicht; *denn die Gomori-Färbung gibt keine histochemische Reaktion.*

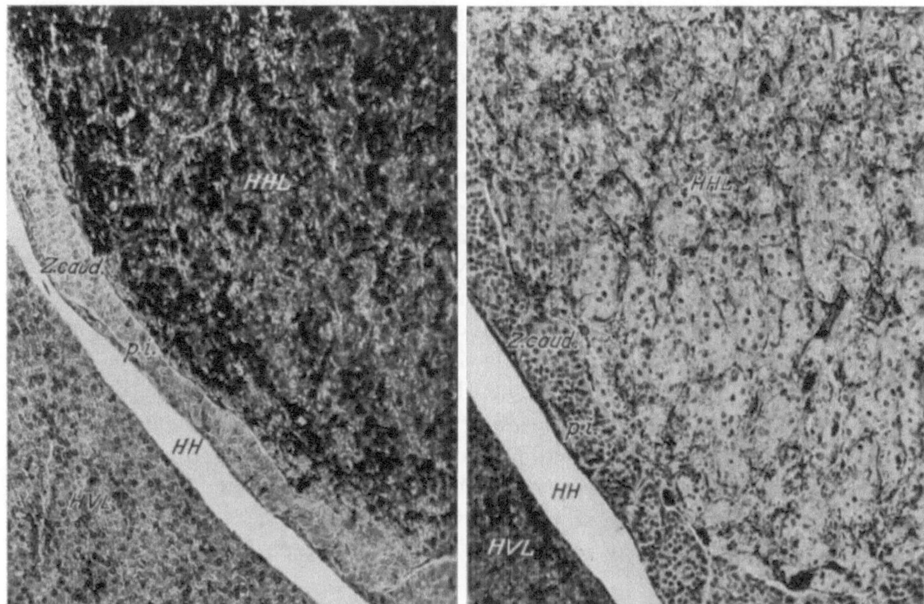

Abb. 2. *Rattenhypophyse* (Ausschnitt) frontal, Neurosekretfärbung (GOMORI). Links: normale Hypophyse mit starker Neurosekretanfärbung, normaler Zwischenlappen; rechts: nach 7 tägigem Dursten noch keine Atrophie erkennbar, vgl. in Abb. 1 die Atrophie des Zwischenlappens nach 13 tägigem Dursten. *HHL* = Hypophysenhinterlappen; *HVL* = Hypophysenvorderlappen; *Z.* caud. *p. i.* = Zona caudalis partis intermedia; *HH* = Hypophysenhöhle. Vergr. etwa 100 fach

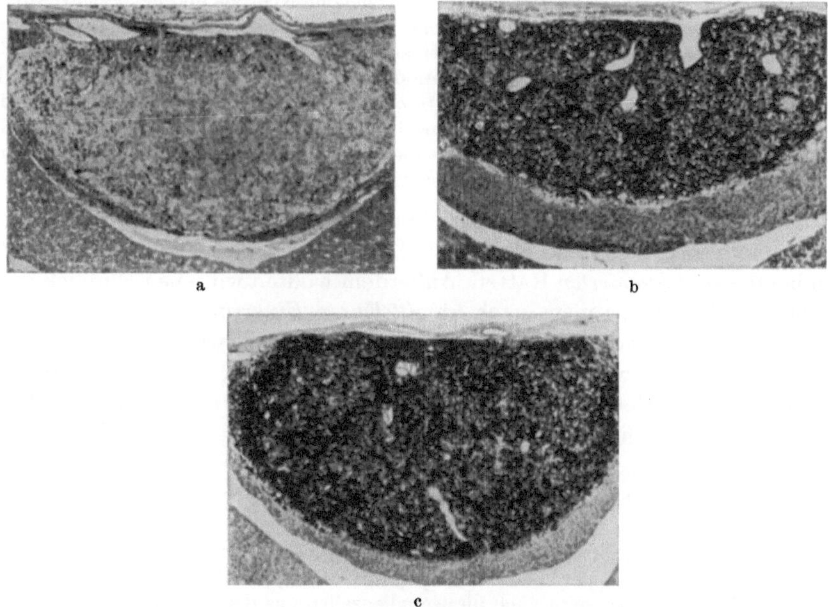

Abb. 3a—c. *Rattenhypophyse* (Ausschnitt) frontal, Neurosekretfärbung (GOMORI). a Behandlung mit 2—2,5% Kochsalzlösung 14 Tage lang; Zwischenlappen atrophisch, starker Rückgang der Neurosekretdarstellung; b Kontrolltier, normaler Neurosekretgehalt; c nach Na-armer Ernährung über 4 Wochen starker Neurosekretgehalt. Aus EICHNER (1953)

den Ergebnissen läßt sich jedoch gewissermaßen ein *Reaktionsschema* völlig differenter Strukturen in ihrem Verhältnis zueinander erkennen. Es ist jedoch die Frage, inwieweit das Ergebnis hinsichtlich physiologisch-funktioneller Verhältnisse verwertbar ist[1].

b) Veränderungen am Zwischenlappen nach Exstirpation peripherer endokriner Drüsen (Schilddrüse, Nebenniere) und nach unmittelbaren Eingriffen am supraoptico-hypophysären System (Supraoptico-Tractotomie). Besondere Aufmerksamkeit verdienen hinsichtlich der Zwischenlappenfunktion solche Experimente, die sich mit der Korrelation zwischen Adenohypophyse und Nebenniere befassen. Wir haben schon oben auf die vermutete Ähnlichkeit der beiden Hormonmoleküle (MSH und ACTH) hingewiesen, ferner auf die Wirkung des ACTH auf die Pigmentzellen. Bemerkenswert sind die Befunde von KARKUN (1954), wonach eine längere ACTH-Behandlung bei der Katze eine Hypertrophie der basophilen Zwischenlappenzellen bewirkte. Wir werden weiter unten über eigene Befunde an Ratten nach *Hemiadrenalektomie* berichten. In Zusammenhang der Experimente, die den Wasserhaushalt ändern, interessiert schließlich die Folge der *Thyreoidektomie*, zumal das supraoptico-hypophysäre System auch hier als sog. „Regulationssystem" in gewisser Hinsicht angesehen wird (M. A. GREER 1951/52; BOGDANOVE 1957).

Wir fanden zusammen mit MATSUI (1960) an den supraotico-hypophysären Neuronen *thyreoidektomierter* Ratten mitunter erhebliche Veränderungen des Neurosekretbildes. Wir konnten feststellen, daß es schon innerhalb 5 Tagen nach der Thyreoidektomie zum deutlichen *Rückgang* der Neurosekretanfärbung im Hinterlappen kam, dagegen die schon im Infundibulum und im Tuber cinereum endigenden Neurone *intensive* Neurosekretbildung zeigen. Diese „*Dissoziation*" des supraoptico-hypophysären Systems, die durch Rückgang der Neurosekretanfärbbarkeit der langen im Hinterlappen endigenden Neurone und bevorzugte Anfärbbarkeit des Neurosekretes der kurzen Neurone zustande kommt, kann als Zeichen einer „*Zentralisation*" der neurosekretorischen Tätigkeit gewertet werden. Entsprechende Veränderungen mit karyometrisch festgestellter Minderung der Zellaktivität fanden sich an den Ganglienzellen im Ursprungsort des neurosekretorischen Systems im Ncl. supraopticus und paraventricularis. Aber auch an den Ganglienzellen der sog. Tuberkerne [Ncl. hypothalam. dorsomedialis, ventromedialis (= principalis tuberis) und Ncl. hypothalam. infundibularis] konnten Veränderungen im gleichen Sinne festgestellt werden.

Auf Grund der beobachteten Beziehung zwischen Schilddrüse und supraoptico-hypophysärem System suchten wir nach Veränderungen am Zwischenlappen bei *thyreoidektomierten* Ratten. Außerdem wollten wir einen Einblick in die Reaktion des Zwischenlappens nach *unmittelbaren Eingriffen* am *Tractus supraoptico-hypophyseus* bekommen und nahmen zu diesem Zwecke karyometrische Untersuchungen am Zwischenlappen derjenigen Tiere vor, die eine einwandfreie Beurteilung der Verletzung am Tractus supraoptico-hypophyseus (an Hand histologischer Serienschnitte) zuließen. Wir haben die Experimente somit in zwei Gruppen eingeteilt: 1. Exstirpation peripherer endokriner Drüsen (Schilddrüse, Nebenniere); 2. Eingriffe am supraoptico-hypophysären System.

---

[1] Wie wir an Durstexperimenten feststellen konnten, reagieren nicht nur die supraoptico-hypophysären Neuronen [Hypothalamo-Hypophysenhinterlappen-System (SPATZ)] mit Vergrößerung des Zellkernes, sondern auch die Ganglienzellen aus dem kleinzelligen hypothalamischen Areal [Hypothalamo-Hypophysenvorderlappen-System (SPATZ)], ferner auch die Ganglienzellen der Ammonshornformation. *Entscheidend* dürfte hier die Tatsache sein, daß *Wasserentzug auf jede Zelle* eine allzu tiefgreifende Wirkung hat.

„Zona rostralis"-„Zona caudalis" des Zwischenlappens

Bevor wir auf die Ergebnisse unserer Experimente eingehen, wollen wir auf einige morphologische Besonderheiten aufmerksam machen, die uns bei der Beurteilung der Zwischenlappenveränderungen wichtig erscheinen.

Bei vielen Tierarten, vor allem bei denjenigen, die einen deutlich ausgebildeten Zwischenlappen besitzen, können wir feststellen, daß der Zwischenlappen in unterschiedlicher Breite dem Hinterlappen anliegt. Es gibt einen die Konvexität des Hinterlappens mehr oder weniger schalenförmig umfassenden schmalen Teil und einen breiten Teil, der sich dem Zwischenstück kragenförmig anlegt; auf diese Weise wird der vom Zwischenstück und Hinterlappen gebildete Winkel durch den breiten Teil des Zwischenlappens „ausgefüllt". Diesen nennen wir „*Zona rostralis*", jenen schmalen Teil „*Zona caudalis*". Wie wir sehen werden, verhalten sich diese beiden Zonen in unseren Experimenten *unterschiedlich*. Weitere morphologische Unterscheidungsmerkmale wollen wir an Hand der nun folgenden Abbildungen besprechen.

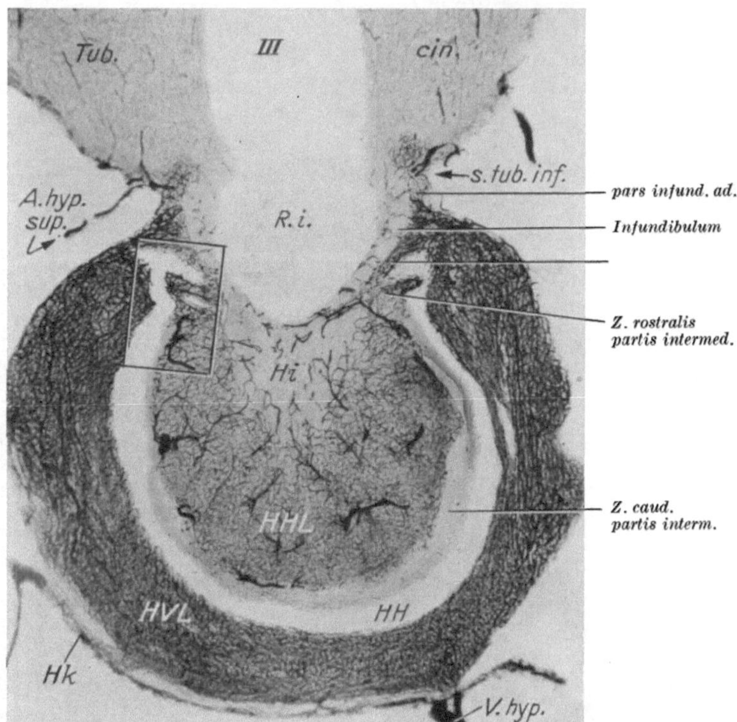

Abb. 4. ***Hypophyse eines Hundes***, schrägfrontal (100 μ) — (E 14,8) vollständige Gefäßinjektion. Hypophysennaher Abschnitt des Tuber cinereum mit abgebildet. Beachte die unterschiedliche Gefäßanordnung von Tuber cinereum und Hypophyse einerseits und die deutlichen Kontraste in der Angioarchitektonik der Hypophysenabschnitte andererseits: Dichtes Netz breiter Gefäße des Vorderlappens und der Pars infundibularis adenohypophyseos, mehr aufgelockertes Gefäßnetz im Hinterlappen, einzelne Gefäßschlingen im Infundibulum (Spezialgefäße). Der Zwischenlappen ist gefäßfrei, abgesehen von einem gefäßhaltigen rostralen Abschnitt (Zona rostralis) im markierten Ausschnitt, der in Abb. 5b vergrößert wiedergegeben ist. *Tub. cin.* = Tuber cinereum; *A.hyp.sup.* = Art. hypophysea superior; *R.i.* = Recessus infundibuli; *s.tub.inf.* = Sulcus tubero-infundibularis; *HVL* = Hypophysenvorderlappen; *HHL* = Hypophysenhinterlappen; *HH* = Hypophysenhöhle; *H.i.* = Hilus des Hinterlappens; *Hk* = Hypophysenkapsel (Dura); *V. hyp.* = Vena hypophysea. Vergr. 15fach. Aus ENGELHARDT 1956

Hund

Abb. 4 zeigt einen Schrägfrontalschnitt durch die Hypophyse eines Hundes. Es ist ein Gefäßinjektionspräparat, an dem wir zunächst die unterschiedliche

Angioarchitektonik der Hypophysenteile erkennen: das dichte Netz breiter Gefäße des Vorderlappens; sein Gefäßnetz steht in Verbindung mit der Pars infundibularis, die angioarchitektonisch vom Vorderlappen in der Übersicht fast nicht abzugrenzen ist. Von der Pars infundibularis aus dringen einzelne Gefäßschlingen

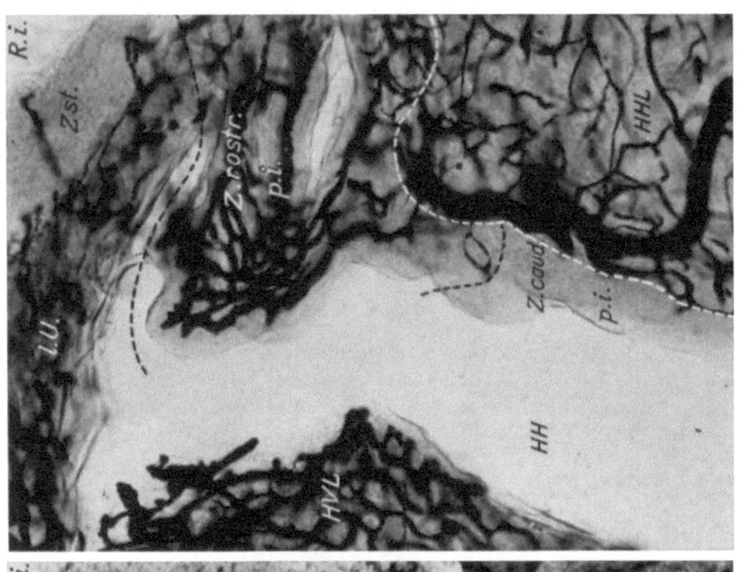

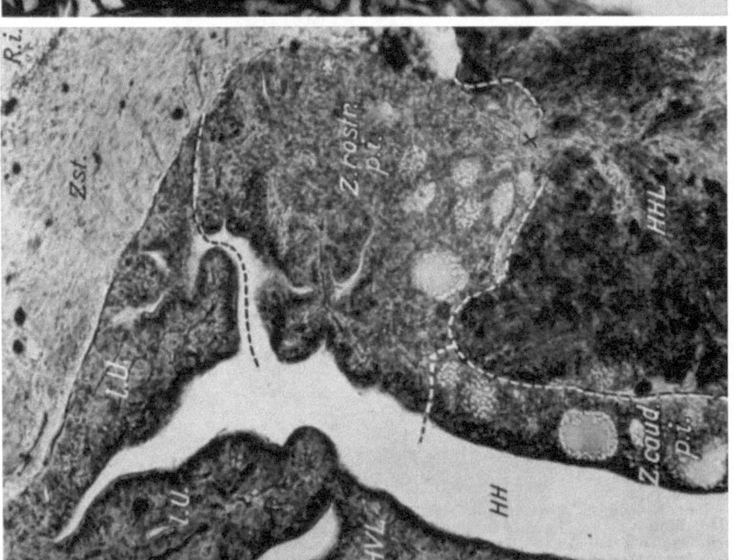

Abb. 5. *Hypophyse (Hund)*, Ausschnitte. Vergleich zwischen Zellbild (links) und Gefäßbild (rechts); letzteres ist vergrößerter Ausschnitt von Abb. 4. Beachte den gefäßreichen Teil des Zwischenlappens (Zona rostralis), der in dem vom Zwischenstück (*Zst*) und Hinterlappen (*HHL*) gebildeten Winkel liegt. Bei *x* erkennt man einen Gefäßbindegewebskeil zwischen Zona rostralis und Hinterlappen. Auffallender Cystenreichtum des Zwischenlappens. – – – = Begrenzung der Zwischenlappenabschnitte. *R.i.* = Recessus infundibuli; *Zst.* = Zwischenstück; *l.U.* = laterale Umschlagzone des Vorderlappens; *HVL* = Hypophysenvorderlappen; *Z.rostr. p.i.* = Zona rostralis partis intermediae; *Z.caud.* = Zona caudalis; *HHL* = Hypophysenhinterlappen; *HH* = Hypophysenhöhle. Vergr. etwa 150fach. Vergleichspräparate etwa gleicher Schnittrichtung

in das Infundibulum vor (Spezialgefäße). Am Sulcus tubero-infundibularis ist zum Tuber cinereum hin eine deutliche angioarchitektonische Zaesur. — Weniger dicht ist das Gefäßnetz des Hinterlappens, dessen Hilus lediglich einzelne Gefäßschlingen zum Recessus infundibuli hin zeigt. Der Hinterlappen wird von einem *schmalen gefäßlosen Saum* umgeben. Das ist der *Zwischenlappen.* Vom Vorderlappen durch die Hypophysenhöhle getrennt, zeigt er nach rostral hin einen etwas gelappten Vorsprung, der im Gegensatz zu seinem caudalen Abschnitt aber *stark vascularisiert* ist. Es ist die „*Zona rostralis*". Der im Viereck markierte Abschnitt ist in Abb. 5 (rechts) vergrößert wiedergegeben, zum Vergleich ein Zellbild (Gomori-Bild) in entsprechender Vergrößerung (links). Die beiden Abschnitte (Zona rostralis und caudalis) sind markiert. Hervorzuheben ist außer dem Reichtum an Gefäßen die Beziehung der Zona rostralis zum Hinterlappen einerseits und zum hilusnahen Abschnitt bzw. Zwischenstück andererseits: Besonders reich an Cysten liegt sie in dem von Hinterlappen und Zwischenstück gebildeten Winkel.

In seiner ausführlichen Schrift über die Hypophyse einiger Säuger erwähnt LOTHRINGER 1886 (S. 267), daß der Zwischenlappen (von ihm „Epithelsaum" genannt) beim Hund in der Hauptsache „aus einer mehrere Zellreihen hohen Epithelschicht, welche dem Hirnteil unmittelbar anliegt", besteht. „Nur in der Nähe des Umschlagrandes erreicht dieselbe eine größere Mächtigkeit." — „Da, wo die Epithelien eine etwas größere Mächtigkeit haben, umschließen sie zahlreiche kleine Cystenräume . . ." Und auf S. 269 heißt es: „Da die Gefäße im Epithelanteil der Hypophyse des Hundes nur bis zum Epithelsaum reichen, so bildet letzterer einen gefäßlosen Epithelüberzug des Hirnteiles." Die starke Vascularisation des „mächtigen" Teiles des Zwischenlappens hat LOTHRINGER *nicht* beschrieben.

Katze

HERRING (1908) bildet auf S. 154 seiner Mitteilung über die „*Histologie der Säugerhypophysen*" ein Injektionspräparat (sagittal) von der Hypophyse der Katze ab, auf dem der rostrale gefäßreiche Teil des Zwischenlappens deutlich erkennbar ist. Er hebt (S. 137) den Cysten- und Gefäßreichtum dieses "*tongue-like process of pars intermedia*" erstmalig hervor.

Abb. 6 zeigt zwei Schnitte (schräg-horizontal) durch die Hypophyse der Katze zum Vergleich zwischen Angioarchitektonik und Zellbild bzw. Neurosekretanfärbung. Zunächst einige Hinweise auf die Topographie: Im Bild oben (vollständige Gefäßinjektion) finden wir im Prinzip die gleichen angioarchitektonischen Unterschiede innerhalb der einzelnen Hypophysenteile wie beim Hund (Abb. 5): Die intensive, dichte Gefäßanordnung im Vorderlappen (oben rechts im Bild; der gegenüberliegende entsprechende Vorderlappenteil ist im Schnitt nicht mitgetroffen), die weniger dichte, jedoch starke Vascularisation im Hinterlappen, in den bei der Katze der Recessus infundibuli weit hineinreicht. Zu diesem Recessus hin konzentrieren sich die Gefäße des Hinterlappens; wir wollen diese Gefäßdichte in der Nähe des Recessus infundibuli hier hervorheben und uns daraufhin sogleich das Gomori-Bild (unten) ansehen. Wir finden an der entsprechenden Stelle, in der Nähe des Recessus infundibuli, wo die *Gefäße* sehr *dicht* liegen, auch *viel Neurosekret*. Gehen wir vom Recessus zum Hilus und Zwischenstück, also nach oben im gleichen Bild, so finden wir auf diesem Weg immer weniger Neurosekret. Das Zwischenstück und der Hilusabschnitt erscheinen im Bild hell. Zu beiden Seiten des Zwischenstückes und des anschließenden Hinterlappenteiles liegt der rostrale Teil *(Zona rostralis)* des Zwischenlappens; dieser ist, wenn wir nun wieder auf das Gefäßbild (oben) übergehen, *deutlich vascularisiert*, im Gegensatz zu dem schmalen — wie beim Hund — *gefäßarmen Saum* im caudalen Bereich *(Zona caudalis)*. Die Zwischenlappengefäße ziehen arkadenförmig von dem „Mantelplexus" (= zwischen neurohypophysärem und adenohypophysärem — hier Zwischenlappen — gelegener

Gefäßplexus) in das Drüsengewebe vor. Durch den Mantelplexus entsteht eine relativ starke Randvascularisation des Hinterlappens mit einer entsprechenden Dichte endigender Axone des Tractus supraoptico-hypophyseus, und so kommt es,

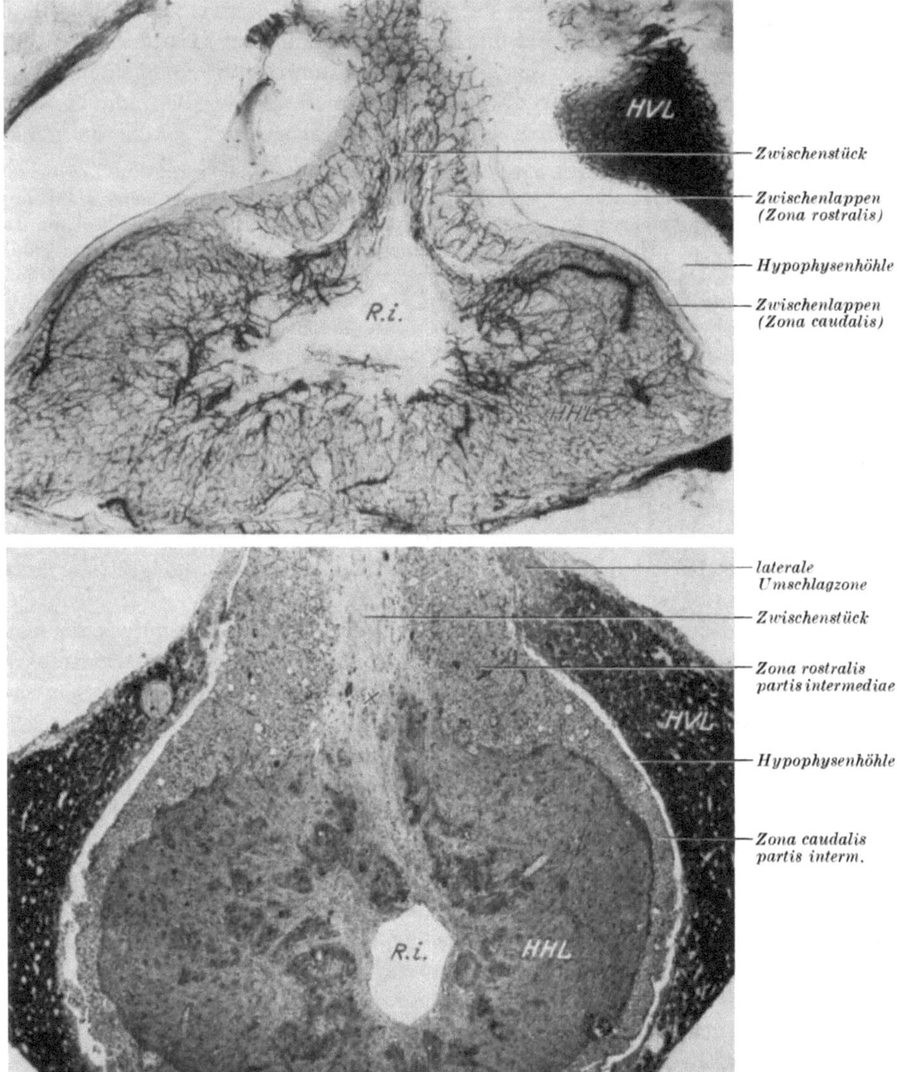

Abb. 6. *Intracelläre Hypophyse der Katze*, fast horizontal geschnitten. Vergleichspräparate (etwa 30fach); oben vollständige Gefäßinjektion, unten Neurosekretbildung. Im Gefäßbild erkennt man einen breiten, stark vascularisierten (rostralen) und einen schmalen, gefäßlosen (caudalen) Abschnitt des Zwischenlappens. Bemerkenswert ist die Verteilung des anfärbbaren Neurosekretes (Bild unten) im Hinterlappen (*HHL*), dessen Beziehung zum Zwischenlappen einerseits und zum Recessus infundibuli (*R.i.*) andererseits. Die stärkste Neurosekretbildung ist — vergleicht man die beiden Bilder — in der Umgebung der Gefäße im Hinterlappen nahe dem Recessus infundibuli zu finden, dagegen keine besonders starke Neurosekretbildung in der Nähe der Kontaktfläche zum Zwischenlappen

daß auch hier eine betonte Neurosekretanfärbung vorliegt, die fast den ganzen Hinterlappen „umsäumt“. *Sie erreicht aber keineswegs die Intensität des dem*

Recessus infundibuli nahegelegenen gefäßreichen Gebietes im Zentrum des Hinterlappens. — Kaum bei einer anderen Schnittführung wird die starke Vascularisation gerade dieses rostralen Zwischenlappenteiles so deutlich wie bei der hier gewählten. Und bei keiner anderen Schnittwahl gelang es, die Beziehung zwischen *Konzentration* des *Neurosekretes* und *Gefäßanordnung* am Recessus infundibuli so gut mit den Verhältnissen am Kontakt zwischen Pars intermedia und Hinterlappen zu vergleichen wie hier, wo die *Gefäß-*, *Neurosekretkonzentration* und die Beziehung zum Zwischenlappen in der *ganzen Übersicht* getroffen sind.

Ratte

In Abb. 7 sehen wir oben einen Frontalschnitt (Gomori-Bild) durch die *distale Hypophyse* der Ratte. Getroffen ist der hintere Abschnitt des Tuber cinereum (Area periventricularis posterior) mit dem III. Ventrikel, darunter die Hypophyse; zunächst der im Schnitt halbmondförmig erscheinende Hinterlappen, der in seiner Konvexität von der Zona rostralis des Zwischenlappens umgeben wird. Vom Zwischenlappen ist der Vorderlappen durch die im abgebildeten Schnitt nicht erkennbare Hypophysenhöhle getrennt. Der Zwischenlappen erscheint infolge der durchziehenden Gefäße „septiert", wodurch sich kleinere Läppchen abgrenzen lassen. Bemerkenswert ist, daß sich zum Hinterlappen hin eine praktisch *neurosekretfreie* Zone abhebt, die nach der einen Seite hin (links im Bild) schmaler wird. Dieser Unterschied kommt dadurch zustande, daß der Schnitt nicht ganz im rechten Winkel zur Sagittalebene liegt und so links im Bild weiter caudal gelegene Abschnitte getroffen sind; d. h. der „neurosekretfreie" Streifen des Hinterlappens beschränkt sich nur auf den Teil, der der Zona rostralis gegenüberliegt. — Im Bild unten wird eine Stelle bei starker Vergrößerung aus der Kontaktfläche zwischen Hinterlappen und Pars intermedia (in Höhe eines der Zona rostralis nahegelegenen Abschnittes) wiedergegeben. Wir sehen, daß neurosekrethaltige Fasern des Tractus supraoptico-hypophyseus über die *Kontaktfläche* in das Drüsenparenchym des Zwischenlappens vordringen. *Diese Befunde gehören nicht zu der Regel.* Man kann, wenn der Faserübertritt deutlich ist, auch feststellen, daß die neurosekrethaltigen Axone den *Weg der Gefäße bevorzugen.*

Wir fassen die Merkmale der Zona rostralis des Zwischenlappens zusammen: *Mächtig entwickeltes, den „Winkel" zwischen Hinterlappen und Zwischenstück ausfüllendes Drüsenparenchym, stark vascularisiert, cystenreich.*

Diese Eigenschaften, wodurch sich die Zona rostralis gegenüber der Zona caudalis auszeichnet, führen uns zur Frage, welche Anhaltspunkte die Entwicklungsgeschichte zur Erklärung der morphologischen Unterschiede der beiden Zonen bietet. Ohne auf Einzelheiten eingehen zu wollen, läßt sich sagen, daß die Zona rostralis wahrscheinlich später differenziert ist als die caudale Zone; letztere ist der älteste Teil des adeno-neurohypophysären Kontaktes überhaupt. Von hier aus differenziert sich die Adenohypophyse, indem sie von lateral nach medial und oral hin sich dem Boden des III. Ventrikels anlegt. Im Zuge dieses caudo-rostralen Differenzierungsprozesses, sowohl auf der adeno- wie auch auf der neurohypophysären Seite, gewinnt das Gefäßsystem in den später sich differenzierenden Drüsenteilen zunehmende Ausbreitung. Es mag sein, daß der erste gefäßlose Kontakt der beiden Gewebe (Epithelgewebe und Nervengewebe) den Anstoß zu dem weiter fortschreitenden Differenzierungsvorgang gibt. *In dem Umfange, wie dies möglich und notwendig ist, könnte der Zwischenlappen seine ursprüngliche Bedeutung mehr und mehr verlieren.* Wohl dürfte das vor allem für jenen Teil zu-

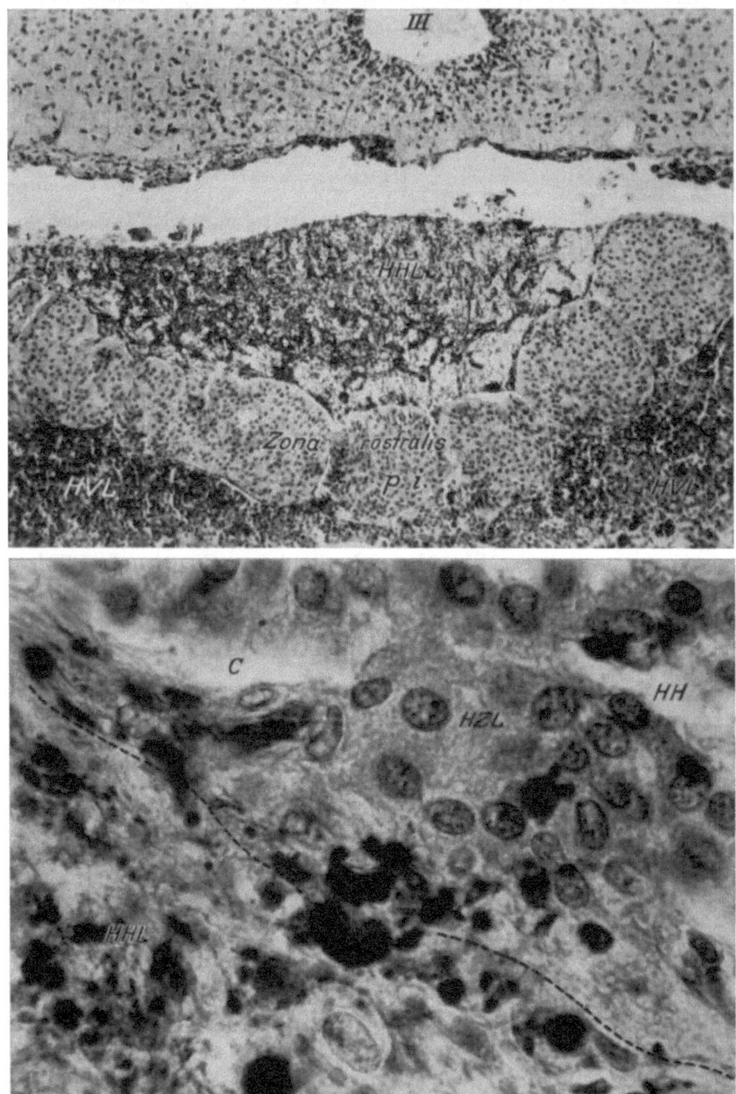

Abb. 7. *Distale Hypophyse der Ratte.* Oben: Frontalschnitt durch den rostralen Abschnitt des Zwischenlappens, Hinterlappen hilusnahe getroffen. Vergr. etwa 100fach. Der Zwischenlappen ist im abgebildeten rostralen Abschnitt relativ breit, von Gefäßen durchsetzt, wodurch sich kleinere Drüsenläppchen bilden. Der Hinterlappen zeigt in dieser Schnitthöhe einen äußeren, von Neurosekret praktisch freien Saum, mit dem der rostrale Abschnitt des Zwischenlappens einen engen Kontakt hat. Unten: Sagittalschnitt durch den rostralen Abschnitt des Zwischenlappens einer anderen Ratte. Vergr. etwa 800fach. Übertritt von neurosekrethaltigen Nervenfasern des Tractus supraoptico-hypophyseus in den Zwischenlappen. — *C* = angeschnittene Zwischenlappencyste; ----- = Grenze zwischen Hinterlappen (*HHL*) und Zwischenlappen (*HZL*); *HH* = Hypophysenhöhle

treffen, der als gefäßloser Teil übrig bleibt („Residualfunktion des Zwischenlappens" nach DIEPEN 1961); weniger dürfte das für den gefäßhaltigen Teil gelten, zumal sich hier offenbar Vorgänge abspielen, denen der einfache gefäßlose flächenhafte Kontakt nicht mehr genügt (relativ hohe Stoffwechsellage, Aktivität überhaupt). Doch hier sind wir mitten in der Problematik des adeno-neurohypophysären Kontaktes.

ROMEIS (1940) bringt eine zusammenfassende Darstellung der Histologie der dem Tierzwischenlappen entsprechenden *Zona intermedia* beim *Menschen.* Er weist hierbei vor allem auf die entwicklungsgeschichtlichen Fakten hin und betont, daß die „Zona intermedia“ der menschlichen Hypophyse aus mehreren Anteilen sich zusammensetzt, die allerdings alle aus der Hinterwand des Hypophysenhöhlenepithels hervorgehen. Wir wollen hier nicht näher auf die Unterschiede dieser Zwischenlappenanteile eingehen, doch hervorheben, daß derjenige Abschnitt, der unserer *Zona rostralis* entspricht, beim Menschen eine besonders breite Ausdehnung hat, hier allerdings durch die starke Rückbildung des Zwischenlappengewebes insgesamt die Lageverhältnisse sich erheblich geändert haben. Entscheidend bleibt, daß derjenige Zwischenlappenteil, der nahe dem Umschlag zum Vorderlappen rostral (= kraniales Ende der Hypophysenhöhle) liegt, sich durch seine relativ mächtige Entwicklung und u. a. durch seinen besonderen Cystenreichtum auszeichnet[1]. Auch beim Menschen liegen diese Cysten vor allem in dem zwischen Hinterlappen und Zwischenstück gebildeten Winkel. Diese Zone reicht von hier nach lateral, wo ein besonders intensives Infiltrationszentrum der Basophileninvasion beobachtet wird (= „mediolaterales Infiltrationszentrum GUIZETTIs“, 1927).

1. Der Zwischenlappen nach Entfernung peripherer endokriner Drüsen

a) Thyreoidektomie

Die Untersuchungen gehen, wie bereits erwähnt, von Beobachtungen aus, die wir zusammen mit MATSUI am neurosekretorischen System der Ratte nach Thyreoidektomie machten. Es war die Frage, ob die hier festgestellte Einschränkung der neurosekretorischen Leistung auch den Zwischenlappen beeinflußte. Wir konnten nämlich sehen, daß nach Entfernung der Schilddrüse fast ausschließlich die kurzen im Infundibulum und Tuber cinereum endigenden Neurone ihre neurosekretorische Tätigkeit beibehielten, während die langen zum Hinterlappen hinziehenden Neurone diese einschränkten[2]. Das wirkte sich, wie das damalige Ergebnis der Kernmessungen im Ursprungsgebiet (Ncl. supraopticus und paraventricularis) zeigte, auf die Gesamtaktivität des Systems aus (Verkleinerung der Zellkernvolumina, besonders in den Ganglienzellkörpern des Ncl. paraventricularis). Dieses Ergebnis ließ vermuten, daß das Verhältnis zwischen Neuro- und Adenohypophyse, wenn auch nicht insgesamt, so doch zumindest zwischen den im Kontakt unmittelbar stehenden Abschnitten verändert und eine entsprechende Reaktion an der Pars infundibularis sowie am Zwischenlappen (= juxtaneurale Abschnitte) meßbar sei.

---

[1] Einzelheiten über die Histologie bei ROMEIS, v. MÖLLENDORFF: Hdb. Mikr. Anat. VI, 3, Springer 1940.

[2] Diese Befunde konnten in erweiterten Untersuchungen an infantilen und ausgewachsenen Ratten bestätigt werden [ENGELHARDT u. MASTUI (1962, im Druck)].

Wir entnehmen das Ergebnis an ausgewachsenen Ratten, 4 Wochen nach Thyreoidektomie, den Kurven a—c der Abb. 8. Die Kurven geben jeweils den prozentualen Anteil der einzelnen Kerngrößen (nach Volumenklassen geordnet) wieder. Das schraffierte Kurvenfeld zeigt die Verteilung der Kerngrößen der intakten Tiere. Wir vergleichen jeweils die Kerngrößen der Zellen der *Pars infundibularis* (a) mit denjenigen der beiden Zwischenlappenzonen *Zona rostralis* (b), *Zona caudalis* (c). 4 Wochen nach Thyreoidektomie werden die *Kernvolumina* der Drüsenzellen innerhalb der *Pars infundibularis* etwas *größer*; dagegen *nehmen* die Volumina der *Zellkerne* in der *Zona rostralis* des Zwischenlappens deutlich *ab*. Die *caudale Zone* des Zwischenlappens zeigt eine gewisse *Konzentration* der Volumina auf eine etwa

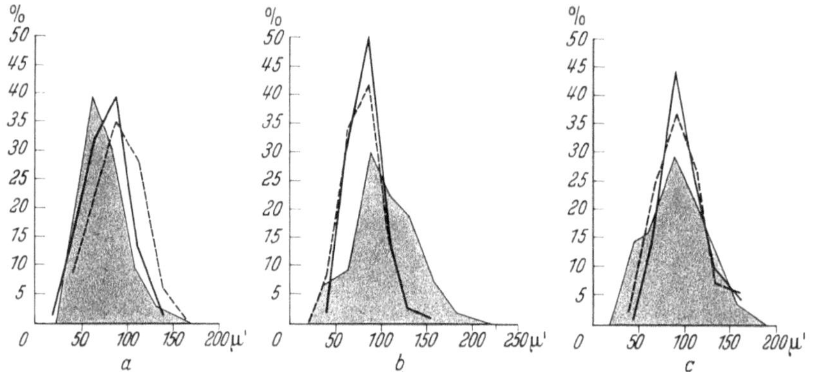

Abb. 8a—c. *Verteilung der Kernvolumina.* 4 Wochen nach *Thyreoidektomie* (ausgewachsene Ratte); a = Pars infundibularis; b = rostrale Zwischenlappen (Zona rostralis); c = caudale Zwischenlappenzone. Schraffiert = Normaltier; —— und ----- je ein Extremfall. Näheres im Text

um 100 μ liegende Volumenklasse — der Gipfel bleibt in der gleichen Größenordnung wie im Normalfall —, dabei wird die *Variation* der Kerninhalte *kleiner*. Eine signifikante Verlagerung der Verteilungskurve ist somit nicht festzustellen. *Allein die Zellen der Zona rostralis des Zwischenlappens zeigen eine deutliche Reaktion.* Bemerkenswert ist demgegenüber die Tendenz zur Zunahme der Kerninhalte der Drüsenzellen der Pars infundibularis.

Man wird angesichts dieses Ergebnisses zunächst dazu neigen, einen Zusammenhang zwischen Reaktion der juxtaneuralen Abschnitte und der in früheren Experimenten beobachteten „Zentralisation" der neurosekretorischen Leistung des supraoptico-hypophysären Systems auf proximal endigenden (kürzeren) Neuronen zu sehen, und somit versuchen, die in der Zellkernmessung festgestellte Betonung der Reaktion rostraler bzw. proximaler Drüsenabschnitte als Folge der entsprechenden Veränderung auf der Seite der Neurohypophyse zu bewerten. Doch diese Deutung kann nur mit Vorsicht hingenommen werden. Wir finden einen Rückgang der neurosekretorischen Leistung im Hinterlappen und keine nennenswerte Reaktion gerade dieses Teiles (Zona caudalis) des Zwischenlappens, der ihn umgibt; wohingegen erst eine *deutliche* Reaktion im Sinne der *Aktivitätsminderung* nur an den Zellen der *Zona rostralis* zu sehen ist; die Reaktion der Drüsenzellen der Pars infundibularis ist eher entgegengesetzt. Man kann sagen, daß die juxtaneuralen Abschnitte nur soweit sie den Zwischenlappen betreffen einen Rückgang der Aktivität zeigen, dieses besonders stark in der Zona rostralis.

Die Zeichen erhöhter Aktivität der Drüsenzellen der Pars infundibularis könnten vielleicht mit der erhöhten Aktivität des Vorderlappens zusammenhängen, wenigstens soweit sich diese auf Thyreotropinbildner bezieht. Ob sich hieraus ein Einfluß des neurosekretorischen Systems deuten läßt?

b) Veränderungen am Zwischenlappen nach Hemiadrenalektomie

Entfernung der Nebennieren führt zur vermehrten ACTH-Abgabe der Hypophyse. Als Folge davon hypertrophiert die in situ belassene Nebennierenrinde (INGLE 1937). Dieser sog. „homeostatische Regulationsmechanismus" spielt offenbar nur bei langsamer sich vollziehenden Umstellungen der Funktion eine

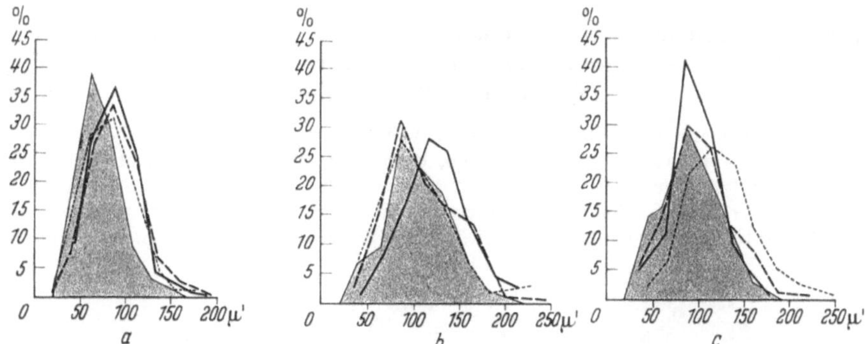

Abb. 9a—c. *Verteilung der Kernvolumina nach Hemiadrenalektomie* bei der Ratte. a = Pars infundibularis; b = rostrale Zwischenlappenzone; c = caudale Zwischenlappenzone, Schraffiert = Normaltier; ----- = 24 Std; —— = 48 Std und ····· = 4 Tage nach der Operation. Näheres im Text

Rolle, wie bei Hypertrophie der einen Nebennierenrinde bei Insuffizienz der anderen (SYDNOR, SAYERS, BROWN u. TYLER 1951). Untersuchungen über Zellveränderungen des Zwischenlappens nach Adrenalektomie liegen in der Literatur nicht vor. Die Ergebnisse unserer Experimente zeigt die Abb. 9 (Kurven a—c).

Wir beobachten die Kernreaktionen wieder innerhalb der drei juxtaneuralen Abschnitte *Pars infundibularis*, *Zona rostralis* und *caudalis* des *Zwischenlappens*. Die Tötung der Tiere erfolgte in verschiedenen Abständen: nach 24 Std, 48 Std und nach 4 Tagen. Wir sehen zunächst innerhalb der genannten Zeit eine Vergrößerung der Kernvolumina der Zellen in der Pars infundibularis. Sie sind schon nach 24 Std in einem Reaktionsstadium, das bis zu 4 Tagen beibehalten wird. In der *Zona rostralis* des Zwischenlappens zeigen die Drüsenzellen *schon nach 24 Std* eine *Vergrößerung ihrer Kernvolumina*; nach 48 Std ist die Volumenvariation noch sehr groß, der Gipfel der Kurve, die die am meisten vertretenen Volumengrößen angibt, hat sich zu dieser Zeit nach rechts verlagert. Nach 4 Tagen scheint die Volumenverteilung wieder der Norm zu entsprechen. In der *caudalen Zone* des Zwischenlappens läuft die gleiche Reaktion, nämlich die Zunahme der Kernvolumina *später* als im rostralen Teil ab. Wir finden caudal zwar nach 24 Std eine prozentuale Zunahme der Vertreter größerer Volumenklassen; doch die deutliche Verlagerung der gesamten Verteilungskurve ist erst am 4. Tag nach Hemiadrenalektomie zu finden.

Insgesamt reagiert der Zwischenlappen nach *Thyreoidektomie* anders als nach *Adrenalektomie*, nach den vorliegenden Ergebnissen kann man sogar sagen: *gegensätzlich*! Nach *Thyreoidektomie* werden die Kernvolumina der Zellen *kleiner*, nach *Adrenalektomie* (Hemiadrenalektomie) dagegen *größer*. Es entsteht hier die Frage, ob die beiden gegensätzlichen Reaktionen erneut darauf hinweisen, daß eine vermehrte Produktion von thyreotropem Hormon (nach Thyreoidektomie) von einer Minderung der ACTH-Produktion begleitet ist (vgl. TONUTTI, KRACHT, J., u. SPAETHE, SELYE).

c) Nach Kastration

Nach *Kastration* haben wir keine verwertbaren Veränderungen in der Kernreaktion der Zwischenlappenzellen beobachtet.

2. Veränderungen des Zwischenlappens nach Ausschaltung hypothalamischer Kerne und Läsionen des Tractus supraoptico-hypophyseus (Supraoptico-Tractotomie)

Diese Experimente gehen auf Erörterungen zurück, wonach das supraoptico-hypophysäre Systen in einer, wenn auch noch ungeklärten, Beziehung zur Zwischenlappenfunktion steht (BARGMANN und KNOOP, 1959, 1960). Auch andere Untersucher haben eine Reaktion des Zwischenlappens nach Läsionen des Tractus supraoptico-hypophyseus beobachtet, ohne allerdings ihre Experimente hinsichtlich solcher Beziehungen zu interpretieren. Schon aus den

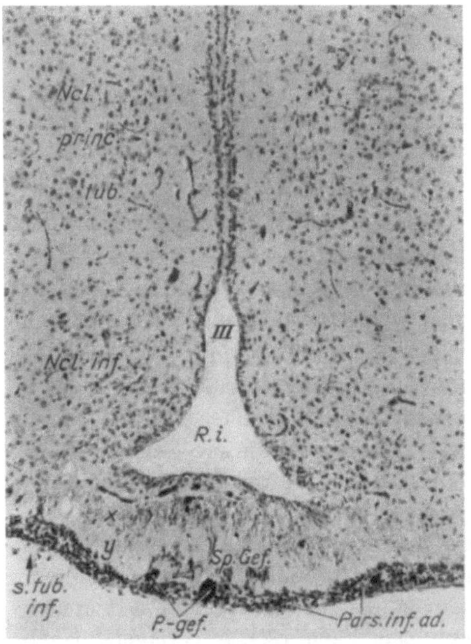

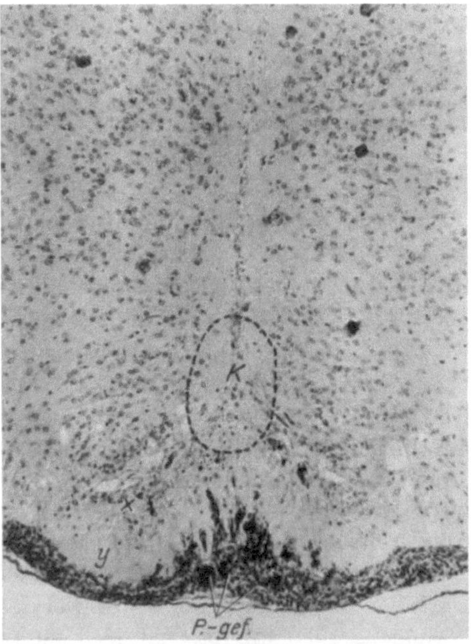

Abb. 10. *Proximale Hypophyse und Tuber cinereum (kleinzelliges Areal)* der Ratte, frontal, 10 μ, Neurosekretfärbung (GOMORI). Links: intakt; rechts: 21 Tage nach Coagulation (K), die zu einer Verlötung des Recessus infundibuli und partieller Läsion des Tractus supraopticohypophyseus führte. Deutliche Axonregenerate neurosekretbildender Nervenfasern zur äußeren Zone des Infundibuliums hin. Ergebnis der karyometrischen Untersuchungen am Zwischenlappen s. Kurve III S. *Ncl.princ.tub.* = Nucleus principalis tuberis; *Ncl.inf.* = Nucleus hypothalamicus infundibularis; III = 3. Ventrikel; *R.i.* = Recessus infundibuli; *Sp.Gef.* = Spezialgefäße; *P.gef.* = Portalgefäße; *s.tub.inf.* = Sulcus tubero-infundibularis; *Pars. inf.ad.* = Pars infundibularis adenohypophyseus; *x* = innere Zone des Infundibulums; *y* = äußere Zone des Infundibulums; *K* = Coagulationszentrum. Vgl. Abb. 11. — Vergr. etwa 100fach

Experimenten CUSHINGs geht hervor, daß nach einer solchen Läsion mit Ausfall bzw. Zerstörung des Hinterlappens der Zwischenlappen hypertrophisch wird. Auch STUTINSKY (1937) konnte diese Beobachtungen am Frosch, ferner SPATZ, zusammen mit VERA GAUPP (1955) am Kaninchen bestätigen.

Auch wir fanden in solchen Experimenten an Ratten, bei denen es infolge einer Läsion im *Tuber cinereum* auch zur *Mitschädigung* des *Tractus supraoptico-hypophyseus* kam (vor allem bei Durchtrennung des Tractus selbst), zu einer *Hypertrophie* des Zwischenlappens. Die Verbreiterung ist schon ab der 3. Woche nach der Läsion recht beträchtlich. Die Zellen bieten, wie wir näher ausführen werden, Zeichen hoher Aktivität.

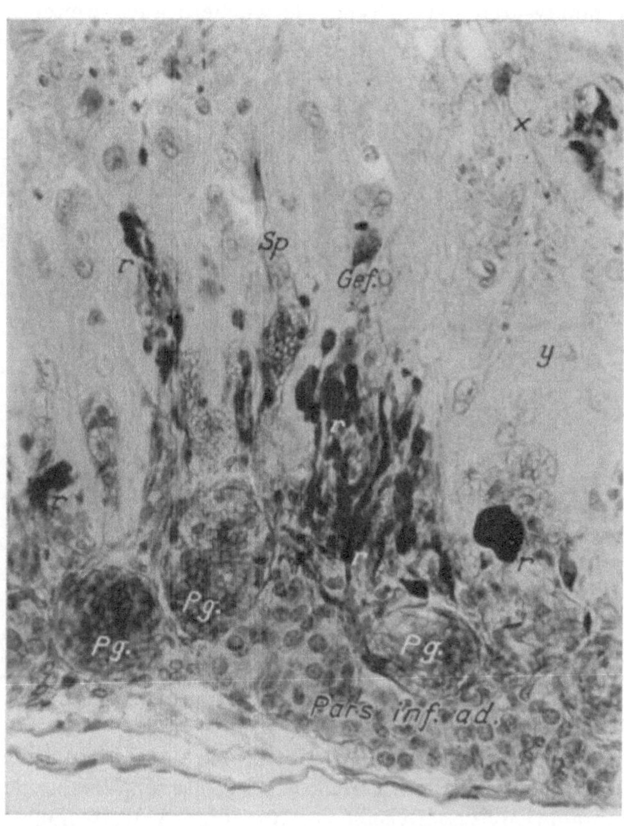

Abb. 11. *Ausschnitt von Abb. 10* (rechts). Regenerate des Tract. supraoptico-hypophyseus nach partieller Läsion. Erhebliche Wucherung neurosekretbildender Axone zu den Spezialgefäßen der äußeren Zone des Infundibulums hin. x = innere Zone; y = äußere Zone des Infundibulums; r = Axonregenerate des Tr. supraoptico-hypophyseus; *Sp. Gef.* = Spezialgefäße; *P g.* = Portalgefäße; *Pars inf. ad.* = Pars infundibularis adenohypophyseos. Vergr. etwa 350fach

Läsionen im *kleinzelligen* (dorsalen) *Areal* des *Tuber cinereum*, Zerstörung des *Ncl. dorsomedialis* brachten keine *meßbaren Reaktionen* an den Zwischenlappenzellen. Dagegen reagierte der Zwischenlappen, sobald die Läsionen sich dem Infundibulum näherten, wo bekanntlich in der ventrikelnahen (inneren) Zone der Tractus supraoptico-hypophyseus verläuft.

Wir bringen im folgenden zwei Beispiele (Ratte) solcher Ausschaltungs-Experimente, bei denen es in dem einen Falle (Abb. 10 und 11) zu einer partiellen Zerstörung des Tractus supraoptico-hypophyseus, in dem anderen (Abb. 12) zu einer vollständigen Zerstörung kam.

Im erstgenannten Falle beschränkte sich die Zerstörung im Tuber cinereum auf einen kleinen Bezirk des Ncl. infundibularis, außerdem kam es zu einer Mitschädigung einiger Fasern des Tractus supraoptico-hypophyseus; es blieb aber, nach dem Neurosekretbild zu urteilen, die Hinterlappenfunktion nahezu intakt. Im Infundibulum sehen wir, wie die Abb. 10 (rechts) und 11 zeigen, einen sehr auffälligen Befund. Hier kam es im Laufe von 21 Tagen zu einer intensiven

Wucherung regenerierender Axonfasern mit typischer Neurosekretbildung. Es handelt sich dabei also nicht nur um eine strukturelle, sondern auch um eine *funktionelle* Regeneration. Die Regenerate überwuchern die äußere Zone und gewinnen Kontakt mit den Gefäßen des Mantelplexus und der Pars infundibularis (vgl. Abb. 10 links [Kontrolltier]). *Wahrscheinlich kommt es diesen Regeneraten allein auf den Gefäßkontakt an* und *nicht* auf einen Kontakt mit dem adenohypophysären Parenchym. Sie wuchern auch weiter distal entlang des Mantelplexus bis nahe an die rostrale Zone des Zwischenlappens, *ohne in dessen Territorium überzutreten.*

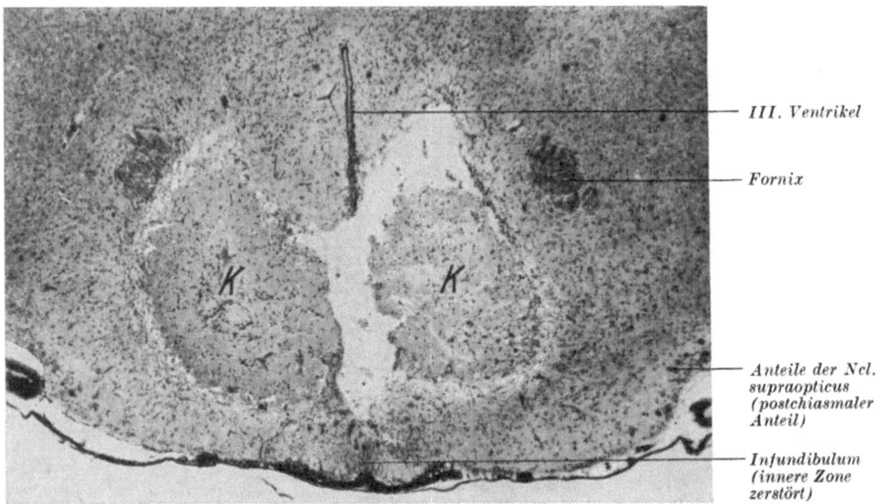

Abb. 12. *Tuber cinereum mit proximaler Hypophyse einer Ratte,* frontal, 3 Wochen nach Zerstörung des Ncl. ventromedialis (principalis tuberis) bds.: Vollkommene Zerstörung der inneren Zone des Infundibulums und damit des Tr. supraoptico-hypophyseus. K = Coagulation. Aus ENGELHARDT u. DIEPEN, 5. Symposion Dtsch. Ges. Endokrinologie (1958)

In dem anderen Falle (Abb. 12) lag das Zentrum der Zerstörung bds. im Ncl. ventromedialis. Die *innere Zone des Infundibulums*, in der, wie gesagt, der Tractus supraoptico-hypophyseus verläuft (vgl. Abb. 10 links), um mit seinem Hauptanteil weiter distalwärts im Hinterlappen zu endigen, wurde *mitzerstört.* Die äußere Zone blieb außerhalb des Hauptläsionsbezirkes. Es wurden nicht nur die Axone, die zum Hinterlappen hinziehen, zerstört, sondern auch diejenigen, die weiter distal, aber noch im Infundibulum endigen. Das Ergebnis dieser ausgedehnten und vollständigen Tractusunterbrechung sehen wir in Abb. 13 [Ausschnitt aus der distalen Hypophyse (Hinterlappen und Zwischenlappen)]. Der *Hinterlappen* ist *atrophisch,* Neurosekret fehlt vollkommen, der *Zwischenlappen* ist *hypertrophisch.*

Welche Reaktionen finden wir in den beiden angeführten Beispielen am Zwischenlappen?

Die Kurven (a—c) in Abb. 14 zeigen, daß in beiden Fällen im Bereich der Pars infundibularis eine Vergrößerung der Kernvolumina vorliegt. In der Zona rostralis ist die Reaktion im Falle der vollständigen Tractuszerstörung nicht deutlich, dagegen kommt es auch hier — im Falle der *partiellen Tractusschädigung* — zu einer deutlichen Rechtsverlagerung der Verteilungskurve, d. h. zu einer *Vergrößerung* der *Kernvolumina*. Ganz anders liegen die Verhältnisse im Bereich der *caudalen Zone* des Zwischenlappens. Hier entspricht, wie schon erwähnt, der Hypertrophie, die Folge der vollständigen Zerstörung des Tractus supraoptico-hypophyseus ist, eine *deutliche Vergrößerung* der Kernvolumina der Zwischenlappenzellen mit einer auffälligen Vergrößerung der Variationsbreite (erkennbar an der breiten Basis der Kurve). Im Falle der partiellen Tractusschädigung dagegen finden wir an den Drüsenzellen des caudalen Zwischenlappenabschnittes eine Verkleinerung der Volumina.

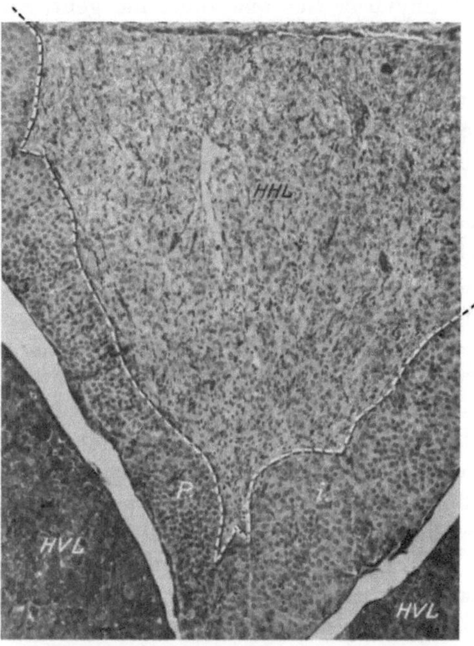

Abb. 13. *Distale Hypophyse einer Ratte.* 3 Wochen nach Zerstörung des Tractus supraoptico-hypophyseus (Coagulationsherd s. Abb. 12): Totale Degeneration der neurosekretbildenden Nervenfasern im Hinterlappen (Tr. supraoptico-hypophyseus). Erhebliche Hypertrophie des Zwischenlappens. *HHL* = Hypophysenhinterlappen; *P. i.* = Pars intermedia; *HVL* = Hypophysenvorderlappen; ----- = Grenze zwischen Pars intermedia und Hinterlappen. Vergr. 100fach

Die *Deutung* der Ergebnisse nach *Supraoptico-Tractotomie* ist *schwierig*. Man kommt hier eigentlich über *Vermutungen* nicht hinaus. Wohl ist bemerkenswert, daß im Falle der *vollständigen Zerstörung* des Tractus supraoptico-hypophyseus (Abb. 12 und 13) der Zerfall der distalwärts von der Läsionsstelle gelegenen Axonstrecke, also der Ausfall und die Zerstörung der im Hinterlappen endigenden Axone, die *Hypertrophie des Zwischenlappens* ausgelöst hat. Man kann aus diesem Vorgang schließen, daß in normalen Verhältnissen Hinterlappen, d. h. Axone des supraoptico-hypophyseus, und Zwischenlappengewebe sich

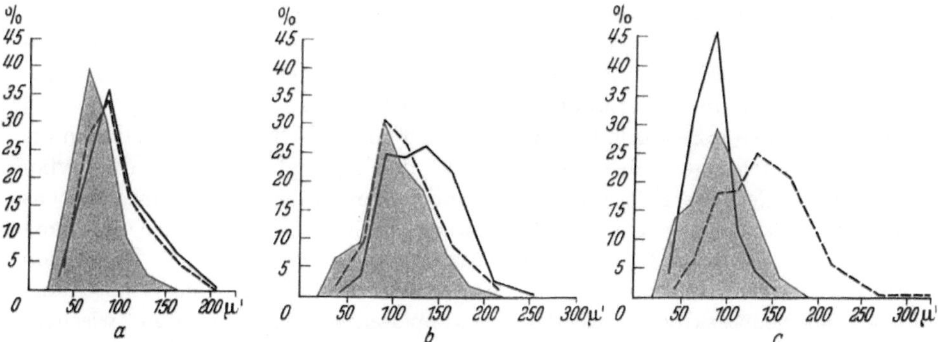

Abb. 14a—c. *Verteilung der Kernvolumina.* 3 Wochen nach *Verletzung des Tractus supraoptico-hypophyseus* bei der Ratte. a = Pars infundibularis; b = rostrale Zwichenlappenzone; c = caudale Zwischenlappenzone. Schraffiert = Normaltier; ——— = nach partieller Zerstörung des Tractus supraoptico-hypophyseus im Bereich des Infundibulums mit erheblichen Axonregenerationen (vgl. Abb. 10 und 11); ----- = nach totaler Zerstörung des Tractus supraoptico-hypophyseus (vgl. Abb. 12 und 13). Näheres im Text

vielleicht in einer Art „Gleichgewichtszustand“ befinden. Das *eine* Extrem ist das soeben angeführte, wo der Hinterlappen durch Zerstörung der supraoptico-hypophysären Neurone zugrunde geht, atrophisch wird und an die Stelle der Axone lediglich die Pituicyten als Zeichen einer Ersatzwucherung (SPATZ) treten, das Zwischenlappengewebe *hypertrophiert*. Demgegenüber wäre das andere Extrem der *hohe Aktivitätszustand der Axone im Hinterlappen* im Falle des Durstens und die Tendenz zur *Atrophie* des Zwischenlappens, wie wir auf S. 165 näher beschrieben haben. Zwischen beiden Extremen — so könnte man schließen — dürfte in irgendeiner Weise auch das „funktionelle Gleichgewicht“ zwischen supraoptico-hypophysären Neuronen und Drüsenzellen des Zwischenlappens liegen. Die Grenzen des funktionellen Spielraumes zwischen den beiden erwähnten Extremen dürften von beiden Seiten aus, also vom Drüsen- und Nervenparenchym, in jeweils unterschiedlicher Weise und dem jeweiligen Bedarf entsprechend veränderlich sein. *Doch sagt diese Vermutung nichts über den Weg aus, auf dem eine solche Beziehung realisiert wird.*

Vielleicht ist in dieser „funktionellen Grenzverschiebung“ auch die Kompensationsfähigkeit auf der adenohypophysären Seite (Zwischenlappen) und zum anderen auf der neurohypophysären Seite zu suchen. Sie wird für die beiden Abschnitte des Zwischenlappens unterschiedlich sein. Die angeführten Beispiele lassen eine *größere Reaktionsfähigkeit* der Zellen der *rostralen Zone* erkennen, sieht man von dem Extremfall des Hinterlappenausfalles ab, wonach es zu einer markanten Hypertrophie der Pars intermedia kommt, die in derselben Weise am rostralen Abschnitt *nicht* vorliegt.

Die Beobachtungen am hypertrophischen Zwischenlappen im Falle der Zerstörung der Axone im Hinterlappen führen uns auf das eingangs aufgeworfene Problem der Basophileninvasion zurück. Es kann wohl kein Zweifel darüber bestehen, daß die Invasion der Drüsenzellen in den Hinterlappen hinein vom Zwischenlappenterritorium ausgeht (ROMEIS). Es gibt hier sogar bestimmte Invasionsstellen als Prädilektionsorte (GUIZETTI u. a.). Wenn auch „*Hypertrophie*“ und „*Invasion*“ *nicht identisch* sind, so ist doch beiden Vorgängen das *progressive Verhalten* der Zwischenlappenzellen gemeinsam. Es wäre für weitere Untersuchungen eine lohnende Aufgabe, die Bedingungen für die Invasion der Drüsenzellen in den Hinterlappen näher zu bestimmen. Am Beispiel der Hypertrophie des Zwischenlappens könnte man vermuten, daß die *Invasion* der Zwischenlappenzellen regressive Vorgänge (bzw. Ausfall) auf der Seite des *neurohypophysären* Systems im Hinterlappen zur Voraussetzung hat.

Die angeführten Beispiele führen schließlich noch zu Überlegungen, die an die üblichen Vorstellungen über „Regulation“ der Hypophyse durch die hypothalamischen Neurone anknüpfen. Der unmittelbare Kontakt des Hinterlappens mit dem Zwischenlappen legt, wie wir eingangs erwähnten, einen solchen Gedanken nahe; doch ist damit die Frage nach der Art und Weise, wie eine solche Regulation vonstatten gehen soll, noch nicht beantwortet. Einfach ist die Vorstellung, wonach das Neurosekret und die daran gekoppelten Wirkstoffe auf den Zwischenlappen einwirken. Berücksichtigt man die obenerwähnten, auf unsere Befunde sich stützenden Überlegungen, so müßte vermehrte Abgabe von Wirkstoff von seiten des Hinterlappens, also der supraoptico-hypophysären Neuronen, eine Minderung der Aktivität auf der Seite des adenohypophysären Partners, des

Zwischenlappens, auslösen. Es macht hier einige Schwierigkeiten, die Vorstellung von "releasing factors" mit solchen eigentlich reziproken Vorgängen, wie wir sie hier an Beispielen morphologischer Präparate sahen, zu verbinden bzw. das morphologische Substrat allein zur Entscheidung solcher funktioneller Mechanismen heranzuziehen. Die experimentellen Ergebnisse, wie wir sie näher beschrieben haben, beweisen noch nicht ohne weiteres die Richtigkeit solcher Vorstellungen von der ,,hypothalamischen Regulation".

Fassen wir zusammen, so lassen sich folgende Tatsachen aus den Untersuchungen am Zwischenlappen unter den erwähnten experimentellen Bedingungen hervorheben:

1. Der *Zwischenlappen* zeigt eine *Abhängigkeit* seiner morphologischen Reaktionsweise *vom Hinterlappen.* Nach vorliegenden Experimenten läßt sich die Abhängigkeit wie folgt umreißen: Bei *erhöhter Aktivität* des Hinterlappens kommt es zu regressiven Vorgängen im Zwischenlappen; nach Verlust des *Hinterlappen*parenchyms zeigt der *Zwischenlappen progressive* Vorgänge bis zu einer beträchtlichen Hypertrophie.

2. Die Reaktionen des Zwischenlappens sind nicht einheitlich. Eine morphologisch näher definierbare rostrale Zone reagiert anders als die caudale Zone. Nach Topographie und Vascularisation lassen sich die beiden verschieden reagierenden Zonen wie folgt abgrenzen: Die rostrale Zone *(Zona rostralis partis intermediae)* ist gefäßreich; sie liegt in dem vom Hinterlappen und Zwischenstück gebildeten Winkel (Hinterlappen-Zwischenstückwinkel). Sie ist dem *cystenreichen Abschnitt* der *Zona intermedia* der *Menschen*hypophyse homolog. Der weit ausgedehntere caudale Abschnitt ist gefäßarm bzw. gefäßlos. Er umgibt die Konvexität des Hinterlappens als schmale Schale.

3. Nach Ausschaltung peripherer endokriner Drüsen verhalten sich die beiden Zwischenlappenzonen wie folgt: a) Nach Thyreoidektomie an der Ratte, 4 Wochen nach dem Eingriff: intensiver Rückgang der Kernvolumina der Zellen der Zona rostralis. Die Zellen der caudalen Zone reagieren nicht deutlich. – b) Nach Hemiadrenalektomie findet eine *Vergrößerung* der Kernvolumina der Zellen der Zona rostralis *schon* nach *24 Std* statt, während eine gleichnamige Reaktion an den Zellen der *caudalen Zone* erst nach *4 Tagen* erscheint. – c) Nach Kastration konnten wir keine signifikanten Veränderungen finden.

4. Nach Zerstörung der kleinzelligen Kernareale im Medialen Feld des Tuber cinereum kommt es nur dann zu einer Reaktion des Zwischenlappens, wenn der Tractus supraoptico-hypophyseus mitgetroffen oder gar total zerstört ist. Die Zellkerne der Zona *rostralis* reagieren bei totaler Läsion des Tractus fast *nicht.* Dagegen zeigen die Zellkerne der Zona *caudalis* entsprechend der Hypertrophie eine *erhebliche Volumenvergrößerung.* – Ausschaltungen des Ncl. hypothalamicus dorsomedialis führen zu keiner Veränderung des Zwischenlappens.

5. Auf welchen Wegen die reziproke Abhängigkeit der Pars intermedia vom Hinterlappen zustande kommt, ist zur Zeit nicht bekannt.

6. Die Zona rostralis partis intermediae ist derjenige Teil des Zwischenlappens, der im Vergleich zu dem übrigen Zwischenlappenabschnitt im besonderen Maße die Kriterien einer innersekretorischen Drüse besitzt.

Literatur

ASCHNER, B.: Wien. klin. Wschr. **1909 II**, 1730.
— Verh. dtsch. Ges. Chir. **39**, 46 (1910).
— Pflügers Arch. ges. Physiol. **146**, 1 (1912).
— Wien. klin. Wschr. **1912 I**, 1012.
ASCHOFF, L.: Beitr. path. Anat. **84**, 273—282 (1930).
— Endokrinologie **21**, 225—230 (1939).
BARGMANN, W.: Z. Zellforsch. **34**, 610—634 (1949).
— Klin. Wschr. **1949**, 617—622.
— Mikroskopie **5**, 239—292 (1950).
— Dtsch. med. Wschr. **1953**, 1535—1536.
— Anat. Anz. Erg.-Jb. **100**, 30—45 (1954).
— Das Hypophysen-Zwischenhirnsystem. Berlin-Göttingen-Heidelberg: Springer 1954.
—, u. A. KNOOP: Z. Zellforsch. **52**, 256—277 (1960).
BAYER, G.: Endokrinologie **6**, 249—254 (1930).
BERBLINGER, W.: Verh. dtsch. path. Ges. **17**, 184—192 (1914).
— Zbl. Path. **30**, 617—619 (1920).
— Klin. Wschr. **1928 I**, 9—12.
— Klin. Wschr. **1931 I**, 525.
— In Stoeckels Hdb. Gynäkologie, Bd. 9, 1—108 (1936).
— Endokrinologie **22**, 1—13 (1939).
BIEDL, A.: Wien. klin. Wschr. **1897 I**, 195.
— Innere Sekretion Bd. I u. II Berlin: Urban & Schwarzenberg 1916.
— Endokrinologie **2**, 241—248 (1928).
— Endokrinologie **3**, 241—255 (1929).
BOGDANOVE, E. M.: Endocrinology **60**, 689—697 (1957).
—, u. N. S. HALMI: Endocrinology **53**, 274 (1953).
CHRIST, J.: Dtsch. Z. Nervenheilk. **165**, 340—408 (1951).
— Acta neuroveg. (Wien) **3**, 267—286 (1951).
— FR. ENGELHARDT u. R. DIEPEN: 2. Intern. Symposion über Neurosekretion (Lund) 1957, 30—41. Berlin-Göttingen-Heidelberg: Springer 1958.
CUSHING, H.: J. Amer. med. Ass. **53**, 249 (1909).
— Johns Hopk. Hosp. Bull. **105**, 230 (1909).
— Amer. J. med. Sci. **1910**, 473.
— Lancet **209**, 851—857, 899—906 (1925).
— Amer. J. Path. **9**, 539—548 (1933).
DIEPEN, R.: 1. Symp. dtsch. Ges. Endokrinologie, Hamburg 1953, 45—64. Berlin-Göttingen-Heidelberg: Springer 1954.
— 8. Sympos. dtsch. Ges. Endokrinologie München 1961, 141—158. Berlin-Göttingen-Heidelberg: Springer 1962.
— Hypothalamus. In: v. MÖLLENDORFF-BARGMANN Hdb. mikr. Anat. Bd. IV/7. Berlin-Göttingen-Heidelberg: Springer (im Druck).
—, u. FR. ENGELHARDT: In. Pathophysiologia diencephalica. Intern. Symp. Mailand 1956, 122—133. Wien: Springer 1958.
— — u. J. CHRIST: Excerpta med. (Amst.); Kongr.-Ber. 3. intern. Kongr. Neuropath. Brüssel 1957.
— — u. V. SMITH-AGREDA: Verh. anat. Ges. (Münster) Anat. Anz. Erg.-H. **101**, 276—288 (1954).
DYKE, H. B. VAN: Naunyn-Schmiedeberg's Arch. exp. Path. Pharmak. **114**, 262—274 (1926).
EICHNER, D.: Z. Zellforsch. **37**, 406—414 (1952).
— Z. Zellforsch. **38**, 488—508 (1953).
ENGELHARDT, FR.: Acta neuroveg. (Wien) **13**, 129—170 (1956).
— Acta endocr. (Kbh.) Suppl. Bd. 38 (1958).
—, u. R. DIEPEN: 5. Sympos. dtsch. Ges. Endokrinologie Freiburg 1957, 246—268. Berlin-Göttingen-Heidelberg: Springer 1958.
—, u. S. MATSUI: Endokrinologie (im Druck).

ERDHEIM, J.: Beitr. path. Anat. **33**, 158—236 (1903).
GAUPP, V., u. H. SPATZ: Acta neuroveg. (Wien) **12**, 285—328 (1955).
— Ergebn. allg. Path. path. Anat. **21**, 482—561 (1926).
GESCHWIND, J. J., C. H. LI. and L. BARNAFI: J. Amer. chem. Soc. **79**, 1003 (1957).
GOMORI, G.: Amer. J. Path. **17**, 315—406 (1941).
GREER, M. A.: Proc. Soc. exp. Biol. (N. Y.) **77**, 603—608 (1951).
— J. clin. Endocr. **12**, 1259—1268 (1952).
DE GROOT, and M. A. GREER: J. clin. Endocr. **12**, 1259 (1952).
GUIZZETTI, P.: Sperimentale **79**, 73—150 (1925).
— Sperimentale **80**, 665—735 (1927).
— Endocrinologia **4**, H. 4 (1929).
HERRING, P. T.: Quart. J. exp. Physiol. **1**, 121—159 (1908).
— Quart. J. exp. Physiol. 8, 267—274 (1914).
HOGBEN, L. T., and F. R. WINTON: Proc. roy. Soc. Lond. B **93**, 318—329 (1922).
HOUSSAY, B. A., et K. UNGAR: C. R. Soc. Biol. (Paris) **93**, 253 (1925).
HUME, D. M.: J. Invest. **28**, 790 (1949).
—, and D. H. NELSON: Proc. Endocrine Soc. Meet. 39, Bd. 98. New York 1957.
JORES, A.: Verh. dtsch. Ges. inn. Med. **1933**, 166—178.
—, u. O. GLOGNER: Z. exp. Med. **91**, 91—99 (1933).
KARKUN, J.: J. Endocr. **10**, 124 (1954).
KRACHT, J.: 4. Sympos. Dtsch. Ges. Endokrinologie, Berlin 1956, 1—18. Berlin-Göttingen-Heidelberg: Springer.
—, u. M. SPAETHE: Virchows Arch. path. Anat. **323**, 174 (1933).
LERNER, A. B., K. SHIZUMA and J. BUNDING: J. clin. Endocr. **14**, 1463 (1954).
LOTHRINGER, S.: Arch. mikr. Anat. **28**, 257—292 (1886).
LUCIEN, M.: C. R. Soc. Biol. (Paris) **67**, 743 (1909).
MCCANN, S. M.: Amer. J. Physiol. **175**, 13 (1953).
—, and J. R. BROBECK: Proc. Soc. exp. Biol. (N. Y.) **87**, 318 (1954).
MATSUI, S., u. FR. ENGELHARDT: 6. Sympos. dtsch. Ges. Endokrinologie, Kiel 1959, 343—357. Berlin-Göttingen-Heidelberg: Springer 1960.
MOLL, J., and T. VOGEL: Acta endocr. (Kbh.) **31**, 568 (1959).
ORTMANN, R.: Z. Zellforsch. **36**, 92—140 (1951).
— Verh. anat. Ges. (Münster) **52**, 117—125 (1954).
RASMUSSEN, A. T.: Endocrinology **12**, 129—150 (1928).
— Amer. J. Anat. **46**, 461—472 (1930).
ROMEIS, B.: v. MÖLLENDORFF, Hdb. mikr. Anat. Bd. VI, 3. Berlin: Springer 1940.
SATO, G.: Naunyn-Schmiedeberg's Arch. exp. Path. Pharmak. **131**, 45—69 (1928).
SCHÖNIG, A.: Frankfurt. Z. Path. **34**, 482—503 (1926).
SAYERS, G.: Amer. J. Med. **10**, 539 (1951).
—, and M. SAYERS: Recent Progr. Hormone Res. **2**, 81 (1948).
SMELIK, P. G.: Diss. Groningen 1959.
— P. R. BOUMAN and D. DE WIED: Acta endocr. (Kbh.) **31**, 451 (1959).
SMITH, P. E.: Proc. Soc. exp. Biol. (N. Y.) **16**, 74—78 (1919).
— Amer. J. Anat. **45**, 205—274 (1930).
—, and I. P. SMITH: J. med. Res. **43**, 267 (1922).
SMITH-AGREDA, V.: Anat. Anz., **104**, 183—189 (1957).
SPATZ, H.: 1. Sympos. Dtsch. Ges. Endokrinologie, Hamburg 1953, 1—44. Berlin-Göttingen-Heidelberg: Springer 1954.
— Pathophysiologie diencephalica, Intern. Sympos., Mailand 1956, 53—77. Wien: Springer 1958.
—, u. FR. ENGELHARDT: In Hdb. Neurochirurgie, Bd. I, 2. Berlin-Göttingen-Heidelberg: Springer.
SPAUL, E. A.: Brit. J. exp. Biol. **2**, 427 (1925).
STUTINSKY, F.: C. R. Ass. Anat. Marseille, 396 (1937).
SYDNOR, K. L., G. SAYERS, H. BROWN and F. H. TYLER: J. clin. Endocr. **13**, 891 (1951).
THOM, W.: Arch. mikr. Anat. **57**, 632—652 (1901).
TRENDELENBURG, P.: Naunyn-Schmiedeberg's Arch. exp. Path. Pharmak. **114**, 255—261 (1926).

TONUTTI, E.: Vitam. u. Horm. **5**, 108 (1944).
— Z. ges. exp. Med. **114**, 336 (1945).
WARING, H., and F. W. LANDGREBE: Hormones of the posterior pituitary; in PINCUS u. THIMANN (The Hormones) Bd. 2. New York 1950.
YAMADA, T.: Endocrinology **65**, 920—925 (1959).
— Endocrinology **65**, 216 (1959).
—, and M. A. GREER: Endocrinology **64**, 599 (1959).
ZONDEK, B., u. H. KROHN: Klin. Wschr. **1932 I**, 405—408.

Diskussion

F. LEMBECK (Graz):

Im Hinblick auf Antagonismus zwischen MSH und Melatonin wäre es interessant zu wissen, ob bei verschiedenen Species eine Korrelation zwischen der Größe des Zwischenlappens und der Größe der Zirbeldrüse besteht.

FR. ENGELHARDT (Hamburg):

Die Glandula pinealis haben wir an unseren Tieren nicht untersucht.

H. FERNER (Heidelberg):

Hinweis auf die Feststellung von ELZE, daß das Elefantengehirn keine Epiphyse besitzt.

K.-H. JAEGER (Freiburg i. Br.):

GOSLAR und ich hatten in Kiel gezeigt, daß ein Extrakt aus aktiviertem Thymus nach JAEGER und MITTENZWEI zur Regression der Zona fasciculata führt. SCHWABE fand mit diesem Extrakt eine beträchtliche Vergrößerung des Zwischenlappens beim Meerschweinchen.

Aus dem Pharmakologischen Laboratorium der Sandoz A.G., Basel/Schweiz

Biologie der Melanophorenhormone[1]

Von

E. Flückiger

Die Geschichte der Anstrengungen, die Biologie der Farbänderungen in der Tierwelt zu verstehen, ist lang, und man kann, um gewisse Neigungen zu befriedigen, an ihren Beginn Namen wie Aristoteles, Plinius und Seneca setzen; von ihnen stammen die ersten Beschreibungen der Farbwechselspiele des Tintenfisches und verschiedener Knochenfische. Ich möchte aber lieber die Jahreszahl 1758 an den Beginn meiner Ausführungen setzen, denn von hier aus ergibt sich eine gewisse Kontinuität bis zur Synthese des ersten Melanophorenhormons, dem α-MSH, durch Boissonnas und Guttmann im Jahre 1958 und bis zum heutigen Symposium. 1758 hat Roesel von Rosenhof seine „*Naturgeschichte Einheimischer Amphibien*" in Nürnberg herausgegeben und darin eindrücklich die Farbwechselfähigkeit des Laubfrosches und des Grasfrosches beschrieben. Es wurde sehr bald erkannt, daß die Farbänderung nicht auf eine diffuse Veränderung in der Tierhaut zurückzuführen ist, sondern daß diskrete Gewebselemente, nämlich spezialisierte farbstofftragende Zellen der Haut, diese Farbänderungen bewirken; sie wurden denn auch 1819 von Sangiovanni als *Cromofori* beschrieben. Seither haben wir gelernt, *Erythro-* und *Xantho-Lipophoren*, *Leuko-* und *Iridio-Guanophoren* sowie *Melanophoren* zu unterscheiden. Schon in der Mitte des letzten Jahrhunderts bildeten sich zwei Auffassungen über den Modus der Pigmentzellaktivität aus, indem von Wittich glaubte, daß sich diese Zellen als Ganzes ausbreiten oder kontrahieren, während andere Autoren zum heute als richtig erkannten Schluß kamen, daß sich die Farbgranula im Protoplasma einer stabilen Zelle ausbreiten und zusammenballen. von Wittich kommt aber mit seinen Untersuchungen (1854) das Verdienst zu, die physiologische Ära der Forschung auf diesem Gebiet zu eröffnen.

Farbwechselphänomene

Die Fähigkeit, ihre Farbe mittels Cromofori zu verändern, zeigen die Vertreter der verschiedensten Tierklassen: Wir finden das Phänomen bei Echinodermen, Anneliden und Schnecken, ja auch bei Insekten und Spinnen, dann aber ganz besonders schön und deutlich bei Cephalopoden, Crustaceen, bei den Fischen, Amphibien und Reptilien — nicht aber (laut Lehrmeinung) bei Vögeln und bei Säugern. Es ist zwar gerade beim Menschen durch die Untersuchungen der Arbeitsgruppe um Lerner in den USA gezeigt worden, daß injizierte Melanophorenhormone den Melaningehalt und damit die Braunfärbung der Haut zu verändern

[1] Herrn Prof. Dr. Hans Flück, ETH, Zürich, zu seinem 60. Geburtstag am 6. März 1961 in dankbarer Erinnerung gewidmet.

vermögen. Auch muß man sich in diesem Zusammenhang fragen, ob die Melaninmusterung im Gefieder der Vögel und in gewissen Haarkleidern bei Säugern nicht durch rhythmische Aktivierung der betreffenden Melanophoren durch die Sekrete des Hypophysenzwischenlappens zustande kommt. Es scheint mir, daß hier ein fruchtbares Arbeitsfeld noch völlig unbeachtet geblieben ist.

Beim Betrachten des Farbenspiels eines Tintenfisches, eines Chamäleons oder gewisser Fische gewinnt der Biologe bald den Eindruck, daß diesen vielfältigen Erscheinungen ein Reflexgeschehen zugrunde liegt. Es erleichtert uns die Orientierung über die „Biologie der Melanophorenhormone" außerordentlich, wenn wir von dieser Vorstellung des Reflexbogens ausgehend die funktionellen Elemente des Farbwechsels betrachten: Die Stellung der Melanophorenhormone innerhalb des Farbwechselapparates tritt dann auf diese Weise am deutlichsten zutage.

Wir werden also zuerst die Effectoren betrachten, dann nach den Receptoren und dem afferenten Schenkel des Reflexbogens fragen und uns hierauf eingehend den Efferenzen widmen.

A. Effectoren

Chromatophoren sind in die Haut oder in das Bindegewebe der Unterhaut eingewanderte pigmenthaltige Zellen, von denen die Melanophoren bei den Vertebraten aus der Neuralleiste stammen. Chromatophoren kommen auch in den Bindegewebshüllen von Gefäßen, Nerven sowie anderen inneren Organen vor, doch tragen sie dort meist nicht bei zu apparenten Farbänderungen des Tieres. Die Chromatophoren zeichnen sich dadurch aus, daß in ihnen sich das Pigment ausbreiten oder zusammenballen kann, wobei die Zelle als Ganzes unverändert bleibt; die Pigmentbewegung ist also ein *cyto*plasmatisches Bewegungsphänomen und betrifft die Zellform nicht. Nur die Cephalopoden haben hier eine eigene Entwicklungsarbeit geleistet: Hier wird die pigmentgefüllte Zelle als Ganzes durch separate, außen strahlenförmig ansetzende, glattmuskuläre Fasern gedehnt oder relaxiert, also ein prinzipiell anderer Vorgang als bei den übrigen Tieren.

Die Chromatophoren der einzelnen Tiergruppen weichen in Bau und Lage außerordentlich stark voneinander ab. Bei den Anneliden, Crustaceen und Vertebraten sind sie sternförmig ausgebildet; die Pigmente liegen im zusammengeballten Zustand in der Zentralpartie, bei der Ausbreitung wandern sie in die Strahlen oder Arme hinaus, die bei den Fischen radiär, bei Amphibien und Reptilien aber bäumchenartig verzweigt angelegt sind. Bei einigen Tieren, z. B. den Fischen, sind die Chromatophoren mit ihren Fortsätzen streng in einer Ebene parallel zur begrenzenden Körperoberfläche angeordnet, bei anderen, z. B. Amphibien und Reptilien, reichen die Strahlen auch in die Tiefe oder bei tiefliegendem Zelleib z. B. nur nach der Körperoberfläche.

Die meisten farbwechselnden Tiere besitzen mehrere Typen von Chromatophoren, die meist einzeln und verstreut liegen, sog. monochromatische Chromatophoren. Daneben gibt es aber sog. polychromatische Chromatophoren, nach BALLOWITZ auch Chromatosomen genannt, die aus verschiedenfarbigen Chromatophoren zusammengesetzt sind; diese Komplexe finden sich besonders bei Crustaceen und Fischen. Durch das Zusammenspiel von Ausbreiten und Zusammenballen der verschiedenen Pigmente und mit Hilfe des Farbtons trüber Medien entsteht das Farbenspiel, das uns seit Generationen zu Bewunderung zwingt.

B. Receptoren und Afferenzen

Die meisten Farbänderungen können auf Änderungen in der Umwelt des Tieres zurückgeführt werden, d. h. auf Stimulierung gewisser Exteroceptor-Systeme. Hiervon sind die Photoreceptoren wohl die wichtigsten. Auf diesen basiert die Anpassung der Tierfarbe an die Färbung bzw. an den Helligkeitsgrad der Umgebung; d. h. Qualität und Intensität des auf die Receptoren fallenden Lichtes werden verwertet, wobei ungleiche Reizung verschiedener Receptorfelder des Auges unter Umständen zu Musterung im Farbkleid transponiert werden kann, z. B. bei Plattfischen und Tintenfischen. Daß nicht nur das Auge als Photoreceptor für die Hell-Dunkel-Anpassung benützt wird, hat VON FRISCH 1911 an der Elritze demonstriert, wo das Zwischenhirn als Lichtreceptor funktionieren kann. Daneben besteht noch die Möglichkeit der direkten Beeinflußbarkeit der Chromatophoren durch das Licht; dies ist ein Phänomen, das noch viel zu wenig Beachtung gefunden hat und wahrscheinlich weit verbreitet ist. K. F. WECKENBACH hat 1886 die direkte Lichtbeeinflussung der Melanophoren bei Fischembryonen entdeckt. Seither ist sie noch für verschiedene Chromatophorentypen bei anderen Embryonen und Larven, aber auch adulten Tieren diverser Tierklassen nachgewiesen worden. Ansätze zu einem Verständnis dieses speziellen Problems sind gegeben durch die Arbeiten aus dem Institut LERNERs in USA und aus dem Institut VAN OORDTs in Utrecht. Neben dem Licht können noch andere exogene Reize Farbänderungen auslösen, wie Feuchtigkeit und Temperatur.

Alle Sinnesreize werden via ihre spezifischen sensorischen Bahnen dem Zentralnervensystem zugeführt, wo dann über im Detail heute noch unbekannte Schaltsysteme der oder die efferenten Schenkel des Reflexbogens aktiviert werden.

Für die Biologie des Farbwechselapparates wichtig ist die Tatsache, daß es sich bei diesen Reflexbogen nicht um einfache monosynaptische Systeme handelt, sondern stets um komplexe Verhältnisse, die heute noch nur in den wenigsten Fällen überblickbar sind. Diese Komplexität gibt reichlich Gelegenheit zu Interferenzen, zu Hemmungs- oder Förderungs-Erscheinungen, die zentralen Ursprungs sind. Deshalb können sich psychische Erregungszustände unter Umständen in Farbwechselphänomenen äußern. Der „sensible" Tintenfisch ist hier das klassische Beispiel; aber auch aus anderen Tiergruppen, wie den Fischen und Reptilien, kennen wir diese Erscheinung.

C. Efferenzen

Wir können uns nun dem efferenten Schenkel des Reflexbogens zuwenden: Dieser erstaunt uns im ersten Augenblick durch seine vielfältige Ausbildung. Wir finden neuronale, humorale und neurosekretorische Efferenz-Systeme realisiert. Viele Tiere verwenden zwei Systeme nebeneinander.

1. Neuronale Steuerung

Innervierte Chromatophoren finden sich bei Cephalopoden, bei denen auch die zugehörigen Zentren genau bekannt sind.

Neuronale Kontrolle der Chromatophoren wird auch bei Knochenfischen gefunden, wo sogar eine doppelte Innervation, nämlich eine sympathische und eine parasympathische, vorhanden sein kann, deren Zentren und deren Verlauf in einigen Fällen sehr genau bekannt sind, z. B. durch die Arbeiten von von Frisch (1910) an der Pfrille. Ein weiterer Name, der hier genannt werden muß, ist der von G. H. Parker, der viel zur Analyse der Melanophoreninnervation der Teleostier beigetragen hat.

Unklar ist die Situation bei den Amphibien, bei denen eine eventuell vorhandene Innervation nicht in Erscheinung tritt.

Bei den Reptilien wiederum ist die nervöse Kontrolle der Chromatophoren schon sehr früh demonstriert worden, nämlich bereits 1852 durch den Wiener E. Brücke beim Chamäleon; bei diesem und bei nahen Verwandten liegt eine sympathische Innervation allein vor. Leider hat man lange Zeit die bei den Chamäleoniden gemachten Feststellungen einer neuronalen Steuerung für die Reptilien verallgemeinert. Heute wissen wir, daß bei vielen anderen Reptilien die neuronale Steuerung nicht der wichtigste Steuerungsmechanismus ist.

Bei den Avertebraten, ausgenommen die eingangs erwähnten Cephalopoden, scheint allgemein eine nervöse Kontrolle des Farbwechselapparates zu fehlen.

2. Hormonale Steuerung

Von einer hormonalen Kontrolle des Effectorsystems der Cephalopoden ist nichts bekannt. Bei den Vertebraten hingegen ist eine solche Steuerung a priori überall möglich, denn sie besitzen mit wenigen, merkwürdigen Ausnahmen in dem vom dorsocaudalen Bereich der Rathkeschen Tasche abgeleiteten Gewebe des sog. Hypophysenzwischenlappens oder einer homologen Struktur ein innersekretorisches Organ, dessen Produkt, das MSH, die Melanophoren, aber auch andersfarbige Chromatophoren zur Ausbreitung stimuliert. Wie Jores zeigen konnte, beschränkt sich diese melanotrope Wirkung nicht nur auf die Haut und Unterhaut, sondern beeinflußt bei Amphibien ebenfalls die Pigmente der Retina (Hell-Dunkel-Stellung), nicht aber die Stellung der Zapfen.

Ein weiteres endokrines Organ, das im Farbwechsel eine Rolle spielen kann, ist das Nebennierenmark mit dem (Nor-) Adrenalin, dessen antagonistische Stellung zu MSH sehr früh von Jores erkannt worden ist. Das dritte Organ, das ebenfalls in den Farbwechselprozeß eingreifen kann, ist die Zirbeldrüse mit ihrem Melatonin (N-Acetyl-5-methoxytryptamin), welches Melanophorenpigmente zur Zusammenballung bringt. Ob Melatonin im Farbwechsel wirklich eine Rolle spielt, steht noch nicht fest. Nach Untersuchungen Lerners sowie nach eigenen, unveröffentlichten Resultaten zu schließen, ist Melatonin jedoch der weitaus aktivste Antagonist zu MSH[1]. Bei Vertebraten ist also eine Batterie von potentiellen Melanophorenhormonen vorhanden, deren Sekretion direkt dem ZNS unterstellt ist. Das Maß der Realisierung dieser Möglichkeiten ist aber allgemein schlecht bekannt, und in der folgenden Besprechung wird deshalb praktisch nur vom Sekret des Zwischenlappens, dem MSH oder „Melanocytenstimulierenden Hormon", die Rede sein.

Bei Elasmobranchiern und Petromyzon herrscht das Melanin-dispergierende Sekret des Hypophysenzwischenlappens, eventuell unter Mithilfe eines allerdings nicht näher bekannten Antagonisten. Bei den Knochenfischen sind alle möglichen

[1] Eine ausgezeichnet informierte Übersichtsarbeit zum Problem des Melatonins ist soeben von H. Ippen publiziert worden.

Stufen hormoneller oder nervöser Dominanz bei der Steuerung des Farbwechsels vertreten. Hierbei ist interessant festzustellen, daß z. B. bei den typisch neuronal kontrollierten Chromatophoren von Fundulus die Hypophysenzwischenlappenhormone wenig wirksam sind.

Bei den Amphibien ist wie bei den sog. niederen Fischen die hormonelle Steuerung des Farbwechsels ausschlaggebend, wobei man in der Regel die Farbänderungen mit Hilfe des Melanophorenhormons des Hypophysenzwischenlappens allein erklären kann. Die Arbeiten von ALLEN, ATWELL, SLOME und HOGBEN waren hier grundlegend. Einzig für den Laubfrosch liegen Evidenzien vor, daß Adrenalin neben dem Hypophysenzwischenlappensekret beim Farbwechsel beteiligt ist.

Bei den Reptilien liegt eine ähnliche Situation vor wie bei den Knochenfischen; neben dem typisch neuronal gesteuerten Farbwechsel des Chamäleons, dessen Melanophoren auf Hypophysenzwischenlappenhormone nicht ansprechen sollen, finden sich überwiegend humoral steuernde Eidechsen, wie Anolis und Hemidactylus; es ist allerdings noch viel Arbeit zu leisten, bis wir über die tatsächlichen Verhältnisse bei den Reptilien eine Übersicht gewonnen haben.

3. Neurosekretorische Steuerung

Wenden wir uns nun den Arthropoden zu: Hier sind alle Versuche, eine nervöse Steuerung des Farbwechsels zu demonstrieren, negativ verlaufen; ebenso kennen wir keine echt endokrinen Organe, welche Chromatophoren-aktive Stoffe produzieren. Die Arthropoden haben dafür ein neurosekretorisches System entwickelt, das besonders bei den dekapoden Crustaceen experimentell leicht zugänglich ist und deshalb hier auch intensiv untersucht wird. Hier sind es besonders die Neurosekrete von Ganglien des Augenstiels sowie von anderen, noch zentraler gelegenen Ganglien, deren Axone zur sog. Sinusdrüse (HANSTRÖM) ziehen, wo ihre Sekrete ins Blut übertreten. Daneben existieren aber noch weitere neurosekretorische Ganglien, von denen die wichtigsten im Postkommissuralorgan liegen (KNOWLES). Bei den übrigen Arthropoden liegen prinzipiell ähnliche, aber im Detail nicht näher untersuchte Verhältnisse vor.

Diskussion

Wir haben somit drei Methoden kennengelernt, mit deren Hilfe die Effectoren des Farbwechsels vom Zentralnervensystem aus gesteuert werden: neuronal, hormonal und neurosekretorisch. Die Stellung der Melanophorenhormone im Farbwechselgeschehen der Vertebraten ist die eines Vermittlers zwischen ZNS und Effector, auf derselben Stufe wie die chromatophoro-motorischen Nerven oder die Neurosekrete.

1948 hat G. H. PARKER in seinem Buch "Animal Colour Changes" bereits festgestellt, daß "the distinction between nervous and humoral activation for chromatophores seems to be disappearing", weil ja auch die Erregungsübertragung an der Nerv-Chromatophoren-Synapse mittels neurohumoraler Übermittler zustande käme. Unterdessen ist durch die Konzeption der neurosekretorischen Steuerung des Farbwechsels der Crustaceen ein weiteres Bindeglied zwischen die beiden, ursprünglich scharf voneinander unterschiedenen Steuermechanismen getreten. Alle drei Systeme erreichen also die Aktivierung des Endorgans durch prinzipiell denselben Mechanismus, nämlich durch humorale Einwirkung auf den Chromatophoren: im Falle der sog. nervösen Steuerung also durch Acetylcholin oder einen dem Adrenalin ähnlichen Stoff, im Falle der sog. hormonalen Steuerung der Vertebraten durch ein Melanophorenhormon der Adenohypophyse und im Falle der sog. neurosekretorischen Steuerung der Arthropoden durch ein Chromatophorenhormon des Zentralnervensystems.

Es ist also heute durchaus möglich, eine allgemeine Theorie der neuroendokrinen Steuerung der Effectoren des Farbwechsels aufzustellen (Knowles), es ist aber für uns interessant, nach den biologischen Leistungen der drei verschiedenartigen Steuerungsmethoden zu fragen:

Bei den innervierten Chromatophoren werden in unmittelbarer Nähe zum Effector sehr kleine Mengen von Aktivatoren freigesetzt, deren Molekulargewicht klein ist und deren Wirkung auf spezifischen Substituenten beruht, welche leicht inaktiviert werden. Ein solches System erlaubt sehr schnelle Aktivierung und Inaktivierung einzelner oder aller Effectoren; wir verwundern uns nicht, dieses System bei lebhaften Formen, wie den Cephalopoden, den Teleostiern und den aktiveren Reptilien, zu finden.

Bei den hormonal gesteuerten Chromatophoren müssen unvergleichlich größere Mengen von Aktivatoren freigesetzt werden, da sie sich im Blutvolumen und notwendigerweise auch im Extracellulärraum verteilen. Die Molekülgröße dieser Aktivatoren ist groß, da es sich, soweit bekannt, meist um Polypeptide handelt; ihre Inaktivierung geschieht langsam. Es erscheint klar, daß ein solches System nur eine langsame und alle Effectoren umfassende Aktivierung bzw. Inaktivierung erlaubt. Dieses System erscheint den Bedürfnissen weniger aktiver Tierformen, wie den Amphibien z. B., angepaßt.

Die neurosekretorische Steuerung vereinigt schnelle Ansprechbarkeit des neuronalen Systems mit der andauernden und generellen Wirkungsweise der Polypeptidhormone, wobei an Stelle der Einbahnigkeit des Vertebraten-Adenohypophysensekrets eine Mehrzahl von Neurohormonen aus verschiedenen Abschnitten des Zentralnervensystems tritt.

Wir haben damit die augenfällige biologische Bedeutung der Melanophorenhormone gekennzeichnet als eine von mehreren Arten humoraler Vermittler zwischen ZNS und Effectoren. Wir müssen uns aber fragen, ob die Chromatophorenaktivierung durch die Hormone der Adenohypophyse bei den Vertebraten bzw. des neurosekretorischen Systems bei den Arthropoden als die wesentliche und spezifische Wirkung dieser Hormone aufgefaßt werden muß oder ob durch sie auch andere, weniger spektakuläre, aber nicht weniger wichtige Wirkungen ausgeübt werden. Eine bejahende Antwort auf die 2. Teilfrage wäre zugleich eine Antwort auf die dringliche Frage nach der Bedeutung des Hypophysenzwischenlappensekrets bei Vögeln und Säugern. Wieso produziert der Mensch ansehnliche Quantitäten von MSH, nachdem schon so weit zurück in seiner Ahnenreihe ein Farbwechselhormon bzw. der ganze Farbwechselapparat seine positive Selektionswirkung verloren hat? Es wurde in der Einleitung darauf hingewiesen, daß MSH-Injektionen beim Menschen die Melaninbildung stimulieren und daß eventuell die Melanin-Musterung von Vogelfedern durch rhythmische MSH-Sekretion erklärt werden kann. Es ist nicht recht einzusehen, daß ein dem Hypothalamus direkt unterstelltes Organ wie der Hypophysenzwischenlappen bei höheren Vertebraten nur Funktionen von quasi nebensächlicher Bedeutung steuert. (Das neuronale Steuerungssystem provoziert eine solche Frage nicht, da hier die Spezifität und damit Beschränktheit der Wirkung durch den Verlauf der Axone und durch die diskrete Struktur der Nerv-Chromatophor-Synapse gegeben ist.) Was die Situation bei den Arthropoden anbetrifft, so scheint jeder spekulative Denkversuch zum Scheitern verurteilt, weil wir zu wenig über die Physiologie dieser Tiere wissen und weil wir noch gar nicht über die Biochemie ihrer Neurohormone unterrichtet sind.

Im Falle der Vertebraten jedoch sind einige wenige Elemente bekannt:

Ich möchte von der Tatsache der nahen Strukturverwandtschaft zwischen den diversen MSH-Typen und den ACTH-Typen ausgehen: Neben α-MSH, dessen 13 Aminosäuren in derselben Reihenfolge angeordnet sind wie die ersten 13 Aminosäurereste der Corticotropine, existieren mindestens 3 Typen von β-MSH mit mehr als 13 Aminosäureresten, von denen kürzere oder längere Sequenzen ebenfalls im ACTH und im α-MSH gefunden werden. Bei vielen Tierarten kommen 2 bis 3 Typen von MSH nebeneinander in der Hypophyse vor, wie A. C. J. Burgers letztes Jahr am Endokrinologenkongreß in Kopenhagen demonstrieren konnte. ACTH und MSH können vom biochemischen Gesichtspunkt aus als Variationen über ein gemeinsames Grundthema gesehen werden, und obschon ACTH nur eine relativ geringe melanotrope Wirkung entfaltet und MSH kaum corticotrope Wirkung aufweist, könnten doch beide Polypeptidhormone ähnliche Wirkungsmechanismen an verschiedenen Objekten zeigen.

Von den Corticotropinen ist bekannt, daß sie die Fermentaktivitäten der NNR-Zellen erhöhen, mit dem Effekt gesteigerter Corticoid-Synthese, gepaart mit allen Zeichen erhöhten Stoffwechsels. Von den Melanotropinen ist bekannt, daß sie die Melaninpartikel der Melanophoren zur Dispersion bringen, wobei unter Dauereinwirkung von MSH eine Vermehrung des Melaningehalts eintritt, wie dies am Menschen, beim Frosch oder bei Melanomen festgestellt werden kann (morphologischer Farbwechsel). Umgekehrt führt dauernder Entzug von MSH (Hypophysektomie oder Daueraufenthalt auf hellem Untergrund) zu einer Verminderung des Pigmentgehalts der Froschhaut. Auch MSH-Antagonisten wie Melatonin führen zu Pigmentabnahme, wie in Lerners Laboratorium festgestellt wurde. Wir haben also dieselbe Situation wie bei der ACTH-Wirkung auf die NNR, nämlich Steigerung der Aktivität mindestens eines Enzymsystems (Tyrosinase + O_2) bei Anwesenheit von MSH, wobei wir aber im Wirkungsmechanismus ein Element mehr kennen als in irgendeinem anderen System: Wir wissen nämlich, daß diese Aktivitätssteigerung obligatorisch gekoppelt ist mit einer Neuverteilung (Dispersion) der aktiven Zellelemente (Mikrosomen); wir erkennen diesen primären Effekt des MSH von bloßem Auge einfach wegen des Melanins, das auf diesen Zellelementen niedergeschlagen ist.

Ist es nicht angebracht, damit zu rechnen, daß MSH (wie ACTH, das auch nicht nur an den Zellen der NNR wirkt) ebenfalls an Melanin-freien Zellen aktive Zellelemente in ihrer Geometrie beeinflußt und so sekundär Fermentaktivitäten zu verändern vermag? Die biologische Bedeutung der Melanophorenhormone der Vertebraten wird durch die dargelegte Auffassung des Wirkungsmodus und der Wirkungsmöglichkeiten weit über die ursprüngliche Bedeutung eines simplen

Farbwechselhormons hinausgehoben. Sowohl für den Biologen, wie für den Polypeptidchemiker eröffnen sich dadurch neue Denkmöglichkeiten[1]. In A. B. Lerners Laboratorium, in dem von R. Courrier am Collège de France, wie auch in anderen Instituten ist man eifrig dabei, den nach unserer bisherigen Vorstellung engen Wirkungsbereich des MSH gedanklich und experimentell zu erweitern.

Literatur

Es ist nicht möglich, hier eine Übersicht der wichtigsten Veröffentlichungen zu geben; die folgenden Angaben führen aber zu reichen Literaturquellen:

Boissonnas, R. A., u. S. Guttmann: IV. Internat. Kongreß für Biochemie (Zusammenfassungen), Wien 1958.

Buddenbrock, W. von: Physiologie der Erfolgsorgane. Vergleichende Physiologie, Band V. Basel: Birkhäuser 1961.

Fuchs, F., edit.: Advance Abstracts, First International Congress of Endocrinology, Copenhagen 1960. Copenhagen, Periodica 1960.

Gordon, M., edit.: Pigment Cell Biology. 4th Conference on the biology of normal and atypical pigment cell growth. New York, A. P. 1959.

Ippen, H.: Dtsch. med. Wschr. **86**, 307 (1961).

Knowles, F. G. W.: The Control of Pigmentary Effectors. In: Comparative Endocrinology, A. Gorbman edit. (Proceedings of the Columbia University Symposium on comparative endocrinology, May 1958). New York: John Wiley & Sons 1959.

Parker, G. H.: Animal Colour Changes and their neurohumours. Cambridge U. P. 1948.

Voss, H. E.: Das die Melanophoren stimulierende Pigmenthormon der Hypophyse. In: Fermente, Hormone, Vitamine, Bd. II. ed. R. Ammon u. W. Dirschel. Stuttgart: Thieme 1960.

[1] Die im letzten Abschnitt spekulativ formulierten Möglichkeiten haben unterdessen experimentelle Stützung erfahren: Raben, M. S. et al.: Nature (Lond.) **189**, 681 (1961). Krivoy, W. A., and R. Guillemin: Endocrinology **69**, 170 (1961).

Die chemische Forschung auf dem Gebiete des MSH

Von

R. A. Boissonnas

Mit 9 Abbildungen

Seit ungefähr 40 Jahren ist bekannt, daß die Hypophyse der Säugetiere eine Melanocyten-stimulierende Substanz enthält, die besonders eine Verdunkelung der Haut des Frosches verursacht (Atwell 1919; Hogben und Winton 1922). Ein wirkliches Interesse für diese Substanz hat sich aber erst während der letzten Jahre und im Zusammenhang mit den Arbeiten über das ACTH entwickelt.

Im Jahre 1952 wurde beobachtet, daß ACTH selbst, auch in ganz reiner Form, eine eigene Melanocyten-stimulierende Wirksamkeit besitzt, daß aber ACTH allein nicht für die ganze Melanocyten-stimulierende Wirksamkeit der Hypophyse verantwortlich ist, sondern daß noch eine weitere Substanz anwesend sein muß, die eine starke eigene Melanocyten-stimulierende Wirksamkeit und keine oder nur schwache ACTH-Wirksamkeit besitzen sollte (Reinhardt, Geschwind, Porath und Li 1952; Landgrebe und Morris 1955).

Als 1954 die Struktur des ACTH bekanntgegeben wurde (Bell 1954), begannen sofort mehrere Forschungsgruppen unabhängig voneinander über die Isolierung dieses postulierten Melanocyten-stimulierenden Hormons (MSH abgekürzt) zu arbeiten, in der Hoffnung, eine strukturelle Verwandtschaft zwischen diesem MSH und ACTH zu entdecken, die vielleicht die dem ACTH eigene MSH-Wirksamkeit erklären könnte.

		α-MSH (basisch)	
Schwein	Isolierung:	Lerner und Lee	1955
	Struktur:	Harris u. Mitarb.	1957, 1959
	Synthese:	Guttmann und Boissonnas	1958, 1959
		β-MSH (sauer)	
Schwein	Isolierung:	Benfey und Purvis	1955
		Porath u. Mitarb.	1955
		Geschwind u. Mitarb.	1956
	Struktur:	Harris und Roos	1956, 1959
		Geschwind u. Mitarb.	1956, 1957
Ochse	Isolierung:	Geschwind u. Mitarb.	1957
	Struktur:	Geschwind u. Mitarb.	1957
Mensch	Isolierung:	Dixon	1960
	Struktur:	Harris	1959

Abb. 1. Zeitpunkte der chemischen Forschungsarbeiten über α- und β-MSH

Als einige dieser Forschungsgruppen im Jahre 1955 ihre ersten Resultate über die Isolierung des MSH publizierten, zeigte es sich, daß nicht nur ein einziges MSH vorhanden war, sondern mehrere, die sich auf zwei Typen verteilen: basisch und schwach sauer (Abb. 1).

Dem basischen Typ gehört das α-MSH an, das man bis jetzt besonders aus der Schweinehypophyse isoliert hat (Lerner und Lee 1955), das aber auch — wahrscheinlich in kleineren Konzentrationen — in den Hypophysen von anderen Tieren vorhanden ist. Bis jetzt hat man nur einen einzigen Typ von α-MSH gefunden, dessen Struktur von Harris festgestellt (Harris und Lerner 1957; Harris 1959) und von Guttmann und Boissonnas durch Totalsynthese bestätigt wurde (Guttmann und Boissonnas 1958, 1959).

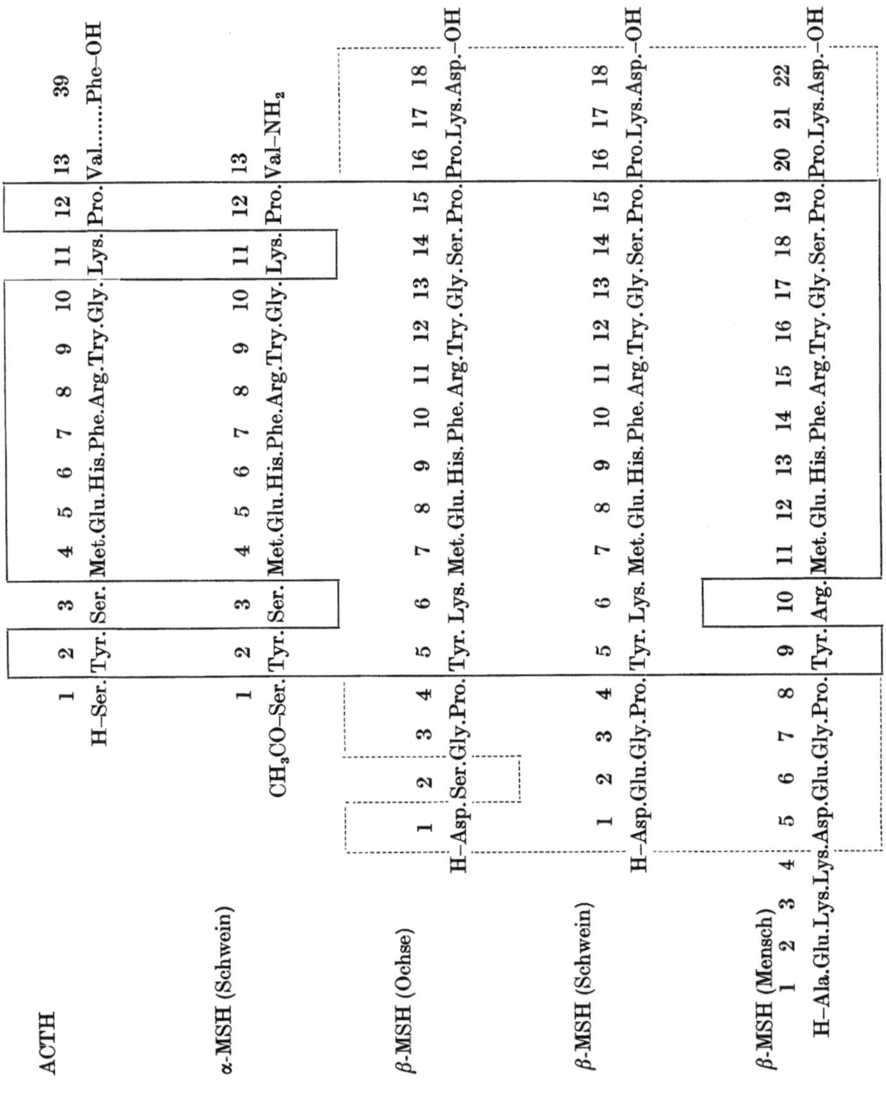

ACTH
1 2 3 4 5 6 7 8 9 10 11 12 13 39
H–Ser.Tyr.Ser.Met.Glu.His.Phe.Arg.Try.Gly.Lys.Pro.Val......Phe–OH

α-MSH (Schwein)
1 2 3 4 5 6 7 8 9 10 11 12 13
CH_3CO–Ser.Tyr.Ser.Met.Glu.His.Phe.Arg.Try.Gly.Lys.Pro.Val–NH_2

β-MSH (Ochse)
1 2 3 4 5 6 7 8 9 10 11 12 13 14 15 16 17 18
H–Asp.Ser.Gly.Pro.Tyr.Lys.Met.Glu.His.Phe.Arg.Try.Gly.Ser.Pro.Pro.Lys.Asp.–OH

β-MSH (Schwein)
1 2 3 4 5 6 7 8 9 10 11 12 13 14 15 16 17 18
H–Asp.Glu.Gly.Pro.Tyr.Lys.Met.Glu.His.Phe.Arg.Try.Gly.Ser.Pro.Pro.Lys.Asp.–OH

β-MSH (Mensch)
1 2 3 4 5 6 7 8 9 10 11 12 13 14 15 16 17 18 19 20 21 22
H–Ala.Glu.Lys.Lys.Asp.Glu.Gly.Pro.Tyr.Arg.Met.Glu.His.Phe.Arg.Try.Gly.Ser.Pro.Pro.Lys.Asp.–OH

Abb. 2. Strukturelle Verwandtschaft zwischen ACTH, α-MSH und β-MSH

Verschiedene basische β-MSH wurden aus den Hypophysen des Schweines, des Rindes und des Menschen isoliert und ihre verschiedenen Konstitutionen festgestellt (für Literatur vgl. Abb. 1). Keines der β-MSH wurde bis jetzt synthetisiert, obgleich ein erster, leider noch erfolgloser Versuch in dieser Richtung gewagt wurde (SCHWYZER et al. 1959).

In der Abb. 2, die ich einer Arbeit von HARRIS (HARRIS 1960) entnommen habe, sind die Strukturen der diversen MSH angegeben und die strukturellen Verwandtschaften hervorgehoben.

Alle MSH besitzen eine gemeinsame, sieben Aminosäurereste enthaltende Sequenz, der man auch im ACTH begegnet.

Das α-MSH zeigt genau dieselbe Aminosäuresequenz wie das erste Drittel der dreimal größeren ACTH-Kette. Man beobachtet aber sofort einen merkwürdigen Unterschied, über welchen ich später wieder diskutieren werde, das ist die Anwesenheit einer N-Acetylgruppe an dem ersten Serin beim MSH, die beim ACTH fehlt. Wir werden sehen, daß diese Acetylgruppe eine wesentliche Rolle in der Erscheinung der MSH-Wirksamkeit spielt.

Die β-MSH des Schweines und des Rindes besitzen fast dieselben Strukturen. Nur ist an Stelle der Glutaminsäure, die man in Stellung 2 des Schweine-β-MSH findet, ein Serin beim Rinder-β-MSH vorhanden. Das menschliche β-MSH unterscheidet sich davon durch die merkwürdige Anwesenheit von vier zusätzlichen Aminosäuren sowie durch den Ersatz des ersten Lysins durch eine andere basische Aminosäure, das Arginin.

Die strukturelle Verwandtschaft zwischen den β-MSH einerseits und dem α-MSH und dem ACTH andererseits ist offenbar. Wenn man das Serin in Stellung 3 und das Lysin in Stellung 11 des ACTH und des α-MSH, die in umgekehrten Stellungen in den β-MSH vorliegen, nicht in Betracht zieht, dann kann man sagen, daß eine gleiche Sequenz von 11 Aminosäuren in allen diesen Hormonen anwesend ist.

Es ist dann erstaunlich, daß trotz dieser großen strukturellen Ähnlichkeiten das ACTH nur ein Hundertstel der MSH-Wirksamkeit der MSH besitzt und daß die MSH praktisch keine ACTH-Wirksamkeit aufweisen. Die kleinen strukturellen Unterschiede, die zwischen diesen verwandten Molekeln bestehen, sind folglich für die große Spezifität ihrer biologischen Wirkungen allein verantwortlich.

Diese Frage der Spezifität der biologischen Wirkungen zwischen verschiedenen, aber strukturell verwandten Hormonen und dadurch die breitere Frage des Zusammenhangs zwischen der chemischen Struktur und den biologischen Eigenschaften ist ein ganz aktuelles Problem, dem man in allen Hormonklassen begegnet (BOISSONNAS 1961).

Auf dem MSH-ACTH-Gebiet, ebenso wie auf allen gleichen Gebieten, führen aber die Spekulationen auf dem Papier nicht sehr weit. Die Frage des Zusammenhangs zwischen chemischer Struktur und biologischen Eigenschaften kann nur durch die Synthese und die pharmakologische Prüfung neuer, künstlicher Analogen beantwortet werden, die kleine, beabsichtigte strukturelle Unterschiede zu den natürlichen Hormonen aufweisen, so daß der Einfluß dieser kleinen Strukturänderungen auf die biologische Wirksamkeit hervorgehoben wird.

Da eine direkte Änderung der natürlichen Hormone nicht immer möglich ist, können diese neuen, gewünschten Analogen nur durch Totalsynthese hergestellt werden. Bevor man aber diese delikaten Synthesen in Angriff nimmt, ist es notwendig, sie zuerst durch die Synthese eines natürlich vorhandenen Exemplars zu üben und zu kontrollieren.

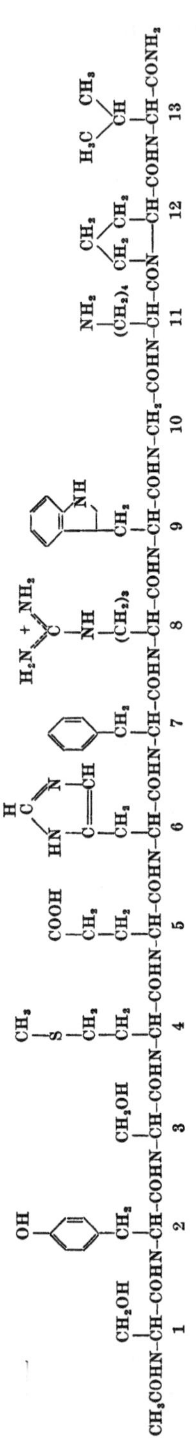

Abb. 3. Strukturformel des α-MSH

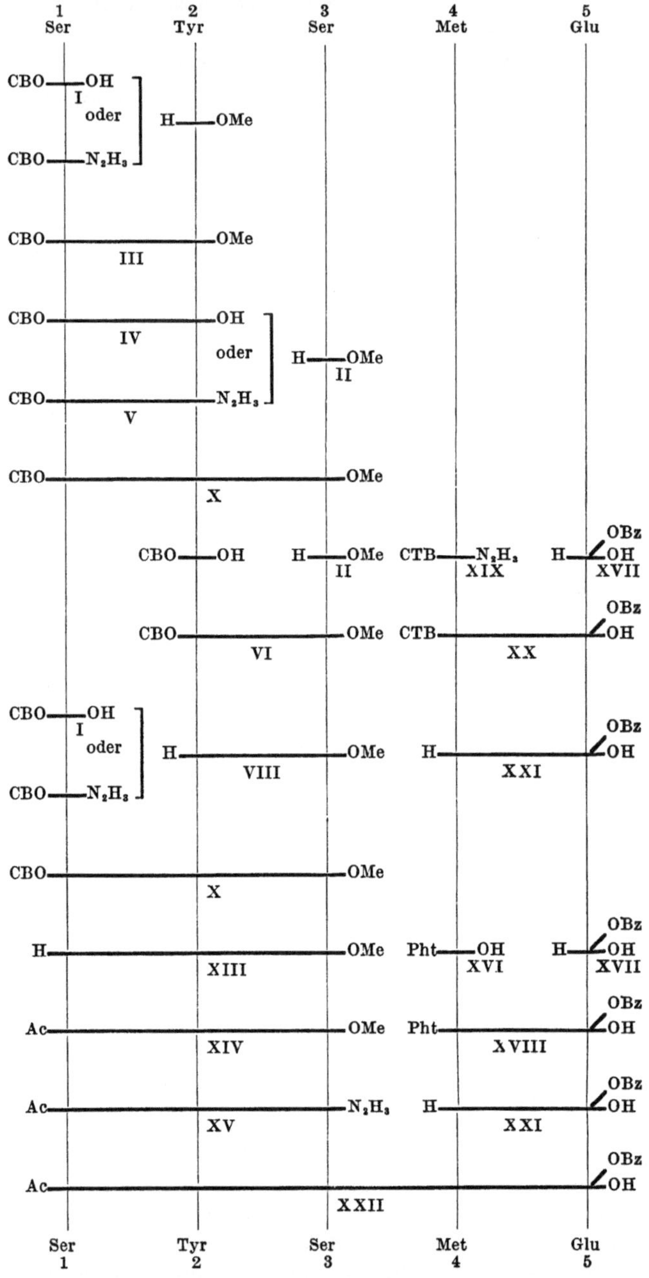

1 Ser — 2 Tyr — 3 Ser — 4 Met — 5 Glu

CBO—OH (I) oder CBO—N_2H_3 + H—OMe

CBO——OMe (III)

CBO——OH (IV) oder CBO——N_2H_3 (V) + H—OMe (II)

CBO———OMe (X)

CBO—OH + H—OMe (II) + CTB—N_2H_3 (XIX) + H—OH(OBz) (XVII)

CBO——OMe (VI) + CTB——OH(OBz) (XX)

CBO—OH (I) oder CBO—N_2H_3 + H——OMe (VIII) + H——OH(OBz) (XXI)

CBO———OMe (X)

H———OMe (XIII) + Pht—OH (XVI) + H—OH(OBz) (XVII)

Ac———OMe (XIV) + Pht——OH(OBz) (XVIII)

Ac———N_2H_3 (XV) + H——OH(OBz) (XXI)

Ac—————OH(OBz) (XXII)

Ser 1 — Tyr 2 — Ser 3 — Met 4 — Glu 5

Abb. 4. Synthese von N-Acetyl-L-seryl-L-tyrosyl-L-seryl-L-methionyl-γ-O-benzyl-L-glutamat (ST. GUTTMANN und R. A. BOISSONNAS 1958)

(Abkürzungen: CBO- = Carbobenzoxy-; CTB- = Carbo-tert-butoxy-; Pht- = Phthalyl-; Ac- = Acetyl-; Bz- = Benzyl-)

Dafür haben wir unsere eigenen Arbeiten über den Zusammenhang zwischen der chemischen Struktur und der biologischen Wirksamkeit in der MSH-Reihe mit der Totalsynthese des α-MSH begonnen.

Die entwickelte Formel des α-MSH, die in der Abb. 3 angegeben ist, zeigt, daß die α-MSH-Molekel mehr als 200 Atome besitzt. Zusätzlich sind noch 12 Asymmetriezentren anwesend. Um eine solche Synthese verwirklichen zu können, haben wir zuerst ein geschütztes Peptid synthetisiert, das die ersten fünf Aminosäurereste der α-MSH-Kette enthält (GUTTMANN und BOISSONNAS 1958). In dieser schematischen Darstellung der Synthese (Abb. 4) stellt jeder horizontale Strich eine eigene, isolierte, analytisch rein hergestellte Zwischenstufe dar. Vor jeder neuen Kondensation ist es notwendig, eine früher eingeführte Schutzgruppe zu entfernen.

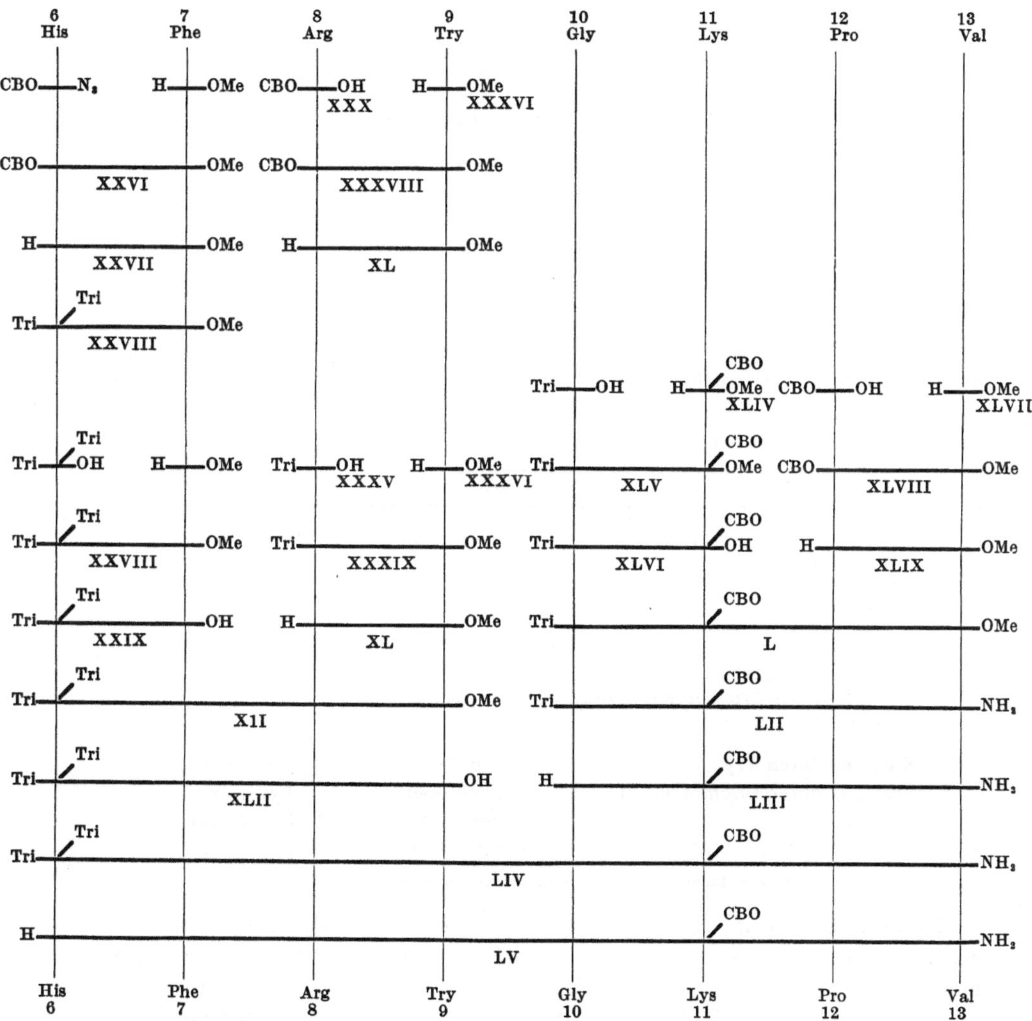

Abb. 5. Synthese von L-histidyl-L-phenylalanyl-L-arginyl-L-tryptophanyl-glycyl-ε-CBO-L-lysyl-L-prolyl-L-valinamid (R. A. BOISSONNAS, ST. GUTTMANN, R. L. HUGUENIN, P.-A. JAQUENOUD und ED. SANDRIN 1958)
(Abkürzungen: CBO- = Carbobenzoxy-; Tri- = Trityl-)

Andererseits haben wir eine zweite Sequenz synthetisiert (Abb. 5), die die sieben letzten Aminosäurereste der α-MSH-Kette enthält (BOISSONNAS, GUTTMANN, HUGUENIN, JAQUENOUD und SANDRIN 1958). Jede einzelne Zwischenstufe ist auch durch einen horizontalen Strich angegeben.

Endlich haben wir diese zwei verschiedenen Teilsequenzen zusammengeknüpft (Abb. 6) und dadurch ein geschütztes Tridekapeptid gewonnen, das sich vom

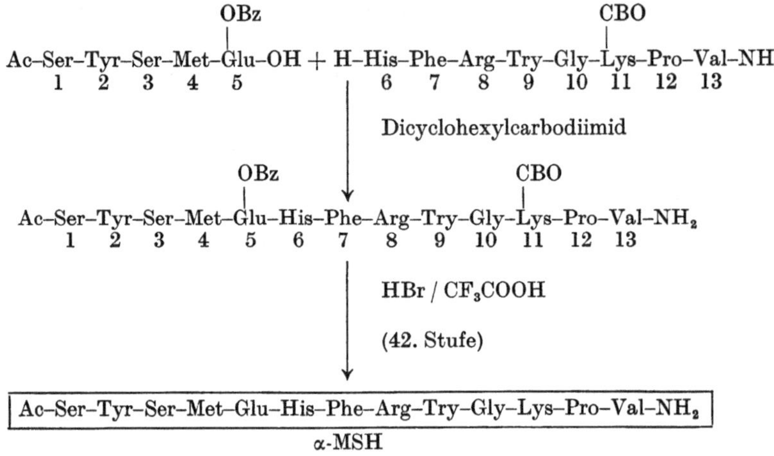

Abb. 6. Letzte Stufen der α-MSH-Synthese (GUTTMANN und BOISSONNAS 1959)

α-MSH durch die Anwesenheit von noch zwei weiteren Schutzgruppen unterscheidet, d. h. eine Benzylestergruppe auf der seitlichen Carboxylgruppe der Glutaminsäure in Stellung 5 und eine Carbobenzyloxygruppe auf der seitlichen Aminogruppe des Lysins in Stellung 11.

	Synthetisches α-MSH	Natürliches α-MSH
MSH-Wirksamkeit in vivo (LANDGREBE)	$3 \cdot 10^3$ E/mg	2—$3 \cdot 10^3$ E/mg
MSH-Wirksamkeit in vitro (SHIZUME)	$2 \cdot 10^7$ SE/mg	$2 \cdot 10^7$ SE/mg
Isoelektrischer Punkt	10,6	10,5—11,0
Verteilungskoeffizient (sec-Butanol/Trichloressigsäure/Wasser)	1,9±0,1	2,1±0,1
Spaltung durch Trypsin	–Arg—¦—Try–	–Arg—¦—Try–
Spaltung durch Chymotrypsin	–Tyr—¦—Ser–	–Tyr—¦—Ser–
	–Phe—¦—Arg–	–Phe—¦—Arg
	–Try—¦—Gly–	–Try—¦—Gly–

Abb. 7. Identität zwischen synthetischen und natürlichen α-MSH

In der letzten Stufe, die die zweiundvierzigste Stufe der ganzen Synthese darstellt, haben wir diese zwei zurückgebliebenen Schutzgruppen entfernt. Nach einer endgültigen Reinigung durch Gegenstromverteilung und Papierelektrophorese haben wir endlich ein Produkt erhalten, das genau dieselben Eigenschaften wie das natürliche α-MSH besitzt (GUTTMANN und BOISSONNAS 1958, 1959) (Abb. 7).

Die gefundenen biologischen Wirksamkeiten, entweder in vivo nach LANDGREBE oder in vitro nach SHIZUME gemessen, sind sowohl für unser synthetisches Produkt als auch für das natürliche α-MSH dieselben.

Auch die physikalischen Eigenschaften, wie der isoelektrische Punkt und der Verteilungsfaktor, stimmen überein.

Endlich werden die beiden Produkte an genau denselben Stellen durch Enzyme angegriffen.

Es ist somit bewiesen, daß unser synthetisches α-MSH mit dem natürlichen α-MSH identisch ist, und zugleich, daß die angewendeten synthetischen Methoden auch für die Synthese von Analogen gültig sind.

Struktur	relative Wirksamkeit
Ac–Ser–Tyr–Ser–Met–Glu–His–Phe–Arg–Try–Gly–Lys–Pro–Val–NH_2 (α-MSH)	1
H–Ser–Tyr–Ser–Met–Glu–His–Phe–Arg–Try–Gly–Lys–Pro–Val–NH_2 (GUTTMANN und BOISSONNAS 1958)	1/15
Ac–Ser–Met–Glu–His–Phe–Arg–Try–Gly–Lys–Pro–Val–NH_2 (GUTTMANN und BOISSONNAS 1959)	1/4
H–Ser–Met–Glu–His–Phe–Arg–Try–Gly–Lys–Pro–Val–NH_2 (GUTTMANN und BOISSONNAS 1959)	1/100
Ac–Ser–Tyr–Ser–Met–Glu–His–Phe–Arg–Try–Gly–Lys–Pro–Val–Gly–Lys–––Phe–OH (WALLER und DIXON 1960)	1/15
H–Ser–Tyr–Ser–Met–Glu–His–Phe–Arg–Try–Gly–Lys–Pro–Val–Gly–Lys–––Phe–OH (ACTH)	1/100

Abb. 8. Einfluß der Kettenlänge und der Acylierung des Aminoendes auf die Melanocyten-stimulierende Wirksamkeit

Als erstes Analoges haben wir ein Tridekapeptid hergestellt, das dieselbe Aminosäurekette wie das α-MSH besitzt, aber keine Acetylgruppe auf dem endständigen Serin trägt (GUTTMANN und BOISSONNAS 1958, 1961). Dieses Analoge ist dann mit dem ersten Drittel der ACTH-Kette identisch (Abb. 8). Die biologischen Prüfungen haben gezeigt, daß es nur ein Fünfzehntel der MSH-Wirksamkeit des MSH besitzt. Es weist daneben eine kleine ACTH-Wirksamkeit in vitro auf, aber praktisch keine in vivo. Dieser Vergleich zeigt, daß die Anwesenheit einer Acetylgruppe an dem endständigen Serin für die Erscheinung einer markanten MSH-Wirksamkeit notwendig ist.

Um diese Schlußfolgerung zu kontrollieren, haben wir noch zwei weitere Analoge synthetisiert, die die zwei ersten Aminosäuren der α-MSH- oder ACTH-Kette nicht enthalten (GUTTMANN und BOISSONNAS 1959, 1961).

Eines dieser Analogen trägt, wie α-MSH, eine Acetylgruppe an einem endständigen Serin. Wir waren überrascht zu finden, daß — trotz der Abwesenheit von zwei Aminosäuren — dieses Analoge noch eine sehr beträchtliche MSH-Wirksamkeit aufweist, die ein Viertel derjenigen des α-MSH beträgt.

Im Gegensatz dazu besitzt das entsprechende Analoge, das keine Acetylgruppe an dem endständigen Serin trägt, nur eine kleine MSH-Wirksamkeit, die nur ein Hundertstel derjenigen des α-MSH beträgt.

Kürzlich haben Waller und Dixon (Waller und Dixon 1960) das natürliche ACTH acetyliert. Sie haben gefunden, daß die Anwesenheit dieser Acetylgruppe an dem endständigen Serin die eigene, kleine MSH-Wirksamkeit des ACTH beträchtlich erhöht.

Als Schlußfolgerung aus diesen Vergleichen darf man folgendes sagen:

1. Die Anwesenheit einer Acetylgruppe an dem endständigen Serin erhöht beträchtlich (10—20mal) die MSH-Wirksamkeit des Moleküls.

2. Eine Verkürzung oder eine Verlängerung der Kette erniedrigt die MSH-Wirksamkeit.

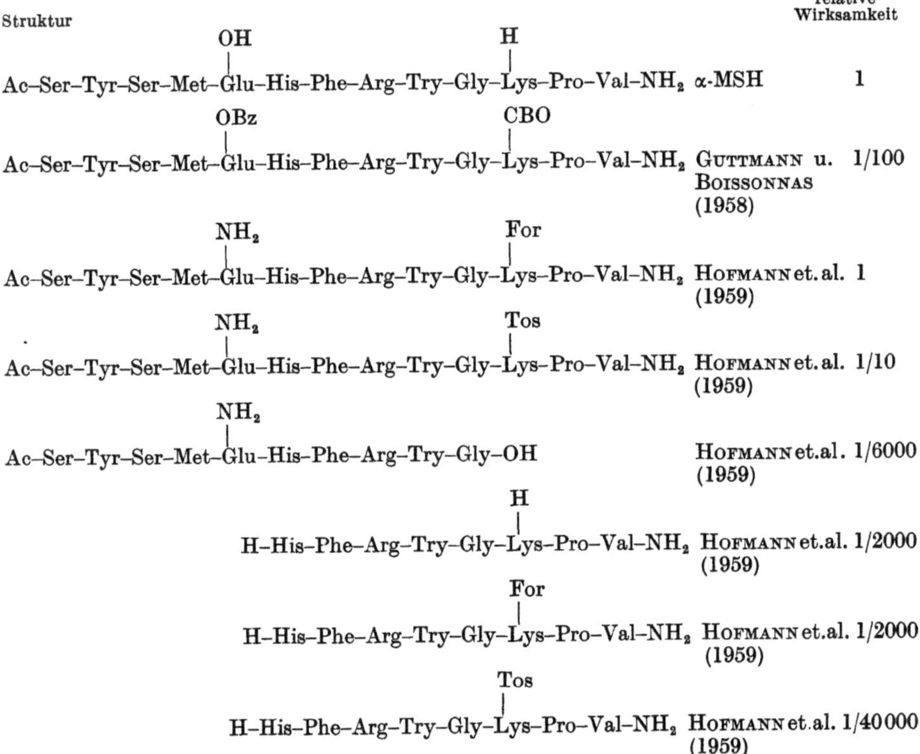

Abb. 9. Einfluß der Substituenten und der Kettenlänge auf die Melanocyten-stimulierende Wirksamkeit (Abkürzungen: CBO- = Carbobenzoxy-; Tos- = p-Toluolsulfonyl-; For- = Formyl-)

Die Abb. 9 zeigt zuerst den Einfluß der Substitution der Seitenketten auf die Wirksamkeit.

Durch die Anwesenheit einer Benzylestergruppe an der seitlichen Carboxylgruppe der Glutaminsäure in Stellung 5 und einer Carbobenzyloxygruppe an der seitlichen Aminogruppe des Lysins in Stellung 11 fällt die MSH-Wirksamkeit des α-MSH auf ein Hundertstel (Guttmann und Boissonnas 1958). Hofmann u. Mitarb. (Hofmann et al. 1959, 1960) haben bei ihren Versuchen zur Synthese des α-MSH die merkwürdige Beobachtung gemacht, daß ein α-MSH-Analoges, das noch eine Amidgruppe an der seitlichen Carboxylgruppe der Glutaminsäure in Stellung 5 und eine Formylgruppe an der seitlichen Aminogruppe des Lysins in

Stellung 11 trägt, noch dieselbe volle MSH-Wirksamkeit des unsubstituierten, normalen α-MSH besitzt. Im Gegensatz dazu fällt die Wirksamkeit auf ein Zehntel, wenn die kleine Formylgruppe durch die größere Tosylgruppe ersetzt wird.

Aus diesen Beobachtungen kann man schließen, daß die Einführung kleiner Gruppen in die Seitenkette des α-MSH-Moleküls keine Erniedrigung der Wirksamkeit verursacht, obgleich diese Einführung mit dem Verschwinden von zwei elektrostatisch geladenen Gruppen verbunden ist, daß jedoch die Einführung von größeren Gruppen an denselben Stellen die Wirksamkeit stark erniedrigt. Es ist bemerkenswert, daß die sterischen Faktoren eine größere Rolle spielen als die elektrostatischen.

Diese Schlußfolgerungen über den Einfluß der Formyl- und der Tosyl-Gruppe sind auch gültig, wenn man die Wirksamkeit von Peptiden studiert, die nur die zwei endständigen Drittel der α-MSH-Kette umfassen. Auch hier bewirkt die Formylgruppe keine Erniedrigung der Wirksamkeit, hingegen fällt die Wirksamkeit durch die Einführung einer Tosylgruppe sehr stark ab. Es ist auch interessant festzustellen, daß die α-MSH-Kette entweder von dem Amino- oder von dem Carboxylende her ohne totales Verschwinden der Wirksamkeit verkürzt werden kann. Wenn man aber die Kette gleichzeitig an den beiden Enden verkürzt, so verschwindet die Wirksamkeit fast vollständig. Das nur fünf Aminosäurereste enthaltende Peptid H-His-Phe-Arg-Try-Gly-OH zeigt nur ein Millionstel der Wirksamkeit des α-MSH.

Wir persönlich glauben, daß eine Wirksamkeit von einem Millionstel keine quantitative Bedeutung mehr hat und als unwesentlich betrachtet werden darf. Aus der Beobachtung, daß Teilsequenzen, die nicht diese His-Phe-Arg-Try-Gly-Sequenz enthalten, noch kleinere Wirksamkeiten als ein Millionstel aufweisen, haben einige Forschungsgruppen geschlossen, daß diese fünfgliedrige Sequenz den Schlüssel der biologischen Wirksamkeit dieser Hormone darstellt.

Wir hingegen glauben, daß der Schlüssel der Wirksamkeit in der ganzen Kette verteilt ist und daß sich lediglich Änderungen an einzelnen Stellen der Kette ungünstiger auf die Wirksamkeit auswirken als Änderungen an anderen Stellen.

Wir möchten die Anwesenheit der zentralen Sequenz His-Phe-Arg-Try-Gly nicht dadurch erklären, daß sie für die Erscheinung der biologischen Wirksamkeit unentbehrlich notwendig ist, sondern glauben, daß biogenetische Gründe für das Erscheinen dieser gleichen Sequenz in dem ACTH und in den MSH eine entscheidende Rolle spielen.

Literatur

Atwell, W. J.: Science **49**, 48 (1919).

Bell, P. H.: J. Amer. Soc. chem. **76**, 5565 (1954).

Benfey, B. J., and J. L. Purvis: J. Amer. chem. Soc. **77**, 5167 (1955).

Boissonnas, R. A., St. Guttmann, B. Berde u. H. Konzett: Experientia (Basel) **17**, 377 (1961).

— St. Guttmann, R. L. Huguenin, P.-A. Jaquenoud, et Ed. Sandrin: Helv. chim. Acta **41**, 1867 (1958).

Dixon, H. B. F.: Biochim biophys. Acta **37**, 38 (1960).

Geschwind, I. I., C. H. Li and L. Barnafi: J. Amer. chem. Soc. 78, 4494 (1956); **79**, 620 (1956); **79**, 1003 (1957).

GUTTMANN, ST., u. R. A. BOISSONNAS: Int. Kongreß f. org. Chemie, München 1959.
— — Helv. chim. Acta **41**, 1852 (1958).
— — Helv. chim. Acta **42**, 1257 (1959).
— — (1961) im Druck.
— — 4. Int. Kongreß für Biochem., Wien, 1958.
HARRIS, J. I.: Nature (Lond.) **184**, 167 (1959).
—, and A. B. LERNER: Nature (Lond.) **179**, 1346 (1957).
— Biochem. J. **71**, 451 (1959).
—, and P. ROOS: Nature (Lond.) **179**, 1346 (1956); Biochem. J. **71**, 434 (1959).
— Brit. med. Bull. **16**, 189 (1960).
HOFMANN, K.: Ann. N. Y. Acad. Sci. **88**, 689 (1959); J. Amer. chem. Soc. **82**, 3721 (1960).
HOGBEN, L. T., and P. R. WINTON: Proc. roy. Soc. B. **93**, 318 (1922).
LANDGREBE, F. W., and C. J. O. R. MORRIS: The hormones: physiology, chemistry, and applications, vol. 3, p. 389. New York: Academic Press 1955.
LERNER, A. B., and T. H. LEE: J. Amer. chem. Soc. **77**, 1066 (1955).
PORATH, J., P. ROOS, F. W. LANDGREBE and G. M. MITCHELL: Biochim. biophys. Acta **17**, 598 (1955).
REINHARDT, W. O., I. I. GESCHWIND, J. O. PORATH and C. H. LI: Proc. Soc. exp. Biol. (N. Y.) **80**, 439 (1952).
SCHWYZER, R., H. KAPPELER, B. ISELIN, W. RITTEL u. H. ZUBER: Helv. chim. Acta **42**, 1702 (1959).
WALLER, J. P., and H. B. F. DIXON: Biochem. J. **75**, 320 (1960).

Diskussion

P. KARLSON (München):

Das von Ihnen erwähnte Phänomen, daß Melanophorenhormone bei Arten vorkommen, bei denen sie anscheinend gar keine biologische Bedeutung haben, finden wir auch bei den Arthropoden. Es ist lange bekannt, daß der Farbwechsel der Crustaceen hormonal gesteuert wird durch bestimmte Drüsen im Augenstiel. Wie HANSTRÖM und andere gezeigt haben, kann man Extrakte gleicher Wirkung aus Insektenköpfen herstellen. Wir haben Extrakt aus Insektenköpfen fraktioniert und schon nach einigen Reinigungsschritten Präparate erhalten, die bei der Garneele Leander mit 10^{-14} g/Tier wirksam sind, d. h. eine Kontraktion der roten Chromatophoren hervorrufen (die biologischen Auswertungen wurden zusammen mit Dr. CARLISLE, Plymouth, durchgeführt).

H. G. GOSLAR (Tübingen):

Habe ich den Herrn Vortragenden recht verstanden, wenn er dem MSH bei Reptilien keine so große Wirksamkeit zumißt? Dies stände nämlich im Widerspruch zu Ergebnissen, die im Rahmen von Keratinisierungsproblemen an der Vonkennelschen Klinik erhoben wurden. HALBERKANN stellte 1954 [Z. Naturforsch. **9**b, 77 (1954)] nach ACTH und auch nach STH-Applikation bei Ringelnattern einen starken Dunklungseffekt fest. Inzwischen ist ja das Reinigungsverfahren für diese Hormone fortgeschritten und als wir im Rahmen einer Dissertation 1960 die Versuche wiederholen ließen, war kaum noch ein MSH-Effekt nachweisbar.

Weiterhin möchte ich darauf hinweisen, daß bei Reptilien auch der Schilddrüse eine bedeutende Funktion in dem so komplexen Chromatophorenmechanismus zukommt. Nach HALBERKANN [Arch. Dermat. **197**, 37 (1953)] hat Thyroxinapplikation eine allmähliche aber starke Aufhellung zur Folge. Blockt man dagegen die Schilddrüse, z. B. mit MTU oder einem von uns näher untersuchten Thymusextrakt [GOSLAR, Naunyn-Schmiedebergs Arch. exp. Path. Pharmak. **233**, 201 (1958)], so beobachtet man einen erheblichen Dunklungseffekt.

K.-D. VOIGT (Hamburg):

Im Anschluß an die schönen Ausführungen von Herrn FLÜCKIGER und Herrn BOISSONNAS ergeben sich zwei Fragen, die für das praktische Arbeiten mit MSH von Bedeutung erscheinen.

1. Nach Ihren Befunden beträgt der Unterschied in der MSH-Wirksamkeit zwischen reinem MSH und reinem ACTH ungefähr 100. Lag für diese Untersuchungen ein synthetisches Polypeptid mit ACTH-Wirksamkeit vor oder bezieht sich die Zahl auf ein aus biologischem Material aufgearbeitetes ACTH?

2. Die Aktivität des synthetischen MSH's wurde mit 10^{10} angegeben. In eigenen Untersuchungen wie auch aus den Zahlen von LERNER ergibt sich für die saubersten MSH-Präparate eine solche von 10^9. Mich würde interessieren, nach welcher Einheit diese Angaben angegeben worden sind.

B. WIEGERSHAUSEN (Berlin):

Von Herrn BOISSONNAS wurde darauf hingewiesen, daß die bisher aufgefundenen α-MSH sich in ihrer Struktur und Aminosäuresequenz bei den einzelnen Species nicht unterscheiden. Das β-MSH kommt dagegen in 5 verschiedenen Modifikationen vor, wobei das menschliche β-MSH sogar noch um 4 weitere Aminosäuren am N-terminalen Ende verlängert ist. Ich möchte Herrn FLÜCKIGER fragen, ob hierin evtl. eine Artspezifität des β-MSH zum Ausdruck kommt.

E. FLÜCKIGER (Basel):

1. Reptilien: Ich glaube, es handelt sich um einen Hörfehler; ich habe ausdrücklich darauf hingewiesen, daß bei einer Reihe von Reptilien, wie z. B. Anolis, die hormonale Beeinflussung der Chromatophoren außer Frage steht, und sicher funktionell bedeutungsvoller ist, als eine evtl. neuronale Steuerung.

2. Thyroxin: Diese Frage scheint sehr komplex — vor allem, weil wir ja noch so wenig über das Zusammenwirken von MSH mit anderen Hormonen wissen. Es ist sicher so, daß Thyroxin, aber auch noch andere Hormone für die Auswirkungen von MSH von konditionierendem Einfluß sind. Hormone wirken ja nie isoliert. Umgekehrt wissen wir gerade vom Thyroxin, daß dieses im Hypothalamus, aber auch in der Hypophyse wirkt, also nicht nur peripher aktiv ist — wir können heute jedoch noch nicht zwischen direkten (peripheren) Wirkungen und zentralen Wirkungen des Thyroxins im Einzelfall unterscheiden. Zu erwähnen ist, daß in COURRIERs Labor am Collège de France nach kleinen Dosen von MSH eine Halbierung der biologischen Halbwertszeit von J^{131} in der Schilddrüse vom Kaninchen beobachtet wurde.

3. Standardisierung: Die Einheiten, in denen unsere MSH-Aktivitäten angegeben sind, beziehen sich auf den von uns benutzten Hinterlappenstandard von ARMOUR, für den wir festsetzten, daß $1 \text{ cm}^3 = 1$ E; wir sind damit den Vorschlägen LANDGRABEs gefolgt. Unser α-MSH wurde aber in GUILLEMINs Labor mit natürlichem α-MSH verglichen und dieselbe Aktivität gefunden. Man darf sich durch die Tatsache, daß viele Autoren von „Internationalen MSH-Einheiten" sprechen, nicht irreführen lassen: Es gibt keinen Internationalen Standard bzw. Einheit für MSH!

4. β-MSHs in verschiedenen Arten: Der Einfachheit halber möchte ich für Details auf die Publikation BURGERs in den Verh. d. I. Internat. Endokrinol. Kongresses in Kopenhagen verweisen: α-MSH wurde in allen untersuchten Tierspecies gefunden, dazu stets 2—3 verifizierte β-MSH-Typen, manchmal noch weitere, unbekannte MSH-aktive Peptide.

P. KARLSON (München):

Die von Ihnen erwähnte Ansicht, daß manche der Sequenzen möglicherweise erbbedingte „Relikte" sind, die zur Wirkung nichts beitragen, scheint mir ein sehr wichtiger Gesichtspunkt, den man auch bei den Untersuchungen über die Beziehungen zwischen Konstitution und Wirkung nicht vergessen sollte. Hierzu vielleicht noch eine kritische Bemerkung, die die gewaltige synthetische Leistung, die uns vorgetragen wurde, nicht schmälern soll. Es ist zwar die allgemeine Überzeugung vieler Chemiker, Biochemiker und Pharmakologen, daß man durch Variation der chemischen Struktur auf synthetischem Wege und die biologische Auswertung der synthetischen Stoffe die Beziehungen zwischen der chemischen Konstitution und der biologischen Wirkung erkennen könne. Ich möchte doch daran zweifeln, ob man durch Variation des Oestradiol-Moleküls zum Stilboestrol käme oder durch Variation der Struktur des Parathormons, das ein Polypeptid aus etwa 90 Aminosäuren ist, zum Dihydrotachysterin, das ja eine ganz ähnliche Wirkung hat. Die eigentliche Beziehung zwischen Struktur und Wirkung liegt doch in der Wirkungsweise, in der chemischen Reaktion mit dem spezifischen Receptor, und man sollte vielleicht auch hier experimentell ansetzen und nach diesen Receptor-Substanzen suchen.

Section of Dermatology, Department of Medicine Yale University School of Medicine, New Haven, Conn.

The Mechanism of Action of Melanocyte Stimulating Hormone[1]

From

JOSEPH S. McGUIRE

With 3 Figures

The mechanism of hormonal action is a central problem of biochemistry and physiology. There have been in the past few years promising attempts at its dissolution especially in the case of ACTH and the steroids, and there are hypotheses which may eventually be found to be correct. If by "the mechanism of action" one means the initial unique reaction involving the hormone which ultimately accounts for its physiological effect, then at the present time we are unable to offer a completely satisfactory explanation for the mechanism of action of a single hormone. Before discussing current studies with MSH, I would like to discuss briefly the study of pigmentation as an area of interest to endocrinologists.

The chemistry of pigmentation was founded at the close of the 19th century by BERTRAND and BOURQUELOT (*1*) who demonstrated the conversion of tyrosine to a dark product by a plant enzyme, tyrosinase. The importance of this enzyme, tyrosinase, in human pigmentation was established by Dr. BRUNO BLOCH, Professor of Dermatology at the University of Zürich and Dr. HENRY S. RAPER of the University of Manchester in the 1920's (*2*) (Fig. 1). The tyrosinase catalyzed reaction has been studied extensively and we know that the enzyme contains copper which must be in the cuprous state for the enzyme to be active. Furthermore it seems definite that tyrosinase is responsible not only for the hydroxylation of tyrosine to dopa but also for the oxidation of dopa to dopa quinone. In addition, L-dihydroxyphenylalanine (L-dopa) is a necessary reducing agent for the hydroxylation of tyrosine by mammalian tyrosinase. In its absence this reaction proceeds only after a lag period during which sufficient dopa is formed to reduce the enzyme. The rate then is rapid as the dopa generation is autocatalytic.

The pathway of conversion of dopa quinone to vertebrate melanin is not known and the scheme depicted in Fig. 1 is for the production of dopa melanin which differs considerably from the natural material. It must be noted that although considerable attention has been paid tyrosinase, perhaps because of the case of measuring oxygen consumption, it is not certain that the reactions it catalyzes are rate limiting for the formation of vertebrate melanin. Thus from a physiologist's point of view other reactions nearer melanin may be more interesting.

[1] Special Fellow of the National Institute of Arthritis and Metabolic Diseases, U. S. Public Health Service.

The anatomy of the pigment cell has been studied since the mid-19th century. Important investigators were VON WITTICH (*3*), BUSCH (*4*), LEYDIG (*5*), and others who believed that pigment cells were capable of ameboid movement. The current belief that the pigment cell has a fixed shape within which pigment granules move to produce lightening and darkening was first suggested by BRUECKE in 1852 (*6*). This aggregation and dispersion of melanin particles has been well demonstrated in frogs and fish. A serious gap in our knowledge of mammalian pigmentation exists at this point. It is not known whether darkening of mammalian skin represents dispersion of granules, increased melanin synthesis, or both.

The study of hormonal control of pigmentation was inaugurated by P. E. SMITH (*7*) and B. M. ALLEN (*8*) in 1916 when they independently reported that removal of pituitary glands from tadpoles resulted in loss of skin color. ATWELL (*9*) then showed that tadpoles immersed in pituitary extracts became darker. ATWELL, SMITH, SWINGLE (*10*) and later ZONDEK (*11*) located the darkening material in the intermediate lobe of the pituitary giving the material its first widely accepted name, intermedin.

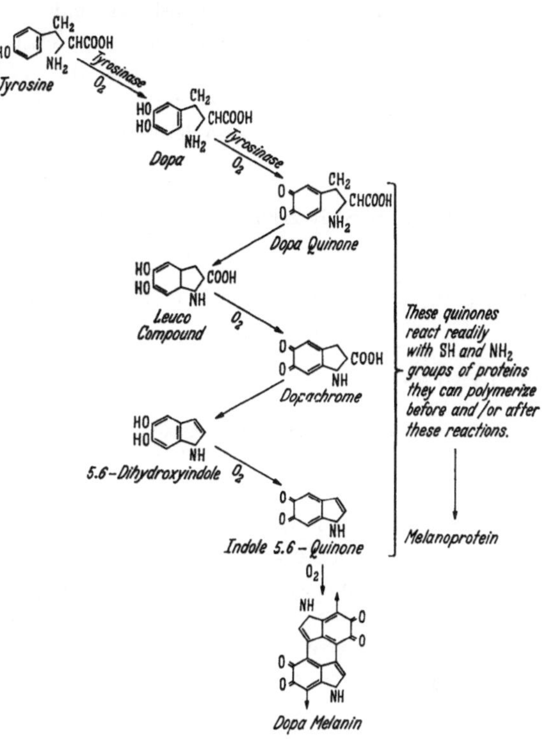

Fig. 1. Pathway of tyrosine to dopa melanin

The most potent darkening material was extracted from the hog pituitary in 1955 by Drs. LERNER and LEE and was found to be a peptide (*12*). This isolation was in part dependent upon a reliable bioassay which utilized pieces of frog skin stretched over a small ring in the manner of fabric on an embroidery hoop. The ring is placed in Ringer's solution containing the material to be tested and the change in color of the frog skin is measured with a reflectance meter. Decreased reflectance accompanies darkening.

Several varieties of this peptide now called MSH have since been isolated by J. I. HARRIS and H. B. F. DIXON at Cambridge, PAUL ROOS at Uppsala, C. H. LI and I. I. GESCHWIND at the University of California and T. H. LEE and A. B. LERNER at Yale (*12—16*). The structures of these peptides have been determined and there are two main types (Fig. 2). The shorter one is termed α-MSH and has the same structure in all animals so far studied. The larger one is β-MSH which has small variations from species to species. Porcine β-MSH is as shown in Fig. 2. Horse β-MSH has arginine substituted for proline. Bovine β-MSH has serine substituted for glutamic acid, and human β-MSH has an additional tetrapeptide and arginine substituted for lysine.

The effect of MSH on frog melanocytes is well known. Melanin containing particles within the cell are dispersed by MSH and this dispersion is associated with darkening. In 1914 BALOWITZ (*17*) showed that in Gobius the particles moved within a system of canals and tubules. In 1933 MATTHEWS (*18*) described cytoplasmic channels in cultured Fundulus scales. It is within these channels that pigment granules moved. There is considerable evidence from the work of MATTHEWS (*18*), GILSON (*19*), and MARSLAND (*20*) that this dispersion of melanin containing particles is associated with a gel-sol transformation. The return of the melanin particles to a paranuclear position is associated with lightening and

α-MSH

CH_3COSer·TYR·SER·MET·GLU·HIS·PHE·ARG·TRY·GLY·LYS·PRO·Va INH_2

β-MSH

ASP·GLU·GLY·PRO·TYR·LYS·MET·GLU·HIS·PHE·ARG·TRY·GLY·SER·PRO·PRO·LYS·ASP

SER ARG ARG

ALA·GLU·LYS·LYS

Fig. 2. Structure of α- and β-melanocyte stimulating hormones. The sequence of α-MSH for all species studied is the same. For variations in β-MSH, see text

a sol-gel transformation. The exact nature of these melanin particles has been a subject of morphologic and biochemical investigation. A strong case for their being modified mitochondria was made by DUBUY, WOODS, BURK and LACKEY (*21*), who found, in addition to tyrosinase, cytochrome oxidase and succinic oxidase in preparations of these granules. Recently however the tyrosinase containing particles have been separated from the mitochondrial fraction by density gradient centrifugation in sucrose and succinic dehydrogenase activity was found to be in a different fraction (*22*). This does not prove that the melanin granules are not derived from mitochondria. On the other hand there is no particular reason for now believing that they are.

To return to the mechanism of MSH action, the similarity between MSH and ACTH has long intrigued physiologists. An action of ACTH described by SUTHERLAND, RALL, HAYNES, and BERTHET (*23—25*) that probably accounts for its effect upon the adrenals is its effect on phosphorylase. ACTH stimulates the synthesis of a cyclic nucleotide, adenosine 3',5' monophosphate, which in turn stimulates the phosphorylation of inactive dephosphophosphorylase. The active phosphorylase then catalyzes the breakdown of glycogen to glucose-1-phosphate which in the adrenal is oxidized in the hexosemonophosphate pathway generating reduced triphosphopyridine nucleotide. This TPNH is necessary for several separate steps in the synthesis of adrenal corticoids. α-MSH has been tried in several *in vitro* systems in which phosphorylase activity is stimulated by ACTH and has been found to be inactive in this regard.

A second action of ACTH is to stimulate the release of unesterified fatty acids from adipose tissue (*26*). Synthetic α-MSH has been found by RABEN (*27*) to be as active as ACTH in this respect using rabbit adipose tissue *in vitro*. How this may relate to melanocyte stimulating activity is still to be seen.

There has been reluctance to acknowledge the role of MSH in human pigmentation because of the relative stability of human skin color. Recently, however, the ability of MSH to increase human pigmentation has been established (*28*). During the past year Dr. A. B. LERNER and the author have carried out experiments

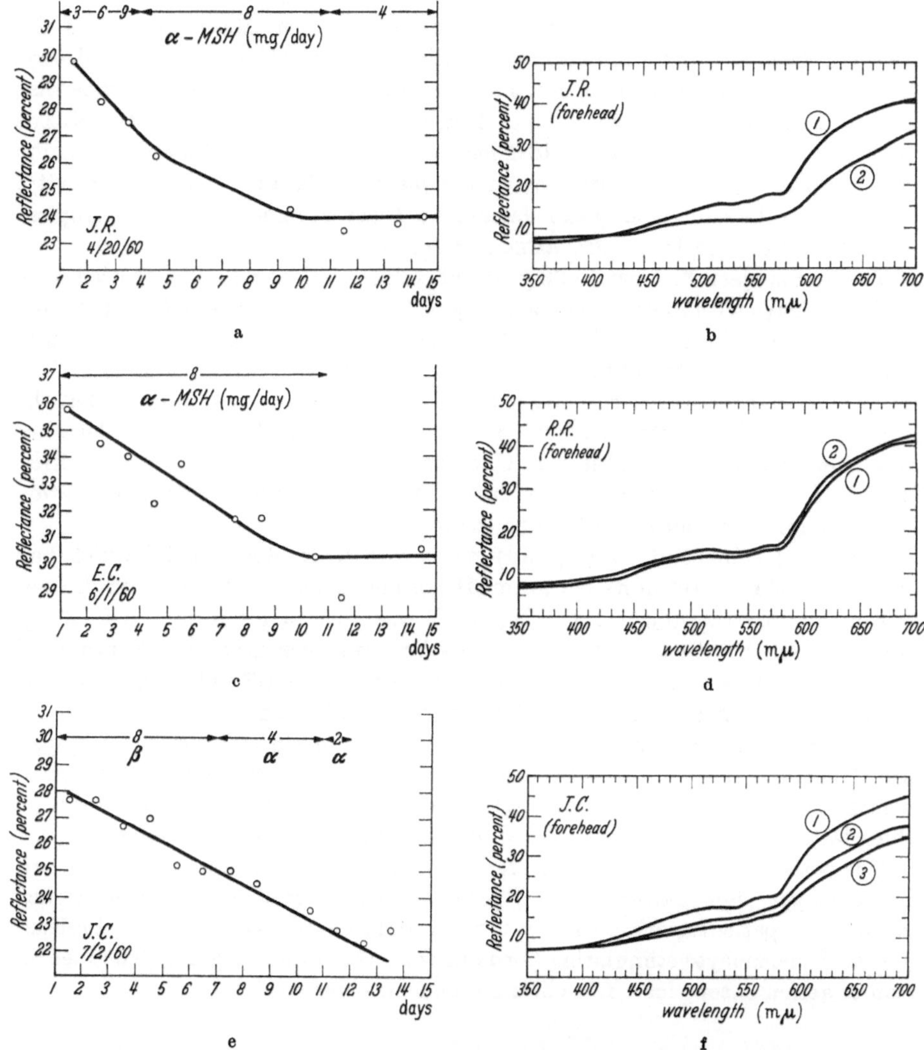

Fig. 3a—f. a) Photovolt reflectance measurements during administration of melanocyte stimulating hormone to J. R. The values plotted are arithmetic averages of readings with red, blue, green and no filters. b) Reflectance of the forehead at the beginning and on the eleventh day of administration of α-MSH to J. R. measured by a Cary Model 14 spectrophotometer. The incident light was varied from 350 mμ to 700 mμ. The decreased reflectance seen in curve 2 represents darkening. c) Photovolt reflectance measurements obtained during the administration of α-MSH in a second patient. d) Lack of response to β-MSH by Subject R. R. e) Response of J. C. to α- and β-MSH, measured by Photovolt reflectance. f) Response of Subject J. C. to α- and β-MSH measured by a Cary Model 14 spectrophotometer. Curves 1 and 2 were obtained on the first and seventh days of administration of β-MSH. Curve 3 was obtained on day 13, following administration of α-MSH

with four Negroes who received intramuscular injections of α- and β-MSH. Negroes were used because we knew from earlier experiments that the darker the individual the more striking the response. Changes in skin color were recorded with two kinds of reflectance measurements. A Cary Model 14 recording reflectance spectrophotometer using light of 3,500 to 7,000 Å was employed for readings on the center of the forehead and the back of the forearm. Measurements of the forehead, cheek and arm were also made with a Photovolt Model 610 photoelectric reflection meter with red, blue, green and no filters. This is the same device that is used in the frog skin assay. The α-MSH used was synthesized by Dr. KLAUS HOFMANN and unlike natural α-MSH had a formyl group on the epsilon amino acid group of lysine and glutamine in the place of glutamic acid. Its activity, however, was the same on frog skin as nature α-MSH. Porcine β-MSH was supplied by Dr. TEH LEE and Drs. GUILLEMIN and SCHALLY.

The first subject J. R. was a 33 year old college student who was treated for a total of 15 days with α-MSH. The activity of this preparation was 3.3×10^9 units per gram. It can be seen in Fig. 3a that the decrease in reflection began quite early. When the spectra obtained on day 1 and 11 are compared in Fig. 3b it can be seen that the increase in absorption is very diffuse. It is of interest that the patients were able to detect darkening at least as early as we were by reflectance measurements. A second subject E. C. responded similarly to synthetic α-MSH. Fig. 3c. However, he was lighter in color at the start and his hyperpigmentation though definite was not so striking to the eye.

The third subject R. R. (Fig. 3d) received β-MSH, 8 mg. daily, which had an activity of 1.4×10^9 units per gram. He received this for 10 days and did not darken. The fourth subject J. C. (Fig. 3e, f) was treated for 6 days with 8 mg. daily of β-MSH with an activity of 1.3×10^9 units per gram which produced darkening. Then 4 mg. of α-MSH with an activity of 2×10^9 units per gram was given for 5 days and was associated with further darkening.

From these experiments it is clear that MSH can produce darkening of human skin. That the darkening takes place so rapidly suggests that movement of pigment granules may be a factor. However, the prolonged hyperpigmentation which lasted from 4—6 weeks may be due to newly synthesized melanin.

The work we have carried out so far has given results consistent with the view that the hyperpigmentation seen in patients with adrenal cortical insufficiency and in some patients with pituitary tumors could be due to an increased release of α- or β-melanocyte stimulating hormone from the pituitary gland. The mechanism of action except for a few clues remains unsolved.

References

1. BOURQUELOT, E., et G. BERTRAND: C. R. Soc. Biol. (Paris) **47**, 582 (1895).
2. Reviewed in Physiol. Rev. **30**, 91 (1960).
3. WITTICH, W. VON: Arch. Anat. Physiol. u. Wiss. Med., p. 257 (1854).
4. BUSCH, W.: Arch. Anat. Physiol. u. Wiss. Med., p. 415 (1856).
5. LEYDIG, F.: Lehrbuch der Histologie des Menschen und der Tiere. Frankfurt: Meidinger 1857.
6. BRUECKE, E.: Denkschr. Kgl. Acad. Wiss. Wien 4, 179 (1852).
7. SMITH, P. E.: Science **44**, 280 (1916).
8. ALLEN, B. M.: Science **44**, 755 (1916).

9. ATWELL, W. J.: Science **49**, 48 (1919).
10. SWINGLE, W. W.: J. exp. Zool. **34**, 119 (1921).
11. ZONDEK, B., and H. KROHN: Klin. Wschr. **11**, 405 (1932).
12. LERNER, A. B., and T. H. LEE: J. Amer. chem. Soc. **77**, 1066 (1955).
13. HARRIS, J. I., and P. ROOS: Nature (Lond.) **178**, 90 (1956).
14. GESCHWIND, I. I., C. H. LI, and L. BARNAFI: J. Amer. chem. Soc. **78**, 4494 (1956).
15. LEE, T. H., A. B. LERNER and V. BUETTNER-JANUSCH: J. Amer. chem. Soc. **81**, 6084 (1959).
16. LI, C. H., I. I. GESCHWIND, R. D. COLE, I. D. ROOCKE, J. I. HARRIS and J. S. DIXON: Nature (Lond.) **176**, 687 (1955).
17. BALLOWITZ, E.: Pflüger's Arch. ges. Physiol. **157**, 165 (1914).
18. MATTHEWS, S. A.: J. exptl. Zool. 58, 471 (1931).
19. GILSON, A. S.: J. exptl. Zool. **45**, 415 (1926).
20. MARSLAND, D. A.: Biol. Bull. 87, 252 (1944).
21. DE BUY, H. G., M. W. WOODS, D. BURK and M. D. LACKEY: J. nat. Cancer Inst. **9**, 325 (1949).
22. BAKER, R. V., M. S. C. BIRBECK, H. BLASCHKO, T. B. FITZPATRICK and M. SEIJI: Nature (Lond.) **187**, 392 (1960).
23. HAYNES, R. C.: J. biol. Chem. **233**, 1219 (1958).
24. HAYNES, R. C., S. B. KORITZ and F. G. PERON: J. biol. Chem. **234**, 1421 (1959).
25. RALL, T. W., and E. W. SUTHERLAND: J. biol. Chem. **232**, 1065 (1958).
26. ROSENBERG, I. N.: Proc. Soc. exper. Biol. (N. Y.) **82**, 701 (1953).
27. RABEN, M. S., R. LANDOLT, F. A. SMITH, K. HOFMANN and H. YAJIMA: Nature (Lond.) **189**, 681 (1961).
28. LERNER, A. B., and J. S. MCGUIRE: Nature (Lond.) **189**, 176 (1961).

Diskussion

C. SCHIRREN (Hamburg):

Unter gleichzeitiger Demonstration von drei Farbdiapositiven wird zur Hyperpigmentierung unter massiver ACTH-Medikation Stellung genommen. Es handelt sich um einen Patienten mit einer psoriatischen Erythrodermie, der mit insgesamt 4000 E Depot-ACTH Frederiksberg behandelt wurde und bei dem es unter der Behandlung zusehends zu einer verstärkten Pigmentierung der Haut kam. Die Pigmentierung beschränkte sich dabei auf die Körperpartien, die im Anfangsstadium von psoriatischen Efflorescenzen besiedelt waren. Wenngleich immer wieder darauf hingewiesen wird, daß die ACTH-Präparate auch Verunreinigungen von MSH enthalten sollen, so stellt das verwendete Präparat nach Auffassung der Hersteller ein weitgehend gereinigtes ACTH dar. Es muß daher im Zusammenhang mit den Untersuchungen von LERNER und seiner Schule auch für diese Beobachtung die Frage der Strukturbeziehungen zwischen ACTH und MSH diskutiert werden.

Aus der II. Medizinischen Universitätsklinik, Hamburg-Eppendorf
(Direktor: Prof. Dr. A. Jores)

Möglichkeiten objektiver MSH-Bestimmung und ihre Anwendung

Von

K.-D. Voigt, T. Akinci und M. Apostolakis

Mit 1 Abbildung

Die Existenz eines die Melanocyten stimulierenden Hormons ist schon seit 1919 bekannt (*3*). Seinen Namen MSH, d. h. Melanocyten stimulierendes Hormon, erhielt es aber erst im Jahre 1954 durch Lerner und seine Gruppe (*21*), als Einzelheiten über seinen Wirkungsmechanismus bekannt geworden waren. Versuche, dieses trophe Hormon der Hypophyse in biologischen Flüssigkeiten nachzuweisen, datieren schon sehr weit zurück. Für seinen Nachweis benutzen und benutzten dabei die Untersucher das Dunkelwerden der Haut von Kaltblütern, das auf der Ausbreitung des Melanins in den Melanocyten zurückzuführen ist. Während man sich zuerst auf makroskopische Beobachtungen beschränkte, fand bald auch die mikroskopische Technik Eingang in die Methodik. Die Notwendigkeit, die Meßergebnisse zu objektivieren, gab dann Anlaß zur Entwicklung von photometrischen Verfahren.

In den ersten beiden Tabellen sind die wichtigsten Methoden für die biologische Testung von MSH-Aktivitäten zusammengestellt. Tab. 1 gibt eine Übersicht über die makroskopischen und mikroskopischen Meßverfahren. Wie aus ihr abzulesen, sind als Versuchstiere hauptsächlich Frösche und Kröten verwandt worden. Für mikroskopische in vivo- und in vitro-Beobachtungen scheint Xenopus laevis das geeignetste Versuchstier zu sein. Die bei dieser Species in Stadien erfolgende Ausbreitung der Melanocyten ermöglichte der Arbeitsgruppe um Hogben (*9*, *10*) die Aufstellung eines Melanophorenindex, der heute bei jeder mikroskopischen Beurteilung Anwendung finden sollte. Die erste brauchbare in vitro-Technik wurde 1933 von Jores (*15*) angegeben. Das neuere makroskopische Meßverfahren von Sulman (*36*) beruht auf dem in Stufen erfolgenden Farbwechsel, den der Baumfrosch Hyla arborea unter der Gabe von MSH zeigt. Seine Genauigkeit entspricht der von Hogben und Slome (*10*) für den Xenopus laevis angegebenen mikroskopischen Technik. Die in der unteren Spalte der Tab. 1 aufgeführten Methoden haben keine größere Verbreitung finden können. Etwas ausführlicher muß auf die gründlichen Studien von Hudson und Bentley (*12*) eingegangen werden. Die Autoren verglichen verschiedene mikroskopische und photoelektrische Methoden hinsichtlich ihrer Präzision, Empfindlichkeit und praktischen Anwendbarkeit. Wichtigste Ergebnisse ihrer Untersuchungen sind, daß durch eine vorhergehende Hypophysektomie die Empfindlichkeit gesteigert wird und die Verwendung von isolierten Hautstücken sie noch weiter um einen Faktor 100 heraufsetzt. Mit steigender Empfindlichkeit nimmt auf der anderen Seite die Präzision des Testes ab.

Tabelle 1. *Mikroskopische und makroskopische Methoden zur MSH-Bestimmung*

Autor	Versuchstier	Versuchsanordnung
W. Fenn (1924), A. Krogh (1926), A. J. McLean (1928)	Rana esculenta Rana pipiens	Makroskopischer Test. Beobachtung des Farbwechsels isolierter, durchströmter Hinterbeine nach MSH-Zusatz
L. Hogben u. C. Gordon (1930), L. Hogben u. D. Slome (1931)	Xenopus laevis	Mikroskopischer Test. MSH-Gabe in vivo. Intakte und hypophysektomierte Kröten
A. Jores (1933)	Rana esculenta	Mikroskopischer Test. MSH-Gabe in vitro. Intakte Frösche
H. Waring u. F. W. Landgrebe (1941, 1942, 1950)	Xenopus laevis	Mikroskopischer Test. MSH-Gabe in vivo. Intakte Kröten
F. G. Sulman (1952), S. Johnson u. B. Högberg (1952)	Hyla arborea	Makroskopischer Test. MSH-Gabe in vivo. Intakte Baumfrösche
B. Hudson u. G. A. Bentley (1957)	Xenopus laevis, Cheiroleptes	Makroskopische, mikroskopische u. photometrische Teste. MSH-Gabe in vivo und in vitro und hypophysektomierte Kröten

Weitere, zur MSH-Bestimmung verwandte Versuchstiere:
Axolotl (E. Spaul 1924); Bufo arenareum (B. A. Houssay und J. Ungar 1924); Phoxinus laevis (B. Zondek und H. Krohn 1932); Anolis (L. Kleinholtz und H. Rahn 1940); Glarius bratracus (Mukerji et al. 1952); Rana catesbiana (W. O. Reinhardt et al. 1952); Kaulquappen, Rana clamitans (R. Stebbins und G. Thomas 1953).

Tabelle 2. *Photometrische Methoden zur MSH-Bestimmung*

Autor	Versuchstier	Versuchsanordnung
A. W. Hill et al. (1935), B. Kosto et al. (1959)	Fundulus heteroclitus	MSH-Gabe und Reflexionsmessung in vivo. Intakte und hypophysektomierte Fische
E. Thing (1952)	Rana esculenta	MSH-Gabe und Reflexionsmessung in vivo. Intakte Frösche
S. Deutsch et al. (1956)	Rana pipiens	MSH-Gabe u. Reflexionsmessung in vivo. Intakte Frösche
E. Frieden et al. (1948), Vr. Schreiber (1958)	Rana temporaria	MSH-Gabe und Durchlässigkeitsmessung an isolierten Hautstücken. Hypophysektomierte Frösche
R. Rigler und M. Holzbauer (1953)	Rana esculenta	MSH-Gabe und Durchlässigkeitsmessung an isolierten Hautstücken. Intakte und hypophysektomierte Frösche
K. Shizume et al. (1954)	Rana pipiens	MSH-Gabe und Reflexionsmessung an isolierten Hautstücken. Intakte Frösche
T. Akinci et al. (1960)	Rana esculenta Rana temporaria	MSH-Gabe und Reflexionsmessung an isolierten Hautstücken. Intakte Frösche
C. D. Smith (1936)	Einzelne Melanophoren	MSH-Gabe und photoelektrische sowie histologische Beobachtung an einzelnen Melanophoren

Wie aus der Übersicht über die photometrischen Methoden (Tab. 2) zu entnehmen ist, ist auch hier der Frosch das hauptsächlich verwendete Versuchstier.

Einzelne Autoren (*7*, *29*, *30*) bevorzugen die Durchlässigkeitsmessung. Die überwiegende Zahl der moderneren Verfahren basiert aber auf Reflexionsmessungen, die in vivo oder in vitro durchgeführt werden können. Biologische Teste sind bekanntlich recht unpräzise. Erfolgt die Beurteilung des Meßergebnisses auf subjektiver Basis, wird die Präzision der Resultate noch weiter eingeschränkt. Aus diesem Grunde gaben wir photometrischen Methoden den Vorzug gegenüber makroskopischen und mikroskopischen Techniken. Bei der Suche nach einer geeigneten Vorschrift bot sich das von SHIZUME u. Mitarb. (*32*) beschriebene Verfahren an. Die größere Empfindlichkeit der in vitro-Anordnung verbunden mit der technisch einfacheren Handhabung waren weitere Gründe für diese Wahl.

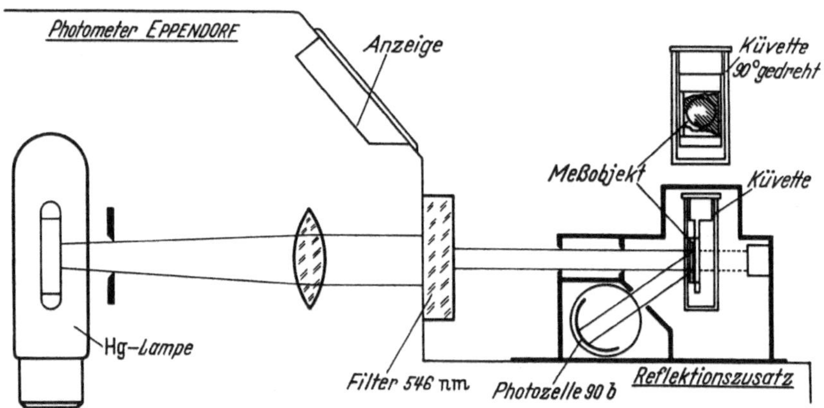

Abb. 1. Reflektionsanordnung zur photometrischen MSH-Bestimmung

Da in Europa Rana pipiens praktisch nicht zu haben ist, haben wir den Test auf Rana esculenta und Rana temporaria übertragen. Außerdem wurde das Meßverfahren leicht modifiziert. Abb. 1 gibt eine schematische Übersicht über die Meßanordnung und die benutzten Cuvetten. Licht einer definierten Wellenlänge wird von der Froschhaut, die sich in der Spezialcuvette befindet, in eine Photozelle reflektiert und über eine geeignete Schaltung im Photometer „Eppendorf" registriert. Eine Ausbreitung des Pigments in den Melanocyten, d. h. eine Schwärzung der Haut, führt zu einer Abnahme der Intensität des reflektierten Lichtes. Voraussetzung für verwertbare Meßergebnisse ist natürlich, daß der Lichtstrahl immer dieselbe Stelle der Froschhaut trifft und immer in demselben Winkel reflektiert wird. Um das zu erreichen, haben wir für eine normale Glascuvette von 4 ml Inhalt und einer Schichtdicke von 1 cm einen Spezialeinsatz aus Plexiglas entwickelt, dessen Konstruktion auf der Abbildung schematisch dargestellt ist. Eine Haltevorrichtung sorgt für ein festes und reproduzierbares Einrasten des Einsatzes in der Cuvette. Über eine im unteren Teil befindliche Öffnung kann man vermittels eines Spannringes die Froschhaut leicht und schonend anbringen.

SHIZUME u. Mitarb. (*32*) benutzen dieselbe Serie von Hautstücken für die nacheinander erfolgende Messung sowohl der unbekannten Lösung als auch des MSH-Standards. Beide Messungen erfolgen gegen den Hautleerwert. Aus dem Quotienten der Messungen nach Zusatz der unbekannten Lösung und nach Zusatz des MSH-Standards werden die MSH-Gehalte der unbekannten berechnet. Der Vorteil dieses Verfahrens ist hauptsächlich, daß an demselben Hautstück Standard und unbekannte Lösung nacheinander untersucht werden können.

In unserer Modifikation werden Standard und unbekannte Lösung an verschiedenen Hautstückserien gemessen. Die Auswertung der Ergebnisse erfolgt in einem einfachen statistischen Ansatz, der die Reflexionsabnahme bei Standard und unbekanntem Präparat gegenüber dem jeweiligen Leerwert vergleicht. Veranlassung dafür war die Beobachtung, daß das Ansprechen der Froschhaut schon nach etwa 4 Std zurückzugehen pflegt. So fanden wir bei Einsatz derselben MSH-Konzentration nach 4 Std eine Differenz von 28 Skalenteilen des Photometers gegenüber dem Leerwert, nach 7 Std eine von 10 Skalenteilen und nach 9 Std eine von 5 Skalenteilen.

Im einzelnen gehen wir folgendermaßen vor: Die Stabilität des Leerwertes der Reflexion der Froschhaut wird durch zwei, im Abstand von einer Stunde erfolgenden Kontrollmessungen festgestellt. Der Zusatz des Standards bzw. der unbekannten Präparate oder Extrakte erfolgt sofort nach der 2. Leermessung. Die Reflexionsabnahme nach einer weiteren Stunde dient dann als Grundlage der Berechnung der MSH-Aktivität.

Prinzipiell wurde ein 5- oder 6 Punkt-Anordnungsschema benutzt, d. h. jeweils drei Dosen des Standards und zwei oder drei Dosen des unbekannten Präparates. Der Stufenabstand der Dosis betrug 1 : 4 bzw. 1 : 4 : 16. Um eine maximale Antwort der Melanocyten auf das MSH zu erzielen, ist es notwendig, daß sich die Melanocyten zu Anfang des Versuches in einem maximalen Kontraktionszustand befinden. Zu diesem Zweck haben wir die Frösche mindestens 4 Std vor Versuchsbeginn einer intensiven Beleuchtung ausgesetzt. Die mikroskopische Kontrolle nach dieser Vorbehandlungsperiode zeigte, daß der gewünschte Effekt praktisch bei allen Tieren erreicht war. Über einen gewissen Bereich besteht auch bei Rana temporaria und Rana esculenta eine lineare Abhängigkeit zwischen dem Logarithmus der Konzentration des MSH und der Intensitätsabnahme des reflektierten Lichtes. Damit wird prinzipiell eine quantitative Messung möglich. Bei Einsatz von 12 Hautstücken pro Dosisgruppe ergab sich ein λ-Wert von etwa 0,2. Die Verwendung einer geringeren Anzahl resultierte erwartungsgemäß in einer Erhöhung dieser Größe.

Für die routinemäßige Durchführung eines solchen biologischen Testes ist aber die Abklärung weiterer Punkte notwendig. Verschiedene Autoren (*15*, *23*) fanden eine jahreszeitliche Schwankung der Ansprechbarkeit der Frösche, während andere sie nicht finden konnten (*31*). Eine größere Empfindlichkeit der Frösche in den Wintermonaten war auch bei uns festzustellen. Das Ausmaß der Empfindlichkeitszunahme ist aber nicht besonders ausgeprägt. Erschwerend wirkt sich für die Beurteilung dieses Phänomens zusätzlich die Schwankung der Empfindlichkeit von Tier zu Tier aus. Beide Faktoren können sich addieren oder wechselseitig aufheben. In extremen Fällen schwankt daher bei Rana temporaria die Empfindlichkeitsgrenze zwischen 0,1 MSH-Einheiten/ml und 12,8 MSH-Einheiten/ml. Geschlechtsabhängigkeiten der Ansprechbarkeit ließen sich weder bei Rana esculenta noch bei Rana temporaria feststellen. Wie die nächste Tabelle (Tab. 3) zeigt, besteht demgegenüber ein signifikanter, Species-bedingter Unterschied der Empfindlichkeit gegenüber MSH bei Rana temporaria und Rana esculenta. Nach Gabe derselben MSH-Dosis wies Rana esculenta im Durchschnitt eine Differenz von 33 Skalenteilen des Photometers gegenüber dem Leerwert auf, während Rana temporaria eine solche von 18 Skalenteilen zeigte. Die Differenz zwischen diesen beiden Werten ist statistisch signifikant mit einem p-Wert von kleiner als 0,01. Bei beiden Species reagiert, wie ebenfalls der Tabelle zu entnehmen ist, die Oberschenkelhaut am empfindlichsten. Dieser Befund hat sich in weiteren Versuchen bestätigt.

Tabelle 3. *Vergleich der Empfindlichkeit von Rana temporaria*[1] *und Rana esculenta*[2]

Hautstück	R. temporaria	R. esculenta
Unterschenkel	18	25
Oberschenkel	24	47
Flanke . . .	11	28
Mittelwert . .	18[2]	33[2]

[1] Jeder Serie lagen je 6 Frösche zugrunde. Bei jedem wurden jeweils 6 Hautstücke verwandt.

[2] $P < 0{,}01$.

Ein weiteres wichtiges Kriterium ist die Spezifität eines biologischen Testes. Wie die nächste Tabelle (Tab. 4) zeigt, können mehrere Faktoren das Resultat des MSH-Testes unspezifisch beeinflussen. Eine Ausbreitung des Pigmentes in den Melanocyten und damit eine Schwärzung der Haut bewirken einige Hormone, Alkaloide, Metalle und weitere Faktoren (*2*, *15*, *16*, *18*, *32*, *42*). Unter den Metallen ist Quecksilber am wirksamsten. Bei der Messung in biologischen Flüssigkeiten sind aber Verunreinigungen mit Hormonen am bedeutungsvollsten. Auch für die unspezifische Kontraktion des Pigmentes in den Melanocyten spielen Hormone die größte Rolle (*18*, *32*). Auf den spezifischen MSH-Antagonisten, das Melatonin (*22*, *42*), kann an dieser Stelle nicht näher eingegangen werden. Eine große Anzahl weiterer Verbindungen, u. a. auch Hormone, beeinflussen den Test nicht (*15*,*18*,*32*).

Tabelle 4. *Unspezifische Beeinflussung der Melanophoren*

Expansion	Kontraktion
Hormone:	
ACTH, HHL-Hormone, Progesteron, Pregnantrion	Adrenalin, Noradrenalin, Hydroxytyramin, Serotonin, Hydrocortison, Acetylcholin ?
Alkaloide:	
Koffein, Morphin, Kokain, Kodein, Pilokarpin, Strychnin, Koniin, Nicotin, Mesantoin, Ergotamin	
Metalle:	
Mn, Co, Cu, Fe, As, Zn, Al, Hg	
Weitere Faktoren:	
Cystin, synthetische Heptapeptide, H^+-Ionen, Acetonchloroform	Kobefrin, Sympathol, d,l-Methionin

Spezifischer MSH-Antagonist: *Melatonin.*

Neben diesen Faktoren kommt auch dem Medium, in das die Froschhaut eingebracht wird, eine bedeutungsvolle Rolle für den Ausfall der Messung zu. Außer der H-Ionen-Konzentration beeinflußt besonders die Konzentration des Puffers, d. h. seine Osmolarität, die Reaktionsfähigkeit der Haut. Die besten, reproduzierbaren Ergebnisse erhält man bei Verwendung einer normalen Froschringerlösung. Zusammenfassend muß man also sagen, daß verschiedene Faktoren den Ausfall des MSH-Testes unspezifisch beeinflussen können. Da man aber durch eine geeignete Aufarbeitung praktisch alle unspezifischen Faktoren ausschalten kann und den Test selbst unter standardisierten Bedingungen durchführt, ist es möglich, eine genügende Spezifität des Meßergebnisses zu erreichen. Darüber hinaus ist das MSH selbst in diesem Tierversuch sehr viel aktiver als alle anderen genannten Verbindungen.

Die Aktivitäten dreier von uns geprüfter MSH-Präparate[1] (Tab. 5) liegen mit 2×10^9 Einheiten pro Gramm im selben Bereich. Demgegenüber schwanken die MSH-Aktivitäten verschiedener ACTH-Präparate beträchtlich. Bei den von uns geprüften Präparaten variierten sie um rund eine Zehnerpotenz. Der Grund dafür ist wahrscheinlich ihr unterschiedlicher Gehalt an MSH und an weiteren Begleitstoffen, z. B. Hypophysenhinterlappenhormonen. Diese Schwankungen muß man in Rechnung stellen, wenn etwa ein ACTH-Präparat als Standard für einen MSH-Test Verwendung finden soll. Es empfiehlt sich dann, eine größere Menge an ACTH mit der gleichen Menge Carmin und dem tausendfachen Überschuß an Lactose zu verreiben und sich so einen Pool für eine große Anzahl von Bestimmungen herzustellen. Dieser Pool sollte dann gegenüber einem möglichst reinen MSH-Präparat standardisiert werden. In unseren Untersuchungen benutzten wir als Standard das β-MSH von LERNER, das definitionsgemäß 2×10^9 MSH-Einheiten pro Gramm enthielt.

Tabelle 5. *MSH-Aktivitäten verschiedener MSH- und ACTH-Präparationen*

Substanz	Relative Aktivität	Aktivität in Lerner-Einheiten pro Gramm
β-MSH (LERNER)	1	2×10^9
α-MSH (LERNER)	1	2×10^9
β-MSH (LI)	1	2×10^9
ACTH (Höchst)	0,01	2×10^7
ACTH (Schering)	0,1	2×10^8
ACTH-Organon I	0,01	2×10^7
ACTH-Organon II	0,025	5×10^7
ACTH-Organon III	0,15	3×10^8

Die MSH-Aufarbeitung aus dem Urin führten wir in enger Anlehnung an die Vorschrift von SHIZUME und LERNER (*31*) durch. Das Prinzip dieser Methodik besteht in einer Fällung des Proteohormons durch Benzoesäure. Durch eine äthanolische Extraktion des Präcipitates wird das MSH von weiteren, begleitenden Verunreinigungen befreit.

Im zweiten Teil des Referates soll auf zwei Anwendungen dieses MSH-Testes eingegangen werden. Dabei berichten die nächsten vier Tabellen die MSH-Ausscheidung von Normalpersonen und ausgewählten Patienten, während die letzte eine Übersicht über den MSH-Gehalt menschlicher Hypophysen gibt.

Die MSH-Ausscheidung von normalen Frauen ist in der nächsten Tabelle (Tab. 6) aufgezeichnet. Angegeben sind die Einzelwerte, die im allgemeinen an drei aufeinanderfolgenden Tagen ermittelt wurden, sowie die mittlere Ausscheidung der einzelnen Patientin und der allgemeine Mittelwert des Kollektivs. Bei normalen Frauen liegt die MSH-Ausscheidung im Mittel um 100 Einheiten pro 24 Std. Die 95%-Vertrauensgrenze beträgt dabei 40—250 Einheiten/24 Std. Wie Tab. 7 zeigt, weisen normale Männer praktisch dieselben Werte auf. Bei einem

[1] Auch an dieser Stelle möchten wir Herrn Dr. A. B. LERNER für die freundliche Überlassung von α- und β-MSH, Herrn Dr. C. H. LI für die von β-MSH herzlich danken.

Mittelwert von 90 Einheiten/24 Std beträgt hier die 95%-Vertrauensgrenze 40—200 Einheiten/24 Std.

Vergleichbare Untersuchungen finden sich in der Literatur nur bei SHIZUME und LERNER (*31*). Ihre absoluten Werte liegen ungefähr dreimal tiefer als die von uns gefundenen. Hinsichtlich des Schwankungsbereichs und des mangelnden Unterschiedes der MSH-Ausscheidung bei Männern und Frauen stimmen die Resultate gut überein. Die Fluktuation der Ausscheidung bei dem einzelnen Patienten kann recht beträchtlich sein und beträgt in einzelnen Fällen 1 : 4. Wie bei anderen biologischen Methoden ist auch hier darum die Aussagefähigkeit nur einer einzigen Untersuchung recht begrenzt. Nach unserer Erfahrung sollten am besten drei an aufeinanderfolgenden Tagen erfolgende Messungen durchgeführt werden.

Tabelle 6. *MSH-Ausscheidung von normalen Frauen in MSH-Einheiten pro 24 Std*

Name	Alter	Einzelwerte			Mittelwerte
Ch. E.	24	110	110	170	130
E. H.	33	60	170	150	130
M. H.	54	170	130	30	110
L. K.	36	130	70	90	100
H. M.	50	130	110	130	120
K. M.	48	140	170	300	200
G. P.	39	50	60	70	60
M. Sch.	52	100	40	70	70
E.M.Sch.	29	20	30	80	40
E. Sch.	39	50	30	100	60
H. W.	27	140	100	190	140

Allgemeiner Mittelwert: 100.
95% Vertrauensgrenze 40—250.

Tabelle 7. *MSH-Ausscheidung von normalen Männern in MSH-Einheiten pro 24 Std*

Name	Alter	Einzelwerte			Mittelwerte
D. A.	24	110	230	170	170
T. A.	26	130	130	60	110
M. A.	29	60	160	120	110
A. B.	53	130	130		130
G. B.	33	80	130	50	90
W. C.	69	160	70	80	100
E. D.	30	170	200	90	150
E. H.	20	100	50	60	70
W. H.	58	90	120	120	110
E. K.	31	130	120	60	100
A. M.	30	70	70	90	80
A. O.	25	40	40	100	60
E. P.	57	90	100	70	90
H. P.	45	130	190		160
W. P.	49	40	60	110	70
J. R.	24	40	40		40
E. V.	23	80	130	40	80
K. V.	38	30	70	70	60

Allgemeiner Mittelwert: 90.
95% Vertrauensgrenze 40—200.

Nach Festlegung der MSH-Ausscheidung und ihres Schwankungsbereiches bei Normalpersonen haben wir uns mit solchen Fällen befaßt, bei denen nach der Literatur mit veränderten Werten zu rechnen war. In der nächsten Tabelle (Tab. 8) sind die Endokrinopathien zusammengestellt. Die verstärkte Pigmentierung, die Patienten mit einem M. Addison aufweisen, wird heute z. T. auf eine Mehrausschüttung von MSH zurückgeführt. Eine entsprechende Steroidsubstitution soll diesen Faktor normalisieren. Wie aus der Tab. 8 hervorgeht, weist der von uns beobachtete Addison-Patient unter 25 mg Cortison/die eine normale MSH-Ausscheidung auf. Die Resultate bei den drei Patienten mit Cushing-Syndrom sind in mehrfacher Hinsicht bemerkenswert. Bei dem ersten Patienten, der wegen einer beiderseitigen NNR-Hyperplasie beidseitig total adrenalektomiert wurde, finden sich unter entsprechender Steroidsubstitution unauffällige MSH-Verhältnisse. Die Steigerung der Cortisol-Dosis um 20 mg führt zu keiner signifikanten Abnahme der Ausscheidung des trophen Hormons. Der Patient B. K., der ebenfalls beidseitig total adrenalektomiert wurde, weist zwei sicher erhöhte und einen normalen MSH-Ausscheidungswert auf. Dabei entsprechen die beiden ersten Werte einer Sammelperiode ohne Steroidsubstitution, während der letzte unter hoher Steroidgabe beobachtet wurde. Offensichtlich ist in diesem Falle die vermehrte MSH-Produktion der Hypophyse mit resultierender Mehrausscheidung durch die Steroidgabe normalisiert worden. Auch der dritte Fall ist ein Cushing-Syndrom auf Grund einer bilateralen NNR-Hyperplasie. Eine Operation hat bisher noch nicht stattgefunden. Interessanterweise ist die MSH-Ausscheidung bei diesem Patienten normal. Die nächste Gruppe umfaßt 4 Patienten, bei denen klinisch

Tabelle 8. *MSH-Ausscheidung bei Endokrinopathien*

Name	Alter	Diagnose	Behandlung	MSH-Ausscheidung (Einheiten pro 24 Std)			
				Einzelwerte			Mittelwert
E. G.	69	M. Addison	25 mg Cortison/die	60,	50,	60	60
P. H.	32	M. Cushing	bds. tot. Adrenalektomie u. 40 mg Hydrocortison/die	110,	60,	50	70
			60 mg Hydrocortison/die	70,	40,	80	60
B. K.	20	M. Cushing	bds. tot. Adrenalektomie	320,	280,	130[1]	(240)
H. O.	43	M. Cushing	—	130,	150,	130	140
Ch. Sch.	51	Hyp. Adenom	Hypophysektomie, Cortison 50 mg/die	40,	50,	70	60
S. Sch.	23	Kraniopharyngiom	Hypophysektomie	50,	60,	60	60
H. V.	49	Hypophysentumor	—	160,	130,	100	130
E. J.	46	Hypophysentumor	—	170,	170,	150	160
L. B.	50	Klimak. Beschw.	Oestrogene	310,	320,	290	300

[1] Unter Steroidsubstitution.

ein Hypophysentumor diagnostiziert werden konnte. Die beiden hypophysektomierten Patienten, von denen einer mit Cortison substituiert wurde, weisen normale, im unteren Normbereich liegende Werte für die MSH-Ausscheidung auf. Man darf daraus auf eine inkomplette Hypophysektomie schließen. Bei den beiden nicht hypophysektomierten Patienten ist die MSH-Ausscheidung normal. Es ist bekannt, daß Oestrogengabe eine Hyperpigmentierung hervorrufen kann. Bei der letzten Patientin, die wegen klimakterischer Beschwerden mit höheren Dosen von Oestrogen behandelt wurde, finden sich erhöhte MSH-Ausscheidungswerte.

Die MSH-Ausscheidung bei einigen ausgewählten, nicht endokrinkranken Patienten ist in der nächsten Tabelle (Tab. 9) zusammengestellt. Die von einigen Autoren (*13*, *24*, *27*, *38*) vermutete Störung der MSH-Ausscheidung bei Patienten mit Retinitis pigmentosa ließ sich bei den von uns untersuchten Patienten nicht bestätigen. Alle drei wiesen eine durchaus normale MSH-Ausscheidung auf. Das klinische Bild der beiden Patienten mit Lebercirrhose war durch eine ausgesprochene Hyperpigmentierung charakterisiert. Die Mittelwerte der MSH-Ausscheidung sind bei beiden Patienten normal. Hingewiesen werden muß aber darauf, daß der Patient F. B. während der Untersuchungsperiode unter einer Steroidbehandlung stand. Auch bei den beiden weiteren Patienten war die MSH-Ausscheidung normal.

Aus Zeitgründen kann in eine Besprechung der MSH-Regulation an dieser Stelle nicht eingetreten werden. Im nächsten Vortrag wird von unserer Gruppe kurz darauf eingegangen werden.

Tabelle 9. *MSH-Ausscheidung bei ausgewählten Patienten*

Name	Alter	Diagnose	Behandlung	MSH-Ausscheidung (Einheiten pro 24 Std)			
				Einzelwerte			Mittelwert
P. B.	24	Retinitis pigmentosa	—	150,	170,	160	160
J. K.	59	Retinitis pigmentosa	—	70,	50,	60	60
H. R.	39	Retinitis pigmentosa	—	210,	130,	140	170
F. B.	64	Lebercirrhose	12 mg 6-Methylprednisolon/die	100,	280,	60	150
E. Gr.	52	Lebercirrhose	—	130,	140,	210	160
E. Gb.	64	Lymphdrüsen Tbc Hyperpigmentation	20 mg 6-Methylprednisolon/die	100,	160,	100	120
M. W.	70	Melanosarkom	—	90,	90	—	90

Seit einiger Zeit befassen wir uns mit der Aufarbeitung menschlicher Hypophysen, Untersuchungen, die wir zusammen mit Herrn Dr. BETTENDORF (*4*) durchführen. Zum Abschluß unseres Referates möchte ich Ihnen einige Angaben über den MSH- und Gonadotropin-Gehalt menschlicher Hypophysen machen (Tab. 10). In der ersten Spalte der Tabelle ist die Nummer der Aufarbeitung, in der zweiten die Zahl der Hypophysen angegeben. Der durchschnittliche Hormongehalt der einzelnen Hypophysen ist in der dritten und vierten Spalte aufgezeichnet. Wie der dritten Spalte zu entnehmen ist, finden sich zwischen $3,3 \times 10^4$ bis $6,4 \times 10^4$ MSH-Einheiten/Hypophyse bei einem Mittelwert von $4,9 \times 10^4$. Die MSH-Gehalte der einzelnen Hypophysen schwanken zwischen den verschiedenen Chargen nur recht gering. Ähnliches ist für den Gonadotropingehalt, der in HGM-Einheiten ausgedrückt wurde, zu sagen. Bei einem Mittelwert von $0,84 \times 10^3$ Einheiten schwanken die Werte zwischen 0,48 und $1,3 \times 10^3$. Damit findet sich in der durchschnittlichen Hypophyse ungefähr 500 mal mehr MSH, als pro 24 Std im Urin erscheint. Bei den Gonadotropinen beträgt dieser Faktor ungefähr 50. Es ist verfrüht, hieraus theoretische Schlußfolgerungen abzuleiten. Voraussetzung dafür wäre, daß die prozentualen Recoveries sowohl zwischen Gonadotropinen und MSH als auch bei den Aufarbeitungen aus Hypophysen und aus Urin eindeutig bekannt wären.

Tabelle 10. *MSH und Gonadotropingehalt menschlicher Hypophysen*

Aufarbeitung	Zahl der Hypophysen	MSH-Gehalt (Lerner-Einheiten pro Hypophyse)	Gonadotropin-Gehalt (HMG-Einheiten pro Hypophyse)
III	50	$6,4 \times 10^4$	$1,3 \times 10^3$
V	230	$4,0 \times 10^4$	—
VI	192	$5,4 \times 10^4$	$0,48 \times 10^3$
VIII	96	$3,3 \times 10^4$	$0,64 \times 10^4$
Mittelw.	—	$4,9 \times 10^4$	$0,84 \times 10^3$

Damit sind wir an den Schluß unserer Ausführungen gekommen und hoffen, Ihnen eine Vorstellung sowohl über die Möglichkeiten als auch die Grenzen der MSH-Bestimmung und ihrer Anwendung gegeben zu haben.

Literatur

1. Akinci, T., M. Apostolakis u. K. D. Voigt: 7. Symp. Dtsch. Ges. für Endokrinologie, Homburg/Saar, 1960.
2. Angelakos, E. T., S. Deutsch u. E. R. Loew: Proc. Soc. exp. Biol. (N. Y.) **96**, 684 (1957).
3. Atwell, W. J.: Science **49**, 47 (1919).
4. Bettendorf, G., M. Apostolakis u. K. D. Voigt: Gemeinsame Tg. d. schweizerischen, französischen u. deutschen Biochemiker, Zürich, 1960.
5. Deutsch, S., E. T. Angelakos and E. R. Loew: Endocrinology **58**, 33 (1956).
6. Fenn, W.: J. Physiol. (Lond.) **59**, 35 (1924).
7. Frieden, E. H., J. W. Fishbein and F. L. Hisaw: Arch. Biochem. **17**, 183 (1948).
8. Hill, A. W., J. L. Parkinson and D. Y. Solandt: J. exp. Biol. **12**, 397 (1935).
9. Hogben, L. T., and C. Gordon: J. exp. Biol. **7**, 186 (1930).
10. —, and D. Slome: Proc. roy. Soc. London **108**, 10 (1931).
11. Houssay, B. A., et J. Ungar: C. R. Soc. Biol. (Paris) **96**, 318 (1924).
12. Hudson, B., and G. A. Bentley: Austr. Ann. Med. **6**, 98 (1957).
13. Jöchle, V.: Endokrinologie **33**, 63 (1955).
14. Johnsson, S., and B. Högberg: Nature (Lond.) **169**, 286 (1952).
15. Jores, A.: Z. exp. Med. **87**, 266 (1933).
16. Kahr, H.: Z. vergl. Physiol. **41**, 435 (1959).
17. Kleinholtz, L. H., and H. Rahn: Anat. Rec. **76**, 157 (1940).
18. Knick, B., H. Thomann u. W. Tilling: Ärztl. Forsch. **8**, 120 (1954).
19. Kosto, B., G. E. Pickford and M. Forster: Endocrinology **65**, 869 (1959).
20. Krogh, A.: J. Pharmacol. exp. Ther. **29**, 177 (1926).
21. Lerner, A. B., K. Shizume and J. Bunding: J. clin. Endocr. **14**, 1463 (1954).
22. — J. D. Case, W. Mori and R. M. Wright: Nature (Lond.) **183**, 1821 (1959).
23. Mayberry, W. E., and A. Albert: J. clin. Endocr. **12**, 1553 (1959).
24. McDonald, P. R., and F. H. Adler: Arch. Ophthal. (Chicago) **27**, 264 (1942).
25. McLean, A. J.: J. pharmacol. exp. Ther. **33**, 301 (1928).
26. Mukerji, B., J. N. Karkun and B. Ghosh: Indian J. med. Res. **40**, 251 (1952).
27. Mutch, J. R., and D. Mackay: J. Ophth. **27**, 434 (1943).
28. Reinhardt, W. O., I. I. Geschwind, J. C. Porath and Ch. H. Li: Proc. Soc. exp. Biol. (N. Y.) **80**, 439 (1952).
29. Rigler, R., u. M. Holtbauer: Naunyn-Schmiedeberg's Arch. exp. Path. Pharmakol. **219**, 456 (1953).
30. Schreiber, V.: Acta med. Acad. Sci. hung. **12**, 153 (1953).
31. Shizume, K., and A. B. Lerner: J. clin. Endocr. **14**, 1491 (1954).
32. — — and T. B. Fitzpatrick: Endocrinology **54**, 553 (1954).
33. Smith, C. D.: J. cell. comp. Physiol. **8**, 83 (1936).
34. Spaul, E. A.: Brt. J. exp. Biol. **2**, 33 (1924).
35. Stebbius, R., and G. Thomas: Proc. Soc. exp. Biol. (N. Y.) **84**, 44 (1953).
36. Sulman, F. G.: Acta endocr. (Kbh.) **10**, 320 (1952).
37. Thing, E.: Acta endocr. (Kbh.) **10**, 295 (1952).
38. Voss, E.: In: R. Ammon u. W. Dirscherl: Fermente, Hormone, Vitamine, Bd. II, S.664. Stuttgart: Georg Thieme Verlag 1960.
39. Waring, H., u. F. W. Landgrebe: J. exp. Biol. **18**, 80 (1941).
40. — — Quart. J. exp. Physiol. **31**, 31 (1942).
41. — — In: G. Pincus u. K. V. Thieman: The Hormones. Bd. II, S. 427. New York: Academic Press 1950.
42. Wright, R. M., and A. B. Lerner: Endocrinology **66**, 599 (1960).
43. Zondek, B., u. H. Krohn: Klin. Wschr. **10**, 405 (1932).

Aus der II. Medizinischen Universitätsklinik, Hamburg-Eppendorf
(Direktor: Prof. Dr. med. A. JORES)

MSH-Ausscheidung bei chemischer Nebennierenrinden-Blockade

Von

T. AKINCI, M. APOSTOLAKIS und J. TAMM

Mit 3 Abbildungen

Aus zahlreichen Untersuchungen der letzten Jahre ist bekannt, daß das 2-Methyl-1,2 bis-(3-pyridyl)-1-propanon, das unter der Bezeichnung SU 4885 bzw. Metopiron geläufig ist, eine selektive Hemmung der 11β-Hydroxylierung in der Nebennierenrinde (NNR) und damit über den feed-back-Mechanismus eine Erhöhung der ACTH-Ausschüttung aus dem Hypophysenvorderlappen (HVL) bewirkt. Bisher haben nur LIDDLE et al. (*1*) diese ACTH-Erhöhung im menschlichen Blut direkt gemessen, ohne allerdings genaue Zahlenangaben zu machen. Die übrigen Autoren (Lit. s. bei *1*) schlossen aus indirekten Hinweisen auf eine verstärkte ACTH-Ausschüttung.

Auf Grund von Befunden bei Addison-Kranken und bei adrenalektomierten Patienten wird allgemein angenommen, daß eine enge Korrelation zwischen der ACTH- und MSH-Abgabe aus dem HVL besteht (*2*, *3*). Es lag daher nahe zu prüfen, ob die Applikation von SU 4885 zu einer unmittelbaren Beeinflussung der MSH-Ausscheidung führt.

Für die Untersuchungen standen acht männliche Patienten mit normaler NNR-Funktion zur Verfügung. Die vier ersten Probanden erhielten jeweils 3 g SU 4885 oral über 24 Std verteilt. Zwei Patienten wurden 5,1 bzw. 8 g der Substanz innerhalb 48 Std ebenfalls oral appliziert, die restlichen beiden wurden einer achtstündigen Infusion von 4 g des wasserlöslichen Bitartrat-Esters unterzogen. Neben der Messung der MSH-Ausscheidung, auf deren Technik im vorhergehenden Referat eingegangen wurde, wurden Steroidbestimmungen durchgeführt, die unten näher erläutert werden.

Die Abb. 1 gibt die MSH-Ausscheidung bei den ersten vier Patienten, die nur einer 24stündigen Belastung mit 3 g SU 4885 unterworfen wurden. Drei bzw. vier Tage vor dem Versuch wurde die MSH-Exkretion täglich gemessen. Die Schwankungen dieser Vorwerte hielten sich, wie auch bei den übrigen vier Probanden, in einem normalen Bereich. Bei den in Abb. 1 aufgeführten Fällen wurden lediglich einzelne Stichproben der Plasma-17-Hydroxycorticosteroide (17-OHCS) durchgeführt, da der Urin mit HCl präserviert wurde und Steroidbestimmungen daher am Urin nicht möglich waren. Die Zufuhr des SU 4885 hatte auf die MSH-Ausscheidung folgende Wirkung: Bei den ersten beiden Patienten war am Belastungstag und am Tage darauf eine mäßiggradige Erhöhung der MSH-Werte festzustellen, die bei dem ersten Probanden noch zwei weitere Tage anhielt. Der dritte Patient reagierte nicht. Beim vierten Patienten stieg die MSH-Ausscheidung erst am Tage nach der SU 4885-Applikation an und blieb für die Dauer der Beobachtung leicht erhöht. Die in 24stündigen Abständen vorgenommenen Kontrollen der Plasma-17-OHCS zeigten keine eindeutigen Änderungen.

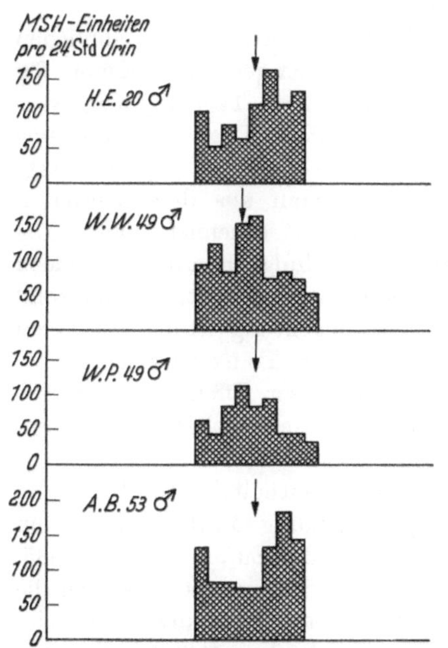

Abb. 1. MSH-Ausscheidungen bei einer eintägigen oralen Belastung mit je 3 g SU 4885

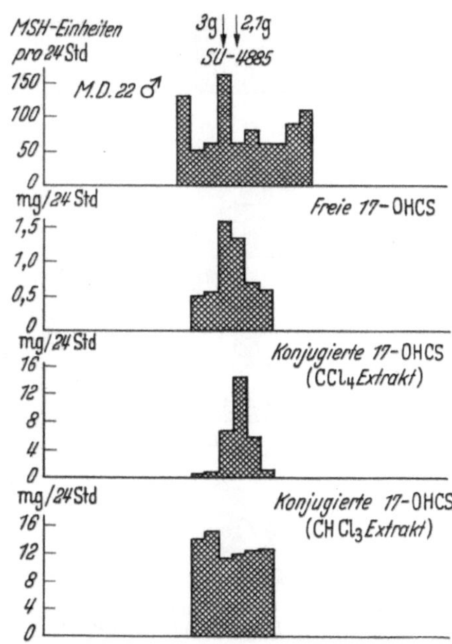

Abb. 2. Ausscheidung von MSH und 17-OHCS bei zweitägiger oraler Belastung mit SU 4885

Die Abb. 2 zeigt die Versuchsergebnisse bei einer zweitägigen Belastung mit insgesamt 5,1 g SU 4885. Die MSH-Ausscheidung stieg am ersten Versuchstag an, um jedoch schon am zweiten Belastungstag und während der Nachbeobachtung wieder im Bereich der Vorwerte zu liegen. Das Verhalten der 17-OHCS im Urin geht aus den unteren Spalten der Abb. 2 hervor. In Spalte zwei sind die freien 17-OHCS aufgetragen, die unter SU 4885 deutlich anstiegen, was sehr wahrscheinlich auf eine vermehrte Ausscheidung von 11-Desoxycortisol und nichtkonjugiertem Tetrahydro-11-desoxycortisol zurückzuführen war. Die Spalten drei und vier enthalten die Ergebnisse der konjugierten 17-OHCS. Nach einer Glucuronidase-Hydrolyse wurde zunächst eine Extraktion mit Tetrachlorkohlenstoff vorgenommen, ähnlich wie es Henke et al. (*4*) vorgeschlagen haben. Hierdurch werden aus dem Urin vorwiegend niederpolare 17-OHCS extrahiert. Die Ausgangswerte dieser Fraktion lagen etwas höher, verglichen mit den von Froesch et al. (*5*) papierchromatographisch gewonnenen Ergebnissen. Offensichtlich extrahiert der Tetrachlorkohlenstoff aus biologischem Material auch einen Teil höher polarer 17-OHCS. Im Gegensatz dazu zeigte die Gegenstromverteilung (H_2O/CCl_4, 12 bzw. 25 Schritte) von reinem Tetrahydro-F und Tetrahydro-S K-Werte von >12 bzw. 0,12. Unter der Gabe von SU 4885 zeigten die 17-OHCS in der CCl_4-Fraktion den stärksten Anstieg und sind damit ein guter Index für die Wirkung dieser Blockersubstanz. Die höher polaren 17-OHCS der Konjugat-Fraktion wurden schließlich mit Chloroform extrahiert. Die Applikation von SU 4885 verursachte erwartungsgemäß einen mehr oder weniger deutlichen Rückgang der Ausscheidung dieser Steroidgruppe.

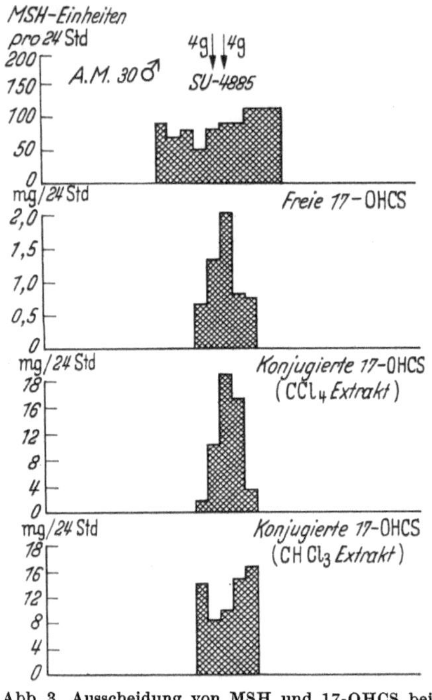

Abb. 3. Ausscheidung von MSH und 17-OHCS bei zweitägiger oraler Belastung mit SU 4885

Die Abb. 3 betrifft einen ähnlichen Versuch, bei dem jedoch insgesamt 8 g SU 4885 über zwei Tage gegeben wurden. Diese höhere Dosis bewirkte eine kräftigere Blockade der 11 β-Hydroxylierung, wie man aus dem Verhalten der Urinsteroide erkennen kann. Die MSH-Ausscheidung änderte sich jedoch unter der Belastung nicht. Erst während der Nachbeobachtung kam es zu einem leichten Anstieg. Es ist schwierig zu beurteilen, ob dieser Effekt mit der SU-Belastung in ursächlichem Zusammenhang stand.

Die Tabelle enthält die Mittelwerte der MSH-Ausscheidung sämtlicher Patienten vor und nach der Zufuhr von SU 4885. Die Zahlen der oberen Reihe stellen die gemittelten Werte aus drei bzw. vier Vortagen dar. In der unteren Reihe sind die Mittelwerte aus den Belastungstagen und drei Nachtagen aufgeführt. Bei den noch nicht erwähnten zwei Patienten, die intravenös mit 4 g der Blockersubstanz behandelt wurden, war keine Erhöhung der MSH-Ausscheidung zu erkennen, obwohl auch hier die Kontrolle der 17-OHCS im Urin auf eine Hemmung der 11 β-Hydroxylierung schließen ließ. Aus der Tabelle ist zu erkennen, daß bei insgesamt vier der acht Probanden ein Anstieg der MSH-Ausscheidung im Zusammenhang mit der Gabe von SU 4885 zu beobachten war. Bei drei Patienten blieb die MSH-Exkretion praktisch unverändert. Bei einem der i. v. belasteten Patienten war sie sogar erniedrigt.

Tabelle 1. *Vergleich der mittleren MSH-Ausscheidung (in Einheiten/24 Std) vor und nach der Behandlung mit SU 4885*

	E.H.[1]	W.W.[1]	W.P.[1]	A.B.[1]	E.F.[2]	H.P.[2]	M.D.[3]	A.M.[3]
Vor	72	97	72	90	100	150	80	73
Nach	130	115	62	130	93	90	84	96

[1] Orale Belastung (ein Tag).
[2] i.v. Belastung.
[3] Orale Belastung (zwei Tage).

Obwohl der große Schwankungsbereich der Normalwerte der MSH-Ausscheidung zur Zurückhaltung bei der Interpretation der Resultate zwingt, können folgende Punkte doch schon hervorgehoben werden:

1. Während die Zufuhr von SU 4885 in den angegebenen Dosen regelmäßig zu einer deutlichen Erhöhung der 11-Desoxy-17-OHCS im Urin führte, als Zeichen

einer gehemmten 11 β-Hydroxylierung der NNR, war eine konstante Beeinflussung der MSH-Ausscheidung dagegen nicht festzustellen.

2. Bei den Probanden, die eine ansteigende Tendenz der MSH-Exkretion erkennen ließen, war nicht immer eine enge Korrelation zwischen dem Eintreten dieser Steigerung und dem Zeitpunkt der SU-Applikation zu konstatieren.

Die Versuchsergebnisse lassen vermuten, daß die MSH-Ausschüttung aus dem HVL nicht parallel mit der des ACTH zu verlaufen braucht, wenn die Cortisolbiosynthese blockiert wird. Verglichen mit dem ACTH handelt es sich beim MSH anscheinend um ein langsamer reagierendes System.

Auch an dieser Stelle möchten wir Herrn Dr. Dr. A. Wettstein, CIBA A.G., Basel, und Herrn Dr. H. Voss, CIBA A.G., Hamburg, für die Überlassung von SU 4885 herzlich danken. Testmengen von Pregnan-3 α, 17 α, 21-triol-20-on stellte uns Herr Prof. W. Klyne, London, dankenswerterweise zur Verfügung.

Literatur

1. Liddle, G. W., D. Island u. A. Walser: Schweiz. med. Wschr. **90**, 1351 (1960).
2. Shizume, K., and A. B. Lerner: J. clin. Endocr. **14**, 1491 (1954).
3. Nelson, D. H., J. W. Meakin and G. W. Thorn: Ann. intern. Med. **52**, 560 (1960).
4. Henke, W. J., R. P. Doe and M. E. Jacobson: J. clin. Endocr. **20**, 1527 (1960).
5. Froesch, E. R., A. Labhart, R. Neher, A. Prader u. W. Ziegler: Schweiz. med. Wschr. **89**, 1232 (1959).

Diskussion

C. Rerup (Lund):

Liegen Untersuchungen vor über MSH-Ausscheidung unter normaler Gravidität? Lerner und seine Gruppe fand einen progressiven Anstieg unter der Gravidität, während Dahlberg (Malmö) eine kontinuierliche aber nicht signifikant verschiedene Ausscheidungserhöhung unter der ganzen Graviditätsperiode fand.

B. Wiegershausen (Berlin):

Herr Voigt zeigt auf der einen Abbildung eine „Ausbreitung" von MSH, die neben anderen Substanzen auch durch ACTH ausgelöst wird, dagegen ist mit Serotonin eine „Kontraktion" von MSH festzustellen. Im Zusammenhang mit früheren Befunden von Mousatche u. Pereira (1957) wirkt Serotonin auf die Hypophyse durch Freisetzung von ACTH. Mir scheint diese Tatsache in gewissem Widerspruch zu den von Ihnen gemachten Angaben zu stehen. Ich möchte fragen, ob diese von Ihnen erhobenen Befunde konzentrationsabhängig sind. Weiterhin interessiert es mich, ob die von Ihnen festgestellte gegensätzliche Wirkung von ACTH und Serotonin auf das MSH nur für den Test an der Froschhaut gilt, also streng speciesbezogen und nicht zu verallgemeinern ist, oder bestehen bei Ihnen noch andere Vorstellungen?

K.-D. Voigt (Hamburg):

Untersuchungen zur MSH-Ausscheidung in der normalen Gravidität, nach denen Herr Rerup fragte, haben wir nicht durchgeführt. Herr Wiegershausen hat mich offensichtlich falsch verstanden. Was wir im Froschtest messen, ist die Melaninausbreitung in den Melanophoren an isolierten Hautstücken, die durch die verschiedenen Substanzen, u. a. auch durch MSH, bewirkt wird. Eine Abklärung der von ihm angeschnittenen Probleme ist damit in unserer Versuchsanordnung nicht möglich.

G. L. Ijzerman (Oss):

Ich möchte Herrn Tamm fragen, ob es nicht einigermaßen irreführend ist, von MSH-Ausscheidung in seinen Versuchen zu sprechen. Was gemessen wird ist ja MSH-Aktivität.

Ich könnte mir gut denken, daß gerade bei der mit SU 4885 blockierten Nebennierenrinde verschiedene Metaboliten in die Zirkulation gelangen könnten, die diese MSH-Aktivität zu beeinflussen vermögen. Unwahrscheinlich erscheint mir dies noch um so weniger, weil in einer der von Herrn Voigt vorgeführten Tabellen Pregnantrion (?) genannt wurde als eine Substanz mit Einfluß auf die MSH-Aktivität.

J. Tamm (Hamburg):

Mit der Bemerkung von Herrn Dr. Ijzerman, daß man im Urin besser von MSH-Aktivität als von MSH spricht, stimmen wir völlig überein. Ihre Frage nach möglichen Steroidmetaboliten, die unter der SU 4885-Applikation vermehrt ausgeschieden werden und die MSH-Bestimmung beeinflussen könnten, möchte ich dahingehend beantworten, daß die Art der Aufarbeitung es kaum wahrscheinlich macht, daß nennenswerte Mengen von Steroiden im Endextrakt erscheinen.

Aus der I. Frauenklinik und Hebammenschule der Universität München
(Direktor: Prof. Dr. W. BICKENBACH)

Über die Oestrogenausscheidung nach Injektion von Oestradiolestern

Von

R. KAISER

Für die parenterale Oestrogenbehandlung werden zunehmend Depotpräparate bevorzugt. Sie können zur Blutstillung bei funktionellen Genitalblutungen, zur Substitution einer mangelhaften Oestrogensekretion, zur Regulierung zentraler Funktionen und zur Erzielung eines Rebound-Effektes angewendet werden.

Über die Größe der täglich von einem Depotoestrogen freiwerdenden Hormonmenge und über die Wirkungsdauer einer solchen Substanz gibt der Oestrogennachweis im Harn genauere Auskunft als die Beurteilung der Erfolgsorgane Endometrium und Vaginalepithel.

Von Interesse erschien die Frage, wie die Oestrogenausscheidung nach parenteraler Zufuhr von Oestradiolestern gemessen an den physiologischen Verhältnissen des Cyclus abläuft.

Tabelle 1. *Die Oestrogenausscheidung in der Follikelphase des Cyclus*
(Mittlere Tageswerte aus 7 Cyclen)

Cyclustag	Oestradiol (γ)	Oestron (γ)	Oestriol (γ)	Gesamtoestrog. (γ)
1	—	—	—	—
2	—	—	—	—
3	0	4	2	6
4	2	5	5	12
5	2	6	8	16
6	3	7	8	18
7	3	7	9	19
8	4	8	10	22
9	5	10	9	24
10	5	12	14	31
11	6	11	14	31
12	7	14	15	36
13	9	17	19	45

Tabelle 2. *Die Oestrogenausscheidung in der Corpus-luteum-Phase des Cyclus*
(Mittlere Tageswerte aus 7 Cyclen)

Cyclustag	Oestradiol (γ)	Oestron (γ)	Oestriol (γ)	Gesamtoestrog. (γ)
1	5	11	20	36
2	3	10	24	37
3	3	9	12	24
4	4	9	17	30
5	6	13	15	34
6	5	12	14	31
7	5	19	16	40
8	7	13	20	40
9	6	16	18	40
10	5	13	25	43
11	4	15	19	38
12	3	9	14	26
13	2	8	14	24
14	1	4	11	16

Der von uns mit dem Brownschen Verfahren (1955) bei 7 normalen biphasischen Cyclen ermittelte Durchschnittswert an Gesamtoestrogenen betrug 28,7 γ pro Tag; er lag in der Follikelphase bis zum präovulatorischen Oestrogengipfel mit 23,8 γ niedriger als in der Corpus-luteum-Phase mit 33,6 γ (Tab. 1 und 2). Die Ergebnisse stimmen in etwa mit denen von BROWN überein.

Die Applikation der Oestradiolester — mit einer Ausnahme gebräuchliche Handelspräparate — erfolgte in öliger Lösung oder in Form von Kristallsuspensionen bei Frauen mit weitgehend erloschener Ovarialfunktion.

Oestradiolbenzoat, ölgelöst, in einer Tagesdosis von 1 mg, wurde über insgesamt 7 Tage injiziert. Es resultierte eine Oestrogenausscheidung, die auf das Dreifache des mittleren Cycluswertes kurz nach der letzten Injektion anstieg. Infolge der raschen Verseifung des Esters stellte sich dann ein steiler Abfall der Werte innerhalb von 5 Tagen ein (Tab. 3).

Tabelle 3. *Die Oestrogenausscheidung nach Injektion von 7 × 1 mg Oestradiolbenzoat*
Frau B., 49 Jahre

Tage vor u. n. der Injektion	Oestradiol (γ)	Oestron (γ)	Oestriol (γ)	Gesamt-oestrog. (γ)
I	3	5	4	12
II	2	4	2	8
1	5	16	7	28
2	11	14	14	39
3	8	19	16	43
4	10	36	32	78
5	8	35	33	76
6	10	54	38	102
7	12	50	49	111
8	6	45	59	110
9	—	—	—	—
10	—	—	—	—
11	2	11	18	31
12	—	5	7	12

10 mg Oestradiolbenzoat als Kristallsuspension mit einer Korngröße von 0,02—0,1 mm („Ovocyclin" Ciba) führten über 16 Tage zu einer Erhöhung der Oestrogenausscheidung. Diese betrug etwa 10 Tage lang mehr als 20 γ und erreichte vom 2.—4. Tag post inject. die doppelte Cyclushöhe. Der Abfall ging langsam vonstatten. Bei Einzeldosen von 7 mg der Substanz blieb die Oestrogenausscheidung etwas unter den Cycluswerten (Tab. 4a und b).

Tabelle 4a u. b. *Die Oestrogenausscheidung nach Injektion von Oestradiolbenzoatkristallen (0,02—0,1 mm)*

Tage vor u. n. der Injektion	Oestradiol (γ)	Oestron (γ)	Oestriol (γ)	Gesamt-oestrog. (γ)
a) Frau F., 61 Jahre. 10 mg Einzeldosis				
I	—	4	4	8
II	—	4	6	10
1	5	13	10	28
2	10	115	41	166
3	—	—	—	—
4	7	42	24	83
5	—	—	—	—
6	7	14	92	103
7	—	—	—	—
8	6	16	49	71
9	—	—	—	—
10	17	10	23	50
11	—	—	—	—
12	2	9	20	31
13	—	—	—	—
14	2	9	12	23
15	—	—	—	—
16	1	6	5	12
17	—	—	—	—
18	—	—	—	—
19	—	—	—	—
20	2	4	5	11
b) Frau Z., 46 Jahre, 7 mg Einzeldosis				
I	2	3	4	9
II	2	5	5	12
1	3	9	2	14
2	2	9	11	22
3	2	5	9	16
4	6	20	17	43
5	6	11	14	31
6	3	10	7	20

10 mg Oestradiolbenzoat als Kristallsuspension mit einer Korngröße von weniger als 0,05 mm Durchmesser (Oestrogenanteil im „Sistocyclin" Ciba) bewirkten am 2. Tag post inject. eine gegenüber dem Cyclus um das 7fache erhöhte Ausscheidung. Diese nahm dann wieder kontinuierlich ab und unterschritt am 17. Tag post inject. den physiologischen Mittelwert während des Cyclus (Tab. 5).

10 mg Oestradiolbutyrylacetat („Follikosid" Boehringer) hatten einen steilen Anstieg am 1. Tag post inject. zur Folge. Auch das Absinken der Oestrogenaus-

scheidung vom 8fachen Cycluswert bis zur Ausgangslage ging innerhalb von 8 Tagen rasch vor sich. Mit 5 mg der Substanz war dieselbe Ausscheidungsform zu beobachten; die Werte lagen jedoch relativ niedriger als beim 10 mg-Versuch (Tab. 6a und b).

Tabelle 5. *Die Oestrogenausscheidung nach Injektion von 10 mg Oestradiolbenzoatkristallen (unter 0,05 mm)* Frau L., 69 Jahre

Tage vor u. n. der Injektion	Oestradiol (γ)	Oestron (γ)	Oestriol (γ)	Gesamt-oestrog. (γ)
I	1	1	2	4
II	—	2	—	2
III	2	1	1	4
→ 1	2	9	6	17
2	6	33	25	64
3	—	—	—	—
4	5	28	26	59
5	—	—	—	—
6	4	13	15	32
7	—	—	—	—
8	—	—	—	—
9	—	—	—	—
10	2	10	8	20
11	—	—	—	—
12	2	8	6	16
13	—	—	—	—
14	—	—	—	—
15	—	—	—	—
16	—	4	6	10
17	—	—	—	—
18	—	—	—	—
19	—	3	2	5

Tabelle 6a u. b.
Die Oestrogenausscheidung nach Injektion von Oestradiolbutyrylacetat

Tage vor u. n. der Injektion	Oestradiol (γ)	Oestron (γ)	Oestriol (γ)	Gesamt-oestrog. (γ)
a) Frau W., 62 Jahre. 10 mg Einzeldosis				
I	—	4	2	6
II	2	6	2	8
→ 1	20	146	82	248
2	29	107	71	207
3	11	68	100	179
4	12	41	64	117
5	3	19	34	56
6	3	13	15	31
7	2	12	6	20
8	2	5	6	13
b) Frau H., 51 Jahre, 5 mg Einzeldosis				
I	2	5	2	9
II	2	5	4	11
→ 1	12	94	41	147
2	13	62	32	107
3	8	22	23	53
4	5	13	40	58
5	7	8	15	30
6	3	10	4	17

10 mg Oestradiolvalerianat („Progynon-Depot“ Schering) verursachten eine Oestrogenzunahme über 14 Tage mit einem Gipfel zwischen dem 2. und 4. Tag post inject. Der mittlere Cycluswert wurde um das 4fache überschritten und nach 13 Tagen wieder unterschritten. Mit 5 mg der Substanz waren über 5 Tage cyclusähnliche Ausscheidungsmengen nachweisbar (Tab. 7a und b).

10 mg Oestradiolcyclopentylpropionat („Depotfemin“ Hoechst) wurden zunehmend bis zum 3. oder 4. Tag post inject. ausgeschieden. Der Höchstwert betrug das 6fache des Cyclusdurchschnitts. Nach einer langsamen Abnahme der Oestrogenwerte war die Ausgangslage nach etwa 13 Tagen wieder erreicht. Bei der Verwendung von 5 mg des Esters blieb die Oestrogenausscheidung während einer 3—6tägigen Beobachtungszeit über den Cycluswerten (Tab. 8a und b).

10 mg Oestradiolphenylpropionat („Menformon prolong.“ Organon) ergaben eine maximale Oestrogenausscheidung am 4. Tag post inject. Durch die Kombination mit 2,5 mg Oestradiolbenzoat stiegen die Werte relativ rasch an. Von einem 5fachen Cycluswert fiel die Oestrogenausscheidung langsam ab; nach 14 Tagen wurden die Cycluswerte und nach 18 Tagen wieder die Ausgangswerte erreicht (Tab. 9).

9 mg Oestradioloenanthat + 1 mg Oestradiol (Boehringer) führten wegen des Anteils an freiem Hormon zu einer sofortigen maximalen Oestrogenausscheidung;

diese blieb 10 Tage lang über dem Durchschnitt im Cyclus, war aber insgesamt erst nach 24 Tagen auf die Ausgangswerte abgesunken (Tab. 10).

Der prozentuale Anteil der einzelnen Oestrogenfraktionen an den Gesamtoestrogenen verhielt sich nach Injektion von Oestradiolestern nicht wesentlich anders als im Cyclus; lediglich Oestradiol war mit 8—10% etwas weniger beteiligt,

Tabelle 7a u. b. *Die Oestrogenausscheidung nach Injektion von Oestradiolvalerianat*

Tage vor u. n. der Injektion	Oestradiol (γ)	Oestron (γ)	Oestriol (γ)	Gesamt-oestrog. (γ)
b) Frau Sch., 62 Jahre. 10 mg Einzeldosis				
I	—	1	2	3
II	—	1	2	3
III	—	1	4	5
→ 1	—	—	—	—
2	9	26	54	89
3	—	—	—	—
4	12	24	88	124
5	—	—	—	—
6	7	20	63	90
7	—	—	—	—
8	3	16	52	71
9	—	—	—	—
10	2	15	23	40
11	—	—	—	—
12	—	—	—	—
13	0	11	12	23
14	2	4	5	11
b) Frau R., 48 Jahre. 5 mg Einzeldosis				
I	2	4	7	13
II	—	8	3	11
→ 1	4	20	9	33
2	10	18	11	39
3	8	16	24	48
4	5	13	19	37
5	2	6	10	18

Tabelle 8a u. b. *Die Oestrogenausscheidung nach Injektion von Oestradiolcyclopentylpropionat*

Tage vor u. n. der Injektion	Oestradiol (γ)	Oestron (γ)	Oestriol (γ)	Gesamt-oestrog. (γ)
a) Frau Z., 64 Jahre. 10 mg Einzeldosis				
I	1	3	5	6
II	2	3	2	7
III	2	2	2	6
→ 1	8	15	6	29
2	15	56	31	102
3	14	70	90	174
4	6	38	59	103
5	—	—	—	—
6	5	33	42	80
7	—	—	—	—
8	6	13	32	51
9	—	—	—	—
10	3	6	10	19
11	—	—	—	—
12	3	3	8	14
13	2	5	3	10
b) Frau K., 66 Jahre. 5 mg Einzeldosis				
I	—	—	2	2
II	—	—	3	3
→ 1	—	8	6	14
2	—	19	23	42
3	8	20	13	41
4	5	33	38	76
5	3	36	39	78
6	—	20	14	34

während Oestradiol teilweise in einem höheren Prozentsatz auftrat. Auch gegenüber dem von Brown untersuchten freien Oestradiol konnten diesbezüglich keine signifikanten Unterschiede festgestellt werden. — Dagegen lag die Gesamtausbeute an Harnoestrogenen beim veresterten Oestradiol mit 4—9% relativ niedriger als beim freien Oestradiol mit 16%. Sie wurde auf Grund der vorhandenen Werte geschätzt, da die Bestimmungen meistens nicht täglich durchgeführt wurden. — Der prozentuale Anteil der Oestrogenausscheidung fiel um so größer aus, je höher die injizierte Dosis, je kleiner die Korngröße und je kleiner das Molekulargewicht der Ester war.

Für die Therapie ergeben sich aus diesen Untersuchungen folgende Konsequenzen: die 10 mg-Dosen des Valeriansäureesters, des Cyclopentylpropionsäureesters und des Phenylpropionsäureesters erzeugen zwar über 10—14 Tage eine Oestrogenausscheidung, die über den Cycluswerten liegt; die Oestrogenzunahme ist aber innerhalb der 1. Woche unphysiologisch hoch. Da die Werte bei kleineren Dosen relativ niedriger liegen, zeigt sich mit zunehmender Dosierung auch ein

Überlaufphänomen. Dieses ist das Zeichen eines unrationellen Vorgangs; außerdem erzeugt die hohe Initialkonzentration im Organismus auch einen erheblichen zentralen Bremseffekt, der nicht immer erwünscht ist. Ein Nachteil aller Depotoestrogene ist der langsame Hormonabfall, der bei den größeren Dosen zu längeren Abbruchblutungen führen kann.

Tabelle 9. *Die Oestrogenausscheidung nach Injektion von Oestradiolphenylpropionat*

Tage vor u. n. der Injektion	Oestradiol (γ)	Oestron (γ)	Oestriol (γ)	Gesamt-oestrog. (γ)
Frau J., 60 Jahre. 10 mg Einzeldosis				
I	1	4	2	7
II	2	4	1	7
III	2	4	3	9
→ 1	10	22	8	40
2	19	56	57	132
3	—	—	—	—
4	10	52	87	149
5	—	—	—	—
6	11	47	48	106
7	—	—	—	—
8	5	18	77	100
9	—	—	—	—
10	2	14	31	47
11	—	—	—	—
12	1	10	18	29
13	—	—	—	—
14	1	5	12	18
15	—	—	—	—
16	1	5	7	13
17	—	—	—	—
18	1	3	4	8
19	—	—	—	—
20	—	—	—	—
21	—	3	3	6

Tabelle 10. *Die Oestrogenausscheidung nach Injektion von 10 mg Oestradioloenanthat*

Tage vor u. n. der Injektion	Oestradiol (γ)	Oestron (γ)	Oestriol (γ)	Gesamt-oestrog. (γ)
Frau M., 77 Jahre				
I	1	2	2	5
II	—	1	3	4
III	1	2	2	5
→ 1	11	29	56	96
2	—	—	—	—
3	7	18	45	70
4	—	—	—	—
5	8	23	25	56
6	—	—	—	—
7	2	8	15	25
8	—	—	—	—
9	—	—	—	—
10	1	5	15	21
11	—	—	—	—
12	—	—	—	—
13	—	5	7	12
14	—	—	—	—
15	1	3	9	13
16	—	—	—	—
17	—	3	5	8
18	—	—	—	—
19	—	2	6	8
20	—	—	—	—
21	—	—	—	—
22	—	2	11	13

Unter physiologischen Bedingungen werden nach den Berechnungen von Brown während des ganzen Cyclus nur etwa 5 mg Oestradiol oder Oestron gebildet. Schon bei der kontinuierlichen oralen Verabreichung ist zur Herstellung von cyclusentsprechenden Oestrogenverhältnissen eine Gesamtdosis von 1,25 mg Äthinyloestradiol, die etwa 12,5 mg Oestradiolbenzoat entspricht, erforderlich. Mutmaßlich wird man auch mit 1 mg Oestradiolbenzoat oder Oestradiolbutyrylacetat jeden 2. Tag eine cyclische Oestrogenbildung weitgehend nachahmen können. Mit den oben erwähnten Depotoestrogenen lassen sich dann idealere Verhältnisse erreichen, wenn, anstatt einer 2maligen Injektion von 10 bzw. 12,5 mg, 3—4malige Injektionen von 5 mg, z. B. am 1., 7., 15. und evtl. am 22. Tag zur Anwendung kommen. Da die Wirkungsdauer der 5 mg-Dosen etwas kürzer ist als diejenige von 10 mg-Dosen, würde bei diesem Schema die nachlassende Konzentration der vorausgegangenen Injektion etwa zum richtigen Zeitpunkt durch die nächste Applikation aufgefangen. Bei den Kristallsuspensionen mit den großen Korngrößen scheint die 10 mg-Dosierung eher möglich zu sein; die kleineren Oestradiolkristalle sind sowieso zusammen mit Progesteron mehr zur Blutstillung gedacht. 10 mg Oestradioloenanthat besitzen zwar eine etwa cyclusgerechte Wirkungsdauer, die freiwerdende Konzentration reicht aber vom 10. Tag ab zur Substitution einer cyclischen Oestrogensekretion nicht mehr aus. — Insgesamt geben also die Ausscheidungsuntersuchungen wertvolle Hinweise über das Verhalten der Oestradiolester im Organismus und damit für die Therapie mit Depotoestrogenen.

Diskussion

J. Kreysler (München):

In welcher Abhängigkeit stehen Korngröße von Depotoestrogenestern und Resorption?

W. Hohlweg (Berlin):

1937 habe ich über die besonders protrahierte Wirkung von Oestron bzw. Oestradiol-Fettsäureestern berichtet. Eine einzige Injektion von 3,75 mg Oestradiolpalmitat löste bei Pavianweibchen eine 3 Monate (normal etwa 14 Tage) dauernde Brunstschwellung aus. Ich hatte 2 Tiere mit der gleichen Dosis behandelt und beobachtete bei beiden 2 mal zur gleichen Zeit ein Absinken und Wiederansteigen der Schwellungen. Den gleichmäßigen Verlauf der Schwankungen bei beiden Tieren führte ich auf exogene Ursachen z. B. Ernährungs- oder Temperaturschwankungen zurück, die einen verminderten oder vermehrten Verbrauch von Depotfett, in dem das Oestradiolpalmitat gespeichert ist, zur Folge haben.

Wurden auch Schwankungen in der Oestrogenausscheidung bei den Frauen nach Injektion von Oestradiolestern beobachtet?

R. Lauritzen (Kiel):

Ich weiß nicht, ob eine andere Erklärungsmöglichkeit für Ihre Beobachtungen zutreffen kann. Ich habe öfter beobachten können, daß längere Verabfolgung kleiner Dosen von Oestradiol oder Oestriol ruhende Ovarien zu neuer Funktion anregen kann, indem durch die Oestrogene offenbar noch vorhandene kleine Follikel zum Wachstum gebracht werden und so in ein Stadium gelangen, in dem sie gonadotropinabhängig werden und dann auf die endogenen Gonadotropine zyklisch reagieren.

Schlußwort

R. Kaiser (München):

Die Resorptionsgeschwindigkeit ist bei den Kristallsuspensionen von der Korngröße abhängig. Kleinere Kristalle mit relativ großer Oberfläche bewirken einen raschen, größere Kristalle mit einer relativ kleinen Oberfläche einen länger dauernden Oestrogeneffekt.

Auch bei der chemischen Oestrogenbestimmung im Harn zeigen sich in einigen Fällen Tagesschwankungen; sie sind vielleicht teilweise dadurch bedingt, daß die Oestrogene nicht immer gleichmäßig aus den Fettdepots in den Blutkreislauf gelangen. Im wesentlichen wird aber ein ziemlich regelmäßiger Anstieg bzw. Abfall der Oestrogenausscheidung beobachtet.

Aus der Universitäts-Frauenklinik und Hebammenlehranstalt Kiel
(Direktor: Prof. Dr. E. PHILIPP)

Biologische Wirkungen einiger Oestrogenmetabolite[1]

Von

CHRISTIAN LAURITZEN

Mit 6 Abbildungen

Die Steroide Oestriol, 16-Epioestriol, 17-Epioestriol und 16-Keto-17 β-oestradiol sind beim Menschen vorkommende Stoffwechselprodukte der natürlichen primären Ovarialhormone 17 β-Oestradiol und Oestron. Sie wurden in den letzten Jahren aus Schwangeren- und Nichtschwangerenharn isoliert und bei Stoffwechselversuchen in vivo und in vitro nachgewiesen (*4, 5, 6, 7, 8, 10, 11, 16, 17, 19, 24, 27, 29, 30, 31, 40, 41*).

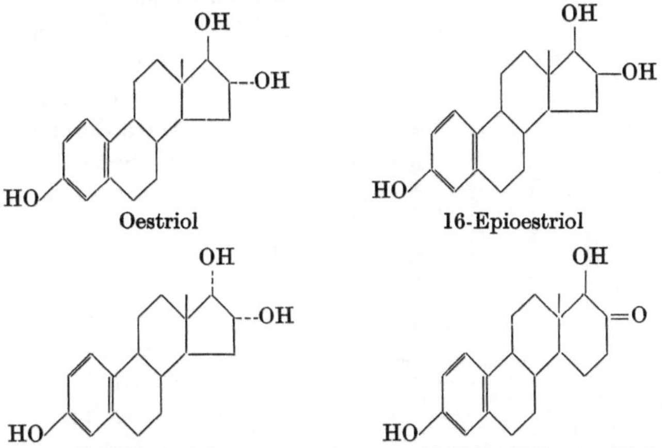

Abb. 1. Formelbilder der untersuchten Oestrogenmetabolite

Nachdem nun bis heute bereits 16 Oestrogenmetabolite beim Menschen gefunden worden sind (*12*), stellt sich zwangsläufig die für Physiologie und Endokrinologie gleich wichtige Frage, ob diese Umwandlungs- und Abbauprodukte der Steroidoestrogene lediglich uninteressante Abfallstoffe der Hormoninaktivierung darstellen oder ob sie im Organismus nicht doch bestimmte, unter Umständen gar notwendige, vielleicht bedeutsame Funktionen im Gefüge der endokrinen Regulationen ausüben. Diese Fragestellung scheint von grundsätzlicher Wichtigkeit für

[1] Mit Unterstützung der Deutschen Forschungsgemeinschaft.

unsere theoretischen Vorstellungen über die biologische Bedeutung der Abbauvorgänge im Steroidstoffwechsel und schließlich über den Mechanismus mancher endokrin gesteuerten Abläufe überhaupt. Daneben hat die Frage, ob diese Steroide definitionsgemäß noch als Hormone bezeichnet werden dürfen, mehr akademisches Interesse.

Oestriol, der quantitativ wichtigste Oestrogenmetabolit im Harn, ist beim Menschen in seiner Wirkung auf die unteren Genitalabschnitte keineswegs ein schwaches Oestrogen. Es hat jedoch einen organotrop eingeschränkten Wirkungsbereich, in dem es in physiologischer Dosierung lediglich Introitus, Vagina und Cervix, nicht aber das morphologische Bild des Endometriums beeinflußt (*2*, *33*, *34*, *35*). Es bewirkt demzufolge auch in der Regel keine uterine Abbruchblutung und ist zur Stillung solcher Blutungen nicht geeignet. Nach eigenen Untersuchungen wird die Ausscheidung von Gesamtgonadotropinen im Harn durch Oestriol, selbst in hoher Dosierung, nur wenig und uncharakteristisch beeinflußt. Mineralstoffwechsel, Gesamt-Wasserhaushalt, Eiweißstoffwechsel, Blutzucker, Phosphatasen im Serum und Blutbild werden am Menschen nicht oder kaum verändert (*22*, *23*).

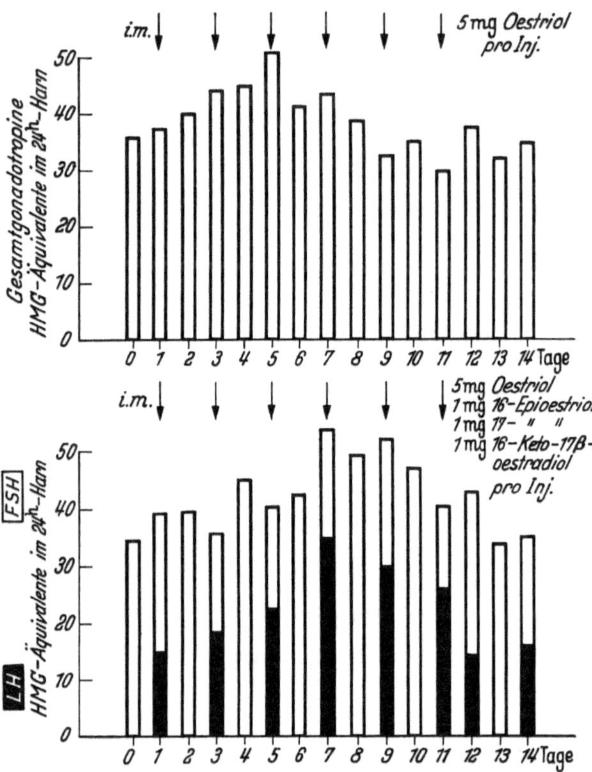

Abb. 2. Gonadotropinausscheidung im Harn unter Verabfolgung von Oestriol (oben) bzw. einer Kombination von Oestriol, 16-Epioestriol, 17-Epioestriol und 16-Keto-17β-oestradiol (unten). Gesamtgonadotropine im Uterusgewichtstest, FSH-Aktivität im Ovarialgewichtstest nach HCG-Verabfolgung. LH-Aktivität im Test an der ventralen Prostata. Harnaufbereitung nach LORAINE und BROWN. Frauen nach der Menopause

Oestriol bewirkt jedoch eine geringe Zunahme des Plasmavolumens (*20*), eine mäßige Senkung des Gehalts an Gesamtcholesterin im Serum (*22*, *23*), eine deutliche Verlängerung der Verweildauer von Corticosteroiden im Blut (*36*) und eine milde Förderung parasympathicomimetischer Reaktionen im vegetativen Nervensystem (*22*, *23*).

Unsere Untersuchungsergebnisse über die biologischen Wirkungen von 16-Epioestriol, 17-Epioestriol und 16-Keto-17 β-oestradiol beim Nager und beim Menschen möchten wir hier nur kurz zusammenfassen, da die Befunde an anderer Stelle ausführlich veröffentlicht werden sollen.

Die genannten Hormone bewirken im Allen-Doisy-Test Verhornung und sind hier gleich oder schwächer wirksam als Oestriol (*19*, *23*, *34*). Dies ist aber eine

Frage der Versuchstechnik, insbesondere der Protraktion der Dosen. So ist z. B. in der Methode von CURTIS und DOISY (*9*) sowie MARRIAN und PARKES (*26*, *28*) 17-Epioestriol stärker, 16-Epioestriol mindestens gleich stark wie Oestriol (*19*).

Tabelle 1. *Biologische Charakterisierung einiger Oestrogene und Oestrogenmetabolite im Vergleich zum Oestriol*

Steroid	Im Tierversuch (Maus)				Beim Menschen					
	Oestrogene Wirkung		Anti-androgene Wirkung	Besondere Charakteristica	Wirkung in vitro	Oestrogene Wirkung		Anti-androgene Wirkung	Quantitative Bedeutung (Harn)	Besondere Charakteristica
	Vagina	Uterus	Prostata		Placenta	Vagina	Endometrium	Vagina[1]		
17β-Oestradiol und Oestron	stärker	viel stärker	gleich bis schwächer	steile Dosiswirkungskurve	Stimuliert	stärker	viel stärker	stark	etwas geringer	primäre Oestrogene
Oestriol	schwach	schwach	schwach	„gehemmtes Oestrogen“ Dosis-Wirkungskurve flach. Kein maximales Uteruswachstum. Hemmt durch Oestron und Oestradiol induziertes Uteruswachstum. Relativ stark antiandrogen	hemmt Isocitratdehydrogenase	mäßig stark	sehr schwach	ziemlich stark	beträchtlich	geringe Wirkung auf Körperstoffwechsel und Gonadotropinausscheidung. Organotrop eingeschränkter Wirkungsbereich auf Cervix u. Vagina. Vorwiegend Abbauprodukte (Leber). Ausnahme: Oestriol in der Placenta
16-Epioestriol	gleich bis schwächer	schwächer	stärker		unbekannt	gleich stark	schwächer	gleich stark	geringer	
17-Epioestriol	gleich bis schwächer	schwächer	viel stärker		unbekannt	gleich stark	schwächer	stärker	viel geringer	
16-Keto-17β-oestradiol	schwächer	schwächer	schwächer	wie Oestradiol, aber schwächer. Kein gehemmtes Oestrogen	unbekannt	schwächer	schwach	schwächer	viel geringer	wie Oestradiol, aber viel schwächer

[1] Nach parenteraler Vorbehandlung mit Testosteronestern.

In bezug auf das Wachstum des Mäuseuterus sind alle weniger aktiv als Oestriol. Alle wirken offenbar sowohl durch Wassereinlagerung als durch Stimulierung der Proteinsynthese, doch scheint die Wassereinlagerung nach Oestriol und seinen Epimeren, zum mindesten im höheren Dosisbereich, geringer als nach Oestron und 17 β-Oestradiol.

Von besonderer Bedeutung scheint mir die folgende Eigenschaft dieser Oestrogenmetabolite zu sein: Sämtliche untersuchten Verbindungen, außer 16-Keto-17β-oestradiol, sind gehemmte Oestrogene (*18*). Das heißt: Ihre Dosis-Wirkungskurve verläuft über einen großen Bereich sehr flach. Trotz beträchtlicher

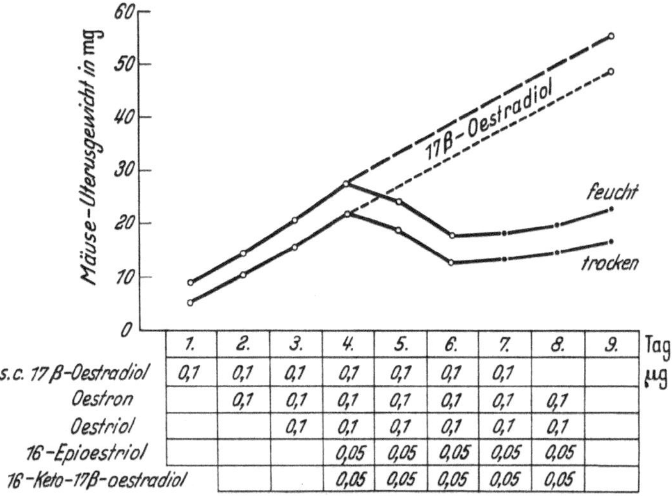

	1.	2.	3.	4.	5.	6.	7.	8.	9.	Tag
s.c. 17β-Oestradiol	0,1	0,1	0,1	0,1	0,1	0,1	0,1			μg
Oestron		0,1	0,1	0,1	0,1	0,1	0,1	0,1		
Oestriol			0,1	0,1	0,1	0,1	0,1	0,1		
16-Epioestriol				0,05	0,05	0,05	0,05	0,05		
16-Keto-17β-oestradiol				0,05	0,05	0,05	0,05	0,05		

Abb. 3. Verlaufskurve des Uterusgewichts unter der Verabfolgung einer Kombination von Primärhormonen und Metaboliten. Deutliche Hemmung und Regression des Uteruswachstums. Gestrichelt: Dosis-Wirkungskurve nach 17β-Oestradiol allein. Differenzen signifikant

Steigerung der verabfolgten Dosen ist also die Wirkungszunahme vergleichsweise gering. Eine maximale Stimulierung des Uteruswachstums ist durch diese Steroide überhaupt nicht zu erreichen. Mit Oestradiol oder Oestron zusammen injiziert, vermindern diese Metabolite die starke Wachstumswirkung der primären Hormone oder heben sie bei entsprechender Dosierung sogar ganz auf. Man muß demnach wohl annehmen, daß sie Oestron und Oestradiol vom Substrat verdrängen können, jedoch das Enzym nicht ausreichend zu stimulieren vermögen. Während also im Falle der Primärhormone der Steroid-Proteinkomplex die Stoffwechselreaktionen weiterführt, ist der Steroidmetaboliten-Proteinkomplex dazu offenbar nicht oder nicht in nennenswertem Ausmaß in der Lage.

Solche gegenseitigen Beeinflussungen der Steroide und ihrer Metabolite gibt es an der Vagina nicht. Hier wirken die verabfolgten Hormone additiv.

Oestriol und seine Epimeren haben ferner, gemessen an der Reduzierung des Prostatagewichts männlicher Ratten, eine beachtliche antiandrogene Wirkung (*19*). Überraschenderweise ist 16-Epioestriol, sonst ein schwaches Oestrogen, in diesem Test stärker antiandrogen als Oestriol, Oestron und selbst Oestradiol. Dieser Effekt scheint nicht wesentlich über eine Gonadotropinhemmung zu gehen, sondern vorwiegend auf einem peripheren Antagonismus zu beruhen, möglicherweise auf Verdrängung von an C-16 hydroxylierten Androgenen am Enzymsubstrat. 16-Keto-17 β-oestradiol ist hingegen nur relativ schwach antiandrogen. Beim Menschen bewirken diese Oestrogenmetabolite ebenfalls Proliferation und androgenhemmende Effekte am Vaginalepithel. Endometrium, Gonadotropinausscheidung und Körperstoffwechsel werden nur unwesentlich beeinflußt (*22*, *23*).

Der schrittweise Abbau von Oestradiol und Oestron führt also in der Tat zu einer graduellen quantitativen und qualitativen Verminderung der typischen Oestrogenwirkungen im Sinne einer beginnenden Inaktivierung. Immerhin scheinen die Oestrogenmetabolite darüber hinaus doch noch einige überraschende

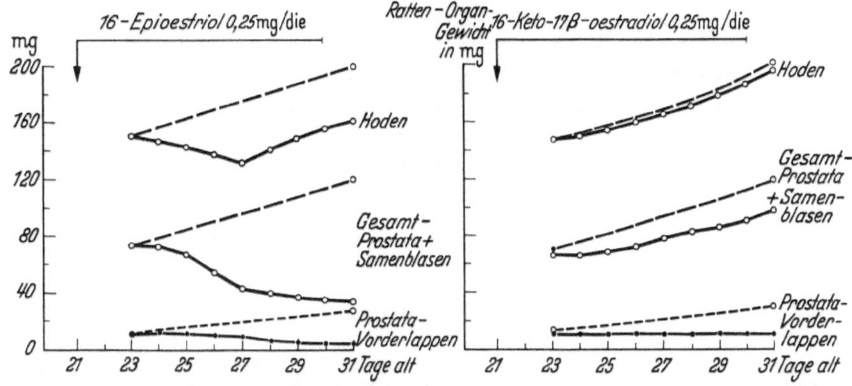

Abb. 4. Einfluß von 16-Epioestriol bzw. 16-Keto-17β-oestradiol auf das Wachstum (Gewicht) von Hoden und akzessorischen Geschlechtsorganen juveniler intakter Ratten. Gestrichelt: Normaler Gewichtsanstieg bei unbehandelten Tieren. 16-Epioestriol ist ein starkes, 16-Keto-17β-oestradiol ein schwaches Antiandrogen. Differenzen an akzessorischen Genitalorganen signifikant

Eigenschaften zu besitzen. Dies sind vor allem: die Hemmwirkung auf das Uteruswachstum und die relativ starke antiandrogene Wirkung.

Wir folgern daraus: Es besteht also offenbar (*1*) ein am Erfolgsorgan morphologisch faßbarer Antagonismus zwischen Oestrogenen und ihren Metaboliten sowie (*2*) eine periphere hemmende Wirkung von Oestrogenmetaboliten auf die biologischen Effekte anderer Steroide an ihren Zielorganen.

Für diese Hemmwirkung des Oestriols gibt es eine bemerkenswerte biochemische Entsprechung: Oestradiol und Oestron stimulieren in vitro das Enzym Isocitronensäuredehydrogenase, das in allen Oestrogenzielorganen vorkommt und eine bedeutsame Rolle bei der Energiegewinnung im Tricarbonsäurencyclus spielt (*16*, *39*). Oestriol stimuliert dieses Enzym nicht oder nur sehr gering. Gibt man jedoch Oestriol mit Oestron oder Oestradiol zusammen, so blockiert jetzt das Oestriol die enzymstimulierende Wirkung der beiden primären Ovarialhormone Oestron und Oestradiol völlig. Gleiche oder ähnliche Verhältnisse scheinen für die Glucose-6-phosphatdehydrogenase, die 6-Phosphogluconsäuredehydrogenase und wahrscheinlich noch andere oestrogenbeeinflußte Enzymsysteme vorzuliegen.

Aus diesen Tatsachen möchten wir die folgende, zunächst vielleicht etwas paradox klingende Schlußfolgerung ziehen:

Es gibt Oestrogen-wirksame Metabolite von Oestradiol und Oestron, die gegenüber den Primärhormonen gewissermaßen partielle „antioestrogene“ Wirkungen ausüben. Wir glauben nun, von diesen Befunden ausgehend, die Frage nach der biologischen Wirkung und Funktion des Oestriols und der ihm verwandten Oestrogenmetabolite vorläufig folgendermaßen deuten zu können:

Oestriol und andere an C-16-hydroxylierte Steroidmetabolite von Oestron und Oestradiol haben die Eigenschaft, bestimmte, durch die primären Oestrogene stimulierte Stoffwechselprozesse und Wachstumsreaktionen zu hemmen, sie somit zeitlich bzw. mengenmäßig zu limitieren oder auf einem niedrigeren Erhaltungsniveau weiterzuführen.

Wir möchten diesen durch Oestrogenmetabolite gesteuerten Vorgang als eine Art peripheren Rückkopplungsmechanismus im Steroidstoffwechsel verstehen,

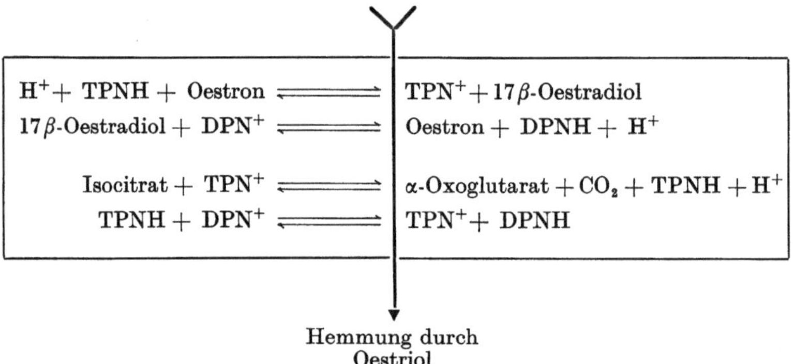

Abb. 5. Oestriol hemmt die Übertragung von Wasserstoff zwischen den Pyridinnucleotiden mit der Interkonversion von Oestron und Oestradiol (TALALAY) bzw. den Umbau von Isocitronensäure zu α-Ketoglutarsäure, einen wichtigen energieliefernden Prozeß im Citronensäurencyclus, wobei durch TPNH-Reoxydation TPN zur Verfügung gehalten wird (VILLEE)

d. h. durch zunehmende Metabolitenbildung kann eine Eigenhemmung in den Wirkungen der primären Hormone eintreten.

Es ist denkbar und fast wahrscheinlich, daß ein solcher Regelvorgang reelle physiologische Bedeutung auch beim Menschen haben kann, wenn größere Mengen von Metaboliten vorhanden sind.

Manche Vorgänge in Cyclus und Gravidität, auch der biphasische oder cyclische Ablauf der Hormonwirkung, ferner Abbruch- und Durchbruchblutung sowie das Prinzip der Wirkungsabschwächung von Hormonen werden u. a. als Folge einer Metabolitenwirkung ebenfalls einleuchtend erklärbar und verständlich. Einige Progesteronmetabolite scheinen, nach vorläufigen Untersuchungen, ähnliche Eigenschaften zu besitzen, indem sie progestagene sekretorische und deciduale Reaktionen hemmen.

Die früher vielfach als unwichtig oder inaktiv angesehenen Steroidmetabolite scheinen demnach wohl distinkte biologische Wirksamkeit und regulative Bedeutung zu besitzen.

Ich möchte schließlich auf eine Frage eingehen, die in der Literatur immer wieder diskutiert, aber meines Wissens nie befriedigend interpretiert wurde. Ich meine die Frage, warum Oestriol und seine Epimeren zwar auf Cervix und Vagina wirken, nicht aber auf das Endometrium. Die Ursache hierfür kann meiner Ansicht nach nur darin gesehen werden, daß das Oestriol auf Grund der Stellung und sterischen Lage seiner Substituenten bestimmte Enzymsysteme, z. B. am Endometrium und am Uterusmuskel, nicht oder nicht ausreichend zu stimulieren vermag, ja einige Enzymsysteme, wie oben beschrieben, sogar hemmt.

Für die unterschiedliche Oestrogenempfindlichkeit der Organe und die organotrop eingeschränkte Wirkung des Oestriols müssen demnach wohl lokale genetische Ursachen verantwortlich sein, da diese die Enzymausstattung der Gewebe bestimmen. Uterus und Vagina entstehen entwicklungsgeschichtlich aus dem Müllerschen Gangsystem. Aus ihm geht auch das Endometrium uteri als mesodermale Struktur hervor. Das Epithel von Cervix und Vagina dagegen entstammt dem Epithel des Sinus urogenitalis, aus dem es im Laufe der Entwicklung nach aufwärts gewachsen ist (*1*, *3*, *14*, *15*, *21*, *37*, *38*). Oestriol wirkt also vorwiegend auf die vom Sinus urogenitalis ausgehenden *entodermalen* Strukturen des inneren

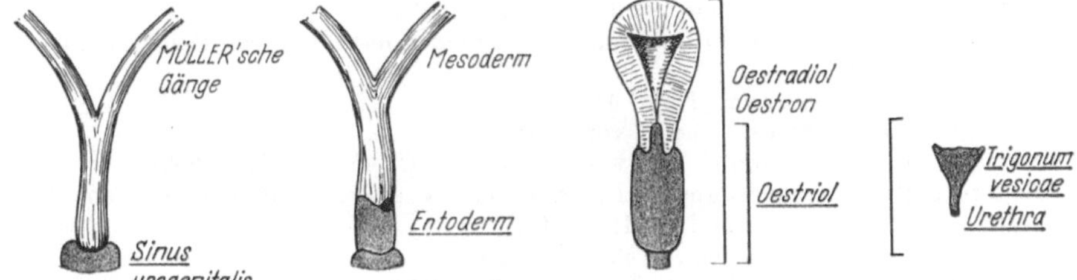

Abb. 6. Oestriol wirkt auf das aus dem Sinus urogenitalis heraufgewachsene entodermale Epithel von Introitus, Vagina und einem Teil der Cervix sowie auf Urethra und Trigonum vesicae, nicht oder kaum auf mesodermale Strukturen. Oestron und 17β-Oestradiol wirken auf alle Genitalabschnitte. Grund: wahrscheinlich ontogenetisch bedingte unterschiedliche Enzymverteilung und deren unterschiedliche Stimulierung durch die einzelnen Oestrogene

Genitales. Diese ontogenetische Differenzierung der Genitalabschnitte entspricht in ihrer Abgrenzung der Abgrenzung der Wirkungsbereiche des Oestriols und seiner Epimeren.

Aus den vorgelegten Befunden möchten wir folgern, daß (*1*) die Wirkungen eines Hormons im Organismus im Zusammenhang mit seinen direkt oder kompetetiv wirksamen Stoffwechselprodukten gesehen werden müssen, daß (*2*) die ontogenetische Herkunft und der Enzymgehalt der Organe für das Angreifen und die Effekte der Hormone und ihrer Metabolite von Bedeutung sind, daher bei der Erklärung von Hormonwirkungen berücksichtigt werden sollten und (*3*), daß es wünschenswert wäre, die antiandrogenen und partiell oestrogenhemmenden Eigenschaften der natürlichen Hormonmetabolite der experimentellen und therapeutischen Erprobung am Menschen in größerem Umfange zugänglich zu machen.

Literatur

1. ALLAN, F. D.: The embryology of the reproductive system. In: The endocrinology of reproduction, p. 21. J. T. VELARDO, edit. New York: Oxford University Press 1958.
2. BORGLIN, N. E.: Acta obstet. gynec. scand. **38**, Suppl. 1, 108 (1959).
3. BRANDT, W.: Lehrbuch der Entwicklungsgeschichte. Basel: S. Karger 1949.
4. BREUER, H.: Arzneimittel-Forsch. **9**, 667 (1959).
5. — R. KNUPPEN and G. PANGELS: Acta endocr. (Kbh.) **30**, 247 (1957).
6. —, and L. NOCKE: Biochem. biophys. Acta **36**, 271 (1959).
7. — — u. R. KNUPPEN: Hoppe-Seylers Z. physiol. Chem. **311**, 275 (1958).
8. —, and G. PANGELS: Biochim. biophys. Acta **36**, 572 (1959).
9. CURTIS, J. M., and E. A. DOISY: J. biol. Chem. **91**, 647 (1931).
10. DICZFALUSY, E., O. CASSMER, B. MARTINSEN u. I. KÖNYVES: In Vorbereitung.
11. —, and M. HALLA: Acta endocr. (Kbh.) **27**, 303 (1958).
12. —, u. C. LAURITZEN: Oestrogene beim Menschen. Berlin-Göttingen-Heidelberg: Springer 1961.

13. DICZFALUSY, E., and A.-M. VON MÜNSTERMANN: Acta endocr. (Kbh.) **32**, 195 (1959).
14. GROSSER, O.: Entwicklung des Urogenitalsystems. In: SEITZ-AMREICH: Biologie und Pathologie des Weibes, Bd. I, p. 641. Berlin, Innsbruck, Wien, München: Urban & Schwarzenberg 1953.
15. —, u. G. POLITZER: Grundriß der Entwicklungsgeschichte des Menschen. Berlin-Göttingen-Heidelberg: Springer 1954.
16. HAGERMAN, D. D., and C. A. VILLEE: In: Endocrinology of Reproduction. C. W. LLOYD, Edit. p. 317. New York: Academic Press 1959.
17. HUFFMAN, M. N., and A. GROLLMAN: Endocrinology **41**, 12 (1947).
18. HUGGINS, C., and E. V. JENSEN: J. exp. Med. **102**, 335 (1955).
19. KATZMAN, P. A., J. A. MONTELESNE, J. R. RHONE and M. N. HUFMAN: Biochim. biophys. Acta **43**, 568 (1960).
20. KLOPPER, A.: J. Obstet. Gynaec. Brit. Emp. **67**, 2 (1960).
21. KOFF, A. K.: Development of the vagina in the human fetus. Contrib. Embryol. Carneg. Inst. **24**, 61 (1933).
22. LAURITZEN, C.: Acta endocr. (Kbh.) **38**, 73 (1961).
23. — Habilitationsschrift 1961 und in Vorbereitung.
24. LEVITZ, M., P. CONDON and G. H. TWOMBLY: J. biol. Chem. **222**, 981 (1956).
25. LORAINE, J. A.: The clinical application of hormone assay. Edinburgh: Livingstone 1958.
26. MARRIAN, G. F.: Nature (Lond.) **1**, 18 (1930).
27. —, and W. S. BAULD: Biochem. J. **59**, 136 (1955).
28. —, and A. S. PARKES: J. Physiol. (Lond.) **67**, 389 (1929).
29. MIGEON, C. J., W. R. SLAUNWHITE, R. ALDOUS, R. FOX, R. HARDY, D. JOHNSON and W. PERKINS: J. clin. Endocr. **15**, 775 (1955).
30. NOCKE, W., u. H. BREUER: Vortrag I. Internat. Kongr. Biochemie, Kopenhagen VII, 294, 1960.
31. PRELOG, V., L. RUZICKA and P. WIELAND: Helv. chim. Acta **28**, 250 (1945).
32. PUCK, A.: Münch. med. Wschr. **99**, 1505 (1957).
33. — Geburtsh. u. Frauenheilk. **18**, 998 (1958).
34. —, u. H. BREUER: Vortrag I. Internat. Kongr. Biochemie, Kopenhagen VIII, **443** (1960).
35. — W. KORTE u. K. A. HÜBNER: Dtsch. med. Wschr. **82**, 1864 (1957).
36. SCHMIDT-ELMENDORFF, H.: Klin. Wsch. v. **38**, 579 (1960).
37. SPULER, H.: Zit. nach O. GROSSER, Nr. 15.
38. VILAS, E.: Z. Anat. Entwickl-Gesch. **98**, 1 (1932).
39. VILLEE, C. A.: J. biol. Chem. **215**, 171 (1955).
40. WATSON, E. J. D., and G. F. MARRIAN: Biochem. J. **61**, 24 (1956).
41. — — Biochem. J. **63**, 64 (1956).

Diskussion

W. HOHLWEG (Berlin):

Wurden Oestrogenmetabolite auf ihre antigonadotrope Wirkung hin untersucht?

C. LAURITZEN (Kiel):

Es wurden 21 Tage alte infantile Tiere verwendet, deren akzessorische Geschlechtsorgane bei den Kontrolltieren atrophisch waren, also noch keine Gonadotropinwirkung erkennen ließen. Auch unsere Gonadotropinuntersuchungen am Menschen nach Verabfolgung von Oestriol,16-Epioestriol und 16-Keto-17β-oestradiol lassen uns schließen, daß die Gonadotropinhemmung nicht der wesentliche Faktor bei der Hemmung auf das Wachstum von Prostata und Samenblasen oder Uterus sein kann, sondern daß vielmehr eine periphere konkurrierende Hemmung vorliegt.

Aus der Universitäts-Frauenklinik der Freien Universität Berlin
(Direktor: Prof. Dr. med. Dr. h. c. F. v. MIKULICZ-RADECKI)

Über die hormonale Auslösung physiologischer und pathologischer Gebärmutterblutungen[1]

Von

J. HAMMERSTEIN

Mit 7 Abbildungen

Uterusblutungen lassen sich bei der Frau durch Entzug oestrogener, gestagener und sogar androgener Hormone experimentell hervorrufen. Sie treten außerdem auch nach längerer, konstant dosierter Applikation von Sexualhormonen auf.

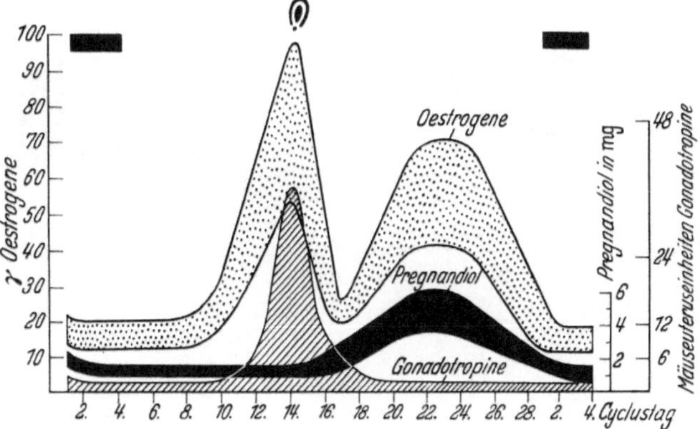

Abb. 1. Schematische Darstellung der Hormonausscheidung im biphasischen Cyclus

In welchem Ausmaß die verschiedenen, im Versuch ermittelten Modi der Blutungsauslösung in der Physiologie und Pathophysiologie des Menstruationscyclus tatsächlich Bedeutung besitzen, ist keineswegs abgeklärt. Die eigenen hormonanalytischen Untersuchungen sollen zur Beantwortung dieser Frage beitragen.

Die *quantitative Bestimmung der Harnausscheidung der Oestrogene* erfolgte nach der Methode von BROWN (1955), diejenige des *Pregnandiol* nach dem Verfahren von KLOPPER, MICHIE u. BROWN (1955). Die in allen Fällen darüber hinaus durchgeführte Analyse der 17-Ketosteroide, der Gesamt-17-Hydroxysteroide und der Gonadotropine im Harn soll im folgenden unberücksichtigt bleiben, da keine Zusammenhänge zwischen der Ausscheidung dieser Hormone und der Auslösung von Uterusblutungen erkennbar waren.

[1] Die Hormonanalysen wurden mit Unterstützung der Deutschen Forschungsgemeinschaft durchgeführt.

Der in Abb. 1 schematisch dargestellten *Hormonausscheidung im biphasischen Menstruationscyclus der Frau* liegen kontinuierliche, tägliche Hormonanalysen bei 10 gesunden Frauen zugrunde. Alle Anzeichen sprechen dafür, daß der in Cyclusmitte auftretende Oestrogengipfel zeitlich mit der Ovulation zusammenfällt. Postovulatorisch kommt es zu einem steilen Abfall der Oestrogenausscheidung, ohne daß im Zusammenhang hiermit eine Entzugsblutung aufzutreten pflegt — ein Umstand, der uns später noch einmal beschäftigen wird. Die zu Beginn der vierten Cycluswoche auftretenden Maxima der Oestrogen- und Pregnandiolexkretion sind Ausdruck des im Blütestadium befindlichen Gelbkörpers.

Uns interessieren zunächst *die genauen Ausscheidungsverhältnisse am Ende des normalen biphasischen Cyclus.* Man erkennt aus Abb. 2, daß die Ausscheidung beider Hormone 3 Tage ante menstruationem

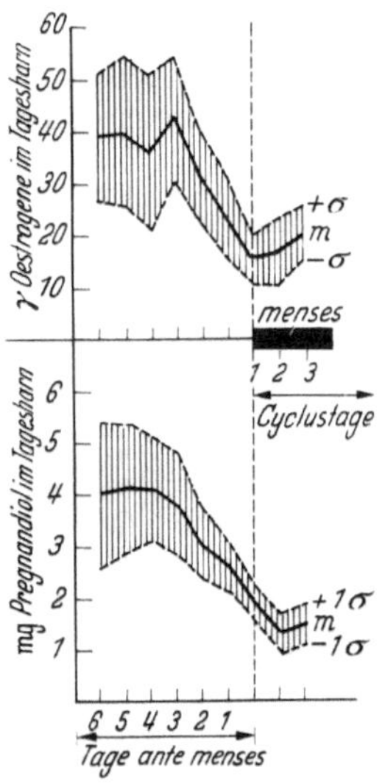

Abb. 2. Harnausscheidung von Oestrogenen und Pregnandiol vor und während der Menstruation. Mittel (*m*) aus 10 biphasischen Cyclen mit Angabe der Standardabweichung (σ)

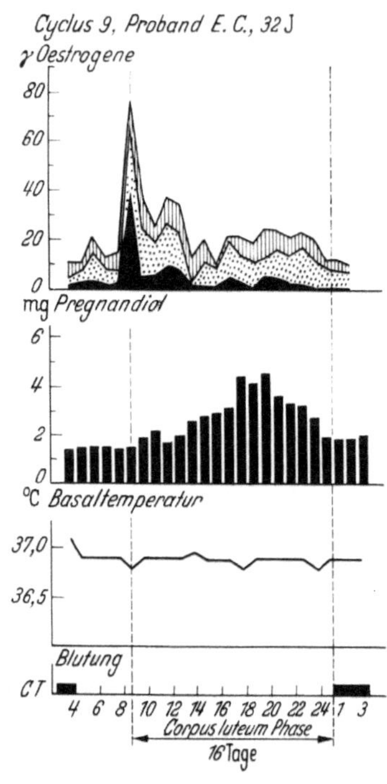

Abb. 3. Biphasischer Cyclus mit fehlendem lutealem Anstieg der Oestrogenausscheidung: Progesteron-Entzugsblutung (Oestriol = schraffiert; Oestron = punktiert; Oestradiol-17 β = schwarz)

noch in der Höhe des lutealen Exkretionsniveaus liegt. Erst danach erfolgt ein steiler Abfall, der zu einem Ausscheidungsminimum der Oestrogene am ersten und des Pregnandiol am zweiten Menstruationstag führt. Dieser Hormonsturz fällt also zeitlich mit dem Beginn der regressiven Veränderungen im Corpus luteum und mit den ante-menstruellen Schrumpfungsvorgängen der Gebärmutterschleimhaut (vgl. HOFFMANN, OBER u. SCHMITT 1953) zusammen.

Normalerweise geht demnach der Mensesblutung ein Produktionsrückgang beider im Corpus luteum gebildeten Sexualhormone voraus, ohne daß sich auf Grund unserer Untersuchungen entscheiden ließe, ob einem der beiden Hormone eine *Prävalenz hinsichtlich der Blutungsauslösung* zukommt. Meist wird dem Progesteron in diesem Zusammenhang die größere Bedeutung beigemessen (vgl. CORNER 1951; ZONDEK 1954, 1959). In diesem Sinne läßt sich z. B. der in

Abb. 3 wiedergegebene hormonale Cyclusverlauf deuten: Trotz Fehlens eines charakteristischen lutealen Anstiegs der Oestrogenausscheidung kommt es erst nach dem Abfall der Pregnandiol-Exkretion zur Blutung. Ob die protektive Wirkung des Progesterons in ähnlichen Fällen stets ausreicht, um eine Blutung zu verhindern, erscheint allerdings fraglich. M. WEBER (1954) hat z. B. einen vorzeitigen Rückgang der lutealen Oestrogenbildung für das Zustandekommen der

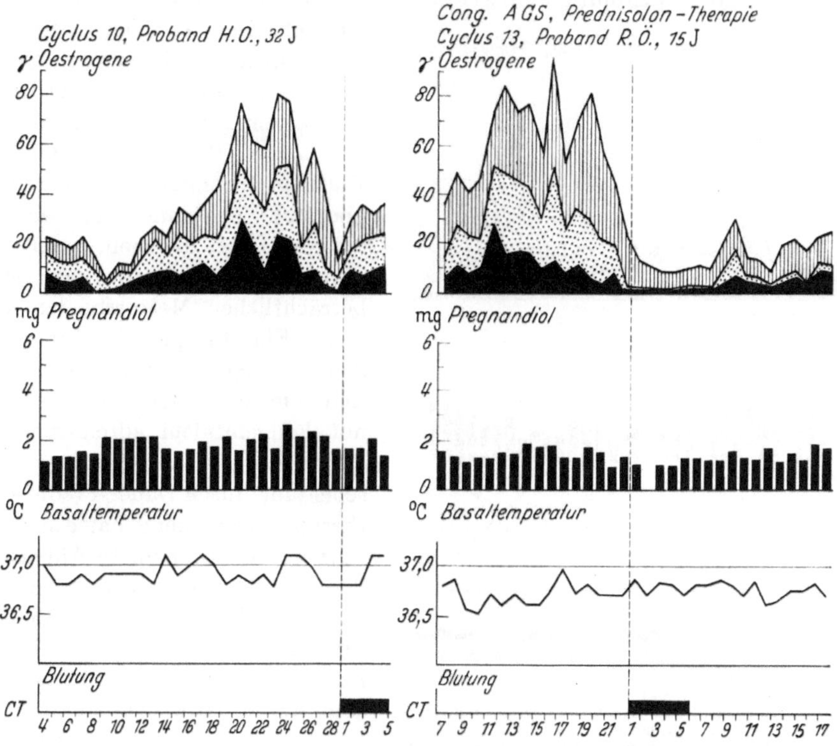

Abb. 4. Zwei monophasische Cyclen mit hoher Oestrogenausscheidung: Oestrogen-Entzugsblutung

unter dem klinischen Bild von Menorrhagien verlaufenden sog. verzögerten Abstoßung des Endometriums angenommen. Nach der Basaltemperatur zu urteilen, treten in solchen Fällen Blutungen trotz erhöhter Progesteronproduktion auf (PLOTZ 1950). *Auf Grund dieser Überlegungen erscheint es heute sehr wahrscheinlich, daß die Menstruation durch den Entzug beider im Gelbkörper gebildeten Hormone ausgelöst wird. Jedes diskordante Verhalten der lutealen Progesteron- und Oestrogenbildung könnte demnach Anlaß zu Blutungsstörungen geben.*

Abb. 4 gibt zwei Beispiele für *reine Oestrogenabbruchblutungen*. In beiden Fällen handelt es sich um jene seltene, erst kürzlich entdeckte Variante des monophasischen Cyclus, die durch eine sehr hohe Oestrogenausscheidung kurz vor der mensesartigen Blutung charakterisiert ist (HAMMERSTEIN, 1959; BROWN 1960). Die links dargestellte Kurve stammt von einer 32jährigen Probandin, die von dem alternierenden Vorkommen monophasischer und biphasischer Cyclen bis dahin nichts gewußt hatte, da sich weder die Cycluslänge noch der Menstruationstyp bei den verschiedenen Verläufen voneinander unterschieden. *Selbst bei normalem*

Blutungsgeschehen ist man also nicht zu irgendwelchen Schlüssen hinsichtlich der hormonalen Situation, die den Menses vorausgeht, berechtigt.

Ganz anders liegen die Dinge bei den *Blutungen aus relativem Hormonmangel*, wie Ober das genannt hat. W. M. Allen (1951) bezeichnet sie als *Durchbruchblutungen.* Es gehört nämlich zur Eigentümlichkeit des Endometrium, zur Aufrechterhaltung seiner Funktionen steigender Hormonstimulationen zu bedürfen. Derartige Durchbruchblutungen werden bei jenem anderen, häufigeren Typ des monophasischen Cyclus, der mit relativ niedriger, konstanter Oestrogenausscheidung einhergeht, ziemlich regelmäßig angetroffen (Brown, Kellar u. Matthew 1959). Diese Blutungen können nach außen hin „normal" erscheinen und auch in einigermaßen gleichen Intervallen auftreten; andererseits kann es zu beträchtlichen Metrorrhagien kommen. Ein Beispiel hierfür ist in Abb. 5 wiedergegeben. Es handelte sich um eine 34jährige Patientin mit kongenitalem adrenogenitalem Syndrom, bei der die Steroidausscheidung durch Dauer-Prednisolontherapie weitgehend hatte normalisiert werden können. In Anbetracht der bei der Patientin erst im Alter von 33 Jahren durch die Behandlung induzierten „Menarche" muß man hinsichtlich der Blutungsentstehung auch an disponierende Endometrium-Faktoren (s. u.) denken.

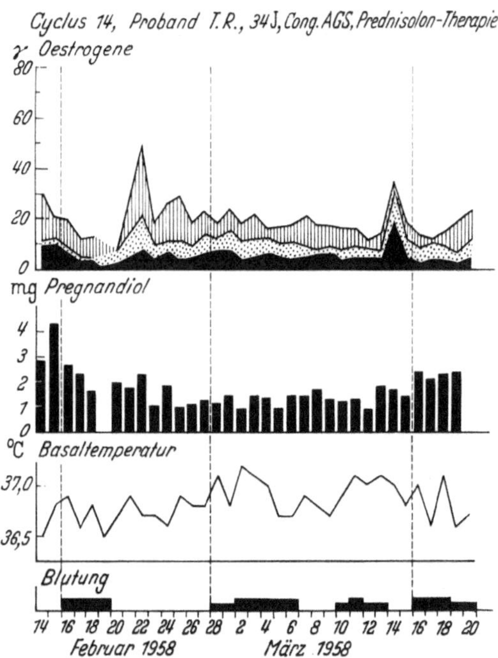

Abb. 5. Metrorrhagien auf Grund eines relativen Oestrogenmangels bei einer 34jährigen Patientin mit kong. adrenogenitalem Syndrom unter Prednisolondauertherapie

Bei zwei der untersuchten biphasischen Cyclen, die durch eine verlängerte Follikelphase charakterisiert waren, kam es am 12. bzw. 13. Cyclustag zu kurzen *Zwischenblutungen* (Abb. 6). Durch das Ausbleiben des normalerweise zu diesem Zeitpunkt erfolgenden Anstiegs der Oestrogenbildung dürfte in beiden Fällen ein relativer Hormonmangel entstanden sein. Der Zwischenblutung ging ferner jeweils ein geringer Abfall der Pregnandiolausscheidung und einmal auch der Oestrogenwerte voraus. Ob diesen Veränderungen bei der labilen Situation des Endometriums irgendwelche disponierende Bedeutung für die Blutungsauslösung zukommt, muß dahingestellt bleiben.

Besonderes Interesse verdient der Umstand, daß bei beiden in Abb. 6 wiedergegebenen Cyclusverläufen außer Zwischen- auch noch *Mittelblutungen* auftraten. Man wird auch hier annehmen können, daß die Uterusschleimhaut infolge des relativen Hormonmangels während der verlängerten Follikelphase anfälliger geworden ist gegenüber ausgeprägteren Veränderungen des hormonalen Milieus. Bei dem rechts abgebildeten Fall ereigneten sich derartige Mittelblutungen im Verlaufe eines Jahres stets dann, wenn der Cyclus länger als 31 Tage dauerte, wenn also eine verlängerte Follikelphase vorgelegen haben dürfte. Diese Mittelblutungen stehen nun nicht mit dem ersten Ausscheidungsmaximum der Oestrogene bzw. mit der Ovulation in direkter zeitlicher Korrelation, wie das immer behauptet wird. Nach unseren Beobachtungen sind sie auch nicht einfach mit dem postovulatorischen Oestrogenabfall in Verbindung zu bringen. Nach dem Verlauf der Basaltemperaturkurve und der Pregnandiolausscheidung zu urteilen, treten sie vielmehr dann auf, wenn die ersten Anzeichen einer lutealen Progesteronbildung

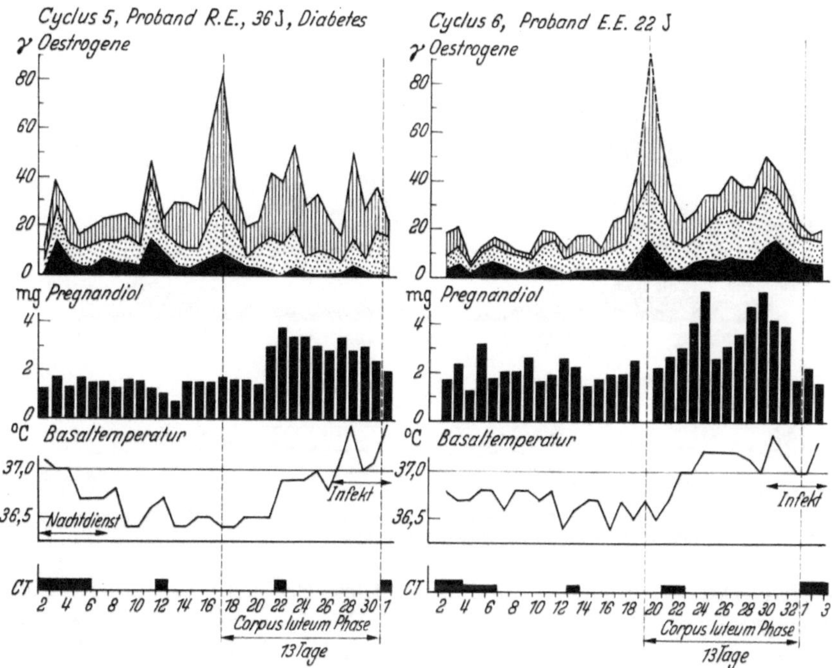

Abb. 6. Zwei biphasische Cyclen mit verlängerter Follikelphase sowie Zwischen- und Mittelblutungen

erkennbar werden. Das steht in guter Übereinstimmung mit der von BROMBERG u. BERCOVICI (1956) entwickelten Hypothese, nach welcher *Mittelblutungen dann* aufzutreten pflegen, *wenn der erste Progesteronreiz auf ein vollproliferiertes Endometrium trifft.* Diese Autoren konnten ihre Vorstellungen durch den Nachweis „okkulter Mittelblutungen" bei 90% aller menstruierenden Frauen und durch Experimente an amenorrhoischen Patientinnen erhärten.

Während die bisherigen Überlegungen von der Voraussetzung ausgingen, daß das Endometrium als nachgeordnetes Organ alle hormonalen Stimulationen in adäquater Form beantwortet, zeigt die folgende Beobachtung, daß auch die *Reaktibilität der Uterusschleimhaut* erheblichen Modifikationen unterworfen sein kann. Die 19jährige Patientin stand wegen rezidivierender juveniler Blutungen seit längerem in unserer Behandlung. Eine Dauerblutung im Juni 1960 war durch Primosiston-Applikation gestoppt worden; nach Absetzen der Therapie kam es Mitte Juli zu einer 5tägigen Abbruchblutung. Die diskontinuierlichen Hormonanalysen begannen am 11. August 1960 (Abb. 7). Trotz des steilen Abfalls der

Oestrogenausscheidung in der letzten Augustdekade blieb entgegen allen Erwartungen und Erfahrungen eine Oestrogen-Entzugsblutung aus. Erst längere Zeit nach einem zweiten Gipfel der Harnoestrogenwerte setzten Blutungen ein, die durch orale Gestagenbehandlung zum Stehen gebracht werden mußten. Die Ursache für diese wechselhafte Ansprechbarkeit der Uterusschleimhaut, die somit zum bestimmenden Faktor für das Entstehen oder Ausbleiben von Uterusblutungen wurde, ließ sich nicht ermitteln. Das bei drei Strichabrasionen gewonnene Endometrium bot in allen Fällen das gewohnte Bild der Proliferations-

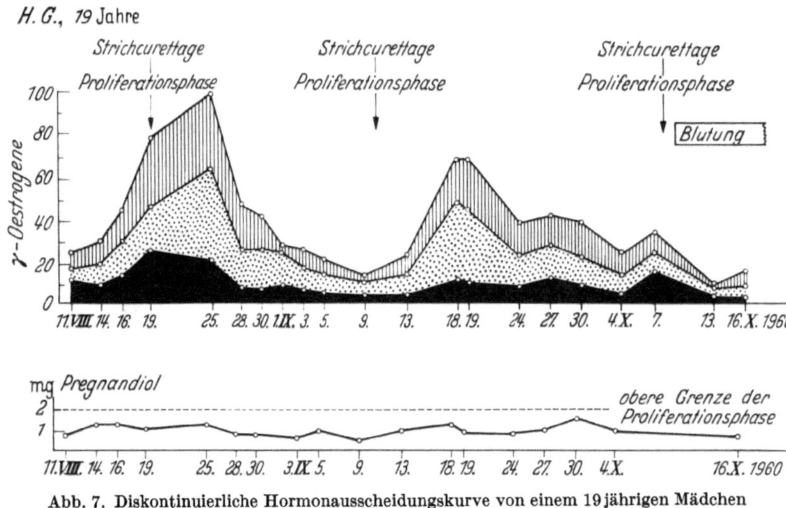

Abb. 7. Diskontinuierliche Hormonausscheidungskurve von einem 19jährigen Mädchen mit rezidivierenden, juvenilen Blutungen: Ausbleiben der Oestrogen-Entzugsblutung

phase (Priv.-Doz. Dr. J. Nevinny-Stickel). Diese Beobachtung unterstreicht die Allgemeingültigkeit jenes *endokrinologischen Prinzips, nach dem jede endokrine Regulation sowohl von der Art des hormonalen Reizes als auch von der Reaktionsfähigkeit des Erfolgsorgans bestimmt wird.* Der zweite Faktor findet meist nicht die gebührende Berücksichtigung; man wird ihm gerade im Zusammenhang mit den hier aufgeworfenen Fragen in Zukunft mehr Beachtung schenken müssen.

Literatur

Allen, W. M.: Sth. med. J. (Bgham, Ala) **44**, 817 (1951).
Brown, J. B.: Biochem. J. **60**, 185 (1955).
— First International Congr. of Endocrinology, Copenhagen, July 1960.
— R. Kellar and G. D. Matthew: J. Obstet. Gynaec. Brit. Emp. **66**, 177 (1959).
Bromberg, Y. M., and B. Bercovici: Fertil. and Steril. **7**, 71 (1956).
— — Acta endocr. (Kbh.) **23**, 33 (1956).
Corner, G.W.: Lancet **260**, 919 (1951).
Hammerstein, J.: Z. Geburtsh. Gynäk. **152**, 24 (1959).
Hoffmann, I., K. G. Ober u. A. Schmitt: Geburtsh. u. Frauenheilk. **13**, 881 (1953).
Klopper, A., E. Michie and J. B. Brown: J. Endocr. **12**, 203 (1955).
Ober, K. G.: Therapiewoche **6**, 508 (1956).
Plotz, J.: Arch. Gynäk. **177**, 521 (1950).
Weber, M.: Geburtsh. u. Frauenheilk. **14**, 710 (1954).
Zondek, B.: Amer. J. Obstet. Gynec. **68**, 310 (1954).
— Fertil. and Steril. **10**, 1 (1959).

Diskussion

R. Kaiser (München):

Die protektive Leistung progestativer Substanzen auf das Endometrium zeigt sich unter anderem bei der Kombination von Oestradiolbenzoat und Hydroxyprogesteron-Kapronat. Obwohl die Oestrogenkomponente hier höchstens 6—8 Tage im Organismus vorhanden ist und einen starken Hormonabfall verursacht, tritt die Blutung infolge der Gestagenkomponente in vielen Fällen erst nach 12—14 Tagen auf. — Das Einsetzen einer Mittelblutung erst einige Tage nach der Ovulation wird als Nachwirkung des Oestrogenabfalles und nicht, wie Hammerstein annimmt, mit dem um diese Zeit zunehmend einwirkenden Progesteron erklärt. Ein derartiger blutungsauslösender Effekt des Progesterons würde gegen dessen protektive Wirkung sprechen.

C. Lauritzen (Kiel):

Ich möchte Herrn Hammerstein fragen, ob er glaubt, daß man aus Harnuntersuchungen zuverlässige Rückschlüsse auf feinere funktionelle Abläufe im Organismus ziehen kann. Die Beurteilung solcher Werte wird meiner Meinung nach noch dadurch erschwert, daß die Harnwerte den Blutwerten um etwa 24—48 Std (besonders Oestriol) nachzuhinken pflegen und daß das Auftreten der Abbruchblutung 2—6 Tage später liegen kann als der ursächlich verantwortliche Hormonabfall.

J. Hammerstein (Berlin):

Daß eine Mittelblutung nicht einfach die Folge des postovulatorischen Oestrogenabfalls ist, geht aus dem einen der gezeigten Cyclusverläufe (Abb. 6; Cyclus 5) recht deutlich hervor: Die Mittelblutung trat erst am 5. postovulatorischen Tag auf, und zwar zu einem Zeitpunkt, an welchem die Oestrogenausscheidung bereits wieder angestiegen war. Außerdem haben Bromberg und Bercovici in ihren viel zu wenig beachteten Untersuchungen an amenorrhoischen Patientinnen zeigen können, daß „okkulte Blutungen" auch dann auslösbar sind, wenn Progesteron auf ein vollproliferiertes Endometrium trifft, das unter einem konstanten exogenen Oestrogeneinfluß steht. Bei solchen Versuchen treten also 2 Blutungen auf — eine in der Initialphase der Progesteronapplikation und die andere nach Progesteronentzug. Die „okkulten Mittelblutungen" und vermutlich auch deren Gegenstück die „manifesten Mittelblutungen" lassen sich im übrigen durch Oestrogen-Applikation in einer Dosierung, die noch nicht zur Ovulations-Unterdrückung ausreicht, verhindern. Man wird diesen Befund in dem Sinne deuten können, daß der postovulatorische Oestrogenabfall einen gewissen relativen Hormonmangel herbeiführt und damit das Terrain für die Mittelblutung mit vorbereiten hilft. Selbst nicht direkt am Auslösungsmechanismus der Mittelblutung beteiligt, kann die vorübergehende Oestrogenmangelsituation doch konditionierende Einflüsse auf das Endometrium ausüben.

Die Frage von Herrn Lauritzen kann man wohl bejahen. Die Clearance der Oestrogene und der körpereigenen Gestagene bzw. ihrer konjugierten metabolischen Endprodukte erfolgt im allgemeinen so schnell, daß der größte Teil der in den Kreislauf ausgeschütteten Hormone noch am gleichen Tage mit dem Harn ausgeschieden wird. Unsere Ausscheidungskurven entsprechen im übrigen den theoretischen Erwartungswerten so weitgehend, daß wir bei unseren sonst gesunden Probanden nicht mit einer Beeinflussung der Hormonausscheidung durch unkontrollierbare Stoffwechselvorgänge zu rechnen brauchen. Ausnahmen können natürlich vorkommen.

Aus der Universitäts-Frauenklinik der Freien Universität Berlin
(Direktor: Prof. Dr. med. Dr. h. c. v. MIKULICZ-RADECKI)

Die gestagene Wirkung von Hydroxy-nor-Progesteronestern bei der Frau

Von

J. NEVINNY-STICKEL

Mit 8 Abbildungen

Manche der synthetischen Gestagene haben den Nachteil einer virilisierenden Wirkung. Auch wenn diese nur gering ist, kann es bei Verabreichung in der Gravidität zur Beeinträchtigung der Geschlechtsentwicklung weiblicher Feten kommen (*5*). Da sich gerade während der Schwangerschaft viele Fälle mit Indikationen zur Gestagenbehandlung bieten, wurde nach neuen Gestagenen ohne virilisierende Eigenschaften gesucht.

Zwei stark gestagen wirkende Steroide, die sich im Tierversuch als nicht virilisierend auf weibliche Rattenfeten erwiesen haben (*6*), sind Ester des 17-α-Hydroxy-19-nor-Progesterons, das Hydroxy-nor-Progesteron-Capronat und das Hydroxy-nor-Progesteron-Acetat.

Wir haben diese beiden Substanzen auf ihre gestagenen Eigenschaften beim Menschen untersucht[1]. Im Grundversuch an oestrogenvorbehandelten Frauen ohne Gonaden wurde die Transformationsdosis ermittelt. Insgesamt wurden bei 13 Patientinnen ohne Ovarien im geschlechtsreifen Alter — 9 operative Kastratinnen und 4 Gonadendysgenesien — 49 künstliche Cyclen aufgebaut. Die Oestrogen-Vorbehandlung erfolgte mit 20 mg Oestradiolvalerianat oder mit Äthinyloestradiol. Meist wurde das orale Oestrogen verabreicht. Pro Cyclus erhielten die Patientinnen davon 1,2—1,76 mg. Bei der Verteilung der Oestrogendosis auf die 4 Wochen des künstlichen Cyclus wurde versucht, die von der Oestrogen-Ausscheidungskurve bekannten Schwankungen der Oestrogenproduktion in einem natürlichen Cyclus angedeutet nachzuahmen. Man kommt so mit einer geringeren Gesamtmenge an Oestrogenen aus als bei gleichbleibender Dosierung.

In der Cyclusmitte und kurz vor der zu erwartenden künstlichen Menses wurden Scheidenabstriche zur cytologischen Untersuchung entnommen. Kurz vor dem Cyclusende — bei manchen Fällen schon einige Tage früher — wurden bei 31 Cyclen Biopsien der Uterusschleimhaut durch Absaugung oder mit der Strichcurette gewonnen. In 27 Fällen war das Schleimhautmaterial nach Art und Menge ausreichend zur histologischen Beurteilung der Gestagenwirkung.

---

[1] Für die Überlassung von Versuchsmengen danken wir der Schering-A.G., West-Berlin.

Das Hydroxy-nor-Progesteron-Capronat stand in öliger Lösung zuı intramuskulären Injektion zur Verfügung. Die Wirkungsdauer betrug 10—13 Tage. Nach Verabreichung von 25 mg waren als beginnende Sekretionszeichen (*1*) an den

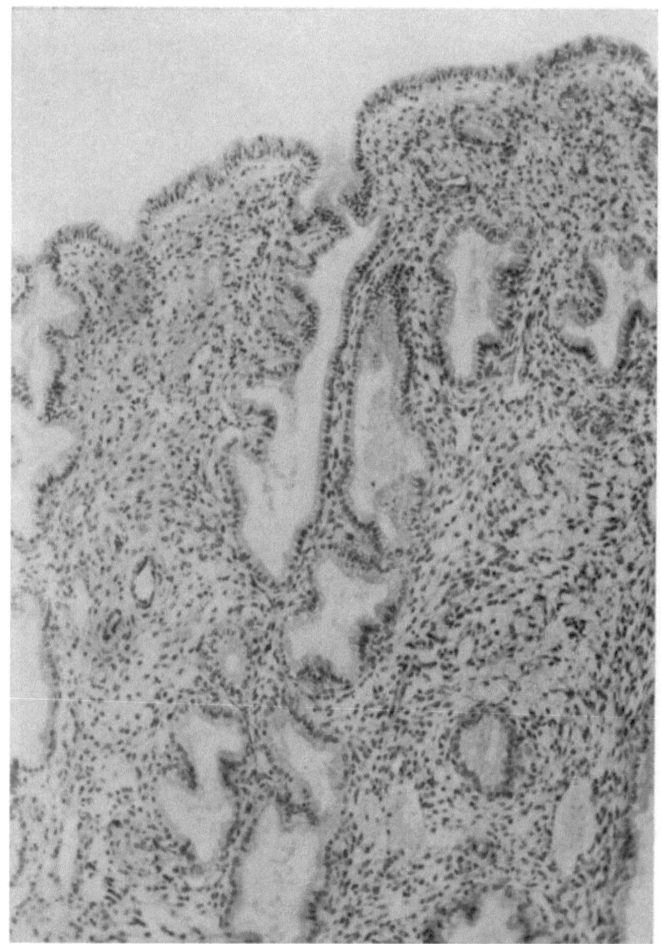

Abb. 1. 27jährige Gonadendysgenesie. Cyclusaufbau mit 1,76 mg Äthinyloestradiol oral und 50 mg Hydroxy-nor-Progesteron-capronat i.m. Endometrium-Absaugung 10 Tage nach Injektion des Gestagens. H.-E.-Färbung. Drüsen und Stroma des Endometriums zeigen eine vollentwickelte Sekretionsphase

geschlängelten Drüsen basale Vacuolen der Epithelien zu sehen. Eine volle Umwandlung der Schleimhaut erfolgte erst auf 50 mg des Capronsäureesters (Abb. 1 und 2).

Nach oraler Verabreichung von 100 mg des Hydroxy-nor-Progesteron-Acetats sah man nur schwache oder noch keine gestagene Wirkung am Endometrium (Abb. 3). Nach der oralen Dosis von 130—140 mg traten basale Vacuolen auf, nach 220 mg war — außer bei einer Patientin mit individuell geringerer Ansprechbarkeit des Endometriums (*2*) — eine volle sekretorische Umwandlung erreicht: Die Drüsen wurden durch Stromadornen eingedrückt und zeigten Sägeform; die runden Kerne der sezernierenden Drüsenepithelien standen basal; im Drüsenlumen fand sich Sekret; im Stroma sah man Spiralarteriolen, die bis dicht

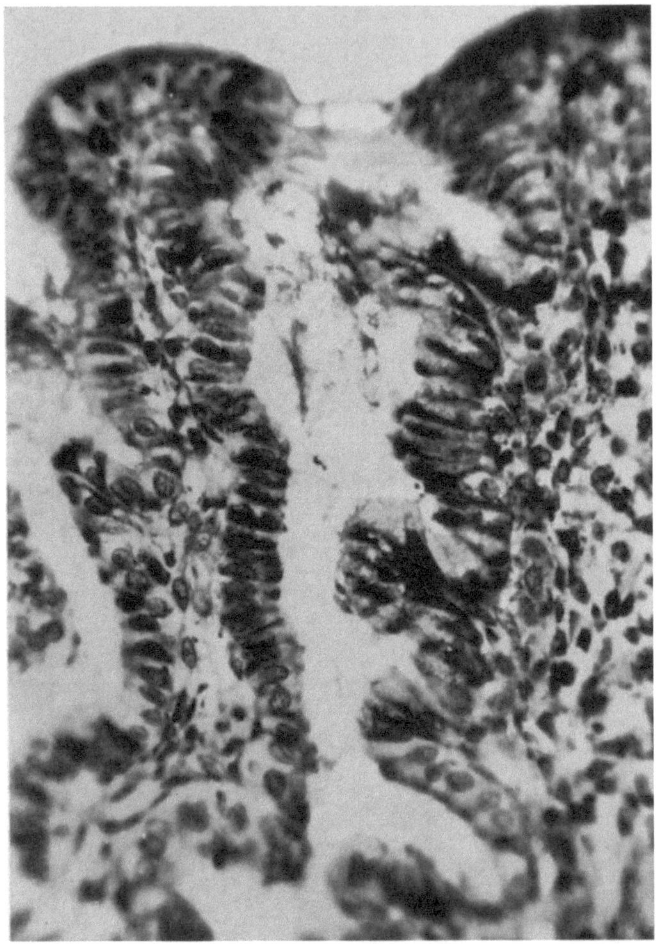

Abb. 2. Gleiches Präparat wie Abb. 1, starke Vergrößerung. PAS-Färbung. Büschelbildung der sezernierenden Drüsenepithelien über den die Drüsen eindrückenden Stromadornen. Kerne der Drüsenepithelien rund und basalstehend. PAS-positive Substanzen apikal in den Epithelien und im Drüsenlumen

unter die Schleimhautoberfläche ziehen. Nach der Gabe von 250 mg des Essigsäureesters traten bereits deciduale Reaktionen am Stroma auf (Abb. 4).

Die Umwandlungsdosis des Hydroxy-nor-Progesteron-Acetats liegt bei oraler Verabreichung in Tablettenform etwa bei 220 mg. Zur Verbesserung der Resorption wurde der Ester in Öl gelöst und dieses in Kapseln verabfolgt. Bei dieser Darreichungsform reagierte die Uterusschleimhaut bereits auf 100 mg der Substanz mit einer vollen sekretorischen Umwandlung (Abb. 5). Diese deutlich stärkere Wirkung des ölgelösten Acetats wurde bei allen 4 Patientinnen, die Kapseln

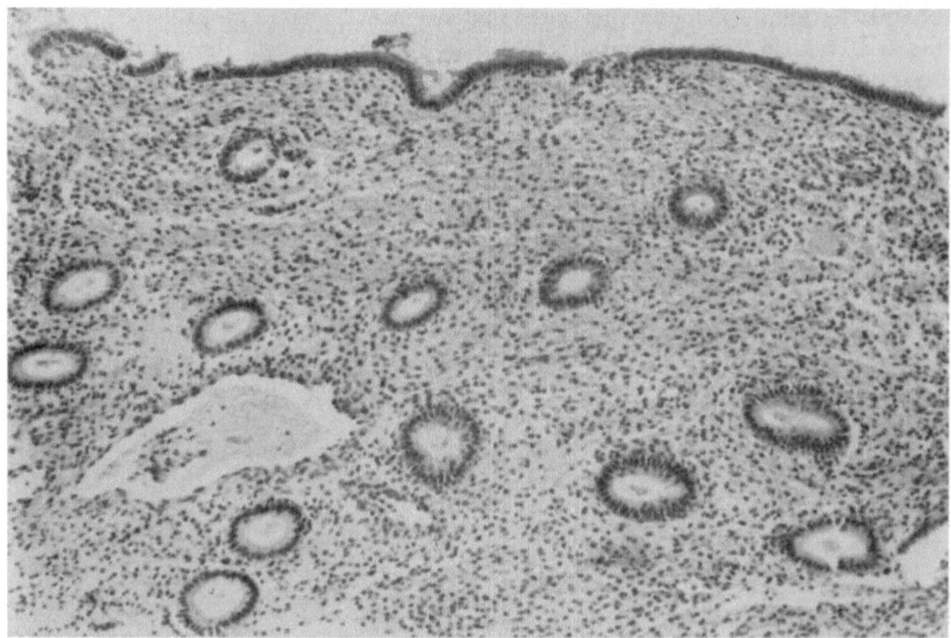

Abb. 3. 24jährige operative Kastratin. Cyclusaufbau mit 1,74 mg Äthinyloestradiol und 100 mg Hydroxy-nor-Progesteronacetat in Tabletten. Strichcurettage nach 13tägiger Gestagenbehandlung. H.-E.-Färbung. Noch keine sekretorische Umwandlung der Schleimhaut erkennbar

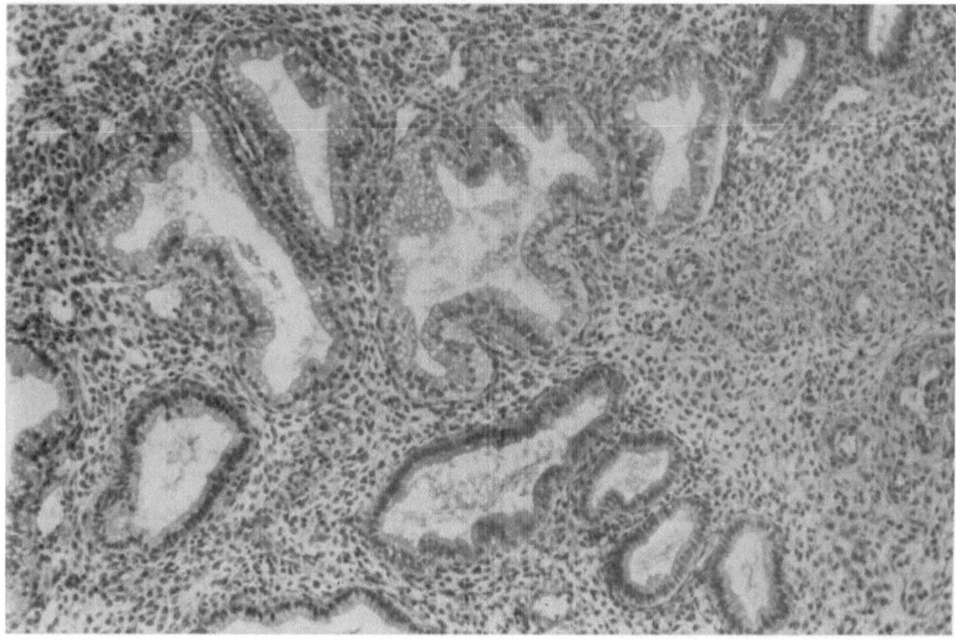

Abb. 4. Dieselbe Patientin wie in Abb. 3. Cyclusaufbau mit 1,74 mg Äthinyloestradiol und 250 mg Hydroxy-nor-Progesteronacetat in Tabletten. Strichcurettage nach 13tägiger Gestagenbehandlung. H.-E.-Färbung. Starke sekretorische Umwandlung der Schleimhaut. Drüsen geschlängelt bis gezackt, Spiralarteriolen, deciduale Reaktion der Stromazellen besonders in der Nähe der Gefäße

erhalten hatten, beobachtet. Bei jeder war in einem früheren künstlichen Cyclus dieselbe Dosis in Tablettenform verabreicht worden. Die zur Umwandlung des Endometriums benötigte Dosis war bei dem ölgelösten Präparat etwa halb so hoch.

Nicht nur das morphologische Bild des Endometriums entsprach der typischen Progesteronwirkung. Histochemische Reaktionen fielen ebenfalls charakteristisch

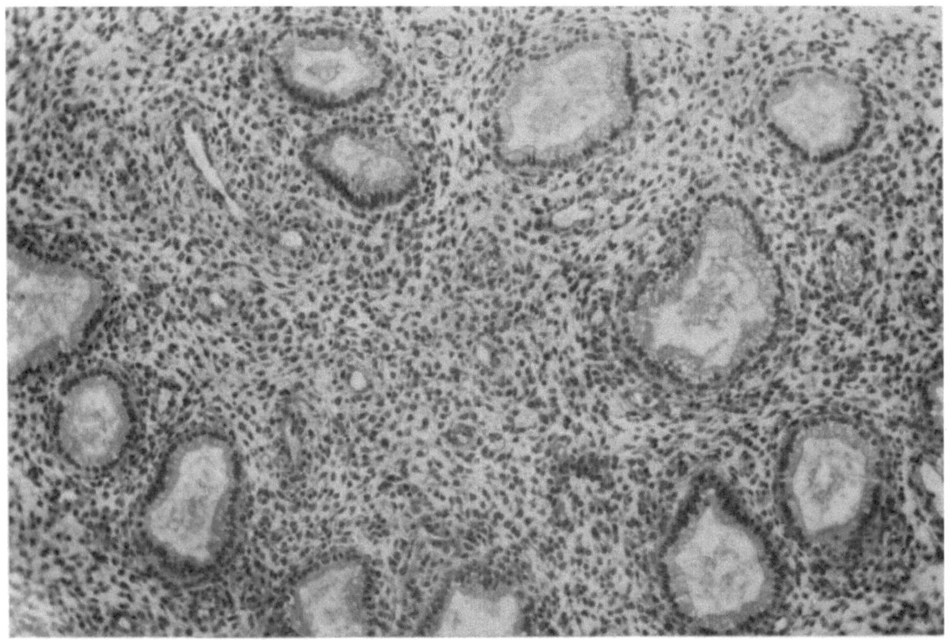

Abb. 5. Gleiche Patientin wie in Abb. 3 und 4. Cyclusaufbau mit 1,74 mg Äthinyloestradiol und 100 mg Hydroxy-nor-Progesteronacetat ölgelöst in Kapseln. Strichcurettage nach 13 tägiger Gestagenbehandlung. H.-E.-Färbung. Volle sekretorische Umwandlung der Schleimhaut mit leichter decidualer Reaktion der Stromazellen um die Spiralgefäße

aus. Alkalische Phosphatase war nach Verabreichung von 100—130 mg des Acetats oder 25 mg des Capronats (Abb. 6) in den Drüsenepithelien, besonders am lumenwärtigen Saum der Zellen nachweisbar; bei höherer Dosierung verschwand sie. Es reagierten dann nur noch die Gefäßwände der geschlängelten Arteriolen bei der Gomori-Reaktion mit einer Schwärzung (Abb. 7). Glykogen fand sich erst in den basalen Vacuolen und bei höherer Dosierung im Drüsenlumen und in den angrenzenden Teilen der Epithelzellen. Die Verteilung der PAS-positiven Substanzen war entsprechend.

Die Scheidenschleimhaut reagierte auf die beiden synthetischen Gestagene mit typischen Veränderungen. Im cytologischen Abstrich war an den Vaginalepithelien das Verschwinden der durch die Oestrogenvorbehandlung hervorgerufenen Karyopyknose und Acidophilie sowie das Auftreten von Fältelung und Häufchenbildung zu erkennen.

Nicht typisch beeinflußt wurde dagegen bei den meisten Patientinnen die Sekretionsleistung des Cervixepithels. Nach der Gestagenverabreichung blieb die

Spinnbarkeit des Cervixschleimes noch relativ ausgeprägt, und im getrockneten Schleim fanden sich noch arboriforme Kristallisationsfiguren, und dies auch bei Cyclen mit relativ niedriger Oestrogendosierung.

Die Basaltemperatur wurde durch beide Hydroxy-nor-Progesteronester deutlich erhöht. Bei allen Patientinnen kam es zu mensesartigen Blutungen. Sie

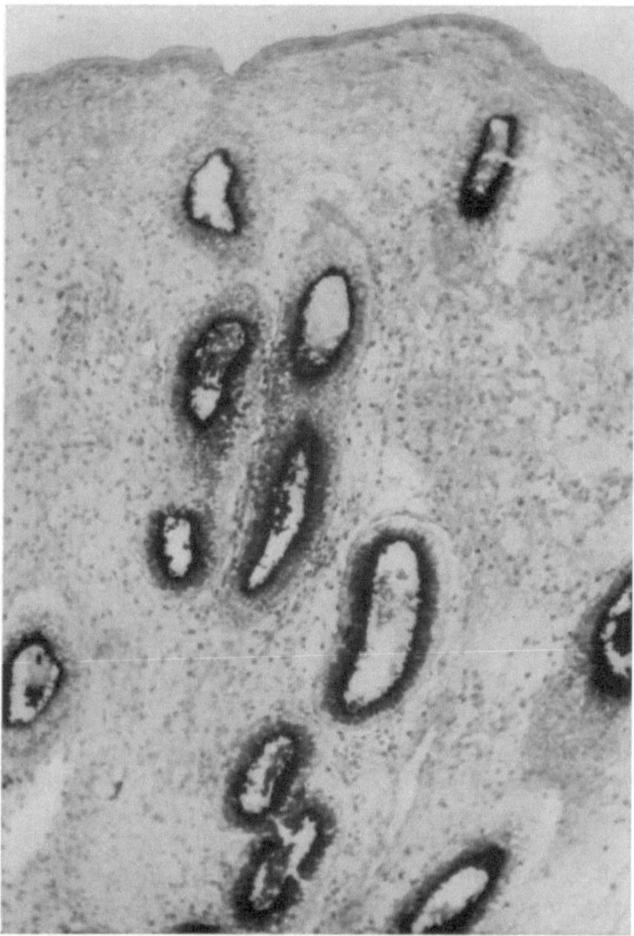

Abb. 6. 35jährige operative Kastratin. Cyclusaufbau mit 1,2 mg Äthinyloestradiol oral und 25 mg Hydroxy-nor-Progesteroncapronat i.m. Strichcurettage 10 Tage nach Injektion des Gestagens. Gomori-Reaktion. Alkalische Phosphatase ist im lumenwärtigen Saum der Drüsenepithelien nachweisbar

setzten 10—13 Tage nach der Injektion des Capronats oder 2—3 Tage nach Absetzen des Acetats ein und dauerten beim parenteral verabreichten Präparat meist 6—8 Tage, beim oralen 3—5 Tage.

Zur Blutungsauslösung bei kurzdauernden Amenorrhoen waren 40 mg des Acetats innerhalb von 2 Tagen erforderlich. Menstruationsverschiebungen (*3*) ließen sich mit dieser täglichen Dosierung nicht sicher erzielen. Auch bei Injektion des Capronats kam es trotz laufender 5täglicher Verabreichung von je 50 mg ab 22. Cyclustag zur Blutung 3 Wochen post ovulationem. Für eine längerdauernde Menstruationsverschiebung ist wahrscheinlich die zusätzliche Verabreichung von Oestrogenen erforderlich.

Im Gegensatz zu den Nor-Testosteronen wirken die Hydroxy-nor-Progesteron-Verbindungen offenbar nicht oestrogen (*4*). Eine Gonadendysgenesie blutete zwar

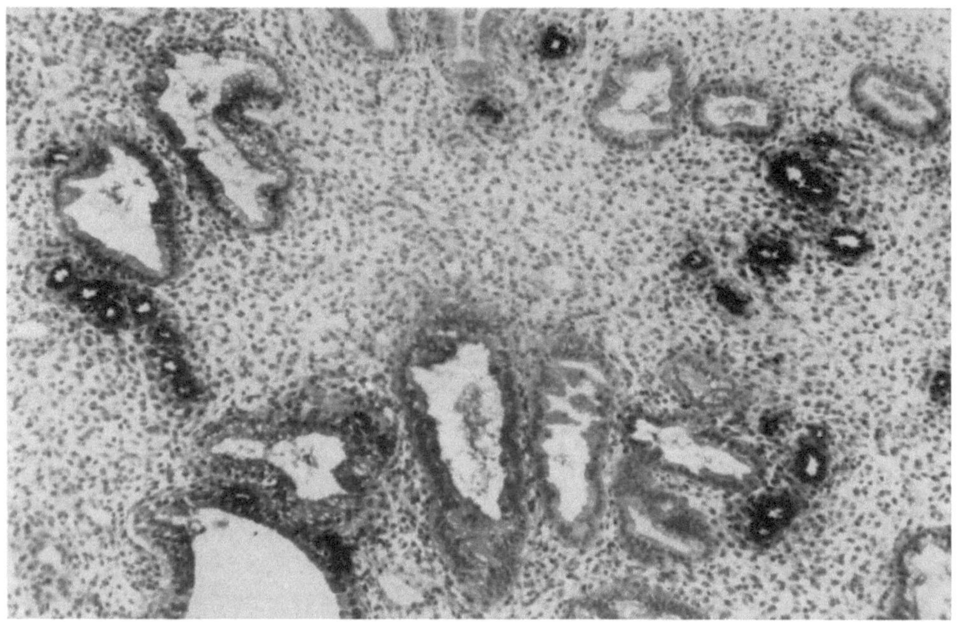

Abb. 7. Gleiches Präparat wie Abb. 5. Gomori-Reaktion. Die alkalische Phosphatase ist aus den Drüsen verschwunden und findet sich nur noch in den Gefäßwänden

nach alleiniger Verabreichung von 135 mg Äthinyl-nor-Testosteron, hingegen nicht nach alleiniger Verabreichung von 200 mg Hydroxy-nor-Progesteronacetat. Klimakterische und juvenile Blutungen (3 Fälle) sistierten nicht nach Verabreichung eines der beiden Ester ohne Oestrogenzusatz.

Bei 3 künstlichen Cyclen wurde die Pregandiolausscheidung im Urin in der 2. Cyclushälfte bestimmt. Die Ausscheidung entsprach den Basiswerten.

Um Näheres über die Umwandlung der Hydroxy-nor-Progesteron-Verbindungen im Stoffwechsel zu erfahren, erhielten 3 Patientinnen ohne Ovarien hohe Dosen des Acetats in kurzer Zeit[1]. Nur bei einer Patientin — einer 27jährigen sexchromatinnegativen Gonadendysgenesie — stieg die Oestrogenausscheidung nach 100 mg in Kapseln verabreicht an. Allerdings wurden gleichzeitig auch die 17-Ketosteroide, die Gesamt-17-Hydroxysteroide und angedeutet das Pregnandiol vermehrt ausgeschieden (Abb. 8). Es könnte sein, daß es sich um die Auswirkungen eines Stress bei der ambulant beobachteten Patientin handelt und die Ausscheidungsprodukte aus der Nebennierenrinde stammen.

[1] Die Hormonanalysen verdanken wir Herrn Priv.-Doz. Dr. HAMMERSTEIN.

Es handelt sich bei den untersuchten beiden Estern des Hydroxy-nor-Progesterons um Gestagene, die in ihrer Wirkung derjenigen des Progesterons qualitativ sehr ähnlich sind. Das Hydroxy-nor-Progesteroncapronat wirkt bei gleicher Wirkungsdauer 5mal stärker als dieselbe Verbindung mit erhaltener angulärer

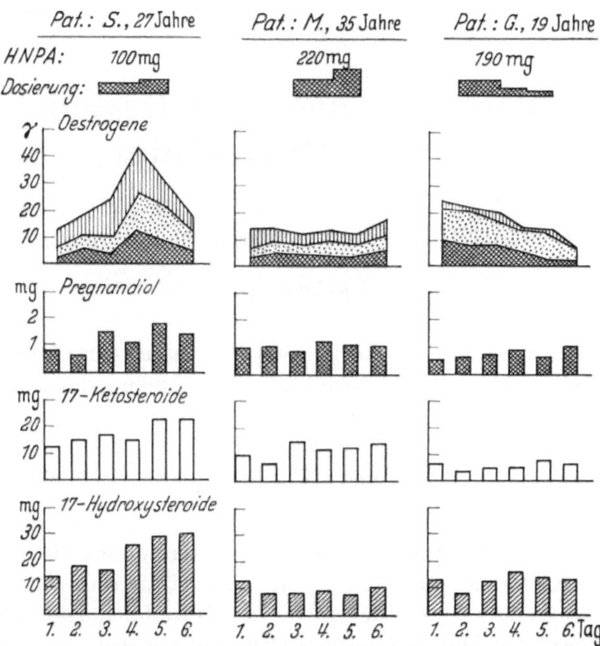

Abb. 8. Ausscheidung von Oestrogenen (schwarz: Oestradiol, gepunktet: Oestron, gestrichelt: Oestriol), Pregnandiol, 17-Ketosteroiden und 17-Hydroxysteroiden im Harn bei 3 Patienten (S.: sexchromatin-negative Gonadendysgenesie ohne Turner-Syndrom; M.: operative Kastratin; G.: sexchromatin-negatives Turner-Syndrom) nach Verabreichung von 100 mg Hydroxy-nor-Progesteronacetat ölgelöst in Kapseln bzw. 220 mg oder 190 mg in Tabletten

Methylgruppe an C 10. Das Hydroxy-nor-Progesteronacetat ist oral je nach Applikationsart als Tabletten oder ölgelöst in Kapseln $^1/_6$ oder $^1/_3$ so wirksam wie Äthinyl-nor-Testosteronacetat.

Literatur

1. Ferin, J.: Bull. Soc. roy. belge Gyn. Obst. **25**, 384 (1955).
2. — 6. Symp. dtsch. Ges. Endokrinologie Kiel **1959**.
3. Greenblatt, R. B.: Amer. J. Obstet. Gynec. **76**, 626 (1958).
4. Kaiser, R.: Zbl. Gynäk. **82**, 2009 (1960).
5. Simmer, H.: Dtsch. med. Wschr. **86**, 173 (1961).
6. Suchowsky, G. K., and K. Junkmann: Endocrinology **68**, 341 (1961).

Diskussion

R. Kaiser (München):

Die Ergebnisse von Nevinny-Stickel über die Wirkung der Hydroxy-nor-Progesteron-Derivate stimmen mit den unsrigen vollkommen überein. Ein Phänomen, auf das wir in einer Publikation bereits hingewiesen haben, erscheint noch besonders erwähnenswert. Hydroxy-Progesteron-Acetat ist in oraler Form nämlich nicht in der Lage, die Menstruation zu verschieben, auch wenn hohe Oestrogendosen zugegeben werden und die Gestagen-Tagesmenge um das Doppelte höher liegt, als sie zum Aufbau eines Cyclus-Endometrium erforderlich ist.

Aus der Frauenklinik der Medizinischen Akademie Düsseldorf
(Direktor: Prof. Dr. R. ELERT)

Klinische Beobachtungen und Hormonuntersuchungen bei einem Fall von Intersexualismus

Von

W. NOCKE, R. BUCHHOLZ, R. ELERT, LIESELOTTE NOCKE und J. WENNEMANN

Mit 5 Abbildungen

Die in Abb. 1 dargestellte, 17jährige, als kaufmännische Angestellte tätige Patientin wurde uns Anfang 1960 wegen primärer Amenorrhoe, verbunden mit einer Anomalie des äußeren Genitales, überwiesen.

Vorgeschichte

Die Familienanamnese war ohne Besonderheiten, insbesondere ergaben sich keine Anhaltspunkte für das Vorkommen weiterer Krankheitsfälle ähnlicher Art. Als Säugling und Kleinkind war die Patientin, soweit anamnestisch feststellbar, unauffällig. Bei der Geburt wurde ihr Geschlecht als weiblich deklariert. Sie wurde als Mädchen aufgezogen, und ihre soziale Orientierung war völlig weiblich. Mit 7 Jahren wurde eine rechtsseitige Inguinalhernie operiert. Mit 11 Jahren begann die Entwicklung der Scham- und Axillarbehaarung. Gleichzeitig wurde die Stimme tiefer und rauher, und es entwickelte sich eine Acne auf Gesicht, Brust und Rücken zusammen mit merklichem Ausfall der Kopfbehaarung. Mit 14 Jahren wog sie 67 kg und gehörte mit einer Länge von 168—170 cm zu den größten unter ihren Mitschülerinnen. Diese Werte entsprechen einem P-Index von >90, d. h. $>90\%$ aller gleichaltrigen Normalindividuen sind kleiner und leichter (vgl. PRADER 1957).

Klinische Befunde

Allgemeinbefund. Körperlänge 173 cm, Körpergewicht 70,6 kg (P-Index etwa 97). Kräftiger Körperbau, grobe Gesichtszüge, jedoch weibliche Proportionen. Leichter Hirsutismus im Gesicht, auf der Linea alba und an den Extremitäten. Sehr fettreiche Haut, ausgeprägte Acne vulgaris des Gesichts, der Brust und des Rückens. Geringgradig entwickelte Mammae mit sehr kleinen Drüsenkörpern.

Gynäkologischer Befund. Intersexuelles Genitale (vgl. Abb. 2), gut entwickelte Pubes, phallusähnliche, daumendicke, 2 cm lange, erektionsfähige Klitoris. Keine penile Urethra, Orificium urethrae externum an regelrechter Stelle. Blindsackförmige, nur kleinfingereingängige, 3 cm lange Vagina, rudimentärer Hymen, beidseitige, labienähnliche Wülste. Labia minora fehlten, Uterus und Adnexe waren per rectum nicht tastbar.

Diagnostische Befunde. Röntgenologisch waren Besonderheiten des Skelets sowie eine Vergrößerung der Sella turcica nicht nachweisbar[1]. Die intravenöse Urographie ließ keine vergrößerten Nierenschatten erkennen[1] [1]. Ophthalmologisch ergaben sich keine Hinweise auf einen intrakraniellen, raumfordernden

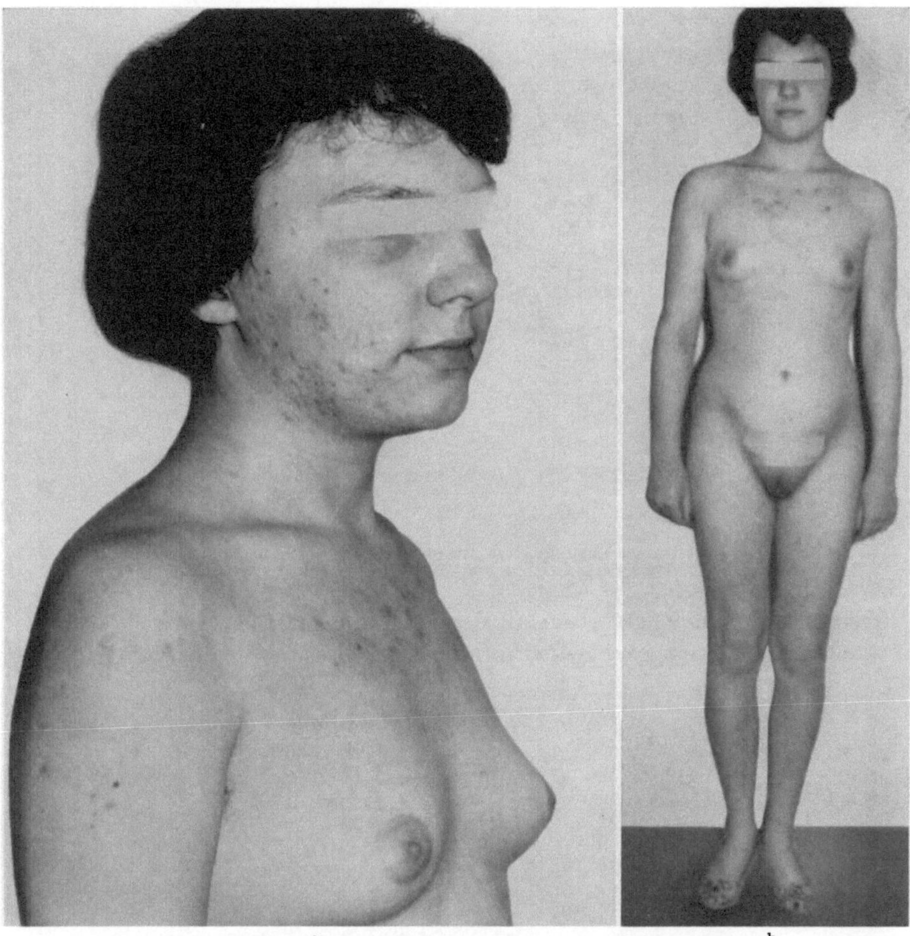

Abb. 1 a u. b. Intersexualismus, primäre Amenorrhoe, chromatin-negativ, starke Acne. (Pat. W. J., 17 Jahre)

Prozeß, insbesondere keine Einschränkung der Farbgesichtsfelder[1] [2]. ^{131}J-Test und PBI-Werte entsprachen normaler Schilddrüsenfunktion[1] [3]. Die Basaltemperaturen waren monophasisch. Nach Gabe von Oestrogenen und Gestagenen traten keine Genitalblutungen auf. Blutmorphologisch ergab sich Chromatinnegativität, d. h. sog. männliches Kerngeschlecht[1] [4].

[1] Wir danken den Herren [1] Dr. R. WEISS, Frauenklinik; [2] Dr. D. WESSELMANN, Augenklinik; [3] Priv.-Doz. Dr. E. KLEIN, II. Medizinische Klinik, Medizinische Akademie Düsseldorf, sowie [4] Herrn Prof. Dr. H.-R. WIEDEMANN, Kinderklinik, Städtische Krankenanstalten Krefeld, für diese Untersuchungen.

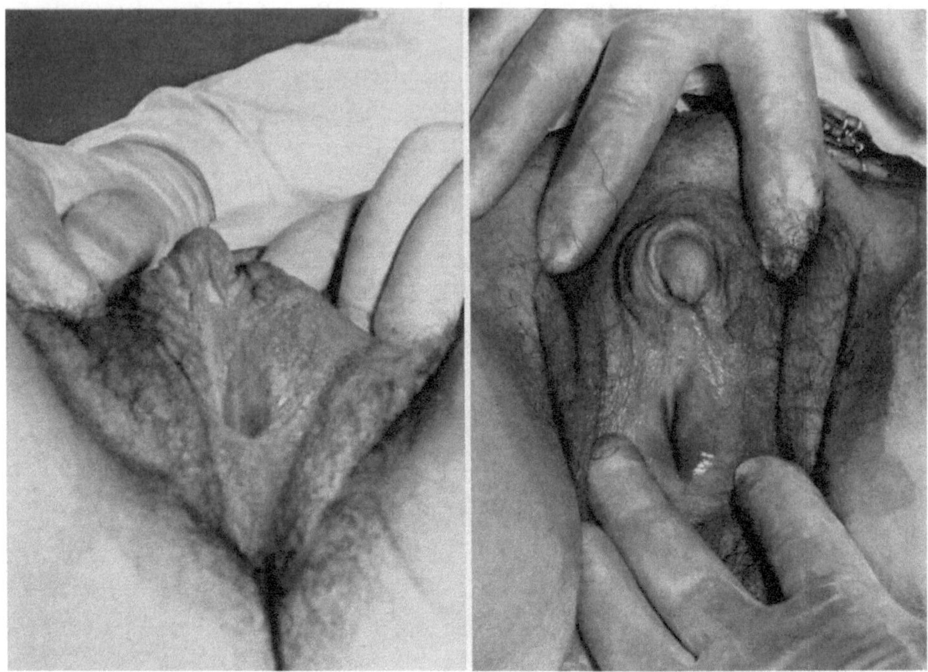

a b

Abb. 2a u. b. Intersexuelles Genitale, vergrößerte Klitoris, enge, blindsackförmige Vagina, kräftig entwickelte Pubes. (Pat. W. J., 17 Jahre)

Operationsbefund. Nach Abschluß der endokrinologischen Untersuchungen, auf die weiter unten eingegangen wird, wurde eine Laparatomia explorativa vor-

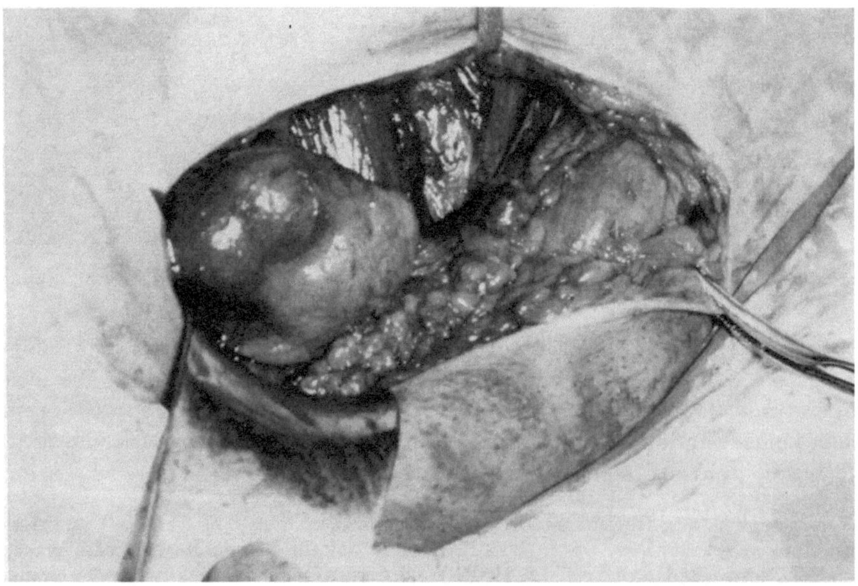

Abb. 3. Testes in situ, nach Durchtrennung der Haut und Abpräparation des Fettgewebes. (Pat. W. J., 17 Jahre)

genommen. Dabei wurden beidseitig angelegte, typische Hoden mit nebenhodenähnlichen Gebilden gefunden, die im Fettgewebe oberflächlich suprainguinal eingebettet lagen (Abb. 3). Nach Eröffnung der Bauchhöhle und sorgfältiger Inspektion des kleinen Beckens zeigte sich, daß weder Uterus noch Adnexe angelegt waren und das Blasenperitoneum direkt in den Douglasschen Raum überging. Wir entschlossen uns zur beidseitigen Orchidektomie.

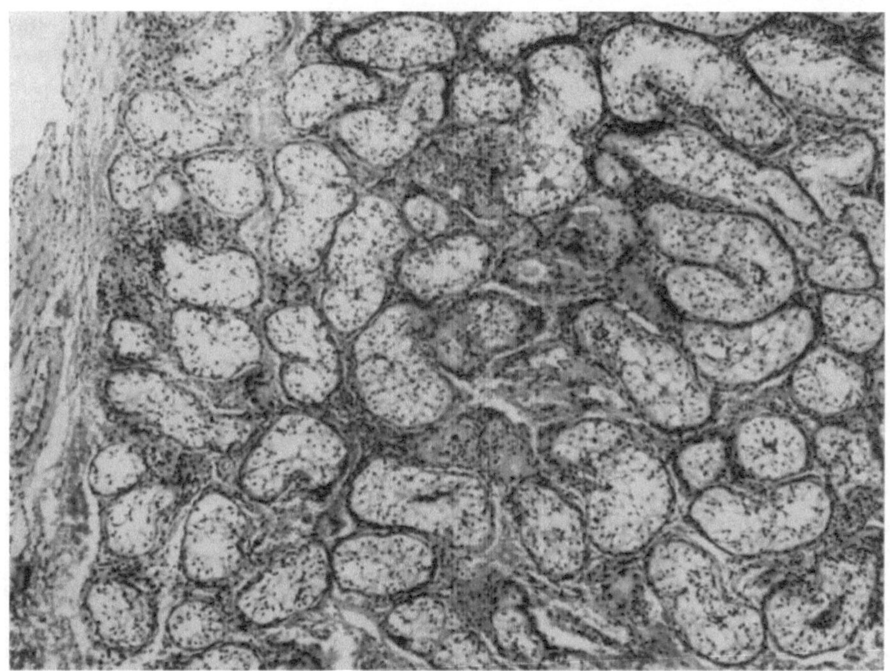

Abb. 4. Histologisches Schnittbild des dysgenetischen Testes. Teils enge, teils lumenlose Tubuli, zahlreiche Leydig-Zellen, Sertoli-Zellen, keine Spermiogenese, keine tubulären Adenome. (Pat. W. J., 17 Jahre)

Histologischer Befund. Im Pathologisch-Anatomischen Institut der Medizinischen Akademie Düsseldorf (Direktor: Prof. Dr. H. MEESSEN) wurde folgender histologischer Befund erhoben (Prof. Dr. E. LANGER): Hodengewebe in Form von Hodenkanälchen, nur mit Sertolizellen, keine Spermiogenese, außerdem zahlreiche Leydigsche Zwischenzellen. Teile eines Samenstranges mit gefäßführendem, umgebendem Gewebe. Typisches Nebenhodengewebe mit charakteristischen, jedoch leeren Kanälchen, die von einem hohen, cylindrischen Epithel ausgekleidet sind (vgl. Abb. 4).

Hormonuntersuchungen

Methodik

Urine. Alle Urine wurden während des stationären Aufenthaltes der Patientin in 24 Std-Portionen gesammelt, auf 1200 ml verdünnt und ohne Zusatz von Konservierungsmitteln bei — 10° C aufbewahrt. Die Patientin erhielt während der Sammelperioden keinerlei Medikamente mit Ausnahme der ausdrücklich erwähnten Hormonpräparate. Alle Steroidbestimmungen wurden in Duplikaten ausgeführt.

Neutrale 17-Ketosteroide, total (17-KS). Die Bestimmung erfolgte aus 4 ml Urin nach Norymberski et al. (1953), wobei jedoch auf den Zusatz von Essigsäure vor der Hydrolyse verzichtet wurde.

Total-17α-Hydroxycorticosteroide (17-OHCS). Die Bestimmung wurde aus 3 ml Urin nach Reduktion mit $NaBH_4$ und anschließender Oxydation mit $NaBiO_3$ nach Appleby et al. (1955) vorgenommen.

Neutrale 17-Ketosteroide, fraktioniert (Fr-17-KS). Die Bestimmung wurde ausgeführt aus 600 ml Urin nach fraktionierter Hydrolyse (vgl. Tab. 1) und Gradientenelutionschromatographie an Al_2O_3 nach der Methode von Kellie und Wade (1957) in der Modifikation von Bulbrook und Thomas (1959). Dabei wurden die 11-Oxy-17-KS in toto eluiert, im System Propylenglykol/Petroläther (Siedebereich 40—70° C) papierchromatographisch getrennt, durch Anfärben entsprechender Kontrollstreifen mit m-Dinitrobenzol lokalisiert, mit Methanol eluiert und quantitativ bestimmt.

Zimmermann-Reaktion. Für die Bestimmung der Total-17-KS, der 17-OHCS und der 11-Desoxy-17-KS wurde die Farbreaktion von Zimmermann et al. (1952) benutzt. Die Bestimmung der 11-Oxy-17-KS erfolgte mit Hilfe der Farbreaktion von Norymberski (1960), bei der eine wäßrige Lösung von Benzyltrimethylammoniumhydroxyd als Base dient. Diese Farbreaktion ist wegen ihrer hohen Empfindlichkeit besonders für die Bestimmung sehr kleiner Mengen von 11-Oxy-17-KS nach Papierchromatographie geeignet.

Pregnan-3α,20α-diol und Pregnan-3α,17α,20α-triol. Diese Steroide wurden als freie Verbindungen aus einer Urinprobe (25 ml) nach enzymatischer Hydrolyse und Adsorptionschromatographie an Al_2O_3 nach der Methode von Nocke und Nocke (1961) bestimmt.

Oestrogene. 17β-Oestradiol, Oestron und Oestriol wurden mit Hilfe der Methode von Brown (1955a) in der Modifikation von Brown et al. (1957) bestimmt. Bei der Kober-Reaktion wurden die von Nocke (1961) ermittelten optimalen Reaktionsbedingungen angewandt.

Gonadotropine. Die Gesamtgonadotropine wurden aus Sammelurinen von 3—6 Tagen nach der Vorschrift von Loraine und Brown (1959) mit Hilfe der Mäuseuterus-Gewichtszunahme-Methode bestimmt. Den Einzelwerten liegen 4—6-Punkt-Bestimmungen zugrunde. Jede Einzeldosis wurde an 5 Tieren getestet, d. h. jeder Wert basiert auf 20—30 Tieren (vgl. Buchholz 1957).

Ergebnisse und Diskussion

Die Ergebnisse der Hormonuntersuchungen sind in Abb. 5 dargestellt. Die Ausscheidung von 17-KS lag bei unserer Patientin mehr als 3mal höher als bei gleichaltrigen, männlichen Normalindividuen (vgl. Borth et al. 1957a). Nach 2maliger, intravenöser Gabe von ACTH im Abstand von 10 Monaten erfolgten Anstiege von 35 und 39%, die etwa der zu erwartenden Steigerung entsprechen (vgl. Birke et al. 1958). Nach Gabe von Dexamethason bis zu 3,0 mg/24 Std waren die Werte um ein Fünftel erniedrigt. Nach Erhöhung der Dosis auf 6,0 mg/24 Std fanden wir einen weiteren Abfall von 7%.

Der hier beobachtete Abfall der 17-KS-Ausscheidung nach Dexamethason erscheint im Vergleich zu unseren früheren Befunden (vgl. Buchholz et al. 1960;

WENNEMANN et al. 1961) relativ gering. Der absolute Wert des mittleren Abfalls entsprach jedoch der mittleren Normalausscheidung gleichaltriger, männlicher bzw. der oberen Normalausscheidung gleichaltriger, weiblicher Individuen (vgl. BORTH et al. 1957a). Demnach dürften die unter Dexamethasonbehandlung weiter ausgeschiedenen relativ großen Mengen von 17-KS größtenteils extraadrenalen Ursprungs sein. Das Vorliegen eines kongenitalen adrenogenitalen Syndroms konnte also auf Grund dieser Befunde mit großer Sicherheit ausgeschlossen werden.

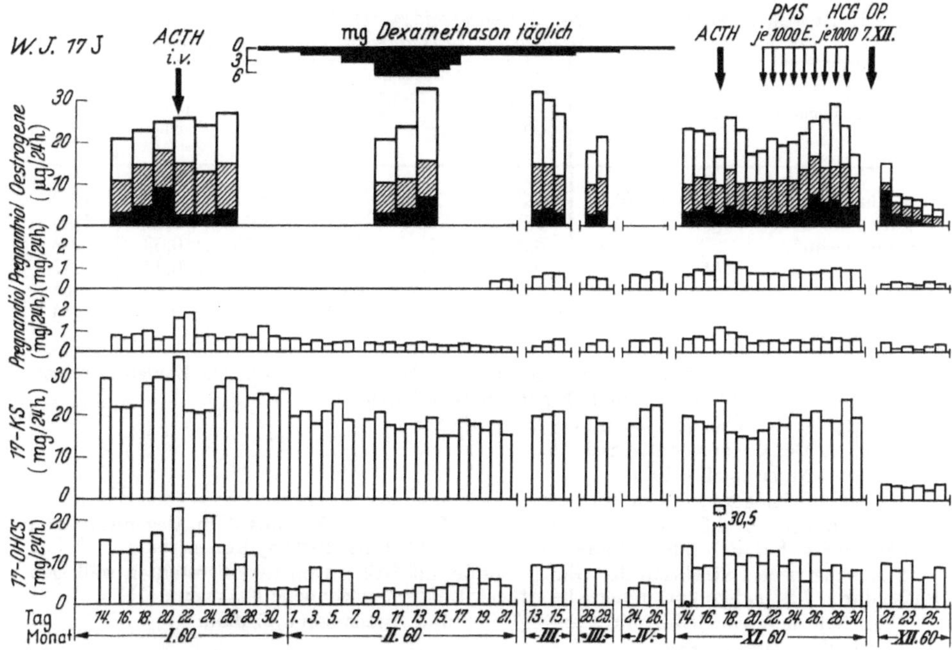

Abb. 5. Ausscheidung von Total-17-Ketosteroiden, Total-17α-Hydroxycorticosteroiden, Pregnan-3α,20α-diol, Pregnan-3α,17α,20α-triol, 17β-Oestradiol, Oestron und Oestriol im Urin nach verschiedenen Behandlungsmaßnahmen. (Pat. W. J., 17 Jahre). ■ = 17β-Oestradiol; ▨ = Oestron; ⊡ = Oestriol

Die chromatographische Fraktionierung der 17-KS (Tab. 1) ergab eine deutliche Erhöhung aller 11-Desoxy-17-KS-Fraktionen mit Ausnahme der Androstandion-Ätiocholandion-Fraktion (Frakt. 0) gegenüber der mittleren männlichen Normalausscheidung (vgl. KELLIE und WADE 1957). Der Quotient $5\alpha/5\beta$ betrug 0,66. Die Ätiocholanolonfraktion war relativ am stärksten erhöht (vgl. HAMMERSTEIN 1958). Dagegen lagen die 11-Oxy-17-KS deutlich unter der mittleren männlichen Normalausscheidung. Sowohl nach ACTH als auch nach HCG wurde der Quotient $5\alpha/5\beta$ größer als 1,0, d. h. die Ausscheidung von Androsteron wurde relativ stärker erhöht als die von Ätiocholanolon. Unter Dexamethasonbehandlung waren Dehydro*epi*androsteron und 11-Oxy-17-KS erniedrigt, während Ätiocholanolon und Androsteron keine nennenswerten Änderungen zeigten.

Die mittlere Ausscheidung von Pregnandiol, Pregnantriol und Total-17-OHCS entsprach ohne Behandlung normalen Werten und ließ nach ACTH und Dexamethason die zu erwartenden Änderungen erkennen (vgl. WENNEMANN et al. 1961). Aus dem Verhalten der Pregnantriolausscheidung ergab sich kein Anhalt für einen Mangel an 21-Hydroxylase im Sinne eines kongenitalen adrenogenitalen Syndroms.

Die Ausscheidung von Oestrogenen lag mit im Mittel über 22 μg/24 Std im Bereich der bei menstruierenden Frauen um die Ovulation und in der Sekretionsphase gefundenen Höhe (vgl. BROWN 1955b) und etwa 2fach höher als die männliche Normalausscheidung (BROWN 1955c; BAULD 1955). Die Relationen zwischen 17 β-Oestradiol, Oestron und Oestriol entsprachen einer Mittelstellung zwischen

Tabelle 1. *Ausscheidung von neutralen 17-Ketosteroiden im Urin nach chromatographischer Fraktionierung unter verschiedenen Bedingungen.* Pat. W. J., 17 J.

Bedingungen		Total-17-KS	Glucuronoside[5] + Sulfate[6]					HS[11]
			O[7]	D[8]	A[9]	Ät[10]	11-oxygenierte 17-KS	
Ohne Behandlung	(1)	20,0	0,36	1,85	6,30	9,51	0,82	1,09
ACTH[1]	(1)	23,7	0,21	2,40	8,94	8,64	2,00	1,50
Dexamethason[2]	(6)	18,4	0,37	0,78	5,88	9,85	0,53	0,98
PMS[3]	(2)	19,7	0,92	2,33	7,20	8,11	0,77	0,92
HCG[4]	(1)	18,8	1,14	1,27	8,00	7.09	1,14	1,14
2 Wochen nach Orchidektomie	(1)	3,9	0,21	0,86	0,54	1,40	0,22	0,68

Alle Werte sind ausgedrückt als mg Androsteron-Äquivalent/24 Std. Die Zahlen in Klammern geben die Anzahl der zugrunde liegenden 24 Std-Urine an.

1 25 E ACTH-„Schering“/500 ml 0,9% NaCl/8 Std i.v.

2 6,0 mg Dexa-Scheroson/24 Std p.o.

3 1000 E Anteron/24 Std i.m.

4 1000 E Primogonyl/24 Std i.m.

5 Durch 2000 E β-Glucuronidase/ml in 0,5 M Acetatpuffer p_H 4,0 in Gegenwart von 0,03 M/1000 ml KH_2PO_4 (als Sulfataseinhibitor) in 16 Std bei 40° C hydrolysierbare Fraktion.

6 Aus der nach Extraktion der Glucuronoside mit HCl auf p_H 1,0 eingestellten wäßrigen Phase durch 72stündige kontinuierliche Ätherextraktion gewonnene Fraktion.

7 Enthält hauptsächlich Androstan-3,17-dion und Ätiocholan-3,17-dion.

8 Dehydro*epi*androsteron.

9 Androsteron.

10 Ätiocholan-3α-ol-17-on.

11 Heisse-Säure-Fraktion; nach Extraktion der Glucuronoside und Sulfate aus der wäßrigen Phase durch 15 min Erhitzen mit 10% (Vol. + Vol.) konz. HCl auf siedendem Wasserbad hydrolysierbare Fraktion.

dem weiblichen und männlichen Normaltyp. Nach ACTH wurden geringe Anstiege der Oestrogene beobachtet, die sehr viel kleiner waren als die Anstiege der ACTH-stimulierbaren, sog. adrenalen Oestrogene bei oophorektomierten Frauen (vgl. STRONG et al. 1956; BROWN und STRONG 1957; BAYER et al. 1957, 1958a, b, 1960, 1961; BREUER et al. 1958; BREUER 1961a). Nach Gabe von Dexamethason trat eine Erhöhung der Oestrogenausscheidung auf, deren Ursache bisher nicht geklärt werden konnte.

Durch Verabreichung von PMS und HCG versuchten wir, weitere Einblicke in die testiculäre Steroidproduktion zu gewinnen. Es traten Anstiege in verschiedenen Steroidfraktionen auf, die aus Abb. 5 und den Tab. 1 und 2 ersichtlich sind.

Besondere Erwähnung verdient die hohe Ausscheidung von Gonadotropinen (vgl. Tab. 3). Beide in 10monatigem Abstand ermittelten Werte liegen innerhalb der Vertrauensgrenzen für Frauen in der Menopause, der erste Wert fällt außerdem in die Vertrauensgrenzen für oophorektomierte Frauen.

Nach der Orchidektomie fand sich ein eindrucksvoller Abfall aller untersuchten Steroide, während die Ausscheidung von Gonadotropinen 2,5fach anstieg (vgl. Tab. 1, 2, 3 und Abb. 5). Nach diesen Befunden besteht am testiculären Ursprung der vor der Operation ausgeschiedenen, großen Mengen von Oestrogenen und 17-KS kein Zweifel mehr. Bemerkenswert sind die Hinweise auf eine testiculäre

Tabelle 2. *Mittlere prozentuale Änderung der Ausscheidung von neutralen 17-Ketosteroiden, 17α-Hydroxycorticosteroiden, Pregnantriol, Pregnandiol, Oestrogenen und Gonadotropinen unter verschiedenen Bedingungen.* Pat. W. J., 17 J.

Die Zahlen in Klammern geben die Anzahl der zugrunde liegenden 24 Std-Urine an.

Bedingungen	Total-17-KS	Total-17-OHCS	Pregnantriol	Pregnandiol	17β-Oestradiol	Oestron	Oestriol	Gesamtgonadotropine
ACTH[1]	+35 (1)	+ 67 (1)	—	+167 (1)	—39 (4)	+41 (4)	+18 (4)	—
ACTH[2]	+39 (1)	+175 (1)	+96 (1)	+ 69 (1)	—15 (3)	—10 (3)	+13 (3)	—
Dexamethason[3]	—22 (31)	— 60 (31)	—24 (10)	— 32 (31)	—13 (11)	+ 6 (11)	+41 (11)	—
PMS[4]	+11 (6)	— 7 (6)	± 0 (6)	— 18 (6)	— 9 (6)	± 0 (6)	— 7 (6)	—
HCG[5]	+17 (3)	— 16 (3)	+13 (4)	— 17 (4)	+24 (3)	+ 7 (3)	+25 (3)	—
2—3 Wochen nach Orchidektomie	—80 (6)	— 22 (6)	—66 (6)	— 64 (6)	—41 (6)	—70 (6)	—76 (6)	+151 (3)

[1] 20 E Acethropan „Hoechst".
[2] 25 E ACTH-„Schering" in je 500 ml 0,9% NaCl; 8stündige intravenöse Tropfinfusion.
[3] 0,5—6,0 mg Dexa-Scheroson/24 Std per os.
[4] 1000 E Anteron/24 Std i.m.
[5] 1000 E Primogonyl/24 Std i.m.

Produktion von Progesteron und 17α-Hydroxyprogesteron, die sich aus der deutlichen Erniedrigung von Pregnandiol und Pregnantriol nach der Entfernung der Hoden ergeben (vgl. Landau und Laves 1959). Die verringerte Ausscheidung von Dehydro*epi*androsteron nach der Kastration ist von besonderem Interesse sowohl im Hinblick auf die Isolierung dieser Substanz aus Stierhodengewebe (vgl. Neher und Wettstein 1960) als auch im Zusammenhang mit Befunden, die auf ihre Gegenwart in menschlichen Ovarien hindeuten (vgl. Simmer und Voss 1960). Der Abfall von 17-OHCS, der durch die erniedrigte Pregnantriolausscheidung aus quantitativen Gründen nur zu einem geringen Teil erklärbar ist, kann ebenso wie die verringerte Ausscheidung von 11-Oxy-17-KS nicht sicher gedeutet werden. Ob diese Befunde als Zeichen für eine testiculäre Produktion 11 β-hydroxylierter bzw. 21-hydroxylierter Steroide zu werten sind, wie sie beim Menschen in Leydigzelltumorgewebe (vgl. Savard et al. 1956; Bagget et al. 1957; Breuer 1961b) bzw. bei Ratten und Mäusen in normalen Testes und experimentellen Leydigzelltumoren (vgl. Dominguez et al. 1960) nachgewiesen wurde, bedarf weiterer Untersuchungen und kann auf Grund vorliegender Ergebnisse nicht entschieden werden.

Die differentialdiagnostische Einordnung des beschriebenen Falles von Pseudohermaphroditismus masculinus, der sowohl Symptome eines kongenitalen adrenogenitalen Syndroms als auch einer Gonadendysgenesie und einer „Testiculären Feminisierung" aufweist, ohne dem typischen Bild eines dieser Syndrome ganz zu entsprechen, bereitet bei oberflächlicher Betrachtung zunächst Schwierigkeiten. Bei epikritischer Abwägung aller Befunde besteht jedoch kein Zweifel, daß er in die Gruppe der „Testiculären Feminisierung" gehört (Morris-Syndrom; vgl. MORRIS 1953; OVERZIER 1961a, b; HAUSER 1961) und als einer der pathogenetisch interessanten Grenzfälle dieses Syndroms einzuordnen ist, die demonstrieren, daß dieses Krankheitsbild ein Glied in der Kette darstellt, die vom normalen Mann bis zur normalen Frau reicht (HAUSER 1961).

Tabelle 3. *Ausscheidung von Gesamtgonadotropinen im Urin vor und nach Orchidektomie*[1]. Pat. W. J., 17 J.

Bedingungen	Gesamtgonadotropine (HMG-E/24 Std[2])	Vertrauensgrenzen[3]	g[4]	λ[5]	L[6]
Keine Behandlung (Januar 1960)	66,2	46,7—128,7	0,216	0,16	6,2
Keine Behandlung (November 1960) . . .	64,2	53,3—97,1	0,173	0,11	9,4
3 Wochen n. Orchidektomie (Dezemb. 1960)	163,7	123,5—178,0	0,073	0,11	10,0

[1] Zum Vergleich dazu wurden bei 18 Frauen in der Postmenopause sowie 3 Frauen 2 Jahre nach beidseitiger Oophorektomie Ausscheidungen von 73,1±18,3 bzw. 136,4±36,3 HMG-E/24 Std ermittelt.

[2] Bezogen auf Standard HMG 20 A „Organon" (1 mg = 1 E; vgl. LORAINE und BROWN 1959).

[3] P = 0,05.

[4] g = statistische Maßzahl zur Beurteilung der Regression (vgl. BORTH et al. 1957b).

[5] λ = Präzisionsindex nach GADDUM; Standardabweichung des Logarithmus der Einzeldosis (vgl. BORTH et al. 1957b).

[6] L = Präzisionsindex nach WOOLF; reziproker Wert von λ (vgl. BORTH et al. 1957b).

Von guten Kennern der testiculären Feminisierung wird die Kastration solcher Patienten teils befürwortet (vgl. PHILIPP und STANGE 1958, 1959; GREENBLATT 1958; OVERZIER 1961b), teils abgelehnt (vgl. HAUSER 1961). Von den Befürwortern der Kastration wird als Begründung hauptsächlich die anscheinend bestehende Tendenz zur Bildung maligner Tumoren in dystopen Hoden (vgl. GOLDBERG und MAXWELL 1948; MORRIS 1953; WACHSTEIN und SCORZA 1951) ins Feld geführt. Andere Autoren halten die Gefahr der malignen Entartung für gering (vgl. JONES und SCOTT 1958; HAUSER 1961). Wir entschlossen uns im vorliegenden besonderen Fall zur Kastration hauptsächlich deshalb, weil unsere „Patientin" durch die seit mehreren Jahren bestehende Tendenz zu fortschreitender Virilisierung ebenso wie durch die ausgeprägte, therapieresistente Acne in hohem Maße beeinträchtigt wurde. Demgegenüber erschien uns das Risiko der Entwicklung eines Menopausesyndroms in Anbetracht der Behandlungsmöglichkeit mit langwirkenden Depot-Oestrogenen vergleichsweise gering.

Zusammenfassung

Es wird über einen Fall von Pseudohermaphroditismus masculinus berichtet der durch weiblichen Habitus mit Virilisierungssymptomen, intersexuelles äußeres Genitale, Chromatinnegativität und dysgenetische Testes charakterisiert ist. Die Ausscheidung von Total-17-Ketosteroiden, 17-Ketosteroidfraktionen, Total-17α-Hydroxycorticosteroiden, Pregnan-3α,20α-diol, Pregnan-3α, 17α, 20α-triol, 17β-Oestradiol, Oestron, Oestriol und hypophysären Gonadotropinen im Urin wurde ohne Behandlung, nach Gabe von ACTH, Dexamethason, PMS und HCG sowie nach Orchidektomie untersucht. Auf Grund der erhobenen klinischen, histologischen und endokrinologischen Befunde wird geschlossen, daß es sich um einen Grenzfall von „Testiculärer Feminisierung" (Morris-Syndrom) handelt.

Summary

A case report of a male pseudohermaphrodite is presented who is characterized by female external development including some virilization, intersexual external genitalia, negative sex chromatin pattern and dysgenetic testes. The urinary excretion of total 17-ketosteroids, 17-ketosteroid fractions, total 17α-hydroxy-corticosteroids, 5β-pregnane-3α, 20α-diol, 5β-pregnane-3α, 17α, 20α-triol, oestradiol-17β, oestrone, oestriol and pituitary gonadotrophins has been studied before treatment, during administration of ACTH, dexamethasone, PMS and HCG as well as following surgical castration. From clinical, histological and hormonal findings it is concluded that the patient reported here is a borderline case of "testicular feminization" (Morris-syndrome).

Wir danken Frl. Dipl.-Chem. Adelgunde Seuken, Frl. Brigitte Retzlaff, Frl. Elisabeth Walgenbach, Frau Rosemarie Will und Frl. Elisabeth Zass für ihre Mitarbeit. Ferner sind wir den Herren Prof. W. Klyne (London) für die Überlassung authentischer Referenzsteroide, Prof. E. Langer (Düsseldorf) für die histologischen Untersuchungen und die Überlassung von Mikrophotos, Dr. R. D. Bulbrook (London) und Dr. J. K. Norymberski (Sheffield) für die Mitteilung unveröffentlichter Methoden und Prof. C. Overzier (Mainz) für die anregende Diskussion der Befunde zu großem Dank verpflichtet. Die benutzten Hormonpräparate wurden in dankenswerter Weise von der *Schering-A.G.* (Berlin) zur Verfügung gestellt. Vorliegende Untersuchungen wurden durch eine Forschungsbeihilfe des Kulturministeriums des Landes Nordrhein-Westfalen unterstützt.

Literatur

Appleby, J. I., G. Gibson, J. K. Norymberski and R. D. Stubbs: Biochem. J. **60**, 453 (1955).

Bagget, B., L. L. Engel, L. L. Fielding, K. Savard, R. I. Dorfman, F. L. Engel and H. McPherson: Fed. Proc. **16**, 149 (1957).

Bauld, W. S.: Mem. Soc. Endocrin. **3**, 11 (1955). Edit. P. Eckstein and S. Zuckerman: Cambridge Univ. Press.

Bayer, J. M., H. Breuer and W. Nocke: Il symposium internazionale sul cancro della mammella. Perugia, 24.—29 Juli 1957. Disk. zu J. B. Brown and J. A. Strong.

— — — Langenbecks Arch. Klin. Chir. **288**, 84 (1958a).

— — — and W. Richter: Bull. Soc. int. Chirurg. **17**, 146 (1958b).

— — — Klin. Wschr. **38**, 1143 (1960).

— — — Endokrinologie **40**, 129 (1961).

Birke, G., E. Diczfalusy and L.-O. Plantin: J. clin. Endocr. **18**, 736 (1958).

Borth, R., A. Linder and A. Riondel: Acta endocr. (Kbh.) **25**, 33 (1957a).

— E. Diczfalusy and H. D. Heinrichs: Arch. Gynäk. **188**, 497 (1957b).

Breuer, H.: Symposion über Krebsprobleme, p. 62. Düsseldorf, 27.—28. 6. 1960. Berlin-Göttingen-Heidelberg: Springer-Verlag 1961a

— Persönl. Mitteilung (1961b).

— W. Nocke and J. M. Bayer: Acta endocr. (Kbh.) Suppl. **38**, 69 (1958).

Brown, J. B.: Biochem. J. **60**, 185 (1955a).
— Lancet **268**, 320 (1955b).
— Mem. Soc. Endocr. **3**, 1 (1955c).
— R. D. Bulbrook and F. C. Greenwood: J. Endocr. **16**, 49 (1957).
—, J. A. Strong: Il symposium internazionale sul cancro della mammella. Perugia, 24. — 29. Juli 1957.
Buchholz, R., R. Elert, W. Nocke, D. Rosenthal and J. Wennemann: Acta endocr. (Kbh.) Suppl. **51**, 397 (1960).
— Z. ges. exp. Med. **128**, 219 (1957).
Bulbrook, R. D., and B. S. Thomas: Persönl. Mitteilung, 1959.
Dominguez, O. V., H. F. Acevedo, R. A. Huseby and L. T. Samuels: J. biol. Chem. **235**, 2608 (1960).
Goldberg, M. B., and A. F. Maxwell: J. clin. Endocr. 8, 367 (1948).
Greenblatt, R. S.: Recent Progr. Hormone Res. **14**, 335 (1958).
Hammerstein, J.: Arch. Gynäk. **190**, 285 (1958).
Hauser, G. A.: In: Die Intersexualität. Von C. Overzier, p. 261. Stuttgart: Thieme-Verlag 1961.
Jones, H. W., and W. W. Scott: Hermaphroditism, genital anomalies. Baltimore: Williams & Wilkins Co. 1958.
Kellie, A. E., and H. P. Wade: Biochem. J. **66**, 196 (1957).
Landau, R. L., and M. L. Laves: J. clin. Endocr. **19**, 1399 (1959).
Loraine, J. A., and J. B. Brown: J. Endocr. **18**, 77 (1959).
Morris, J. M.: Amer. J. Obstet. Gynec. **65**, 1192 (1953).
Neher, R., and A. Wettstein: Acta endocr. (Kbh.) **35**, 1 (1960).
Nocke, W.: Biochem. J. **78**, 593 (1961).
Nocke, L., u. W. Nocke: In Vorbereitung 1961.
Norymberski, J. K.: Persönl. Mitteilung 1960.
— R. D. Stubbs and H. F. West: Lancet **1953 I**, 1276.
Philipp, E., u. H. H. Stange: Geburtsh. u. Frauenheilk. **18**, 703 (1958).
— — Wien. klin. Wschr. **71**, 563 (1959).
Overzier, C.: In: Die Intersexualität. Von C. Overzier, p. 181. Stuttgart: Thieme-Verlag 1961a.
— In: Die Intersexualität. Von C. Overzier, p. 258. Stuttgart: Thieme-Verlag 1961b.
Prader, A.: In: Klinik der Inneren Sekretion. Von A. Labhart, p. 963. Berlin-Göttingen-Heidelberg: Springer-Verlag 1957.
Savard, K., R. I. Dorfman, B. Bagget, L. L. Engel, L. M. Lister and F. L. Engel: J. clin. Endocr. **16**, 970 (1956).
Simmer, H., u. H. E. Voss: Klin. Wschr. **38**, 819 (1960).
Strong, J. A., J. B. Brown, J. Bruce, M. Douglas, A. Klopper and J. A. Loraine: Lancet **1956 II**, 955.
Wachstein, M., and A. Scorza: Amer. J. clin. Pathol. **21**, 10 (1951).
Wennemann, J., R. Buchholz, R. Elert, W. Nocke, L. Nocke and A. Seuken: 8. Sympos. Dtsch. Ges. Endokrinol., 1.—3. März, München 1961.
Zimmermann, W., H. U. Anton u. D. Pontius: Hoppe-Seylers Z. physiol. Chem. **289**, 91 (1952).

Diskussion

C. Overzier (Mainz):

Sie haben bereits selbst darauf hingewiesen, daß Ihre ursprüngliche Annahme einer Gonadendysgenesie fraglich geworden ist. Eine Gonadendysgenesie ist sicher auszuschließen. Vielmehr handelt es sich nach den vorgelegten Befunden entweder allgemein um einen Pseudohermaphroditismus masculinus oder um eine Sonderform der Testiculären Feminisierung. Der Mangel eines Uterus und die angedeutete Brustentwicklung mit deutlicher Areole spricht hierfür, wobei die Lage der Hoden, die kurze Vagina und die Klitorishypertrophie in fester Beziehung auch zu der Behaarung steht (im Gegensatz zu dem reinen Typ ohne Sekundärbehaarung). Zwar ist auch für die Testiculäre Feminisierung Ihr Hormonbefund ungewöhnlich, ließe sich aber durch die dort nicht seltenen Adenombildungen vielleicht erklären. Die histologische Aufarbeitung der noch vorhandenen Gonadenteile wäre also wichtig. Ich selbst fand dabei kürzlich nebennierenrindenähnliche Formationen im Hoden eines 172 cm (!) großen 21 jährigen Falles mit um etwa das Vierfache erhöhten 17-Ketosteroid- und Corticoid-Werten und diese gingen nach der Kastration zwar deutlich, aber nicht bis zur Norm zurück, während sie sich bereits vorher mit Prednison-Gaben normalisieren ließen. Ich zögere auch nicht, meinen chromatinnegativen Fall mit Uterusmangel, kurzer Vagina, Klitorishypertrophie, ursprünglich Leistenbruchhoden beiderseits und Brustentwicklung trotz der sogar viel stärkeren Behaarung der Testiculären Feminisierung zuzuordnen, wobei diese Sonderform offenbar durch eine Hormonproduktion der Nebennierenrinden, vorwiegend ihrer versprengten Keime in den Hoden (vgl. Nebennierenresttumoren) und adenomatös gewucherter Leydig-Zellen bedingt ist. Röntgenologisch waren die Nebennieren normal groß. Zur Klärung der Streitfrage einer Behaarungsmöglichkeit dieser "hairless women" sind diese Fälle mit endogener Hormonwirkung wichtig.

W. Nocke (Düsseldorf):

Auch wir sind der Meinung, daß es wichtig wäre, an Serienschnitten beider Hoden eingehendere morphologische Untersuchungen vorzunehmen. Jedoch waren wir bestrebt, möglichst viel Material für die chemische Aufarbeitung zurückzubehalten, um zu versuchen, daraus die Steroide bzw. ihre metabolischen Vorläufer zu isolieren, deren Ausscheidung nach der Orchidektomie herabgesetzt war.

J. Hammerstein (Berlin):

Die von McMorris 1953 eingeführte Bezeichnung „Testiculäre Feminisierung“ hat sich auf Grund der vermeintlichen Prägnanz des Ausdrucks schnell eingebürgert, sie beruht aber insofern auf einer falschen pathogenetischen Vorstellung, als bisher der Nachweis einer vermehrten testiculären Oestrogenbildung bei solchen Zwittern — abgesehen von dem eben vorgetragenen, in mancher Hinsicht vom klassischen Typ abweichenden Fall — nie gelungen ist [Zusammenstellung bei Hammerstein: Arch. f. Gynäk. **190**, 285 (1958)]. Im Zentrum der Pathogenese steht — nach den Experimenten von Wilkins zu urteilen — ein genetisch bedingtes Unvermögen des Endorgans, auf Androgenstimulation in adäquater Form zu reagieren („Androgenresistenz“). Von dieser Störung brauchen nicht alle Erfolgsorgane in gleichen Maße betroffen zu sein. So ist das gelegentliche Vorhandensein von Pubes und Axilli bei sonst charakteristischen Zwittern dieses Typs am besten mit einer partiell ausgeprägten „Androgenresistenz“ zu erklären. Um pathogenetisch nichts zu präjudizieren, sollte man die Bezeichnung „Testiculäre Feminisierung“ aufgeben und statt dessen mit Botella-Llusia von einem „Pseudohermaphroditismus masculinus mit totaler Verweiblichung“ sprechen.

W. Nocke (Düsseldorf):

Da die bei Patienten mit Morris-Syndrom gefundenen Oestrogene sicher größtenteils den Testes entstammen, sind wir der Meinung, daß die Bezeichnung „Testiculäre Feminisierung“ ihre volle Berechtigung hat. In unserem besonderen Falle war die Oestrogenausscheidung außergewöhnlich hoch, jedoch lag keine totale Verweiblichung vor. Diese Oestrogene waren ganz ohne Zweifel testiculären Ursprungs, da die Ausscheidung nach HCG anstieg, und nach Orchidektomie stark erniedrigt war. Sicherlich ist es eine veränderte Ansprechbarkeit der Erfolgsorgane zu diskutieren. Jedoch könnten ebenso verschobene Relationen zwischen verschiedenen Steroidfraktionen für eine unterschiedliche Reaktion der Erfolgsorgane verantwortlich sein. Es darf nicht vergessen werden, daß wir mit unseren relativ groben Methoden nur einen sehr begrenzten Ausschnitt aller endokrinen Teilfunktionen erfassen können. So sind bisher zuverlässige, für quantitative Routinebestimmungen geeignete Methoden nur für 17β-Oestradiol, Oestron und Oestriol verfügbar, während andererseits das Vorkommen von wenigstens 18 verschiedenen Oestrogenen beim Menschen sicher bewiesen ist. Vermutlich spielen hier die Quotienten zwischen Androgenen und Oestrogenen eine entscheidende Rolle für die biologische Aktivität.

Aus der Universitäts-Frauenklinik der Charité, Berlin
(Direktor: Prof. Dr. H. KRAATZ)

Routinemäßige Behandlung mit Oxytocin im Wochenbett

Von
K. A. GROOT-WASSINK

Mit 5 Abbildungen

Bei der klinischen Verwendung des Oxytocins stand bisher dessen Uteruswirkung ganz im Vordergrund. Seit einigen Jahren ist seine Anwendung in einem neuen Indikationsbereich gebräuchlich geworden. Dazu gehören Stillschwierigkeiten infolge diffuser und lokaler Milchstauung, beginnende Stauungsmastitis sowie alle Fälle, bei denen ein Abpumpen der Milch notwendig wird. Die unkomplizierte intranasale Applikation hat eine breitere Verwendung in Klinik und Praxis gefördert.

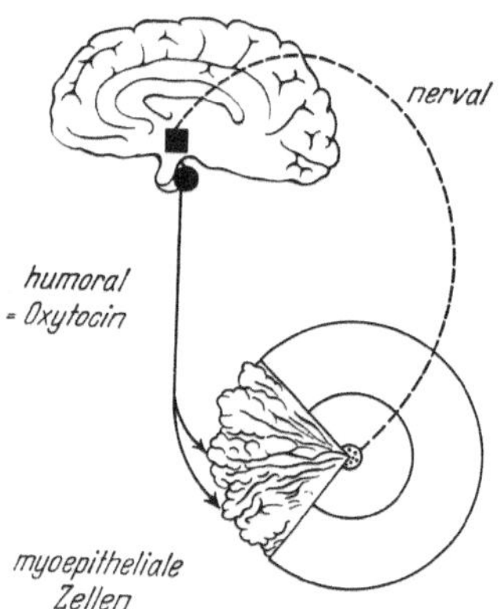

Abb. 1. Galaktokinetische Oxytocinwirkung. Modifiziert nach RICHTER und PÖSCHEL (1960)

Die Brauchbarkeit des Oxytocins bei den eben genannten Indikationen beruht auf einem galaktokinetischen (= milchlösenden) Effekt. Außerdem wird eine galaktopoetische (= milchbildende) Wirkung, die zu gesteigerter Milchleistung der Wöchnerinnen führen soll, in einigen Arbeiten vertreten.

Wir haben auf unseren Wochenstationen die Wirkung des Oxytocins bei therapeutischer Anwendung in Fällen von Milchstauung und Frühmastitis geprüft. Im wesentlichen aber versuchten wir zu klären, ob durch routinemäßige Oxytocingaben eine vermehrte Milchbildung zu erzielen ist.

Normalerweise führt der Saugreiz an der Mamille zu einer vermehrten Oxytocinausschüttung in die Blutbahn. Das Hormon gelangt zur Brustdrüse und bewirkt nach LINZEL (*1*) eine Kontraktion der myoepithelialen Zellelemente, welche die Drüsenalveolen umhüllen. Hieraus resultiert eine Steigerung des Milchdruckes in den Drüsengängen; die Folge ist ein Milchaustritt an der Mamille.

Diese galaktokinetische Wirkung läßt sich durch Oxytocingaben so konstant auslösen, daß sie als Grundlage für Testierungsverfahren verwendbar ist.

Wie WENNER (*2*), BAUMGARTEN u. Mitarb. (*3, 4*), HOLLENBACH (*5*) u. a. können auch wir über sehr günstige Ergebnisse bei der Behandlung der lokalen und diffusen Milchstauung berichten.

Die Frauen erhielten therapeutisch, d. h. nach Auftreten der Stauung 10 min vor jedem Anlegen bzw. Abpumpen intranasal 5 iE Oxytocin. Verwendet wurde ein vom Arzneimittelwerk Dresden hergestelltes Präparat aus Hypophysenhinterlappen, das als „Hypostin-Schnupfpulver" im Handel ist und in 1 g 300 iE Oxytocin enthält bzw. eine wäßrige Versuchslösung mit 20 iE Oxytocin in 1 ml.

Bei 30 behandelten Frauen verschwanden in 90% der Fälle die Knotenbildungen des Drüsengewebes sowie die unangenehmen Spannungsschmerzen und der verminderte Milchfluß nach 1—2 Tagen. Oxytocingaben bei Milchstauung haben wir seit Abschluß dieser Arbeit in die Routinetherapie unserer Wochenstationen aufgenommen.

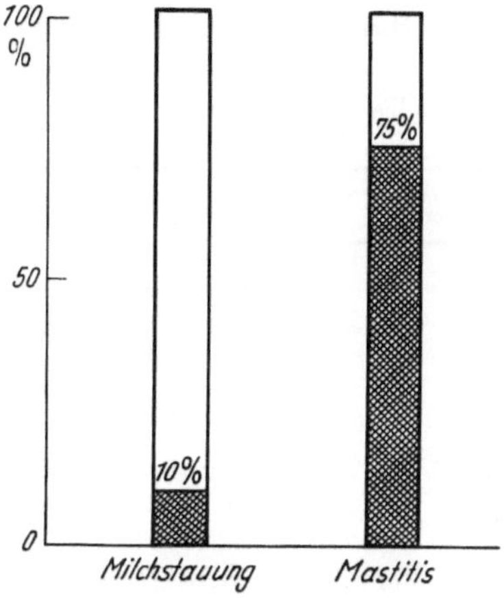

Abb. 2. Versagerfälle der Oxytocinbehandlung bei Milchstauung und Mastitis

Bei der Behandlung der beginnenden Stauungsmastitis verzichteten wir im Gegensatz zu Rainer (*6*), Baumgarten und Hofhansl (*4*) sowie Hollenbach (*5*) bewußt auf zusätzliche Anwendung von Röntgenreizbestrahlung, Antibiotica und Sulfonamiden bzw. auf die bei uns sonst übliche Butazolidintherapie.

Oxytocin wurde in der angegebenen Dosierung sofort bei Auftreten von Mastitissymptomen wie Schmerz, Rötung, Fieber oder Infiltratbildung verabreicht.

Dabei hatten wir unter 8 Fällen 6 Versager, d. h. keine Beeinflussung der Entzündungssymptome. Wir waren durch dieses Ergebnis so entmutigt, daß wir zu unserer bewährten Butazolidintherapie zurückkehrten. Wir hatten den Eindruck, daß in den Versagerfällen wertvolle Zeit verlorengegangen war, die, wie Stoeckel (*7*) in seinem Lehrbuch der Geburtshilfe besonders hervorhebt, bei der Mastitis weitgehend über den Behandlungserfolg entscheidet.

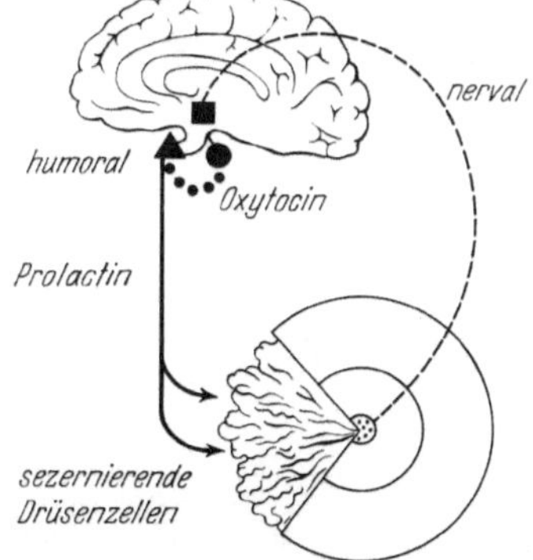

Abb. 3. Galaktopoetische Oxytocinwirkung. Modifiziert nach Richter und Pöschel (1960)

Die Hauptfragestellung unserer Arbeit galt der Untersuchung, ob eine Steigerung der Milchleistung durch routinemäßige Applikation von Oxytocin im Wochenbett zu erzielen ist.

Hollenbach (*5, 8*), Baumgarten und Watzek (*3*), Elert (*9*) sowie Richter und Pöschel (*10*) berichten über eine Steigerung der Milchleistung nach Oxytocingaben zwischen 15 und 100% der normalen Milchmenge.

Dieser Steigerung der Milchmenge wird eine galaktopoetische Wirkung des Oxytocins zugrunde gelegt. Wie beim galaktokinetischen Effekt soll, durch den Saugreiz an der Mamille hervorgerufen, auf dem Umwege über eine vermehrte Oxytocinausschüttung eine gesteigerte Prolactinbildung im Hypophysenvorderlappen ausgelöst werden. Das Prolactin wiederum bewirkt eine Stimulierung des sezernierenden Drüsenparenchyms. Dafür sprechen tierexperimentelle Untersuchungen von Benson und Folley (*11, 12*) sowie Selye (*13*) an säugenden Ratten.

Wir prüften diese Frage, indem wir unseren Wöchnerinnen routinemäßig vom 3. Tage an fortlaufend vor jedem Anlegen oder Abpumpen je 5 iE Oxytocin intranasal verabreichten.

Kontrolliert wurde die tägliche Milchleistung durch Bestimmung der jeweiligen Trinkmenge pro Mahlzeit bzw. der bei nicht leergetrunkenen Brüsten zusätzlich noch abgepumpten Milch in Gramm. Allein durch Abpumpen wurde die Milch bei Flachwarzen und schonungsbedürftigen Kindern gewonnen. Außerdem wurde die Häufigkeit voller Stilleistungen in den beiden Gruppen gegenübergestellt.

Tabelle 1. *Tägliche durchschnittliche Milchleistung von Wöchnerinnen ohne und mit Oxytocinbehandlung*

Oxytocin-therapie	Tag	1. + 2.	3. + 4.	5. + 6.	7.	8.	9.	10.
ohne	Zahl der Fälle	200	200	200	147	129	90	73
	durchschn. Gesamtmilchmenge in Gramm	**14,3**	**201,1**	**423,9**	**260,7**	**278,4**	**286,9**	**277,9**
mit	Zahl der Fälle	200	200	200	149	108	59	29
	durchschn. Gesamtmilchmenge in Gramm	**11,5**	**205,2**	**440,6**	**268,4**	**271,9**	**264,2**	**278,8**

Verwertet wurden die Ergebnisse von insgesamt 400 Frauen, von denen 200 behandelt wurden und 200 als Vergleichsgruppe unbehandelt blieben. Der Beobachtungszeitraum erstreckte sich bei allen Frauen bis zum 6. Wochenbettstage einschließlich. Bei Frauen mit operativer Entbindung, Rückbildungsstörungen oder auch bei normalem Wochenbett, jedoch weit entlegenem Wohnsitz, verlängerte sich der Klinikaufenthalt und damit der Beobachtungszeitraum z. T. bis zum 10. Tage.

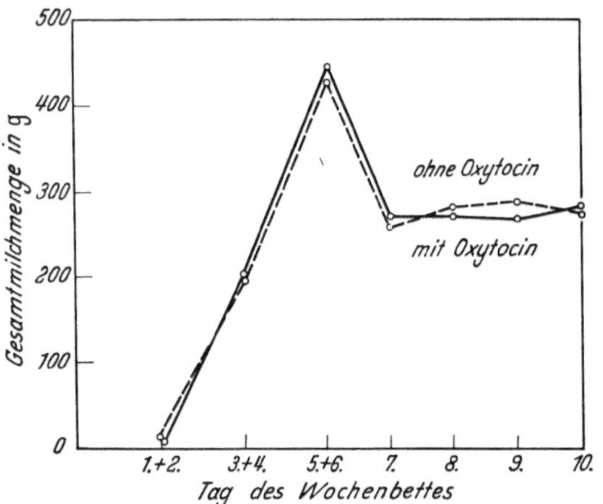

Abb. 4. Kurvenmäßige Darstellung der durchschnittlichen Milchleistung von Wöchnerinnen ohne und mit Oxytocinbehandlung

Bei den damit aus insgesamt 15920 Einzelmessungen resultierenden Durchschnittswerten der täglichen Milchleistung unserer Wöchnerinnen fanden wir zwischen behandelten und unbehandelten Frauen keinen Unterschied.

In der unbehandelten Gruppe konnten 101 Frauen ihr Kind voll stillen. Demgegenüber standen in der behandelten Gruppe 89 voll stillende Wöchnerinnen.

Eine gesteigerte Milchproduktion kann auch aus diesem Ergebnis nicht abgelesen werden (Abb. 4 u. Tab. 1).

Hollenbach (*5*, *8*), Baumgarten und Watzek (*3*), Elert (*9*) und Richter und Pöschel (*10*) fanden eine gesteigerte Milchleistung durch Vergleich der Trink- bzw. Abpumpmengen einzelner Stillakte mit bzw. ohne Oxytocingaben an einzelnen Tagen oder durch Vergleich spontan getrunkener Milch mit der nach Oxytocingabe noch nachträglich abgepumpten Milch wiederum zu einzelnen Stillzeiten.

Wir führten eine kontinuierliche Oxytocinbehandlung durch und registrierten die Milchleistung über mehrere Wochenbettstage fortlaufend und möchten damit die Differenz der Ergebnisse erklären.

Eine wesentliche Bedeutung der routinemäßigen Oxytocinbehandlung zeigte sich im Sinne einer Prophylaxe der Mastitis.

Während wir die Oxytocinbehandlung der manifesten Mastitis lediglich als unterstützende Maßnahme auffassen, fanden wir eine Senkung der Mastitishäufigkeit um 90% bei den routinemäßig behandelten Wöchnerinnen. Unter den 200 unbehandelten Frauen fand sich, dem üblichen Durchschnitt entsprechend, bei 5% eine Mastitis; dem stehen 0,5% Mastitiden bei den 200 behandelten Wöchnerinnen gegenüber.

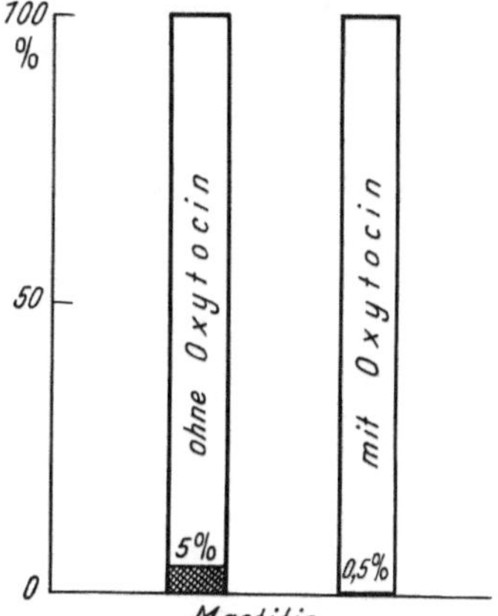

Abb. 5. Häufigkeit der Frühmastitis bei Wöchnerinnen mit und ohne Oxytocinbehandlung

Zusammenfassend kann gesagt werden: Die therapeutische Verwendung des Oxytocins bei Milchstauung ist zu befürworten. Bei beginnender Frühmastitis sind Oxytocingaben nur als unterstützende Therapie zu werten. Eine routinemäßige Anwendung des Oxytocins im Wochenbett kann im Hinblick auf eine deutliche Senkung der Mastitishäufigkeit empfohlen werden.

Eine Steigerung der Milchleistung im Sinne einer galaktopoetischen Wirkung des Oxytocins war nicht festzustellen.

Literatur

1. Linzel, H.: Zit. nach Konzett: Wien. klin. Wschr. **71**, 849 (1959).
2. Wenner, R.: Schweiz. med. Wschr. **89**, 441 (1959).
3. Baumgarten, K., u. I. Watzek: Wien. klin. Wschr. **71**, 139 (1959).
4. —, u. W. Hofhansl: Geburtsh. u. Frauenheilk. **19**, 913 (1959).
5. Hollenbach, Ch.: Zbl. Gynäk. **81**, 1980 (1959).
6. Rainer, A.: Med. Klin. 1644 (1960).
7. Stoeckel, W.: Lehrbuch der Geburtshilfe, 11. Aufl., S. 762. Jena: Verlag Fischer 1951.
8. Hollenbach, Ch.: Zbl. Gynäk. **80**, 1760 (1958).
9. Elert, R.: Geburtsh. u. Frauenheilk. **14**, 147 (1954).
10. Richter, F., u. Th. Pöschel: Dtsch. med. Wschr. **85**, 1974 (1960).
11. Benson, G. K., and S. J. Folley: J. Endocr. **16**, 189 (1957).
12. — — J. Endocr. **14**, XL (1956).
13. Selye, H.: Amer. J. Physiol. **107**, 535 (1934).

Aus dem Institut für experimentelle Endokrinologie der Charité, Berlin
(Direktor: Prof. Dr. W. HOHLWEG)

Untersuchungen über synergistische Wirkungen von Gonadotropinen

Von

G. DÖRNER

Mit 2 Abbildungen

Im endokrinologischen Schrifttum wird allgemein die Ansicht vertreten, daß Stutenserumgonatropin (PMS) vorwiegend FSH-Aktivität besitzt (*1*, *8*, *10*, *13*, *14*, *16*, *17*, *20—22*). Die bei der Charakterisierung von PMS zur Bestimmung seines FSH-Gehalts bisher benutzten Methoden sind jedoch als überholt anzusehen, seitdem STEELMAN und POHLEY (*18*) nachgewiesen haben, daß die Ovargewichtsvermehrung bei infantilen Rattenweibchen — die gleichzeitig mit relativ hohen HCG-Dosen behandelt werden — eine genaue, empfindliche und vor allem spezifische Testierungsmethode für FSH darstellt (*2*, *3*, *20*). Sie beruht auf der zuerst von EVANS u. Mitarb. mitgeteilten Beobachtung, daß FSH und ICSH bezw. HCG eine sich gegenseitig potenzierende synergistische Wirkung auf das Ovargewicht infantiler Rattenweibchen aufweisen (*4—6*).

Ein entsprechendes Testierungsverfahren wurde von HOHLWEG (*9*) entwickelt, das sich uns seit 1954 bei der quantitativen Bestimmung von FSH-Präparaten, die von SCHÄFER (*15*) im Arzneimittelwerk Dresden aus Schweine- und Menschenhypophysen hergestellt wurden, gut bewährt hat. Mit Hilfe dieser Methode wurden an etwa 500 Tieren Untersuchungen zur genaueren Charakterisierung von PMS, hinsichtlich seiner FSH- und ICSH-Aktivität durchgeführt.

Methodik

Infantile Rattenweibchen im Gewicht von 32—38 g erhielten an 3 aufeinanderfolgenden Tagen 3mal täglich die zu testierenden Lösungen von HCG, PMS und FSH einzeln oder paarweise kombiniert injiziert. Am 5. oder 7. Tag wurden die Tiere getötet, ihre Ovarien gewogen und anschließend histologisch untersucht. Aus der prozentualen Zunahme des Durchschnittsgewichts der Ovarien wurde die synergistische Wirkung bei kombinierter Zufuhr zweier Gonadotropine berechnet. Diese gibt an, um wieviel Prozent die Wirkung der Kombination die Summe der Wirkung bei einzelner Verabreichung übersteigt. Für die Kombination

HCG + FSH erfolgte die Berechnung der synergistischen Wirkung (syn. W.) folgendermaßen:

$$\text{syn. W.} = \frac{(O_{xHCG + yFSH} + O_K) - (O_{xHCG} + O_{yFSH})}{O_K} \cdot 100.$$

O_K = Ovarialgewicht der Kontrollen.

O_{xHCG} = Ovarialgewicht nach x iE HCG.

O_{yFSH} = Ovarialgewicht nach y μg FSH.

$O_{xHCG + FSH}$ = Ovarialgewicht nach x iE HCG + y μg FSH.

Entsprechend erfolgte auch die Überprüfung einer synergistischen Wirkung für die Kombinationen von PMS + FSH und PMS + HCG.

Ergebnisse und Diskussion

Aus Tab. 1 ist zu ersehen, daß FSH in Kombination mit HCG — wie bereits bekannt — einen potenzierenden Effekt auf die Ovargewichtsvermehrung infantiler Ratten ausübt. Tab. 2 läßt erkennen, daß FSH bei kombinierter Verabreichung mit PMS ebenfalls eine starke synergistische Wirkung auf das Rattenovar

Tabelle 1. *Nachweis einer synergistischen Wirkung von HCG + FSH 9 auf das Ovargewicht infantiler Rattenweibchen*

Gruppe (je 8 Tiere)	Dosis	Ovargewicht	Synergistische Wirkung in %
I	10 iE HCG	17,2 ± 5,1[1]	—
II	500 μg FSH	10,5 ± 0,6	—
III	250 μg FSH	10,0 ± 1,7	—
IV	125 μg FSH	8,0 ± 2,2	—
V	62,5 μg FSH	8,3 ± 1,8	—
VI	31,25 μg FSH	9,1 ± 1,7	—
VII	10 iE HCG + 500 μg FSH	67,7 ± 17,4	549
VIII	10 iE HCG + 250 μg FSH	46,0 ± 15,0	311
IX	10 iE HCG + 125 μg FSH	42,5 ± 8,7	294
X	10 iE HCG + 62,5 μg FSH	29,7 ± 9,3	147
XI	10 iE HCG + 31,25 μg FSH	18,1 ± 4,8	8
XII	Kontrollen	8,9 ± 2,8	—

[1] Standardabweichung

aufweist. Dabei führten FSH-Dosen, die bei einzelner Verabreichung völlig unwirksam waren, in Kombination mit PMS zu einem hochsignifikant stärkeren Ovargewichtsanstieg als die alleinige Zufuhr von PMS. Dieser Befund spricht für einen relativ starken ICSH-Gehalt von PMS.

Tab. 3 zeigt hingegen, daß PMS in Kombination mit HCG keinen potenzierenden, sondern nur einen additiven Effekt hat, was beweist, daß PMS nur eine relativ geringe FSH-Wirkung besitzt. Als Stutenserumgonadotropinpräparate wurden hierbei Internationaler Standard, Anteron (Schering), Antex (Leo) und

Predalon S (Organon) verwandt[1]. Da alle 4 Präparate bei diesem Testverfahren gleichartig reagierten, wurden die Resultate in Tab. 3 summarisch dargestellt.

Tabelle 2. *Nachweis einer synergistischen Wirkung von PMS + FSH 9 auf das Ovargewicht infantiler Rattenweibchen*

Gruppe (je 16 Tiere)	Dosis	Ovargewicht	Synergistische Wirkung in %
I	10 iE PMS	17,0 ± 5,3[1]	—
II	500 μg FSH	11,5 ± 3,0	—
III	250 μg FSH	10,4 ± 2,2	—
IV	125 μg FSH	9,9 ± 2,0	—
V	62,5 μg FSH	8,3 ± 1,8	—
VI	31,25 μg FSH	10,2 ± 1,9	—
VII	10 iE PMS + 500 μg FSH	54,2 ± 14,2	345
VIII	10 iE PMS + 250 μg FSH	44,0 ± 17,0	258
IX	10 iE PMS + 125 μg FSH	34,2 ± 7,3	170
X	10 iE PMS + 62,5 μg FSH	30,3 ± 12,5	148
XI	10 iE PMS + 31,25 μg FSH	17,4 ± 4,4	5
XII	Kontrollen	10,5 ± 1,6	—

[1] Standardabweichung

Die histologische Untersuchung der Ovarien bestätigte die auf Grund der Gewichtsbestimmungen erhobenen Befunde. So rief die alleinige Zufuhr von

Tabelle 3. *Die Wirkung von HCG und PMS auf das Ovargewicht infantiler Rattenweibchen bei einzelner und kombinierter Verabreichung*

Gruppe (je 16 Tiere)	Dosis	Ovargewicht	Synergistische Wirkung in %
I	10 iE HCG	19,1 ± 3,7[1]	—
II	10 iE PMS	17,0 ± 5,3	—
III	5 iE PMS	13,9 ± 3,2	—
IV	2,5 iE PMS	13,1 ± 3,7	—
V	10 iE HCG + 10 iE PMS	26,7 ± 7,7	11
VI	10 iE HCG — 5 iE PMS	21,7 ± 6,1	— 8
VII	10 iE HCG + 2,5 iE PMS	17,4 ± 5,1	—41
VIII	Kontrollen	10,5 ± 1,6	—

[1] Standardabweichung

250 μg FSH keine mikroskopisch erfaßbaren Veränderungen gegenüber dem Ovar eines Kontrolltiers hervor (Abb. 1a und b). Injektionen von 10 iE HCG (Abb. 1c)

[1] Wir danken dem Max Planck-Institut in Göttingen, sowie den Firmen Schering, Leo und Organon für die Überlassung der entsprechenden Präparate.

oder 10 iE PMS (Abb. 1d) führten zu einer mittelstarken Stimulierung der Ovarien mit Bildung einiger Corpora lutea. Nach kombinierter Zufuhr von 250 μg FSH — also einer allein gegeben unwirksamen FSH-Dosis — mit 10 iE HCG

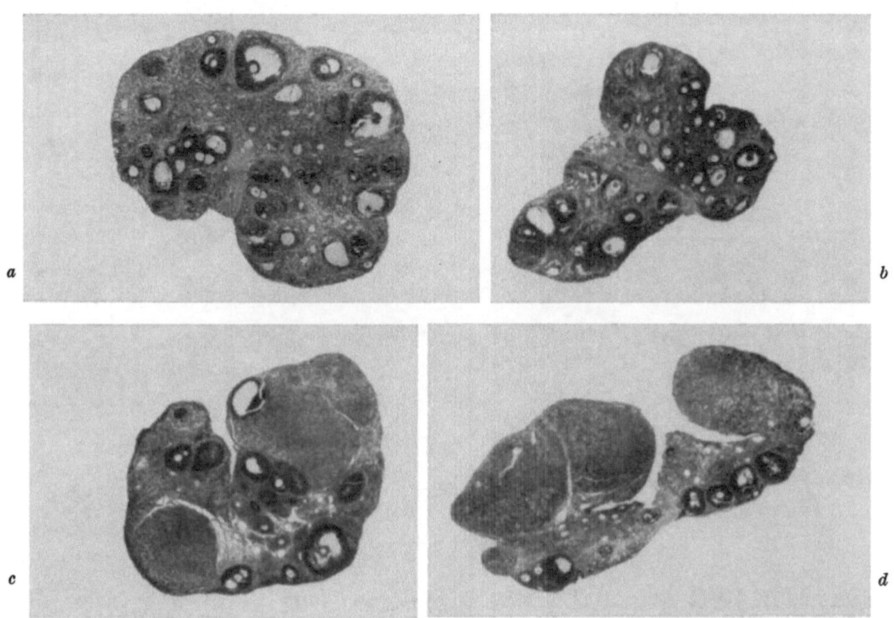

Abb. 1a—g. Ovarien infantiler Ratten nach einzelner und paarweise kombinierter Zufuhr von FSH, HCG und PMS. a) Kontrolle; b) 250 μg FSH; c) 10 iE HCG; d) 10 iE PMS

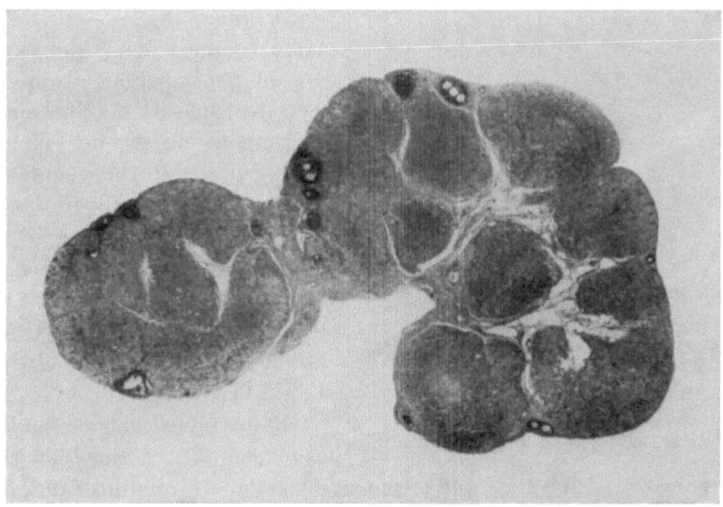

e) 250 μg FSH + 10 iE HCG

(Abb. 1e) als auch mit 10 iE PMS (Abb. 1f) kam es dagegen als Ausdruck eines synergistischen Effekts zu einer auffallend starken Eierstocksreaktion. In einem

Ovarschnitt konnten bis zu 30 Gelbkörper beobachtet werden! Demgegenüber war die Ovarreaktion nach kombinierter Zufuhr von 10 iE HCG + 10 iE PMS (Abb. 1g) wesentlich schwächer und glich weitgehend der nach alleiniger Behandlung mit 20 iE HCG oder 20 iE PMS. Auch daraus geht hervor, daß die Kombination von PMS + HCG im Gegensatz zu FSH + PMS und FSH + HCG keine potenzierende, sondern nur eine additive Wirkung auf die Eierstöcke ausübt.

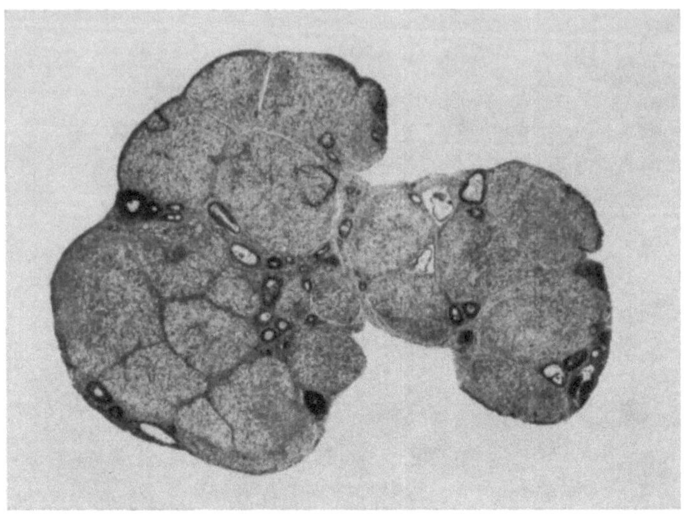

Abb. 1f. 250 μg FSH + 10 iE PMS

Auch diese Befunde beweisen, daß PMS vorwiegend ICSH-Aktivität besitzt. Von Andrologen (*19*) wurde dagegen PMS als angebliches „FSH-Präparat" bei Spermiogenesestörungen unter der Vorstellung angewandt, daß die generative Hodenfunktion vor allem durch FSH direkt stimuliert werde. Wir konnten jedoch nachweisen, daß das im PMS wie im HCG überwiegend vorhandene ICSH für die Spermiogenese mindestens ebenso wichtig ist wie FSH (*11*, *12*).

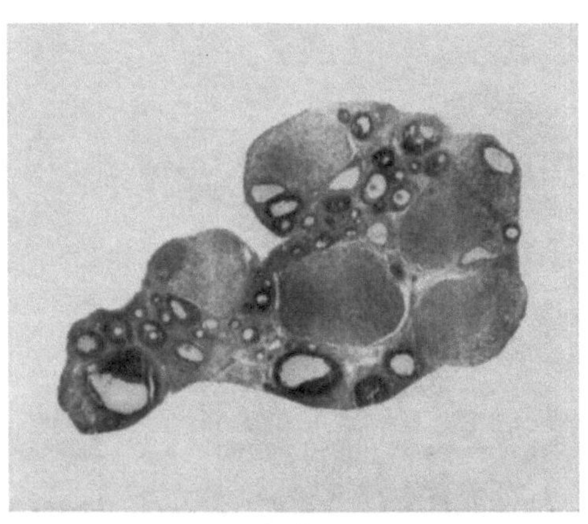

Abb. 1g, 10 iE HCG + 10 iE PMS

In der Gynäkologie kam PMS bisher ebenfalls als angebliches „FSH-Präparat" besonders bei Frauen mit Amenorrhoen zur Anwendung (*10*, *14*, *16*, *17*). Dabei wurde teilweise eine gleichzeitige HCG-Behandlung empfohlen (*16*, *17*). Eine synergistische Wirkung von PMS + HCG ist jedoch hierbei — infolge der zu geringen FSH-Aktivität von PMS — im Gegensatz zu den Kombinationen von FSH + PMS oder FSH + HCG nicht zu erwarten. Damit finden auch die bei

Frauen mit Amenorrhoen nach PMS- und HCG-Behandlung häufig unzureichenden Ovarreaktionen zumindest für die Fälle eine Erklärung, die eine primär geringe oder medikamentös gehemmte endogene FSH-Produktion aufweisen (*16, 17*). Die mitgeteilten tierexperimentellen Ergebnisse ließen es empfehlenswert erscheinen, unter Ausnutzung synergistischer Effekte Untersuchungen über die

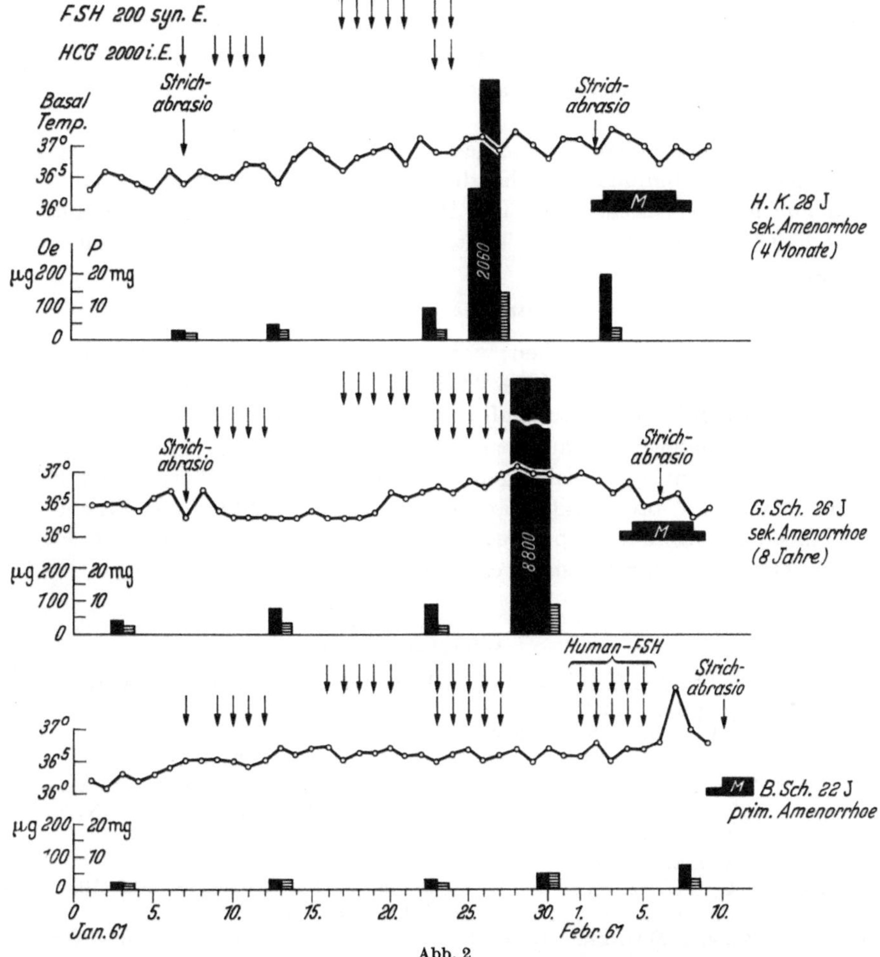

Abb. 2

Wirkung einer kombinierten Zufuhr von FSH — das aus Schweinehypophysen gewonnen wurde — und HCG auf das menschliche Ovar anzustellen.

In Zusammenarbeit mit DAUME, STAHL und SCHÄFER konnten wir inzwischen bei amenorrhoischen Frauen in der gynäkologischen Abteilung des Krankenhauses Berlin-Friedrichshain (Direktor: Prof. Dr. W. PSCHYREMBEL) durch eine Kombinationsbehandlung mit FSH + HCG sehr eindrucksvolle Ovarstimulierungen erzielen. Es kam in 5 von 6 Fällen zu einem starken Anstieg der Oestrogene, zur deutlich vermehrten Ausscheidung von Pregnandiol und schließlich zur Menstruation, selbst bei einer 22jährigen Frau mit primärer Amenorrhoe. Die sekretorische Transformation der Endometrien konnte in einigen Fällen durch Biopsien gesichert werden.

Bei dem 6. auf die Kombinationsbehandlung nicht ansprechenden Fall handelte es sich um eine hypergonadotrope Ovarialinsuffizienz, bei der von vornherein keine Ovarstimulierung durch exogene Gonadotropine zu erwarten war.

Ähnliche Befunde wurden von Gemzell u. Mitarb. (7) nach kombinierter Zufuhr von FSH — das aus menschlichen Hypophysen gewonnen wurde — und HCG erhoben. Die Anwendung von menschlichem FSH ist nach unserer Erfahrung jedoch nur bei einer längeren Gonadotropinbehandlung zur Vermeidung einer Antihormonbildung erforderlich.

Auf Grund unserer tierexperimentellen und klinischen Untersuchungsergebnisse erscheint die kombinierte Behandlung von hypogonatropen Ovarialinsuffizienzen mit hypophysärem FSH und HCG der bisher üblichen Therapie mit PMS und HCG deutlich überlegen. Weiterhin besitzt sie differentialdiagnostische Bedeutung.

Zusammenfassung

Bei infantilen Rattenweibchen wurde ein ähnlich starker synergistischer (potenzierender) Effekt von PMS + FSH auf das Ovar nachgewiesen wie von HCG + FSH. Nach kombinierter Zufuhr von PMS + HCG war dagegen nur eine additive Wirkungssteigerung auf den Eierstock festzustellen. Damit wurde bewiesen, daß PMS entgegen bisheriger Anschauungen nicht überwiegend FSH-, sondern vorwiegend ICSH-Aktivität besitzt. Eine daraufhin bei Frauen mit Amenorrhoen durchgeführte Kombinationsbehandlung mit hypophysärem FSH + + HCG führte in 5 von 6 Fällen zu eindrucksvollen Ovarstimulierungen.

Literatur

1. Abderhalden, R.: Die Hormone: Lehrbuch der Physiologie. S. 151. Berlin-Göttingen-Heidelberg: Springer 1952.
2. Brown, P. S.: J. Endocr. **18**, 46 (1959).
3. Diczfalusy, E., u. E. D. Heinrichs: Arch. Gynäk. **187**, 556 (1956).
4. Evans, H. M., R. I. Pencharz and M. E. Simpson: Endocrinology **18**, 601 (1934).
5. —, and M. E. Simpson: In Pincus and K. V. Thimann: The Hormones. Vol. II. New York: Academic Press 1950.
6. — — S. Tolksdorf and H. Jensen: Endocrinology **25**, 529 (1939).
7. Gemzell, C. A., E. Diczfalusy and G. Tillinger: J. clin. Endocr. **18**, 1333 (1958).
8. Hamburger, Ch.: Acta endocr. (Kbh.) Suppl. **31**, 59 (1957).
9. Hohlweg, W., u. G. Dörner: I. Internat. Kongr. Arzneimittelstandardisierung, Dresden, Nov. 1959, ref.: Pharmazie **1960**, 138.
10. Hoffmann, F.: Die Sexualhormontherapie in der Gynäkologie. S. 62. Leipzig: Barth 1955.
11. Hohlweg, W., u. G. Dörner: I. Internationaler Kongreß für Endokrinologie, Kopenhagen, Juli 1960; Advance Abstract No. 265, S. 527. Periodica, Copenhagen 1960.
12. — — u. P. Kopp: Acta endocr. (Kbh.) **36**, 299 (1961).
13. Jores, A., u. H. Nowakowski: Praktische Endokrinologie, S. 273. Stuttgart: Thieme 1960.
14. Ober, K. G.: In Labhart, A.: Klinik der inneren Sekretion. S. 520. — Berlin-Göttingen-Heidelberg: Springer 1957.
15. Schäfer, G.: Hoppe-Seylers Z. physiol. Chem. (z. Z. im Druck).
16. Staemmler, H. J.: Klin. Wschr. **38**, 940 (1960).
17. — Dtsch. med. Wschr. **85**, 2062 (1960).
18. Steelman, S. L., and F. M. Pohley: Endocrinology **53**, 604 (1953).

19. TONUTTI, E., O. WELLER, E. SCHUCHARDT u. E. HEINKE: Die männliche Keimdrüse. S. 27. Stuttgart: Thieme 1960.
20. VOSS, H. E.: In: R. AMMON u. W. DIRSCHERL: Fermente, Hormone, Vitamine. S. 525. Bd. II, Hormone. Stuttgart: Thieme 1960.
21. WERTH, G.: Arzneimittel-Forsch. 5, 409 (1955); 6, 79 (1956).
22. WILLIAMS, R. H.: Textbook of Endocrinology, S. 26. Philadelphia-London: W. B. SAUNDERS Company 1955.

Diskussion

E. DAUME (Berlin):

An Hand eines Diapositives möchte ich Ihnen kurz die Wirkung einer kombinierten FSH-HCG-Behandlung auf die Ovarien von 6 amenorrhoischen Pat. demonstrieren. 5 Pat. hatten eine sekundäre, 1 eine primäre Amenorrhoe.

Die ersten 3 Pat. wurden nach dem auf der Abb. ersichtlichen Schema behandelt.

1. 5 Tage lang täglich 2000 i. E. HCG. Danach trat nur eine unwesentliche Oestrogenvermehrung im 24 Std-Urin (gemessen nach der Methode v. ITTRICH) auf, die Pregnandiolwerte (nach KLOPPER, MICHIE u. BROWN bestimmt) änderten sich ebenfalls nicht bedeutend.

2. Nach 3tägiger Pause erhielten die Pat. 5 Tage lang täglich 200 synergistische Einheiten FSH. Die Oestrogene stiegen mäßig an, die Pregnandiolausscheidung blieb praktisch unverändert.

3. Darauf gaben wir FSH + HCG in gleicher Dosis kombiniert einmal über 2 Tage, in den anderen beiden Fällen 5 Tage lang. Bei den beiden Pat. mit sekundärer Amenorrhoe (s. Abb. 2 des vorstehenden Vortrages) stiegen die Oestrogene auf das 100—200fache (bis zu 8,8 mg) an, auch die Pregnandiolausscheidung stieg um ein Mehrfaches. Die Ovarien waren palpatorisch deutlich vergrößert. Die 3. Pat. mit der primären Amenorrhoe zeigte einen deutlichen Anstieg von Oestrogen und Pregnandiol, blieb aber etwa im physiologischen Bereich. Da die Basaltemperatur, die bei den ersten beiden Pat. schon angestiegen war, sich hier noch nicht deutlich erhöht zeigte, wurde zusätzlich 5 Tage kombiniert FSH — diesmal menschliches — + HCG gegeben. Alle 3 Frauen menstruierten zwischen dem 11. und 17. Tag nach Beginn der kombinierten Behandlung. Das Endometrium war 2mal sekretorisch umgewandelt.

Zwei weitere Pat. mit sekundärer Amenorrhoe erhielten anfangs kein HCG. Nach FSH und FSH + HCG kombiniert reagierten sie wie Fall 1 und 2, die Ovarien schwollen unter der Behandlung jedoch nicht merklich an. Eine Strichcurettage ergab deziduaartig umgewandeltes Endometrium. Diese 5 Pat. lagen in ihrer Gonadotropinausscheidung um 10 MUE/24 Std und darunter.

Die 6. Pat. reagierte auf FSH allein und FSH + HCG kombiniert in keiner Weise. Ihre Gonadotropinwerte lagen vor der Behandlung um 100 MUE/24 Std, womit sie in die Gruppe der hypergonadotropen Ovarialinsuffizienz fällt. Zwei Pat. wurden offensichtlich überdosiert, und eine bessere Dosierung muß noch erarbeitet werden. Die Ergebnisse zeigen, daß die gleichzeitige kombinierte Zufuhr von FSH + HCG für die Therapie der Ovarialinsuffizienz sehr wirksam und vielversprechend ist.

Die Untersuchungen wurden in Zusammenarbeit mit Herrn DÖRNER durchgeführt. Für die Steroidbestimmungen danken wir Herrn STAHL.

C. SCHIRREN (Hamburg):

Da Sie die Andrologen angesprochen haben, darf ich kurz auf Ihre Bemerkungen eingehen. — Unsere Auffassung über die Bedeutung des FSH für die Spermiogenese geht auf die Mitteilung von TONUTTI zurück, der im Tierexperiment befruchtungsfähige Spermatozoen nur unter FSH-Gaben beobachten konnte, nicht dagegen nur unter Testosteron. Diese tierexperimentellen Untersuchungsbefunde waren für KIMMIG der Anlaß, die sog. „kombinierte Hormonkur" zu entwickeln; diese Behandlungsform findet bei uns den Vorzug vor der sog. hochdosierten Testosterontherapie bei der Oligo- und Hypozoospermie (Lit.-Angaben bei C. SCHIRREN: Fertilitätsstörungen des Mannes, Diagnostik, Biochemie des Spermaplasmas, Hormontherapie. Stuttgart: Ferdinand Enke 1961). Gemeinsam mit GITTERMANN habe ich darauf hinweisen können, daß die genannten tierexperimentellen Befunde auch beim Menschen nachzuweisen sind; so wurden Oligospermiefälle zunächst mit Serumgonadotropin und erst anschließend mit Testosteron behandelt, um diesen FSH-Effekt prüfen zu können. Es fand sich z. B. ein Anstieg der Spermatozoenzahlen um 100% gegenüber den Ausgangswerten. Nach unseren bisherigen Kenntnissen enthält das Serumgonadotropin vorwiegend FSH. Da wir klinisch von der „kombinierten Hormonkur" befriedigende Resultate gesehen haben, möchten wir vorerst nicht auf sie verzichten, zumal sie der hochdosierten Testosteronbehandlung sicher überlegen ist.

G. DÖRNER (Berlin):

Herrn SCHIRREN möchte ich antworten, daß wir entgegen früherer Angaben von TONUTTI im Tierexperiment allein nach intratestikulären Testosteronimplantationen in zuvor völlig atrophischen Hoden einwandfrei befruchtungsfähige Spermien beobachten konnten [HOHLWEG, DÖRNER, KOPP: Acta endocr. (Kbh.) **36**, 299 (1961)]. Dadurch wurde bewiesen, daß Testosteron als entscheidender gametokinetischer Wirkstoff im männlichen Organismus anzusehen ist. Abgesehen davon ist gegen eine kombinierte Behandlung von männlichen Fertilitätsstörungen mit Stutenserumgonadotrophin + Testosteron grundsätzlich nichts einzuwenden. Lediglich ist auf Grund der von mir zuvor mitgeteilten Befunde die bisherige Vorstellung zu revidieren, nach der Stutenserumgonadotropin überwiegend FSH enthalten sollte. Seine vorwiegende ICSH-Aktivität ruft also eine Produktionssteigerung an endogenem Testosteron hervor, daß seinerseits wiederum die Spermiogenese im Sinne eines Gewebshormons direkt stimuliert (s. Vortrag HOHLWEG).

Eine ähnliche Wirkung wie mit Stutenserumgonadotropin ist jedoch auch mit dem arteigenen Choriongonadotropin zu erreichen, das noch den Vorteil bietet, daß es nicht zur Antihormonbildung führt und daher länger appliziert werden kann [DÖRNER, ZABEL, MOCH: Fertil. and Steril. **11**, 457 (1960)]. Als Kombinationsbehandlung halten wir in Fällen von hypogonadotroper Hodeninsuffizienz die von HOHLWEG inaugurierte gleichzeitige Zufuhr von Choriongonadotropin + Testosteronpropionat für besonders empfehlenswert. Dabei bewirkt längere Applikation von HCG eine anhaltende Vermehrung von endogenen Sexualhormonen, die zusammen mit dem zugeführten Androgen einen besonders hohen Anstieg des Keimdrüsenhormongehalts im Blut hervorrufen.

Aus der Medizinischen Universitätsklinik (Ludolf Krehl-Klinik) Heidelberg (Direktor: Prof. Dr. K. MATTHES) und dem Max Planck-Institut für medizinische Forschung (Institut für Chemie) (Direktor: Prof. Dr. R. KUHN)

Über die biologische Aktivität verschiedenartiger Gonadotropinpräparate nach Neuraminidase-Einwirkung

Von

K. WALTER[1] und R. BROSSMER

Mit 2 Abbildungen

Es ist seit über 10 Jahren bekannt, daß Gonadotropinpräparate durch Behandlung mit Influenza-Virus bzw. Receptor Destroying Enzyme (RDE) inaktiviert werden (*1, 8, 13, 15*). Wir haben 1958 bei Wiederholung der erstmals von WHITTEN angestellten Versuche nachgewiesen, daß bei dieser Fermenteinwirkung aus den Gonadotropinpräparaten Sialinsäure freigesetzt wird (*1*). Dieses Ergebnis wurde inzwischen mehrfach bestätigt (*2—4, 7—9, 12*).

Tabelle 1. *Statistische Daten für die Aktivitätsbestimmung von Neuraminidase-inaktiviertem HCG, berechnet nach den Angaben von* GADDUM (*5*)
λ = Präzisionsindex; P_G = Wahrscheinlichkeit für die Abweichung der Dosiswirkungskurven von der Parallelität.

Test	Fermentmaterial	λ	P_G	Aktivitätsverhältnis	Vertrauensgrenzen (P = 0,95)
Ratten Prostata	Influenzavirus	0,2	0,6—0,7	0,002	0,0016—0,0028
	RDE	0,2	0,7—0,8	0,005	0,0031—0,0118
Maus Uterus	Influenzavirus	0,2	0,02—0,05	—	—
	RDE	0,1	<0,001	—	—

Während bisher in der Literatur stets von völliger Inaktivierung gesprochen wurde, haben wir gefunden, daß nach Einwirkung von Neuraminidase auf Choriongonadotropin und hypophysäres Harngonadotropin eine geringe, aber sichere gonadotrope Restaktivität erhalten bleibt. Demgegenüber war mit RDE-behandeltem Stutenserumgonadotropin (PMS) bis zu einer Dosis von 3200 I.E. des Ausgangspräparates pro Tier an infantilen Ratten und Mäusen keine biologische Aktivität mehr nachweisbar.

Im Test an der Prostata intakter infantiler Ratten (Abb. 1a) betrug die Restaktivität von Choriongonadotropin 0,2 bzw. 0,5%. Die Dosis-Wirkungskurven

[1] Die Untersuchungen wurden mit Unterstützung der Deutschen Forschungsgemeinschaft durchgeführt.

weichen hierbei nicht signifikant von der Parallelität ab (Tab. 1). Bei der Austestung am Uterus infantiler Mäuse war ebenfalls eine starke Inaktivierung durch Influenzavirus bzw. RDE (gewonnen aus Vibrio cholerae) feststellbar (Abb. 1b). Hier zeigte jedoch die mit dem fermentbehandelten Choriongonadotropin ermittelte Dosiswirkungskurve einen flacheren Verlauf. Dabei wurde über einen weiten Dosisbereich niemals ein Ansteigen der durchschnittlichen Uterusgewichte über 25—30 mg pro Tier gefunden. Die statistische Auswertung ergab in mehreren Versuchen im t-Test eine Signifikanz für die Abweichung der Dosiswirkungskurven von der Parallelität.

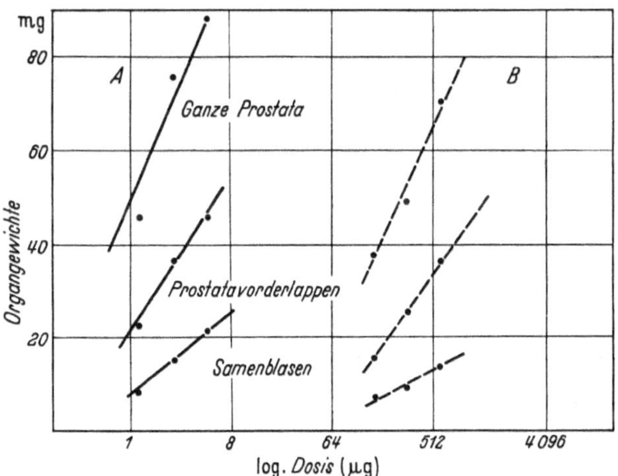

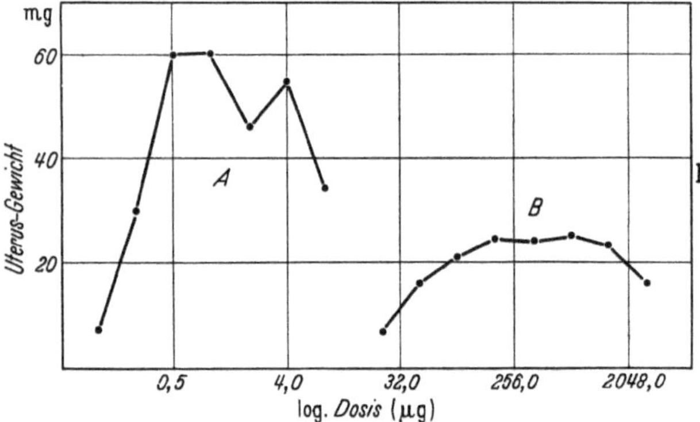

Abb. 1a u. b. Dosiswirkungskurven bei der Austestung von HCG (= A) gegenüber RDE-behandeltem HCG (= B) an der Prostata infantiler Ratten (a) und dem Uterus infantiler Mäuse (b)

Ähnliche Verhältnisse haben wir in analogen Untersuchungen mit einem nach der Methode von Johnsen (*10*) aus dem Harn postklimakterischer Frauen hergestellten Gonadotropinpräparat (HMG) gefunden. Auch hier waren die Dosiswirkungskurven im Maus-Uterus-Test bei mehreren Versuchen signifikant divergent (Tab. 2).

Tabelle 2. *Statistische Daten zur Untersuchung der Steilheitsunterschiede der Dosiswirkungskurven für HMG bzw. Neuraminidase-behandeltem HMG im Maus-Uterus-Test, berechnet nach den Angaben von* Gaddum (*5*)

Zeichenerklärung s. Tab. 1.

Fermentmaterial	λ	P_G
RDE	0,11	0,01—0,02
RDE	0,17	0,02—0,05
RDE	0,09	$<0{,}001$
Influenzavirus	0,05	$<0{,}001$

Die Restaktivität blieb nach Verlängerung der Inkubation von 24 auf 48 Std erhalten. Um das Vorliegen einer Fermenthemmung durch abgespaltene Sialinsäure auszuschließen, wurde fermenthaltiges Choriongonadotropin nach Dialyse erneut mit aktivem Influenza-Virus inkubiert. Auch hierbei zeigte sich keine weitere Abnahme der Restaktivität. Inkubation von Choriongonadotropin mit hitzeinaktiviertem (30 min 56°C) Influenza-Virus — sog. Indicator-Virus, welches keine Neuraminidase-Aktivität mehr besitzt — blieb ohne Einfluß auf die biologische Aktivität. Ferner nahm die Restaktivität auch nicht nach Behandlung mit m/1000 Natrium-Perjodat bei p_H 6,0 (15 min) ab, also unter Versuchsbedingungen, bei denen vicinale Hydroxylgruppen oxydiert werden.

Mehrere Untersucher haben beschrieben, daß nach Perjodat-Behandlung verschiedener Gonadotropine je nach den gewählten Versuchsbedingungen ein Wirkungsverlust in der Größenordnung von 50—96% auftritt (*6, 11, 16*). Nach WHITTEN verringert die Inkubation von Perjodat-vorbehandeltem Gonadotropin mit Influenza-Virus die biologische Aktivität nicht weiter (*14, 15*). Der Einfluß von Natriumperjodat und Neuraminidase schien uns für die Untersuchung der Bedeutung des Kohlenhydratanteiles gonadotroper Hormone für ihre Wirksamkeit besonders wichtig. Wie aus Abb. 2a ersehen werden kann, nimmt die Maus-Uterus-stimulierende Aktivität von Choriongonadotropin durch 15 min lange Behandlung mit m/1000 Na-Perjodat bei p_H 6,0 nur um etwa 15% ab, anschließende Inkubation des dialysierten, oxydierten HCG mit aktivem Influenza-Virus verringerte die Aktivität nochmals um etwa 70%. Dabei blieb der Verlauf der Dosiswirkungskurven im Rahmen der statistischen Variation parallel.

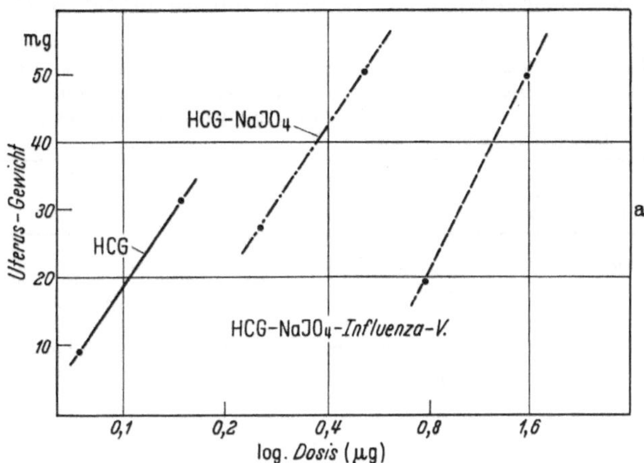

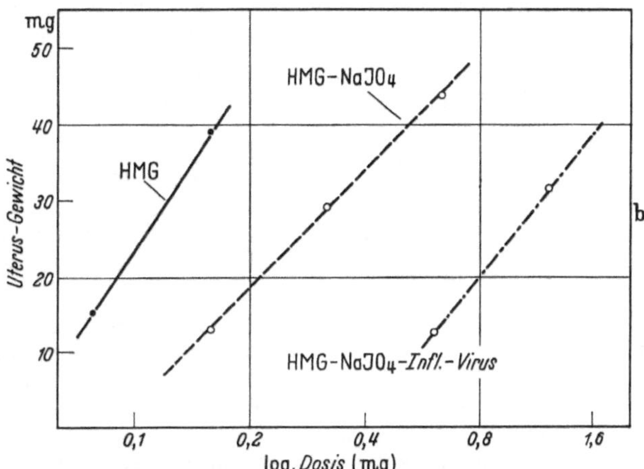

Abb. 2a u. b. Dosiswirkungskurven im Maus-Uterus-Test. a) für HCG, HCG nach 15 min langer Behandlung mit m/1000 Na-Perjodat bei p_H 6 (=HCG—$NaJO_4$) und Perjodat-behandeltem HCG nach anschließender Inkubation (24 Std, 37°C) mit Influenza-Virus (HCG—$NAJO_4$-Infl.-Virus), b) für HMG (Extrakt aus dem Harn postklimakterischer Frauen), HMG nach 15 min langer Behandlung mit m/1000 Na-Perjodat bei p_H 6 (=HMG—$NaJO_4$) und Perjodat-behandeltem HMG nach anschließender Inkubation (24 Std, 37°C) mit Influenza-Virus (=HMG—$NaJO_4$-Infl. Virus)

In ähnlichen Größenordnungen lagen die Aktivitätsverluste bei den entsprechenden Versuchen mit hypophysärem Harngonadotropin (Abb. 2b) und mit PMS (Tab. 3).

Zusammenfassend kommen wir nach dem Ergebnis unserer Untersuchungen zu folgenden Schlußfolgerungen: Nach Neuraminidaseeinwirkung und der hierdurch bewirkten Sialinsäureabspaltung von Choriongonadotropin und hypophysärem Harngonadotropin bleibt eine sichere gonadotrope, qualitativ modifizierte Restaktivität bestehen. In allen bisher untersuchten Substanzen ist die durch dieses

Ferment abgespaltene Sialinsäure endständig gebunden. Dies ist demnach auch bei den Gonadotropinen der Fall.

Endständig gebundene Sialinsäure wird durch Natriumperjodat unter Verkürzung der Kohlenstoff-Kette um zwei C-Atome oxydiert. Die Tatsache, daß eine solche Perjodatbehandlung nur zu einem Aktivitätsverlust von 50—70%

Tabelle 3. *Statistische Angaben zum Aktivitätsvergleich von Perjodat-behandeltem Gonadotropin (Standard) und Perjodat-behandeltem Gonadotropin nach anschließender Inkubation mit Neuraminidase im Maus-Uterus-Test*

Zeichenerklärung s. Tab. 1.

Perjodat-behandeltes Gonadotropin	Fermentmaterial	λ	P_G	Aktivitäts-verhältnis	Vertrauensgrenzen (P = 0,95)
HCG	Influenzavirus	0,12	0,4—0,5	0,29	0,20—0,40
	RDE	0,14	0,6—0,7	0,17	0,12—0,22
HMG	Influenzavirus	0,14	0,4—0,5	0,28	0,21—0,36
PMS	Influenzavirus	0,12	0,7—0,8	0,43	0,35—0,52

führt, beweist, daß intakte, endständig gebundene Sialinsäure für die biologische Wirksamkeit nicht unbedingt erforderlich ist. Offenbar wird durch Perjodatbehandlung das Gonadotropinmolekül in seinem Kohlenhydratanteil so verändert, daß anschließende Inkubation mit Neuraminidase nicht zu einer so starken Inaktivierung und auch nicht zu einer qualitativen Wirkungsänderung im Maus-Uterus-Test führt, wie dies bei nicht vorbehandeltem Gonadotropin der Fall ist.

Literatur

1. Brossmer, R., u. K. Walter: Klin. Wschr. **36**, 19, 925 (1958).
2. Bourrillon, R., and R. Got: Advance Abstr. of Short Communications, 1st. Internat. Congr. of Endocrinol., Copenhagen Sess. iV, a, No. 101, p. 201. Periodica (Københ.) 1960.
3. — — Advance Abstr. of Short Communications 1st. Internat. Congress of Endocrinology, Copenhagen Sess VII, g, No. **343**, p. 683, Periodica (Københ.) 1960.
4. — — and R. Marcy: Acta endocr. (Kbh.) **35**, 225 (1960).
5. Gaddum, J. H.: J. Pharm. Pharmacol. **6**, 345 (1953).
6. Geschwind, I. I., and Ch. H. Li: Endocrinology **63**, 450 (1958).
7. Got, R., and R. Bourrillon: Advance Abstr. of Short Communications 1st Internat. Congress of Endocrinol., Copenhagen. Sess. XI, c, No. 550, p. 1091, Periodica(Københ.) 1960.
8. — — Nature (Lond.) **189**, 234 (1960).
9. Gottschalk, A., W. K. Whitten and E. R. B. Graham: Biochem. biophys. Acta **38**, 184 (1960).
10. Johnsen, S. G.: Acta endocr. (Kbh.) **20**, 101 (1955).
11. Raacke, I. D., A. J. Lostroh, J. M. Boda and Ch. H. Li: Acta endocr. (Kbh.) **26**, 377 (1957).
12. Schumacher, G., H. Uhlig, R. Blobel, E. Mohr u. H. D. Schlumberger: Naturwissenschaften **47**, 517 (1960).
13. Whitten, W. K.: Aust. J. Sci. Res. B 1, 271 (1948).
14. — J. Sci. Res. B 3, 346 (1950).
15. — Aust. J. biol. Sci., VI, **2**, 300 (1953).

Aus der II. Medizinischen Klinik und Poliklinik der Medizinischen Akademie Düsseldorf
(Direktor: Prof. Dr. K. OBERDISSE)

Beziehungen zwischen Jodumsatz und Jodgehalt blander Strumen

Von

D. REINWEIN und E. KLEIN

Mit 4 Abbildungen

Im Mittelpunkt der Kropfpathogenese steht trotz verschiedenartiger Noxen fast immer eine vermehrte Einwirkung von thyreotropem Hormon (TSH) auf die Schilddrüse. Deshalb erlauben auch Lokalbefund und Histologie besonders der blanden Strumen keinen Rückschluß auf etwa spezielle ätiologische Faktoren. Mit Hilfe der Jodstoffwechseldiagnostik lassen sich zwar gewisse Typen voneinander abgrenzen (*12*), doch ist bisher nicht bekannt, ob ihnen bestimmte biochemische Veränderungen zugrunde liegen. Die ersten Anhaltspunkte für charakteristische Anomalien im Spektrum der Jodverbindungen von pathologischen Schilddrüsen sind kürzlich von LEBLOND et al. (*13*), PITT-RIVERS et al. (*15*) und DIMITRIADOU et al. (*5*) ausgearbeitet worden.

Um Näheres über den Zusammenhang zwischen solchen biochemischen Befunden und der Drüsenfunktion zu erfahren, haben wir bei 24 Patienten mit blander Struma Jodstoffwechselstudien durchgeführt. Nach der Strumektomie wurde dann das Drüsengewebe chemisch und isotopentechnisch auf seinen Jodgehalt und die Zusammensetzung an einzelnen Jodverbindungen untersucht.

Methoden

A. Untersuchungen am Patienten vor der Strumaoperation

1. Grundumsatzbestimmung im geschlossenen System bei Sauerstoffatmung im Knipping-Apparat.

2. Messung von Jodid- und Hormonphase des thyreoidalen Jodumsatzes nach 100 μC trägerfreiem J^{131} per os. Die γ-Emission der Schilddrüse wurde über einem Szintillationskristall 2, 8, 24 und 48 Std, die Radioaktivität des eiweißgebundenen Jodes (PBI^{131}) 48 Std nach der Zufuhr im Bohrlochkristall registriert.

3. Chemische Analyse des Hormonjodes im Blut (PBI^{127}) mit saurer Veraschung, Destillation und Katalysereaktion im Cer-Arsen-Gemisch (*11a*).

Zur Markierung der Jodaminosäuren erhielten die Patienten dann 1—10 Tage vor der Operation 200—300 μC trägerfreies J^{131} per os.

Die Untersuchungen erfolgten mit freundlicher Unterstützung durch das Kultusministerium Nordrhein-Westfalen.

B. Untersuchungen an der ektomierten Struma

15 g des sofort nach der Operation für einige Stunden tiefgefrorenen Gewebes wurden mit 30 ml Wasser im „Starmix" homogenisiert, ein Teil des Homogenates zentrifugiert und weiteruntersucht. Einen anderen Teil des Homogenates inkubierten wir mit Trypsin, Pankreon

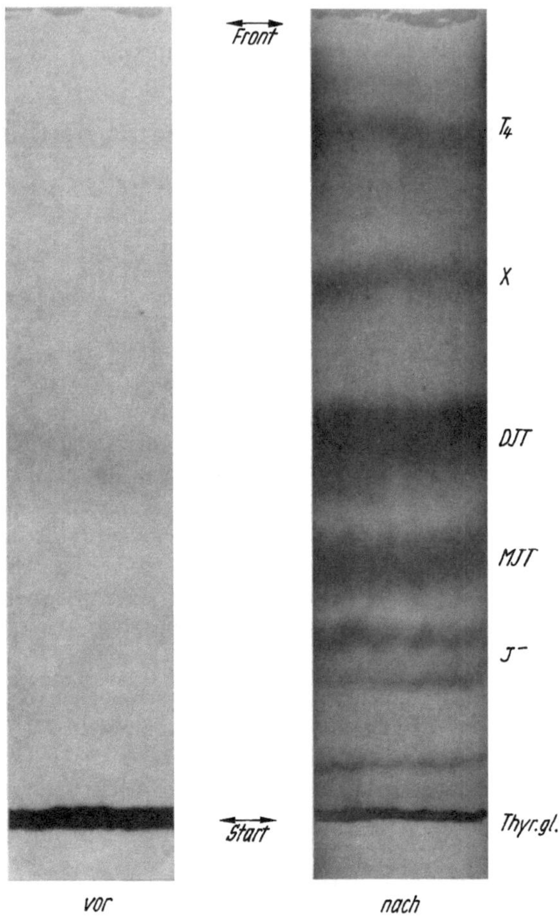

Abb. 1. Autoradiogramm des Schilddrüsenhomogenates vor und nach Inkubation mit Pankreon (Butanol-Essigsäure-System). Thyr.gl. = Thyreoglobulin, J^- = Jodid, MJT = Monojodtyrosin, DJT = Dijodtyrosin, T_4 = Thyroxin, X = unbekannte Jodaminsäure

und Harnstoff über 5 Tage bei 37°C und p_H 8,5, wodurch mindestens 95% der im Thyreoglobulin enthaltenen Jodaminosäuren aus ihrer Peptidbindung freigesetzt wurden. Die klaren Filtrate des Homogenates und Inkubates dienten zur:

1. Chemischen Analyse des Gesamt-J^{127}, des PBI^{127} (nach vorheriger Fällung mit Trichloressigsäure) und des BEI^{127} (nach Extraktion des PBI^{127} mit n-Butanol und Elution des Extraktes durch das Blausche Alkalireagens) mit der unter A, 3 angeführten Methode. Die Bestimmung des anorganischen J^{127} erfolgte im Überstand des Trichloressigsäureansatzes (*11b*).

2. Papierchromatographie der mit J^{131} markierten Jodaminosäuren aufsteigend in den Systemen Butanol-Dioxan-Ammoniak (*1,9*) und Butanol-Essigsäure (*16*). Die Untersuchungslösungen wurden ohne weitere Vorbehandlung auf jeweils 2 Streifen Schleicher-Schüll-Papier Nr. 2043 b Mgl aufgetragen. Der eine diente später zur Aktivitätsmessung im Bohrlochkristall,

der andere zur Anfertigung eines Autoradiogrammes (*12*). Das Homogenat enthält fast alle Radioaktivität im Thyreoglobulin, nach enzymatischer Hydrolyse sind die Jodaminosäuren freigesetzt (Abb. 1). Sie sind in typischer Weise verteilt (Abb. 2). Die einzelnen Aktivitätsbanden wurden durch das Mitlaufen reiner Trägersubstanzen und Ninhydrinanfärbung derselben identifiziert.

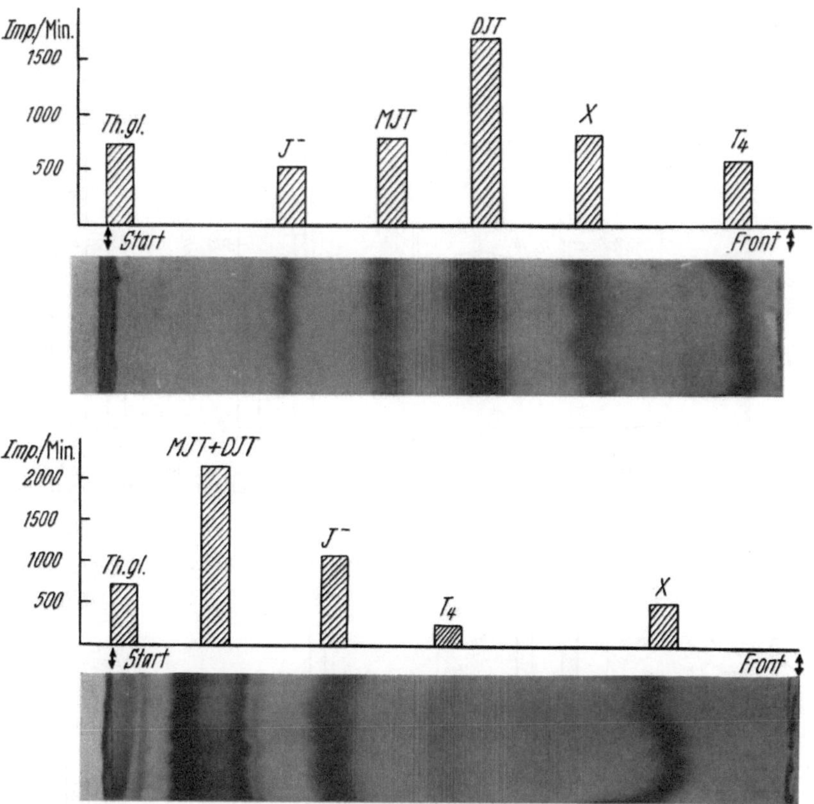

Abb. 2. Die radioaktiven Jodverbindungen des enzymatisch hydrolysierten Schilddrüsenhomogenates im Autoradiogramm mit Aktivitätsausmessung. Oben Chromatographie in Butanol-Essigsäure, unten in Butanol-Dioxan-Ammoniak

Ergebnisse

In Abb. 3 sind die Beziehungen zwischen der J^{131}-Aufnahme der Schilddrüse und ihrem Gehalt an Gesamt-J^{127} sowie dessen prozentualem Thyroxin-J^{131}-Anteil dargestellt. Während 10 Strumen mit beschleunigter Jodidphase, charakterisiert durch hohe 2- und 8 Std-Werte, nur wenig Gesamt-J^{127} bei relativ hohem Thyroxingehalt aufweisen, zeigen 14 Strumen mit langsamer Jodidphase ein umgekehrtes Verhalten. Das Gesamt-J^{127} der Strumen beider Gruppen unterscheidet sich mit 176 γ signifikant von dem mit 630 γ Jod pro Gramm Schilddrüse (Trockengewicht). Differenzen der Thyroxin-Anteile sind mit etwa 100% ebenfalls ausdrucksvoll, wegen der großen Streuung aber nicht signifikant. Der beschleunigte Einbau von J^{131} in Thyroxin geht parallel mit einem solchen auch in Dijodtyrosin. Das kommt in dem niedrigen Quotienten Monojodtyrosin/Dijodtyrosin von 1,3 gegenüber 1,8 in der anderen Gruppe zum Ausdruck. Die Ergebnisse der direkten

Analyse von Thyroxin und Trijodthyronin in der Schilddrüse als BEI^{127} lassen mit 11,1% gegenüber 7,2% die gleiche Tendenz erkennen.

Die Beziehungen zwischen dem J^{131}-Umsatz einerseits und den chemisch, sowie isotopentechnisch ermittelten Spektren der Jodverbindungen in der betreffenden Struma andererseits sind in Abb. 4 wiedergegeben. Danach zeigen 5 Fälle mit erhöhter Hormonphase (PBI^{131} über 0,28% der Dosis/L Serum) gegenüber 18 Strumen mit normaler Hormonphase einen, auf Kosten des anorganischen

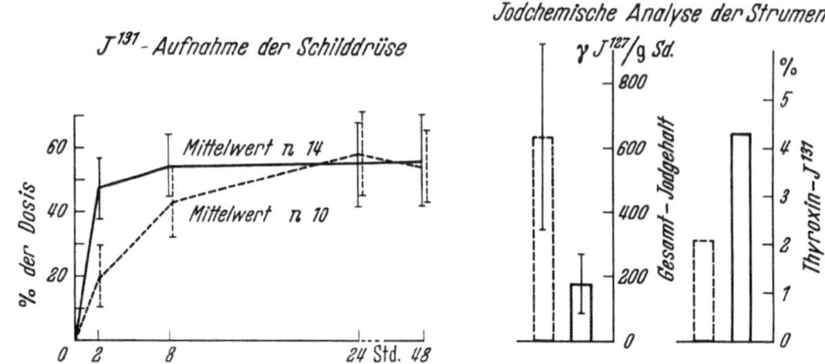

Abb. 3. Beziehungen zwischen J^{131}-Aufnahme der Schilddrüsen, ihrem Gehalt an Gesamt-J^{127} und dessen Thyroxin-Anteil (Thyroxin-J^{131} als Prozent vom Gesamt J^{131}). n = Anzahl der Fälle. Die senkrechten Linien entsprechen der Streuung

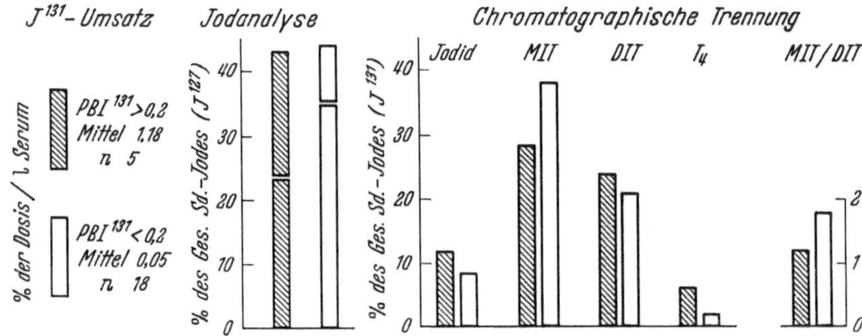

Abb. 4. Beziehungen zwischen dem J^{131}-Umsatz der Strumen und deren chemisch sowie isopentechnisch ermittelten Jodverbindungen. n = Anzahl der Fälle

Jodes doppelt so hohen BEI^{127}-, d. h. Hormongehalt. Dem entspricht auch ein dreimal schnellerer Einbau von J^{131} in die Thyroxin-Fraktion des Drüsenjodes, der wiederum mit einer beschleunigten Markierung von Dijodtyrosin einhergeht: das Verhältnis von Monojodtyrosin/Dijodtyrosin ist mit 1,2 deutlich niedriger als beim anderen Kontingent mit einem Quotienten von 1,8.

Besprechung

Die hier untersuchten 24 Patienten waren klinisch sowie nach Grundumsatz und Hormongehalt des Blutes eindeutig euthyreot. Nach der Eigenart ihres thyreoidalen J^{131}-Umsatzes lassen sich die Strumen in Gruppen einteilen, denen jeweils eine bestimmte Zusammensetzung des Schilddrüsenjodes entspricht.

So gibt die Geschwindigkeit der J^{131}-Aufnahme zunächst Aufschluß über ihren gesamten Jodgehalt. Die besonders jodaviden Kröpfe zeichnen sich durch einen niedrigen Jodgehalt pro Gramm Gewebe aus. Nimmt man ein mittleres Kropfgewicht von 100 g an, so ergibt sich für diese Gruppe ein Jodgehalt von 3,5 mg, für die nicht auffallend jodaviden Formen dagegen ein solcher von 12,6 mg! Der Jodgehalt normaler Schilddrüsen liegt in unserem Untersuchungsgebiet bei 6 mg (*12*), in anderen Regionen Mitteleuropas beträgt er um 10 mg (*7, 14, 17*). Es ist jedoch bekannt, daß der Verlauf der J^{131}-Speicherung der Schilddrüse nicht nur von thyreoidalen Faktoren, sondern auch von der Höhe des Blutjodidspiegels abhängt (*6*).

Ein weiteres Charakteristicum solcher jodgierigen Strumen ist der schnelle Einbau von Jod in höher jodierte organische Verbindungen, kenntlich am niedrigen Monojodtyrosin/Dijodtyrosin-Quotienten und hohen Anteil von Thyroxin-J^{131}. Diese Veränderungen sind die zwangsläufige Folge des niedrigen Gesamtjodgehaltes (Jodpools) und Ausdruck der Tendenz, den peripheren Hormonbedarf zu decken.

Der Thyroxingehalt aller unserer Strumen ist mit durchschnittlich 2,8% des Gesamtjodes auffällig niedrig gegenüber dem normaler Schilddrüsen von 26 bis 41% (*2, 3, 15*). Er entspricht den Angaben von Cavett et al. (*4*) und Leblond et al. (*13*), die bei blanden Strumen nur 10 bis 20% des Thyroxinjodes von Normalen fanden.

Noch eindrucksvoller als nach Maßgabe der Jodidphase kommen die soeben angeführten Unterschiede zum Ausdruck, wenn die Hormonphase zum Kriterium einer Unterteilung gewählt wird. Je höher das PBI^{131}, d. h. je schneller der thyreoidale Jodumsatz, desto größer ist der Anteil der durch das BEI^{127} repräsentierten Hormone Thyroxin und Trijodthyronin am Gesamtgehalt der Drüse. Bei 3 Fällen mit einer Beschleunigung sowohl der Jodaufnahme als auch des Jodumsatzes fanden wir mit 25,4% des Totaljodes in Hormonform (BEI^{127}) unsere höchsten Werte dieser Untersuchung. Zu ihnen gehören gleichsinnig extreme Daten für den J^{131}-Einbau in Dijodtyrosin (Quotient von radioaktivem Monojodtyrosin/Dijodtyrosin von 0,88) und Thyroxin (9,2% der gesamten Drüsenaktivität).

Die Quantität der Hormoninkretion, beurteilt am Hormongehalt des Blutes von 3,4 bis 7,7 γ-%, war bei allen untersuchten Strumen normal. Ihre Qualität konnte nicht geprüft werden, weil die dazu notwendigen höheren Dosen von Radiojod möglicherweise den Operateur gefährdet hätten. Aus diesem Grunde lassen unsere Befunde keine Stellungnahme zur Frage nach einer Jodfehlverwertung als Jodstoffwechselphänomen blander Strumen zu, wie sie von Greer (*8*) und Horst (*10*) aufgeworfen wurde.

Zusammenfassend ist festzustellen, daß die blanden Strumen unabhängig vom klinischen Befund in zwei verschiedenen Formen vorkommen. Die eine zeichnet sich durch ihre besonders starke Jodavidität und einen schnellen Jodumsatz bei insgesamt geringem Jodgehalt aus. Diese Phänomene könnten durch ein mangelhaftes exo- oder endogenes Jodangebot aufgefaßt werden. Die andere Form bietet keine Anomalien im Jodhaushalt und läßt sich deshalb am ehesten durch eine drüseneigene Störung erklären. Ob es sich dabei um eine solche der Jodisation handelt, ist erst zu entscheiden, wenn genügend normale Schilddrüsen auf gleiche Art untersucht und zum Vergleich benutzt werden können.

Literatur

1. Albright, E. C., F. C. Larson and W. P. Deiss: Proc. Soc. exp. Biol. (N. Y.) **84**, 240 (1953).
2. Braasch, J. W., E. V. Floch and A. Albert: Endocrinology **55**, 768 (1954).
3. — A. Albert, F. R. Keating and B. M. Black: J. clin. Endocr. **15**, 732 (1955).
4. Cavett, J. W., C. O. Rice and I. F. McClendon: J. biol. Chem. **110**, 673 (1932).
5. Dimitriadou, A., R. Fraser and I. D. H. Slater: Radioactive Isotope, in Klin. u. Forsch. **4**, 358 (1960).
6. Fitting, W.: J. clin. Endocr. **20**, 569 (1960).
7. Glimm, E.: Biochem. Z. **219**, 148 (1930).
8. Greer, M. A.: Etiology of Nontoxic Goiter in the Thyroid. Ed. by S. Z. Werner. New York: Hoeber-Harper 1955.
9. Gross, I., and R. Pitt-Rivers: Biochem. J. **53**, 645 (1953).
10. Horst, W.: Strahlentherapie, Sonderbd. **34**, 150 (1955).
11. Klein, E.: a) Biochem. Z. **322**, 388 (1952); b) Biochem. Z. **326**, 9 (1954).
12. — Der endogene Jodhaushalt des Menschen und seine Störungen. Stuttgart: G. Thieme 1960.
13. Leblond, C. R., I. D. Puppel, E. Riley, M. Radike and G. M. Curtis: J. biol. Chem. **162**, 275 (1946).
14. Löhr, H., H. Wilmanns u. H. Schröder: Z. ges. exp. Med. **109**, 730 (1941).
15. Pitt-Rivers, R., D. Hubble and W. Hoather: J. clin. Endocr. **17**, 1313 (1957).
16. —, and J. R. Tata: The Thyroid Hormones. London: Pergamon Press 1959.
17. Saegesser, M.: Mitt. Grenzgeb. Med. Chir. **43**, 55 (1932/34).

Biologische Abteilung der Siegfried AG., Zofingen/Schweiz

Jodfehlverwertung bei der experimentellen Präbasedowstruma und der degenerativen Struma

Von

Werner W. Taterka

Mit 5 Abbildungen

Die moderne Forschung hat als Ursachen für den Ablauf des pathologischen Geschehens der Schilddrüse Störungen im endogenen Jodhaushalt erkannt. Durch die Anwendung der radioaktiven Jodisotope hat besonders die Klinik[1] einen Einblick in den dynamischen Ablauf der Jodstoffwechselvorgänge erhalten. Aber auch die experimentelle Grundlagenforschung hat die Störungen der Jodfehlverwertung der Schilddrüse bereits recht früh erkannt und erfaßt, und die nun folgenden Ausführungen mögen auf die Arbeiten des verstorbenen F. Blum und seiner Schule (*2, 3, 4, 5*) hinweisen, dem das Studium des pathologischen Geschehens der Schilddrüse ein besonderes Anliegen war.

Die als Lebenstätigkeit der Schilddrüse definierten Aufgaben bestehen eigentlich aus zwei verschiedenen Funktionen. Die eine ist seit Baumanns Entdeckung vom organisch gebundenen Jod in der Schilddrüse allgemein bekannt und wird als Jodstoffwechsel bezeichnet. Diese Jodumsetzung vollzieht sich nur dann reibungslos, wenn vom Kreislauf her der Schilddrüse ionisiertes Jod angeboten wird. Werden diese Bedingungen nicht erfüllt, dann vermag die Schilddrüse ihre normalen Funktionen nicht auszuüben. Ein Beweis für dieses Verhalten der Schilddrüse wird beim Verfüttern der verschiedenen Kohlarten der Brassica-Familie ersichtlich. So haben bereits früher die amerikanischen Entdecker (*6*) des sog. Kohlkropfes mit Erstaunen festgestellt, daß der Kohl reich an Jod ist und trotzdem zur Verkropfung führt. Das im Kohl enthaltene Jod erfüllt somit nicht die Vorbedingungen für eine Verwendung im Jodstoffwechsel der Schilddrüse. Verfüttert man aber mit dem Kohl gleichzeitig geringste Mengen von ionisiertem Jod, dann unterbleibt die Verkropfung. Es spielt bei der sog. sterilen Zufuhr des in den Brassicapflanzen enthaltenen Jods noch eine eigentliche Kropfnoxe die Rolle, die in einer Blockade der Dejodase zu suchen ist. Wird nämlich solchen verkropften Versuchstieren ionisiertes Jod auf parenteralem Wege zugeführt, dann entwickelt sich innert kürzester Zeit aus der parenchymatösen Struma das Bild einer mit Kolloid überfüllten basedowifizierten Struma.

Die zweite Funktion der Schilddrüse besteht in der Zur-Verfügung-Stellung der für die Schilddrüse spezifischen präkolloiden Substanz. Bei der Kohlfütterung wird diese präkolloide Substanz in der auffangend wirkenden Schilddrüsenzelle gestapelt und nicht an die Follikel weitergegeben. Dabei verarmt die Schilddrüse an Kolloid, sie verliert die Follikelstruktur, und es kommt zu einer Vergrößerung des Organs. Dabei sinkt der Jodgehalt der Schilddrüse auf ein Minimum zurück.

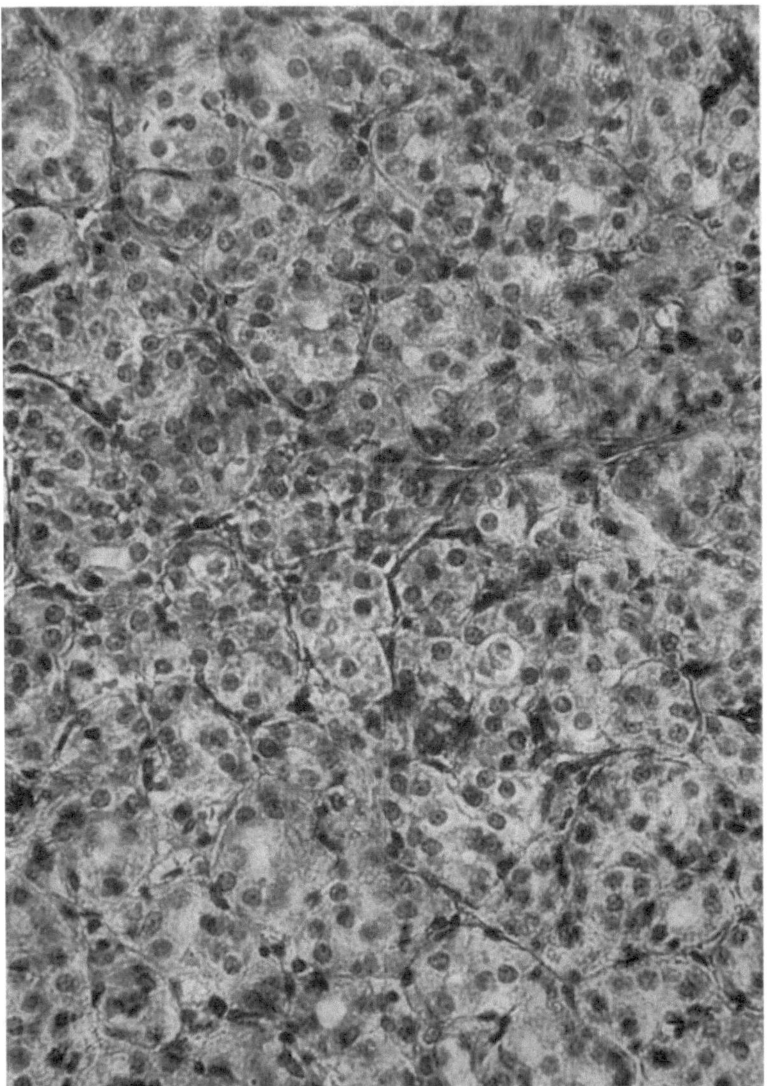

Abb. 1. Kaninchen 468: Struma nach Verfütterung von Kohl. Vergrößerung 380mal

Wird nun Jod in ionisierter Form zugeführt, dann beginnt sofort die Umwandlung der Struma unter dem Aufbau einer normalen Schilddrüsenstruktur.

Bei der durch perorale oder parenterale Applikation der verschiedensten organischen und anorganischen Schwefelderivate entstehenden Form der degenerativen Strumas (*7*, *8*) steht neben der Vergrößerung eine fortschreitende bis totale Aufhebung der Lebensfähigkeit der Schilddrüse im Vordergrund. Im Gegensatz zum Kohlkropf, der dauernd auf das Jodion anspricht, verliert die degenerative Struma nach und nach jegliche Fähigkeit, Jodion zu verwerten und

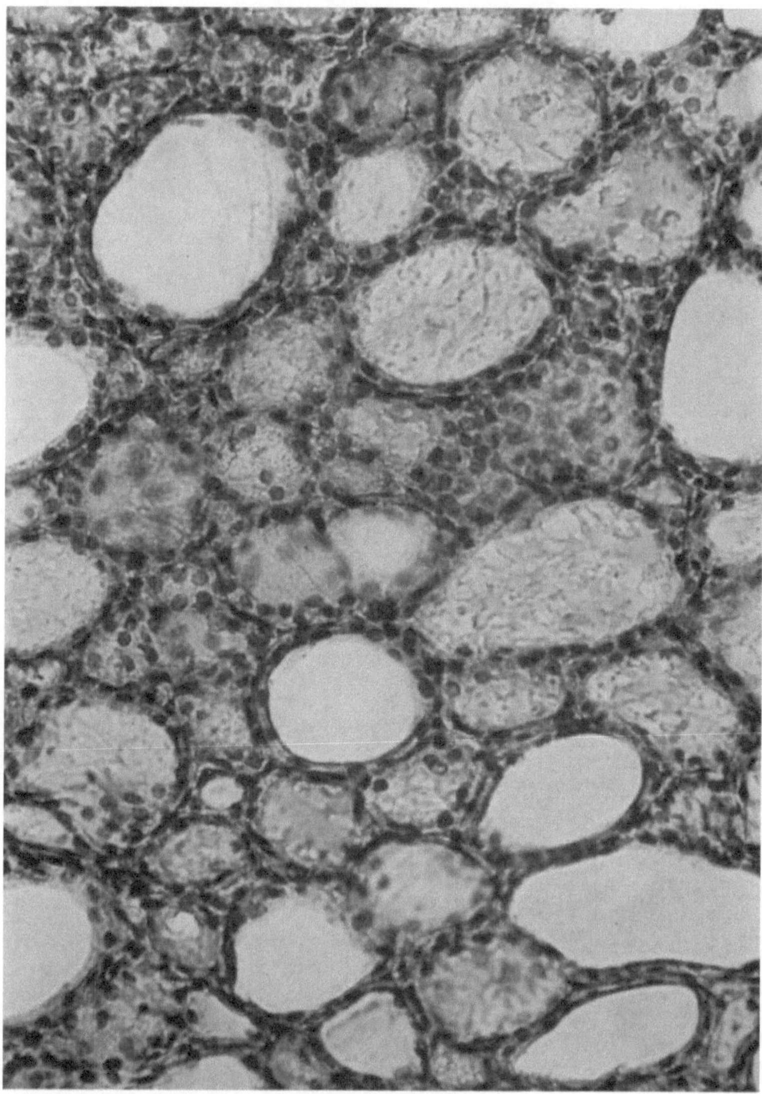

Abb. 2. Kaninchen 435: Basedowifizierte Thyreoidea nach Kohlfütterung und parenteraler Applikation von Jod. Vergrößerung 380mal

Jodeiweiß aufzubauen. Die Schädigung besteht darin, daß der enzymatische Apparat der Schilddrüse die Jodase unter der Schwefeleinwirkung zuerst blockiert und schlußendlich vollkommen vernichtet wird, so daß das geschädigte Organ überhaupt nicht mehr auf Jod anspricht. Auf dem letzten Simposio Internazionale di Solfoterapia in Tabiano-Salsomaggiore (*9*, *10*) konnte darauf hingewiesen werden, daß es bereits nach einmaliger Applikation kleinster Schwefelmengen zu einer Beeinflussung des durch die Schilddrüse gesteuerten basalen Metabolismus kommt. Die extremen Folgen einer allzulang andauernden Schwefeltherapie im

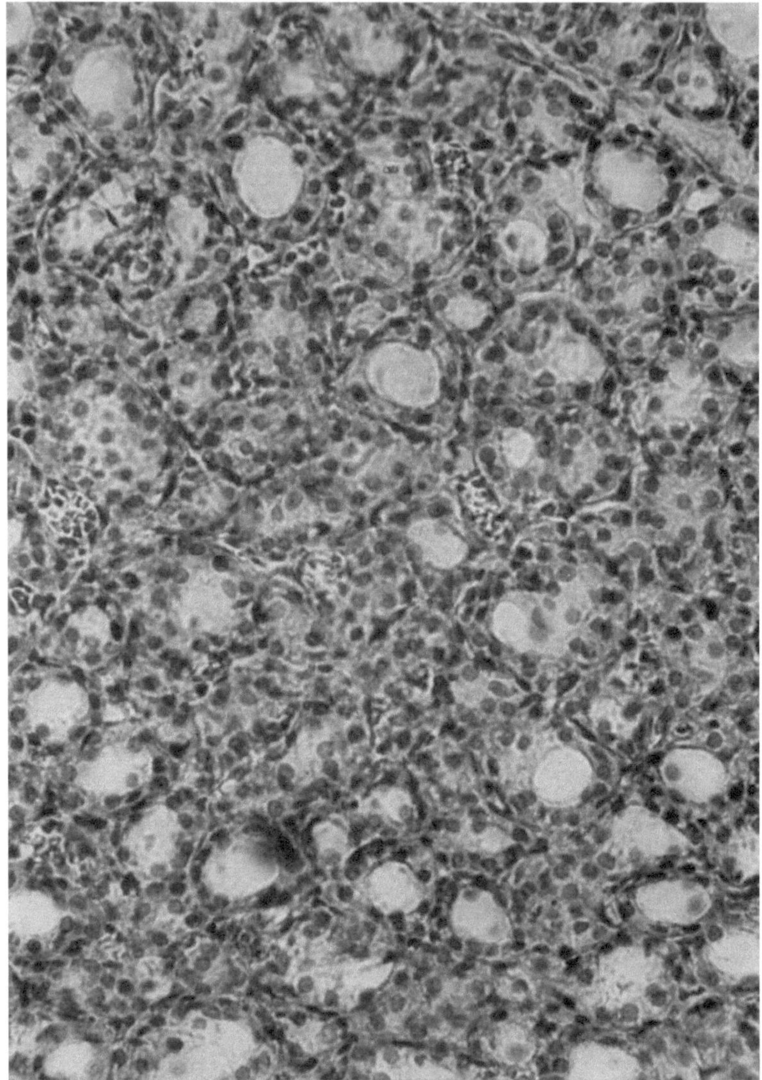

Abb. 3. Kaninchen 523: Degenerative Struma nach Verfütterung von Propylthiouracil. Vergrößerung 380 mal

besonderen mit Thiouracilderivaten sind der Klinik bekannt und verlangen eine dauernde Substitutionstherapie anfänglich mit Jodgaben, in extremen Fällen mit Thyroxin.

Als besonders sensibler Indicator für das Geschehen der Schilddrüsen unserer Versuchstiere möge der Test an den Larven der Rana temporaria erwähnt werden.

Die Kaulquappen reagieren, wie bereits GUDERNATSCH (*11*, *12*) 1913 publiziert hat, mit einer Beschleunigung der Metamorphose auf kleinste Mengen Thyroxin.

Verfüttert man die Schilddrüsen von Kaninchen, die Propylthiouracil oder Kohl erhalten haben, so entwickeln sich die Kaulquappen gleich wie die Kontroll-

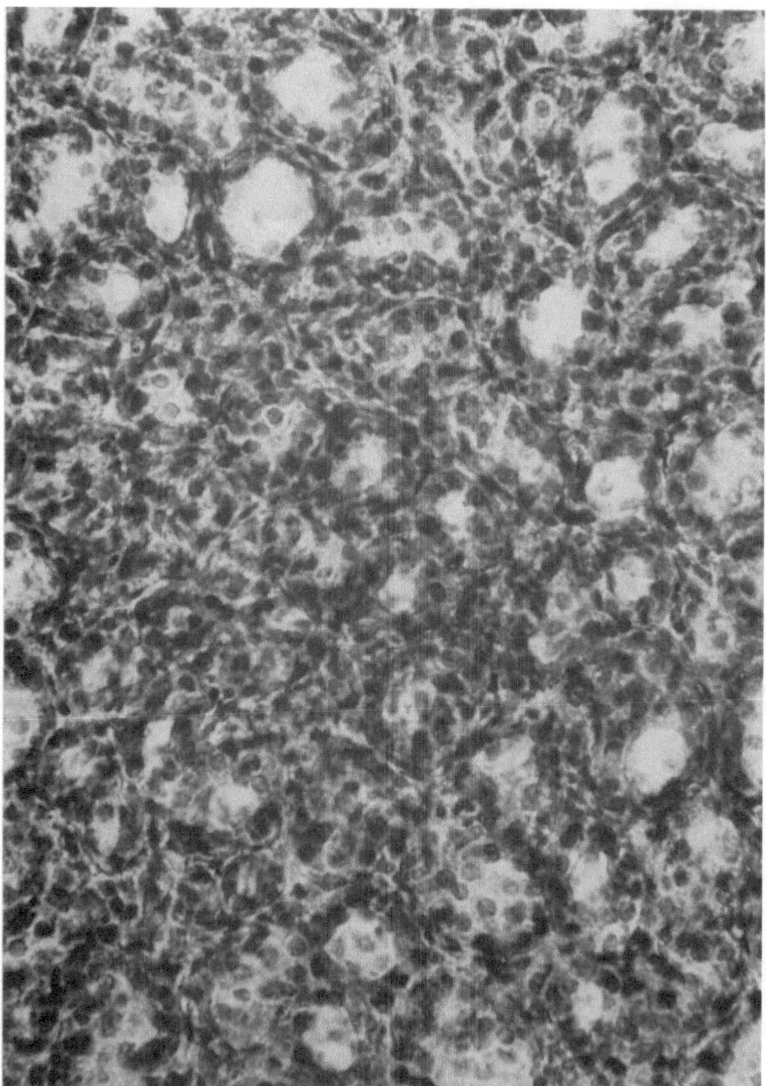

Abb. 4. Kaninchen 529: Degenerative Struma nach Verfütterung von Propylthiouracil und parenteraler Applikation von Jod. Vergrößerung 380mal

Larven. Ähnlich verhalten sich auch die Schilddrüsen von jenen Tieren, denen Propylthiouracil verfüttert wurde und die vor Abschluß des Versuches Jod parenteral erhielten. Dagegen wird die Metamorphose der Kaulquappen beschleunigt, wenn die Schilddrüsen der Kohltiere, die Jod erhalten haben, verfüttert werden, ganz ähnlich wie jene Kontroll-Larven, die nur Thyroxin erhalten haben.

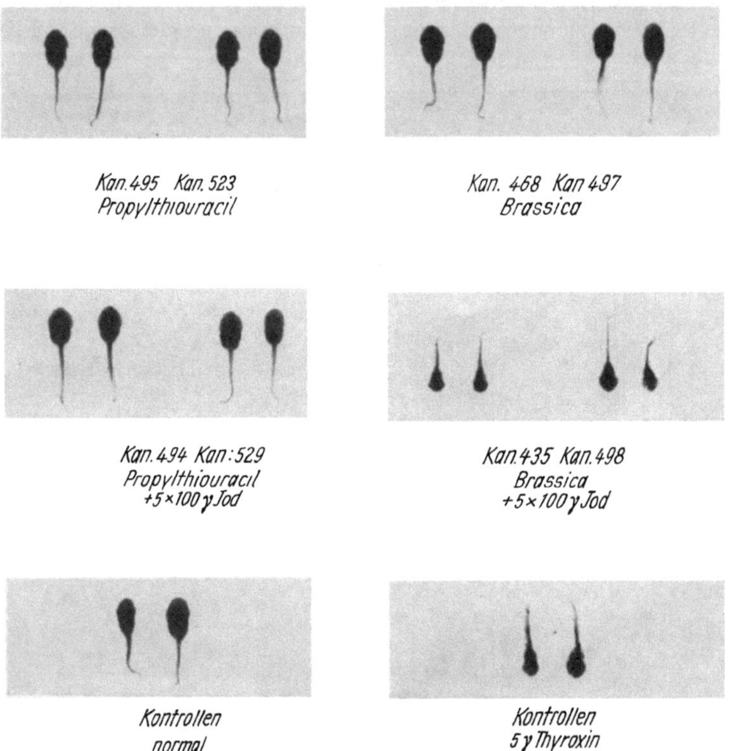

Abb. 5. 10 Tiere in 300 ml Lebewasser stellen ein Kollektiv für die Prüfung je einer Schilddrüse der entsprechend vorbehandelten Versuchstiere dar. Kontrollen normal heißt: Kaulquappen in gewöhnlichem Leitungswasser mit geschabter Leber und Brennesselpulver gefüttert. Versuchsdauer 14 Tage. Es werden das kleinste und das größte Exemplar jedes Kollektives photographiert

Bei Betrachtung dieser experimentellen Unterlagen ist man geneigt, die Frage nach der Ätiologie der Struma zu stellen. Man ist berechtigt zu fragen, ob jene großen, aber doch umschriebenen Seuchenherde des endemischen Kropfes durch eine kontinuierliche Schwefelzufuhr bedingt sein mögen, derart, wie bereits in früher durch uns veröffentlichten experimentellen Studien darauf hingewiesen wurde, daß schwefelverarbeitende Mikroorganismen der Darmflora ihre strumigenen Produkte der Resorption zuführen oder daß schwefelhaltige Anteile aus dem Stoffwechsel der Aminosäuren zur Resorption gelangen. Für unsere Annahme finden wir in den Arbeiten von A. COSTE und seinen Mitarbeitern (*13*, *14*) Bestätigung, die eindrucksvoll darauf hinweisen, daß weder bei den am Meer lebenden Kropfträgern in Porticello-Palermo noch in den Kropfgebieten der Alpen von einem Jodmangel die Rede sein kann.

Die Frage über die Ätiologie der endemischen Struma bleibt offen, doch möge die wegweisende Kraft unserer experimentellen Studien über die Kohlnoxe einerseits und die Schwefelnoxe im besonderen nicht herabgewürdigt werden, sondern sie mögen als Hinweis dafür dienen, daß das komplexe Geschehen der Jodfehlverwertung im Tierexperiment dargestellt und diskutiert werden kann.

Zusammenfassung

Man kann zwei experimentell erzeugbare Formen von Strumen unterscheiden. Die eine, der Präbasedowkropf, wird repräsentiert durch den Kohlkropf, der durch Verfütterung von Kohl oder ähnlichen pflanzlichen Noxenträgern entsteht. Die zweite Kropfart wird repräsentiert durch die unter dem Einfluß von Schwefelpräparaten, wie Thioharnstoff, Thiouracil, und anderen organischen und anorganischen Schwefelverbindungen entstehende degenerative Struma. Die durch Verfütterung von Kohl entstehende Präbasedowstruma wird durch Hinzutreten des Jodions zur eigentlichen Basedowstruma, während der degenerative Schwefelkropf auf das zugeführte Jodion nicht anspricht. Das Kennzeichen des degenerativen Kropfes ist neben der Vergrößerung der Schilddrüse die fortschreitende bis totale Aufhebung ihrer Lebenstätigkeit, bedingt durch eine allmähliche bis völlige Vernichtung der spezifischen Jodaseeigenschaft dieser Drüse. Im Gegensatz zum Kohlkropf, der dauernd auf Jodion anspricht, verliert der degenerative Kropf nach und nach jegliche Fähigkeit, Jodion zu verarbeiten und Jodeiweiß aufzubauen.

Für die Entstehung des Kohlkropfes bezeichnet F. Blum eine Blockierung der besonders in der Leber vorhandenen Dejodase als Ursache. Er sieht in dem blockierten Agens die für diese experimentell erzeugte Strumaform verantwortliche Kropfnoxe. Die Jodfehlverwertung bei der degenerativen Struma ist durch eine die Jodase schädigende Beeinflussung bedingt.

Literatur

1. Klein, E.: Der endogene Jodhaushalt des Menschen und seine Störungen. Stuttgart: Georg Thieme-Verlag 1960.
2. Blum, F.: Studium zum Kropfproblem. Schweiz. med. Wschr. **83**, 513 (1953).
3. —, u. W. Taterka: Mikrobiologische Probleme zur Ätiologie des endemischen Kropfes. Schweiz. Z. Path. **18**, 32 (1955).
4. — — Beiträge zur Ätiologie des degenerativen Kropfes. Schweiz. Z. Path. **20**, 577 (1957).
5. — — Il gozzo da cavola come prototipo dello struma basedowiano, il gozzo da zolfo come prototipo dello struma degenerativo. Le tiropatie, Il gozzo. Vol. VI, 1958 und Arch. Sci. med. **105** N., 1 (1958).
6. Astwood, E. B.: Antithyorid factor of yellow turnip. Science **109**, 631 (1949).
7. — The chemical nature of compounds which inhibit the function on the thyroid gland. J. Pharmacol. exp. Ther. **78**, 79 (1943).
8. Mackenzie, C. G., and J. B. Mackenzie: Effect of sulfonamides and thioureas on the thyroid gland and basal metabolism. Endocrinology **32**, 185 (1943).
9. Campanacci, D.: Azione dello zolfo sul metabolismo gassoso dell'Uomo. Boll. Soc. ital. Biol. sper. **9** fasc. 9 (1934).
10. Blum, F., u. W. Taterka: Die Wirkung des Schwefels auf die Schilddrüse, ein Beitrag zur Ätiologie der Struma. 3° Simposio Internaz. di Solfoterapia 1959. Vol. I, 233.
11. Gudernatsch, J. F.: Arch. Entwicklungsmech. Org. **35**, 457 (1913).
12. Taterka, W.: Einfluß einiger zentral-nervös wirkender Pharmaka auf die durch Thyroxin beschleunigte Metamorphose der Rana temporaria. Arzneimittel-Forsch. 8, 304 (1958).
13. Costa, A.: Il ricambio dello iodo nel gozzo endemico. Le tiropatie, Il gozzo, Vol. V. 1957.
14. — Le metabolisme de l'iode dans le goitre endemique. Rev. lyon. Méd. **6**, No. 18 (1957).

Aus der II. Med. Univ.-Klinik und Poliklinik, Hamburg-Eppendorf
(Direktor: Prof. Dr. A. JORES)

Wirkung von Choriongonadotropin auf die Schilddrüse alter gonadektomierter männlicher Ratten

Von

HEINZ FRAHM

Mit 4 Abbildungen

Ein stimulierender Effekt von Gonadotropinen chorealer Herkunft auf die Schilddrüse intakter und hypophysektomierter weiblicher Ratten wird in der Literatur übereinstimmend beschrieben (DÖDERLEIN; KLEINE; KAR et al.; HASSELBLATT und RATABONGS). Die Wirkung wird mit einer gesteigerten Hormonbildung der Ovarien, und zwar mit einem direkten Einfluß von Oestrogenen auf die Schilddrüse, in Zusammenhang gebracht, da eine solche Reaktion der Thyreoidea nicht an kastrierten weiblichen, sowie an intakten und gonadektomierten männlichen Ratten beobachtet werden konnte (CONTOPOULOS). Die Untersuchungen waren entweder an infantilen bzw. jüngeren Tieren oder relativ kurz nach präpuberaler Kastration durchgeführt worden. In eigenen Versuchen kamen nunmehr männliche Ratten zur Anwendung, die im juvenilen Alter gonadektomiert und mehrere Monate nach der Kastration mit Choriongonadotropin behandelt worden waren, um einmal den Einfluß des placentären Hormons und zum anderen gleichzeitig die Wirkung der Kastration auf die Schilddrüse unter der infolge mehrmonatigen Ausfalls der Gonaden bedingten endokrinen Situation zu untersuchen.

Methodik

Als Versuchstiere wurden männliche Ratten vom Sprague-Dawley-Stamm verwandt, die alle der Wurfserie eines Tages entstammten. Die Gonadektomie erfolgte am 21. Lebenstag. 6 Monate nach der Operation, etwa am 210. Lebenstag, wurde mit der parenteralen Zufuhr von Choriongonadotropin (HCG) begonnen. Die Tiere erhielten das „*Primogonyl*" der Fa. Schering, das als weitgehend gereinigtes HCG deklariert ist, subcutan injiziert. Das HCG lag als Trockensubstanz in Ampullen zu je 1000 IE vor. Verwandt wurde die gleiche Charge (HGAA006). Als Lösungsmittel diente physiologisches NaCl. Je 4 Tiere erhielten über 7 bzw. 14 Tage 10 IE und 100 IE HCG. Die Tagesdosis wurde in drei Einzelportionen unterteilt verabfolgt. Jede Einzelgabe war in 0,5 cm^3 physiol. NaCl enthalten. Unmittelbar nach der Tötung wurden die Tiere gewogen und seziert. Nach Bestimmung des Frischgewichtes wurden die Schilddrüsen in Stieve-Lösung fixiert und zur histologischen Aufarbeitung vorbereitet. Von jeder Schilddrüse wurden Serienschnitte von 6—7 μ Dicke angefertigt. Die Anfärbung erfolgte mit Hämatoxilin-Eosin. Bei 2000facher Endvergrößerung wurden 500 Epithelkerne aus einem Schnitt einer jeden Schilddrüse plan gezeichnet. Berücksichtigt wurden nur Schnitte aus Organmitte. Nach Bestimmung des kleinsten und größten Durchmessers der gezeichneten Kerne ergaben sich die Volumina aus einem Diagramm. Die Zahl der Kerne setzte sich bei jedem Schnitt aus 250 aus Randfollikeln und 250 aus zentral gelegenen Epithelien zusammen.

Ergebnisse

Bei der Sektion ergab sich im Verhalten der Tiergewichte kein Unterschied. Das Mittel lag in den einzelnen Gruppen, sowohl bei den intakten Tieren als auch bei den gonadektomierten Kontrollen und kastrierten behandelten Ratten um

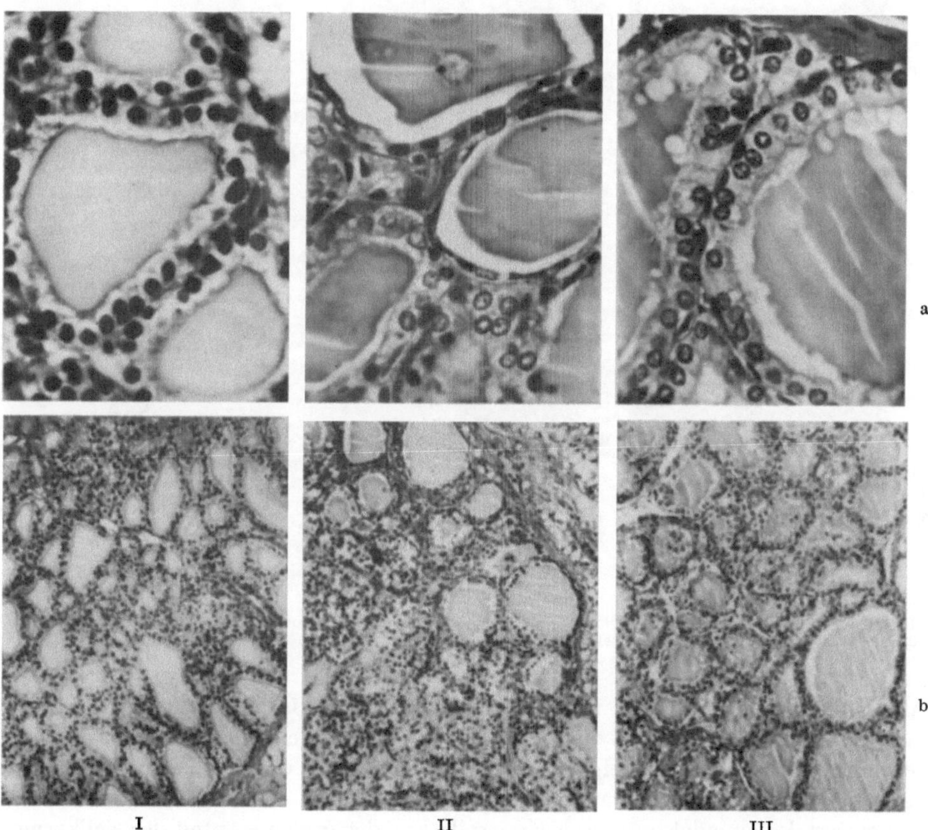

Abb. 1 a u b. Schilddrüsenhistologie I. intakter, II. gonadektomierter unbehandelter und III. über 7 Tage mit täglich 10 IE HCG behandelter gonadektomierter männlicher Ratten. Vergrößerungen: a 575fach; b 160fach

250 g. Das Gewicht der Schilddrüse, umgerechnet auf 100 g Tiergewicht, zeigte ebenfalls keine auffälligen Abweichungen mit einem Mittel zwischen 18 und 20 mg in den einzelnen Gruppen. Histologisch und karyometrisch wurden dagegen deutliche Unterschiede erkennbar. Im Vergleich zum intakten Tier fanden sich bei

der Schilddrüse gonadektomierter Kontrollen alle Anzeichen einer Atrophie des Organs mit vermehrt bindegewebigen Elementen, flachen Follikelepithelien, in den Randgebieten fast ausschließlich, und locker gelagerten Epithelsträngen mit Degenerationserscheinungen. Der überwiegende Anteil der Epithelkerne wirkt deutlich kleiner. Eine große Zahl von Kernen ist pyknotisch verändert. In der

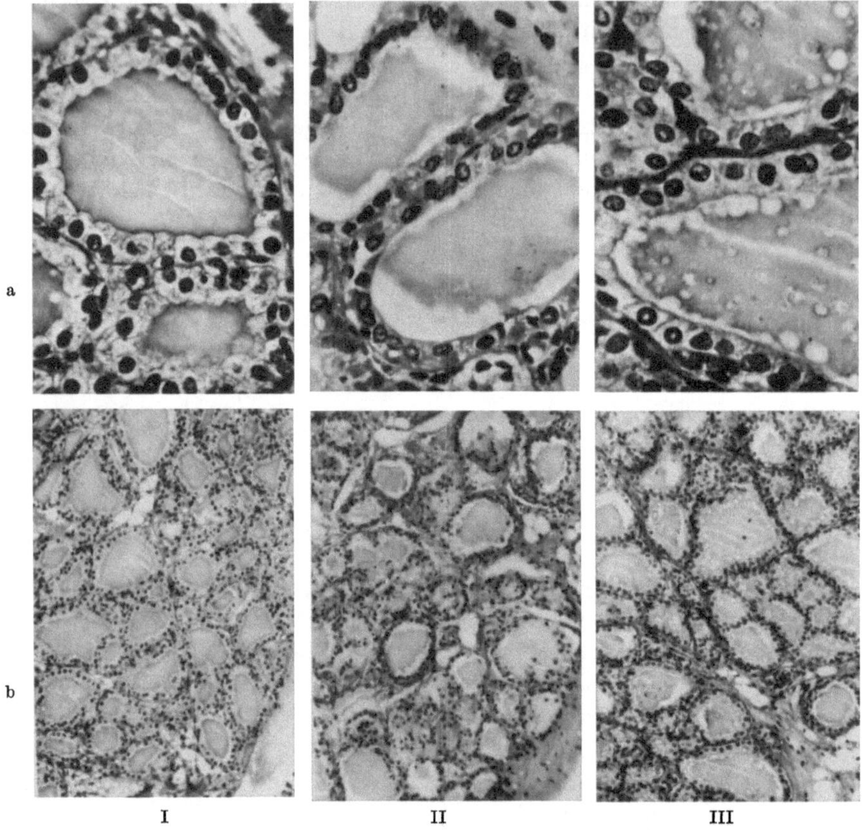

Abb. 2a u. b. Schilddrüsenhistologie I. intakter, II. gonadektomierter unbehandelter und III. über 14 Tage mit täglich 100 IE HCG behandelter gonadektomierter männlicher Ratten. Vergrößerungen: a 575fach; b 160fach

Abb. 1 sind die Verhältnisse wiedergegeben, wie sie bei intakten und gonadektomierten Kontrollen sowie bei mit 10 IE HCG/die behandelten Tieren durchgehend gefunden wurden. Bei der behandelten Ratte erwies sich das Follikelepithel, auch das der Randfollikel, gleichmäßiger angeordnet, höher, überwiegend cylindrisch. Gegenüber der gonadektomierten Kontrolle war der größere Anteil der Zellkerne vergrößert und mehr in Zellmitte gerückt. Diese Veränderungen dürften für eine Stimulierung des Organs sprechen. Dosisabhängige qualitative oder quantitative Unterschiede waren mikroskopisch nicht ablesbar. In der Abb. 2 sind neben dem Schnitt der Schilddrüse eines intakten Tieres der einer anderen gonadektomierten Kontrolle als in Abb. 1 und der einer mit 100 IE HCG über 14 Tage behandelten Ratte dargestellt. Auch hier sind in der starken Vergrößerung die Merkmale der

Atrophie und offenbaren Stimulierung erkennbar, wie sie bereits bei der Abb. 1 beschrieben wurden.

Die schon mikroskopisch faßbaren histologischen und zellmorphologischen Veränderungen an der Schilddrüse nach Gonadektomie und Zufuhr von HCG fanden nach den Ergebnissen karyometrischer Untersuchungen ihre Bestätigung. In der Abb. 3 sind die Verteilungskurven von intakten und kastrierten Kontrollen sowie von Tieren wiedergegeben, die über 7 bzw. 14 Tage mit je 10 IE HCG/die behandelt worden waren. Die Linksverschiebung der Kurve der gonadektomierten Kontrolle gegenüber dem Normalbereich weist auf die Zunahme des prozentualen Anteils der kleinen Zellkerne hin und damit auf eine Verminderung der Kernvolumina. Eine deutliche Zunahme der Zellkerngröße ist dagegen nach Behandlung mit HCG eingetreten. Wie aus Abb. 4 ersichtlich ist, in der die Kurven von intakten und gonadektomierten Kontrollen sowie von behandelten Tieren in höherer Dosierung (100 IE HCG über 7 bzw. 14 Tage) sich gegenübergestellt sind, ergaben sich bezüglich der Kernvolumina keine sicheren dosisabhängigen Unterschiede.

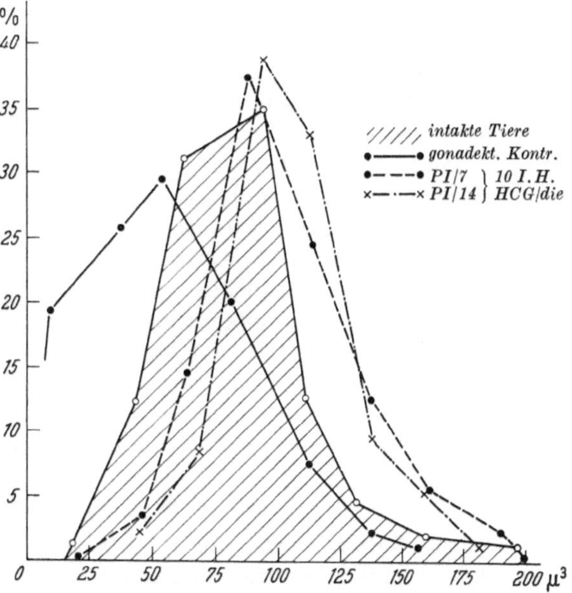

Abb. 3. Verteilungskurven der Zellkernvolumina von Schilddrüsenepithelien intakter und gonadektomierter männlicher Ratten sowie von gonadektomierten Tieren, die über 7 (PI/7) bzw. 14 Tage (PI/14) 10 IE HCG täglich erhalten hatten

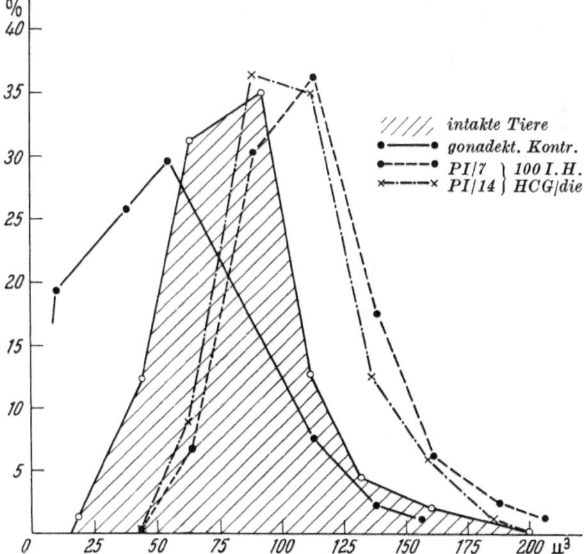

Abb. 4. Verteilungskurven der Zellkernvolumina von Schilddrüsenepithelien intakter und gonadektomierter männlicher Ratten sowie von gonadektomierten Tieren, die über 7 (PI/7) bzw. 14 Tage (PI/14) 100 IE HCG täglich erhalten hatten

Diskussion

Den Untersuchungsergebnissen zufolge, treten bei der im juvenilen Alter kastrierten männlichen Ratte nach einem längeren Zeitraum morphologische Veränderungen an der Schilddrüse auf, die für eine Atrophie sprechen. Damit scheint diese Wirkung offensichtlich von einem Zeitfaktor abhängig zu sein, da sie von anderen Autoren bei jüngeren Tieren vermißt wurde (MERCIER-PAROT; BROWN-GRANT; CONTOPOULOS et al.; HASSELBLATT und RATABONGS). Offen bleibt, welche endokrinen Momente ursächlich hierfür in Betracht kommen. Erwähnenswert erscheint jedoch, daß EARTLY und LEBLOND 1953 auf Grund tierexperimenteller Untersuchungen für eine kontinuierliche normale Gonadotropinproduktion des Hypophysenvorderlappen die Anwesenheit von Schilddrüsenhormon für erforderlich halten, damit also Anhaltspunkte für eine Korrelation zwischen Schilddrüsenfunktion und Gonadotropinsekretion vorliegen. Außerdem sind in der Klinik hypothyreote Symptome mit entsprechenden Befunden bei hypergonadotropen Hypogonadismens anzutreffen. KOLLER fand bei einigen solcher Fälle erniedrigte Radiojodaufnahmewerte der Schilddrüse und vermindertes eiweißgebundenes Jod im Serum. Damit ergibt sich die Frage, ob eine langfristig stark vermehrte Gonadotropinbildung des HVL, wie es bei präpuberalen Kastraten der Fall ist, schließlich über eine herabgesetzte Thyreotropin(TSH)-Bildung zur Schilddrüsenfunktionsminderung führen kann. Bezüglich des aufgezeigten Effektes von HCG auf die Thyreoidea männlicher Ratten nach lang zurückliegender Kastration ist eine schlüssige Antwort ebenfalls nicht möglich. Am ehesten liegt wohl die Vorstellung nahe, daß die stimulierende Wirkung auf dem Wege einer vermehrten TSH-Bildung zustande kommt.

Zusammenfassung

Männliche Ratten wurden am 21. Lebenstag kastriert und 6 Monate nach der Gonadektomie mit einem als weitgehend gereinigt deklarierten Choriongonadotropinpräparat behandelt. Meßbare Veränderungen des Schilddrüsengewichtes waren nicht nachweisbar. Die Ergebnisse histologischer und karyometrischer Untersuchungen sprechen jedoch für einen Einfluß der Kastration im Sinne der Atrophie und einen stimulierenden Effekt von HCG auf die Schilddrüse.

Literatur

BROWN-GRANT, K.: J. physiol. (Lond.) **127**, 390 (1956).
CONTOPOULOS, A. N., M. E. SIMPSON and A. A. KONEFF: Endocrinology **5**, 642 (1958).
DÖDERLEIN, G.: Arch. Gynäk. **144**, 465 (1931).
EARTLY, H., and C. P. LEBLOND: Endocrinology **54**, 249 (1954).
HASSELBLATT, A., and CH. RATABONGS: Acta endocr. (Kbh.) **34**, 176 (1960).
KAR, A. B., J. N. KARKEM and S. N. DALTA: Acta endocr. (Kbh.) **18**, 1 (1955).
KLEINE, H. O.: Arch. Gynäk. **152**, 34 (1933).
KOLLER, G.: Vergleichende Physiologie der Hormonwirkungen. In: 5. Colloquium der Ges. physiol. Chemie. Berlin-Göttingen-Heidelberg: Springer 1955.
MERCIER-PAROT, L.: Bull. Micr. appl. **2**, 9 (1952).

Aus der Psychiatrischen und Nervenklinik (Direktor: Prof. Dr. H. BÜRGER-PRINZ) und der II. Medizinischen Klinik und Poliklinik (Direktor: Prof. Dr. A. JORES) des Universitäts-Krankenhauses Hamburg-Eppendorf

Psychopathologische Befunde bei Jodfehlverwertungsstrumen

Von

PETER-AXEL FISCHER und HEINZ FRAHM

Das Radiojodstoffwechselstudium der Schilddrüse erweiterte nicht nur die Möglichkeiten einer differenzierten Diagnostik schon bekannter Schilddrüsenerkrankungen, sondern deckte darüber hinaus bisher unbekannte Störungen der Schilddrüsenhormonsynthese auf, die zur Schilddrüsenvergrößerung führen. Zu diesen Dysfunktionen gehört die sog. Jodfehlverwertungsstruma. Sie ist bekanntlich im Radiojodtest durch eine erhöhte Aufnahme von J^{131} und durch einen erhöhten 2/48 Std-Speicherungsindex radioaktiven Jods gekennzeichnet, während das Serumeiweißjod niedrig oder normal ist (GAUWERKY; HORST und v. HARNACK; HORST; HUBBLE; HUTCHINSON und MCGIRR; KLEIN; WILKINS, CLAYTON und BERTHRONG).

Biologisch handelt es sich im wesentlichen um eine Insuffizienz der Jodisation, eine Störung der intrathyreoidalen Hormonsynthese aus jodierten Vorstufen (Tyrosinen) oder die Bildung unwirksamer bzw. atypischer Hormonjodzwischenstufen.

Die klinische Symptomatologie der Jodfehlverwertungsstrumen ist nach der bisher vorliegenden Literatur und eigenen Befunden uneinheitlich. Während die ersten bekannt gewordenen Beobachtungen Kinder und Jugendliche mit Kropf und „mehr oder weniger ausgeprägten Zeichen eines Myxödems bzw. Kretinismus" betrafen (HORST und HARNACK), zeigte die breite Anwendung der Radiojoddiagnostik, daß sich die Krankheit nicht selten auch erst in einem späteren Alter manifestiert. In diesen Fällen waren die körperlichen Symptome mit Ausnahme der immer nachgewiesenen Struma uneinheitlich und uncharakteristisch. Die klinischen Untersuchungen erbrachten unspezifische Resultate. Bei Grundumsatzbestimmungen fanden sich in der Mehrzahl im Normbereich liegende Werte. Nur in seltenen Fällen sprachen die Befunde für eine fragliche Hypothyreose, in einem Fall bestand das Vollbild eines Panhypopituitarismus (JOSEPH et al.; SCHNEIDER und FRAHM). Vor der Anwendung des Radiojodtestes standen somit einer Diagnose bzw. Verdachtsdiagnose der Jodfehlverwertungsstruma das multiforme klinische Bild und die unterschiedlichen Befunde entgegen.

Angeregt durch poliklinische Eindrücke bei der Untersuchung einer großen Zahl von Patienten mit Strumen verschiedenster Genese, unterzogen wir 14 Patienten beiderlei Geschlechts im Alter zwischen 14 und 58 Jahren mit einer durch das Radiojodstoffwechselstudium der Schilddrüse gesicherten Jodfehlverwertungsstruma einer eingehenden psychiatrischen Befunderhebung, da uns das psychische Verhalten dieser Kranken aufgefallen war. Bei der bekannten Häufigkeit psychischer Störungen bei Schilddrüsendysfunktionen, die in einer kaum übersehbaren Literatur ihren Ausdruck gefunden hat, ging es uns insbesondere um die Überprüfung der Frage, ob durch die Beachtung psychopathologischer Besonderheiten schon klinische Hinweise für das Vorliegen einer Jodfehlverwertungsstruma gewonnen werden könnten.

Die Patienten unseres Untersuchungsgutes unterzogen wir außer der internen Diagnostik und einer psychiatrischen Untersuchung auch einer psychologischen Testdiagnostik (Hamburg-Wechsler-Intelligenztest für Erwachsene, Wartegg-Zeichentest, Busemannscher Aufzähltest und Kraepelin-Paulischer Rechentest).

Die in der Tabelle zusammengefaßten Angaben sollen einen Überblick über wesentliche Daten der Krankheitsentwicklung und einige klinische Befunde ermöglichen. Die Ergebnisse der Bestimmung des Intelligenzquotienten bei den Kranken sind ebenfalls aufgeführt, während psychopathologische Auffälligkeiten nur global angedeutet werden, da sich diese tabellarisch nicht fassen lassen und im folgenden eingehender besprochen werden sollen.

Den Erörterungen sei vorangestellt, daß sich bei allen Probanden psychopathologische Auffälligkeiten feststellen ließen, die sich in den Rahmen, der uns auch von anderen Endikrinopathien bekannt ist, einfügten und den BLEULER mit dem Begriff des endokrinen Psychosyndroms umschrieb.

Tabelle

Name	Alter in Jahren	Geschlecht	Halsumfang cm	Grundumsatz	Struma bekannt seit	Hormonelle Situation bei Strumafeststellung	Erneutes Strumawachstum	Besonderheiten z. Z. der erneuten Strumavergrößerung	Intelligenzquotient nach HAWIE	Endokrines Psychosyndrom
1. U. R.	14	weiblich	38	+6	12. Lj.	Menarche	—	—	106	+
2. R. M.	15	weiblich	36	+36	8. Lj.	—	seit 2 J.	Menarche	109	+
3. U. O.	17	männlich	42	−16	fr. Kindheit	—	seit 2-3 J.	Pubertät	58	+
4. J. H.	17	männlich	40	+18	3 J.	Pubertät	—	—	109	+
5. R. B.	18	männlich	41	+46	15. Lj.	Pubertät	—	—	115	+
6. B. R.	18	weiblich	33	−20	12. Lj.	Menarche	—	—	92	+
7. J. M.	24	weiblich	37	+14	23. Lj.	Schwangersch.	—	—	101	+
8. R. P.	29	weiblich	35	+10	19. Lj.	Schwangersch.	—	—	93	+
9. E. L.	30	weiblich	36	+15	Kindheit	—	seit 1 J.	—	87	+
10. E. St.	34	weiblich	39	+8	32. Lj.	Schwangersch.	—	—	104	+
11. F. S.	40	weiblich	43	+35	Kindheit	—	seit 6 J.	schwere Konfliktsituation	86	+
12. C. F.	46	weiblich	41	+6	14. Lj.	Menarche	seit 14 J.	Schwangersch.	88	+
13. J. B.	47	weiblich	36	+7	Kindheit	—	—	—	86	+
14. G. Sch.	58	weiblich	38,5	+8	47. Lj.	Klimakterium	seit 1 J.	—	110	+

Betrachtet man die Intelligenzquotienten der Untersuchten, so sind bei 5 Patienten von Schwachsinn bis zu deutlicher Minderbegabung (I.Q. im HAWIE unter 90) reichende intellektuelle Beeinträchtigungen vermerkt. Bei 4 dieser Kranken war die Struma seit frühester Kindheit bekannt, so daß die Annahme einer auch seit dieser Zeit bestehenden Schilddrüsendysfunktion berechtigt erscheint. Die in ihrer Art uncharakteristische intellektuelle Schädigung war korreliert mit Störungen des Antriebs und der Affektivität. In unserem am stärksten beeinträchtigten Fall U. O. fanden sich neben einem Schwachsinn (I.Q. nach HAWIE 58), einer körperlichen Retardierung mit Minderwuchs eine allgemeine Verlangsamung, Schwerfälligkeit und Interesselosigkeit. Der Patient war stimmungsgemäß ausgeglichen, wenig tangierbar, dabei aber meist freundlich und zuwendungsbereit. Erinnerte dieser Kranke in seiner klinischen Symptomatologie an angeborene oder früh erworbene Hypothyreosen anderer Genese, so war bei den übrigen Patienten nicht nur die Minderung der intellektuellen Fähigkeiten, sondern auch die Antriebsdämpfung weniger ausgeprägt. Während bei dem ersten Kranken auch für die Laienumgebung ein pathologisches Geschehen offenkundig war, erschienen die anderen Patienten mit seit früher Kindheit bekannten Jodfehlverwertungsstrumen sich und ihrer Umgebung nicht als krank, sondern nur als wenig belastungsfähig, ruhebedürftig, initiativelos, langweilig, ja faul. Von den Patienten selbst wurde vorgebracht, daß sie sich nie hätten längere Zeit konzentrieren oder für etwas interessieren können und daß Belastungen sich in innerer Unruhe, die keinen äußeren Ausdruck fand, niederschlugen. Den Anamnesen aller Kranken dieser Gruppe war gemeinsam, daß sie den Arzt wegen einer zunehmenden Schilddrüsenvergrößerung aufsuchten. Die psychische Alteration wurde also nicht als etwas Krankhaftes, sondern als persönlichkeitsgebundene Eigenart empfunden. Sehr zum Unterschied hiervon registrierten die Patienten mit einer Jodfehlverwertungsstruma, die sich erst nach der Kindheit manifestierte, die mit der Erkrankung einsetzende Änderung ihrer psychischen Befindlichkeit als pathologisch. In dieser nun zu besprechenden Patientengruppe, die 10 Kranke umfaßt, ließ sich in fast allen Fällen eine hormonale Umstellungsphase mit dem Erkrankungsbeginn (hier gleich Auftreten der Struma gesetzt) korrelieren. Wie die Übersichtstabelle zeigt, waren es in der Mehrzahl die Pubertät, dann aber auch Schwangerschaften und das Klimakterium, die die Krankheitsentwicklung auslösten. Da man die Jodfehlverwertungsstruma allgemein als Ausdruck einer angeborenen oder erworbenen Störung im Enzymwirkungsmechanismus bei der Synthese oder im Stoffwechsel der Schilddrüsenhormone auffaßt, muß man für die angesprochenen Fälle annehmen, daß eine bis dahin noch eben ausbalancierte Schilddrüsendysfunktion unter dem Einfluß der hormonalen Umstellung nun dekompensierte und infolge Dysregulation in der Korrelation Thyreoidea-Hypophysenvorderlappen (Hypothalamus ?) zur Organvergrößerung führte.

Das psychopathologische Syndrom bei unseren Kranken, mit den sich nach der Kindheit manifestierenden Jodfehlverwertungsstrumen war beherrscht von einer Antriebsstörung, neben der — in einigen Fällen berichtete — chronisch verlaufende, depressive Stimmungssenkungen in den Hintergrund traten. Die Analyse einzelner Triebe zeigte bei allen Untersuchten ein vermehrtes Wärmebedürfnis. Hinter diesem konstanten Symptom traten verschiedene andere Störungen, wie etwa des Schlafes, der Sexualität usw., zurück.

Die Antriebsminderung wurde von allen Kranken negativ im Sinne einer Minderung erlebt. Die Patienten klagten über eine Veränderung, die es ihnen unmöglich mache, sich zu konzentrieren, sich längere Zeit zuzuwenden, sich zu interessieren oder früheren Interessen weiter nachzugehen. Alle Ansätze hierzu mündeten immer wieder in eine als Erschöpfung und Abgeschlagenheit geschilderte Situation. Dabei wurde von allen Probanden die Beeinträchtigung der psychischen Funktionen als unangenehmer, wie die gleichzeitig vorhandene vermehrte körperliche Ermüdbarkeit dargestellt. Charakteristisch waren Äußerungen, wie „ich sehe zwar ins Fernsehgerät, gucke aber doch nicht hin" oder „ich bin so lustlos geworden und habe für nichts mehr Interesse" oder „mir geht nichts mehr so richtig von der Hand, ich bin so umständlich geworden". Das recht uniforme Bild der Antriebsstörung fand auch einen entsprechenden Niederschlag bei den psychologischen Testuntersuchungen. Im Wartegg-Zeichentest wurden von zwei stärker antriebsgestörten Patientinnen nur geometrische Figuren bei fehlender oder geringer Beziehung zu den vorgegebenen Zeichen produziert. Eine andere Kranke stellte in Feld 3, das zusammen mit Feld 5 vor allem Rückschlüsse auf die Antriebssituation erlaubt, aus den aufstrebenden Senkrechten ein Gitter dar, während sie nach einer mehrwöchigen Behandlung mit Schilddrüsenhormon bei gleichzeitiger subjektiver und objektiver Besserung die senkrechten Striche zu einer nach oben führenden Treppe verwandte. Der Busemannsche Aufzähltest bei unseren Probanden war durch die relativ geringe Anzahl an Objektkomplexen und die Neigung zu Wiederholungen gekennzeichnet. Im Kraepelin-Pauli-Test endlich fand sich eine Störung der Aufmerksamkeit und eine Minderung der in Steighöhe und Gipfellage zum Ausdruck kommenden Aktivität bei schnellerer Ermüdbarkeit.

Wie uns Kontrolluntersuchungen nach Behandlung mit Trijodthyronin zeigten, ist die Antriebsstörung bei Jodfehlverwertungsstrumen voll reversibel. Diese Rückbildungsfähigkeit beweist u. a. die ursächliche Bedeutung der Schilddrüsendysfunktion für die psychopathologischen Befunde.

Ganz wesentlich war bei allen Patienten mit Jodfehlverwertungsstrumen, die sich nach der Kindheit entwickelten, die Färbung des psychischen Bildes durch die Primärpersönlichkeit. Gerade die relativ geringfügige psychische Alteration ließ diese immer wieder durchblicken.

Auf die Neigung einer Anzahl von Kranken zu depressiven Verstimmungen, die erst nach der Manifestierung der Schilddrüsendysfunktion zur Beobachtung kamen, wurde bereits hingewiesen. Die depressiven Verstimmungen scheinen uns noch als Reaktion auf die Antriebsminderung deutbar.

Das relativ eintönige, sich vornehmlich in einer Antriebsstörung dokumentierende psychische Bild bei unseren Patienten mit Jodfehlverwertungsstrumen kann nicht überraschen, wenn man sich mit BÜRGER-PRINZ die Vitalschicht einer Persönlichkeit als die Halszone einer Sanduhr vorstellt, in der alle in der Realität in Erscheinung tretende Symptomatik ihre Ausprägung und Darstellung findet. Es ist verständlich, daß die hier erfolgenden Verdichtungen und damit auch Vereinfachungen zu einer gewissen Gleichförmigkeit der Erscheinungsformen unter den verschiedensten Einwirkungen führen müssen.

Die vorstehenden Ausführungen zeigen, daß bei Kranken mit Jodfehlverwertungsstrumen psychopathologische Auffälligkeiten bestehen, die sie von

Patienten mit euthyreoten Strumen unterscheiden und deren Beachtung die richtigen und notwendigen diagnostischen Schritte einleiten kann.

Literatur

BLEULER, M.: Endokrinologische Psychiatrie. Stuttgart: Thieme 1954.
BÜRGER-PRINZ, H.: Nervenarzt **12**, 503 (1939).
— Diskussionsbemerkung auf dem V. Symposion der Dtsch. Gesellschaft für Endokrinologie 1957 in Freiburg.
GAUWERKY, E.: Verh. dtsch. Ges. inn. Med. **63**, 620 (1957).
HORST, W., u. G. A. v. HARNACK: Dtsch. med. Wschr. **1953**, 1259, 1292.
HORST, W.: In Krebsforschung und Krebsbekämpfung. Sonderbd. zur Strahlentherapie, Bd. 34, 150—176. München-Berlin: Urban & Schwarzenberg 1955.
— In Strahlenbiologie, Strahlentherapie usw. S. 785. Stuttgart: Thieme 1959.
HUBBLE, D.: Lancet **1953 I**, 1112.
HUTCHINSON, J. H., and E. M. MCGIRR: J. clin. Endocr. **14**, 869 (1954).
JOSEPH, R., M. TUBIANA et J. C. JOB: Rev. franç. Ét. clin. biol. **3**, 167 (1958).
KLEIN, E.: Der endogene Jodhaushalt des Menschen und seine Störungen. Stuttgart: Thieme 1960.
SCHNEIDER, W., u. H. FRAHM: Dtsch. med. Wschr. **35**, 1667 (1961).
WILKINGS, L., G. W. CLAYTON and M. BERTHRONG: Pediatrics **13**, 235 (1954).

Diskussion

W. W. TATERKA (Zofingen/Schweiz):

Zu Psychopathologische Befunde bei Jodfehlverwertungstrumen.

In meinen vorhergehenden Ausführungen wurde darauf hingewiesen, daß bereits nach einmaliger intravenöser Applikation von Schwefel der durch die Schilddrüse gesteuerte basale Metabolismus reduziert wird. Bei Vorhandensein einer degenerativen Struma, bei der durch eine Blockade oder sogar Vernichtung der Jodase das angebotene Jod nicht mehr verwertet werden kann, wird neben dem basalen Metabolismus auch die Psyche der Strumaträger beeinflußt. Eindrücklich wurde auf der Internationalen Kropfkonferenz 1958 in Turin von CERLETTI darauf hingewiesen, daß ein Teil der in den italienischen Anstalten verwahrten Geisteskranken Strumaträger sind.

P.-A. FISCHER (Hamburg):

Zu der Bemerkung von Herrn TATERKA-SEILER möchte ich feststellen, daß unsere Untersuchungen ausschließlich Patienten mit Jodfehlverwertungsstrumen, deren klinische Symptomatologie uneinheitlich und uncharakteristisch ist, betrafen. Sie wurden nicht an Kranken mit dem wohlbekannten Bild eines Myxödems bzw. Kretinismus durchgeführt.

Aus der Universitäts-Nervenklinik, Gießen

Zur Frage der Oestrogenproduktion von in die Bauchhöhle verlagerten Intersex-Testes

Von

H. J. Lammers

Vor einigen Jahren wurde uns eine 19jährige Person zugewiesen, die bis dahin als dem weiblichen Geschlecht zugehörig gegolten hatte. Die Untersuchungen ergaben, daß es sich um ein Intersex mit dem Erscheinungsbild eines sog. Pseudohermaphroditismus masculinus externus handelt, für welche Intersexualitätsform wir die Bezeichnung „feminierendes intersexuelles Syndrom" vorgeschlagen haben (7).

Die sekundären Geschlechtsmerkmale waren überwiegend männlich bestimmt. Bei blind endender Vagina ließ sich die rechte Keimdrüse in der großen Labie tasten, die linke reichte im Stehen nicht ganz hinab (Leistenhoden). Der psychische Befund ergab eine ausreichende Intelligenzbreite. Psycho-sexuell wirkte diese Person nicht voll ausdifferenziert, welchen Befund man bei Intersexen relativ häufig antrifft. Aus zahlreichen Explorationen und Testuntersuchungen, die speziell auf die Herausarbeitung typischer Geschlechtsunterschiede ausgerichtet sind, schien — bei aller Vorsicht gegenüber solchen Untersuchungen — hervorzugehen, daß dieses Intersex in seiner Daseinsweise dem männlichen Pol näher als dem weiblichen stand. Die Patientin (wie wir sie weiterhin bezeichnen wollen) fühlte sich als Frau, vermutlich in der Hauptsache deshalb, weil sie bisher im weiblichen Lebensraum aufgewachsen war.

Zu flüchtigen körperlichen Berührungen war es bis damals mit zwei Männern gekommen, obwohl sie sich weder zum männlichen noch zum weiblichen Geschlecht sonderlich hingezogen fühlte. Sie empfand dabei eher einen Widerwillen, und eine Verletzung beim Kohabitationsversuch (infolge zu kurzer Vagina) führte die Patientin auch erstmalig in ärztliche Behandlung. Sie wurde damals möglichst schonend beraten und verließ in recht ausgeglichenem Zustand die Klinik.

Bei diesem Intersex wurde dann etwa 9 Monate später ohne unser Wissen an anderem Ort „eine Probeexcision und die Reposition des rechten Hodens in die Bauchhöhle vorgenommen". Das histologische Ergebnis zeigte „gut ausgebildetes Hodengewebe ohne Spermien". Die angeschlossene Probelaparotomie ergab „ein völliges Fehlen von weiblichen Geschlechtsorganen". Auf die Fragwürdigkeit eines solchen operativen Vorgehens soll hier nicht eingegangen werden. Direkt nach diesem Eingriff stellte sich die Patientin wieder bei uns vor. Eine wesentliche Änderung war bis auf die unmittelbaren Operationsfolgen weder im körperlichen noch im psychischen Bereich zu beobachten.

Etwa 1 Jahr darauf erschien die nunmehr 21 Jahre alte Person wieder bei uns mit dem Wunsch nach der Bildung einer künstlichen Vagina. Nicht nur dieses Anliegen, sondern der ganze Eindruck der Patientin setzte uns in Erstaunen. Im Gegensatz zu früher wirkte sie jetzt in bezug auf Frisur und Garderobe bedeutend gepflegter, mit besonderer Betonung der weiblichen Note; in ihrer Gesamtmotorik erschien sie freier. Die Patientin wurde nochmals stationär aufgenommen, und es ergab sich das Folgende:

Dreieinhalb Monate nach der operativen Hochlagerung der rechten Keimdrüse trat nach der unbefangenen Schilderung der Patientin ohne besondere äußere Ereignisse eine auffallende Änderung in ihrer Daseinsweise ein. Sie fühlte sich auf einmal stark zu Männern hingezogen, und es stellte sich eine vorher nie gekannte Triebhaftigkeit ein. So ist es auch zu intimen Berührungen mit mehreren Partnern gekommen, wobei sie auch eine gewisse Befriedigung verspürte. Die Patientin gab weiter an, daß etwa 9 Monate nach der operativen Keimdrüsenhochlagerung diese Keimdrüse nach schwerem Heben wieder hinabgetreten ist. In ihrer neuen Einstellung zum männlichen Geschlecht habe sich bisher jedoch nichts geändert.

Die körperliche Untersuchung zeigte jetzt eher eine Zunahme des Bartwuchses, welche Erscheinung der Patientin erst in den letzten Monaten aufgefallen war; nach wie vor keine weibliche Mammaentwicklung. Die rechte Keimdrüse reichte jetzt nicht mehr ganz bis in die große Labie hinab. Es fanden sich weiter Zeichen einer leichten Hyperthyreose. Die histomorphologische Geschlechtsbestimmung ergab — wie nicht anders zu erwarten — den männlichen Typ. Psychisch wirkte die Patientin jetzt allgemein gelöster, wärmer und ausgeglichener. Im psychosexuellen Bereich fiel auf, daß sowohl nach dem Ergebnis der Explorationen als auch nach dem Resultat der obengenannten Testuntersuchungen eine deutliche Hinwendung zum weiblichen Pol stattgefunden hatte. Eine neue triebhafte Dynamik war aufgetreten, und die Emotionalität schien sich vertieft zu haben. Auch hatte die Patientin jetzt erstmals eine engere Bindungsfähigkeit an einen ganz bestimmten Partner gefunden, und sie litt nun auch viel mehr unter ihren körperlich männlich bestimmten Attributen.

Kommen wir nach der bruchstückhaften Schilderung dieses in mancher Hinsicht problematischen Falles zu einigen grundsätzlichen Erörterungen:

Veraussetzung für die weitere Diskussion ist natürlich, daß wir überhaupt ursprüngliche Geschlechtsunterschiede im psychischen Bereich annehmen. Wir haben an anderem Orte zu dieser Frage Stellung genommen (*8*). Hier sei nur gesagt, daß nach unserer Meinung endogene und exogene Komponenten für die gesunde männliche bzw. weibliche Psychosexualität bestimmend sind.

Auf die besonderen Schwierigkeiten, diese psychischen Geschlechtsunterschiede überhaupt quantitativ zu erfassen, kann hier ebenfalls nur hingewiesen werden (*6*).

Ebenso interessant wie schwierig ist auch gerade auf dem Gebiet der „Endokrinologischen Psychiatrie" (s. M. BLEULER) die Frage, wie Stoffliches — in unserem Falle ein körpereigenes Hormon — auf die Psyche wirkt. Da das uralte Leib-Seele-Problem bis heute nicht gelöst ist, sind wir hier auf theoretische Vorstellungen angewiesen. Bei Annahme einer Leib-Seele-Ganzheit werden wir aber voraussetzen dürfen, daß es etwa bei der Wirkung eines Sexualhormons nicht allein auf dessen Spezifität, sondern besonders auch auf die jeweilige Situation des Erfolgsorganes — den psychischen Bereich — ankommen wird. Wir wissen heute noch viel zu wenig von der Wirkung der Gonadenhormone auf die Psyche. So sind z. B. Kinder auch psychisch schon männlich oder weiblich geprägt, bevor die Keimdrüsenhormone voll wirksam sind. Und Homosexuelle oder Transvestiten zeigen regelmäßig eine Diskrepanz zwischen Hormonbefund und Psychosexualität, woraus hervorgeht, daß die Triebrichtung nicht allein von der Art der Keimdrüsen oder den Hormonen oder gar vom Chromosomen-Geschlecht abhängt. Wenn man also die Wirkung der Geschlechtshormone auf die psychische Geschlechtseinstellung nicht überbewerten darf, so lehren andererseits Erfahrungen an Eunuchen, mit der Substitutionstherapie u. a. m., daß die Psyche einem bestimmten Einfluß dieser Wirkstoffe unterliegt. Sind uns etwa vom lactotropen Hormon ganz spezifische Wirkungsweisen bekannt [nach BLEULER (*1*) kann nach Mehrausscheidung dieses Hormons eine „triebhafte Vermütterlichung" sogar bei Männern beobachtet werden], so ist es immer noch nicht sicher entschieden, ob den Sexualhormonen im einzelnen Falle primär nur eine ungerichtete erotisierende oder eine geschlechtsgerichtete Wirkung zukommt. Tierexperimentelle Ergebnisse lassen sich gerade hier nicht immer ohne Zwang auf die Verhältnisse beim Menschen übertragen. Schon FREUD (*4*) wies darauf hin, „daß vielleicht der Sexualtrieb selbst nichts Einfaches, sondern aus Komponenten zusammengesetzt ist". So schwierig es ist, diesen Komponenten im einzelnen näherzukommen, so wird doch offenbar, wie stark gerade in der Erscheinung der sexuellen Triebhaftigkeit physischer und psychischer Bereich konvergieren. Daß wir aus dem körperlichen Befund weder bei hetero- noch bei homo- oder intersexuellen Personen einfach auf die psychische Situation (oder umgekehrt) schließen könnten, wird nach dem Gesagten deutlich geworden sein.

Die Zuwendung unserer Patientin zur mehr weiblich bestimmten Daseinsweise erfolgte so plötzlich und ohne äußerlich erkennbaren Anlaß, daß sich die Vermutung, dieser Sachverhalt stehe mit der $3^1/_2$ Monate voraufgegangenen Operation im Zusammenhang, geradezu aufdrängt. Besondere Erwartungen knüpfte die Patientin nicht an die Operation, und es war — wie Rückfragen ergaben — in dieser Hinsicht auch keine Beeinflussung von anderer Seite erfolgt.

Wenn auch ZONDEK (*14*) u. a. darauf hingewiesen haben, daß Hoden von „Zwittern" oft funktionsuntüchtig sind, so wird man bei dem relativ gut ausdifferenzierten Gewebe der rechten Keimdrüse unserer Patientin doch eine gewisse Hormonproduktion voraussetzen dürfen, obwohl man bekanntlich nicht allein aus dem histologischen Bild einer Keimdrüse ohne weiteres auf ihre Funktion schließen kann. Nach LIPSCHÜTZ (*9*) kann unter Umständen zum Zustandekommen der Ausschaltung der hemmenden Einflüsse des Hodens, dessen Verlagerung in die Bauchhöhle genügen, weshalb wir auch annehmen, daß dem linken „Leistenhoden" bei unserer Patientin keine wesentliche Bedeutung in bezug auf eine Hormonproduktion zukommt. Bedenkt man ferner, daß die weibliche Entwicklung im Gegensatz zur männlichen auch dann abläuft, wenn überhaupt keine Gonaden angelegt sind (*10*), so könnte man sich vorstellen, daß bei Ausschaltung der männlichen Komponenten die weibliche Daseinsweise, der anscheinend ganz allgemein eine ursprünglichere Bedeutung in der Entwicklung zukommt, dominiert (*6*).

In neuerer Zeit haben BOTELLA-LLUSIÁ, MASON, SCHNEIDER, WILLIAMS u. a. darauf hingewiesen, daß Intersex-Testes unter Umständen Oestrogen produzieren können. Wie uns der Sexualforscher Herr Prof. Dr. HYNIE 1956 in Prag freundlicherweise mitteilte, wird dort dieser Umstand sogar therapeutisch ausgenutzt. Bei Intersexen mit Testes, die als ,,Frau" leben, soll durch die Verlagerung dieser Keimdrüsen in die Bauchhöhle die Produktion von weiblichen Hormonen angeregt werden[1]. Da bekanntlich auch von den normalen Hoden kleine Oestrogenmengen gebildet werden (*10*), scheint das eben Gesagte durchaus verständlich.

Nach BLEULER dämpft Oestrogen in hohen Dosen die Sexualität bei Männern meist stark; bei erwachsenen hormongesunden Frauen scheint das gleiche Vorgehen die Sexualität dämpfen, aber auch erhöhen zu können. Tumoren mit Oestrogenbildung sollen bei Männern unter Umständen ,,psychische Verweiblichung" bewirken. Jedenfalls können Oestrogene ,,bei hormonalem Hypogenitalismus der Frau zusammen mit dem reifenden Einfluß auf den Körper auch sexualisieren" (*1*).

PHILIPP (*11*) empfiehlt bei männlichen Pseudohermaphroditen mit Testisdysgenesie langdauernde Oestrogenbehandlung, ,,da sie meist sehr wohltuend empfunden wird".

Bei unserer Patientin hat sich die rechte Keimdrüse etwa 9 Monate in der Bauchhöhle befunden, dann ist sie wieder hinabgetreten, womit auch die Oestrogenproduktion wieder aufgehört haben dürfte. Da sich jedoch nach weiteren 3—4 Monaten in der Psychosexualität der Patientin anscheinend nichts geändert hat, müßte man annehmen, daß die einmal gemachte Erfahrung der sexuellen Empfindung fortbestehen kann, auch wenn die Produktion der entsprechenden Sexualhormone bereits aufgehört hat, welche Erscheinung ja von Kastrationsversuchen her bekannt ist (*5*).

Eine weitere Möglichkeit, die Ursache der Wandlung im Verhalten der Patientin aufzudecken, sei kurz erwähnt. Die operative Hochlagerung der rechten Keimdrüse kann auch eine Atrophie derselben zur Folge gehabt haben, zumal sie auch später nicht wieder so tief hinunter trat (Leistenhoden!). Hierdurch könnte es zu einer reaktiven Mehrausschüttung von androgenen Substanzen aus der Nebennierenrinde gekommen sein. Da nach BLEULER (*2*) z. B. die ,,männlichen Sexualhormone, die im Hoden gebildet werden, eine andere Wirkung auf die Psyche zu entfalten scheinen als jene, die in den Nebennierenrinden gebildet werden", wäre es möglich, daß so eine neuartige Triebhaftigkeit erlebt wurde. Falls den Androgenen in bezug auf den psychischen Bereich nur eine ungerichtete Triebdynamik zukommt, ist es denkbar, daß diese von der Patientin in ihre vorwiegend exogen begründete (?) ,,weibliche Daseinsweise" gewissermaßen zu der für sie zweckmäßigsten Verhaltensweise transformiert worden ist. Hierfür könnten die relativ starke Libido und der eher männlich wirkende klitoridiale Orgasmus sprechen (so soll z. B. Testoviron die erogene Klitoriszone stimulieren). Ungeklärt blieben bei einer solchen Annahme jedoch die psychologischen Untersuchungsergebnisse, wonach es ja den Anschein hatte, als sei im psychischen Bereich eine deutliche Hinwendung zum weiblichen Pol erfolgt.

Einige Tage nach der operativen Hochlagerung der rechten Keimdrüse lag die Hormonausscheidung ,,sowohl für die hypophysären Gonadotropine als auch für

[1] Wegen der Möglichkeit der bösartigen Entartung scheint ein solches therapeutisches Vorgehen nicht ganz unproblematisch.

die Ovarhormone meist unter 20 ME". Ein Jahr später — nachdem die linke Keimdrüse jedoch schon wieder 3 Monate hinuntergetreten war — lagen Ovarhormon und Gonadotropin B ebenfalls unter 20 ME, dagegen fanden sich jetzt im Liter Harn 100 ME Gonadotropin A; spätere Untersuchungen ergaben noch höhere Werte. (Bei dem normalen α-β-Fraktionsverhältnis der 17 KS sprach dieser Befund gegen eine bösartige Entartung der Keimdrüse.) Falls zu der Zeit, da sich die rechte Keimdrüse noch in der Bauchhöhle befand, eine vermehrte Oestrogenproduktion erfolgte, die nach dem Wiederhinuntertreten der Keimdrüse aufhörte, wäre die beobachtete vermehrte FSH-Produktion damit zu erklären. Allerdings ist ein Ansteigen der Gonadotropine auch nach Entfernung von Intersex-Testes beobachtet worden, so daß im vorliegenden Falle auch eine Atrophie der rechten Keimdrüse mit nachfolgender reaktiver Mehrausschüttung von FSH vorgelegen haben kann, ohne daß Oestrogene gebildet worden wären.

Die 17 KS-Werte, die bei Intersexen dieser Art in den meisten Fällen eher an der unteren Grenze der Norm liegen, ergaben im vorliegenden Falle einen Tagesdurchschnitt von 29,4 mg bei normalem Verhältnis der α-β-Fraktion. Während eine erhöhte Ausscheidung von Androgenen aus der Nebennierenrinde nach Ausfall der Gonaden bekannt ist, würde gerade das normale Verhältnis der α- zur β-Fraktion auf eine Beteiligung der Testes am Gesamtwert der 17 KS hindeuten.

Der nach dem Wiederhinuntertreten der rechten Keimdrüse etwas stärker werdende Bartwuchs spricht dafür, daß erst in dieser Zeit eine vermehrte reaktive Androgenproduktion einsetzte. Die Zeichen einer leichten Hyperthyreose, die wir bei unserer Patientin bei der letzten Untersuchung fanden, könnten durch Stimulierung der Adenohypophyse nach Keimdrüsenausfall sekundär infolge vermehrter Thyreotropinbildung bedingt gewesen sein.

Da wir bedauerlicherweise aus der Zeit, in der sich die rechte Keimdrüse in der Bauchhöhle befand, keine Hormonanalysen besitzen, kann die Frage nach der Oestrogenproduktion der in die Bauchhöhle verlagerten Keimdrüse nicht eindeutig beantwortet werden. Jedoch ist mit großer Wahrscheinlichkeit anzunehmen, daß die geschilderte Keimdrüsenverlagerung auch bei unserer intersexuellen Person erhebliche Rückwirkungen auf das weitere Endokrinium gehabt hat. Inwieweit hier das diencephal-gesteuerte neuro-hormonale System beteiligt war, läßt sich nicht sicher entscheiden.

Aus der Besprechung des vorliegenden Falles, die vorwiegend aus psychiatrischer Sicht erfolgte, dürfte deutlich geworden sein, wie schwierig es ist, einen Einblick in die Wechselwirkungen zwischen Hormonen und dem psychischen Bereich gerade bei einer intersexuellen Person zu gewinnen.

Zusammenfassung

Es wird anhand eines Falles von Intersexualität (Pseudohermaphroditismus masculinus externus) die Frage erörtert, ob eine Produktion von weiblichen Wirkstoffen nach operativer Hochlagerung des Intersex-Testis in die Bauchhöhle stattgefunden haben kann. Eine solche Erscheinung ist in den letzten Jahren mehrfach beschrieben worden. Hierfür schien im vorliegenden Falle die plötzlich folgende Hinwendung zur überwiegend weiblich bestimmten Daseinsweise im Psychischen zu sprechen. Das Ergebnis der Hormonanalysen war mehrdeutig.

In diesem Zusammenhang wird u. a. auch auf die Frage eingegangen, ob bestimmten körpereigenen Sexualwirkstoffen nur eine allgemeine und ungerichtete oder eine geschlechtsspezifische und gerichtete triebhafte Dynamik im psychosexuellen Bereich zukommt.

Literatur

1. Bleuler, M.: Endokrinologische Psychiatrie. Stuttgart 1954.
2. — Med. Klin. **1956**, 1013.
3. Botella-Llusia: Arch. Gynäk. **182**, 675 (1953).
4. Freud, S.: Drei Abhandlungen zur Sexualtheorie. Wien 1947.
5. Jaspers, K.: Allgemeine Psychopathologie. Berlin 1953.
6. Lammers, H. J.: Über die Intersexualität beim Menschen. Halle 1956.
7. — Zbl. Gynäk. **79**, H. 38, 1485 (1957).
8. — Beitr. Sexualforsch. **18** (1959).
9. Lipschütz, A.: Pflügers Arch. ges. Physiol. **211**, H.1/2 (1926).
10. Mason, A. St.: Einführung in die klinische Endokrinologie. Stuttgart 1958.
11. Philipp, E.: Dtsch. med. Wschr. **4**, 129 (1958).
12. Schneider, R. W., R. A. van Ommen and S. O. Hoerr: J. clin. Endocr. **12**, 423 (1952).
13. Williams, D. I.: Brit. med. J. **4771**, 1264 (1952).
14. Zondek, H.: Die Krankheiten der endokrinen Drüsen. Basel 1953.

Diskussion

C. Overzier (Mainz):

Zur Diskussion aufgefordert muß ich gestehen, keinen ähnlichen Verlauf zu kennen. Der psychische Umschlag ist vielleicht durch eine sexuelle Indifferenz bei dem jugendlichen Alter des Patienten und der mangelhaften Entwicklung seiner Gonaden begünstigt worden. Von echten Hermaphroditen ist eine im Laufe der „Entwicklungsjahre“ sich ändernde Stimulierung der Gonadenanteile bekannt, die dann auch mit entsprechendem Ausdruck der Hormonproduktion verbunden ist.

Aus der Medizinischen Universitäts-Poliklinik, Heidelberg

Androgenresistenz im Eiweißstoffwechsel bei testiculärer Feminisierung

Von

F. Bahner und G. Schwarz

Mit 1 Abbildung

Die testiculäre Feminisierung ist nicht nur für den Gynäkologen ein interessantes Krankheitsbild — er sieht die Patientinnen wegen primärer Amenorrhoe bei fehlendem Uterus, kurzer blind endender Vagina und mit Hoden, die häufig in die Leistengegend verlagert sind —, sondern sie kann ein allgemeines endokrinologisches Interesse beanspruchen, denn sie ist eine Intersexform ganz besonderer Art. Die Frauen haben die normale männliche Geschlechtschromosomenformel XY. Männliche und weibliche Merkmale sind im Gegensatz zu anderen Intersexformen aber in recht stereotyper Weise nebeneinander vorhanden, die Variationen sind gering. Vollkommen weiblich ist das Äußere, die Gestalt, sind die Brüste und das äußere Genitale. Hier fällt nur auf, daß Scham- und Achselbehaarung fehlen. Ganz unvollkommen weiblich ist das innere Genitale, und zwar sind die Organe, die sich aus den Müllerschen Gängen bilden, rudimentär: Die Vagina ist kurz, der Uterus fehlt bis auf einige Myometrium-Reste, rudimentäre Tuben und hydatiforme Cysten sind meist vorhanden. Männlich sind die Gonaden, die histologisch und in ihrer Lage fetalen oder kryptorchen Hoden ähneln, auch Reste der Wolffschen Gänge wie rudimentäre Nebenhoden und Ductus deferentes pflegen vorhanden zu sein. Das innere Genitale befindet sich gleichsam auf einer männlichen fetalen Entwicklungsstufe, auf der nun die weitere Differenzierung in männlicher Richtung zu geschehen hätte und die Müllerschen Gänge unter der Wirkung fetaler Androgene sich noch weiter zurückbilden sollten, wie man seit Jost weiß. Alle Forscher, die über die Pathogenese nachgedacht haben, sind sich einig, daß diese fetale Androgenwirkung bei der testiculären Feminisierung ausgeblieben ist und daß auch das äußerliche Erscheinungsbild eines vollkommen weiblichen Organismus ohne Sekundär-Behaarung durch das Ausbleiben der fetalen und der späteren Androgenwirkung zu erklären ist. Bei den erwähnten Ausnahmen vom typischen Bild scheint eine gewisse Androgenwirkung vorhanden zu sein. Man findet dann immer gemeinsam eine leichte Clitorisvergrößerung, eine kürzere Vagina und etwas Schambehaarung.

Über die Ursache der fehlenden Androgenwirkung gehen die Meinungen diametral auseinander. Einige Untersucher glauben, daß zu wenig Androgene vorhanden sind. Wilkins (1957) hat dagegen die Idee gehabt, daß die Ansprechbarkeit auf Androgene fehlt. Wenn das stimmt, dann ist die Krankheit anderen endokrinen Krankheiten mit Hormonresistenz an die Seite zu stellen. Ich nenne eine bestimmte Form des Diabetes insipidus und den Pseudohypoparathyreoidismus. Hier kennt man bisher nur die fehlende Ansprechbarkeit in einem einzigen Gewebe, etwa beim Diabetes insipidus, oder vielleicht in zwei Organen, nämlich in den Nierentubuli und in den Knochen beim Pseudohypoparathyreoidismus. Bei der testiculären Feminisierung spricht dagegen, wenn diese Auffassung richtig ist, gleich eine ganze Anzahl von Organen und Geweben nicht auf Androgene an, und es ist zu fragen, ob vielleicht alle Androgenwirkungen hier betroffen sind. Wir hätten dann den Fall, daß bei dieser erblichen Krankheit durch ein wahrscheinlich autosomal lokalisiertes Gen eine Sexualhormonwirkung mitbestimmt würde. Die Entscheidung, ob die Auffassung der Androgenresistenz richtig ist, fällt mit der Feststellung, ob 1. bei testiculärer Feminisierung Androgene vorhanden sind und 2. ob diese Patientinnen auf Androgengaben ansprechen. Hierzu ist festzustellen, daß die Ketosteroidausscheidung meist so hoch wie beim Manne ist und daß die Fraktionierung keine Abweichung erkennen läßt. Die Annahme, daß in diesen Ketosteroiden keine Androgene vorhanden sind, ist durchaus gezwungen. Wilkins teilt einen Fall mit, bei dem er durch Dorfmann im biologischen Test die Androgenausscheidung hat bestimmen lassen. Es wurde eine normale Menge biologisch wirksamer Androgene gefunden. Bei der gleichen Frau hat Wilkins die Androgenresistenz nachgewiesen, indem er Methyltestosteron 1 Monat lang 10 mg täglich, 3 Monate 30 mg und 1 Monat 50 mg täglich gegeben hat. Es fanden sich keinerlei Zeichen der Androgenwirkung an Klitoris, Schambehaarung und Stimme. Es gibt also sehr gute Argumente für die Richtigkeit der Wilkinsschen Anschauung.

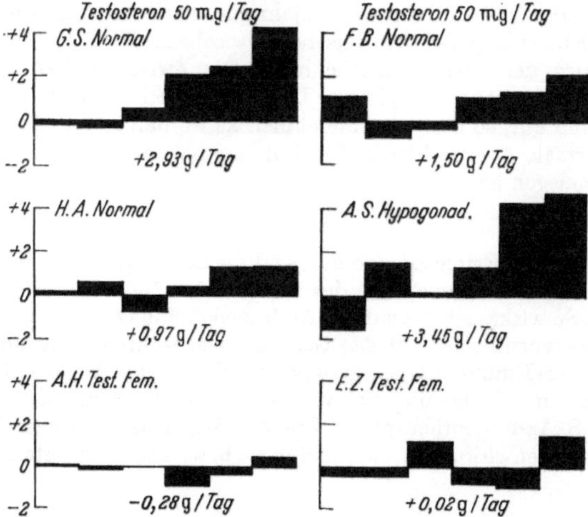

Abb. 1. N-Bilanz bei Testosteroninjektion. Ordinate g Urin + Stuhl — N/Tag, Abscisse: Jede Säule 1 Tag. Testosterongabe an den letzten 3 Tagen. Nullpunkt der Ordinate ist die mittlere N-Ausscheidnng vor Testosteron. Die Bilanzzahlen sind die mittlere N-Ausscheidung während der 3 Testosterontage minus mittlere N-Ausscheidung der 3 Tage vor Testosteron

Wenn die Androgenresistenz an verschiedenen Organen und Geweben zu finden ist, dann könnte sie vielleicht wirklich universell sein. Dann sollte sie auch an der Stoffwechselwirkung der Androgene wiederzufinden sein. Wir haben dies an 2 Fällen von testiculärer Feminisierung geprüft. Die Abbildung zeigt die Stickstoffbilanzen von 3 normalen Männern, einem Fall von Hypogonadismus nach doppelseitiger Hodenentfernung und von 2 Fällen von testiculärer Feminisierung. Beide sind 30jährige Frauen mit der klassischen Symptomatik. Die Eiweißbilanz wurde so aufgestellt, daß eine von Tag zu Tag völlig gleiche Kost aus Milch, Eiern, Käse, Brot, Butter, Salat und Obst, alles genau gewogen, 9 Tage lang genommen wurde. Der Eiweißgehalt war stets über 1 g/kg Körpergewicht. Die ersten 3 Tage dienten der Anpassung. In den nächsten 3 Tagen wurde die N-Ausscheidung im Urin und Stuhl vor der Testosterongabe und in den nächsten 3 Tagen während täglich 50 mg Testosteron intramuskulär gemessen. Als Nullpunkt gilt der Mittelwert der N-Ausscheidung in den 3 Tagen vor Testosteron. Man erkennt die prompte, von Tag zu Tag steigende N-Retention bei den 3 Normalpersonen und besonders stark bei dem Hypogonadismus, und man erkennt die fehlende N-Retention bei den 2 Fällen von testiculärer Feminisierung. Damit ist auch die Androgenresistenz im Stoffwechsel bei dieser Krankheit nachgewiesen, und die Ansicht von WILKINS hat erneut eine Stütze bekommen.

Literatur

WILKINS, L.: The diagnosis and treatment of Endocrine Disorders in Childhood and Adolescence. Oxford: Blackwell Scientific Publications 1957.

Diskussion

E. TONUTTI (Tübingen):

Ich hatte Gelegenheit, 2 Patienten mit testiculärer Feminisierung im Alter von etwa 14 und 4 Jahren in der Tübinger Frauenklinik zu beobachten (inzwischen von Dr. KÖNIG publiziert). Eine 14tägige Behandlung des 14jährigen Patienten mit Choriongonadotropin ergab eine reguläre Entfaltung der Leydigschen Zwischenzellen im Biopsiebild und einen entsprechenden Anstieg der 17-KS-Ausscheidung. Die Zwischenzellen sprachen somit in normaler Weise auf Choriongonadotropin an. Der 14jährige Patient wies ein ausgesprochen männliches Muskelprofil auf, so daß man annehmen kann, daß in diesem Falle eine gewisse, wennn auch nicht normale Ansprechbarkeit auf die anabole Wirkung der vom Hoden gebildeten Androgene vorgelegen haben muß.

R. ELERT (Düsseldorf):

Die Ansprechbarkeit der Erfolgsorgane auf Androgene hängt u. a. offenbar auch von der Entwicklungsphase bzw. Wachstumsphase des betreffenden Individuums zum Zeitpunkt der Androgenwirkung ab. So wirkt sich pränataler Androgeneinfluß (kongenitales AGS, Androgenzufuhr an Schwangere) vorwiegend auf das Genitale aus, während mit zunehmendem Alter bzw. Entwicklung dieser Einfluß immer geringer wird und die Ansprechbarkeit der Hautanhangsgebilde (Behaarung, Talg- und Schweißdrüsen) im Vordergrunde steht (postnatales und postpuberales AGS, Androgentherapie bei Frauen). Möglicherweise bestehen auch hinsichtlich der anabolen Androgenwirkungen entwicklungs- bzw. altersbedingte Abhängigkeiten.

Aus der Medizinischen Universitäts-Poliklinik, Heidelberg
(Direktor: Prof. Dr. med. H. PLÜGGE)

Kongenitale Nebennierenrinden-Hyperplasie beim Mann mit normaler Keimdrüsenfunktion und Fertilität

Von

G. SCHWARZ und F. BAHNER

Mit 3 Abbildungen

Wir beobachteten ein Geschwisterpaar, Bruder und Schwester, mit kongenitaler NNR-Hyperplasie, von denen ich zunächst die 21jährige Schwester zeige (Abb. 1). Sie hat äußerlich die typischen Symptome der Erkrankung: einen kurzgliedrigen Kleinwuchs und einen schweren Virilismus mit der typischen Genitalmißbildung. Die Ausscheidung der 17-Ketosteroide war auf 124 mg/24 Std erhöht. Das nächste Bild zeigt den 33jährigen Bruder der Patientin (Abb. 2), der äußerlich weniger auffällig ist. Auch er hat einen Kleinwuchs als Folge einer isosexuellen Pubertas praecox. Er erzählt uns, daß er ein Riesenkind war, über große körperliche Kräfte verfügte, daß sein Wachstum aber mit 11 Jahren abgeschlossen war und daß sich um diese Zeit die sekundären Geschlechtsmerkmale entwickelten. Die Ausscheidung der 17-Ketosteroide ist bei ihm mit 75 mg/24 Std ebenfalls stark erhöht.

Das Besondere an diesem Fall ist die normale Keimdrüsenfunktion. Schon auf dem Bild war zu sehen, daß die Testes normal groß sind. Im Spermatogramm fanden wir 32 Mill. Spermien/cm^3. Beweglichkeit der Spermien und Fructosegehalt des Ejaculates zeigten keine Abweichungen von der Norm. Der Patient hat zwei Kinder von 1,5 und 2,10 Jahren, die eine ihrem Alter entsprechende Größe haben und deren Knochenalter dem chronologischen Alter entspricht.

STEWART (1960) hat einen ähnlichen Fall mit Fertilität beschrieben. Während er auch Gonadotropine im Urin nachweisen konnte, gelang in unserem Fall der Nachweis bei mehrfachen Untersuchungen nicht. Eine normale Keimdrüsenentwicklung ist nur bei intakter Gonadotropinsekretion möglich. Es kann aber sein, daß die in der Pubertät einmal in Gang gekommene Spermiogenese auch ohne Gonadotropine nur durch die spermiogenetische Wirkung der Androgene aufrechterhalten wird. Jedenfalls sprechen tierexperimentelle Untersuchungen für diese Möglichkeit.

Wenn es also fertile Fälle von kongenitaler NNR-Hyperplasie beim Mann gibt, so besteht doch andererseits kein Zweifel, daß auch solche mit sekundärem Hypogonadismus vorkommen, wofür der über lange Zeit beobachtete Fall von

NOWAKOWSKI und PÜSCHEL (1952) ein typisches Beispiel ist. Bei der Frage, unter welchen Bedingungen bei der kongenitalen NNR-Hyperplasie des Mannes ein Hypogonadismus entsteht oder nicht entsteht, ist wohl der Oestrogenanteil der pathologisch vermehrten Steroide von Bedeutung. TONUTTI (1960) beschreibt einen Fall mit Hypogonadismus und Oestrogenvermehrung. In unserem Fall ist die Oestrogenausscheidung nicht erhöht.

Wir halten es für wahrscheinlich, daß Fälle wie der hier mitgeteilte deshalb selten beobachtet werden, weil diese Männer keine Störungen haben und deshalb

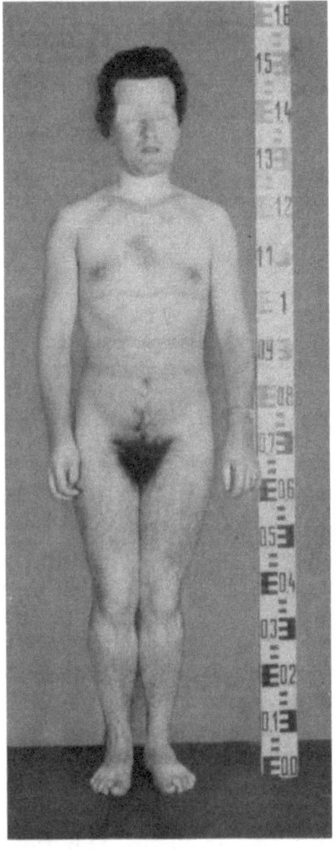

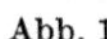

Abb. 1

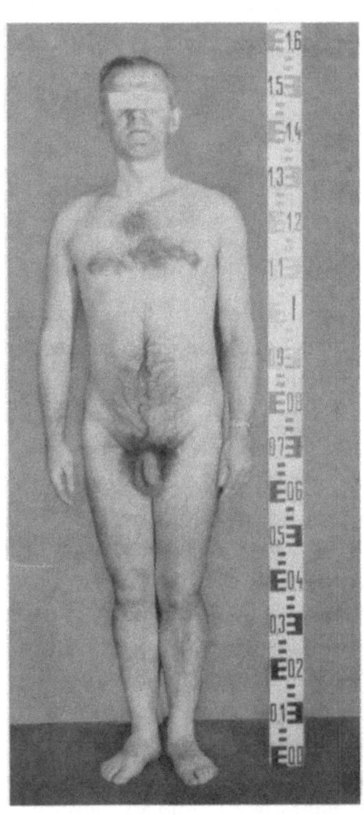

Abb. 2

nicht zum Arzt gehen, daß sie aber in Wirklichkeit vielleicht häufiger vorkommen. Die meisten Beobachtungen von kongenitaler NNR-Hyperplasie betreffen Kinder, die im Beginn der Pubertas praecox gesehen werden und bei denen dann ein dissoziierter Virilismus, d. h. ein großer Penis und relativ kleine Testes, gefunden wird. Die einzelnen Entwicklungsschritte der Pubertät laufen dann zeitlich nicht in der richtigen Reihenfolge ab. In der normalen Pubertät geht das Hodenwachstum der Entwicklung der sekundären Geschlechtsmerkmale voraus. Bei Androgenüberschuß muß diese Reihenfolge anders sein, weil die periphere Androgenwirkung hier schon im frühesten Beginn der Pubertät in Erscheinung tritt.

Trotzdem erkennt man auf einigen Abbildungen von Kindern mit adrenaler Pubertas praecox bei kongenitaler NNR-Hyperplasie unter Berücksichtigung des Lebensalters schon eine Vergrößerung der Testes. In Abb. 3 sieht man das Genitale eines 6jährigen Jungen vor der Cortisonbehandlung, den GOLDBERG (1954) beobachtete. Die Testes haben an der vorzeitigen Entwicklung teilgenommen. Dasselbe — vielleicht nicht ganz so deutlich — zeigt ein Fall von ENGSTROM und MUNSON (1951). Schließlich sind die Testes im Fall von HARRIS und SCOWEN (1951) bei einem 17jährigen Jungen, der ebenfalls eine isosexuelle Pubertas praecox bei kongenitaler NNR-Hyperplasie hatte, völlig dem übrigen Entwicklungszustand entsprechend entwickelt.

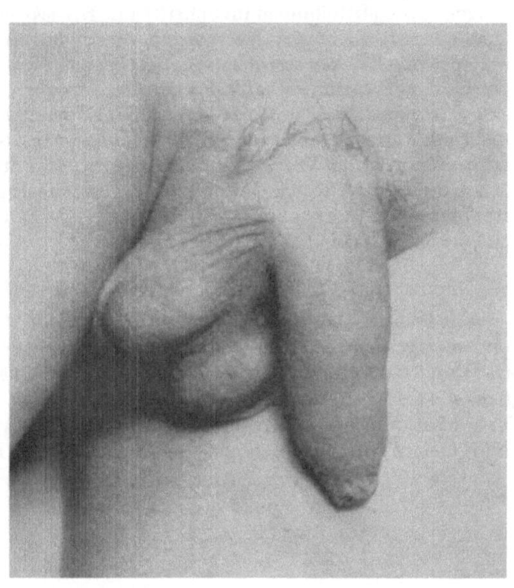

Abb. 3

Wenn bei adrenaler Pubertas praecox auch eine vollständige Pubertät vorkommt, so ist die Zuordnung der adrenalen Frühreife zur Pseudopubertas praecox nicht in jedem Falle richtig. Vielleicht sollte man mit WILKINS (1957) besser von vollständiger und unvollständiger Pubertas praecox sprechen und dabei bedenken, daß nicht nur die cerebrale, sondern auch die adrenale eine vollständige Pubertas praecox sein kann.

Grundsätzlich sind Wachstum und Entwicklung bei der adrenalen Pubertas praecox wie bei jeder anderen Pubertät gesetzmäßig miteinander verknüpft. Wir stellen uns die zeitliche Aufeinanderfolge der Entwicklungsschritte als zentral gesteuert vor und nehmen an, daß Androgene nicht nur zur Reifung der peripheren Gewebe beitragen, sondern auch das hypothalamische Sexualzentrum als ,,Steuerungszentrum der Pubertät" zur vorzeitigen Ausreifung bringen.

Literatur

ENGSTROM, W. W., and P. L. MUNSON: A. M. A. Amer. J. Dis. Child. **81**, 179 (1951).
GOLGBERG, M. B.: J. clin. Endocr. **14**, 389 (1954).
HARRIS, C. F., and E. F. SCOWEN: Arch. Dis. Childh. **26**, 423 (1951).
NOWAKOWSKI, H., and L. PÜSCHEL: Acta endocr. (Kbh.) **11**, 320 (1952).
STEWART, S. S.: Acta endocr. (Kbh.) Suppl. 51, Sess. VII f, 332 (1960).
TONUTTI, E., O. WELLER, E. SCHUCHARD u. E. HEINKE: Die männliche Keimdrüse. Stuttgart: Thieme 1960.
WILKINS, L.: The Diagnosis and Treatment of Endocrine Disorders in Childhood and Adolescence. Oxford: Blackwell Scientific Publications 1957.

Diskussion

E. TONUTTI (Tübingen):

Ich stimme dem Herrn Vortragenden zu, daß sich eine scharfe Grenze zwischen Pseudopubertas und Pubertas praecox nicht immer ziehen läßt. Die Pseudopubertas praecox wird durch pathologische Androgenquellen ausgelöst. Die vorzeitig entstehenden Androgene treiben die somatische Reifung des Organismus voran. Sobald offenbar ein somatischer Reifezustand erreicht ist, der einem Knochenalter von 12—14 Jahren entspricht, nimmt die Hypophyse unabhängig vom chronologischen Alter ihre Gonadotropinproduktion auf. Dies kann naturgemäß nur dann eintreten, wenn sich der Androgenausstoß aus der pathologischen Quelle (Leydig-Zelltumor, Nebennierenrinde) in Grenzen bewegt, die der normalen Androgenproduktion des Mannes entspricht. Höhere Androgenproduktion blockiert die Gonadotropinproduktion, so daß in solchen Fällen erst nach Ausschaltung der pathologischen Androgenquelle die Gonadotropinsekretion der Hypophyse einsetzt. Beispiele hierfür liefern eigene Beobachtungen sowie Mitteilungen im Schrifttum. Bei *sehr hohem* Androgenausstoß aus pathologischen Quellen schließlich tritt die spermiogenetische Wirkung der Androgene zu Tage: Die Tubuli reifen, trotz Blockierung der Gonadotropinsekretion, die Zwischenzellen bleiben jedoch atrophisch. Im Experiment läßt sich an der normalen Ratte durch höhere Androgengaben stets eine Atrophie der Zwischenzellen und eine Erhaltung der Tubulusfunktion erzielen, während niedrige Androgengaben sowohl Zwischengewebe als auch Tubuli zur Atrophie bringen. Diese etwas verwickelten Verhältnisse legen es nahe, in Zukunft bei der Klassifizierung der vorzeitigen Geschlechtsreife das Verhalten der Gonadotropinsekretion, die Höhe des Androgenausstoßes und das morphologische Bild des Hodens [Zustand der Tubuli und (!) der Leydigzellen] zu berücksichtigen.

W. NOCKE (Düsseldorf):

Die bisherige, allgemein akzeptierte Annahme, DHA sei ausschließlich adrenaler Herkunft und sei *das* adrenale Androgen, hat neuerdings eine gewisse Einschränkung erfahren. NEHER u. WETTSTEIN (1960) konnten diese Substanz aus Stierhodengewebe isolieren und identifizieren. Ich darf hinzufügen, daß wir bei einem virilisierten Grenzfall von „Testikulärer Feminisierung“ einen Anstieg der Ausscheidung von DHA im Urin nach Gabe von PMS und einen deutlichen Abfall nach der Orchidektomie beobachteten.

Aus der I. Medizinischen Klinik der Univ. München
(Direktor: Prof. Dr. H. SCHWIEGK)

Bestimmung von Aldosteron, Cortisol und Corticosteron im Plasma durch Doppelmarkierung mit ^{14}C und ^{3}H und Messung der Aktivität in der Gasphase

Von

R. KÖDDING, H. P. WOLFF, J. KARL und M. TORBICA

Mit 2 Abbildungen

Unter den vorliegenden Methoden der Aldosteronbestimmung findet sich keine, deren Empfindlichkeit für einen quantitativen Nachweis von Aldosteron in begrenzten, klinisch vertretbaren Blut- oder Plasmamengen ausreicht.

Während die Konzentration von Cortisol und Corticosteron im peripheren Blut zwischen 0,5—20 γ/100 ml beträgt, liegt die des Aldosterons unter normalen Bedingungen um 2—3 Zehnerpotenzen niedriger (AYRES, GARROD, TAIT und WALKER 1957). Für den quantitativen Aldosteronnachweis im Plasma schien daher die Anwendung einer Doppelisotopentechnik mit ihrer hohen Nachweisempfindlichkeit besonders geeignet. Dieser liegt folgendes Prinzip zugrunde:

Dem Untersuchungsmaterial wird eine definierte Menge des zu analysierenden Steroids in markierter Form, z. B. mit ^{14}C, zugesetzt. Aus der Abnahme der ^{14}C-Radioaktivität während des Analysenganges läßt sich die Verlustrate des Steroids bestimmen. Der quantitative Nachweis des Steroids erfolgt nach Bildung seines Acetats mit ^{3}H-markiertem Essigsäure-Anhydrid durch Messung der Tritium-Aktivität. Die Nachweisempfindlichkeit dieser Methode liegt um ein Vielfaches höher als die der früher benutzten photometrischen Steroidnachweise. Die praktische Durchführung einer derartigen Bestimmung veranschaulicht Tab. 1.

Tabelle 1. *Quantitative Bestimmung von Corticosteroiden durch Doppelmarkierung* (Rechenbeispiel)

Steroidgehalt des Plasmas	X γ
Zugabe von ^{14}C-Steroid	0,002 $\gamma \triangleq$ 200 ipm ^{14}C
^{14}C-Steroidgehalt nach Isolierung	0,001 $\gamma \triangleq$ 100 ipm ^{14}C
Gesamtsteroidverlust[1]	50,0%
Gesamtsteroidgehalt nach Isolierung und Bildung von ^{3}H-Acetat	0,011 $\gamma \triangleq$ 1500 ipm ^{3}H
Gesamtsteroidgehalt des Plasmas	0,022 γ
Zugesetztes ^{14}C-Steroid	0,002 γ
Steroidgehalt X des Plasmas	0,020 γ

[1] Gesamtsteroid = natürliches Steroid + ^{14}C-Steroid.

Ausgehend von Aldosteron, haben wir das Nachweisverfahren auch auf Cortisol und Corticosteron ausgedehnt, um einige der wichtigsten Corticosteroide nebeneinander bestimmen zu können. Ein ähnlicher Steroidnachweis wurde erstmals 1959 von YANKOPOULOS, DAVIS, KLIMAN und PETERSON (*1*) beschrieben. Da jedoch die Empfindlichkeit dieses Verfahrens für die Bestimmung der Aldosteronkonzentration im peripheren Blut zu niedrig liegt, waren wir gezwungen, eigene Wege zu gehen.

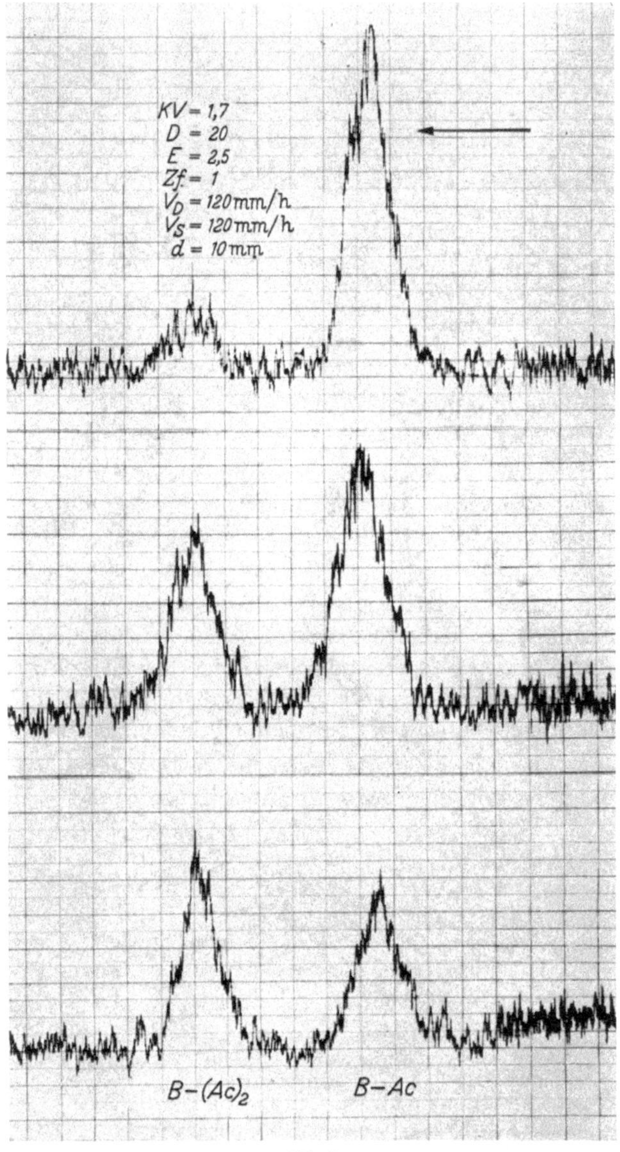

Abb. 1

Nach in der Literatur beschriebenen Verfahren (*1*, *2*, *3*, *4*, *6*) ist man von der Voraussetzung ausgegangen, daß bei der Acetylierung der Corticosteroide die Hydroxylgruppe der Ketolseitenkette gegenüber den Hydroxylgruppen am Steroidgerüst bevorzugt reagiert, so daß sich im allgemeinen nur die 21-Monoacetate bilden würden. Beim Aldosteron soll die Hydroxylgruppe an C-18, die durch die Acetalbildung entsteht, genauso reaktionsfähig sein, also ausschließlich Aldosterondiacetat entstehen. Deshalb wurden bei der quantitativen Bestimmung des Aldosterons das Diacetat, der übrigen Corticosteroide die Monoacetate analysiert.

Die Acetylierung, der wesentlichste Schritt der Bestimmungsmethode, haben wir eingehend untersucht. Wir haben dabei gefunden, daß die Gleichgewichtskonstanten der Acetylierungsreaktion von Corticosteron, Cortisol und Aldosteron sehr verschiedene Werte besitzen. Ist unter gleichen Acetylierungsbedingungen die Acetylierung von Corticosteron zum Monoacetat praktisch quantitativ, so ist beim Cortisol der Anteil an noch unverestertem Steroid beträchtlich. Erhöht man den Überschuß an Essigsäureanhydrid, bis die Umsetzung von Cortisol zu Monoacetat vollständig ist, so ist die Ausbeute an Aldosterondiacetat immer noch unzureichend. Erhöht man den Überschuß an Acetanhydrid weiter, so entstehen bereits merkliche Mengen an Corticosterondiacetat. Das würde sowohl die Verluste von Corticosteron erhöhen als auch die Aldosteronbestimmung stören, da Corticosterondiacetat bei der anschließenden papierchromatographischen Reinigung schneller als Corticosteronmonoacetat wandert und vor allem einen dem Aldosterondiacetat ähnlichen R_f-Wert besitzt. Ebenso entstehen bei größerem Überschuß an Acetanhydrid erhebliche Mengen an Di- und Triacetat des Cortisols. Die Untersuchung der Acetylierungsprodukte wurde wiederum mit dem Radiopapierchromatographen durchgeführt, dessen Diagramme ein anschauliches Bild von der Ausbeute der einzelnen Acetate geben (s. Abb. 1).

Um die beschriebenen Fehlerquellen zu vermeiden und das Acetylierungsmittel besser dosieren zu können, haben wir daher die Steroide *vor* der Acetylierung papierchromatographisch getrennt. Das ist besonders für Aldosteron wichtig, da dieses den größten Überschuß an Essigsäureanhydrid benötigt, seine Konzentration im Plasma aber nur etwa 1/500 von der des Cortisols beträgt.

Zur Messung der ^{14}C- und ^{3}H-Aktivität im gereinigten Steroidpräparat haben wir das Gasfüllzählrohr benutzt, dessen Zählausbeute bei Tritium wesentlich höher ist als die des Flüssigkeits-Szintillations-Spektrometers. Hierdurch ließ sich eine hohe Nachweisempfindlichkeit des Verfahrens erreichen, deren untere Grenze um 0,001 γ Steroid liegt.

Zusammenfassend stellt sich der Gang der Analyse wie folgt dar (s. a. Abb. 2):

Zu 30 cm³ Plasma wird das zu bestimmende Corticosteroid als 4-^{14}C-Steroid in definierter Menge und spezifischer Aktivität zugesetzt. Die zugesetzte Menge soll nur einen Bruchteil der im Plasma erwarteten Menge des gleichen Steroids betragen. Die Extraktion des Plasmas erfolgt durch hochtouriges Rühren mit Chloroform. Die entstehende Emulsion wird durch Zentrifugieren getrennt. Um die Lipide abzutrennen, die sich zu den Corticosteroiden mengenmäßig wie etwa 30000 : 1 verhalten, wird der Extrakt auf eine Silicagel-Säule (etwa 3 g) gebracht und die gesamten Lipide und schwach polaren Androgene und Oestrogene sowie Cortexon und Kendall A mit Chloroform herausgewaschen. Die stärker polaren Corticosteroide werden anschließend mit einer 5%igen Lösung von Methanol in Chloroform von der Säule eluiert. Das Eluat wird im Vakuum zur Trockene eingedampft und der Rückstand im Bush B5-System (Benzol—Methanol—Wasser 2 : 1 : 1) auf Whatman 1 absteigend papierchromatographiert. Dabei trennen sich die Steroide mit steigendem R_f-Wert wie folgt auf: Cortisol, Aldosteron, Cortison, Corticosteron und Reichstein S. Die Fixierung der Steroide erfolgt durch Registrierung der ^{14}C-Radioaktivität mit einem Radiopapierchromatographen. Hierbei läuft der Chromatogrammstreifen automatisch an einem Zählrohr vorbei, das über ein Strahlungsmeßgerät mit einem Linienschreiber gekoppelt ist. Dieser zeigt laufend die mittlere Impulsrate auf einem Diagrammstreifen an, der mit dem Papierchromatogramm synchron läuft. Die Fläche unter der Kurve gibt die Radioaktivität wieder. Die so fixierte Zone wird ausgeschnitten und mit Methanol eluiert. Da ^{14}C-Aldosteron von genügend hoher spezifischer Aktivität noch nicht verfügbar ist, wird zur Bestimmung dieses Hormons die

Zone zwischen Cortisol und Cortison eluiert. Werden die beiden letzteren nicht gleichzeitig bestimmt, so setzt man dem Steroidgemisch vor der Papierchromatographie zur Fixierung im UV je 8 μg dieser Hormone zu.

Die Eluate des Papierchromatogramms werden in Röhrchen im Vakuum zur Trockene eingedampft. Der Rückstand wird gut getrocknet und in 0,02 ml absolutem Pyridin gelöst. Darauf werden 0,01 ml ^{3}H-Essigsäureanhydrid (spez. Akt. 67 mC/mM) in 5%iger (bei A und B) bzw. 10%iger Lösung in absolutem Benzol zugesetzt. Nach 24stündiger Reaktionsdauer (bei 38° C) wird der Überschuß mit 1 ml Wasser hydrolysiert und das Acetat mit 5 ml Dichlormethan extrahiert. Der Extrakt wird mit 1 ml Wasser gewaschen und zur Trockene eingedampft. Die Reinigung der Acetate erfolgt durch 3malige Papierchromatographie in den von Yankopoulos, Davis, Kliman und Peterson (*1*) angegebenen Systemen Cyclohexan—Benzol — Methanol — Wasser (4 : 2 : 4 : 1) und Dioxan—Cyclohexan—Methanol—Wasser (4: 4: 2: 1) sowie in dem Fünf-Komponenten-System Cyclohexan—Benzol—Dioxan—Methanol—Wasser (4 : 1 : 2 : 3 : 1). Das Steroid wird nach Zugabe von 10γ *inaktivem* Acetat vor der Papierchromatographie durch Photographie im UV fixiert. Wie sich gezeigt hat, ist nach der 3. papierchromatographischen Trennung das Verhältnis ^{14}C/^{3}H konstant. Das

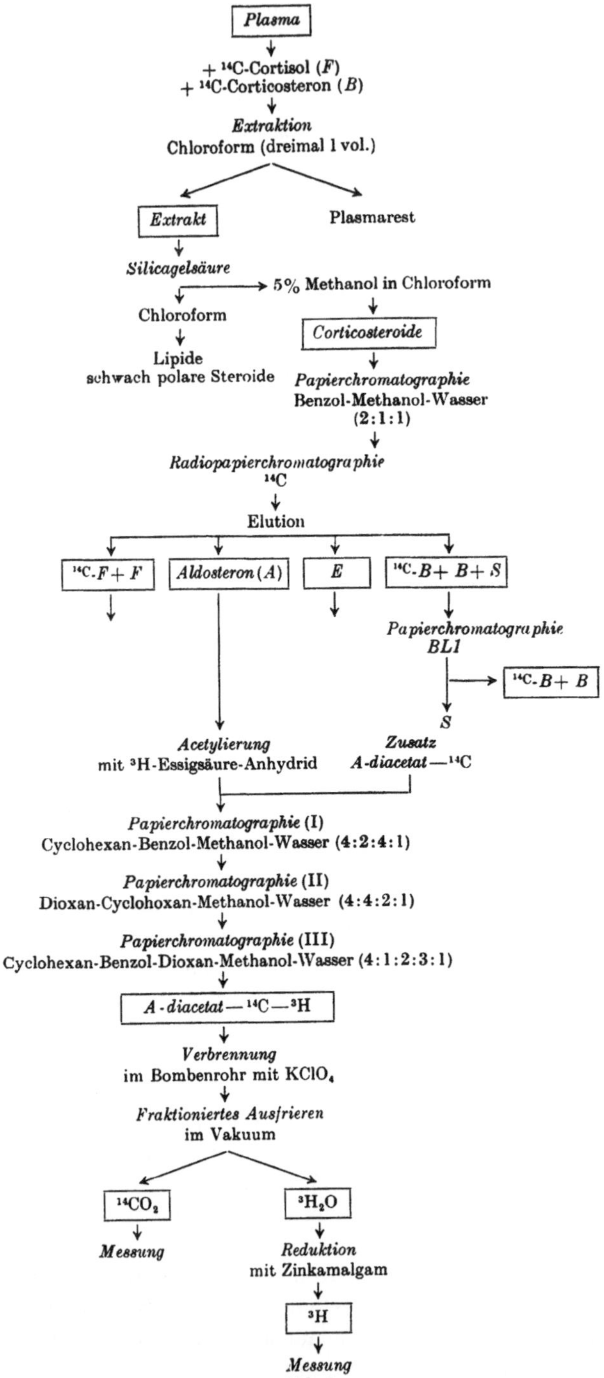

Plasma
↓
+ ^{14}C-Cortisol (*F*)
+ ^{14}C-Corticosteron (*B*)
↓
Extraktion
Chloroform (dreimal 1 vol.)
↙ ↘
Extrakt | Plasmarest
↓
Silicagelsäure
→ 5% Methanol in Chloroform → *Corticosteroide* → *Papierchromatographie* Benzol-Methanol-Wasser (2:1:1)
↓ Chloroform → Lipide, schwach polare Steroide
↓
Radiopapierchromatographie ^{14}C
↓
Elution
↓
^{14}C-*F* + *F* | *Aldosteron* (*A*) | *E* | ^{14}C-*B* + *B* + *S*

^{14}C-*B* + *B* + *S* → *Papierchromatographie* *BL1* → ^{14}C-*B* + *B*; ↓ *S*

Aldosteron (*A*) → *Acetylierung* mit ^{3}H-Essigsäure-Anhydrid
Zusatz *A-diacetat*—^{14}C
↓
Papierchromatographie (I)
Cyclohexan-Benzol-Methanol-Wasser (4:2:4:1)
↓
Papierchromatographie (II)
Dioxan-Cyclohoxan-Methanol-Wasser (4:4:2:1)
↓
Papierchromatographie (III)
Cyclohexan-Benzol-Dioxan-Methanol-Wasser (4:1:2:3:1)
↓
A-diacetat—^{14}C—^{3}H
↓
Verbrennung
im Bombenrohr mit $KClO_4$
↓
Fraktioniertes Ausfrieren
im Vakuum
↙ ↘
$^{14}CO_2$ → *Messung*
$^{3}H_2O$ → *Reduktion* mit Zinkamalgam → ^{3}H → *Messung*

Abb. 2

Eluat des 3. Papierchromatogramms wird in vacuo in einem Bombenrohr eingedampft. Nach Zugabe von einigen mg Bernsteinsäure und der 8fachen Menge $KClO_4$ wird die Bombe nach Vorschrift von SIMON, DANIEL und KLEBE (*5*) unter Vakuum abgeschmolzen und 40 min auf 650° erhitzt. Nach beendeter Oxydation werden CO_2 und H_2O mit flüssiger Luft im unteren Ende der Bombe ausgefroren und die Bombe oben geöffnet. Nachdem sie mit Aceton-Trockeneis auf —75° erwärmt wurde, wird das CO_2 über einen Schlauch in die Vakuumapparatur gepumpt und in einer Falle mit flüssiger Luft ausgefroren. Anschließend wird es in ein Gasfüllzählrohr überführt. Dem in der Bombe ausgefrorenen Wasser wird amalgamiertes Zink zugesetzt und die Bombe unter Vakuum abgeschmolzen. Die Reduktion zu Wasserstoff und Tritium erfolgt innerhalb von 20 min bei 650°. Die Bombe wird in einer 2. Vakuum-Apparatur geöffnet und HT in ein Füllzählrohr überführt. Die Zählrohre werden mit Methan auf Atmosphärendruck aufgefüllt und über einen Vorverstärker an das Strahlungsmeßgerät angeschlossen.

Die relative spezifische Aktivität des ^{3}H-Acetanhydrids haben wir bestimmt, indem wir Proben von 4-^{14}C-Corticosteron und 4-^{14}C-Cortisol acetyliert und durch zweimalige Papierchromatographie gereinigt haben. Die spezifische Aktivität wurde dann aus den Impulsraten von ^{14}C und ^{3}H berechnet. Bei der Bestimmung von Aldosteron mußte die Methode eine Variante erfahren, da ^{14}C-Aldosteron genügend hoher spezifischer Aktivität noch nicht zur Verfügung steht. Man bereitet sich aus Aldosteron und ^{14}C-Essigsäureanhydrid das ^{14}C-Diacetat und setzt eine bestimmte Impulsrate davon (etwa 1500 ipm.) dem acetylierten Plasmaextrakt zu. Auf diese Weise läßt sich der Verlust von der Acetylierung ab ermitteln. Der Steroidverlust bei Extraktion, Säulen- und Papierchromatographie sowie bei der Acetylierung wird durch Verdünnungsanalyse von 7-^{3}H-Aldosteron im Paralleltest mehrfach bestimmt und der Mittelwert der Berechnung zugrunde gelegt.

Der Gehalt an freiem Aldosteron in einem normalen, peripheren Mischplasma ergab sich als Mittelwert von 6 Bestimmungen zu 0,020 μg mit einem mittleren Fehler von $\pm$ 12%.

Literatur

1. YANKOPOULOS, N. A., J. O. DAVIS, B. KLIMAN and R. E. PETERSON: J. clin. Invest. **38**, 1278 (1959).
1a. KÖDDING. R., W. LAMPRECHT, H. P. WOLFF, J. KARL u. KH. R. KOCZOREK: Z. analyt. Chem. **181**, 574 (1961).
2. AYRES, P. J., O. GARROD, S. A. SIMPSON and J. F. TAIT: Biochem. J. **65**, 639 (1957).
3. PETERSON, R. E.: J. biol. Chem. **225**, 25 (1957).
4. KLIMAN, B., and R. E. PETERSON: J. biol. Chem. **235**, 1639 (1960).
5. SIMON, H., H. DANIEL u. J. F. KLEBE: Angew. Chem. **71**, 303 (1959).
6. SCHEDL, H. P., et al.: J. clin. Endocr. **19**, 1223 (1959).

Aus der Chemischen Abteilung der Chirurgischen Universitätsklinik Bonn-Venusberg
(Direktor: Prof. Dr. A. Gütgemann)

Untersuchungen über die Umwandlung neutraler Steroide zu phenolischen Steroiden beim Menschen

Von

H. Breuer

Mit 2 Abbildungen

1937 machten Steinach und Kun die interessante Beobachtung, daß die oestrogene Aktivität im Urin männlicher Patienten nach Verabreichung von Testosteronpropionat um ein Vielfaches zunahm. Diese Feststellung wurde in der Folgezeit von mehreren Untersuchern bestätigt, wobei jedoch über die Natur der Substanzen, die für die Zunahme der oestrogenen Aktivität verantwortlich waren, keine genaueren Vorstellungen gewonnen werden konnten. Erst die Arbeiten der letzten Jahre mit radioaktiven Steroiden sowie mit einer Enzympräparation aus menschlicher Placenta haben schlüssig bewiesen, daß neutrale Steroide im menschlichen Organismus zu phenolischen Steroiden umgewandelt werden können. Wie die Versuche von Meyer (1955a, 1955b) sowie von Longchampt et al. (1960) gezeigt haben, ist der entscheidende Schritt bei der Aromatisierung neutraler Steroide die Hydroxylierung der angulären C_{19}-Methylgruppe.

Obgleich die Rolle der Androgene als Vorläufer der Oestrogene heute als gesichert gilt, herrschen hinsichtlich der quantitativen Bedeutung und des genaueren Verlaufs dieser Reaktion noch gewisse Unklarheiten. So gibt es nur wenige verläßliche Untersuchungen (West et al., 1956; Engel et al., 1958), in denen mit Hilfe chemischer Methoden das Ausmaß der Aromatisierung beim Menschen studiert worden ist. Darüber hinaus sind die bisher vorliegenden Angaben unter z. T. recht verschiedenartigen experimentellen Bedingungen gewonnen worden, so daß Verallgemeinerungen kaum möglich sein dürften.

Wir haben zunächst die Frage geprüft, ob eine Veresterung von Testosteron und 19-nor-Testosteron einen Einfluß auf das Ausmaß der Aromatisierung ausübt. Wie aus der Tab. 1 hervorgeht, betrug die Mehrausscheidung von Oestradiol[1], Oestron und Oestriol nach einer einmaligen Injektion von 100 mg freiem *Testosteron* 47,3 bzw. 57,7 μg; demnach wurden etwa 0,05% der injizierten Testosteronmenge als Oestrogene im Urin nachgewiesen. Nach Injektion von 100 mg Testosteronpropionat waren 0,04% als Oestrogene im Urin nachweisbar. Dieses an 4 männlichen Patienten etwa gleichen Alters gewonnene Beispiel zeigt, daß die

[1] Im folgenden steht Oestradiol für Oestradiol-(17 β).

vermehrte Oestrogenausscheidung für freies und verestertes Testosteron in der gleichen Größenordnung liegt. Ein ähnliches Ergebnis beobachteten wir beim *19-nor-Testosteron.* Bezogen auf die injizierte Menge freies 19-nor-Testosteron, betrug die vermehrte Oestrogenausscheidung bei zwei Patienten etwa 0,04%. Nach Injektion von 19-nor-Testosteronphenylpropionat wurde ein Durchschnittswert von 0,03% ermittelt, während nach Verabreichung von 19-nor-Testosterondekanoat ebenfalls Werte von etwa 0,03% festgestellt wurden. Daraus geht hervor, daß auch beim 19-nor-Testosteron eine Veresterung keinen wesentlichen Einfluß auf die Aromatisierung ausübt.

Tabelle 1. *Ausscheidung von Oestradiol, Oesteron* und *Oestriol im Urin männlicher Patienten (Alter 30—40 Jahre) nach einmaliger Injektion von 100 mg Testosteron bzw. Testosteronpropionat.* Die Bestimmung der Oestrogene erfolgte nach der Methode von BROWN, BULBROOK und GREENWOOD (1957)

Injiziertes Steroid	Dosis	Vermehrte Oestrogenausscheidung in μg/24 Std				Umwandlung der injizierten Dosis in %
		Oestradiol	Oestron	Oestriol	Total	
Testosteron	100 mg	9,6	6,7	31,0	47,3	0,05
Testosteron	100 mg	13,4	6,3	38,0	57,7	0,06
Testosteronpropionat . .	100 mg	8,2	12,0	24,5	44,7	0,04
Testosteronpropionat . .	100 mg	12,7	8,6	20,0	41,3	0,04

Nun ist nach unseren heutigen Vorstellungen der tatsächliche Umfang der Aromatisierung in vivo wesentlich größer, als aus den angegebenen Zahlen hervorgeht. Denn wie BROWN (1957) gezeigt hat, repräsentiert die im Urin ausgeschiedene Menge Oestradiol, Oestron und Oestriol nur etwa 15% der im Gesamtorganismus gebildeten bzw. nach Injektion vorhandenen Menge Oestradiol oder Oestron. Demnach dürfte auf Grund unserer Untersuchungen die Umwandlung von Testosteron oder 19-nor-Testosteron zu den entsprechenden Oestrogenen beim Menschen etwa 0,4—0,6% betragen.

Die Anwendung der üblichen Hydrolyseverfahren und der Brownschen Methode (1955) bei der Untersuchung der Aromatisierung ist natürlich nur dann erlaubt, wenn die chemische Natur der entstehenden Verbindungen ganz oder zumindest teilweise bekannt ist. Das ist z. B. bei Testosteron und bei 19-nor-Testosteron der Fall. Anders liegen die Verhältnisse bei den am C-Atom 17 alkylierten Verbindungen (Abb. 1). Hier sind die zu erwartenden phenolischen Metaboliten nicht mehr Oestradiol, Oestron oder Oestriol, sondern C-17 alkylierte Oestrogene, deren Verhalten bei der Brownschen Methode, bei der Kober-Reaktion (vgl. BROWN 1955), insbesondere aber bei der salzsauren oder enzymatischen Hydrolyse von demjenigen der klassischen Oestrogene verschieden ist.

Die methodischen Schwierigkeiten, die sich in diesem Zusammenhang ergeben können, seien an zwei Beispielen demonstriert. Nach Verabreichung von 17α-Äthinyl-19-nor-testosteron wird im Urin 17α-Äthinyl-oestradiol ausgeschieden (BREUER et al.), während Oestradiol, Oestron und Oestriol als Stoffwechselprodukte erwartungsgemäß nicht auftreten. Der Nachweis von 17α-Äthinyl-oestradiol im Urin ist allerdings nicht einfach zu führen, da diese Verbindung bei der Aufarbeitung des Urins als Artefakt Oestron bilden kann (BREUER et al. 1960; LANGECKER 1960) und bei der Kober-Reaktion ein atypisches Verhalten zeigt.

Von größerer Bedeutung ist jedoch die Tatsache, daß 17α-Äthinyl-oestradiol in Form eines Konjugates ausgeschieden wird, das zwar mit Salzsäure, nicht aber mit den bisher bekannten enzymatischen Methoden gespalten werden kann. Als weiteres Beispiel sei das Verhalten von Δ^1-17α-Methyl-testosteron genannt, das als Anabolicum[1] Verwendung findet. Δ^1-17α-Methyl-testosteron wird, ähnlich wie 17α-Methyl-testosteron, durch das Plazentaenzym (Ryan 1959) des Menschen zu 17α-Methyl-oestradiol aromatisiert. Es kann also mit Sicherheit angenommen

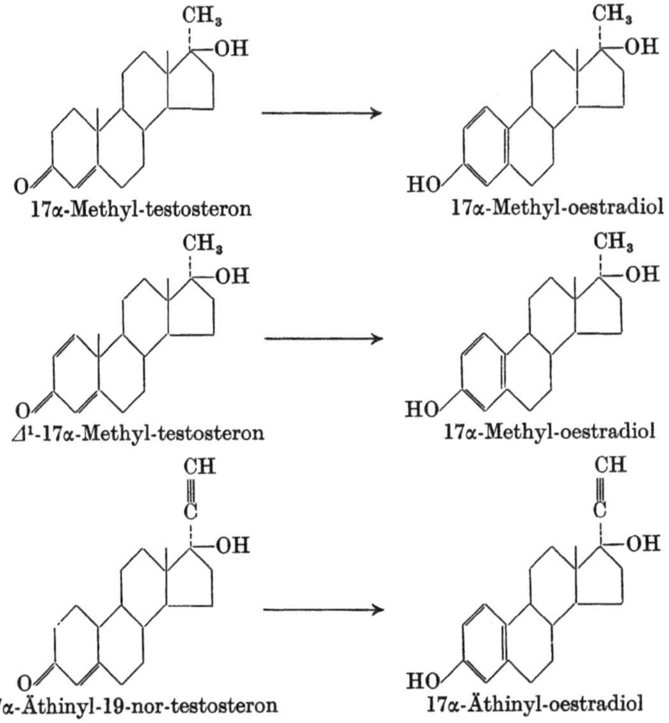

17α-Methyl-testosteron → 17α-Methyl-oestradiol

Δ^1-17α-Methyl-testosteron → 17α-Methyl-oestradiol

17α-Äthinyl-19-nor-testosteron → 17α-Äthinyl-oestradiol

Abb. 1. 17-alkylierte neutrale Steroide und ihre phenolischen Metaboliten

werden, daß Δ^1-17α-Methyl-testosteron auch in vivo beim Menschen zum entsprechenden Oestrogen umgewandelt wird. Dennoch stößt der Nachweis von 17α-Methyl-oestradiol im Urin von Patienten, die mit Δ^1-17α-Methyl-testosteron behandelt wurden, auf erhebliche Schwierigkeiten. Einmal ist 17α-Methyl-oestradiol kein *Kober*-Chromogen; zum anderen wird auch diese Verbindung offenbar in Form eines Konjugates ausgeschieden, das weder mit Glucuronidase noch mit Sulfatase gespalten werden kann. Die salzsaure Hydrolyse führt ebenfalls zu keinen verwertbaren Ergebnissen, da 17α-Methyl-oestradiol gegen Mineralsäuren nicht stabil ist. Diese Beispiele machen deutlich, daß bei Anwendung chemischer Methoden durchaus irreführende Ergebnisse erhalten werden können, sofern die Natur der Metaboliten vorher nicht weitgehend bekannt ist.

Abschließend soll die Frage gestreift werden, ob Versuche mit 19-nor-Testosteron oder Δ^1-Testosteron näheren Aufschluß über den Reaktionsablauf der

[1] Dianabol der Fa. Ciba A. G., Basel.

Aromatisierung bringen können. Beide Verbindungen werden in vitro durch das Placentaenzym in geringerem Umfang aromatisiert als Testosteron (vgl. RYAN 1959). Daraus können jedoch keine quantitativen Schlußfolgerungen auf die

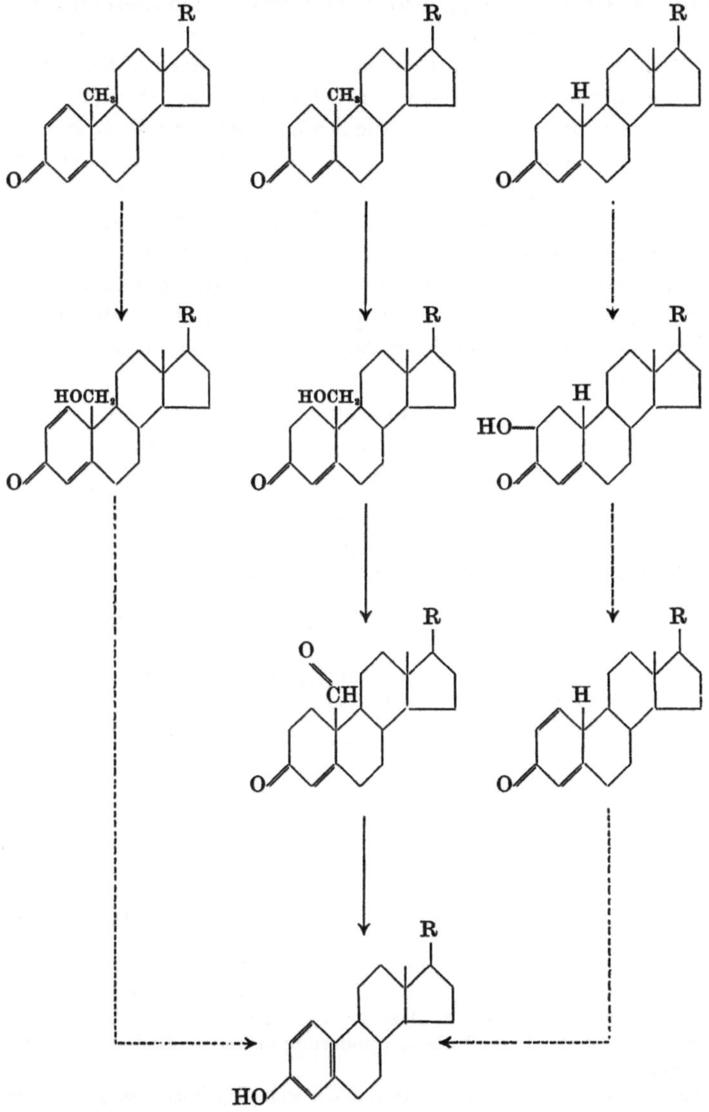

Abb. 2. Ablauf der Aromatisierung neutraler Steroide in vivo bzw. in vitro. Durchgezogene Linien = bewiesene Reaktionen; gestrichelte Linien = wahrscheinliche, aber noch nicht bewiesene Reaktionen

Verhältnisse in vivo gezogen werden. Nach unseren Versuchen werden nämlich Testosteron, 19-nor-Testosteron und Δ^1-Testosteron nach Injektion beim Menschen in gleichem Ausmaße zu Oestrogenen umgewandelt. Faßt man alle bisher bekannten experimentellen Ergebnisse zusammen, so ergibt sich z. Z. folgendes Bild für den Ablauf der Aromatisierung (Abb. 2). Testosteron wird zur 19-Hydroxyverbindung, dann zur 19-Oxo-Verbindung und diese, wahrscheinlich unter Abspaltung von Formaldehyd, zu Oestradiol umgewandelt (vgl. Longchampt et al., 1960b). Dieser Reaktionsweg dürfte der normale sein und auch vom quantitativen Standpunkt aus bei der Umwandlung neutraler zu phenolischen Steroiden die entscheidende Rolle spielen. Die Umwandlung von Δ^1-Testosteron zu Oestradiol verläuft mit großer Wahrscheinlichkeit auf einem Nebenweg über die Bildung der Δ^1-19-Hydroxyverbindung, die ihrerseits, wie Ehrenstein und Otto (1959) festgestellt haben, spontan aromatisiert wird. Ob die Aromatisierung von 19-nor-Testosteron ebenfalls auf einem Nebenweg erfolgt, ist noch nicht abgeklärt. Die Einführung der zusätzlichen Doppelbindung kann nach den heutigen Vorstellungen nur über eine Hydroxylierung mit anschließender Wasserabspaltung stattfinden. Die so gebildete Δ^1-19-nor-Verbindung wandelt sich dann spontan in Oestradiol um.

Weitere Versuche werden zeigen müssen, wie groß die Anzahl der an der Aromatisierung beteiligten Enzyme ist und ob die Unterschiede zwischen den in vivo- und in vitro-Versuchen durch die An- oder Abwesenheit bestimmter Enzyme erklärt werden kann.

Literatur

Breuer, H., U. Dardenne and W. Nocke: Acta endocr. (Kbh.) **33**, 10 (1960).
Brown, J. B.: Biochem. J. **60**, 185 (1955).
— J. Endocr. **16**, 202 (1957).
—, R. D. Bulbrook and F. C. Greenwood: J. Endocr. **16**, 49 (1957).
Ehrenstein, M., and K. Otto: J. Org. Chem. **24**, 2006 (1959).
Engel, L. L., J. Alexander and M. Wheeler: J. biol. Chem. **231**, 159 (1958).
Langecker, H.: Naturwissenschaften **46**, 601 (1959).
Longchampt, J. E., C. Gual, M. Ehrenstein and R. I. Dorfman: Endocrinology **66**, 416 (1960a).
—, M. Hayano, M. Ehrenstein and R. I. Dorfman: Endocrinology **67**, 843 (1960b).
Meyer, A. S.: Experientia (Basel) **11**, 99 (1955a).
— Biochim. biophys. Acta **17**, 441 (1955b).
Ryan, K. J.: J. biol. Chem. **234**, 268 (1959).
Steinach, E., and H. Kun: Lancet **1937 II**, 845.
West, C. D., B. L. Damast, S. D. Sarro and O. H. Pearson: J. biol. Chem. **218**, 409 (1956).

Diskussion

G. A. Overbeek (Oss):

Wissen Sie, was mit den 3-Deoxosteroiden geschieht? Ist Aromatisierung möglich?

K.-D. Voigt (Hamburg):

In seinen gründlichen Experimenten konnte Herr Breuer immer das Auftreten von interessanten Konjugaten nachweisen. Dazu möchte ich zwei Fragen stellen:

1. Besteht die Möglichkeit, daß die Konjugierung in diesem Fall an atypischer Stelle, z. B. an C-17, erfolgt ist?
2. Welche Glucuronidasen sind für die enzymatische Hydrolyse eingesetzt worden?

H. Dannenberg (München):

Als Zwischenprodukt beim Übergang von 19-Nortestosteron in Östradiol wird eine 2-Hydroxy-Verbindung angenommen. Nun kennen wir bei den Oestrogenen eine 2-Hydroxylase. Sind schon Untersuchungen angestellt worden, ob diese Hydroxylase auch bei Androgenen wirksam ist?

J. Tamm (Hamburg):

Ich möchte Herrn Breuer gerne folgendes fragen: Aus Ihren Experimenten geht hervor, daß es gleichgültig zu sein scheint, ob der Substituent an C-17 in α- oder β-Stellung sitzt.

Könnte man daraus schließen, daß die C-19-Hydroxylase nur von der α-Seite der Ringe A und B her mit dem Steroid in Kontakt kommt?

H. BREUER (Bonn):

Zur Frage von Herrn OVERBEEK: Wir haben die 3-Deoxosteroide hinsichtlich ihrer Aromatisierbarkeit nicht untersucht. Ich halte jedoch eine Umwandlung dieser Verbindungsgruppe zu phenolischen Steroiden für unwahrscheinlich, da ja die Sauerstoff-Funktion am C-Atom 3 fehlt.

Zur Frage von Herrn VOIGT: E swäre durchaus denkbar, daß 17α-Methyloestradiol auch am C-Atom 17 konjugiert wird; mit der Aufklärung dieser Frage sind wir zur Zeit beschäftigt. Wir haben bei unseren Versuchen Glucuronidasen aus Helix pomatia und Rinderleber verwendet.

Zur Frage von Herrn DANNENBERG: Ob die 2-Hydroxylase, welche die phenolischen Steroide angreift auch bei den Androgenen wirksam ist, wissen wir noch nicht. Die Frage, ob die von uns geforderte 2-Hydroxylierung von 19-nor-Testosteron tatsächlich stattfindet, hoffen wir durch die Versuche mit 2α- und 2β-Hydroxy-19-nor-testosteron beantworten zu können. Wenn unsere Annahme zutrifft, müßte die 2-Hydroxyverbindung eine größere Ausbeute an Oestradiol ergeben als 19-nor-Testosteron.

Zur Frage von Herrn TAMM: Gewisse Aufschlüsse über den räumlichen Angriff der 19-Hydroxylase können aus Versuchen mit neutralen Steroiden, die an den β-Atomen 6, 7 und 11 substituiert sind, gewonnen werden. Demnach scheint es so zu sein, daß die 19-Hydroxylase an den Steroidringen A + B, und zwar hauptsächlich von der rückwärtigen Seite, angreift.

Aus der II. Medizinischen Universitätsklinik, Hamburg-Eppendorf
(Direktor: Prof. Dr. A. JORES)

Biologische und enzymatische Studien mit verschiedenen Steroiden

Von

A. ORIOL-BOSCH und K.-D. VOIGT

In letzter Zeit mehren sich die Publikationen, in denen über eine hormonelle Induktion von Enzymaktivitäten berichtet wird. Neben grundsätzlichen Aussagen zum Mechanismus der Wirkung von Hormonen eröffnen solche Ansätze auch eine Möglichkeit, neuartige biologische Testverfahren zu entwickeln. So hat der Arbeitskreis um PINCUS (*5, 6, 8*) das Verhalten der Kohlensäureanhydratase (C.A.) des Uterus für die Auswertung von Gestagenen und neuerdings das der C.A. der Samenblasen für die von Androgenen vorgeschlagen. Aus der Gruppe der durch Corticosteroide zu induzierenden Enzyme hat die Glutaminsäure-Brenztraubensäure-Transaminase (G.P.T.) besondere Beachtung gefunden (*3*). Ihr Anstieg eröffnet ein Schüssel zum Verständnis des vermehrten Überganges von Eiweiß in Glykogen (*9*). Über einige Ergebnisse unserer Untersuchungen zu diesen Fragen möchten wir berichten.

Die Experimente wurden an adrenalektomierten und intakten Goldhamstern und an infantilen männlichen Ratten durchgeführt. Alle Tiere erhielten eine Standarddiät mit ausreichend großem B_6-Gehalt. Nach Versuchsende wurden die Tiere durch Dekapitation getötet und die entsprechenden Organe unverzüglich aufgearbeitet. Einzelheiten des Vorgehens müssen einer ausführlichen Publikation vorbehalten bleiben (*7*). Folgende Verbindungen wurden eingesetzt: Cortisol, Prednison, Prednison-21-glycinat (P.G.), Prednison-21-glycyl-glycinat (P.G.G.), Testosteron und Δ^4-Androsten-3on-17-amino, im folgenden kurz Aminotestosteron genannt.

Tabelle 1. *Einfluß verschiedener Steroide auf die Überlebenszeit adrenalektomierter Goldhamster*

Versuchsanordnung	Überlebenszeit in Tagen	p
Kontrollen	6,1	—
Cortisol 0,4 μM/Tier/Tag	10,2	$<0{,}001$
Prednison 0,4 μM/Tier/Tag	11,6	$<0{,}001$
Prednison-Glycinat 0,4 μM/Tier/Tag	7,8	—
Prednison-Glycyl-Glycin 0,4 μM/Tier/Tag	6,2	—
Testosteron 0,6 μM/Tier/Tag	5,7	—
Aminotesteron 0,6 μM/Tier/Tag	6,1	—

In einer ersten Serie wurde die Überlebenswirksamkeit der genannten Verbindungen an adrenalektomierten Goldhamstern geprüft (Tab. 1). Der sichere

Effekt von Cortisol und Prednison war ebenso zu erwarten wie der fehlende Einfluß von Testosteron und Aminotestosteron. Überraschenderweise waren die beiden Konjugate ohne Wirkung. Die in vitro nachgewiesene Stabilität der Bindung scheint demnach auch in vivo zu bestehen. Es drängt sich die Frage auf, ob die Verknüpfung der Seitenkette mit einer Aminosäure oder einem Dipeptid zu einer Inaktivierung oder einer Dissoziation bzw. Änderung der biologischen Potenzen des Trägersteroids führt. Unsere Befunde dazu sollen in den nächsten beiden Tabellen, die sich aus Zeitgründen auf Prednison und Prednisonglycylglycinat

Tabelle 2. *Einfluß von Prednison und P.G.G. auf die Gewichte von NN, Leber und Milz bei intakten Goldhamstern*

Versuchsanordnung	Tierzahl	Nebenniere mg/100 g Körpergewicht	Leber mg/100 g Körpergewicht	Milz mg/100 g Körpergewicht
Kontrollen	13	23,0	6486	130
Prednison 2,0 μM/Tier/Tag	8	14,2[1]	8458[1]	86[1]
Prednison-Glycyl-Glycinat 2,0 μM/Tier/Tag	8	24,3	9071[1]	167[1]

[1] $p < 0{,}05$.

beschränken, demonstriert werden. In diesen Experimenten erhielten die Goldhamster 18 Tage lang täglich 2 μM, die Ratten 5 Tage lang täglich 3 μM der zu prüfenden Verbindungen. Wie Tab. 2 zeigt, kommt es unter der Gabe des freien Steroidalkohols zu den erwarteten Befunden einer Gewichtsabnahme von Nebennieren und Milz sowie zu einer Zunahme des Lebergewichtes. P.G.G. beeinflußt

Tabelle 3. *Einfluß von Prednison und P.G.G. auf die G.P.T.-Aktivität der Rattenleber*

Versuchsanordnung	Tierzahl	Leber		G.P.T.-Aktivität	
		mg/100 g Körpergewicht	% Protein	WE/g Gewebe	WE/mg Protein
Kontrollen	12	4846	25,8	91707	358
Prednison 3 μM/Tier/Tag	8	4909	30,8	145007[1]	487[1]
Prednison-Glycyl-Glycinat 3 μM/Tier/Tag	8	5174	23,0	145488[1]	620[1]

[1] $p < 0{,}05$.

das NN-Gewicht nicht, steigert aber das von Leber und Milz. Die mit einer[1] versehenen Zahlen sind mit einem p von kleiner als 0,05 signifikant unterschiedlich gegenüber den Werten der Kontrollen. Eine nähere Aufschlüsselung der Verhältnisse findet sich in Tab. 3. Wie aus der Literatur bekannt ist (*2*), führt Prednison zu einem signifikanten Anstieg der G.P.T.-Aktivität der Leber. Die leichte, aber signifikante Zunahme des Leberproteingehaltes unter ähnlichen Versuchsbedingungen wurde kürzlich auch von Eisenstein (*1*) nachgewiesen. Das P.G.G. verhält sich bemerkenswerterweise hinsichtlich der Steigerung der G.P.T.-Aktivität wie der freie Steroidalkohol, während ein Anstieg des Leberprotein vermißt wird. Rosen u. Mitarb. (*10*) fanden, daß zwei biologisch inaktive Analoga des Cortisols, das 11-epi-Cortisol und das 9α-methoxy-Cortisolacetat, auch in dieser Hinsicht völlig inaktiv waren. Das legt die Annahme nahe, daß die Konjugierung von

Prednison mit Glycylglycinat zu einer Dissoziierung bzw. Änderung und nicht zu einer Inaktivierung der biologischen Aktivität des Trägersteroids geführt hat. Eine theoretische Diskussion der Befunde erscheint verfrüht.

Die biologischen Konsequenzen, die die Substitution der 17-Hydroxyl- durch eine 17-Aminogruppe beim Testosteron nach sich zieht, sind unseres Wissens bisher noch nicht untersucht. In einer ersten Serie wurde intakten Goldhamstern 18 Tage lang 3 μM Testosteron bzw. Aminotestosteron pro Tag pro Tier subcutan injiziert (Tab. 4). Die nach früheren Erfahrungen mit Testosteronglycinat (*4*) zu

Tabelle 4. *Einfluß von Testosteron und Aminotestosteron auf die Gewichte von NN und Hoden bei intakten Goldhamstern*

Versuchsanordnung	Tierzahl	Gewichtszunahme g/Tier/18 Tage	Nebennieren mg/100 g Körpergewicht	Hoden mg/100 g Körpergewicht
Kontrollen	13	11,6	23,0	2785
Testosteron 3 μM/Tier/Tag	8	10,6	27,5	2834
Aminotestosteron 3 μM/Tier/Tag . . .	8	8,1[1]	28,9[1]	2196[1]

[1] $p < 0{,}05$.

erwartende Toxicität war überraschenderweise recht gering. Die durch Androgene hervorgerufene Nebennierenvergrößerung bei Goldhamstern, die in unseren Versuchen nachweisbar ist, wurde auch von Snyder und Wyman (*11*) berichtet. Der unterschiedliche Einfluß beider Verbindungen auf das Hodengewicht ist höchstwahrscheinlich dosisabhängig. Eine nähere Aufschlüsselung der androgenen und anabolen Eigenschaften der beiden Verbindungen sowie ihres Einflusses auf die Kohlensäureanhydratase der Samenblase findet sich in der letzten Tabelle (Tab. 5).

Tabelle 5. *Einfluß von Testosteron und Aminotestosteron auf jugendliche männliche Ratten*

Versuchsanordnung	Tierzahl	mg/100 g Körpergewicht				C.A. μl CO_2/min/mg
		Hoden	Levator ani	Prostata	Samenblase	
Kontrollen	24	1062	20,8	47	14,6	3,46
Testosteron, 6 μM/Tier/Tag .	12	*638*	*57,1*	*130*	*103,0*	*7,04*
Aminotestosteron, 6 μM/Tier/Tag	11	*883*[1]	*24,4*[1]	*61,5*[1]	*17,6*[1]	*9,80*
Testosteron und Aminotestosteron, 6 + 6 μM/Tier/Tag .	11	*801*[1]	*47,4*	*129,0*	*98,1*	*11,5*[1]

[1] $p < 0{,}05$ im Vergleich mit der Testosteron-Gruppe.

In ihr sind die Veränderungen des Gewichtes von Hoden, Levator Ani, Prostata und Samenblasen und des Kohlensäureanhydratasengehaltes der Samenblasen unter Testosteron, Aminotestosteron und bei gleichzeitiger Gabe beider Verbindungen aufgeführt. Eine Signifikanz mit einem p von kleiner als 0,05 gegenüber den Kontrollwerten ist durch Kursivschrift der Zahlen angegeben und findet sich in allen Gruppen. Eine zusätzliche [1] gibt eine Signifikanz der Veränderungen gegenüber der reinen Testosteronserie an. Folgende Punkte erscheinen bemerkenswert: Auch in diesem Falle sind die Veränderungen des Hodengewichtes unter Testosteron dosisabhängig, denn die Verdoppelung der Dosis führt zu einer Angleichung an die Normalgewichte. Die doppelte Dosis Aminotestosteron ist ohne weiteren Einfluß, auch die Kombination beider vermag diesen Faktor nicht zu normalisieren. Die anabolen und androgenen Eigenschaften des Aminotestosterons sind sehr viel schwächer ausgeprägt als die des Testosterons. Zusatz von Aminotestosteron zu Testosteron bewirkt keine Steigerung der unter Testosteron allein zu erzielenden Zunahmen. Demgegenüber weist die Kohlensäureanhydratase der Samenblasen unter Aminotestosteron eher einen stärkeren Anstieg auf. Die kombinierte Gabe beider Verbindungen vermag die Aktivität noch signifikanter zu steigern. Auf eine theoretische Deutung der Befunde müssen wir aus Zeitgründen verzichten.

Zusammenfassend läßt sich sagen, daß die kombinierte Anwendung von bekannten Bioessays und enzymatischen Methoden geeignet ist, neue Möglichkeiten für die Beurteilung biologischer Potenzen von Steroiden zu eröffnen.

Literatur

1. Eisenstein, A. B.: Endocrinology **67**, 97 (1960).
2. Ferrari, V., e L. T. Tenconi: Acta vitamin. (Milano) **10**, 99 (1956).
3. Gavosto, F., A. Pileri and A. Brusca: Biochim. biophys. Acta **24**, 250 (1957).
4. Kallistratos, G., and K. D. Voigt: Endocrinology **64**, 231 (1959).
5. Miyake, T., and G. Pincus: Endocrinology **65**, 64 (1959).
6. Ogawa, Y., and G. Pincus: Endocrinology **67**, 551 (1960).
7. Oriol-Bosch, A., u. K. D. Voigt: Acta Endocrinologica **38**, 247 (1961).
8. Pincus, G., T. Miyake, A. P. Merrill and P. Longo: Endocrinology **61**, 528 (1957).
9. Rosen, F., N. R. Roberts and C. A. Nichol: J. biol. Chem. **234**, 476 (1959).
10. — — L. E. Budnick and C. A. Nichol: Endocrinology **65**, 256 (1959).
11. Snyder, J. G., and L. C. Wyman: Endocrinology **49**, 205 (1951).
12. Wroblewski, F., and I. S. LaDue: Proc. Soc. exp. Biol. (N. Y.) **91**, 569 (1956).

Diskussion

Ewald (Frankfurt a. M.):

Es wird darauf hingewiesen, daß ähnliche Aktivierungen von Stoffwechselstörungen wie der erwähnte Anstieg der GPT von Hübener (Frankfurt) kein Anstieg des Glykogengehaltes der Leber nach Cortisol und kein Anstieg der Aktivität der Tryptophan-Pyrrolase ebenfalls nach Corisol beobachtet wurden.

Aus der II. Medizinischen Universitätsklinik, Hamburg-Eppendorf
(Direktor: Prof. Dr. A. JORES)

Über den Einfluß der Katalase auf die 17-OH-Corticosteroid-Ausscheidung bei Meerschweinchen

Von

H. A. DEMAND, M. QUEVEDO und A. ORIOL-BOSCH[1]

Mit 1 Abbildung

Als Zufallsbeobachtung bei Studien über den biologischen Antagonismus von Lipoxydase und Katalase fanden wir 1960 (*4*), daß die subcutane Verabreichung des letzteren Enzyms eine signifikante Verminderung der 17-OH-Corticosteroid (17-OH-CS)-Ausscheidung bewirkt. Wir konnten damals zeigen, daß dieser Effekt mindestens 5 Tage nach der letzten Injektion nachweisbar bleibt. Inzwischen haben wir die Untersuchungen fortgesetzt und uns speziell mit der Frage beschäftigt, welche Rolle die Hypophyse bei diesem Geschehen spielt. Darüber soll heute berichtet werden.

Die Experimente wurden an männlichen Meerschweinchen, Ratten und Mäusen durchgeführt. Die Katalase wurde aus Rinderlebern dargestellt. In lyophylisierter Form nach einem speziellen Verfahren gewonnen, behält sie ihre Aktivität für lange Zeit. Eine Einheit ist dabei die Menge Enzym, die pro Minute 10 mg H_2O umsetzt (*2*). Das Präparat wurden den Tieren immer auf subcutanem Wege verabfolgt. Die Messung der 17-OH-CS-Ausscheidung erfolgte nach der Vorschrift von PORTER und SILBER (*5*). Die histologische Beurteilung der Nebennierenrinden verdanken wir Herrn Professor KRACHT[2].

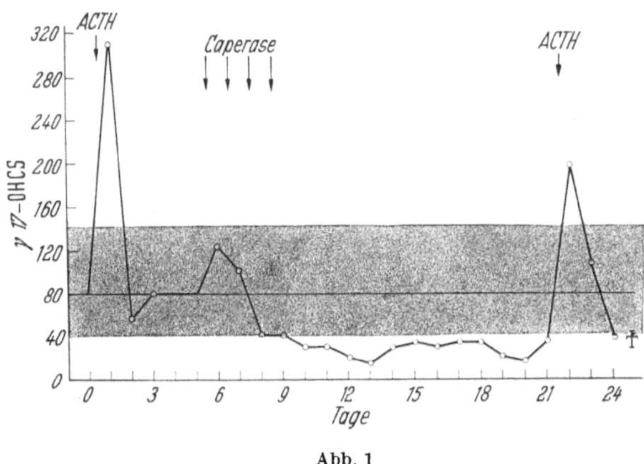

Abb. 1

In der Abb. 1 ist der Einfluß von 10000 E Katalase pro Kilogramm Körpergewicht bei 4tägiger Gabe auf die 17-OH-CS-Ausscheidung bei Meerschweinchen dargestellt. Gleichzeitig wurde der Effekt von ACTH, das vor und nach 12tägiger Versuchsdauer

[1] Mit Unterstützung der "Asociación Española contra el Cáncer".

[2] Auch an dieser Stelle möchten wir Herrn Prof. Dr. KRACHT, Pathologisches Institut der Universität Hamburg (Direktor: Prof. Dr. KRAUSPE), herzlich danken.

injiziert wurde, auf diese Größe untersucht. Wie zu erkennen, kommt es unter der Gabe des Enzyms zu einer signifikanten Abnahme der PSC-Ausscheidung. Auch das Ansprechen auf 10 E ACTH ist nach der Katalase signifikant geringer als zu Versuchsbeginn. Die Größe der statistischen Signifikanz der Abweichung für das einzelne Meerschweinchen ist aus der Tab. 1 zu entnehmen. Die Zahlen in Klammern bedeuten die Zahl der Bestimmungen. Wie aus der zweiten Spalte zu entnehmen ist, ist während der 4tägigen Katalasegabe noch kein sicherer Effekt auf die 17-OH-CS-Ausscheidung nachweisbar. Nach 12 Tagen aber weisen alle Tiere signifikant erniedrigte PSC-Werte auf.

Tabelle 1. *17-OHCS-Ausscheidung vor, während und nach Caperase-Verabreichung*

	A	B	C	D	E
Vorwerte	68 ± 33	63 ± 23	95 ± 46	68 ± 29	76 ± 36
(n)	(12)	(12)	(12)	(12)	(12)
Caperase	51 ± 30	98 ± 53	76 ± 52	109 ± 61	64 ± 32
(n)	(4)	(4)	(4)	(4)	(4)
nach Caperase	23 ± 11	29 ± 14	29 ± 14	37 ± 16	20 ± 10
(n)	(10)	(9)	(11)	(10)	(12)
P	< 0,001	< 0,02	< 0,001	< 0,01	< 0,001

Die histologische Kontrolle der Nebennierenrinden dieser Tiere ergab nun interessanterweise das Bild einer Stimulierung. Die naheliegende Vermutung, daß sie auf das exogen verabfolgte ACTH zurückzuführen sei, wurde in Experimenten an Ratten, auf die später noch einzugehen ist, ausgeschlossen. Damit erscheint es unwahrscheinlich, daß die Katalasewirkung etwa auf eine Blockierung oder Inaktivierung des endogenen ACTH zurückzuführen ist. Eine solche Annahme lag nahe, da bekannt ist, daß ACTH in Gegenwart von Peroxyden instabil ist (*3*), und da die Katalase auch peroxadative Wirkung besitzt (*1*). Mögliche Angriffspunkte des Enzyms könnten in einer Interferenz mit der Steroidbiosynthese, in einem gesteigerten Steroidabbau in der Leber oder — weniger wahrscheinlich — in einer verzögerten Steroidausscheidung vermutet werden. Unsere bisherigen Ergebnisse lassen keine Entscheidung zu diesen Fragen zu.

Wie schon gesagt, führt die Katalase zu einer histologisch zu objektivierenden Stimulierung der Nebennierenrinden. Dabei ist dieser Effekt, zum mindesten bei Ratten, offensichtlich reversibel. In einer Serie, in der solche Versuchstiere pro Tier und Tag 12 Tage lang 10000 E pro kg erhielten, fand sich histologisch die stärkste Stimulierung 24 Std nach Versuchsende. 72 Std nach Absetzen der Katalase und besonders deutlich 120 Std später war sie wesentlich schwächer ausgeprägt, wenn auch immer noch vorhanden.

Es ist bekannt, daß diese Stimulation nicht unbedingt auch von einer Gewichtszunahme der Nebennieren begleitet zu sein braucht. In einer weiteren Serie haben wir diese Frage, sowie den Einfluß des Enzyms auf das Lebergewicht geprüft (Tab. 2). Jeder Serie lagen 10 Ratten zugrunde. Die Tiere wurden nach 3 oder 9tägiger Behandlungsdauer mit den angegebenen Dosen 24 Std nach der letzten Injektion durch Dekapitation getötet. Eine geringgradige, aber nur in einem Fall statistisch zu sichernde Nebennierengewichtszunahme fand sich durchgehend. In Abhängigkeit von der Dosis verhalten sich die Lebergewichte unterschiedlich.

Die Diskrepanz zwischen dem histologischen Bild einer Nebennierenrindenstimulierung und der signifikant verminderten 17-OH-CS-Ausscheidung unter Katalasegabe könnte vermuten lassen, daß die Steroidausscheidung in diesem Fall kein Ausdruck der tatsächlichen Steroidhormonverhältnisse ist. Zur Überprüfung dieser Frage haben wir Mäuse einem Kälteschocktest unterworfen. Die

Tabelle 2. *Effekt der Caperase auf NN- und Lebergewichte bei jugendlichen männlichen Ratten*

Dosis Caperase E/kg/Tag	Behandlungsdauer in Tagen	NN-Gewicht %	Lebergewicht %
1250	3	116	94
	9	118	114*
5000	3	106	84*
	9	124*	87*
10000	3	104	104
	9	102	118*

Resultate der Experimente sind in der letzten Tabelle (Tab. 3) zusammengestellt. Unbehandelte Mäuse, die 12 Std dem Kälteschocktest unterworfen werden, weisen eine Sterblichkeit von 6% auf. Werden die Tiere einen Tag lang mit den angegebenen Mengen an Katalase behandelt und dann 24, 48 oder 72 Std später für 12 Std Kälte geschockt, steigt die Sterblichkeit signifikant an. Eine längere

Tabelle 3.
12 Std-Kälte-Schock-Test bei männlichen Mäusen (Sterblichkeit der Kontrolltiere 6%)

Behandlungsdauer	1 Tag			2 Tage	3 Tage	6 Tage
getötet nach Behandlung	24 Std	48 Std	72 Std	24 Std	24 Std	24 Std
1250 E/kg	20%	80%	70%	30%	0	20%
5000 E/kg	10%	40%	30%	30%	40%	10%
10000 E/kg	20%	90%	10%	10%	—	—

Katalasegabe, nach der die Tiere immer 24 Std später dem Kältetest ausgesetzt wurden, setzt die Sterblichkeitsquote eher herab. Die Summe der Experimente erlaubt unserer Meinung nach folgende Schlußfolgerungen: Die Katalasewirkung ist nicht dosisabhängig für den untersuchten Bereich, wie auch Puig Muset (*6*) fand. Ein gewisses Intervall ist offensichtlich erforderlich, bis die volle Wirkung auf die Nebennieren oder die Leber eingetreten ist. Im ganzen ergibt sich aber doch eindeutig, daß die signifikant erniedrigte 17-OH-CS-Ausscheidung mit einer „Funktionsschwäche" der Nebennierenrinden verknüpft ist.

Bei zusammenfassender Betrachtung erscheint aus der Summe der Experimente folgende vorläufige Arbeitshypothese ableitbar: Die subcutane Verabfolgung von Katalase in den angegebenen Dosierungen bewirkt nach einem zeitlichen Intervall eine verminderte Steroidproduktion der Nebennierenrinden und/oder einen gesteigerten Steroidabbau in der Leber. Ausdruck dafür ist die verminderte 17-OHCS-Ausscheidung im Urin, das mangelnde Ansprechen auf ACTH und die im Kältestress aufzufindende mangelnde Adaptationsfähigkeit. Das histologische

Substrat einer stimulierten Nebennierenrinde erklärt sich am ehesten aus einer überschießenden endogenen ACTH-Produktion, die sich zwanglos auf die mangelnde Steroidblockade des Hypophysenvorderlappens zurückführen läßt. Eine direkte Einwirkung der Katalase auf die Hypophyse erscheint unwahrscheinlich.

Es ist uns ein Anliegen, Herrn Prof. Dr. K. D. VOIGT für seine freundliche und wertvolle Förderung unserer Untersuchungen zu danken.

Literatur

1. AEBI, H.: Bull. Soc. Chim. biol. (Paris) **42**, 187 (1960).
2. BEERS, R. F., and I. W. SIZER: J. biol. Chem. **195**, 133 (1952).
3. DEDMAN, M. L., T. H. FARMER and C. I. O. MORRIS: Biochem. J. **66**, 166 (1957).
4. ORIOL-BOSCH, A., and P. PUIG MUSET: 1. International congress on Endocrinology, Copenhaguen, July 1960.
5. PORTER, C. C., and R. H. SILBER: J. biol. Chem. **185**, 201 (1950).
6. PUIG MUSET, P.: Persönl. Mitteilung.

Diskussion

M. HERRMANN (Tübingen):

Wir haben beim Meerschweinchen die 17-OHCS-Ausscheidung nach einmaliger Zufuhr von ACTH verfolgt [HERRMANN, M.: Naturwissenschaften **48**, 76 (1961)]. Nach dem zu erwartenden initialen Anstieg kam es nach etwa 24 Std zu einem Abfall der Ausscheidung auf subnormale Werte, die bis zum 9. Tag nach der Injektion erhalten blieben. Am 9. Tag kam es dann zu einer die Norm übersteigenden Ausscheidung, nach der sich die Ausscheidung wieder auf Normalwerte einpendelte. Ich möchte daher Herrn ORIOL-BOSCH fragen, wie er sich den Effekt seiner Medikation vorstellt, da die Katalase-Injektionen in diesen Zeitraum fallen.

Wir haben außerdem beim Meerschweinchen nach einmaliger ACTH-Zufuhr das Kernvolumen der Zona fasciculata der Nebennierenrinde verfolgt. Dabei fanden wir ein Mitgehen des Kernvolumens mit den Schwankungen der Ausscheidung. Innerhalb der ersten 12 Std einen Anstieg auf etwa 22000 μ^3/100 Kerne, nach 48 Std einen Abfall auf Normalwerte (13500 μ^3) und ein weiteres Absinken auf Werte hypophysenloser Tiere für einen Zeitraum von etwa 4 Tagen, bis zum 6.—7. Tag. Danach ein erneuter Anstieg des Kernvolumens, der am 9. Tag zusammen mit der Ausscheidung sein Maximum erreichte, mit Werten um 16000 μ^3/100 Kerne. Ich möchte fragen, ob auch Sie Kernvolumenmessungen an der Nebennierenrinde durchgeführt haben.

A. ORIOL-BOSCH (Salt Lake City/USA):

Die Diskussionsbemerkung von Herrn HERRMANN ist sicher sehr bedeutsam. In unseren Experimenten scheinen die von Herrn HERRMANN beobachteten Effekte aber nicht von Einfluß gewesen zu sein. Dafür lassen sich folgende Argumente anführen: Tiere, die ausschließlich mit Katalase behandelt wurden (PUIG-MUSET und ORIOL-BOSCH 1960), wiesen ebenfalls eine signifikante Senkung der 17-Hydroxycorticosteroidausscheidung auf. Die Katalasebehandlung begann immer 5 Tage nach der ACTH-Injektion. Sie wurde für 4 Tage durchgeführt. Die Erniedrigung der 17-OHCS-Ausscheidung war für weitere 12 Tage, einem Zeitpunkt, an dem die zweite ACTH-Injektion vorgenommen wurde, signifikant zu machen. Somit betrug der Zeitraum zwischen der ersten ACTH-Belastung bis zum Ende des Versuches 12 Tage. Nach den Befunden von Herrn HERRMANN pendeln sich am 9. Tage die Ausscheidungswerte schon wieder ein.

Die nach 21 Tagen vorgenommene zweite ACTH-Belastung ergab ein signifikant geringeres Ansprechen der Nebennierenrinde. Abschließend möchte ich noch einmal darauf hinweisen, daß die Beurteilung der histologischen Veränderungen der Nebennierenrinden durch Herrn Prof. KRACHT erfolgte. Kernvolumenmessungen sind dabei nicht durchgeführt worden.

Aus dem Institut für Hygiene und Mikrobiologie der Universität des Saarlandes, Homburg (Saar) und dem Dept. Biol. Chemistry University of Utah Salt Lake City, Utah USA

Zur Biogenese von Androgenen

Von

G. W. OERTEL und K. B. EIK-NES

In einer erst kürzlich erschienenen Veröffentlichung berichteten NEHER und WETTSTEIN über die Isolierung von Pregnenolon und Dehydroepiandrosteron aus Schweinetestes sowie von Pregnenolon und 17-Hydroxy-pregnenolen aus Schweinenebennieren. Dieser Befund veranlaßte die Autoren, neben dem von SLAUNWHITE und SAMUELS aufgezeigten Schema für die Biogenese von Androgenen eine zweite Reaktionsfolge in Betracht zu ziehen, wie sie vorher bereits von DORFMAN, LIEBERMAN und ZIMMERMANN angedeutet worden war. Während der erste biosynthetische Weg von Pregnenolon über Progesteron und 17-Hydroxy-progesteron zu Androstendion und Testosteron führt, bleibt bei der zweiten Reaktionsfolge die Δ^5-3β-Hydroxy-konfiguration zunächst erhalten. Hier sind 17-Hydroxy-pregnenolon und Dehydroepiandrosteron die Zwischenstufen zwischen Pregnenolon und Androstendion.

Um den Nachweis der zweiten Reaktionsfolge im Hodengewebe unter physiologischen Bedingungen zu erbringen, wurden unstimulierte und mit Choriongonadotropin stimulierte Hundetestes *in vivo* mit geringen Mengen markierten Pregnenolons von hoher spezifischer Aktivität perfundiert und das der Hodenvene entnommene Blut auf radioaktive Umwandlungsprodukte des injizierten Pregnenolons untersucht. Im einzelnen verfuhren wir wie folgt:

Bei ausgewachsenen Hunden mit einem Gewicht zwischen 25 und 35 kg wurden unter Pentobarbitalnarkose Arteria und Vena spermatica freigelegt. Nach Ausschalten des einen Testis durch Unterbindung von Arterie und Vene infundierte man in die Arterie des anderen Testis innerhalb von 5 min zwischen 15 und 40 μg 7α-^{3}H-Pregnenolon in 10 ml physiologischer Kochsalzlösung. Die spezifische Aktivität des benutzten Steroids betrug etwa $22{,}5 \times 10^6$ Impulse/min/μg, gemessen im Packard „Tricarb" Szintillationszähler oder rund $2{,}18 \cdot 10^6$ Impulse/min/μg bei Bestimmung im Geiger-Müller-Zählrohr ohne Endfenster. Das gesamte venöse Blut des isolierten Testis sowie Kontrollblut aus der Vena femoralis wurde heparinisiert und Plasma durch Zentrifugieren abgetrennt. Die Extraktion der freien Steroide erfolgte durch dreimaliges Ausschütteln mit je 1,5 Vol. Äthylacetat-Äther (1 : 1 v/v). Nach Abdampfen des Lösungsmittels im Vakuum ließen sich die Lipoide durch Ausfrieren in 70% Methanol bei $-15°$ und anschließendes Zentrifugieren entfernen. So vorgereinigte Extrakte unterzogen wir sodann einer mehrfachen Papierchromatographie in verschiedenen Lösungsmittelsystemen. Für die Auftrennung des Steroidgemisches in drei Fraktionen von unterschiedlicher Polarität erwies sich das Lösungsmittelsystem Formamid/Hexan-Benzol als geeignet. Die den gesuchten Steroiden entsprechenden Standardverbindungen wurden gleichzeitig chromatographiert. Während die polare Fraktion 17-Hydroxy-pregnenolon enthielt, fanden sich in der Fraktion mittlerer Polarität Testosteron, 17-Hydroxy-progesteron, Dehydroepiandrosteron und Androstendion. Pregnenolon und Progesteron bildeten die unpolare Fraktion. Zur Reinigung von 17-Hydroxy-pregnenolon in der polaren Fraktion benutzten wir die Lösungsmittelsysteme Propylenglykol/Toluol, Formamid/Benzol und Propylenglykol/Toluol. Die Steroide mittlerer und geringer Polarität wurden mittels Papierchromatographie in Propylenglykol/Methylcyclohexan aufgetrennt und anschließend einzeln rechromatographiert unter Verwendung der Lösungsmittelsysteme Formamid/Hexan-Benzol und Propylenglykol/Methylcyclohexan. Nach Verdünnung der gereinigten Steroide mit 15—50 μg entsprechender Standardverbindungen bestimmten wir die spezifische Radioaktivität der Einzelfraktionen mittels Szintillationszähler oder fensterlosem Geiger-Müller-Zählrohr und geeigneten Farbreaktionen. Zur qualitativen Identifizierung und quantitativen Erfassung der einzelnen Steroide benutzten wir: für Progesteron die UV-Absorption bei 240 mμ, für 17-Hydroxy-progesteron die UV-Absorption bei 240 mμ und die Vanillin-Phosphorsäure-Reaktion auf 17-Hydroxy-20-ketone, für Androstendion und Testosteron die UV-Absorption bei 240 mμ, die spezifische Königs-Reaktion sowie die Schwefelsäureabsorptionsspektren, für Pregnenolon und Dehydroepiandrosteron die Schwefelsäure-Äthanol-Reaktion und für 17-Hydroxy-pregnenolon die Schwefelsäure-Äthanol-Reaktion und die Vanillin-Phosphorsäure-Reaktion. Im Anschluß an die erste Bestimmung der spezifischen Aktivität in aliquoten Teilen wurde das restliche Material erneuter Papierchromatographie unterworfen und auf seine spezifische Aktivität untersucht. Es folgte dann eine Behandlung der einzelnen Fraktionen mit Essigsäureanhydrid/Pyridin und Papierchromatographie der Reaktionsprodukte in Propylenglykol/Methylcyclohexan, bevor wir die spezifische Aktivität zum dritten Male bestimmten.

Tabelle 1. *Radioaktivität in verschiedenen Steroidfraktionen*

Steroid	Radioaktivität				
	1. Versuch	2. Versuch		3. Versuch	
Pregnenolon-Inf.	4460000 I/m 20,4 μg	94126000 I*/m[1] 41,6 μg		33568000 I*/m[2] 14,9 μg	
gefunden:	Hodenvene	Beinvene	Hodenvene	Beinvene	Hodenvene
Pregnenolon . . .		156 I*/m	24423 I*/m	257 I*/m	35164 I*/m
Progesteron . . .		392	6877	103	3005
17-Hydroxy-progesteron. . .		434	24143	10	3530
17-Hydroxy-pregnenolon . .	840 I/m	432	18943	69	8050
Dehydroepiandrosteron	235	1025	92298	566	8119
Androstendion . .	182	5386	202220	9	11065
Testosteron . . .	775	1475	136321	60	64477

[1] *I/m* = Impulse pro Minute im Geiger-Müller-Zählrohr.
[2] *I*/m* = Impulse pro Minute im Scintillationszähler.

Wie aus der vorstehenden Tabelle hervorgeht, besaßen neben Pregnenolon alle isolierten Verbindungen: Progesteron, 17-Hydroxy-progesteron, 17-Hydroxy-pregnenolon, Dehydroepiandrosteron, Androstendion und Testosteron signifikante Radioaktivität.

Daß die Umwandlung des Pregnenolons zu diesen Steroiden im Hodengewebe vor sich geht, läßt sich aus den entsprechenden Kontrollwerten erkennen, die ein Entweichen injizierten Pregnenolons in den allgemeinen Kreislauf und dortigen Abbau zu den erwähnten Steroiden ausschließen.

Die Identität der einzelnen Steroide erscheint hinreichend gesichert, da neben einer mehrfachen Papierchromatographie in verschiedenen Lösungsmittelsystemen die mit nicht markiertem Standard verdünnten Fraktionen bis zur konstanten spezifischen Aktivität gereinigt wurden.

Tabelle 2. *Spezifische Radioaktivität der isolierten Steroidfraktionen nach Verdünnung mit nichtmarkiertem Standard*

Steroid	Spezifische Radioaktivität		
	4. Papier-chromatogramm	5. Papier-chromatogramm	6. Papier-chromatogramm (nach Acetylierung)
Pregnenolon	1172 I/m/μg	1056 I/m/μg	998 I/m/μg
Progesteron	150	128	123
17-Hydroxy-progesteron	176	147	134
17-Hydroxy-pregnenolon	268	223	209
Dehydroepiandrosteron	405	366	343
Androstendion	810	758	716
Testosteron	1961	1858	1806

Zudem trugen auch die bei der quantitativen Bestimmung angewandten Farbreaktionen zur Charakterisierung der einzelnen Verbindungen bei. Während im ersten Versuch ohne Stimulierung durch Gonadotropin die Umwandlung von Pregnenolon in 17-Hydroxy-pregnenolon, Dehydroepiandrosteron, Androstendion und Testosteron nur etwa 0,04% ausmachte, stieg die Ausbeute unter Einfluß von 1000 IE Choriongonadotropin auf rund 0,3 bzw. 0,5%. Hierbei enthielten die einzelnen Fraktionen die in der Tabelle 3 zusammengestellten Prozentzahlen

Tabelle 3. *Prozent-Umwandlung von 7α-^3H-Pregnenolon in isolierte Steroide*

Steroid	Umwandlung in %		
	1. Versuch	2. Versuch	3. Versuch
Pregnenolon		.027	.104
Progesteron		.007	.009
17-Hydroxy-progesteron		.026	.010
17-Hydroxy-pregnenolon	.019	.020	.024
Dehydroepiandrosteron	.005	.097	.025
Androstendion	.004	.213	.033
Testosteron	.017	.144	.190

injizierter Radioaktivität. Es zeigte sich weiter, daß hier das Verhältnis von Zwischenprodukten mit Δ^5-3β-Hydroxy-kon-figuration, das sind Dehydroepiandrosteron und 17-Hydroxy-pregnenolon, zu denen mit Δ^4-3-Keto-konfiguration,

d. h. Progesteron und 17-Hydroxy-progesteron, rund 3 : 1 betrug. Die Gesamtausbeute an Androstendion und Testosteron in den drei Versuchen ist aus der nächsten Tabelle ersichtlich. Unter dem Einfluß des Gonadotropins erhöhte sich die Konzentration der in die Hodenvene sezernierten Androgene um das 8—10fache, was früheren Ergebnissen von BRINCK-JOHNSEN und EIK-NES entspricht.

Tabelle 4. *Konzentration von Androstendion und Testosteron im Hodenvenenblut*

Steroid	Konzentration/Plasmaprobe		
	1. Versuch	2. Versuch	3. Versuch
Androstendion	1,8 μg/225 ml	14,4 μg/310 ml	18,6 μg/230 ml
Testosteron	5,2	32,8	44,2

Versuche, den von Choriongonadotropin oder LH beschleunigten Schritt in der Reaktionsfolge zu ermitteln, ergaben, daß eine Stunde nach Injektion von LH die Umwandlung von infundiertem, ^{14}C-markiertem Acetat nur geringe Mengen radioaktiven Materials mit der Polarität von Cholesterin erbrachte, nicht aber zu markierten C_{21}- oder C_{19}-Verbindungen führte. Möglicherweise ist, wie bereits von MASON und SAMUELS festgestellt, eine längere Stimulierung der Testes notwendig, um die relativ großen Cholesterin-pools zu erschöpfen, bevor eine signifikante Inkorporation radioaktiven Acetats in Androgene erfolgen kann.

Zusammenfassend erscheint nach vorliegenden Versuchsergebnissen die von DORFMAN, LIEBERMANN und ZIMMERMANN vorgeschlagene zweite Reaktionsfolge in der Biogenese der Androgene gesichert. Der quantitative Beitrag einer jeden Reaktionsfolge zur Gesamtmenge sezernierter Androgene unter verschiedensten physiologischen Bedingungen ist jedoch noch unbekannt und kann erst durch weitere Versuche ermittelt werden.

Diskussion

K.-D. VOIGT (Hamburg):

Herr OERTEL hat an Hand seiner Ergebnisse ein Stoffwechselschema formuliert, in dem von der Stufe des Dehydroisoandrosterons der Weg zum Testosteron über das Androstendion läuft. In eigenen Untersuchungen an isolierten perfundierten Hundelebern fand sich als Zwischenprodukt immer das Δ^5-Androstendiol, und zwar in weitaus größeren Mengen als Androstendion, wenn Dehydroisoandrosteron perfundiert wurde. Ich möchte Herrn OERTEL fragen, ob in seinen Untersuchungen dieser ungesättigte Alkohol nachzuweisen war?

G. W. OERTEL (Homburg):

Wir haben bei unseren Versuchen nur die nach unserer Ansicht direkt beteiligten Steroide isoliert. Es ist durchaus möglich, daß in einem geringen Umfang auch eine Reduktion von Dehydroepiandrosteron zu der entsprechenden 17 β-Hydroxyverbindung eintreten kann, wie etwa im Lebergewebe, doch stehen ja bekanntlich im Hodengewebe größere Mengen 3 β-Hydroxy-dehydrogenase zur Verfügung, so daß einer Umwandlung in Androstendion nichts im Wege steht.

Aus dem Pathologischen Institut der Universität Hamburg
(Direktor: Prof. Dr. Dr. h. c. C. Krauspe)

Adrenostatica im Tierexperiment[1]

Von

J. Kracht und U. E. Klein

Mit 3 Abbildungen

Die chemische Blockade endokriner Drüsen hat nicht nur im Rahmen der Grundlagenforschung, sondern auch in Diagnostik und Therapie an Bedeutung gewonnen. Im Vergleich zur operativen oder durch ionisierende Strahlen induzierten Ausschaltung bieten Endokrinostatica die Möglichkeit der Hemmung von Partialfunktionen. Als Beispiel seien Alloxan und IPTD als Inhibitoren von Inselteilfunktionen und die Thyreostatica vom Thiouracil-, Thiocyanat- und Perchlorattyp genannt. Zu den bekanntesten direkt adrenostatisch wirkenden Substanzen gehören: Amphenon B (3,3-bis(p-aminophenyl)2-butanon), sein Abkömmling SU4885 (2-methyl-1,2-bis(3-pyridyl)-1-propanon), Δ^4-Cholestenon, DDD (2,2-bis(p-Chlorphenyl)-1,1-dichloräthan) und dessen Diäthylderivat Perthan (2,2-bis(p-Äthylphenyl)-1,1-dichloräthan) (ausführliche Literatur bei 1). Den steroidalen Spirolactonen (SC 9420 = 3-(3-oxo-7α-acetylthio-17,3-hydroxy-4-androsten-17α-yl) propionsäure γ-lacton) können dagegen nur indirekte adrenostatische Eigenschaften zuerkannt werden. Als Aldosteronantagonisten hemmen sie kompetitiv die Mineralocorticoidwirkung an distalen Abschnitten des Nephrons, beeinflussen aber weder Produktion noch Sekretion von Aldosteron.

Der eigene Beitrag zur experimentellen Pathologie der Adrenostatica[2] bezieht sich in diesem Zusammenhang auf eine vergleichende Darstellung der Strukturänderungen der Nebennierenrinde einerseits und auf einige, die Biologie dieser Verbindungen berührende Modellversuche andererseits.

Die eindrucksvollsten Rindenveränderungen finden sich bei der Ratte nach Amphenon B, welches durch Interferenz mit einer Vielzahl von Enzymsystemen eine allgemeine Hemmung der Rindensteroidinkretion zur Folge hat. Charakteristisch ist die große gelbe Nebenniere (*9*), deren Gewichtsvermehrung bei nur wenige Wochen dauernder Applikation um den Faktor 2—4 über der Norm liegt. Amphenon hebt sich damit auch hinsichtlich des Nebennierengewichts führend

[1] Mit Unterstützung der Deutschen Forschungsgemeinschaft.

[2] Der CIBA A.G., Basel, danken wir für die Überlassung von Amphenon B und SU 4885 (Metopiron); den Firmen J. R. Geigy A.G., Basel, und Rhom und Haas, Philadelphia, für DDD; den Firmen G. D. Searle & Co., Chicago, und C. F. Boehringer & Söhne, Mannheim, für SC 9420 bzw. Aldacton. Puromycin wurde dankenswerterweise von Frau Dr. Ch. Benitz, Lederle Lab. Div., Amer. Cyanamid Comp., New York, Δ^4-Cholestenon von Herrn Doz. Dr. Grimmer, Hamburg, zur Verfügung gestellt.

von anderen Inhibitoren ab (Abb. 1). Mikroskopisch ist eine im Endeffekt in sämtlichen Zonen mit doppelbrechenden Substanzen und Lipoiden angereicherte und verbreiterte Rinde kennzeichnend. Das Übermaß an Cholesterinspeicherung kann als Hinweis dafür gewertet werden, daß die Biosynthese der Steroidhormone bereits auf einer frühen Stufe geblockt wird. Die Rindenzellen sind entsprechend aufgetrieben, das Protoplasma ist hellwabig und durchsichtig. Die Kernzahl pro Flächeneinheit ist vermindert (Abb. 3b). Vielfach kommen kleine, wohl auf Überspeicherung zurückzuführende Rindennekrosen mit deutlicher Aktivierung der reticulohistiocytären Elemente und Ausfällungen von Cholesterinnadeln vor. Bemerkenswert ist die Häufigkeit PAS-positiver hyaliner Tropfen. Die zonale Gliederung wird weitgehend in Richtung der progressiven Transformation vereinheitlicht. Die Z. glomerulosa bleibt jedoch häufig erhalten. Die in der Z. fasciculata besonders deutliche, in den beiden anderen Zonen weniger ausgeprägte Kernschwellung werten wir als Ausdruck einer durch den feed back-Mechanismus gegenregulatorisch bedingten Mehrsekretion von corticotropem Hormon. Kernschrumpfungen kommen ebenfalls vor und dürften einerseits durch Kompression entstanden, andererseits auf echte degenerative Vorgänge zurückzuführen sein. Die Rindenstruktur normalisiert sich nach Beendigung einer Amphenon-Medikation, wenn auch später als das Nebennierengewicht. Nach Langzeitapplikation entwickelt sich Amphenonresistenz (Abb. 2). Auf dem Boden der diffusen Hyperplasie entstandene Rindenadenome reagieren hierbei auf Amphenon so gut wie

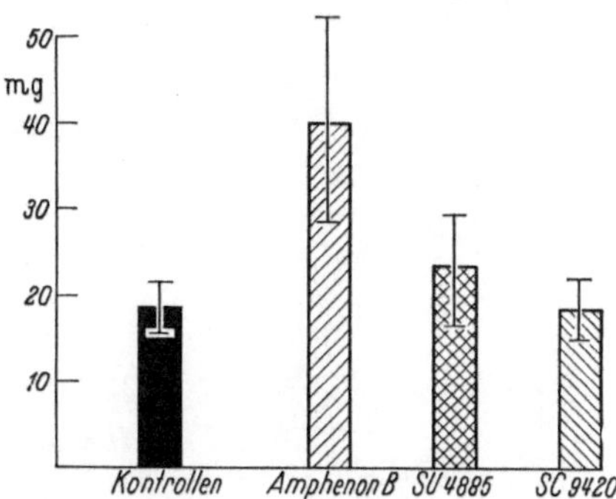

Abb. 1. Adrenostatica und Nebennierengewicht (Ratte)

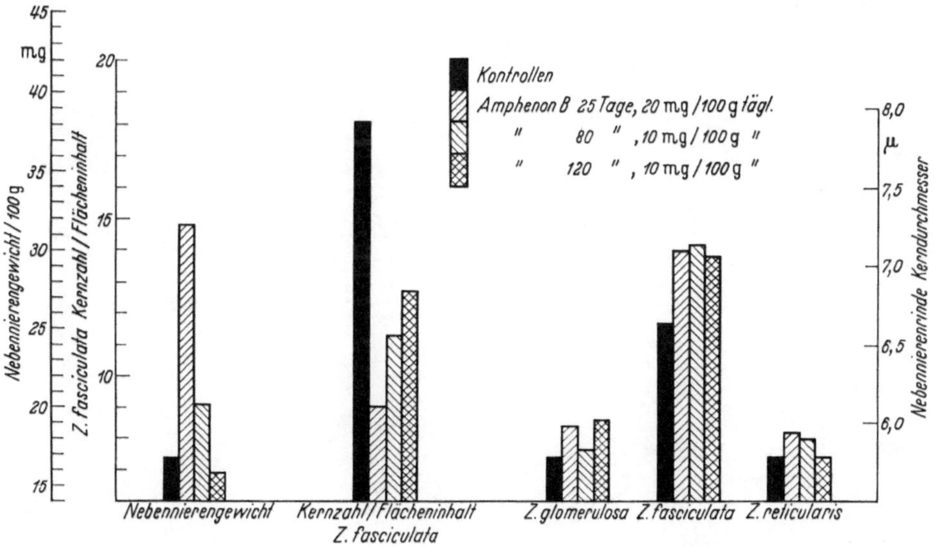

Abb. 2. Wirkung von Amphenon B-Langzeitgaben auf Nebennierengewicht und Rindenstruktur bei Ratten

überhaupt nicht mehr. Die auf die Dauer hinsichtlich der geblockten Hormonsynthese sinnlose Überspeicherung der Rindenzellen versiegt; die unmittelbare

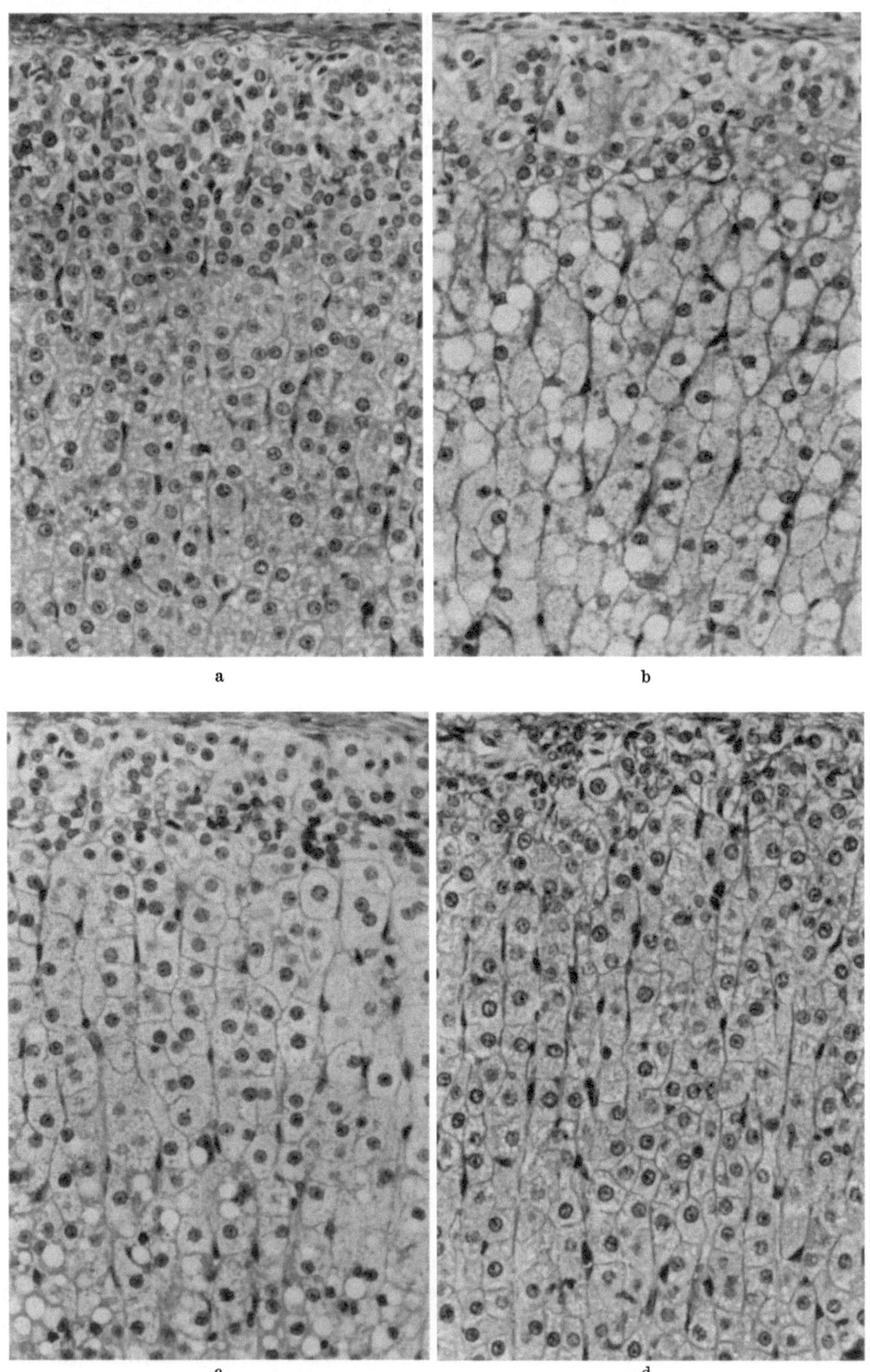

a b

c d

Folge hiervon ist eine eindeutige, sich wieder in den Normbereich einpendelnde Gewichtsminderung des Organs. Entsprechend steigt die Kernzahl pro Flächeneinheit wieder an; die Kernschwellung der Z. fasciculata bleibt jedoch zunächst erhalten, so daß ein Fortbestehen der funktionellen Blockade kaum zu bezweifeln und eine Vorderlappeninsuffizienz auszuschließen ist. Diskutiert man die Gründe für diese eindrucksvolle Nebennierenvergrößerung nach Amphenon B, so bietet sich hierfür in erster Linie die Anreicherung von Ausgangsmaterialien der Steroidbiosynthese, vor allem Cholesterin an. Die corticotropen Wachstumsimpulse sind vergleichsweise von untergeordneter Bedeutung (*13*). Es sei angefügt, daß entsprechende Rindenveränderungen bei Species mit normalerweise lipoidarmer Nebennierenrinde (z. B. Goldhamster) ausbleiben und offenbar nur dann vorkommen, wenn Cholesterin als Vorstufe der Steroidbiosynthese dient (*14*).

Δ^4-Cholestenon bewirkt ebenfalls Nebennierenrindenhyperplasie und hinsichtlich der Überspeicherung dem Amphenoneffekt vergleichbare Veränderungen (Abb. 3b—c). Hierbei handelt es sich jedoch nicht um Cholesterin, sondern um eine Anhäufung nichtverseifbarer mit Digitonin fällbarer Lipoide (vornehmlich Dihydrocholesterin als Endprodukt des Cholestenonstoffwechsels). Diese Substanz dürfte entweder durch Verdrängung des Cholesterins bzw. durch Hemmung des Cholesterineinstroms in die Nebennierenrinde adrenostatisch wirken (*6*, *19*, *20*).

SU 4885 hemmt in geringen Dosen selektiv das 11-β-Hydroxylasesystem und damit die Bildung von Cortisol und anderen Glucocorticoiden (*4*). Größere Dosen haben totalblockierende Eigenschaften. Die reaktive Mobilisierung corticotroper Leistungen wirkt sich auf das Nebennierengewicht nur wenig steigernd aus. Das Ausmaß der durch exogene ACTH-Zufuhr erreichten Gewichtszunahme wird jedoch nicht überschritten. Eine Überspeicherung der Rindenzellen wie nach Amphenon fehlt. Ihr Lipoidgehalt ist normal bis mäßig vermindert. Die Rindenstruktur ist nach Art der progressiven Transformation im wesentlichen fasciculär vereinheitlicht, eine Kernschwellung in sämtlichen Zonen als Ausdruck der corticotropen Stimulierung deutlich (Abb. 3d). Bemerkenswert ist die erhöhte Rate spontaner Mitosen in der äußersten Fasciculata und die Mitosenprävalenz in diesem Areal nach Colchizingaben gegenüber der bevorzugten Lokalisation in der Z. glomerulosa bei Kontrollen und nach

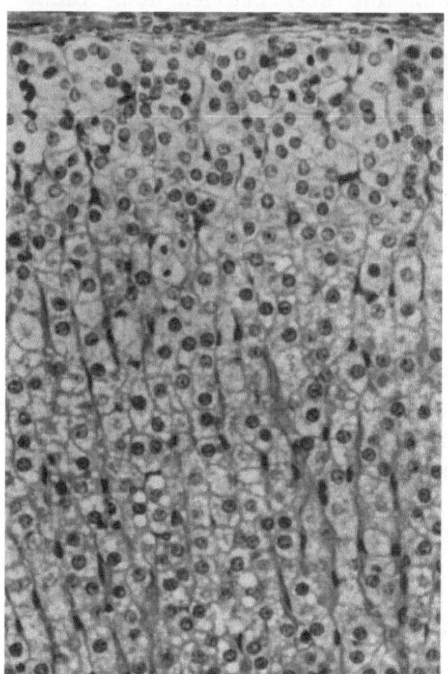
e

Abb. 3a—e. Variabilität der Nebennierenrindenstruktur nach Anwendung von Adrenostaticis (Ratte, Vergrößerung 315fach). a) Kontrolle; b) Amphenon B, 20 mg/100 g täglich, 20 Tage: überspeicherte Z. fasciculata, Vermehrung der Kernzahl/Flächeneinheit; c) Δ^4-Cholestenon 250 mg/Tier täglich, 20 Tage: überspeicherte Z. fasciculata (Amphenontyp); d) SU 4885 60 mg/100 g täglich, 20 Tage: progressive Transformation (ACTH-Typ); e) SC 9420 2 mg/Tier täglich, 10 Tage: keine Abweichungen von der Norm

SC 9420. Das Rindensubstrat nach SU 4885 ist von den durch exogene ACTH-Gaben oder endogener ACTH-Mobilisierung mit Rindenüberfunktion bekannten Umbauvorgängen nicht zu unterscheiden. Wie im Falle der antithyreoidal behandelten Schilddrüse sind deshalb auch hier ohne Kenntnis der Vorbehandlung mikroskopisch nur Aussagen über den glandotropen Stimulierungsgrad, nicht über die Funktion des Erfolgsorgans, möglich. Während unter Amphenon B Belastungssituationen (Schwimmstress) schlecht vertragen werden und eine erhöhte Absterbequote zur Folge haben, wird der gleiche Stress nach SU 4885 ohne Ausfall überstanden. Wir werten dieses Resultat als Ausdruck einer nur partiellen Rindenblockade durch SU 4885. Diese Substanz hat im übrigen narkotisierende und blutzuckersteigernde Eigenschaften. Die Blutzuckersteigerung bleibt nach Adrenalektomie aus. Es ist zu vermuten, daß dieser Effekt über das Nebennierenmark vermittelt wird.

Von der den Aldosteroneffekt hemmenden Wirkung der steroidalen Spirolactone (*2*, *10*–*12*, *18a*), besonders des SC 9420, überzeugten wir uns in gemeinsamen Untersuchungen mit Rausch-Stroomann durch Bestimmung des Na/K-Quotienten im Harn intakter und adrenalektomierter Ratten nach Belastung mit physiologischer Kochsalzlösung. SC 9420 allein verändert die Rindenstruktur der normalen Ratte nicht (Abb. 3e). Wir benutzten deshalb das Modell der mit Hyperaldosteronismus einhergehenden Aminonucleosidnephrose (*4*, *8*, *18b*), um uns von etwaigen asciteshemmenden Eigenschaften der Verbindung bei der intakten und epiphysektomierten Ratte zu überzeugen. Die Frage allerdings, ob und wieweit Hyperaldosteronismus für die Ödembildung bei Aminonucleosidnephrose ursächlich in Frage kommt, können wir nach den uns zur Verfügung stehenden Kriterien nicht entscheiden. Man muß aber betonen, daß Aminonucleosid auch beim adrenalektomierten, unter NaCl gehaltenen Tier zu erheblichem Ascites führt und dieser durch SC 9420 ebenfalls hemmbar ist. Entgegen Deane u. Mitarb. (*5*) konnte eine signifikante Verbreiterung der Z. glomerulosa bei Aminonucleosidnephrose nicht festgestellt werden, wohl aber dann, wenn zusätzlich SC 9420 verabreicht wurde. Dieser Befund spricht besonders im Hinblick auf das Fehlen entsprechender Kriterien an der Z. fasciculata und unter Anerkennung der Mineralocorticoidbildung in der Z. glomerulosa für eine reaktive Stimulierung dieser Zone bei extraadrenaler Aldosteronhemmung. Hierfür können zusätzlich die unter diesen Bedingungen bevorzugte Kernschwellung und die unter SC 9420 generell höhere Mitosenrate in der Z. glomerulosa herangezogen werden. Der Glomerulosa/Fasciculata-Mitosenindex nach Anwendung von Colchicin verhält sich für Kontrollen: ACTH : SU 4885 : SC 9420 wie 2,5 : 1,9 : 0,6 : 3,8. Es ist zu erwähnen, daß sich die Verbreiterung dieser Zonen bei aminonucleosidnephrotischen, mit Aldosteron behandelten Tieren durch Epiphysektomie noch potenzieren läßt. Eine Deutung dieses Effektes möchten wir im Hinblick auf viele noch unentschiedene Fragen auf dem Glomerulotropinsektor zurückstellen. Morphologische Hinweise für die Mineralocorticoidbildung in der Z. glomerulosa sind durchweg indirekter Art. Es besteht die Hoffnung, durch geeignete Versuchsanordnungen am Modell der Aminonucleosidnephrose in Verbindung mit Aldosteronhemmern weitere Argumente für eine funktionelle Zweiteilung der Rinde bringen zu können.

DDD wirkt auf die Nebennierenrinde des Hundes cytotoxisch (*15–17*). Die so entstehende primäre Nebennierenatrophie betrifft schwerpunktmäßig die Z. reticularis, um in Richtung Kapsel an Intensität abzunehmen. Die Z. glomerulosa wird in fortgeschrittenen Fällen in die Atrophie einbezogen. Nekrosen, bindegewebiger Umbau, besonders der Innenzone, Rundzellinfiltrate und knotige Regenerate vervollständigen das mikroskopische Bild. Der Ablauf dieser cytotoxischen Atrophie wird durch endogene (Formalin-Streß) oder exogene (ACTH-Zufuhr) corticotrope Reize nicht modifiziert. Für die auch von uns festgestellte völlige Unwirksamkeit von zwei verschiedenen Chargen bei Ratten wird angeführt, daß die Substanz nur bei Cortisolbildnern effektiv sein soll. Das allein wirksame, in reiner Form aber nur schwer erhältliche o-p-Isomer ist in Handelschargen allerdings nur zu etwa 10% enthalten (*4*), so daß eine Überprüfung der negativen Befunde bei Nagern mit der Reinsubstanz wünschenswert wäre.

Aus unseren Ausführungen geht hervor, daß das Nebennierenrindensubstrat nach Anwendung von adrenostatischen Substanzen variabel ist und weitere Varianten theoretisch möglich sind. Der strukturellen Uniformität der Schilddrüse nach Anwendung antithyreoidaler Substanzen steht im Falle der Adrenostatica eine für das Verständnis der Beziehungen zwischen Rindenfunktion und Struktur aufschlußreiche Vielgestaltigkeit der Morphe gegenüber.

Frau L. v. Seckendorff, Frl. I. Behr und Herrn U. Pegelow danken wir für die Mitarbeit.

Literatur

1. Brown, J. H. U.: Nature (Lond.) **187**, 985 (1960).
2. Cella, J. A., and C. M. Kagawa: J. Amer. chem. Soc. **79**, 4808 (1957).
3. Chart, J. J., and N. Howle: Fed. Proc. **18**, 96 (1959).
4. Cueto, C., and J. H. U. Brown: Endocrinology **62**, 326, 334 (1958).
5. Deane, H. W., R. H. Schneiweiss and L. I. Gidez: Proc. Soc. exp. Biol. (N. Y.) **104**, 417 (1960).
6. Fredrickson, D. S., R. E. Peterson and D. Steinberg: Science **127**, 704 (1958).
7. Das Gupta, D., and C. J. P. Giroud: a) Proc. Soc. exp. Biol. (N. Y.) **98**, 334 (1958); b) Endocrinology **65**, 500 (1959).
8. — N. Kalant and C. J. P. Giroud: Proc. Soc. exp. Biol. (N. Y.) **100**, 602 (1959).
9. Hertz, R., W. W. Tullner, J. A. Schricker, F. G. Dhyse and L. F. Hallman: Recent. Progr. Hormone Res. **11**, 119 (1955).
10. Kagawa, C. M., J. A. Cella and C. G. van Arman: Science **126**, 1015 (1957).
11. — Endocrinology **67**, 125 (1960).
12. — F. M. Sturtevant and C. G. van Arman: J. Pharmacol. exp. Ther. **126**, 123 (1959).
13. Kracht, J.: Verh. dtsch. Ges. Path. **43**, 249 (1959).
14. Marks, B. H., M. Alpert and F. A. Krüger: Endocrinology **63**, 75 (1958).
15. Nelson, A. A., and G. Woodard: Arch. Path. (Chicago) **48**, 387 (1949).
16. Nichols, J., and L. I. Gardner: J. Lab. clin. Med. **37**, 229 (1951).
17. — C. Davis and H. D. Green: Endocrinology **53**, 541 (1953).
18. Singer, B.: a) Endocrinology **60**, 420 (1957); b) Endocrinology **65**, 512 (1959).
19. Steinberg, D., D. S. Fredrickson and J. Avigan: Proc. Soc. exp. Biol. (N. Y.) **97**, 784 (1958).
20. — — Ann. N. Y. Acad. Sci. **64**, 579 (1956).

Diskussion

G. Suchowsky (Berlin):

Ich möchte Herrn Kracht fragen, ob er über elektronenmikroskopische Erfahrungen der Nebennierenrinde verfügt. Im Zusammenhang mit seinen Untersuchungen gestatte ich mir eine Bemerkung über Versuche, die Professor Schwarz und Dr. Merker von der Freien Universität Berlin mit uns durchgeführt haben. Es wurden Nebennierenrinden (Zona fasciculata) von normalen Tieren, von hypophysektomierten Tieren sowie von hypophysektomierten und ACTH substitutionsbehandelten Tieren untersucht. Das Ergebnis der Mitochondrienmessung ließ sich an einer Gausschen Normalverteilungskurve darstellen, deren Maximum bei den Normaltieren und den hypophysektomierten Tieren bei 0.58 μ lag. Hypophysektomierte und ACTH substitutionsbehandelte Tiere zeigten eine 2 gipflige Verteilungskurve mit einem niedrigen Maximum von 0,58 μ und einem hohen Maximum bei 0,76 μ. Die auffallendsten Unterschiede konnten jedoch an den Fetttropfen beobachtet werden. Die Fetttröpfchen der Normaltiere waren rundlich bis oval und von mittlerer Größe. Bei hypophysektomierten Tieren kamen vermehrt stechapfelähnliche Fetttröpfchen zur Beobachtung. Bei zusätzlicher ACTH-Behandlung an hypophysektomierten Tieren beobachtet man sehr große Fetttropfen, die zum Teil optisch leere Vacuolen aufweisen, in einzelnen Fällen konnte man auch eine Kammerung in diesen Fetttropfen beobachten.

Wir werden über unsere Ergebnisse im einzelnen noch berichten und glauben, daß eine elektronenmikroskopische Untersuchung der Nebennierenrinde bei Tieren nach Behandlung mit Nebennieren-Blockern von Interesse wäre.

G. Geyer (Wien):

Anfrage über die Restitutionsfähigkeit der im Tierexperiment mit DDD hervorgerufenen NNR-Veränderungen.

J. R. Bierich (Hamburg):

Die von Herrn Kracht verwendeten Substanzen greifen hemmend in den Steroidstoffwechsel ein. Durch Blockierung eines oder mehrerer Enzyme wird die Synthese der Steroide verhindert. Ähnliche, *genetisch* bedingte kongenitale Enzymdefekte treten uns in der Klinik entgegen. Beim kong. adrenogenitalen Syndrom mit Hypertension ist beispielsweise das C_{11}-hydroxylase-System ganz ähnlich wie nach SU 4885 blockiert. 1957 haben nun Prader und Siebenmann eine weitere seltene, offenbar recessiv erbliche Erkrankung der Nebennieren beschrieben, die kong. Lipoidhyperplasie der NNR mit NN-Insuffizienz, bei der der Aufbau der Steroide auf einer der ersten Stufen fundamental gestört sein muß. Soweit die Krankheit männliche Patienten — mit männlichem Kerngeschlecht und mit Hoden — betroffen hat, hat sie bisher immer zum Pseudohermaphroditismus masc., also zu einem weiblichen Aspekt der äußeren Genitalen geführt. Prader u. Siebenmann suchen die Ursache hierfür in einer inkretorischen Hodeninsuffizienz; sie glauben, daß die Steroidstoffwechselstörung bzw. der Enzymdefekt nicht nur in der NNR, sondern auch in den Testes vorliegt.

Ich möchte Herrn Kracht fragen, ob die Bilder der NNR nach Amphenon denjenigen, die Siebenmann bei der Lipoidhyperplasie dargestellt hat, entsprechen, und ob er in den Hoden Veränderungen wie z. B. eine Aufstauung von Cholesterin gesehen hat.

Schlußwort

J. Kracht (Hamburg):

Zu Herrn Geyer: Zur Restitution der DDD-bedingten-Nebennierenrindenatrophie des Hundes gehen die eigenen Erfahrungen dahin, daß eine Beurteilung durch das individuell schwankende Ausmaß der Rückbildung erschwert wird und somit die Ausgangslage beim Absetzen der DDD-Applikation im Einzelfall nicht bekannt ist. Trotzdem kann kein Zweifel daran bestehen, daß diese primäre Atrophie sofern sie einen mäßigen Grad nicht übersteigt, prinzipiell reversibel ist. Zu einer völligen Normalisierung der Rindenstruktur scheint es jedoch nicht zu kommen. Man findet eine mit Bindegewebssträngen und knotigen Regeneraten durchsetzte herdförmig lymphocytär infiltrierte aber zonierte Rinde.

Mit Herrn Bierich stimme ich darin überein, daß die angeborene Lipoidhyperplasie des Menschen als Naturmodell der im Experiment mit Amphenon B erzielbaren Veränderungen gelten kann. Eine geringe Hodenatrophie beobachteten wir nach 3—4 wöchiger Applikation von Amphenon B, keine Veränderungen dagegen nach Langzeitgaben. Mikroskopisch fehlt eine der Nebennierenrinde vergleichbare Anreicherung von Speicherprodukten in den Zwischenzellen.

Aus der Univ.-Kinderklinik Hamburg-Eppendorf (Direktor: Prof. Dr. K. H. SCHÄFER) und der Kinderklinik der Städtischen Krankenanstalten Bremen (Direktor: Prof. Dr. W. HECK)

Die Prüfung der corticotropen Funktion der Hypophyse mit Metopiron. I. Mitteilung

Von

J. R. BIERICH, D. SCHÖNBERG und E. ECKLER

Mit 7 Abbildungen

Das 2-Methyl-1,2 bis(3-Pyridyl)-1-Propanon, abgekürzt Metopiron, bzw. SU 4885 der CIBA[1] bewirkt nach LIDDLE u. Mitarb. und JENKINS u. Mitarb. in mittlerer Dosierung eine selektive Blockierung des C_{11}-Hydroxylasesystems der Nebennierenrinde. Anstelle von Cortisol wird 11-Desoxycortisol, anstelle von Corticosteron 11-Desoxycorticosteron gebildet. Infolge des Rückganges des Cortisols im Plasma wird die Hypophyse enthemmt und produziert vermehrt ACTH, was wiederum zu einer Steigerung der Steroidsynthesen in der Nebenniere führt. *Die Messung der Mehrausscheidung von Harncorticoiden unter SU 4885 gestattet somit die Beurteilung der corticotropen Funktion des Hypophysenvorderlappens.*

Was im Harn vermehrt erscheint, sind vor allem die Tetrahydroverbindungen von Desoxycortisol, weniger von Desoxycorticosteron. Beispielsweise schied ein 15jähriger gesunder Junge, dessen Harnsteroide wir chromatographierten, unter Metopiron insgesamt 12,2 mg Porter-Silber-Chromogene aus. Davon entfielen 8,4 mg auf Tetrahydro-S. Im Gegensatz zu FROESCH, LABHART u. Mitarb. haben wir aber in diesem wie in allen anderen untersuchten Fällen stets auch gut meßbare Mengen Tetrahydro-E und Tetrahydro-F nachgewiesen. Das Steroidspektrum entsprach damit dem Muster, wie es beim adrenogenitalen Syndrom mit Hypertension zu finden ist, bei dem ja die C_{11}-Hydroxylase ebenfalls defekt ist. Während wir bei einem derartigen Fall aber immer sehr hohe Pregnantriolmengen bestimmten, fanden wir unter Metopiron stets Werte unter 2 mg täglich. Bei unseren Patienten, die alle im Kindesalter standen, war im Gegensatz zu Erwachsenen auch der Anstieg der 17-Ketosteroide stets nur gering und überstieg 6 mg täglich nicht. 17-Ketosteroidbestimmungen sind daher vor der Pubertät zur Beurteilung der ACTH-Reserve mit Metopiron ungeeignet.

Abb. 1 zeigt die Ergebnisse des Metopiron-Tests bei 5 gesunden Kindern. Als Maßstab dient die Ausscheidung von Porter-Silber-Chromogenen. Unter Metopiron erfolgte ein Anstieg auf das $2^1/_2$—5fache der jeweiligen Ausgangswerte. Dem

[1] Herrn Dr. H. Voss, CIBA A.G., Wehr (Baden), danken wir für die Überlassung von Versuchsmengen SU 4885.

gegenüber wurden bei zwei Kindern mit Hypophysentumoren Porter-Silber-Chromogene unter Metopiron nicht vermehrt ausgeschieden. Vergleicht man den Steroidanstieg unter Metopiron mit dem nach maximaler Stimulation mit ACTH

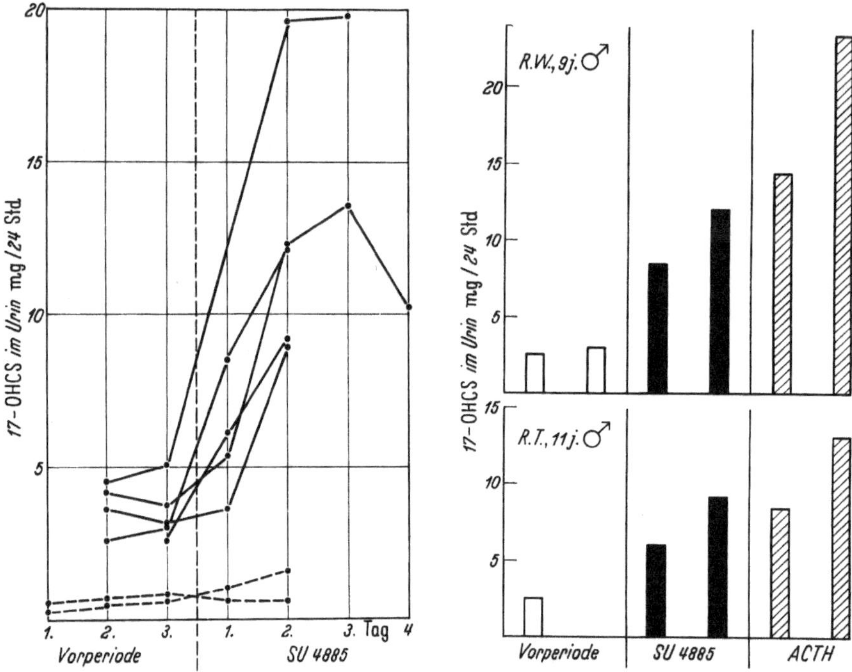

Abb. 1. Tests mit SU 4885 (2,5 g/m² Körperoberfläche/Tag) bei 5 gesunden Kindern (●——●) und 2 Kindern mit Hypophysentumoren (●– – –●). 17-Hydroxycorticosteroide im Harn nach Silber und Porter

Abb. 2. Vergleich der Wirkung von SU 4885 und ACTH auf die Ausscheidung der 17-Hydroxycorticosteroide bei 2 gesunden Kindern

(Abb. 2), so ergibt sich eine Übereinstimmung der Werte des zweiten Metopiron-Tages und des ersten ACTH-Tages. Das bedeutet, daß es bei der gewählten Dosierung von 2,5 g Metopiron pro Quadratmeter Körperoberfläche pro Tag zu einer maximalen Freisetzung von ACTH kommt. Einer der beiden in Abb. 1 demonstrierten Patienten mit corticotroper Hypophyseninsuffizienz, der auf SU 4885 nicht nennenswert reagiert hatte, zeigte unter Stimulation mit ACTH eine beträchtlich erhöhte Ausscheidung von Corticoiden (Abb. 3). Der Vergleich der Resultate der Verabreichung von SU 4885 und von ACTH erlaubt in optimaler Weise die Differenzierung von primärer und sekundärer Nebenniereninsuffizienz.

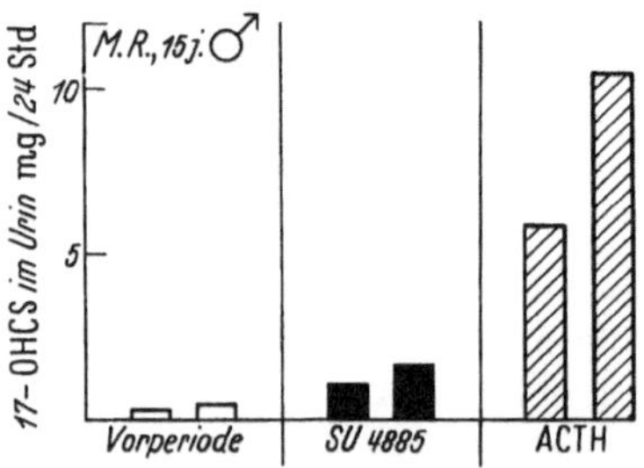

Abb. 3. Die Wirkung von SU 4885 und ACTH auf die 17-OHCS-Ausscheidung bei einem Patienten mit Hypophysentumor und sek. NNR-Insuffizienz

Wie erwähnt, besteht das, was man nach Metopironapplikation im Harn mißt, im wesentlichen aus Derivaten von Desoxycortisol, aus Tetrahydro-S. Wir sind nun der Frage nachgegangen, wie sich die Sekretion von *Cortisol* dabei verhält. Methodisch verfuhren wir folgendermaßen. Auf dem vorjährigen internationalen

Kongreß für Endokrinologie hatte SILBER davor gewarnt, bei Metopiron-Tests die übliche Vorreinigung der Harnextrakte mit Tetrachlorkohlenstoff durchzuführen, weil damit der größte Teil des Tetrahydro-S verlorenginge. Die Untersuchung der Lösungsmittelverteilung der in Betracht kommenden Steroide (Tab. 1) zeigte uns, daß die Derivate der niederpolaren Steroide S, B und DOC tatsächlich weitgehend in den Tetrachlorkohlenstoff übergehen, während die Derivate von Cortisol (F) und Cortison (E) erst mit Chloroform extrahiert werden. Da wir mit CCl_4 – in einem Volumenverhältnis von 5 : 1 – aber nur 56% des vorgegebenen Tetrahydro-S ausschütteln konnten, suchten wir durch Steigerung der Polarität des Lösungsmittels (Zumischen von $CHCl_3$) zu größeren Ausbeuten zu kommen (Tab. 2). Bei Zugabe von 3% $CHCl_3$ wurden 70,7% Tetrahydro-S extrahiert, ohne daß wesentlich mehr Dihydro-E, das etwas polarer ist, in das Solvens überging. Auf diese Weise ergab sich eine einfache Möglichkeit der Trennung der beiden

Tabelle 1. *Polarität (als R_f-Werte im Bush-System B_5) und Löslichkeitsverhältnisse der unter SU 4885 ausgeschiedenen Harncorticoide. Volumenverhältnis von Solvens: H_2O = 5:1*

Steroide	R_f in Bush B_5	Lösungsmittelverteilung	
		CCl_4/H_2O	$CHCl_3/H_2O$
TH—F	0,15	—	—
TH—E	0,24	2,4	83,2
Cortisol (F)	0,27	2,9	98,1
Cortison (E)	0,50	7,4	82,9
DH—E	0,57	21,5	85,4
TH—S	0,61	56,0	86,2
Desoxy-Cortisol (S)	0,81	72,9	89,2
Corticosteron (B)	0,81	65,6	85,6
Desoxy-Corticosteron (DOC)	0,92	95,2	93,1

Tabelle 2. *Verteilung von Tetrahydro-S und Dihydro-E in verschiedenen Lösungsmittelsystemen. Organ. Solvens: H_2O = 5:1 (Volumen). Angaben in Prozent des im org. Solvens gelösten Steroids*

Steroid	CCl_4	CCl_4 + 3% $CHCl_3$	CCl_4 + 5% $CHCl_3$	CCl_4 + 10% $CHCl_3$	CCl_4 + 20% $CHCl_3$	$CHCl_3$
Tetrahydro-S	56	70,7	76,7	78,5	88,9	86,2
Dihydro-E	21,5	25,1	28,6	37	65	85,4

Steroidgruppen. Wir schütteln heute den Harn zuerst mit CCl_4+ 3% $CHCl_3$ aus und erhalten Derivate von S, danach, mit reinem $CHCl_3$, die Derivate von E und F. – Über Untersuchungen mit einer ähnlichen Technik haben vor kurzem auch HENKE u. Mitarb. berichtet.

Bei den oben schon demonstrierten Probanden ergab dieses Verfahren nun folgendes (Abb. 4): Tetrahydro-S steigt von O-Werten stark an, Tetrahydro-E und -F bleiben annähernd unverändert. Hieraus können wir schließen, daß ACTH in einer Menge produziert wird, die fortlaufend eine normale Cortisolmenge gewährleistet. Im selben Sinne sprechen Untersuchungen bei Verwendung verschiedener Dosen der blockierenden Substanz (Abb. 5). Gibt man relativ wenig Metopiron, so ist der Anstieg von Tetrahydro-S relativ gering, gibt man das Doppelte, so ist die Ausscheidung größer. Tetrahydro-E und -F bleiben dagegen in beiden

Fällen konstant und entsprechen den physiologischen Sekretionsgrößen, wie sie vor Metopiron bestimmt worden waren.

Der Kürze der Zeit wegen kann ich nur einige exemplarische Fälle von corticotroper Hypophyseninsuffizienz demonstrieren, die wir mit dem beschriebenen

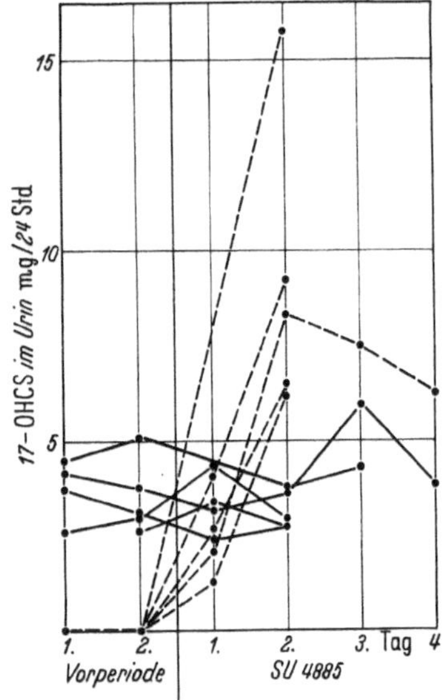

Abb. 4. Tests mit SU 4885 bei 5 gesunden Kindern (s. Abb. 1); getrennte Aufarbeitung der Derivate von Cortisol und Cortison (●——●) und von 11-Desoxycortisol (●– – –●)

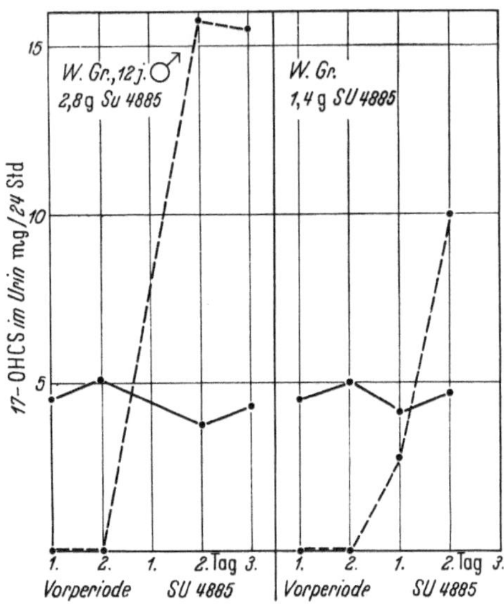

Abb. 5. SU 4885-Tests beim gleichen Kind mit verschiedener Dosierung. (●——●) Cortisol- und Cortisonderivate, (●– – –●) Desoxycortisolderivate

Verfahren getestet haben. Kinder, die mit der üblichen Technik geprüft wurden, haben wir schon im vorigen Jahr in Kopenhagen demonstriert (Bierich u. Mitarb. 1960). Insgesamt haben wir jetzt Metopirontests bei 12 Kindern durchgeführt, die langfristig mit synthetischen Corticosteroiden oder Depot-ACTH behandelt wurden.

Daß die Corticoidbehandlung zur Nebennierenatrophie führt, ist bekannt. Unklar ist noch die Frage, ob die Nebenniereninsuffizienz nach plötzlichem Absetzen der Therapie auf die Atrophie zurückzuführen ist oder auf einen noch weiter be-

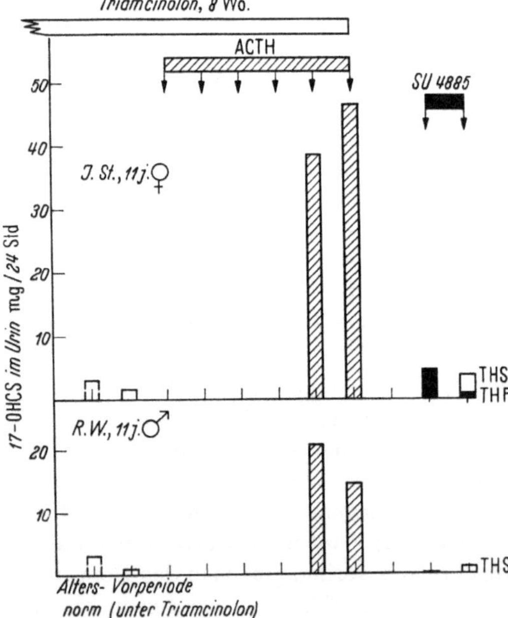

Abb. 6. SU 4885-Tests bei Triamcinolon-behandelten Kindern nach vorangehender ACTH-Stimulation der NNR. Differenzierung der Corticoide nur am 2. SU-Tag. Massive corticotrope HVL-Insuffizienz

stehenden ACTH-Mangel. Um die Atrophie im Versuch als Ursache auszuschließen, haben wir die Nebenniere nach dem Vorgang von HOLUB u. Mitarb. zunächst unter Fortführung der Steroidbehandlung mit ACTH stimuliert und auf diese Weise für den Test ansprechbar gemacht. Danach wurde Metopiron gegeben (Abb. 6). Wie sich ergibt, erhielten wir nur sehr kleine Corticoidmengen und nur äußerst geringe Mengen von Tetrohydro-E und -F. Noch am dritten Tag nach Absetzen des Triamcinolons war eine massive corticotrope Insuffizienz deutlich.

In dem letzten der hier demonstrierten Fälle führten wir bei einem Kleinkind mit epileptischen Blitzkrämpfen mit gutem Erfolg 6 Wochen lang eine Behandlung mit Depot-ACTH durch (Abb. 7). Hierunter schied das Kind für sein Alter deutlich erhöhte Corticoidmengen aus, die eine Hypertrophie der Nebennierenrinde wahrscheinlich machten. Der Metopiron-Test ergab eine mangelhafte Exkretion von Corticoiden, besonders von Tetrahydro-E und -F. Auch hier bestand also eine corticotrope Hypophyseninsuffizienz, wobei ich nicht zu sagen vermag, ob der Vorderlappen nur durch die infolge der ACTH-Behandlung gesteigerten Plasmacorticosteroide oder vielleicht auch durch das ACTH selbst unterdrückt wurde.

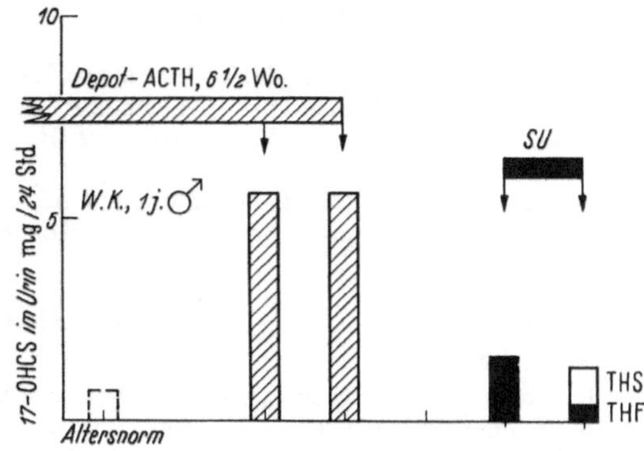

Abb. 7. SU 4885-Test bei langfristig mit ACTH behandeltem Kind. Differenzierung der Corticoide nur am 2. SU-Tag

Zusammenfassung

Die Messung der Mehrausscheidung von Harncorticoiden unter SU 4885 gegenüber einer Vorperiode ohne Behandlung erlaubt die Beurteilung der corticotropen Funktion der Hypophyse. Bei 5 gesunden Kindern stieg die Ausscheidung der 17-Hydroxycorticosteroide, gemessen als Porter-Silber-Chromogene, auf das $2^1/_2$—5fache der Ausgangswerte an. Zwei Kinder mit Hypophysentumoren zeigten keinen Anstieg. Im Gegensatz zu an Erwachsenen erhobenen Befunden war bei gesunden Kindern unter SU 4885 keine bedeutende Mehrausscheidung von 17-Ketosteroiden nachweisbar; ihre Bestimmung ist im Rahmen des Tests bei Kindern daher wertlos.

Mit Hilfe einer fraktionierten Extraktion, zuerst mit CCl_4 + 3% $CHCl_3$, danach mit reinem $CHCl_3$ gelingt es, die (niederpolaren) Derivate des 11-Desoxycortisols und die (höherpolaren) Derivate des Cortisols und Cortisons weitgehend getrennt zu bestimmen. Während die Ausscheidung der Desoxycortisolderivate unter SU 4885 stark ansteigt, bleiben die Werte der Cortisol- und Cortison-Derivate vor und unter SU 4885 annähernd konstant. Die normale Cortisolbildung wird demnach durch Steigerung der endogenen ACTH-Produktion aufrechterhalten. Die getrennte Bestimmung der beiden Steroidgruppen erlaubt eine besondere exakte Beurteilung der corticotropen Funktion der Hypophyse.

Einige Beispiele corticotroper Insuffizienz nach prolongierter Therapie mit synthetischen Corticosteroiden und ACTH werden demonstriert.

Unseren technischen Assistentinnen Frl. I. MEYER, Frau A. MÜNCHOW und Frl. CH. KOPIETZKI möchten wir für ihre interessierte und unermüdliche Arbeit bestens danken.

Literatur

BIERICH, J. R., D. SCHÖNBERG u. E. ECKLER: Vortrag auf d. I. Internat. Kongr. f. Endokrinol., Kopenhagen 1960. Acta endocr. (Kbl.) **35** (1960), Suppl. **51**, 345.

FROESCH, E. R., A. LABHART, R. NEHER, A. PRADER u. W. ZIEGLER: Schweiz. med. Wschr. **89**, 1232 (1959).

HENKE, W. J., R. P. DOE and M. E. JACOBSON: J. clin. Endocr. **20**, 1527 (1960).

HOLUB, D. A., J. W. JAILER, J. I. KITAY and A. G. FRANTZ: J. clin. Endocr. **19**, 1540 (1959).

JENKINS, J. S., L. POTHIER, W. J. REDDY, D. H. NELSON and G. W. THORN: Brit. med. J. **1959 I**, 398.

LIDDLE, G. W., D. ISLAND, E. M. LANCE and A. P. HARRIS: J. clin. Endocr. **18**, 906 (1958).

SILBER, R. H.: Symposium auf d. I. Internat. Kongr. f. Endokrinol., Kopenhagen 1960.

Diskussion

J. TAMM (Hamburg):

Ich finde es bemerkenswert, daß Sie vor der Gabe von SU 4885 keine niederpolaren 17-OHCS im Urin nachweisen konnten. Wie ich gestern schon andeutete, fanden wir im Tetrachlorkohlenstoff-Extrakt unserer Kontrollversuche um 400 γ Porter-Silber-Chromogene. Andererseits zeigten unsere Experimente mit reinen Phasen und reinem Tetrahydro-F und Tetrahydro-S bei der Gegenstromverteilung K-Werte von größer als 12 bzw. 0,12. Diese K-Werte treffen anscheinend nicht zu bei Extraktion aus biologischem Material. Im Plasma gelang uns eine Extraktion der niederpolaren 17-OHCS mit Tetrachlorkohlenstoff nicht, da auch niederpolare Lipide mit eingingen.

K. SCHWARZ (München):

Darf ich zu Herrn BIERICHS interessanten Ausführungen die Frage stellen, ob Sie eine optimale eben noch ausreichende Dosis herausgefunden haben, in deren Bereich ein vollständiger Block zwischen dem Precurser Comp. „Reichstein-S" und Cortisol mit dem b-11-Hydroxylasehemmstoff SU 4885 gesetzt wird? Wir sahen nämlich bei Erwachsenen schon mit 2,25 g pro Tag einen ebenso starken Anstieg der 17-ketogenen- und der „totalen" 17-OHCS nach APPLEBY, NORYMBERSKI u. a. im Urin, wie dies FROESCH und LABHART mit 4,5 g der Substanz erreichen konnten.

J. R. BIERICH (Hamburg):

Zu den Fragen Herrn TAMMS: Bei Ausschüttelung mit reinem $C\,Cl_4$ haben wir bei einigen gesunden Probanden, deren Harn wir untersuchten, im Gegensatz zu Ihnen nie meßbare Porter-Silber-Chromogene erhalten; wohl dagegen bei Ausschüttelung mit $C\,Cl_4$ unter Zusatz von $CH\,Cl_3$, — mengenmäßig in Abhängigkeit von der Quantität des zugesetzten $CH\,Cl_3$. Das ist nach der vorhin gezeigten Tabelle über die Lösungsmittelverteilung nicht verwunderlich, da es zur Extraktion von kleinen Mengen Dihydro-E kommt. Bei der chromatographischen Aufarbeitung, vornehmlich im Bush-System B_5 haben wir einige Male bei Gesunden Spuren von Tetrahydro-S nachweisen können.

Zu Herrn SCHWARZ: 1. Daß Kinder vor der Pubertät unter SU 4885 keine wesentliche Mehrausscheidung von 17-Ketosteroiden aufweisen, beruht m. E. auf dem Enzymmuster der NNR des Kindes, das vor der Pubertät, bzw. vor der Adrenarche anders ist als beim Erwachsenen. Auch die unstimulierte 17-Ketosteroid-Exkretion ist ja vor der Pubertät außerordentlich niedrig, und nach exogener Applikation von ACTH scheiden Kinder relativ wenig 17-Ketosteroide aus. Beim Kind sind die 17-Ketosteroide vorwiegend Corticosteroidmetaboliten; adrenale Androgene werden noch nicht gebildet.

2. Die Ausarbeitung einer brauchbaren Testdosis für das SU 4885 ist nicht unser Verdienst, sondern entspricht den Angaben von FROESCH u. Mitarb., die Erwachsenen 4,5 g/die verabreichen. Wir haben das auf die Körperoberfläche umgerechnet und geben 2,5 g/m^2/die.

Aus dem Anatomischen Institut der Universität Tübingen (Direktor: Prof. Dr. E. Tonutti)
und der Medizinischen Klinik der Universität Gießen (Direktor: Prof. Dr. Dr. H. Bohn)

Einfluß von Testosteron und Oestradiol auf die 17-OHCS-Ausscheidung und das Kernvolumen der Nebennierenrinde beim Meerschweinchen

Von

M. Herrmann und G. Winkler

Mit 4 Abbildungen

Die Wirkung von Testosteron und Oestradiol auf Größe und Funktion der Nebennierenrinde ist seit längerem bekannt. So wurde, wie experimentell nachgewiesen, durch Testosteron die regressive Transformation nach Zufuhr von Nebennierenrindenextrakten [Cutuly (*8*) und Leonard (*37, 38*)] und nach Hypophysektomie [Winters (*63*), Gaunt (*14, 15*), Leathem (*36*) und Zizine (*64*)] wenigstens zeitweilig verhindert. Die Verminderung der Ausscheidung der 17-Ketosteroide und der 17-ketogenen Steroide wurde unter anderem von Brooks und Prunty (*4*) beschrieben, das Verhalten der 17-OHCS im Plasma von Gemzell und Notter (*17*) untersucht und mit Veränderungen im Stoffwechsel der Nebennierenrindenhormone in Zusammenhang gebracht.

Seit der Beobachtung von Landau (*35*) über die Verbreiterung der Zona fasciculata der Nebennierenrinde im Verlauf der Geschlechtsreife bei der Frau wurde in zahlreichen tierexperimentellen und klinischen Arbeiten nach Oestrogengaben eine Einwirkung auf die Nebennierenrinde wie auch auf die Hormonausscheidung beschrieben. Hier sei neben zahlreichen anderen Autoren (*1, 2, 6, 9, 10, 12, 13, 14, 16, 18, 19, 20, 21, 27, 28, 29, 32, 33, 34, 40, 41, 43, 44, 47, 49—53, 55—57, 59, 62*) vor allem auf die Untersuchungen von Vogt (*60, 61*) hingewiesen, die nach Oestrogengaben einen Anstieg des Nebennierenrindengewichtes, Lipoidverarmung und eine Corticosteronverminderung im Nebennierenvenenblut beschrieben hat.

In eigenen Untersuchungen (*26*) haben wir unter Verwendung einer modifizierten Porter-Silber-Reaktion (*39, 46, 54*) die 17-Hydroxycorticosteroid-(17-OHCS)-Ausscheidung beim Meerschweinchen während und nach kurzfristiger Behandlung mit Testosteron und Oestradiol verfolgt und die Relation zwischen Kernvolumen und 17-OHCS-Ausscheidung untersucht. Wie aus Abb. 1 ersichtlich, kam es unter der Behandlung mit den genannten Hormonen zu einem stetigen Abfall der 17-OHCS-Ausscheidung, während die Kernvolumina der Z. fasc. der Nebennierenrinde eine langsame Zunahme zeigten. Nach Laparotomie derartig vorbehandelter Tiere fanden wir einen deutlichen Abfall der 17-OHCS-Ausscheidung, während bei den nicht behandelten Kontrolltieren ein beträchtlicher

Anstieg zu verzeichnen war. Bei den Kontrolltieren nahm nach der Operation das Kernvolumen zu, während bei den mit Testosteron vorbehandelten Tieren ein geringer Abfall, bei den mit Oestradiol behandelten Tieren eine nur vorübergehende Zunahme zu verzeichnen war.

Diese Ergebnisse lassen sich in ihrer Auswirkung so interpretieren, daß unter der Vorbehandlung mit Testosteron und Oestradiol eine relative Verminderung der freien 17-OHCS (soweit mit unserer Methode zu verfolgen) mit einer vermehrten ACTH-Sekretion einhergeht, die ihrerseits eine Größenzunahme der Kernvolumina bewirkt.

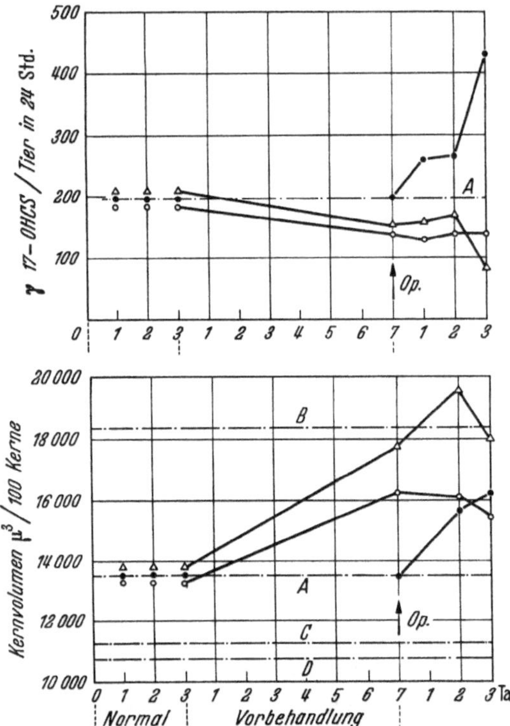

Abb. 1. Verhalten der Kernvolumina und der 17-OHCS-Ausscheidung von Meerschweinchen während Testosteron- bzw. Oestradiolbehandlung sowie nach anschließender Laparotomie. A = Kernvolumen und 17-OHCS-Ausscheidung von Normaltieren; B = Kernvolumen von Normaltieren mit 5 d.l.m. Diphtherietoxin vergiftet; C = Kernvolumen hypophysenloser Tiere; D = Kernvolumen hypophysenloser mit Diphtherietoxin vergifteter Tiere. ● Normaltiere, ○ Normaltiere + Testosteron, △ Normaltiere + Oestradiol

Tabelle 1. *Zusammenstellung der Versuchsanordnung aus verschiedenen Versuchen (22, 23, 24)*

Vorbehandlung	Tierzahl	Diphtherie-Toxin-Vergiftung	Verteilung der Tiere in den Versuchsgruppen auf die Tage nach Absetzen der Vorbehandlung														
			1	2	3	4	5	6	7	8	9	10	11	12	13	14	15
Cortison, täglich 5 mg i.m. (28×5 = 140mg)	47	ja	5				6			6			5			6	3
		nein	3	2		2			3			3			3		
Cortison, täglich 5 mg i.m. (28×5 = 140 mg) + Testosteron jeden 3. Tag 5 mg i.m. (9×5 = 45 mg)	34	ja		3			4			4				4	4		
		nein	3			4			4				3				
Cortison, täglich 5 mg i.m. (28×5 = 140 mg) + Oestradiol jeden 2. Tag 200 γ i.m. (14× 200 = 2800 γ)	39	ja		4		4	4	4	4	4							
		nein	3		4		4			4							
Insgesamt	120																

Damit gewannen Testosteron und Oestradiol für uns ein großes Interesse zur Abkürzung der Restitutionsphase der Nebennierenrinde nach langfristiger Cortisonvorbehandlung. Unsere Versuche über die Relation von Kernvolumen der Z. fasc. und 17-OHCS-Ausscheidung im Harn langfristig mit Cortison vorbehandelter Meerschweinchen (*23*) ließen den Schluß zu, daß außer einer Blockierung des hypothalamisch-hypophysären Systems auch die Atrophie der Nebennierenrinde selbst einen Einfluß auf die Dauer der Restitutionsphase hat. Substanzen, die eine Vergrößerung des Kernvolumens der Zellen der Z. fasc. bewirken, also eine Verbesserung der Ausgangslage für die ACTH-Einwirkung schaffen, ohne gleichzeitig die ACTH-Sekretion und Synthese zu hemmen, schienen somit zur Verkürzung der Restitutionsphase geeignet. Wir nahmen an, daß Testosteron und Oestradiol diese Voraussetzungen erfüllten.

Die Versuchsanordnung geht aus Tab. 1 hervor. Zur Beurteilung des Wiederingangkommens der ACTH-Sekretion dienten verschiedene ACTH-abhängige Kriterien, wie a) Zunahme der Kernvolumina der Z. fasc. der Nebennierenrinde, b) Verhalten der 17-OHCS-Ausscheidung und c) Eintritt der hämorrhagischen Nekrose nach Diphtherietoxinvergiftung.

Ergebnisse

a) Verhalten der Kernvolumina der Zona fasciculata der Nebennierenrinde

Wie aus Abb. 2 ersichtlich, sinkt unter langfristiger Cortisonbehandlung das Kernvolumen auf Werte hypophysenloser Tiere ab. Diese Werte finden sich noch am 7. Tag nach Absetzen der Behandlung, am 10. Tage werden Normalwerte erreicht, am 13. Tag finden wir einen über das Normalvolumen hinausgehenden Anstieg. Zusätzlich mit Testosteron behandelte Tiere zeigten bis zum 7. Tag normale Kernvolumina, am 11. Tag einen die Norm übersteigenden Wert. Bei zusätzlich mit Oestradiol behandelten Tieren fanden wir sofort nach Absetzen der Behandlung einen weit über der Norm liegenden Kernvolumenwert. Diesem folgte bis zum 5. Tag nach Absetzen der Vorbehandlung ein geringer Abfall, anschließend erneut eine starke Zunahme der Kernvolumina.

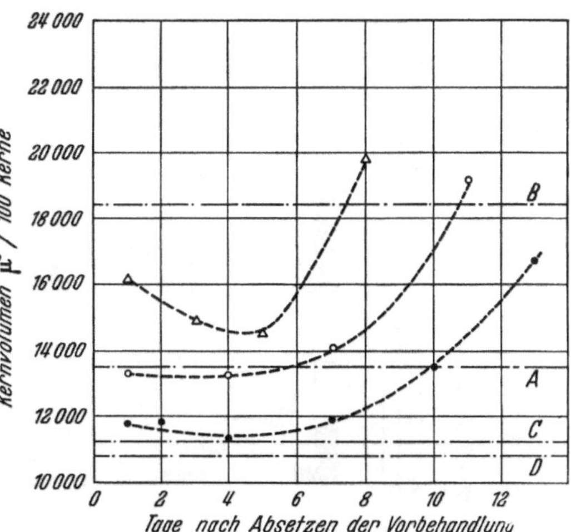

Abb. 2. Verhalten der Zellkernvolumina der Z. fasc. nach vorausgegangener Behandlung mit ● Cortison; ○ Cortison + Testosteron; △ Cortison + Oestradiol. Durchschnittsbereiche: A = Normaltiere; B = Normaltiere nach 5 d.l.m. Diphtherietoxin; C = hypophysenlose Tiere; D = hypophysenlose Tiere nach 5 d.l.m. Diphtherietoxin

Im folgenden Diagramm (Abb. 3) ist das Verhalten des Kernvolumens gleichartig vorbehandelter, aber zusätzlich an verschiedenen Tagen nach Absetzen der Vorbehandlung mit Diphtherietoxin vergifteter Meerschweinchen dargestellt. Bei den nur mit Cortison vorbehandelten Tieren reagierten die Zellen der Z. fasc.

mit einem geringfügigen Anstieg des Kernvolumens am 8. Tag. Erst am 11. Tag fand sich ein die Norm übersteigender Wert. Am 14. und 15. Tag beobachteten wir Kernvolumina von 20000 bzw. 21500 μ^3, die somit deutlich über den Werten lagen, die bei der Reaktion von Normaltieren nach Vergiftung mit 5 d. l. m. Diphtherietoxin gefunden wurden. Bei den mit Testosteron behandelten Tieren überstieg das Kernvolumen am 8. Tag die Normalwerte und zeigte am 12. Tag mit 22000 μ^3 sehr stark erhöhte Werte, denen schon am 13. Tag eine Rückkehr zu Kernvolumina folgte, die einer normalen Reaktion auf Diphtherietoxinvergiftung entsprachen. Die zusätzlich mit Oestradiol behandelten Tiere reagierten auf die Diphtherietoxinvergiftung schon am 5. Tag nach Absetzen der Behandlung mit einer deutlichen Zunahme des Kernvolumens gegenüber dem nichtvergifteter, gleichartig vorbehandelter Kontrolltiere.

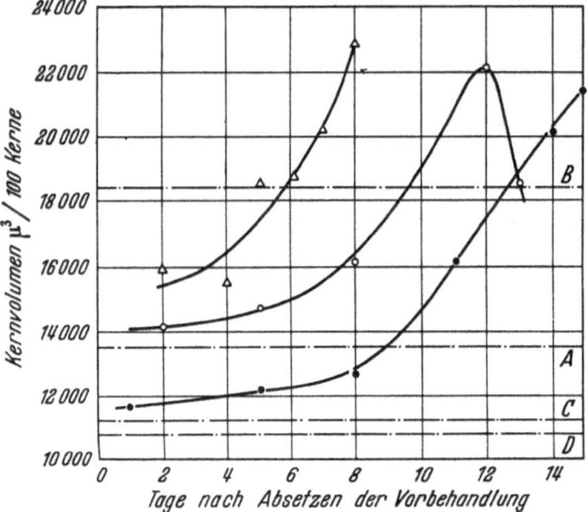

Abb. 3. Verhalten der Zellkernvolumina der Z. fasc. nach 5 d.l.m. Diphtherietoxin und vorausgegangener Behandlung mit ● Cortison; ○ Cortison + Testosteron; △ Cortison + Oestradiol. Durchschnittsbereiche: A = Normaltiere; B = Normaltiere nach 5 d.l.m. Diphtherietoxin; C = hypophysenlose Tiere; D = hypophysenlose Tiere nach 5 d.l.m. Diphtherietoxin

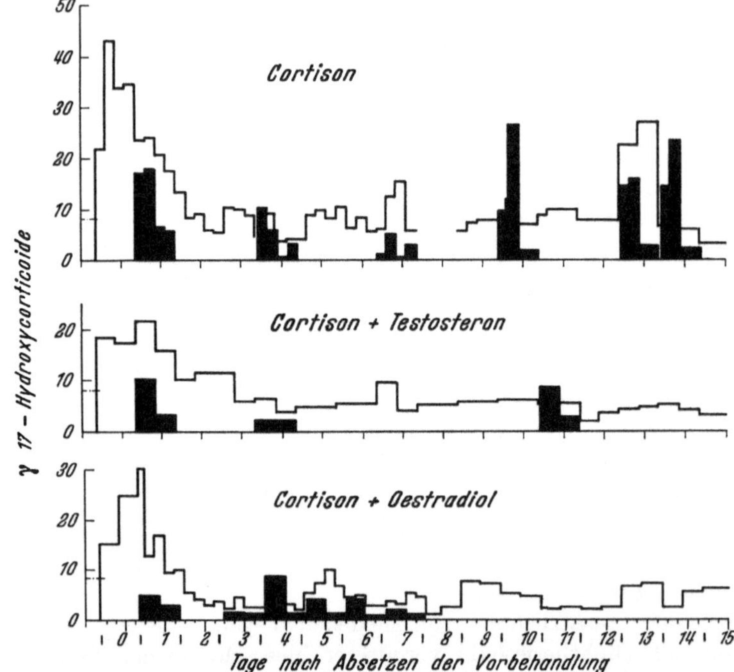

Abb. 4. Verhalten der 17-OHCS-Ausscheidung im Harn. Dargestellt ist in jeder Säule der stündliche Durchschnittswert des jeweils ablesbaren Zeitraumes. Abzisse: Tage nach Absetzen der Vorbehandlung. Dunkle Säulen: Tiere nach Diphtherietoxinvergiftung; helle Säulen: Tiere ohne Diphtherietoxinvergiftung

b) Das Verhalten der 17-OHCS-Ausscheidung im Harn

Abb. 4 zeigt die durchschnittliche Ausscheidung der 17-OHCS beim Meerschweinchen in den verschiedenen Versuchsgruppen pro Stunde. Am Tage des Absetzens der Vorbehandlung fanden wir eine Steroidausscheidung von 40 γ bei nur mit Cortison vorbehandelten Tieren, während die zusätzlich mit Testosteron bzw. Oestradiol behandelten Tiere durchschnittliche Werte von 20 γ pro Stunde erreichten. Am 2. Tag zeigte sich bei allen Gruppen eine Tendenz zum Rückgang der Exkretion der aus der vorangegangenen Zufuhr stammenden Corticoide. Die Ausscheidung erreichte bei allen Gruppen subnormale Werte, wobei die der zusätzlich mit Testosteron und Oestradiol behandelten Tiere etwa halb so groß war wie die der nur mit Cortison vorbehandelten Meerschweinchen. Dieses Niveau blieb über einen längeren Zeitraum erhalten. Bei den nur mit Cortison vorbehandelten Tieren erfolgte am 13. Tag ein starker Anstieg der Ausscheidung, während dies bei den zusätzlich mit Testosteron bzw. Oestradiol vorbehandelten Meerschweinchen erst am 19. Tag eintrat. Die Ausscheidungswerte der mit Diphtherietoxin vergifteten Tiere der verschiedenen Versuchsgruppen entsprachen bei allen Gruppen im wesentlichen denen der nicht vergifteten, sonst gleichartig vorbehandelten Tiere.

c) Verhalten der hämorrhagischen Nekrose nach Diphtherietoxinvergiftung

Der streng ACTH-abhängige Eintritt der Nekrosen erfolgte, wie aus Tab. 2 hervorgeht, nach alleiniger Cortisonvorbehandlung erst am 8. Tag, während es

Tabelle 2. *Auftreten der hämorrhagischen Nekrose der Nebennierenrinde nach 5 d. l. m. Diphtherie-Toxin s. c.*

TAGE NACH ABSETZEN DER VORBEHANDLUNG	1	2	3	4	5	6	7	8	9	10	11	12	13	14	15
CORTISON								++			++++			++++	++++
CORTISON + TESTOSTERON					++			+				++++	++++		
CORTISON + OESTRADIOL		++		++++	++++	++++	++++	++++							

bei den zusätzlich mit Testosteron behandelten Tieren schon am 5. Tag nach Absetzen der Vorbehandlung zum Auftreten dieser Gewebszerstörungen kam. Nach zusätzlicher Oestradiolbehandlung traten die Nekrosen schon am 1. Tag nach Absetzen der Vorbehandlung auf.

Diskussion und Ergebnisse

Wie bereits Winters, Hollings und Stebbins (*63*) 1953 zeigen konnten, läßt sich die cortisoninduzierte Atrophie der Nebennierenrinde durch gleichzeitige Androgengaben verhindern. Wir können diese Beobachtung an Hand des Zellkernvolumens der Z. fasc. bestätigen, die der einfachen Gewichtsbestimmung der Nebennierenrinde bekanntlich überlegen ist. Darüber hinaus konnte aus dem früheren Ansprechen der Nebennierenrinde im Ablauf der Diphtherietoxinvergiftung mit Hämorrhagie und Nekrose auf eine Verkürzung der Restitutionsphase durch Testosteron geschlossen werden. Während, wie gezeigt, bei den mit Testosteron behandelten Tieren die positive Reaktion bereits nach 5 Tagen eintritt, kommt es bei den zusätzlich mit Oestradiol behandelten Tieren schon am zweiten Tage nach Absetzen der Vorbehandlung zum Eintritt der Nekrosen. Da die Diphtheriereaktion nach den Untersuchungen von TONUTTI (*58*) streng ACTH-abhängig ist, kann daraus entweder auf eine frühere Ansprechbarkeit der Nebennierenrinde auf die ACTH-Sekretion der Hypophyse oder aber auf ein früheres Ingangkommen der ACTH-Ausschüttung geschlossen werden.

Mit der Deutung der verminderten 17-OHCS-Ausscheidung beschäftigten sich in neueren Untersuchungen, die sie mit markiertem Cortisol durchführten, PETERSON et al. (*45*) sowie MILLS et al. (*42*). Es wurde die Relation zwischen freiem, nicht eiweißgebundenem und dem an spezifische Plasmaproteine, dem sog. Transcortin, fixierten Cortisol unter Oestrogengaben verfolgt. Demnach wird die Halbwertszeit des Plasmacortisols durch verstärkte Eiweißbindung beträchtlich verlängert und die Ausscheidung im Harn herabgesetzt. Die Verschiebung zugunsten des eiweißgebundenen Anteils hat ferner zur Folge, daß, ähnlich wie in der Gravidität, eine Rückwirkung auf die Hypophyse im Sinne eines homöostatischen Regulationsmechanismus ausbleibt, da die eiweißgebundene Fraktion anscheinend biologisch inaktiv ist. Die engen Wechselbeziehungen zwischen Keimdrüsenhormonen und Nebennierenrinde könnten unter Umständen praktische, therapeutische Konsequenzen nach sich ziehen, wenn es gelingt, mit Präparaten, bei denen die androgene bzw. oestrogene Wirksamkeit herabgesetzt ist oder fehlt, die gleiche Wirkung auf die Nebennierenrinde zu erzielen. In verschiedenen Arbeiten (*3, 5, 11, 30, 31, 48*) wurde auf den Einfluß synthetischer Testosteronderivate aufmerksam gemacht. Eigene Untersuchungen (*25*) zeigen, daß sich die Restitutionsphase der Nebennierenrinde nach langfristiger Cortisonvorbehandlung mit solchen Präparaten verkürzen läßt.

Zusammenfassung

Wir konnten zeigen, daß die zusätzliche Behandlung mit Testosteron und Oestradiol die regressive Transformation der Nebennierenrinde unter langfristiger Cortisontherapie in einem Beobachtungszeitraum von 28 Tagen beim Meerschweinchen verhindern kann. Dem entspricht in unseren Versuchen eine frühere Reaktion des Kernvolumens der Zona fasciculata auf die Diphtherietoxinvergiftung. Noch früher als die Kernvolumenzunahme tritt jedoch die hämorrhagische Nekrose der Nebennierenrinde ein, die streng ACTH-abhängig ist. So finden wir sie bei den zusätzlich mit Testosteron behandelten Tieren schon am 5. Tag nach Absetzen der Vorbehandlung, während sie bei zusätzlich mit Oestradiol behandelten Tieren schon am 2. Tage nach Absetzen der Vorbehandlung auftritt. Dies entspricht einer deutlichen Abkürzung der Restitutionsphase der Nebennierenrinde nach langfristiger Cortisonvorbehandlung. Ob die Vermeidung der Nebennierenrindenatrophie oder ein früheres Einsetzen der ACTH-Ausschüttung dafür verantwortlich zu machen ist, kann noch nicht sicher entschieden werden.

Literatur

1. ALLEN, B. M., and H. BERN: Endocrinology **31**, 586 (1942).
2. ANDERSEN, D. J.: J. Physiol. (Lond.) **83**, 15 (1935).
3. BRICHANT, J., M. L. BRICHANT, P. DUCOMMUN, E. ENGEL u. A. M. IONDEL: Schweiz. med. Wschr. **88**, 236 (1958).
4. BROOKS, R. V., and F. T. G. PRUNTY: J. Endocr. **15**, 385 (1957).
5. CARTER, A. C., S. WEISSENFELD and M. G. GOLDNER: Proc. Soc. Exp. Biol. a. Med. **98**, 593 (1958).
6. CLAYTON, B. E., and J. E. HAMMANT: J. Endocr. **15**, 255 (1957).
7. — — J. Endocr. **18**, 90 (1959).
8. CUTULY, E., E. CUTULY and D. MCCULLAGH: Proc. Soc. Exp. Biol. a. Med. **38**, 813 (1938).
9. DANNER, M.: Klin. Wschr. **1938**, 658.
10. DEANESLEY, R.: Endocrinology **1**, 36 (1939).
11. DESAULLES, P. A., CH. KRÄHENBÜHL, W. SCHULER u. I. J. BEIN: Schweiz. med. Wschr. **89**, 1313 (1959).
12. EMMENS, C. W., u. A. S. KARKES: Vitam. u. Horm. **5**, 233 (1947).
13. FRY, E. G.: Endocrinology **30**, 1029 (1942).
14. GAUNT, R., C. HOWELL and N. ANTONCHAK: J. clin. Endocr. **12**, 958 (1952).
15. — C. H. TUTHILL, N. ANTONCHAK and I. H. LEATHEM: Endocrinology **52**, 407 (1953).
16. GEMZELL, C. A.: Acta endocr. (Kbh.) **1**, 1 (1948).
17. — and G. NOTTER: J. clin. Endocr. **16**, 483 (1956).
18. GREENBLATT, R.: J. clin. Endocr. **16**, 869 (1956).
19. GREEP, R. O., and C. E. JONES: Recent. Progr. Hormone Res. **5**, 197 (1950).
20. HAAM, E. V., M. H. HAMMEL, T. E. RADIN and R. H. SCHOENE: Endocrinology **28**, 263 (1941).
21. HALKERSTONE, I. D. K., J. HILLMANN, D. PALMER and A. RUNDLE: J. Endocr. **13**, 433 (1956).
22. HERRMANN, M.: Zschr. mikr.-anat. Forschg., im Druck.
23. — u. G. WINKLER: Acta neuroveg. (Wien) **20**, 38 (1959).
24. — — Acta endocr. (Kbh.), im Druck.
25. — — Arzneimittelforschung **12**, 82 (1962).
26. — — In Vorbereitung.
27. HOFFMANN, F.: Z. Geburtsh. Gynäk. **135**, 169 (1951).
28. INGLE, D.: Endocrinology **29**, 649 (1938).
29. JANES, R. G., and O. NELSON: Proc. Soc. Exp. Biol. a. Med. **43**, 340 (1940).
30. KAISER, R.: Klin. Wschr. **37**, 1045 (1959).
31. KALANT, O. J.: Endocrinology **62**, 237 (1958).
32. KIMMELSDORF, D. J., and A. J. SONDERWALL: Endocrinology **41**, 21 (1947).
33. KORENCHEVSKY, V., and M. DENNISON: J. Path. Bact. **41**, 323 (1935).
34. — and K. HALL: Biochem. J. **35**, 726 (1941).
35. LANDAU, M.: Die Nebennierenrinde. Jena: Verlag Gustav Fischer 1913.
36. LEATHEM, J. H.: Anat. Rec. **89**, 155 (1944).
37. LEONARD, S. L.: Proc. Soc. Exp. Biol. a. Med. **51**, 302 (1942).
38. — Endocrinology **35**, 82 (1944).
39. LIDDLE, G. W., J. E. RICHARD and R. E. PETERSON: Endocrinology **57**, 594 (1955).
40. LYNCH, K. M.: J. Neuropath. exp. Neurol. **73**, 619 (1955).
41. MARK, J., and G. R. BISKIND: Endocrinology **28**, 465 (1951).
42. MILLS, I. H., H. P. SCHEDL, P. S. CHEN and F. C. BARTTER: J. clin. Endocr. **20**, 515 (1960).
43. NADEL, E., E. S. JOSEPHSON and A. S. MULAY: Endocrinology **46**, 253 (1950).
44. — B. G. YOUNG, A. C. HILGAR and S. BURSTEIN: Acta endocr. (Kbh.) **28**, 283 (1958).
45. PETERSON, R. E., G. NOKES, P. CHEN and R. BLACK: J. clin. Endocr. **20**, 495 (1960).
46. PORTER, C. C., and R. H. SILBER: J. biol. Chem. **185**, 201 (1950).
47. ROBERTSON, M. E., M. STIEFEL and J. C. LAIDLAW: J. clin. Endocr. **19**, 1381 (1959).
48. RINNE, U. K., and E. K. NÄÄTÄNEN: Acta endocr. (Kbh.) **27**, 423 (1958).
49. ROBERTS, C., and C. M. SZEGÖ: Physiol. Rev. **33**, 593 (1953).
50. SCHWARTZ, K., u. K. KOPETZ: Klin. Wschr. **38**, 335 (1960).
51. — u. H. SCHMIDT ELMENDORFF: Klin. Wschr. **38**, 139 (1960).

52. Segal, S. J.: Anat. Rec. **115**, 205 (1953).
53. Segaloff, A., and W. F. Dunning: Endocrinology **36**, 238 (1945).
54. Silber, R. H., and C. C. Porter: J. biol. Chem. **210**, 923 (1954).
55. Smith, O. W.: Endocrinology **40**, 116 (1947).
56. Suchowski, G.: Acta endocr. (Kbh.) **27**, 225 (1958).
57. Taliaferro, I., F. Cobey and L. Leone: Proc. Soc. Exp. Biol. a. Med. **92**, 742 (1956).
58. Tonutti, E.: Verh. dtsch. Ges. Path. **36**, 123 (1953).
59. Uotila, N.: Endocrinology **26**, 123 (1940).
60. Vogt, M.: J. Physiol. (Lond.) **104**, 60 (1945).
61. — J. Physiol. (Lond.) **128**, 7 p (1955).
62. Wallace, E. Z., H. I. Silverberg and A. C. Carter: Proc. Soc. Exp. Biol. a. Med. **95**, 805 (1957).
63. Winters, Ch. A., H. L. Hollings and R. B. Stebbins: Endocrinology **52**, 123 (1953).
64. Zizine, L. A., M. E. Simpson and H. M. Evans: Endocrinology **47**, 97 (1950).

Diskussion

K. Schwarz (München):

Ich habe einige Bedenken, ob man diese tierexperimentellen Befunde ohne weiteres auf den Menschen übertragen darf. Es tritt wohl ein Anstieg des Plasmacortisols unter Oestrogengaben beim Menschen auf, aber die Urinausscheidung der Corticosteroidmetaboliten bleibt gleich bzw. nimmt nach 10—14 Tagen ab. Peterson konnte mit seiner Isotopendoppelmarkierungs-Methode zeigen, daß die Sekretionsrate und der Turnover des Cortisols abnehmen ebenso wie die Corticoidausscheidung und folgert daraus eine Funktionseinschränkung der NNR.

M. Herrmann (Tübingen):

Die Arbeit von Peterson u. Mitarb. ist uns bekannt. Gerade diese Untersuchungen zeigen, daß keine Mindersekretion der Nebenniere vorliegt. Die Gesamtplasma 17-OHCS haben zugenommen, wenngleich hauptsächlich die gebundenen, d. h. die an das sog. Transcortin gebundenen, 17-OHCS zugenommen haben. Sie konnten weiterhin zeigen, daß nach ACTH-Gaben eine Eosinopenie eintrat, die vorher trotz erhöhter Plasmacorticoide nicht auftrat. Es kann daraus auf eine Freisetzung von gebundenem Plasma-OHCS geschlossen werden, die dann erst biologisch aktiv werden.

Die gleichen Verhältnisse finden wir auch bei der Gravidität. Es findet sich ein erhöhter Plasma-OHCS-Gehalt, bei dem die freien 17-OHCS relativ vermindert sind, absolut aber den Normalwerten entsprechen. Dadurch wird der feed-back-Mechanismus nicht ausgelöst, die Stimulierung der Nebenniere durch die Hypophyse bleibt erhalten.

Aus der II. Medizinischen Klinik der Universität München
(Direktor: Prof. Dr. Dr. G. Bodechtel)

Der Einfluß von Insulin und Glucagon auf den Plasmaspiegel der freien 17-Hydroxycorticosteroide

Von

K. Kopetz, K. P. Eymer, K. Schwarz und K. F. Weinges

Mit 4 Abbildungen

Der Einfluß der Corticosteroide (CS) auf den Kohlenhydratstoffwechsel und die Beziehungen zum Diabetes mellitus wurden von zahlreichen Arbeitsgruppen intensiv untersucht. Bierich konnte im Coma diabeticum einen erheblichen Anstieg der Plasma 17-OHCS nachweisen. Als Ursache wurde die Entgleisung des Kohlenhydratstoffwechsels angenommen, die im Rahmen der Stress-Situation zu einer Stimulierung der Nebennierenrinde (NNR) führt.

Die in der Zeiteinheit rasch einsetzende Hypoglykämie bis zum Schockzustand geht, wie Bliss beweisen konnte, mit einer deutlichen Cortisolzunahme einher, die als Ausdruck einer „Stress"-bedingten NNR-Reaktion gedeutet wurde.

Daß auch das Glucagon (HGF) als zweites Pankreashormon einen Einfluß auf die NNR haben kann, wurde offenkundig, als Kirtley 1953 eine gesteigerte Urinausscheidung der 17-OHCS beschrieb. Diese Ergebnisse wurden in letzter Zeit von Salter u. Mitarb. bestätigt, die Glucagon bei der Polyarthritis rheumatica verabfolgten und eine vorübergehende Besserung des Zustandsbildes feststellen konnten.

Auf Grund dieser Untersuchungen wurde von Weinges und Schwarz die Wirkung von HGF und Insulin auf den Plasmaspiegel der unveresterten 17-OHCS eingehend untersucht und eine Zunahme sowohl nach Insulin als auch nach HGF gesichert. Der durch Insulin ausgelöste Cortisolanstieg wurde mit dem der Hypoglykämie folgenden Stress erklärt. Die Deutung des Glucagoneffektes auf die Plasma-CS erschien deshalb schwierig, weil die hierbei ausgelöste mäßige Hyperglykämie als Ursache ausgeschlossen werden konnte. In den Untersuchungen von Weinges und Schwarz wurde sie durch Glucoseinfusion imitiert, ohne daß der Steroidspiegel dadurch beeinflußt worden wäre. Das HGF führt über die Aktivierung des Phosphorylasesystems zur raschen Glykogenolyse in der Leber und zu einer akuten Glykogenverarmung des Organs, so daß als hormonale Gegenregulation ein Anstieg des Plasmacortisols diskutiert werden kann, das durch eine vermehrte Gluconeogenese reaktiv die Glykogendepots wieder auffüllt.

Zur weiteren Klärung dieser Hypothese, wonach die Leber eine gewisse Schlüsselposition einnimmt, lag es nahe, den Einfluß von Insulin und HGF auf die Plasma-CS bei Lebercirrhosen mit einer diffusen Störung der Leberzellfunktion zu prüfen.

Die Untersuchungen wurden an klinisch und bioptisch gesicherten Lebercirrhosen durchgeführt, die Normalwerte sind der Arbeit von Weinges und

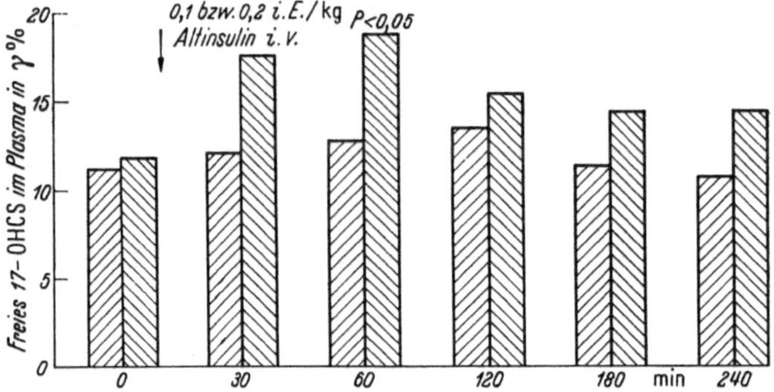

Abb. 1. Verhalten der freien 17-OHCS im Plasma nach Insulin bei 8 Gesunden ▨ und bei 8 Lebercirrhosen ▨

Schwarz entnommen. Die Bestimmung der unveresterten 17-OHCS erfolgte nach der von Eik-Nes, Nelson und Samuels angegebenen Methode, die Blutzuckerwerte wurden enzymatisch nach der Methode von Huggett ermittelt.

Intravenöse Gaben von 0,1—0,2 iE/kg Altinsulin, die bei den Normalpersonen zu einer signifikanten Zunahme der Plasma-CS führten, lassen bei Lebercirrhosen

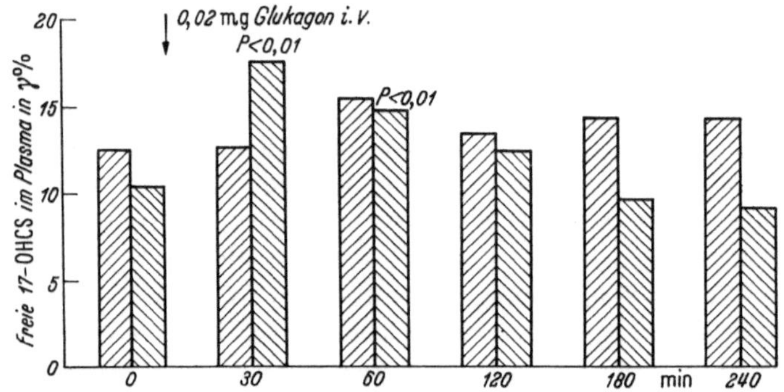

Abb. 2. Verhalten der freien 17-OHCS im Plasma nach Glucagon bei 10 Gesunden ▨ und bei 11 Lebercirrhosen ▨

jeglichen Effekt auf den CS-Spiegel vermissen (Abb. 1). Die geringfügigen Schwankungen liegen innerhalb der Fehlerbreite der Methode.

Nahezu ebenso eindrucksvoll und signifikant ist der Unterschied der NNR-Reaktion nach HGF zwischen normalen Versuchspersonen und Lebercirrhosen (Abb. 2). Der leichte Anstieg der Plasma-CS 60 min nach einer Injektion von 0,02 mg/kg Körpergewicht ist nicht signifikant. Dies ließe, falls es sich bei einer größeren Anzahl von Probanden bestätigt, an eine Verzögerung der Glucagonwirkung denken, da bei Normalen der Gipfel bereits nach 30 min nachzuweisen ist.

Eine entsprechende Beurteilung dieser Befunde ist nur bei Betrachtung der Blutzuckerkurven möglich (Abb. 3). Hier findet sich bei Lebercirrhosen unter Insulin ein deutlich flacherer Kurvenverlauf, die initiale Hypoglykämie ist wesentlich weniger ausgeprägt als bei gesunden Versuchspersonen. Klinisch waren während des Versuchs keine Anzeichen eines drohenden hypoglykämischen Schocks zu beobachten.

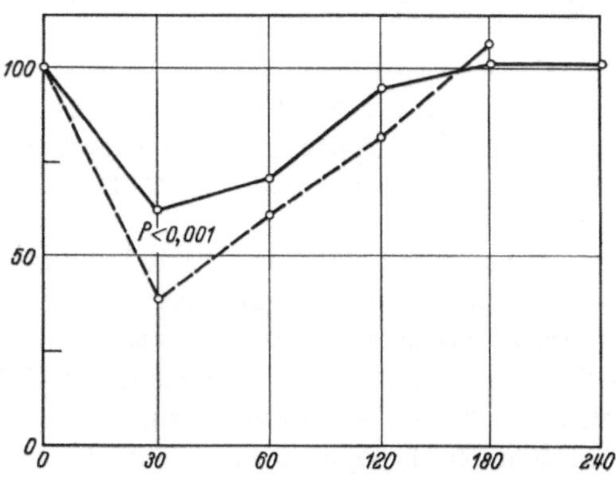

Abb. 3. Veränderungen der Blutzuckerwerte in Prozent des Ausgangswertes nach 0,1 bzw. 0,2 iE/kg Altinsulin i.v. Bei 8 Gesunden o— — —o und bei 8 Lebercirrhosen o——o

Ein ähnliches Verhalten zeigte der Blutzuckeranstieg nach HGF (Abb. 4), wie Kibler, van Itallie, Linke und Weinges bei verschiedenen Leberparenchymschädigungen zeigen konnten. Die Blutzuckerkurve bei Lebercirrhosen ist flacher als bei Gesunden mit einer erheblichen Hyperglykämie. 30 min nach der HGF-Injektion beträgt der Blutzuckeranstieg bei diesen im Mittel + 82% gegenüber + 32% bei Lebercirrhosen.

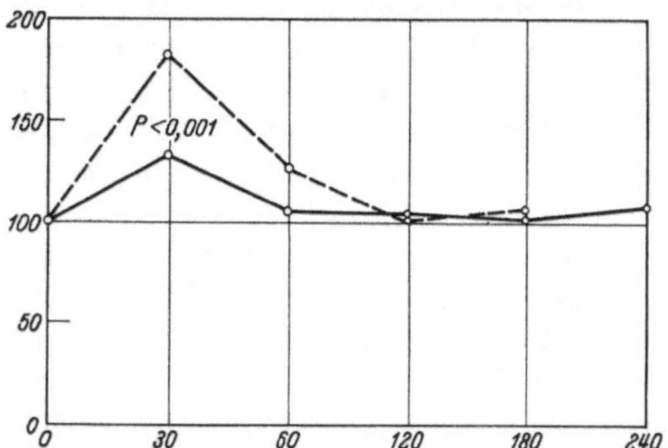

Abb. 4. Veränderungen der Blutzuckerwerte in Prozent des Ausgangswertes nach 0,02 mg/kgGlucagon i. v. Bei 10 Gesunden o— — —o und bei 11 Lebercirrhosen o——o

Ähnliche wie die von uns erhaltenen Blutzuckerkurven wurden bei Lebercirrhosen nach intravenösen Insulingaben von Waife u. Mitarb. angegeben. Sie konnten von Creutzfeldt bestätigt und im Tierversuch an tetrachlorkohlenstoffvergifteten Kaninchen reproduziert werden. Creutzfeldt betont das äußerst seltene Vorkommen hypoglykämischer Erscheinungen bei Lebercirrhosen nach intravenösen Insulingaben.

Bei der Erklärung für den fehlenden sekundären NNR-stimulierenden Effekt ist sowohl die Lebererkrankung mit den dadurch bedingten Veränderungen im Steroidmetabolismus als auch die Möglichkeit von Wechselwirkungen zwischen den beiden Pankreashormonen oder ihren Stoffwechselwirkungen einerseits und den NNR-Hormonen andererseits zu berücksichtigen.

Bei Patienten mit Lebererkrankungen findet sich ein normaler Plasmaspiegel von Cortisol und Corticosteron, dagegen liegen die Werte der 17-OHCS- und 17-Ketosteroidausscheidung unter dem Normalbereich. Nach Peterson ist die Umwandlung von Cortisol zu Dihydrocortisol gestört, während die meisten anderen infundierten Steroide in normalem Umfange ausgeschieden werden sollen. Karl wies eine verlangsamte Prednisolonausscheidung bei Lebercirrhosen nach. In der Störung des Cortisolstoffwechsels wird ein spezifischer Enzymdefekt diskutiert, der die Reduktion der 4—5-Doppelbindung katalysiert. Die Konjugationsrate der hydrierten Verbindungen ist normal. Die veränderte Kapazität der

Leber, Cortisol zu inaktivieren, soll nach Peterson eine negative Feedbackkontrolle ausüben und eine Hemmung der Cortisol- und Corticosteronsynthese in der NNR bewirken.

Urquhart, Yates und Herbst konnten bei Ratten durch eine teilweise Hepatektomie eine NN-Atrophie erzeugen. Dagegen konnte Eymer in sehr eingehenden Untersuchungen an 250 Ratten beweisen, daß bei der chronischen und akuten experimentellen Leberschädigung strukturell keine pathologischen Veränderungen der NNR nachzuweisen sind, die man nicht auch auf die Tetrachlorkohlenstoffvergiftung als solche zurückführen könnte. Ebenso findet sich bei Patienten mit Lebercirrhose im ACTH-Test kein Anhalt für eine sekundäre NNR-Insuffizienz.

Wir haben bei 6 Patienten mit Lebercirrhose eine Prüfung der Hypophysenreserve und Ansprechbarkeit der Nebennierenrinde mit dem Adrenostaticum SU 4885 durchgeführt. Diese Untersuchungen ergaben ausnahmslos bei allen 6 Patienten ein normales Ansteigen der 17-KGS und 17-OHCS, die Werte zwischen 26—60 mg/24 Std erreichten, so daß keine Störung der adrenocorticotropen Funktion der Hypophyse und der NNR anzunehmen ist.

Eine sekundäre Funktionseinschränkung der NNR durch die Lebercirrhose können wir demnach auch nicht als Ursache für das Ausbleiben des Cortisolanstiegs nach Insulin und Glucagon ansehen.

Eine direkte Beeinflussung der Plasmasteroide durch HGF und Insulin ist unwahrscheinlich. Barret und Sayers haben zwar in Hypophysenhomogenaten unter HGF eine Hemmung des ACTH-Abbaues nachgewiesen, da dieser aber zum Großteil in der NN stattfindet, sind diese Befunde nicht zur Erklärung heranzuziehen.

Sutherland und Haynes wiesen nach, daß ACTH an der NN über das AMP und das Phosphorylasesystem einen Einfluß auf die Steroidsynthese ausübt. In Anlehnung an diese Befunde wäre es durchaus vorstellbar gewesen, daß das HGF auf die NNR eine ähnliche Wirkung auslöst. Durch das Fehlen eines Anstiegs der Plasma-CS in unseren Versuchen ist diese Annahme unwahrscheinlich geworden. Sie wird vollends widerlegt durch die Versuche von Scian, der bei der Perfusion der Nebenniere mit Glucagon keinen CS-Anstieg beobachten konnte.

Die vorgetragenen Befunde zeigen, daß der reaktive Cortisolanstieg nach HGF bei Normalpersonen nicht zustande kommt, wenn eine diffuse Leberzellschädigung vorliegt, so daß die Ursache dafür in der Leber selbst zu suchen ist.

Die insulininduzierte Hypoglykämie ist in Übereinstimmung mit Waife und Creutzfeldt bei Lebercirrhosen nicht so ausgeprägt und läßt deshalb einen Anstieg des Plasmacortisols vermissen.

Literatur

Barret, A. M., u. G. Sayers: Endocrinology **62**, 637 (1958).

Bierich, J.: 7. Symp. Dtsch. Ges. f. Endocrinologie, Homburg a. d. Saar 1960.

Bliss, E. L., C. J. Migeon, K. Eik-Nes, A. A. Sandberg and L. T. Samuels: Metabolism **3**, 493 (1954).

Creutzfeldt, W.: Acta hepato-splenolog. **6**, 156 (1959).

Eik-Nes, K., D. Nelson and L. T. Samuels: J. clin. Endocr. **13**, 1280 (1953).

Eymer, K. P.: Habilitationsschrift. München 1955.

HAYNES, R. C., E. W. SUTHERLAND and T. W. RALL: Recent Progr. Hormone Res. **16**, 121 (1959).
HUGGETT, A. ST. G., and D. A. NIXON: Biochem J. **66**, 12 (1957).
KARL, H. J.: Klin. Wschr. **37**, 495 (1959).
KIBLER, R. F., W. D. TAYLOR and J. D. MYERS: Amer. J. Med. **13**, 647 (1952).
KIRTLEY, W. R., S. O. WAIFE, O. M. HELMER and F. B. PECK: Diabetes **2**, 345 (1953).
LINKE, A.: Klin. Wschr. **37**, 876 (1959).
PETERSON, R. E.: J. clin. Invest. **39**, 2, 320 (1960).
SALTER, J. M., C. EZRIN, J. C. LAIDLAW and A. G. GORNALL: Metabolism 8, 753 (1960).
SCIAN, L., COENRAD WESTERMANN and JAMES D. HILTON: I. Internationaler Endocrinologen-Kongreß, Kopenhagen 1960.
URQUHART, J., F. E. YATES and A. L. HERBST: Endocrinology **64**, 816 (1959).
VAN ITALLIE, TH. B., and W. B. A. BENTLEY: J. clin. Invest. **34**, 1730 (1955).
WAIFE, S. O., L. O. BRENNER and C. M. THOMPSON: Gastroenterology **17**, 236 (1951).
WEINGES, K.: Verh. dtsch. Ges. inn. Med. **66**, 207 (1960).
—, u. K. SCHWARZ: Klin. Wschr. **38**, 792 (1960).

Aus dem Physiologisch-Chemischen Institut der Universität Bonn
(Direktor: Prof. Dr. Dr. DIRSCHERL)

Der Einfluß des Ernährungszustandes der Ratte auf den Cortisonstoffwechsel

Von

H. SCHRIEFERS

Mit 4 Abbildungen

Da die Leber Hauptort des Zwischenstoffwechsels der Steroidhormone ist, so muß diesem Organ folgerichtig, wenn nicht die Funktion eines allgemeinen Regulators im Hormonhaushalt, so doch wenigstens die eines Gegenspielers zu den endokrinen Drüsen zugeschrieben werden. Denn die Hormonkonzentration, die zu einem gegebenen Zeitpunkt im Blut vorliegt, wird durch die biogenetische und sekretorische Aktivität der endokrinen Drüsen ebenso bestimmt wie durch die Stoffwechselaktivität der Leber. Faktoren, die die Steroidstoffwechselaktivität der Leber beeinflussen, können auf diesem Weg auch auf das endokrine Gleichgewicht einwirken.

Ein solcher Faktor ist nach den Ergebnissen unserer Untersuchungen an Ratten (Sprague-Dawley; 1. Generation einer Kreuzung Sprague-Dawley × Wistar) der Ernährungszustand der Tiere. Im einzelnen ist in dieser Arbeit darzulegen, in welcher Weise sich das Ausmaß des Abbaues von Cortison in der Rattenleber in Abhängigkeit vom Umfang der Nahrungszufuhr ändert und wie diese Änderungen stoffwechselphysiologisch zu begründen sind.

Vor einigen Monaten erschien eine Arbeit von HERBST et al. (1960), in der die Autoren den nach Einwirkung schädigender Reize auf das Ganztier beeinträchtigten Leberstoffwechsel des Corticosterons ursächlich auf eine verminderte Nahrungsaufnahme zurückführen.

Als Maß für die Steroidstoffwechselaktivität der Lebern unserer Versuchstiere wurden nach 2stündiger Inkubation von Cortison mit Organschnitten folgende Veränderungen am Cortisonmolekül bestimmt: Hydrierung in Ring A, Reduktion in der Seitenkette und „Totalschwund" an papierchromatographisch identifiziertem Steroid (methodische Einzelheiten s. SCHRIEFERS et al., 1957).

Vergleicht man die hepatische Aktivität des Cortison-Umsatzes normal ernährter Ratten (3 „pellets" Standardfutter[1] je Tier und je Tag, Trinkwasser ad libitum) mit der von Tieren nach 18-, 42- und 92stündigem Nahrungsentzug, so erhält man folgendes Bild (Abb. 1): Der Abbau des Cortisons ist bei allen Hungertieren signifikant gegenüber den Normaltieren erniedrigt, und zwar in allen drei untersuchten Teilreaktionen (Ring A-, Seitenketten-Hydrierung,

[1] Zentralinstitut für Versuchstierzucht, Hannover.

„Totalschwund"). Dieser Effekt kann bereits nach 18stündigem Nahrungsentzug quantitativ voll ausgeprägt vorhanden sein. Dies kommt in der Abb. 1 insofern zum Ausdruck, als sich die Tiere mit 42- und 92stündiger Nahrungskarenz in der Größe ihres Cortison-Umsatzes nicht mehr signifikant von den Tieren mit 18stündiger Fastenperiode unterscheiden.

Diese Verlangsamung des Cortison-Umsatzes findet sich unabhängig von der Länge der Fastenperiode immer dann, wenn das Leberglykogen auf Werte um und unterhalb 1 mg/g Frischgewicht abgesunken ist. Augenscheinlich wird je nach Alter, Rasse und Geschlecht der Versuchstiere dieser Grenzwert nach Nahrungsentzug schneller oder langsamer erreicht. In der Tat läßt sich zeigen (Abb. 2), daß männliche Tiere auf Nahrungsentzug mit einem prozentual stärker absinkenden Cortison-Umsatz reagieren als weibliche Tiere, die, wie auch schon YATES et al. (1958) und URQUHART et al. (1959) feststellten, die Δ^4-3-Ketogruppierung in Ring A schneller, die α-Ketol-Seitenkette jedoch langsamer hydrieren als männliche Ratten.

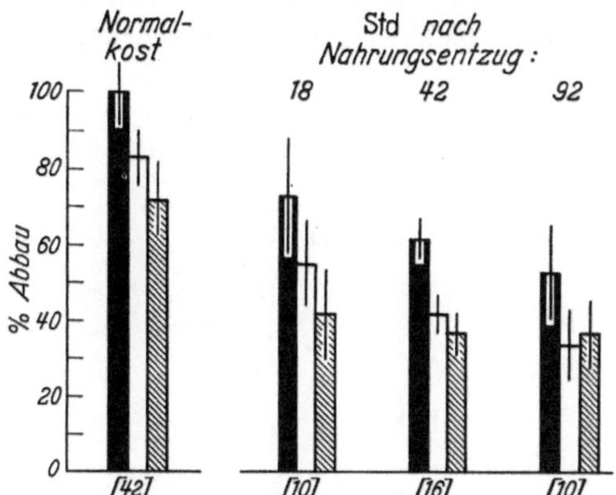

Abb. 1. *Cortison-Stoffwechsel in der Rattenleber normal ernährter Tiere und nach Nahrungsentzug.* Ratten: ♂, Sprague-Dawley × Wistar. Alle Werte auf einen normalen Cortison-Abbau = 100% bezogen. Standardabweichungen eingezeichnet, [ ] Zahl der Tiere ■ Cortison □ Δ^4-3-KS ▨ α-Ketole

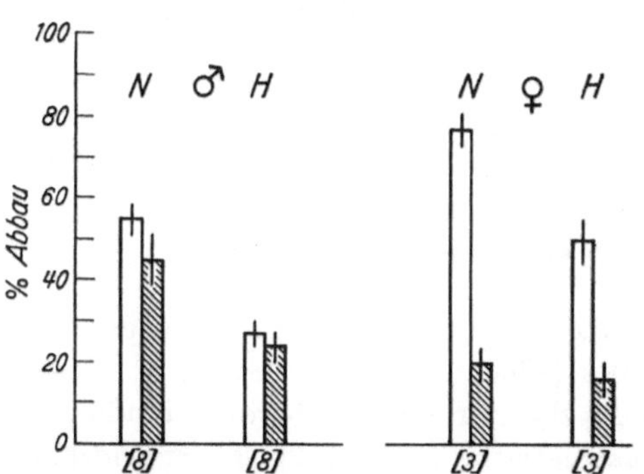

Abb. 2. *Geschlechtsunterschiede im Cortison-Stoffwechsel.* N: Normalernährung, H: Hungerzustand (42 Std), Standardabweichungen eingezeichnet, [ ]: Zahl der Tiere □ Δ^4-3-KS ▨ α-Ketole

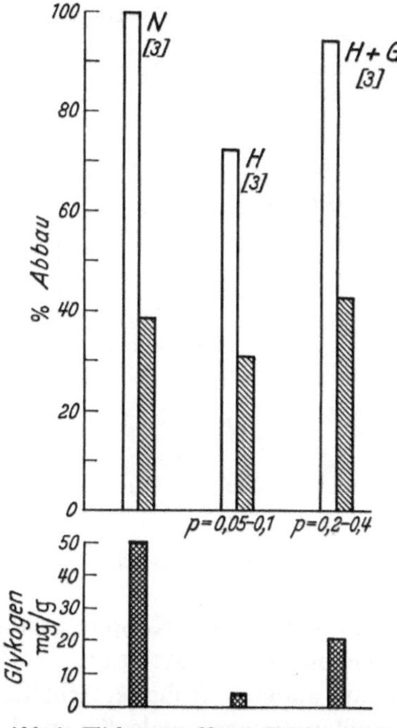

Abb. 3. *Wirkung von Glucose-Zufuhr auf Leberglykogen und Cortison-Umsatz bei Ratten nach Nahrungsentzug.* N: Normalernährung, H: Hungerzustand (42 Std), H + G: Hungertiere 2 Std nach Glucosezufuhr (0,5 g/Tier i.p.), [ ]: Zahl der Tiere

Die, wenn auch quantitativ eingeschränkte, Abhängigkeit des Cortison-Abbaues vom Glykogengehalt der Leber läßt sich eindeutig zeigen, wenn man die Cortison-Umsätze folgender Tierkollektive miteinander vergleicht (Abb. 3):

Normal ernährte Tiere, Hungertiere (42stündige Fastenperiode), die ohne vorherige Behandlung zum Versuch kamen, und solche, denen 2 Std vor Versuchsbeginn je 0,5 g Glucose (20%ige Lösung) intraperitoneal verabreicht wurde. Die unbehandelten Hungertiere haben einen Glykogengehalt nahe 1 mg/g Leber und demnach auch einen signifikant kleineren Cortison-Umsatz als die Normaltiere. Zwei Stunden nach Glucosezufuhr ist ein deutlicher Glykogenansatz vorhanden, der zwar kaum die Hälfte des Normalwertes beträgt, trotzdem aber von einer Rückkehr des Cortison-Umsatzes zur Norm begleitet ist. Es scheint somit der Steroidstoffwechsel in der Leber mit dem Kohlenhydratstoffwechsel gekoppelt

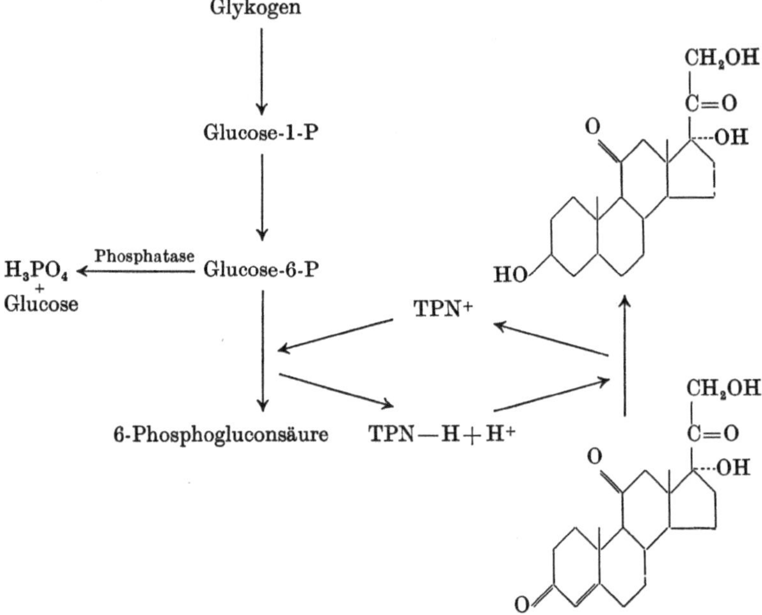

Abb. 4. *Darstellung der Kopplung von Kohlenhydrat- und Steroidstoffwechsel*

zu sein. Eine solche Kopplungsmöglichkeit zeigt Abb. 4. Wir wissen aus den Untersuchungen von McGuire und Tomkins (1960), von McGuire et al. (1960) und aus anderen, früheren Arbeiten, daß die Hydrierung der Δ^4-Doppelbindung in Steroiden (mikrosomale 5α- und cytoplasmatische 5β-Reduktase) Triphosphopyridinnucleotid (TPN)-abhängig ist. Das gleiche gilt nach den Untersuchungen von Recknagel (1957) für die C-20-Keto-Reduktase.

Als Lieferant für reduziertes TPN hat das aus der Glykogenolyse oder der Hexokinase-Reaktion stammende Glucose-6-phosphat eine zentrale Bedeutung. Der aus der Reaktion Glucose-6-phosphat → 6-Phospho-gluconsäure stammende Wasserstoff kann unter anderem auch zur Hydrierung von Steroiden herangezogen werden.

Von diesen Überlegungen ausgehend, haben wir in weiteren Versuchen mit Normaltieren und Hungertieren neben dem Cortison-Umsatz den Gehalt der Leber an Glykogen und Glucose-6-phosphat sowie die Aktivität der Fermente Glucose-6-Phosphatase und Glucose-6-phosphat-Dehydrogenase gemessen.

Die Bestimmung des Glykogens erfolgte nach der Vorschrift von CARROL et al. (1956), die des Glucose-6-phosphates im optischen Test nach HOHORST et al. (1959). Die Aktivität der Glucose-6-Phosphatase wurde in einem Saccharose-Homogenat (Leber : 0,25 m Saccharose = 1:4) bestimmt (SWANSON, 1950), die Aktivität der Glucose-6-phosphat-Dehydrogenase im 15000 xg-Überstand dieses Homogenates optisch getestet (GLOCK u. MCLEAN, 1953). Das Ergebnis einer solchen Stoffwechselanalyse zeigt Tab. 1.

Tabelle 1

Quantitativ verifizierbare Zusammenhänge zwischen Cortison- und Kohlenhydratstoffwechsel

		Normalkost	Hunger	
			42 Std	60 Std
Δ^4-3-KS	%-Abbau	100	88 $p = 0{,}2$—$0{,}3$	65 $p = 0{,}001$—$0{,}01$
Glykogen	mg/g	40,4	4,4[1]	0,4[1]
G-6-P	nMol/g	306	290[2]	33[1]
G-6-Phosphatase	μMol/min/g	8,3	16,7[1]	22,4[1]
G-6-P-Dehydrogenase	μMol/min/g	5,8	4,3[2]	3,3[2]

[1] $p < 0{,}001$.
[2] Keine Signifikanz.

Obschon der Glykogengehalt nach 42stündiger Nahrungskarenz auf ungefähr ein Zehntel des Ausgangswertes abgesunken ist, zeigen Glucose-6-phosphat-Gehalt und Cortison-Umsatz zu diesem Zeitpunkt noch keine signifikante Abweichung von den Normwerten. Erst nach 60stündiger Fastenperiode, wenn das Leberglykogen den Grenzwert von 1 mg/g unterschritten hat, kommt es mit dem starken Absinken des Glucose-6-phosphat-Gehaltes auch zu einer Verlangsamung des Cortison-Umsatzes. Die Aktivität der Glucose-6-Phosphatase, die nach 42stündigem Hungern bereits signifikant auf das Doppelte des Ausgangswertes angestiegen ist, hat offensichtlich keinen Einfluß auf den Glucose-6-phosphat-Gehalt der Leber. Inwieweit sie an einer Erniedrigung des Glucose-6-phosphat-Gehaltes zum späteren Zeitpunkt beteiligt ist, kann aus den vorliegenden Daten nicht entschieden werden. Unverändert aktiv bleibt die Glucose-6-phosphat-Dehydrogenase, — die 42- und 60 Std-Werte sind nicht signifikant vom Ausgangswert unterschieden. Damit scheidet sie als Ursache für die verlangsamte Steroidhydrierung aus.

Als Endergebnis dieser Arbeit ist festzuhalten: Nahrungsentzug ist einer der exogenen Faktoren, die über eine Verlangsamung des Cortison-Umsatzes in der Leber Einfluß auf das endokrine Gleichgewicht nehmen. Der Umfang dieser Einflußnahme ist geschlechtsspezifisch: Männliche Tiere reagieren besser als weibliche. Glucosezufuhr kann die durch Nahrungsentzug verursachte Störung im Cortisonstoffwechsel in kürzester Zeit wieder beheben. Die Hemmung des Cortison-Abbaues tritt dann auf, wenn die Konzentration an Glucose-6-phosphat in der Leber so weit abgesunken ist, daß aus ihrer Dehydrierung nicht mehr in ausreichendem Maße Wasserstoff für die TPN-abhängigen Hydrierungsreaktionen im Cortisonmolekül gewonnen werden kann. Unter solchen Bedingungen zeigt sich die enge Kopplung zwischen Kohlenhydrat- und Steroidstoffwechsel.

Frl. F. Pohl und Frl. M. Pittel bin ich für gewissenhafte und geschickte Mitarbeit sehr zu Dank verpflichtet.

Der Firma Deutsche Maizena Werke GmbH., Hamburg, danke ich sehr für die großzügige finanzielle Unterstützung dieser Arbeit.

Literatur

Carroll, N. V., R. W. Longley and J. H. Roe: J. biol. Chem. **220**, 583 (1956).
Glock, G. E., and P. McLean: Biochem. J. **55**, 400 (1953).
Herbst, A. L., F. E. Yates, D. W. Glenister and J. Urquhart: Endocrinology **67**, 222 (1960).
Hohorst, H. J., F. H. Kreutz u. Th. Bücher: Biochem. Z. **332**, 18 (1959).
McGuire, J. S., and G. M. Tomkins: J. biol. Chem. **235**, 1634 (1960).
— V. W. Hollis and G. M. Tomkins: J. biol. Chem. **235**, 3112 (1960).
Recknagel, O.: J. biol. Chem. **227**, 273 (1957).
Schriefers, H., W. Korus u. W. Dirscherl: Acta endocr. (Kbh.) **26**, 331 (1957).
Swanson, M. A.: J. biol. Chem. **184**, 647 (1950).
Urquhart, J., F. E. Yates and A. L. Herbst: Endocrinology **64**, 816 (1959).
Yates, F. E., A. L. Herbst and J. Urquhart: Endocrinology **63**, 887 (1958).

Diskussion

W. Lamprecht (München):

Zuerst darf ich über die morphologische Verteilung der Glucose-6-Phosphatase folgendes sagen: Dieses Enzym findet sich ausschließlich in Mikrosomen. Das ist seit über drei Jahren bekannt (W. Lamprecht und P. Balde). Glucose-6-Phosphatase kann auch aus Mikrosomen in guter Reinheit isoliert dargestellt werden.

Den Vortragenden möchte ich fragen, nach welcher Methode Glykogen bestimmt worden ist, also ob die Bestimmung durch Trichloressigsäure- oder Kalilaugenaufschluß erfolgt ist. Es ist mir unverständlich, daß in der Leber hungernder Ratten nach langen Hungerperioden, vor allem nach über 40 Std sich kein Glykogen mehr vorfindet. Wir haben über den Stoffwechsel der Leber bei Hungerdiabetes seit 1954 zahlreiche Untersuchungen publiziert, und wir haben immer feststellen können, daß die Leber nach 24 Std Hunger fast überhaupt kein Glykogen mehr enthält, bei Fortdauer des Hungerzustandes nimmt aber der Glykogengehalt rapide zu, so daß wir nach 6—7 Tagen vollständigen Futterentzuges bis zu 10% des Feuchtgewichtes an Glykogen in der Leber analysiert haben.

H. G. Goslar (Tübingen):

Die schönen, mit biochemischen Methoden gewonnenen Befunde von Herrn Schriefers, insbesondere die Änderung (Erhöhung) des Glucose-6-Phosphatase-Gehaltes regen zu topochemischen Untersuchungen über die Verteilung dieses Fermentes im Leberläppchen an. Wird dabei das ganze Läppchenareal gleichmäßig betroffen oder ist Zentrum bzw. Peripherie bevorzugt? Die überraschend geringe Änderung des Glucose-6-Phosphatdehydrogenase-Gehaltes der Leber nach rapider Glykogenabnahme konnten wir in einem anderen Versuchszusammenhang ebenfalls mit topochemischen Methoden demonstrieren.

G. Engelhardt (Biberach):

Die Befunde des Vortragenden haben, wenn wir sie recht deuten, eine praktische Konsequenz. Der Glykogenspeichertest an der hungernden oder im Kohlenhydratmangel gehaltenen Ratte, wie er allgemein zur Austestung der Wirksamkeit von Glucocorticoiden verwendet wird, dürfte somit nicht geeignet sein, verläßliche Aussagen über die Wirkungsdauer und das Wirkungsmaximum der von außen zugeführten Präparate zu liefern, da die Hungerstoffwechsellage mit ihrem verminderten Corticosteroidabbau eine Verlängerung der Wirksamkeit vortäuscht.

H. Schriefers (Bonn):

Zu Herrn W. Lamprecht: Leberglykogen wurde nach der Methode von Carrol et al. (1956) analysiert: Aufschluß des Gewebes mit Trichloressigsäure, Bestimmung des aus dem

Trichloressigsäure-Filtrat mit Aethanol präzipitierten Glykogens mit dem Anthron-Reagens. Diese Methode liefert bei normal ernährten Ratten die gleichen Werte wie die Glykogenbestimmung nach Kalilaugenaufschluß des Gewebes. Aus der Leber hungernder Ratten erhält man jedoch nach Aufschluß mit Kalilauge bedeutend mehr Anthron-positives Material als nach Trichloressigsäure-Extraktion. Dieses Anthron-positive Material ist nach den sorgfältigen Untersuchungen von CARROL et al. nur zum Teil Glykogen.

Wir haben bei Aufschluß mit Trichloressigsäure in Hungerperioden bis zu 60 h das Phänomen eines sich an den initialen Abfall des Leberglykogens anschließenden Wiederanstieges nicht beobachtet.

STEINER und WILLIAMS (1959) fanden nach Kalilaugenaufschluß bei hungernden Ratten Leberglykogenwerte (mg/g Frischgewicht) von 1,1 nach 24- und 6,6 nach 72stündiger Fastenperiode (Kontrollwert: 55,0). In Anbetracht der Untersuchungen von CARROL bleibt die Frage, wie groß der Anteil des *Glykogens* an dem mit Anthron reagierenden Material ist.

CARROL, N. V., R. W. LONGLEY and J. H. ROE: J. biol. Chem. **220**, 583 (1956).
STEINER, D. F., and R. H. WILLIAMS: J. biol. Chem. **234**, 1342 (1959).

Zu Herrn H. G. GOSLAR: Hinsichtlich der Lokalisation der Glucose-6-Phosphatase in der Zelle sei auf den Diskussionsbeitrag von Herrn LAMPRECHT hingewiesen. Eine Antwort auf die Frage nach der Verteilung dieses Enzyms innerhalb eines Leberläppchens kann ich nicht geben.

Zu Herrn G. ENGELHARDT: Ich danke Herrn ENGELHARDT für die Aufdeckung dieses sehr interessanten Aspektes.

Aus dem Hauptlaboratorium der Schering A.G., Berlin (West)

Experimentelle Untersuchungen an anabolen Steroiden

Von

G. K. Suchowsky und K. Junkmann

Mit 1 Abbildung

Testosteron und seine Ester werden seit langer Zeit klinisch als anabol wirksame Steroide verwendet, doch war diese Therapie mit Nebenwirkungen, vor allem androgenen, verbunden. Erstmals konnte beobachtet werden, daß bei 19nor-Testosteronderivaten die androgene Wirkung abgeschwächt und die anabole verstärkt war (L. G. Hershberger, E. G. Shipley und R. A. Meyer, 1953). Dies gab die Anregung, nach weiteren ähnlichen Substanzen zu suchen.

Wir haben es unternommen, eine Anzahl als anabol wirksam bekannter Verbindungen zu überprüfen, ihre Nebenwirkungen zu studieren und mit einer Gruppe neuer, bei uns aufgefundener Steroide, dem 1-Methyl-Δ^1-androsten-17β-ol-3-on-17β-acetat und 17β-önanthat (A. Popper 1957, R. Wiechert und E. Kaspar 1960, G. K. Suchowsky und K. Junkmann 1961) sowie dem 1,17α-Dimethyl-Δ^1-androsten-17β-ol-3-on (R. Wiechert und M. Schenck 1960), zu vergleichen. Die anabol-androgene Wirkung haben wir an kastrierten männlichen Ratten

Tabelle 1

Substanz 12 × s.c.	Androgene Wirkung Sbl = 100 mg/100 g	Anabole Wirkung Lev. ani = 50 mg/100 g	anabol: androgen
Testosteron-17β-propionat	1	1	1
2-Hydroxymethylen-17α-methylandrostan-17β-ol-3-on	0,006	0,06	10,0
4 Chlor-testosteron-17β-acetat	0,04	0,44	11,0
9α-Fluor-17α-methyl-11β-oxytestosteron	0,18	0,57	3,1
17α-Methyl-$\Delta^{1,4}$-antrostadien-17β-ol-3-on	0,015	0,08	5,3
19 nor-Testosteron-17β-phenylpropionat	0,18	0,44	2,4
17α-Äthyl-19nor-testosteron	0,06	0,13	2,2
1-Methyl-Δ^1-androsten-17β-ol-3-on-17β-acetat	0,18	4,4	24,4

(80—100 g) nach 12maliger subcutaner oder peroraler Verabfolgung an der Zunahme des Samenblasen- bzw. Levator ani-Gewichts verfolgt. Die antikatabole Wirkung wurde an mit Dihydrotachysterin behandelten weiblichen Ratten hinsichtlich der Erhaltung des Körpergewichts und Verhinderung des Kalkabstromes aus dem Skeletsystem (H. Selye, S. Renaud 1958) überprüft. An der infantilen männlichen Ratte wurde die hodenhemmende Eigenschaft, an der normalen weiblichen geschlechtsreifen Ratte die cyclushemmende Wirkung und an der kastrierten weiblichen, mit Oestradiolundecylat in Daueroestrus versetzten Ratte die antioestrogene Wirkung untersucht.

Aus der Tabelle läßt sich ablesen, daß das 1-Methyl-Δ^1-androsten-17β-ol-3-on-17β-acetat, bezogen auf ein Levator ani-Gewicht von 50 mg/100 g Kgw, 4,4 mal so stark anabol wie Testosteron-17β-propionat ist und daß es eine geringe androgene Nebenwirkung besitzt, die nur 18% von der des Testosteron-17β-propionats entspricht. Das Wirkungsverhältnis anabol: androgen ist 24,4.

Tabelle 2

Substanz 12 × p. o	Androgene Wirkung Sbl. = 100 mg/100 g	Anabole Wirkung Lev. ani = 50 mg/100 g	anabol: androgen
17α-Methyl-testosteron	1	1	1,0
2-Hydroxmethylen-17α-methyl-5α-androstan-17β-ol-3-ony	0,50	1,00	2,00
9α-Fluor-17α-methyl-17β-oxytestosteron	7,30	7,14	0,98
17α-Methyl-$\Delta^{1,4}$-androstadien-17β-ol-3-on	1,11	1,25	1,13
17α-Äthyl-19nor-testosteron	1,43	2,50	1,75
1,17α-Dimethyl-Δ^1-androsten-17β-ol-3-on	0,25	2,22	8,80

Aus der gleichen Steroidgruppe wurde ein weiterer Stoff, das 1,17α-Dimethyl-Δ^1-androsten-17β-ol-3-on, untersucht und bei oraler Verabreichung mit den anderen Substanzen verglichen.

Das 1,17α-Dimethyl-Δ^1-androsten-17β-ol-3-on ist etwa 2,2 mal so stark anabol wirksam wie das 17α-Methyltestosteron und besitzt ein Viertel der

Tabelle 3

Substanz s.c.	% Hemmung des Gewichtsverlustes nach Dihydrotachysterin			
	12 × 200 γ DHT + 12 × 1,0 mg Steroid	12 × 200 γ DTH + 12 × 0,3 mg Steroide	12 × 200 γ DHT + 12 × 0,1 mg Steroid	12 × 200 γ DHT + 12 × 0,03 mg Steroid
Testosteron-17β-propionat	51	8	0	0
2-Hydroxymethylen-17α-methyl-androstan-17β-ol-3-on	27	20	0	0
4-Chlor-testosteron-17β-acetat	80	54	32	0
9α-Fluor-17α-methyl-11β-hydroxy-testosteron	100	38	22	0
17α-Methyl-$\Delta^{1,4}$-androstadien-17β-ol-3-on	100	22	0	0
19nor-Testosteron-17β-phenyl-propionat	54	39	22	0
17α-Äthyl-19nor-testosteron	74	62	25	0
1-Methyl-Δ^1-androsten-17β-ol-3-on-17β-acetat	100	90	36	20
1-Methyl-Δ^1-androsten-17β-ol-3-on-17β-önanthat	64	25	8	0

androgenen Wirkung des letzteren. Das Verhältnis anabolen: androgener Wirksamkeit ist 8,8 und damit besonders günstig. Auch das 17α-Äthyl-19nor-testosteron und das 17α-Methyl-$\Delta^{1,4}$-androstadien-17β-ol-3-on sind noch relativ gut anabol, aber doch stark androgen wirksam, und darüber hinaus hat das erstere eine nicht zu vernachlässigende gestagene Wirksamkeit.

Der Körpergewichtsverlust nach Dihydrotachysterin läßt sich durch geeignete Anabolica beeinflussen:

0,3 mg 1-Methyl-Δ^{1}-androsten-17β-ol-3-on-17β-acetat schwächen die katabole Dihydrotachysterinwirkung um 90%, 0,1 mg noch um 36% ab. Das 1-Methyl-Δ^{1}-androsten-17β-ol-3-on-17β-önanthat hatte entsprechend seinem Depotcharakter bei täglicher Gabe eine etwas schwächere Wirkung. Im Vergleich mit Testosteron-17β-propionat ist das 1-Methyl-Δ^{1}-androsten-17β-ol-3-on-17β-acetat etwa 10mal und das 17β-önanthat 3mal so stark wirksam.

Die Hemmwirkung auf den Rattenhoden ist in der Tab. 4 behandelt:

Tabelle 4

Substanz 12 × s.c.	50% Hemmung des Hodengewichts	
	mg/100 g	anabol: anti-ICSH
Testosteron-17β-propionat	1	1,0
2-Hydroxymethylen-17α-methyl-androstan-17β-ol-3-on	0,03	2,0
4-Chlor-testosteron-17β-acetat	0,01	44,0
9α-Fluor-17α-methyl-11β-hydroxytestosteron	0,1	5,7
17α-Methyl-$\Delta^{1,4}$-androstadien-17β-ol-3-on	~0,03	2,7
19nor-Testosteron-17β-phenylpropionat	0,33	1,9
17α-Äthyl-19nor-testosteron	0,01	13,0
1-Methyl-Δ^{1}-androsten-17β-ol-3-on-17β-acetat	0,01	440,0

Das 1-Methyl-Δ^{1}-androsten-17β-ol-3-on-17β-acetat hat somit nur eine sehr geringe anti-ICSH-Wirkung, zwei Zehnerpotenzen unter der des Testosteron-17β-propionats und gänzlich außerhalb des Bereichs, in dem schon starke anabole Wirkungen beobachtet werden.

Betrachten wir nun die cyclushemmende und antioestrogene Wirkung:

Tabelle 5

Substanz s.c.	Anticyclus 50% Hemmung 10 × Steroid		Anti-Oestrogen 50% Hemmung 1 × Steroid	
	mg	anabol: anticyclus	mg	anabol: antioestrogen
Testosteron-17β-propionat	1	1,0	1	1,0
2-Hydroxymethylen-17α-methyl-androstan-17β-ol-3-on	0,02	3,0	0,04	1,5
4-Chlor-testosteron-17β-acetat	0,004	110,0	0,004	110,0
9α-Fluor-17α-methyl-11β-hydroxy-testosteron	0,07	8,1	0,4	1,4
17α-Methyl-$\Delta^{1,4}$-androstadien-17β-ol-3-on	0,02	4,0	0,14	0,57
19nor-Testosteron-17β-phenyl-propionat	0,15	2,9	2,6	0,16
17α-Äthyl-19nor-testosteron	0,17	0,76	0,04	3,5
1-Methyl-Δ^{1}-androsten-17β-ol-3-on-17β-acetat	0,20	22,0	0,47	9,5

Die beiden hier dargestellten Nebenwirkungen verhalten sich danach wie folgt: Die Anticyclus-Wirkung ist nur beim Testosteronpropionat und beim 17α-Äthyl-19nor-Testosteron relativ stark, die antioestrogene Wirkung ist besonders stark beim 17α-Methyl-$\Delta^{1,4}$-androstadien-17β-ol-3-on und beim 19nor-Testosteron-17β-phenyl-propionat, besonders schwach ist sie beim 4-Chlor-testosteron-17β-acetat und beim 1-Methyl-Δ^{1}-androsten-17β-ol-3-on-17β-acetat.

Als Letztes haben wir die protrahierte anabole Wirkung und die androgene Nebenwirkung einzelner Ester verschiedener Steroide geprüft.

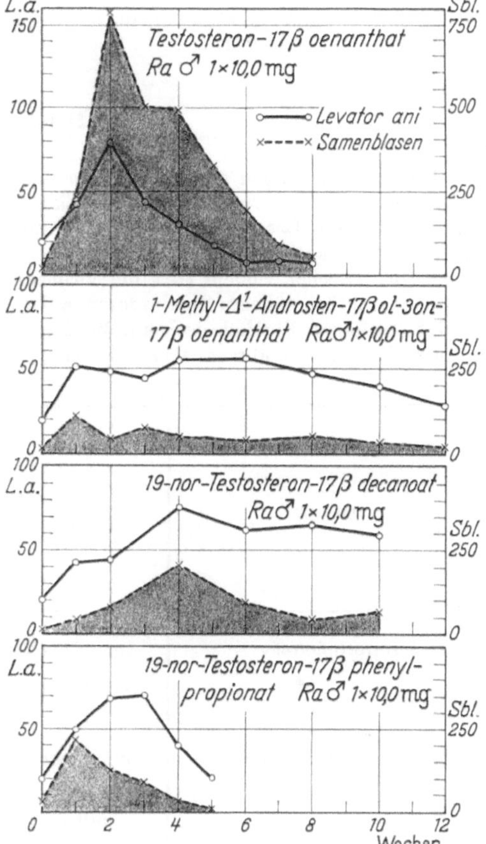

Abb. 1. Aus dieser Abbildung geht hervor, daß das 1-Methyl-Δ^{1}-androsten-17β-ol-3-on-17β-önanthat ein anaboles Steroid mit auffallend geringer androgener Nebenwirkung ist und daß sich sein anaboler Effekt nach einmaliger Gabe noch nach 10 Wochen sicher nachweisen läßt

Zusammenfassung

Als Maß der anabolen Wirkung wählten wir einerseits das Gewicht des Levator ani und andererseits die Stärke der antikatabolen Wirkung gegenüber Dihydrotachysterin. Als mögliche Nebenwirkungen haben wir die androgene Wirksamkeit, gemessen am Gewicht der Samenblase der kastrierten Ratte, die Hemmung der ICSH-Sekretion des Hypophysenvorderlappens, abgeschätzt aus der Beeinflussung des Hodengewichts normaler Ratten, die Hemmwirkung auf den Cyclus der normalen weiblichen Ratte und die Unterdrükkung einer Dauer-Oestrogenwirkung am Scheidenepithel der kastrierten weiblichen Ratte herangezogen.

Bei dieser Prüfung fallen 3 neue, von uns in die Untersuchung einbezogene Stoffe auf:

das 1-Methyl-Δ^{1}-5α-androsten-17β-ol-3-on-17β-acetat, als parenteral besonders stark anabol wirksame Verbindung mit sehr geringfügigen Nebenwirkungen und das entsprechende Önanthat als ein Depot-Anabolicum von gleichen Qualitäten, ferner als peroral wirksames Anabolicum: das 1,17α-Dimethyl-Δ^{1}-androsten-17β-ol-3-on.

Unsere Untersuchungen haben wohl gezeigt, daß sich die hier geprüften Stoffe hinsichtlich ihrer Nebenwirkungen doch recht erheblich unterscheiden.

Wir möchten glauben, daß diese Unterschiede bei der Auswahl zu therapeutischen Versuchen berücksichtigt werden sollten.

Literatur

Hershberger, L. G., E. G. Shipley and R. K. Meyer: Proc. Soc. exp. Biol. (N.Y.) **83**, 175 (1953).
Popper, A.: Unveröffentlicht 1957.
Selye, H., and S. Renaud: Amer. J. med. Sci. **235**, 1 (1958).
Suchowsky, G. K., u. K. Junkmann: Klin. Wschr. (z. Z. im Druck).
Wiechert, R., u. E. Kaspar: Chem. Ber. **93**, 1710 (1960).
—, u. M. Schenck: Schering A.G., Deutsche Patentschrift, 18. Jan. 1960.

Diskussion

W. Jöchle (Berlin):

Bei Untersuchungen an Legehühnern mit ursprünglich anderer Zielsetzung konnte gezeigt werden, daß zur Ovulationsunterdrückung — als Ausdruck zentraler Hemmwirkungen — eindeutig höhere Dosen von 1-Methyl-Δ_1-Androstenolon-17-acetat und 1-Methyl-Δ_1-Androstenolon-17-oenanthat gegenüber Testosteronpropionat und Testosteronönanthat benötigt werden (s. Tabelle). Zudem tritt die virilisierende Wirkung der erstgenannten Substanzen erst bei wesentlich höheren Gesamtdosen in Erscheinung; unter Virilisierung von Legehühnern ist dabei auffällige Blutfülle des vergrößerten Kammes und eindeutige Versuche, die männliche Stimmgebung nachzuahmen, also zu krähen, zu verstehen.

Substanz	Applikationsart und Dosierungsmodus	Gesamtdosis in mg Ovulationshemmung: zur 50%igen	Gesamtdosis in mg Ovulationshemmung: zur vollständigen	Mauserauslösende Gesamtdosis mg	Virilisierende Gesamtdosis mg
Testosteronpropionat	im.; über 7 Tage; tägl.	1,4	7,0	1,5	1,0
	im.; zweimal mit 3 Tagen Abstand	1,7			
1 Methyl-Δ_1-Androstenolon-	im.; über 7 Tage; tägl.	2,8	10,0		
17-acetat	im.; zweimal mit 3 Tagen Abstand	7,0	20,0	10,0	20,0
Testosteronoenanthat	im.; einmalig	13,0	40,0	40,0	
1 Methyl-Δ_1-Androstenolon-17-oenanthat	im.; einmalig	32,0	über 50,0	50,0	

R. Kaiser (München):

Gynäkologischerseits muß daraufhin gewiesen werden, daß die Steroid-Anabolica eine zentrale Wirkung ausüben und bei Frauen in der Geschlechtsreife zu Cyclusstörungen führen können. An einem genau beobachteten Fall wird gezeigt, daß die Verabreichung in der zweiten Cyclushälfte, also postovulatorisch ohne wesentliche Folgen auf den Cyclusablauf ist. Während der ersten Cyclushälfte, also präovulatorisch, dürfen aber nur kleine Dosen verabreicht werden, wenn Regeltempoanomalien vermieden werden sollen. Dies gilt besonders für Anabolica, die zu einer Oestrogenzunahme im Organismus führen.

O. Weller (Gießen):

1 Methyl-Δ1-androstenolon, das, wie Herr Suchowsky zeigte, bei tierexperimenteller Testierung einen geringen androgenen und starken anabolen Effekt hat, wurde von uns hin-

sichtlich dieser Wirkungsqualitäten beim Menschen untersucht und diese in Vergleich gesetzt zu denjenigen des Testosterons.

Die Überprüfung der *androgenen* Wirksamkeit erfolgte bei Kastraten, bei denen die Menge des Ejaculatvolumens und der Spermaplasma-Fructosekonzentration bestimmt wurde. Nach Herbeiführung einer optimalen Sekretionsleistung von Samenblasen und Prostata durch 25 mg Testosteronpropionat täglich wurden 10, 20 und 40 mg Methylandrostenolon-acetat p.d. verabreicht und in wöchentlichen Abständen die Samenflüssigkeit und ihr Fructosegehalt gemessen.

In Abb. 1 sind die Ergebnisse der Vergleichsuntersuchungen mit Testosteronpropionat eingetragen. Nach Absetzen des Testosteron (1a) erlischt die Sekretion innerhalb von 3 Wochen; 10 mg Testosteronpropionat täglich halten eine Ejaculatmenge von ca.

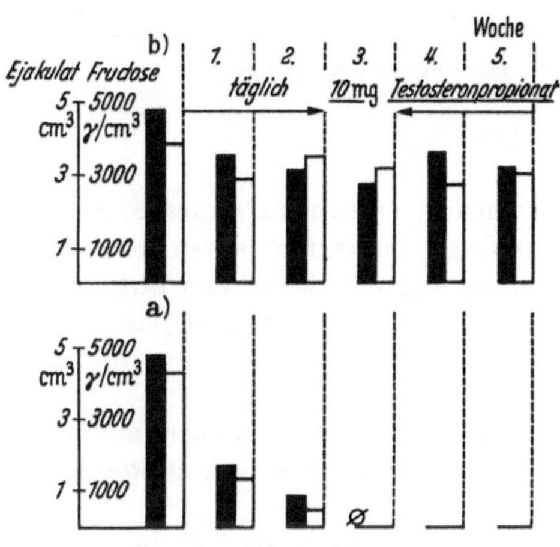

Abb. 1a u. b

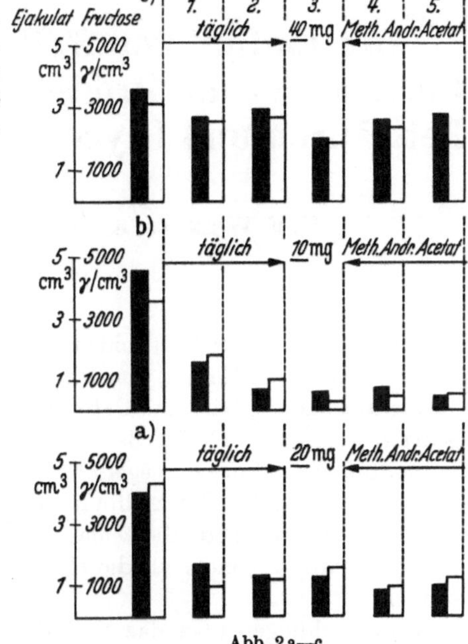

Abb. 2a—c

3,0 cm³ und eine Fructosekonzentration von 2500 γ/cm³ aufrecht (1b). Ein etwa gleiches Resultat erhält man nach Verabreichung von 40 mg Methylandrostenolonacetat (s. Abb. 2c); nach 10 und 20 mg dieser Substanz liegt die Menge der Sekretionsprodukte unter oder um 1 cm³ bzw. 1000 γ/cm³ (s. Abb. 2a und b).

Methylandrostenolon-acetat hat demnach auf die Sekretionsleistung von Prostata und Samenblasen eine etwa um das Vierfache schwächere Wirkung als Testosteronpropionat.

Die *anabole* Wirkung des Androgenderivates testeten wir bei Fällen mit präpuberalem Hypogonadismus. Bilanzen ergaben, daß nach 20 mg Methylandrostenolon-acetat die Stickstoffretention doppelt so stark ist wie nach 25 mg Testosteronpropionat täglich; 40 mg des Derivates bewirken beim Eunuchen keine weitere Steigerung des anabolen Effektes.

Aus der II. Med. Klinik der Universität München
(Direktor: Prof. Dr. Dr. G. Bodechtel)

Der Einfluß von STH, ACTH, Adrenalin und Cortisol auf die Produktion von nicht veresterten Fettsäuren und Glycerin vom Fettgewebe in vitro

Von

K. F. Weinges, K. Schwarz, P. Eymer und K. Kopetz

Mit 2 Abbildungen

Dem Verhalten der Blutlipide unter den verschiedensten Ernährungsbedingungen und unter dem Einfluß von Hormonen wurde in den letzten Jahren besondere Aufmerksamkeit gewidmet. Dabei lag das Hauptaugenmerk auf den nicht veresterten Fettsäuren (NFS), da diese sich durch einen mit der Glucose vergleichbaren Stoffwechselumsatz gegenüber den übrigen Blutlipiden auszeichnen, obwohl sie nur etwa 5% der Gesamtlipide ausmachen (*2, 6, 7, 8, 9*).

Dole (*5*) berechnete überschlagsmäßig, daß die NFS beim Menschen im nüchternen Zustand für mehr als die Hälfte des gesamten Energiebedarfs aufkommen können.

Untersuchungen über das Verhalten der NFS haben gezeigt, daß diese vorwiegend aus dem Fettgewebe stammen und ihre Produktion bzw. Abgabe sich den augenblicklichen Stoffwechselbedürfnissen des Organismus anpassen (*1, 2, 3, 4*).

In die Regulation der Fettmobilisation und -deposition greifen die verschiedensten Hormone ein (*10, 19*).

Am Modellsystem mit isoliertem Fettgewebe konnte bisher gezeigt werden, daß STH (*20*), ACTH (*21*), Adrenalin (*22*), Glucagon (*23, 24*) und vielleicht auch Cortisol (*25*) zu einer Fettmobilisation, d. h. zu einer Abgabe von NFS führen.

Der Abgabe von nicht veresterten Fettsäuren vom Fettgewebe, das vorwiegend aus Triglyceriden besteht, muß eine Hydrolyse der Glycerinester vorausgehen und somit auch Glycerin frei werden. Dieses Glycerin kann mangels einer spezifischen Kinase (*26*) im Fettgewebe nicht mehr als Acyl-Co-A-Acceptor dienen (*13*), d. h. erneut verestert und vom Fettgewebe verwertet werden. Als Index der Fettmobilisation war deshalb neben der Bestimmung des Fettsäurerelease die Messung des freiwerdenden Glycerins von besonderem Interesse.

In vorliegender Arbeit wurde das Verhalten des NFS, des Glycerins, der Glucose und der Milchsäure im Inkubationsmedium mit Fettgewebe unter dem Einfluß von STH[1], ACTH[1], Adrenalin und Cortisol bestimmt und die gewonnenen Ergebnisse miteinander verglichen.

[1] N. V. Organon, Oss (Holland).

Methodik

Als Inkubationsmedium wurden 5 ml einer auf ein p_H von 7,4 eingestellten Krebs-Ringer-Phosphatpufferlösung mit 2% Rinderalbumin und einer Glucosekonzentration von 200 mg-% verwandt. Das verwandte Fettgewebe wurde vom epididymalen Fettanhang junger, etwa 200 g schwerer, ad libitum gefütterter Ratten gewonnen. Das Gesamtfettgewebsgewicht bei jeder Einzelbestimmung schwankte um 400 mg. Bei jedem Versuch wurden 8 Einzelbestimmungen mit Gewebe von 4 Ratten durchgeführt, wobei jeweils 2 Leerversuche mitliefen. Die Inkubation wurde in einer Warburg-Apparatur bei 37° und einer Schüttelfrequenz von etwa 80/min über 3 Std durchgeführt.

Die Bestimmung der Glucose erfolgt enzymatisch nach der von HUGGETT (*27*) angegebenen Methode. Die NFS wurden nach der von DOLE (*1*) beschriebenen Methode titrimetrisch, das Glycerin nach WIELAND (*28*) und die Milchsäure nach SCHOLZ u. Mitarb. (*29*) bestimmt. Die Bestimmungen wurden in jedem Gefäß doppelt zu Beginn und am Ende der Inkubation ausgeführt.

Die Glucoseaufnahme und Milchsäureabgabe wurde in mg-%/g Fettgewebe/Std und die Abgabe bzw. Aufnahme von NFS und Glycerin in μmol/L/g Fettgewebe/Std berechnet.

Die verwandten Konzentrationen der Hormone sind aus den Abbildungen zu ersehen.

Ergebnisse

Abb. 1 und 2 zeigen Mittelwerte von jeweils 6 Einzelbestimmungen. Zur besseren Übersicht wurden die Ergebnisse graphisch dargestellt.

Im Leerversuch nimmt das Gewebe gefütterter Ratten Glucose und NSF auf, Glycerin und Milchsäure werden dagegen im geringen Umfang abgegeben. STH

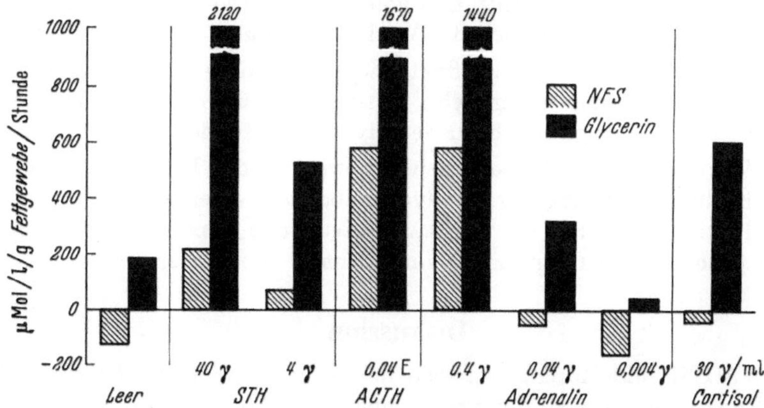

Abb. 1. Verhalten von nicht veresterten Fettsäuren (NFS) und Glycerin im Inkubationsmedium mit Fettgewebe. (+ = Zunahme; — = Abnahme)

führt bei einer Konzentration von 40 γ/ml zu einer deutlichen NFS-Produktion vom Fettgewebe, in weitaus stärkerem Umfang aber zu einer Abgabe von Glycerin. Letztere ist bemerkenswerterweise etwa 10mal höher als der NFS-Release. Gleichzeitig wird die Glucoseaufnahme (GA) verstärkt und die Milchsäureproduktion entsprechend erhöht.

Bei einer Konzentration von 4 γ/ml findet sich dagegen lediglich noch eine leichte Hemmung der NFS-Aufnahme vom Fettgewebe gegenüber dem Leerversuch.

ACTH verhält sich ähnlich. Bei einer Konzentration von 0,04 E/ml (0,87γ/ml) ist die NFS-Abgabe doppelt so hoch wie nach STH, die Glycerinabgabe deutlich geringer. Die GA ist beträchtlich erhöht, entsprechend die Milchsäureproduktion vermehrt. Es wurden verschiedene ACTH-Fraktionen, mit hoher und geringer

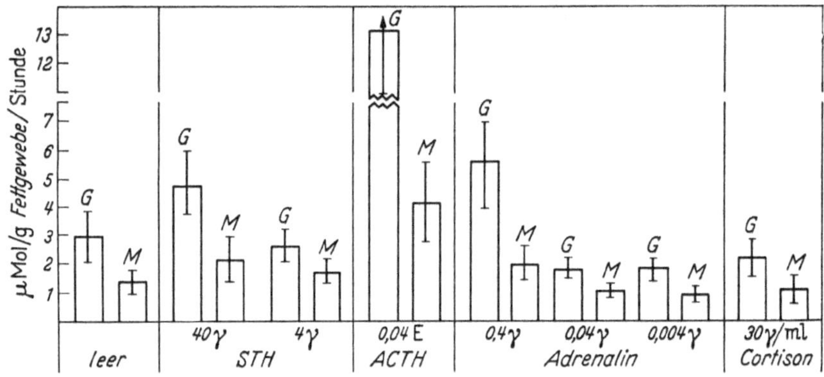

Abb. 2. Die Wirkung von STH, ACTH, Adrenalin und Cortisol auf die Glucoseaufnahme (G) und Milchsäureabgabe (M) vom Fettgewebe in vitro. (Glucosekonzentration 200 mg %.) (Mittelwerte von 9 Einzelbestimmungen ±σ)

Nebennierenrindenaktivität im Sayers-Test, überprüft. Auf den Stoffwechsel des Fettgewebes zeigten alle Fraktionen eine ähnliche Wirkung.

Den gleichen Effekt auf die NFS- und Glycerinproduktion wie ACTH zeigt auch Adrenalin in einer Konzentration von 0,4 γ/ml. Die GA ist dabei aber deutlich niedriger, entsprechend auch die Milchsäurebildung.

Vergleicht man den Adrenalineffekt mit der Wirkung von Glucagon (*24*) auf die NFS-Produktion vom Fettgewebe, so ist der Einfluß von Adrenalin weitaus schwächer. Das gleiche gilt auch für den glykogenolytischen Effekt in der Leber.

Die Wirkung von Cortisol auf den Stoffwechsel des Fettes in vitro konnte lediglich in einer leicht gesteigerten Glycerinabgabe gesehen werden; dagegen war eine Produktion von NFS, wie sie Jeanrenaud und Renold (*25*) beschrieben, trotz der gleichen Dosierung von 30 γ/ml nicht zu beobachten.

Diskussion

STH, ACTH und Adrenalin haben am isolierten Fettgewebe einen lipolytischen Effekt, gemessen an der Freisetzung von NFS und Glycerin; gleichzeitig kommt es zu einer vermehrten GA und erhöhten Milchsäurebildung. Erstaunlicherweise ist der Glycerin-Release beträchtlich stärker als die Ausschwemmung von NFS. Bei der Annahme einer hormon-induzierten Hydrolyse von Triglyceriden und vollständiger Abgabe der Stoffwechselprodukte wäre ein Verhältnis von Glycerin zu NFS von 1 : 3 zu erwarten gewesen. Unter Einfluß von STH war der Glyceringehalt im Inkubationsmedium aber 10mal höher als die NFS-Konzentration, bei ACTH und Adrenalin etwa 3mal so hoch.

Diese Befunde könnten so erklärt werden, daß das Glycerin nach Hydrolyse der Glycerinester tatsächlich vollständig vom Fettgewebe abgegeben wird, da eine weitere Verwertung dieses Stoffwechselproduktes vom Gewebe selbst, im Gegensatz zu den NFS, nicht mehr möglich ist. Dafür spricht auch, daß selbst im Leerversuch ein leichter Glycerinrelease vom Fettgewebe vorhanden ist, obwohl gleichzeitig nicht veresterte Fettsäuren aufgenommen werden. Der laufende Fettumsatz im Gewebe kommt hierin wahrscheinlich zum Ausdruck. Eine bessere Permeabilität für das leicht lösliche Glycerin kann hier ebenfalls eine Rolle spielen. Gemeinsame, von Herrn SCHWARZ vorgetragene Befunde bei gesunden Versuchspersonen zeigen auch, daß bei einer Fettmobilisation ein Anstieg der Glycerinkonzentration im Plasma vor dem NFS-Anstieg zu beobachten ist.

Die Messung der Glycerinproduktion scheint ein noch besserer Indicator für den Umfang der Fettmobilisation zu sein als die Bestimmung des NFS-Release.

Die Frage, inwieweit die fettmobilisierende Wirkung dieser Hormone eine physiologische ist, kann auf Grund der vorliegenden Untersuchungen nicht beantwortet werden, zumal die in vitro noch wirksamen Konzentrationen sicher höher liegen als im Plasma des intakten Organismus.

Dem Adrenalin kommt eine physiologische Wirkung wahrscheinlich nur in Streßsituationen, bei vermehrter Inkretion zu. ACTH wird nach PINCUS sehr schnell inaktiviert, so daß eine periphere Wirkung fraglich ist, was auch bei Gaben am intakten Organismus zum Ausdruck kam. Ein Effekt des STH auf die Fettmobilisation als notwendiges Energiesubstrat wäre im Zusammenhang mit seiner anabolen Wirkung auf die Eiweißsynthese denkbar. Bei allen bisher durchgeführten Untersuchungen am Modellsystem war jedoch ein Effekt nur mit unphysiologisch hohen Dosen zu erreichen. Die Reinheit der verwandten STH-Fraktionen kann hierbei eine Rolle spielen.

Cortisol zeigte am Fettgewebe in vitro keinen signifikanten Einfluß auf die Fettmobilisation oder -deposition und auch nicht auf die GA und Milchsäureproduktion.

Literatur

1. DOLE, V. P.: J. clin. Invest. **35**, 150 (1956).
2. GORDON, R. S., jr., and A. J. CHERKES: J. clin. Invest. **35**, 206 (1956).
3. — J. clin. Invest. **35**, 810 (1957).
4. BIERMANN, E. L., I. L. SCHWARTZ and V. P. DOLE: Amer. J. Physiol. **191**, 359 (1957).
5. DOLE, V. P.: In Chemistry of Lipids related to Atherosklerosis. S. 189. (Herausgeber: I. H. PAGE) Springfield, III, 1958.
6. FREDERICKSON, D. S., and R. S. GORDON jr.: Physiol. Rev. **38**, 585 (1958).
7. BUTTERFIELD, W. J. H., and G. SCHLESS: Diabetes **8**, 450 (1959).
8. BALLARD, F. B., W. H. DANFORTH, S. NAEGLE and B. J. BING: J. clin. Invest. **39**, 717 (1960).
9. ESTES, E. H., jr., M. D. BOGDONOFF, S. J. FRIEDBERG, W. R. HALAN jr. and D. L. TROUT: J. clin. Invest **38**, 2131 (1959).
10. WERTHEIMER, E.: Münch. med. Wschr. **31**, 1153 (1958).
11. SHAPIRO, B., and E. WERTHEIMER: Metabolism **5**, 79 (1956).
12. HASHIM, S. A.: Diabetes **9**, 135 (1960).
13. WERTHEIMER, E., and E. SHAFRIR: Recent Progr. Hormone Res. **16**, 467 (1960).
14. HAUSBERGER, F. X.: Diabetes **7**, 211 (1958).
15. RENOLD, A. E., A. I. WINEGRAD, B. JEANRENAUD and D. B. MARTIN: The Mechanism of Aktion of Insulin. S. 153. (Herausgeber: F. G. YOUNG) Oxford: Blackwell 1960.
16. HAUSBERGER, F. X.: Endocrinology **63**, 14 (1958).

17. LYNN, W. S., R. M. MACLEOD and R. H. BROWN: J. biol. Chem. **235**, 1904 (1960).
18. DREILING, D. A., A. F. DEBOUS, W. S. ROSENTHAL and I. L. SCHWARTZ: Clin. Res. **7**, 251 (1959).
19. JUNGAS, R. L., and E. G. BALL: J. biol. Chem. **235**, 1894 (1960).
20. HOLLENBERG, C. H., and M. S. RABEN: J. clin. Invest. **38**, 484 (1959).
21. WHITE, J. E., and F. L. ENGEL: J. clin. Invest. **37**, 1556 (1958).
22. GORDON, R. S., jr., and A. CHERKES: Proc. Soc. exp. Biol. (N.Y.) **97**, 150 (1958).
23. STEINBERG, D., E. SHAFRIR and M. VOUGHAN: Clin. Res. **7**, 250 (1959).
24. WEINGES, K. F.: Klin. Wschr. (im Druck, 1961).
25. JEANRENAUD, B., and A. E. RENOLD: J. biol. Chem. **235**, 2217 (1960).
26. WIELAND, O., u. M. SUYTER: Biochem. Z. **329**, 320 (1959).
27. HUGGETT, A. ST. G., and D. A. NIXON: Biochem. J. **66**, 12 (1956).
28. WIELAND, O.: Biochem. Z. **329**, 313 (1957).
29. SCHOLZ, R., H. SCHMITZ, TH. BÜCHER u. J. O. LAMPEN: Biochem. Z. **331**, 71 (1959).

Diskussion

W. LAMPRECHT (München):

Zu den hervorragenden experimentellen Befunden möchte ich folgende Frage stellen: Ist es nicht möglich, daß die Menge Glycerin, die Sie im Inkubationsmilieu bestimmen, nicht allein aus der Spaltung der Fette des epididymalen Gewebes stammt? Sie finden doch, daß unter dem Einfluß von ACTH, STH und Adrenalin das Fettgewebe erhöht Glucose aufnimmt. So wäre es denkbar, daß ein Teil des von Ihnen analysierten Glycerins vom Abbau der Glucose (Glucose → Triosephosphat → α-Glycerophosphat → Glycerin) kommt. Das würde vielleicht erklären, warum der Quotient der unter diesen Versuchsbedingungen freigesetzten Menge Fettsäuren: Glycerin in fast allen Fällen, die Sie beschrieben haben, höher als 3:1 zu liegen kommt.

A. LABHART (Zürich):

Die Tatsache, daß unter den lipolytischen Hormonen die Freisetzung von Glycerin diejenige der freien Fettsäuren übertrifft, kann sehr wohl darauf zurückgehen, daß die freien Fettsäuren in den Fettgewebszellen wieder verestert werden, während das freigesetzte Glycerin vom Fettgewebe nicht mehr in Glycerophosphat umgewandelt werden kann, deshalb nicht wieder verestert wird und ins Medium übertritt. Außerdem ist der Betrag der in der Zelle verbleibenden freien Fettsäuren zu beachten. BALLY hat bei uns gezeigt, daß unter Glucagon die Fettsäuresynthese aus markierter Glucose gesamthaft vermindert ist, daß aber die freien markierten Fettsäuren in der Zelle vermehrt sind.

K. SCHWARZ (München):

Die von Herrn LABHART erwähnten interessanten Befunde können wir durchaus bestätigen und beim Menschen noch aufschlußreicher beweisen. Der Glycerin-Release ist bei der Lipolyse ein noch ausgeprägterer Maßstab als die unveresterten Fettsäuren und überschreitet weitaus die zu erwartende Relation 1:3 (Triglyceride). Nach einer i.v. Glucagon-Injektion von 0,5 mg tritt schon nach 5—10 min eine Zunahme des Glycerins von etwa 200—300% vor der später einsetzenden Hyperglykämie auf, so daß Glucagon eine recht intensive lipolytische Wirkung zu haben scheint.

Aus der I. Medizinischen Universitätsklinik Frankfurt am Main
(Direktor: Prof. Dr. F. HOFF)

Verbesserung der Methode zur Bestimmung von Insulin im Blut mit Hilfe radioaktiver 1-C-14-Glucose und dem epididymalen Rattenfettgewebe

Von

H. DITSCHUNEIT, J.-D. FAULHABER und E. F. PFEIFFER

Mit 5 Abbildungen

Zur quantitativen Bestimmung von Insulin im Blut stehen uns bisher nur biologische Methoden zur Verfügung. Sie sind, wie alle biologischen Meßverfahren, mit einer erheblichen Fehlerbreite behaftet. Als Maßstab für die Insulinwirkung wurde in den letzten Jahren in zunehmendem Maße die Bildung von $C^{14}O_2$ aus 1-C^{14}-Glucose durch isoliertes epididymales Rattenfettgewebe gewählt. Über unsere eigenen Erfahrungen mit dieser Methode und über klinisch-experimentelle Untersuchungen haben wir vor dieser Gesellschaft und an anderer Stelle bereits berichtet (*1—9*). Die Fehlerbreite dieser Methode liegt zu einem erheblichen Teil in der Schwierigkeit der quantitativen Erfassung des entwickelten radioaktiven Kohlendioxyds und nicht nur in der biologischen Meßverfahren allgemein anhaftenden Streuung begründet.

Eine Vereinfachung und Verkürzung des Bestimmungsverfahrens mit gleichzeitiger Steigerung der Genauigkeit und einer Einsparung von radioaktiver Glucose kann durch Verwendung von Flüssigkeitsszintillationszählern erreicht werden. Mit diesen, in den letzten Jahren entwickelten Geräten läßt sich die weiche β-Strahlung des C^{14} von 155 keV im *flüssigen* Medium messen. Damit umgeht man die umständliche und leicht zu Fehlern führende Überführung des $C^{14}O_2$ in eine feste Probe und erreicht darüber hinaus eine Steigerung der Zählausbeute. Die Messung beruht darauf, daß flüssige, β-strahlende Präparate, z. B. von C^{14}, mit einer Szintillationsflüssigkeit gemischt werden, die die β-Strahlung in eine Strahlung im Bereich des sichtbaren Lichtes umwandelt. Die entstehenden Lichtblitze werden mit Photomultipliern aufgenommen. Als Szintillatoren werden Lösungen organischer Substanzen (Terphenyl, Diphenyloxazol, Dibenzyl, Naphthalin) in organischen Lösungsmitteln, meist Toluol, verwandt. Voraussetzung für die Verwendung von Flüssigkeitsszintillationszählern ist also, daß die Probe in Toluol löslich und optisch klar ist und die Energieübertragung auf den Szintillator durch sie nicht gestört wird. Wäßrige, nicht in Toluol lösliche Proben können in kleinen Mengen in die Zählflüssigkeit eingebracht werden, wenn dem Toluol Alkohol zugesetzt wird.

Methodik

Die früher ausführlich beschriebene Versuchsanordnung wurde prinzipiell beibehalten. Der Zusatz von radioaktiver Glucose wurde jedoch von 0,2 μC pro Ansatz auf 0,04 μC verringert. Außerdem prüften wir vergleichsweise die Insulinwirkung auf die $C^{14}O_2$-Bildung, wenn je 3 Fettzipfel von 3 verschiedenen Ratten gemeinsam in einem Gefäß inkubiert wurden (3-Zipfel-Versuch).

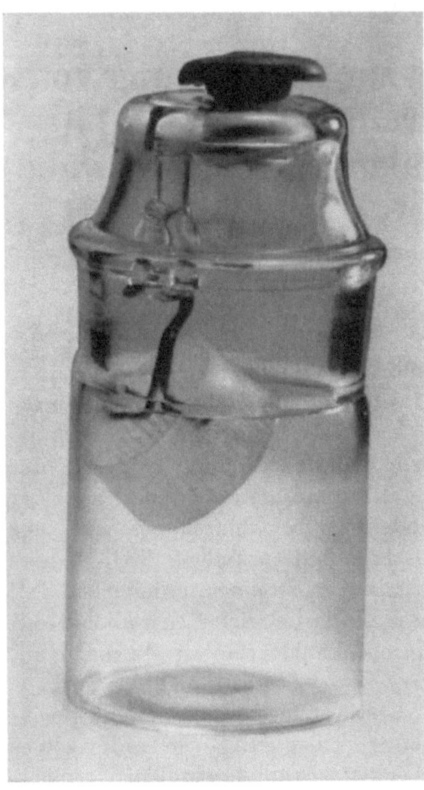

Abb. 1

Der Gummiverschluß der Inkubationsgläschen wurde durch eingeschliffene Glasdeckel (NS 24) mit eingesetzten und auswechselbaren kleinen Gummistopfen ersetzt (Abb. 1). Für die Adsorption des entwickelten $C^{14}O_2$ wurden toluolbeständige, farblose Kunststoffnäpfe mit kleinen Haken an der Unterseite der Glasdeckel aufgehängt. Sie wurden nach vollständiger Adsorption des CO_2, nach 90 min, abgehängt und in die Szintillationsflüssigkeit hineingeworfen. Als Szintillator diente Diphenyloxazol (0,4%) und Phenyloxazolyl-Benzol (0,2%) in Toluol.

Als Adsorptionsmedium wurde anstelle von Natronlauge 0,02 mol Hyamin-Hydroxyd in Methanol verwandt.

Die Zählung der Proben erfolgte mit dem halbautomatischen Flüssigkeitsszintillationszähler LSC-10 B von Tracerlab/USA.

Ergebnisse und Besprechung

Ein hoher Prozentsatz der beim radioaktiven Zerfall von C^{14} ausgesandten β-Strahlen erzeugt durch Energieübertragung anf den Szintillator Lichtblitze, die von dem Zählgerät registriert werden. Die Zählausbeute (Wirkungsgrad) wird wesentlich vom Lösungsmittel bestimmt. Mit reinem Toluol erzielen wir eine Ausbeute von 78%. Kleine Zusätze von Alkohol vermindern den Wirkungsgrad, gestatten aber, geringe Mengen von Wasser mit der Probe aufzunehmen. So verursacht Äthylalkohol in einer Konzentration von 2,0 mol/l eine Herabsetzung des Wirkungsgrades auf 74% und 3,5 mol/l eine Verminderung auf 70,5% (Abb. 2).

Durch Natronlauge, die als Adsorptionsmittel für CO_2 verwandt werden kann, tritt ein weiterer Wirkungsverlust ein. Die Zählausbeute einer Probe in Toluol zusammen mit 2 mol/l Äthylalkohol fällt nach Zusatz von 6 mmol Natronlauge von 74% auf 63% ab (Abb. 3). Für $C^{14}O_2$-Messungen mit flüssigen Szintillatoren eignet sich daher die quaternäre Ammoniumbase Hyamin-Hydroxyd wesentlich besser (*10*). Sie löst sich gut in Toluol, bindet rasch und vollständig Kohlendioxyd in annähernd äquimolekularen Mengen (1,1 : 1) und beeinflußt nur unwesentlich den Wirkungsgrad. Nach Zusatz von 20 mmol Hyamin-Hydroxyd werden noch 71 % der vom C^{14} ausgesandten β-Teilchen registriert (Abb. 3). Wir verwenden daher für die $C^{14}O_2$-Adsorption bei der Insulinbestimmung nur Hyamin-Hydroxyd,

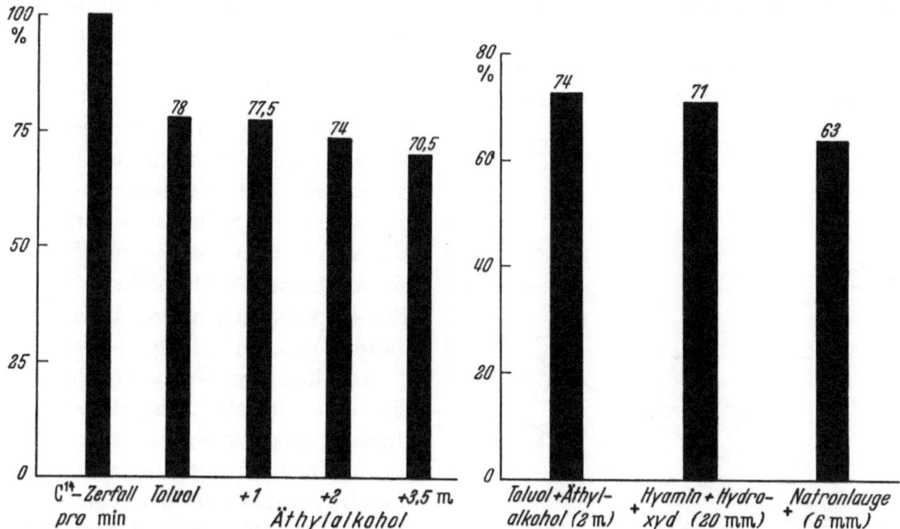

Abb. 2. Änderung des Wirkungsgrades bei C^{14}-Messung im Flüssigkeitsszintillationszähler durch Zusätze zum Lösungsmittel

Abb. 3. Einfluß von Natronlauge und Hyamin-Hydroxyd auf den Wirkungsgrad bei C^{14}-Messung im Flüssigkeitsszintillationszähler mit Toluol und Äthylalkohol (2 m) als Lösungsmittel

fügen aber der Szintillatorlösung 2 mol/l Äthylalkohol hinzu, um Trübungen durch die sich oft an den Plastikschälchen niederschlagende Feuchtigkeit zu vermeiden. Der Wirkungsgrad bei unseren Messungen beträgt somit 71 %.

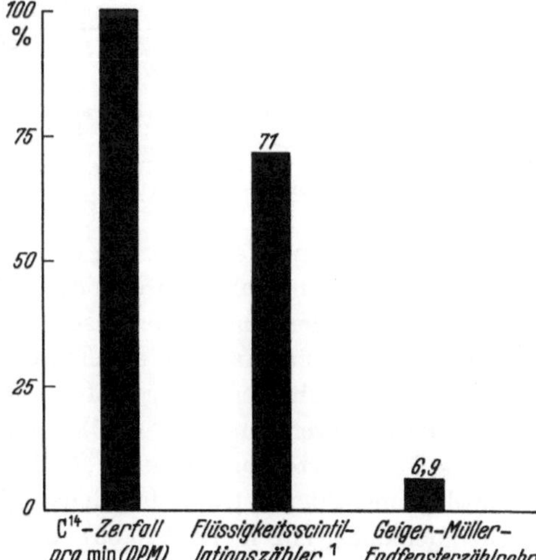

Abb. 4. Vergleich des Wirkungsgrades bei C^{14}-Messung mit Flüssigkeitsszintillationszähler und Geiger-Müller-Endfensterzählrohr

Die Ausbeute bei Bestimmung der Radioaktivität von $C^{14}O_2$ in fester Form als Bariumcarbonat mit einem Geiger-Müller-Endfensterzählrohr ist dagegen wesentlich schlechter. Sie erreicht mit der von uns bisher angewandten Verfahrensweise infolge Eigenadsorption des Präparates, ungünstiger geometrischer Anordnung und besonderer Zählrohreigenschaften nur 6,9 % (Abb. 4). Bei Verwendung flüssiger Szintillatoren kann daher die Menge radioaktiver Glucose um $^9/_{10}$ vermindert werden, ohne daß sich die registrierte Impulsrate verringert.

Der 10mal stärkere Wirkungsgrad bei der Bestimmung des radioaktiven Kohlendioxyds mit Hilfe des Flüssigkeitsszintillationszählers sowie die Möglichkeit, das adsorbierte Kohlendioxyd absolut fehlerfrei quantitativ zu erfassen, hat nicht nur den Vorteil, daß große Mengen radioaktiver Glucose eingespart werden können, sondern vermindert auch die methodische Fehlerbreite. Abb. 5 gibt die Abhängigkeit des gebildeten radioaktiven Carbonats aus 1-C^{14}-Glucose von der Insulinkonzentration im Bereich zwischen 62,5 und 1000 μE/ml mit den berechneten Genauigkeitsindices bei unterschiedlichen Versuchsanordnungen wieder. Kurve I wurde aus 341 mit einem Geiger-Müller-Endfensterzählrohr gewonnenen Einzelbestimmungen errechnet. Kurve II ist das Ergebnis aus insgesamt 900 Einzelbestimmungen mit dem Flüssigkeitsszintillationszähler, bei denen jeder Fettzipfel getrennt inkubiert wurde (1-Zipfel-Versuch). Der Kurve III liegen schließlich die Meßergebnisse zugrunde, die bei gemeinsamer Inkubation von 3, aus verschiedenen Ratten entnommenen Fettzipfeln mit dem Flüssigkeitsszintillationszähler erhalten wurden (3-Zipfel-Versuch).

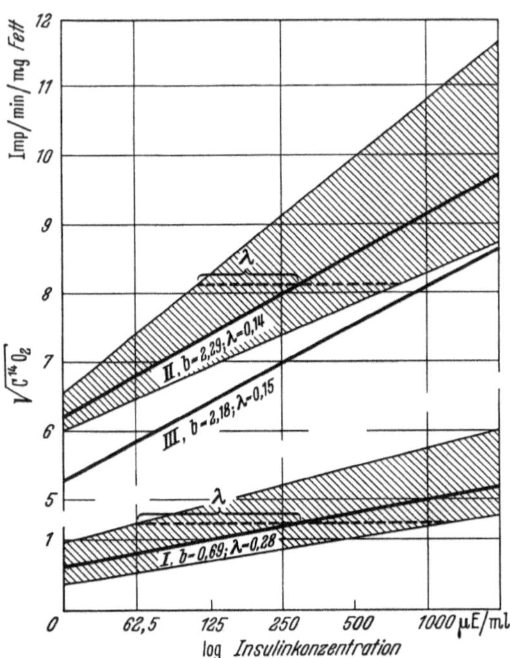

Abb. 5. Insulineffekt auf die $C^{14}O_2$-Bildung aus 1—C^{14}-Glucose. Bestimmung der Radioaktivität mit Hilfe eines Geiger-Müller-Endfensterzählrohres (I) und eines Flüssigkeitsszintillationszählers bei 3 einzeln (II) bzw. zusammen (III) inkubierten Fettzipfeln

In allen drei Versuchen besteht eine exponentielle Abhängigkeit mit linearer Regression zwischen dem log der Insulinkonzentration und der Quadratwurzel aus den gemessenen und auf das Fettgewicht bezogenen Impulszahlen. Die Regressionskoeffizienten der einzelnen Geraden unterscheiden sich sehr wesentlich voneinander, erkennbar an dem unterschiedlichen Anstieg der Geraden. Für Kurve I errechnet sich ein mittlerer Regressionskoeffizient von 0,69, für Kurve II beträgt er 2,29 und für Kurve III 2,18 (Tab. 1). Der steilere Anstieg der Regressionsgrade, der auf den besseren Wirkungsgrad der Zählung zurückzuführen ist, hat aber nicht eine Vergrößerung der Streuung um die Regressionsgrade in gleichem Ausmaß zur Folge, so daß die Fehlerbreite für die mit dem Flüssigkeitsszintillationszähler gemessenen Insulinwerte wesentlich kleiner wird. Der Genauigkeitsindex, der ein Maß für die Fehlerbreite darstellt, beträgt bei Bestimmung fester Proben mit dem Geiger-Müller-Endfensterzählrohr 0,28. Für die Wahrscheinlichkeitsgrenzen ($P < 0{,}05$) einer unbekannten Insulinaktivität folgen daraus Grenzwerte von 0,6 und 1,7. Bei der Untersuchung mit dem Flüssigkeitsszintillationszähler beträgt der Genauigkeitsindex dagegen 0,13, und die Wahrscheinlichkeitsgrenzen ($P < 0{,}05$) für eine unbekannte Insulinprobe werden dadurch auf 0,83 und 1,20 eingeengt. Wird die Methode weiter dadurch vereinfacht, daß die Fettzipfel nicht getrennt, sondern 3 gemeinsam in einem Glas inkubiert werden, dann erleidet die Genauigkeit der Methode dadurch keine Einbuße. Der Regressionskoeffizient ist mit 2,10 nicht signifikant kleiner und der Genauigkeitsindex gleich groß. Die auf das Fettgewicht bezogene mittlere Impulszahl ist wahrscheinlich dadurch signifikant kleiner, daß das Verhältnis von Inkubationsmedium zu Fettgewicht etwas ungünstiger wird.

Von RENOLD u. Mitarb. (*11*) und auch von WEINGES (*12*) wird zwischen der Insulinkonzentration und der entwickelten CO_2-Menge eine doppelt logarithmische Abhängigkeit angenommen. Eine Berechnung von 17 Standardkurven mit Insulin-

Tabelle. *Anstieg (b), Standardabweichung (S_b) und Genauigkeitsindex (λ) der Regressionsgeraden bei $C^{14}O_2$-Messungen mit Hilfe des Flüssigkeitsszintillationszählers und Geiger-Müller-Endfensterzählrohres*

		Anstieg (b)	Standard-abweichung (S_b)	Genauigkeits-index (λ)	$C^{14}O_2$ Imp./mg Fett	Zahl der Einzel-bestimmungen (n)
Flüssigkeits-szintillationszähler	3-Zipfel-Versuch[1]	2,18 ± 1,05	0,29 ± 0,25	0,15 ± 0,08	6,69 ± 1,54	48
	1-Zipfel-Versuch[1]	2,29 ± 0,55	0,28 ± 0,24	0,14 ± 0,04	8,04 ± 0,35	900
	1-Zipfel-Versuch[2]	0,27 ± 0,04	0,036 ± 0,002	0,12 ± 0,05	4,14 ± 0,23	306
Geiger-Müller-Z.	1-Zipfel-Versuch[1]	0,69 ± 0,13	0,144 ± 0,066	0,28 ± 0,05	1,3 ± 0,17	432

[1] Regression von lg Insulinkonzentration mit $\sqrt{\text{Imp./mg Fettgew.}}$

[2] Regression von lg Insulinkonzentration mit ln Imp./mg Fettgew.

konzentrationen von 62,5, 250 und 1000 μE/ml zeigt jedoch, daß der Genauigkeitsindex und damit die Fehlerbreite der Methode dadurch nicht verbessert werden können (Tabelle).

Zusammenfassend können wir feststellen, daß die Methode der Insulinbestimmung mit Hilfe radioaktiv markierter Glucose und isolierten epididymalen Fettgewebes durch Verwendung eines Flüssigkeitsszintillationszählers wesentlich vereinfacht und verkürzt und die Genauigkeit bedeutend gesteigert werden kann.

Literatur

1. DITSCHUNEIT, H., CHANG-SUAN, M. PFEIFFER u. E. F. PFEIFFER: 6. Symp. Dtsch. Ges. Endocrinol., Kiel 1959, S. 259. Berlin-Göttingen-Heidelberg: Springer 1960.
2. — E. F. PFEIFFER, E. BLAY, H. G. ROSSENBECK u. K. SCHÖFFLING: 7. Symp. Dtsch. Ges. Endocrinol.. Homburg a. d. Saar 1960, S .194. Berlin-Göttingen-Heidelberg: Springer 1961.
3. — CHANG-SUAN, M. PFEIFFER u. E. F. PFEIFFER: Klin. Wschr. 37, 1234 (1959).
4. PFEIFFER, E. F., M. PFEIFFER, H. DITSCHUNEIT u. CHANG-SUAN: 6. Symp. Dtsch. Ges. Endocrinol. Kiel 1959, S. 265. Berlin-Göttingen-Heidelberg: Springer 1960.
5. — — — — Klin. Wschr. 37, 1239 (1959).
6. — H. DITSCHUNEIT u. R. ZIEGLER: 7. Symp. Dtsch. Ges. Endocrinol., Homburg a. d. Saar, 1960, S. 206. Berlin-Göttingen-Heidelberg: Springer 1961.
7. DITSCHUNEIT, H., E. F. PFEIFFER u. H. G. ROSSENBECK: Klin. Wschr. 38, 71 (1961).
8. — R. ZIEGLER u. E. F. PFEIFFER: Klin. Wschr. 1961 (im Druck).
9. PFEIFFER, E. F., H. DITSCHUNEIT u. R. ZIEGLER: Klin. Wschr. 1961 (im Druck).
10. PASSMANN, J. M., N. S. RADIN and J. A. D. COOPER: Analyt. Chem. 28, 484 (1956).

11. WEINGES, K.: Persönl. Mitt.
12. RENOLD, A. E., D. B. MARTIN, Y. M. DAGENAIS, J. STEINKE, R. J. NICKERSON and M. C. SHEPS: J. clin. Invest. **39**, 1487 (1960).

Diskussion

A. LABHART (Zürich):

Die bestgeeignete Bestimmungsmethode der Insulinaktivität im Plasma zeichnet sich aus durch ihre

1. Empfindlichkeit, 2. Spezifität und 3. Wirtschaftlichkeit.

Als empfindlichste Meßgröße haben wir in Zürich den Einbau von $C6^{14}$ markierter Glucose in die Fettsäuren des Gewebes oder in das Glykogen gefunden. der Arbeitsaufwand verbietet aber deren Einführung. Als genügend empfindliche, spezifisch und wirtschaftliche Methode sind wir bei der Messung der Glucoseaufnahme gleichzeitig mit der Bestimmung des netto Gasaustausches im Warburg-Apparat geblieben. In Kombination mit der Anwendung von Insulinantikörpern erlaubt diese Methode einen hohen Grad von Spezifität sowie die Unterteilung in „freie“ und „gebundene“ Insulinaktivität.

Aus der II. Medizinischen Klinik der Universität München
(Direktor: Prof. Dr. Dr. G. Bodechtel)

Über die fettmobilisierende Wirkung von menschlichem STH, Adrenalin und ACTH beim Menschen

Von

K. Schwarz, K. F. Weinges, K. P. Eymer und K. Kopetz

Mit 4 Abbildungen

Die zentrale Bedeutung des Fettgewebes (FGW) für den Energiestoffwechsel zeigt sich in der Fähigkeit zur Lipogenese und in der raschen Fettmobilisierung unter Freisetzung von unveresterten Fettsäuren (UFS) und Glycerin. Durch die Untersuchungen der letzten 3 Jahre kann heute als sicher angenommen werden, daß verschiedene Hormone und Stoffwechselumschaltungen sowohl die Lipogenese als auch die Fettmobilisierung stimulieren können.

Die intensiven Bemühungen zur Klärung des aktuellen FGW-Stoffwechsels haben sich bisher mit den Fragen der Glucoseutilisation, der FS-Synthese und der Freisetzung der UFS beschäftigt und einen wichtigen Metaboliten vernachlässigt — das Glycerin. Diese Triose kann nach Wieland im FGW nicht verwertet werden, weil das isolierte, dazu notwendige Enzym Glycerokinase fehlt, die neutrales Glycerin zu Glycerophosphat „aktiviert". Das freie Glycerin entstammt fast ausschließlich dem FGW, so daß die Zunahme der Glycerinfreisetzung (Release) einen brauchbaren Index einer vermehrten Fettmobilisierung darstellt. Glycerin ist ein leicht verwertbarer Nahrungsstoff, der durch verschiedene Hormone rasch aus den Fettdepots zur Verfügung gestellt werden kann. Das Serumglycerin beträgt beim Menschen nach eigenen Untersuchungen im Mittel etwa 100 μmol/l.

Die Abb. 1 demonstriert zur leichteren Orientierung den Stoffwechsel im FGW nach einem modifizierten Schema von Ashmore. Darin sehen Sie, daß das FGW große Mengen von C-1-Glucose zu CO_2 oxydiert und daß u. a. Glycerophosphat entsteht. Das beim Pentosephosphatabbau freiwerdende TPNH fördert die FS-Synthese. Durch Veresterung von aktiviertem FS-CO-A und Glycerophosphat werden Triglyceride synthetisiert. Bei der hydrolytischen Spaltung der Triglyceride werden UFS in das Blut als Albumin-Komplex freigesetzt. Ein Teil der FS kann zur Resynthese von Triglyceriden verwendet werden und ein Teil wieder in das FGW eintreten. Freiwerdendes Glycerin verläßt direkt das FGW, um in das Blut zu gelangen, weil es in der Fettzelle nicht wieder verwertet wird. Jede vermehrte Freisetzung der FS aus dem FGW führt zu einer gesteigerten Fettsynthese, und dieser Vorgang stimuliert die Glycerophosphat-Synthese aus Glucose.

Am Modell des isolierten FGW konnten wir zeigen, daß STH, Adrenalin und ACTH zu einer beachtlichen Freisetzung von FS und Glycerin führen. Beim Menschen haben bisher Dole, Gordon und Raben über einen Anstieg der FS im Plasma nach Adrenalin und STH berichtet.

Zur weiteren Klärung erhebt sich die Frage, ob die im Tierexperiment beobachtete Ausschüttung von FS und Glycerin auch beim Menschen nachzuweisen ist.

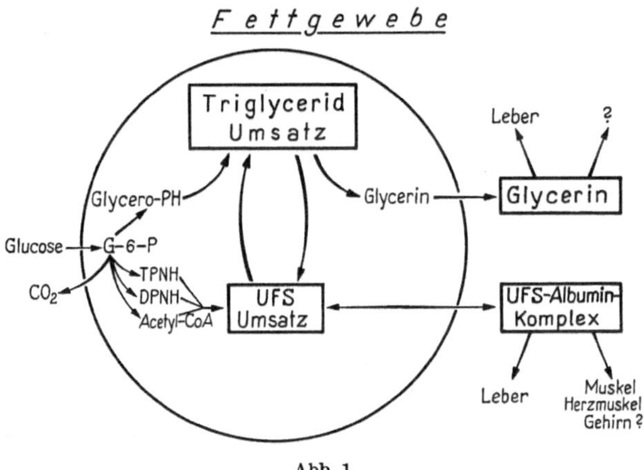

Abb. 1

Deshalb untersuchten wir den Einfluß dieser Hormone auf die Plasmakonzentration der UFS, des Glycerins, des Blutzuckers (BZ) und der Milchsäure (MS) bei gesunden Probanden unter GU-Bedingungen vor und 5, 10, 15, 30 und 60 min bis zu 4 Std nach einer parenteralen Hormonapplikation.

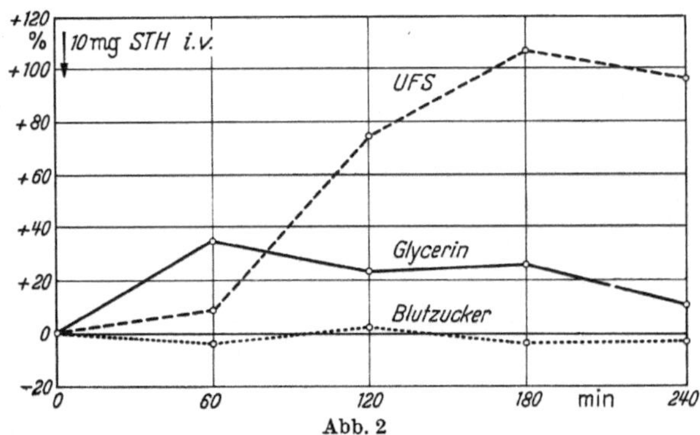

Abb. 2

Die UFS wurden nach der Methode von Dole, das freie Glycerin nach Wieland, BZ und MS enzymatisch nach Hugget und Scholz bestimmt.

In der Abb. 2 ist das Ergebnis von 8 Normalpersonen dargestellt, die eine i.v. Injektion von 10 mg menschlichem STH erhielten. Sie sehen, wie die UFS erst nach 2 Std ansteigen und nach 3–4 Std über 100% der Ausgangswerte liegen. Im Gegensatz zu unseren Befunden in vitro, wonach extreme Glycerinmengen unter STH freiwerden, läßt der Serumglycerinspiegel eine nur geringe Zunahme bis 35% erkennen, während sich BZ und MS nicht verändern.

WERTHEIMER und SHAFRIR diskutieren den langsam eintretenden und anhaltenden STH-Effekt auf den Fettabbau im Zusammenhang mit der starken anabolen EW-Wirkung dieses Hormons, wobei FS und unseres Erachtens auch

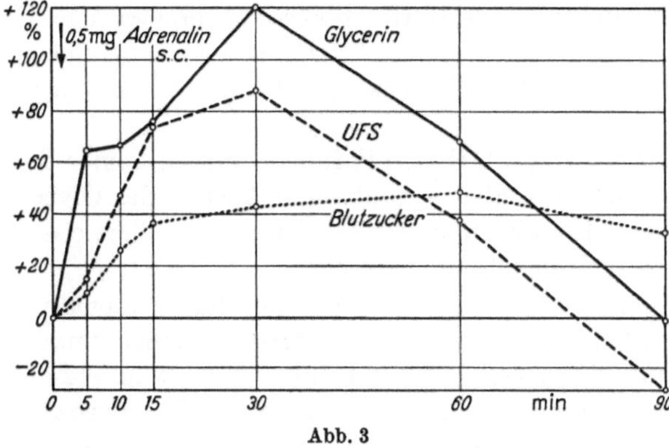

Abb. 3

Glycerin als calorienreiche Substrate freigestellt werden, um Glucose und besonders Aminosäuren für die gesteigerte Eiweiß-Synthese einzusparen.

Adrenalin bewirkt in vitro und in vivo eine intensive Ausschüttung der FS aus dem Depotfett. Dieser von DOLE, GORDON und CHERKES nachgewiesene lipolytische Effekt setzt so prompt ein, daß der Anstieg der FS schon vor der Hyperglykämie auftritt. LEBOEUF konnte erstmals zeigen, daß Adrenalin am isolierten FGW nicht nur FS, sondern auch freies Glycerin in beachtlichen Mengen freisetzt, was auch unseren Befunden entspricht.

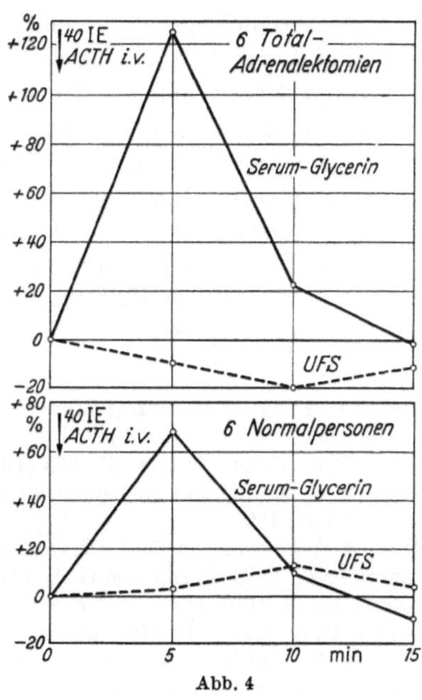

Abb. 4

Bei 8 untersuchten Probanden setzt schon 5–10 min nach einer s.c. Adrenalindosis von 0,5 mg eine deutliche Zunahme der UFS und noch ausgeprägter des Glycerins ein und erreicht nach 30 min den maximalen Anstieg.

In der Abb. 3 sind die in Prozent der Ausgangswerte angegebenen Konzentrationen für Glycerin, UFS und BZ dargestellt. Wie sie sehen, steigt das Glycerin schon nach 5 min um 65% und nach 30 min um 120% an, um bei 90 min wieder abzufallen. Ähnlich verhalten sich die UFS im Serum, ohne jedoch dieses Ausmaß zu erreichen. Die maximale Hyperglykämie tritt nach 60 und der höchste MS-Spiegel schon nach 15 min auf.

Unsere Befunde bestätigen die Annahme von DOLE und GORDON, daß bei einem plötzlichen extremen Energiebedarf zuerst die bereitstehenden Energien aus den Fettdepots als FS und Glycerin entleert werden, bevor die Glykogenreserven zur Verfügung stehen. Ob dem ACTH eine physiologische Bedeutung im

Fettstoffwechsel zukommt, ist noch umstritten. WHITE und STEINBERG konnten am isolierten FGW einen vermehrten Fettabbau nachweisen und stützen die Hypothese eines direkten peripheren ACTH-Effektes. SHAFRIR und STEINBERG beschrieben bei normalen und hypox. Hunden eine sehr geringe Zunahme der FS nach ACTH. Gemeinsame von Herrn WEINGES vorgetragene Untersuchungen haben gezeigt, daß verschiedene ACTH-Fraktionen mit hoher und geringer NNR-Aktivität im Sayers-Test eine etwa gleichstarke fettmobilisierende Wirkung besitzen.

Eine i.v. Injektion von 40 iE ACTH führt zwar zu keiner Zunahme der FS, jedoch zu einem flüchtigen, aber signifikanten Anstieg des Glycerins. Die rasche Inaktivierung dieses Hormons nach PINCUS kann möglicherweise für diesen kurzfristigen Effekt verantwortlich sein.

Die Abb. 4 zeigt bei 6 totaladrenalektomierten Patienten ohne Hormonsubstitution schon 5 min nach einer i.v. ACTH-Gabe einen eindeutigen Glycerinanstieg von 277 auf 669 μmol/l, entsprechend + 126%, während die UFS unbeeinflußt bleiben. Im unteren Teil der Abbildung ist das Verhalten bei Normalpersonen mit intakter NNR-Funktion dargestellt. Hierbei ist die schnelle Zunahme des Glycerins nicht so ausgeprägt wie bei NN-losen Patienten. Kontrollteste mit injiziertem Lösungsmittel waren ohne Einfluß.

Die mitgeteilten Befunde bestätigen z. T. die am isolierten FGW gewonnenen Ergebnisse, daß menschliches STH, Adrenalin und ACTH auch beim Menschen eine fettmobilisierende Wirkung ausüben.

Die vielschichtige Problematik des Intermediärstoffwechsels im FGW und sein Einfluß durch Hormone ergibt noch zahlreiche offene Fragen, etwa die der peripheren Utilisation der FS und des Glycerins. Weitere notwendige Untersuchungen werden z. Z. durchgeführt.

Als gemeinsame Wirkungen dieser drei Hormone auf das FGW lassen sich nach ASHMORE, CAHILL, HASTINGS u. a. sowie eigenen Untersuchungen herausstellen:

1. eine vermehrte Glucose-C-6-Oxydation zu CO_2,
2. eine Zunahme des Glycerophosphat-Synthese und
3. eine gesteigerte Freisetzung von UFS und Glycerin zur Energielieferung an die Peripherie.

Literatur

ASHMORE, J., G. F. CAHILL jr. and A. B. HASTINGS: Recent Progr. Hormone Res. **16** 547, (1960).

DOLE, V. P.: J. clin. Invest. **35**, 155 (1956).

GORDON, R. S., jr., and A. CHERKES: J. clin. Invest. **35**, 206 (1957); Proc. Soc. exp. Biol. (N.Y.) **97**, 150 (1958).

HUGGET, A. ST. G., and D. A. NIXON: Biochem. J. **66**, 12 (1956).

LEBOEUF, F., R. B. FLINN and G. H. CAHILL jr.: Proc. Soc. exp. Biol. (N.Y.) **102**, 527 (1959).

PINCUS, G., O. HECHTER and TH. HOPKINS: J. clin. Endocr. **12**, 920 (1952).

RABEN, M. S., and C. H. HOLLENBERG: J. clin. Invest. **38**, 484 (1959).

SHAFRIR, E., and D. STEINBERG: J. clin. Invest. **39**, 310 (1960).

SCHOLZ, R., H. SCHMITZ, TH. BÜCHER u. J. O. LAMPE: Biochem. Z. **331**, 71 (1959).

STEINBERG, D., E. SHAFRIR and M. VAUGHAM: Clin. Res. **7**, 250 (1959).

WERTHEIMER, E., and E. SHAFRIR: Recent Progr. Hormone Res. **16**, 467 (1960).

WHITE, J. E., and F. L. ENGEL: J. clin. Invest. **37**, 1556 (1958); Proc. Soc. exp. Biol. (N.Y.) **99**, 375 (1958).

WIELAND, O.: Biochem. Z. **329**, 86 (1957); 8. Coll. Ges. f. physiol. Chemie, Mosbach, 1957.

— u. M. SUYTER: Biochem. Z. **329**, 320 (1957); **329**, 313 (1957).

Diskussion

D. KNORR (München):

Wir bestimmten bei einer großen Zahl stoffwechselgesunder und glucocorticoidbehandelter Kinder die Konzentration der freien Fettsäuren im Blut nach 12stündiger Nahrungskarenz.

	Zahl der Kinder	Freie Fettsäuren mÄq./l $\pm 2\sigma$
Normal-Kinder	107	0,56 $\pm$ 0,23
Glucocorticoidbehandelte	17	0,22 $\pm$ 0,12

Der Anstieg der freien Fettsäuren bei Kohlenhydrathunger bleibt wie zu sehen, unter Glucocorticoidbehandlung aus.

Ich möchte Herrn SCHWARZ fragen, ob er es für möglich hält, daß diese fehlende Mobilisierung des Depotfettes Ursache der Adipositas bei medikamentösem M. Cushing ist.

Schlußwort

K. SCHWARZ (München):

Die interessanten Beobachtungen von Herrn KNORR können wir bestätigen, als Herr EYMER in gemeinsamen Untersuchungen bei einer Patientin einen 24stündigen Hungerversuch durchführte. In diesem Fall war trotz der Fastenperiode der übliche Anstieg der unveresterten Fettsäuren und des Glycerins im Serum ausgeblieben, weil die Patientin irrtümlich 30 mg Prednisolon erhalten hatte.

Zur zweiten Frage über die Ansichten zur Pathogenese der Fettsucht beim Cushing-Syndrom neigen wir zu der schon von THORN, RENOLD und CAHILL aufgestellten Hypothese, daß der primär über Wochen bis Monate anhaltende stark erhöhte Cortisolspiegel sekundär wegen der Hyperglykämieneigung eine ebenfalls Monate bis Jahre vermehrte Insulininkretion zur Folge hat. Das Insulin ist ja das Hormon, das heute gesichert am stärksten die Lipogenese, d. h. die Umwandlung von Glucose zu Triglyceriden fördert.

Aus der I. Medizinischen Universitätsklinik Frankfurt am Main
(Direktor: Prof. Dr. F. Hoff)

Klinische und klinisch-experimentelle Erfahrungen mit menschlichem Wachstumshormon

Von

E. F. Pfeiffer, H. Ditschuneit, R. Ziegler, E. Böhle und R. Biegler

Mit 11 Abbildungen

Auf der Vorjahressitzung dieser Gesellschaft haben wir u. a. über den Effekt von menschlichem Wachstumshormon (STH) auf den Insulin- und Kohlenhydratstoffwechsel des Altersdiabetikers berichtet (*1*). Heute möchten wir Ihnen die Resultate der Dauerbehandlung von zwei hypophysären Zwergen mit menschlichem Wachstumshormon und die dabei beobachteten Veränderungen des Kohlenhydrat-, Fett-, Eiweiß- und Mineralstoffwechsels sowie der hormonalen Regulation vortragen. Von besonderem Interesse war dabei der Effekt auf das Längenwachstum von hypophysären Zwergen jenseits des Pubertätsalters. Außerdem wurden in Kurzversuchen Frühveränderungen des Kohlenhydrat- und Insulinstoffwechsels durch menschliches STH bei Zwergwüchsigen, Stoffwechselgesunden und bei verschiedenen Formen der Zuckerkrankheit untersucht.

Ergebnisse

Klinisch handelt es sich bei beiden Zwergen bzw. Minderwüchsigen um junge Männer im Alter von 23 bzw. 25 Jahren. Der Wachstumsstop trat bei ihnen ohne ersichtliche äußere Ursache im 10. bzw. 6. Lebensjahr auf. Zum Untersuchungstermin betrug die Körpergröße 146 cm bzw. 156 cm (Abb. 1 und 2). Das knöcherne Alter war um 8 bzw. 10 Jahre hinter dem wahren Lebensalter zurückgeblieben. Bei beiden bestand außerdem ein Hypogonadismus und bei einem (T.T.) zusätzlich eine leichte Schilddrüsenunterfunktion. Weitere Störungen konnten nicht nachgewiesen werden, insbesondere erwies sich die Nebennierenfunktion bei Belastungsversuchen als völlig intakt. Die jährliche Wachstumsrate von 1–2 cm war durch alle früher vorgenommenen verschiedenen Behandlungsversuche nicht beeinflußt worden.

Unter der 40 bzw. 45 Tage anhaltenden Dauertherapie mit 5,0 bzw. 2,5 mg STH täglich nahm die *Körpergröße* bei dem ersten Fall (T.T.) um 1,6 cm und bei dem zweiten (A.K.) um 2,2 cm zu. Die auffallendsten *Stoffwechselveränderungen* fanden sich im Harn.

In den Abb. 3 und 4 sind die prozentualen Veränderungen des Stoffwechsels für Harn und Blut getrennt dargestellt. Während der Behandlungsperiode stieg

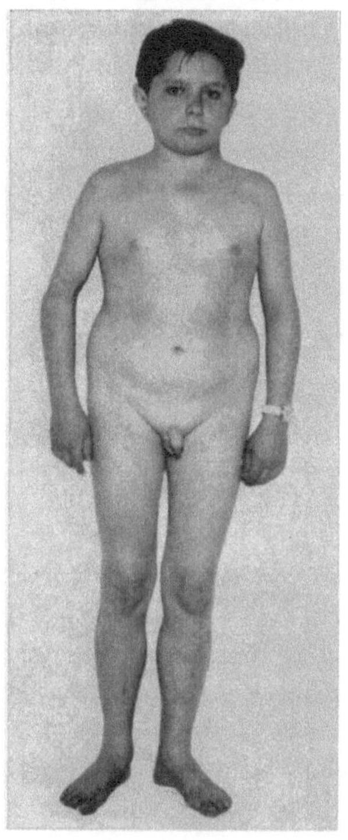

Abb. 1. Pat. T. T. 23 Jahre: Hypophysärer Zwergwuchs mit Hypozonadismus

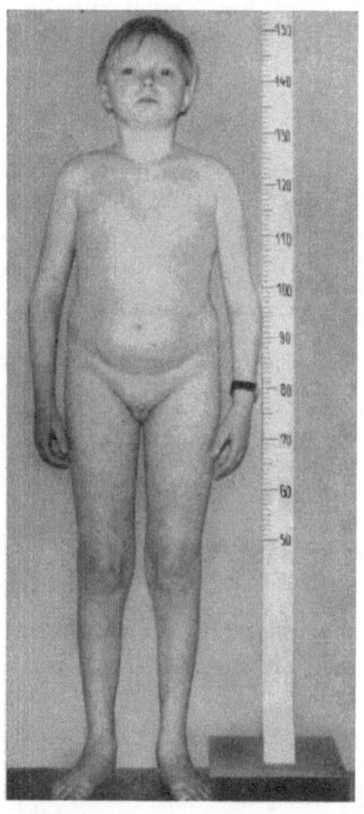

Abb. 2. Pat. A. K., 22 Jahre: Hypophysärer Minderwuchs mit Hypogonadismus und Hypothyreoidismus

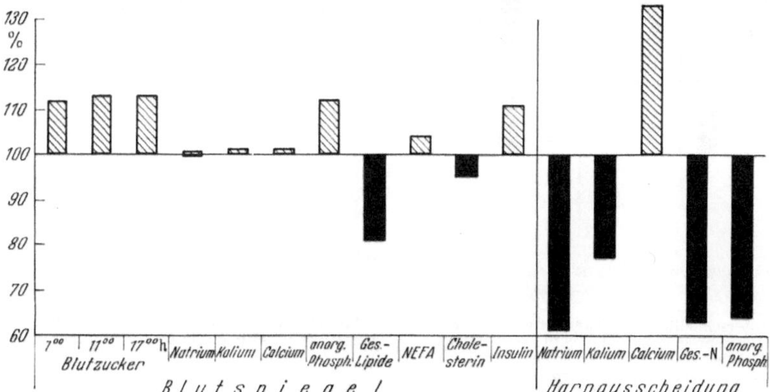

Abb. 3. Stoffwechseländerungen (% des Ausgangswertes) unter Behandlung mit menschlichem Wachtumshormon bei einem hypophysären Zwerg

die Calciumausscheidung im Vergleich zur Kontrollperiode stark an, und die Ausscheidung von Natrium, Kalium, Stickstoff und Phosphor ging signifikant zurück.

Die Ausscheidung der 17-Ketosteroide blieb unverändert. Im Blut ist dagegen mit Ausnahme eines erhöhten Spiegels des anorganischen Phosphors keine wesentliche Abweichung der Elektrolyte von den Kontrollwerten festzustellen. Von den Lipiden zeigen die NEFA einen geringen Anstieg, Cholesterin und Gesamt-Lipide

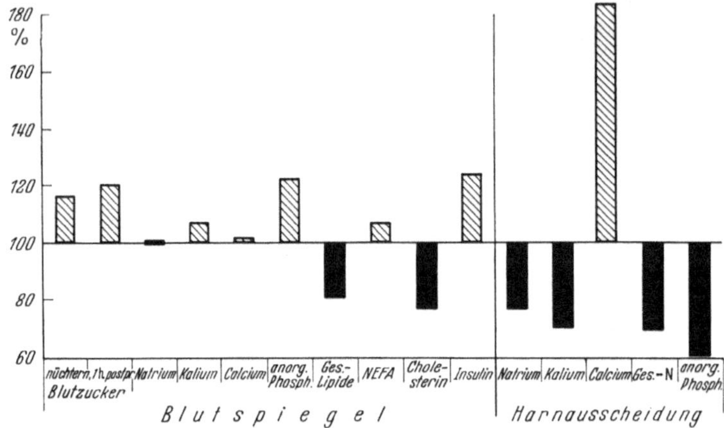

Abb. 4. Stoffwechseländerungen (% des Ausgangswertes) unter Behandlung mit menschlichem Wachstumshormon bei einem hypophysären Zwerg

dagegen erniedrigte Werte. Der Blutzucker steigt im Vergleich zur Vorperiode signifikant an, und auch die Insulinaktivitäten im Serum sind erhöht.

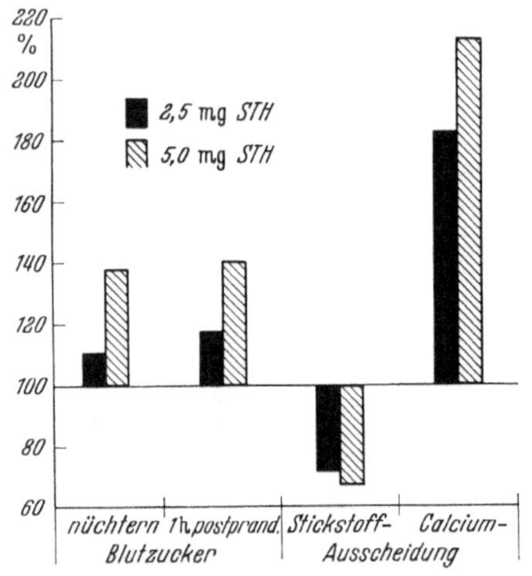

Abb. 5. Unterschiedliche Stoffwechselwirkungen von 2,5 und 5 mg menschlichen Wachstumshormons i.m. täglich bei einem hypophysären Zwerg (% des Ausgangswertes)

Zwischen dem Ausmaß der Stoffwechselveränderungen und der Höhe der applizierten Hormondosis bestand eine sichere Bezie-

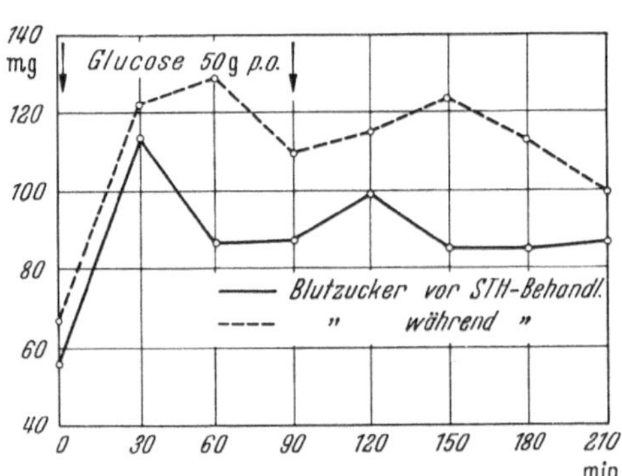

Abb. 6. Blutzuckerverlauf nach 2maliger Glucosebelastung (STAUB-TRAUGOTT) bei einem hypophysären Zwerg vor und während STH-Behandlung

hung. Abb. 5 zeigt das Verhalten von Blutzucker, Stickstoff- und Calcium-Ausscheidung während zweier 10-Tages-Perioden, bei denen jeweils 5,0 und 2,5 mg STH täglich gegeben worden waren. Unter der höheren Dosis sind die Veränderungen deutlich stärker ausgeprägt.

Die durch das Wachstumshormon ausgeübten Effekte auf den Kohlenhydratstoffwechsel treten auch bei der Glucose-Doppelbelastung besonders hervor.

Während der Behandlung verschlechtert sich die Glucosetoleranz, es kommt zu einem höheren ersten und zweiten Blutzuckergipfel, doch nicht zur diabetischen Hyperglykämie und Glykosurie (Abb. 6).

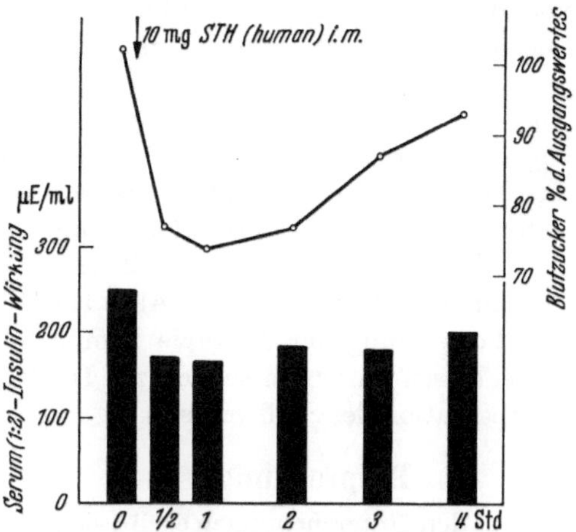

Abb. 7. Verhalten von Blutzucker und Serum-Insulin-Wirkung bei 2 Stoffwechselgesunden (Mittelwerte) nach Injektion von 10 mg menschlichem Wachstumshormon i.m.

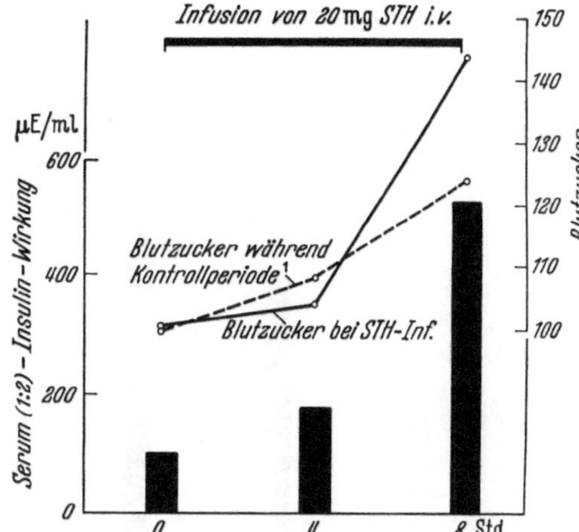

Abb. 8. Serum-Insulin-Wirkung (μE/ml) und Blutzucker (% des Ausgangswertes) während einer 8stündigen Infusion von 20 mg Wachstumshormon (human) bei einem hypophysären Zwerg. Mittelwerte von 12 Tagen

Die durch die einmalige Gabe von Wachstumshormon ausgelösten Frühveränderungen des Blutzuckers und der Insulinaktivitäten im Serum bei zwei Stoffwechselgesunden zeigt Abb. 7.

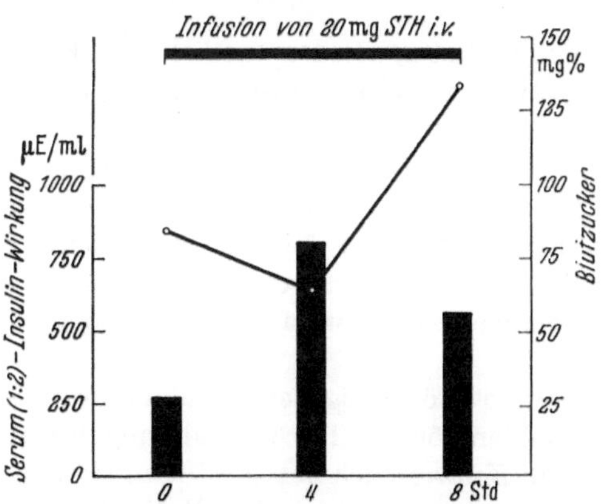

Abb. 9. Serum-Insulin-Wirkung und Blutzucker während einer 8stündigen Infusion von 20 mg Wachstumshormon (human) bei einem hypophysären Zwerg

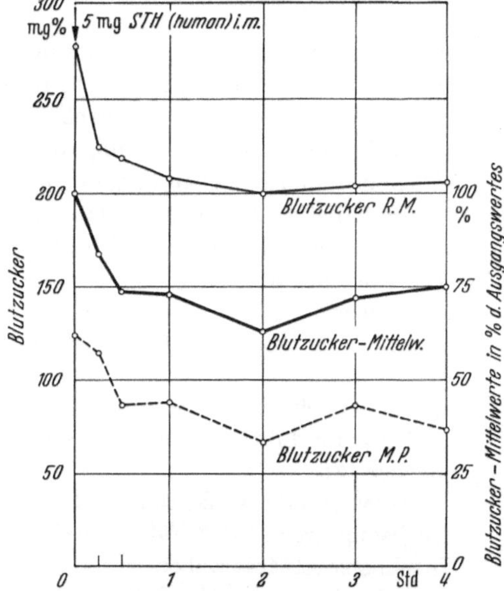

Abb. 10. Verhalten des Blutzuckers nach Injektion von 5 mg menschlichem Wachstumshormon i.m. bei 2 Insulinmangeldiabetikern

Nach Injektion von 10 mg menschlichen Wachstumshormons i.m. fällt der Blutzucker innerhalb von einer halben Stunde um 25% ab, ohne daß die Insulinaktivitäten ansteigen.

Dies ändert sich, wenn der Versuch über einen längeren Zeitraum ausgedehnt wird. Bei unseren beiden Zwergen steigen während der 8stündigen Infusion von

20 mg menschlichen Wachstumshormons 4 bzw. 8 Std nach Infusionsbeginn die Insulinaktivitäten und auch die Blutzucker eindeutig an (Abb. 8 und 9).

Abb. 10 zeigt schließlich, daß auch bei zwei insulinbehandelten *Insulinmangel-diabetikern* unmittelbar auf die Injektion von Wachstumshormon der Blutzucker zuerst abfällt. Erst im Anschluß daran kommt es zu einem Anstieg. Bei den über eine eigene Insulinproduktion verfügenden Altersdiabetikern steigen die Insulinaktivitäten wie bei Stoffwechselgesunden bei einer STH-Infusion an, und der Blutzucker weist ebenfalls eine gleichmäßige Erhöhung auf (Abb. 11). Bei Fortsetzung der Therapie kommt es bei diesen Patienten schnell zur Dekompensation des Stoffwechsels.

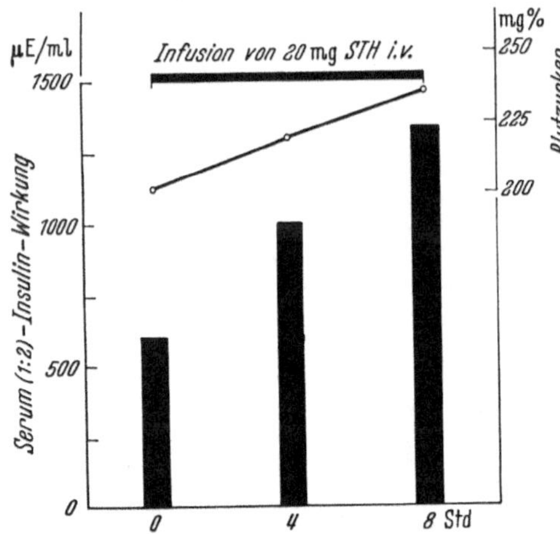

Abb. 11. Serum-Insulin-Wirkung und Blutzucker während einer 8stündigen Infusion von 20 mg Wachstumshormon (human) bei einer Altersdiabetikerin

Besprechung

Aus den Untersuchungen ergibt sich, daß auch im Alter von 23–25 Jahren bei offenen Epiphysenfugen eine ganz außerordentliche Beschleunigung des Längenwachstums zu erzielen ist.

Die erhöhte Calciumausscheidung, eine aus dem Tierexperiment nicht geläufige Beobachtung, ist wahrscheinlich die Folge einer Mobilisation des Minerals aus seinen Knochendepots. Wahrscheinlich stimuliert das Wachstumshormon im wesentlichen die Osteoidbildung, und erst nach Absetzen der Hormonzufuhr wird Calcium in den Knochen aufgenommen (*2*).

Der Anstieg des anorganischen Phosphors im Blut sowie der deutliche Rückgang der Ausscheidung von Phosphor und Kalium im Urin müssen dagegen als Ausdruck des anhaltenden Eiweißansatzes mit positiver Stickstoffbilanz angesehen werden (*2*, *3*). Die Veränderungen des Fetthaushaltes sind bei unseren Fällen nur geringfügig. Dies entspricht den Beobachtungen auch anderer Autoren, die ebenfalls nur zu Behandlungsbeginn einen Anstieg der NEFA feststellten, später jedoch sogar die Unterschreitung der Ausgangswerte und hierfür eine erhöhte Produktion und Sekretion von endogenem Insulin verantwortlich machen (*2*).

Diese vermehrte Bildung und Ausschüttung von körpereigenem Insulin haben wir bei unseren beiden Fällen tatsächlich feststellen können. Die Veränderung des Insulinspiegels trat dabei besonders deutlich im Kurzversuch zutage. *Unmittelbar* nach Injektion von Wachstumshormon kam es zu einem Abfall des Blutzuckers ohne Änderung der Insulinaktivitäten. Im Tierexperiment wurde dieser primäre Blutzuckerabfall mit einer verbesserten Glucoseutilisation durch das im peripheren Gewebe haftende Insulin erklärt (*4*, *5*). Da beim Insulinmangeldiabetiker die gleichen Veränderungen auftreten (*6*), läßt sich die primäre Blutzuckersenkung in der Tat nur mit der Haftungstherorie erklären.

Dieser ersten Phase eines offensichtlichen Synergismus von STH und Insulin zum Zwecke der besseren Energieversorgung der Gewebe, die wir auch an der in vitro-Präparation mit menschlichem Wachstumshormon beobachten konnten (*7*, *8*), folgte bei unseren Zwergen nach mehrstündiger STH-Infusion und mehrwöchiger Dauerbehandlung eine Phase vermehrter Produktion und Sekretion von endogenem Insulin. Da sie von einem Anstieg des Blutzuckers begleitet war, könnte sie als Ausdruck des vieldiskutierten Antagonismus der beiden Hormoneffekte angesehen werden. Das gleiche Phänomen war von RANDLE und YOUNG bei den für die diabetogene Wirkung von STH besonders empfindlichen Katzen in der sog. prädiabetischen Phase beobachtet worden (*9*). Ob es sich jedoch wirklich hier um die Ausdrucksform eines Antagonismus zwischen Wachstumshormon und Insulin handelt, erscheint nach unseren eigenen in vitro-Untersuchungen sowie den Untersuchungen von DE BODO und ALTSZULER (*10*) sehr fraglich. Eine durch das Wachstumshormon gesteigerte Glucoseproduktion zum Zwecke des Stoffansatzes erscheint sogar wahrscheinlicher. Auch sie erfordert erhöhte Mengen von Insulin, die noch von den B-Zellen des Stoffwechselgesunden bereitgestellt, von den in ihrer Produktionsleistung geschwächten Inselzellen des Altersdiabetikers aber schon nach kurzer Zeit nicht mehr geliefert werden können. Primärer Synergismus und sekundärer Antagonismus von Wachstumshormon und Insulin wären damit als nur scheinbar gegensätzliche Ausdrucksformen des gleichen Stoffwechselprozesses anzusehen. Er könnte zwangslos auch den insulinmobilisierenden Pankreaseffekt des Wachstumshormons erklären.

Literatur

1. PFEIFFER, E. F., H. DITSCHUNEIT u. R. ZIEGLER: a) 7. Symp. Dtsch. Ges. Endokrinol., Homburg a. d. Saar 1960. S. 206. Berlin-Göttingen-Heidelberg: Springer 1961. b) Klin. Wschr. **39**, 415 (1961).
2. HENNEMAN, PH. H., and D. H. HENNEMAN: Diabetes **9**, 272 (1960).
3. IKKOS, D., and R. LUFT: 1st Intern. Congr. Endocrinol., Kopenhagen, 1960, Adv. Abstr., Symp. IV, Lect. 3, p. 83.
4. HARRISON, H. C., and C. N. H. LONG: Endocrinology **26**, 971 (1940).
5. MILMAN, A. E., P. DE MOOR and F. D. W. LUKENS: Amer. J. Physiol. **166**, 354 (1951).
6. DOMINGUEZ, J. M., E. GREENBERG, A. G. PAZIANOS, B. S. RAY and O. H. PEARSON: 1st Intern. Endocrinol. Congr., Kopenhagen, 1960, Abstr. Nr. 121.
7. DITSCHUNEIT, H., E. F. PFEIFFER u. R. ZIEGLER: Klin. Wschr. **39**, 426 (1961).
8. — — E. BLAY u. H. G. ROSSENBECK u. K. SCHÖFFLING: a) 7. Symp. Dtsch. Ges. Endokrinol., Homburg a. d. Saar 1960, S. 194. Berlin-Göttingen-Heidelberg: Springer 1961. b) 1st Internat. Endocrinol. Congr., Kopenhagen, 1960, Abstr. Nr. 656.
9. RANDLE, J., and F. G. YOUNG: J. Endocr. **13**, **335** (1956).
10. DE BODO, R. C., and N. ALTSZULER: The Anterior Pituitary and Carbohydrate Metabolism, in: Clinical Endocrinology I, p. 19. E. B. ASTWOOD Ed. New York-London: Grune and Stratton 1960.

Aus der Chirurgischen Univ.-Klinik München
(Direktor: Prof. Dr. R. Zenker)

Komplikationen bei der Behandlung eines Cushing-Syndroms

Von

W. Hartenbach

Mit 12 Abbildungen

In den letzten 2 Jahren operierten wir 5 männliche und 15 weibliche Patienten wegen eines Cushing-Syndroms. In einem Fall lag ein Tumor vor. Bei den übrigen Patienten handelte es sich um eine Hypersekretion der Nebennierenrinde (Abb. 1).

20	
Cushing-,Syndrom 1959—1961	
♂ = 5	♀ = 15
Tumor 1	NNR-Hyper-Sekretion 19

Abb. 1. Aufteilung der wegen eines Cushing-Syndroms operierten Kranken nach Geschlecht und lokalem Nebennierenbefund

Der Hyperkortizismus des Cushing-Kranken führt durch die ständig vermehrte Kaliumausscheidung zu einem manifesten oder latenten Kaliummangel. Dieser ist beim ausgesprochenen Cortisol-Cushing gekennzeichnet durch eine Minderung der Kaliumausscheidungswerte im Urin, durch ein nur schwaches Ansteigen auf einen ACTH-Reiz sowie durch eine schnelle Erschöpfbarkeit während der postoperativen Hydrocortison-Substitution (Abb. 2).

Bei Cushing-Patienten mit stärkerer androgener Komponente ist dagegen die Herabsetzung des Kaliumpotentials nicht so ausgeprägt. Die Kaliumausscheidungswerte und ihr Ansteigen nach einem ACTH-Streß bewegen sich meist noch im Bereich der Norm. Die Minderung der Kaliumreserven kam aber nach einer Prednison-Vorbehandlung und vor allem nach der postoperativen Zufuhr des elektrolytwirksameren Hydrocortisons dadurch deutlich zum Ausdruck, daß der anfänglichen Steigerung der Kaliumausscheidung ein rasches bedrohliches Absinken folgte (Abb. 2).

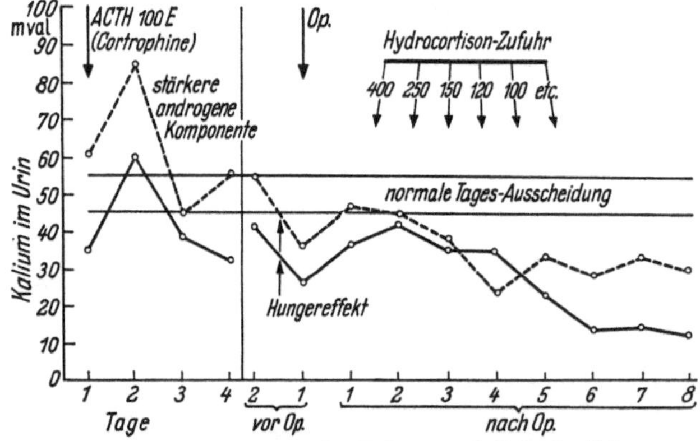

Abb. 2. Durchschnittswerte der Kaliumausscheidung im Urin von 20 Cushing-Kranken mit latentem oder manifestem Kaliummangel

Die Folgen dieses Kaliumdefizites mögen an zwei eindrucksvollen Beispielen veranschaulicht werden:

Im ersten Fall handelte es sich um eine 25jährige Patientin mit einem klassischen Cortisol-Cushing (Abb. 3).

Der Kaliummangel war ersichtlich aus den erniedrigten Ausscheidungswerten im Urin, aus dem verminderten Anstieg nach ACTH und aus dem anhaltenden Abfall auf den ACTH-Reiz sowie dem ersten postoperativen Hydrocortisonstoß. Der Kaliumspiegel im Blut war entsprechend vermindert.

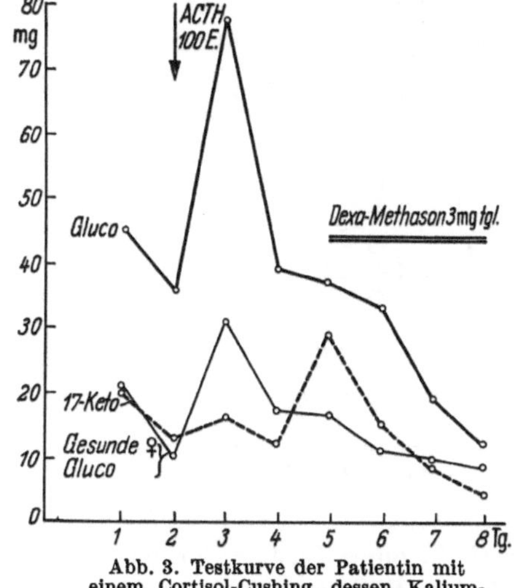

Abb. 3. Testkurve der Patientin mit einem Cortisol-Cushing, dessen Kaliummangel zu einem vorübergehenden Herzstillstand führte

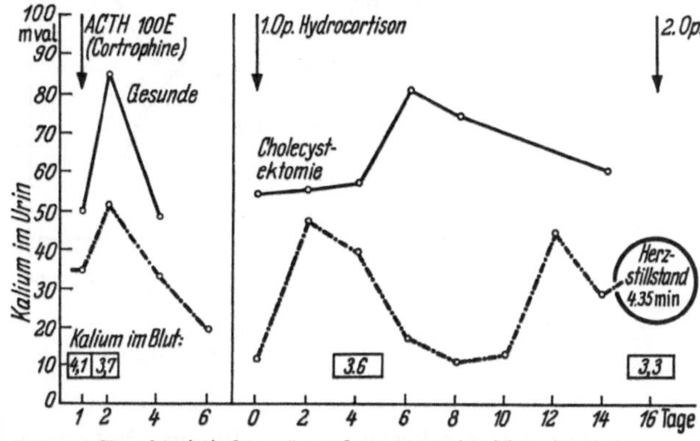

Abb. 4. Charakteristische prä- und postoperative Mangelerscheinungen beim ausgesprochenen Cortisol-Cushing, die unmittelbar nach Entfernung der 2. Nebenniere einen Herzstillstand zur Folge hatten, der ohne Folgeerscheinungen behoben werden konnte

Unmittelbar nach der zweiten Operation kam es beim Absinken des Kaliumspiegels im Blut auf 3,3 mval/l zu einem Herzstillstand, der ohne spätere Folgeerscheinungen durch Eröffnung des Thorax und manueller Kompression des Herzens nach 4 min 35 sec behoben werden konnte. Eine Normalisierung der Herzreaktion wurde erst durch Zufuhr von Kalium per infusionem erreicht (Abb. 4).

Nicht ganz so dramatisch entwickelte sich der postoperative Verlauf bei einem 27jährigen Patienten, bei dem das klinische Bild und die Testkurve mit der gleichstarken Hypersekretion an 17-Ketosteroiden das Vorliegen einer deutlichen androgenen Komponente ergab (Abb. 5).

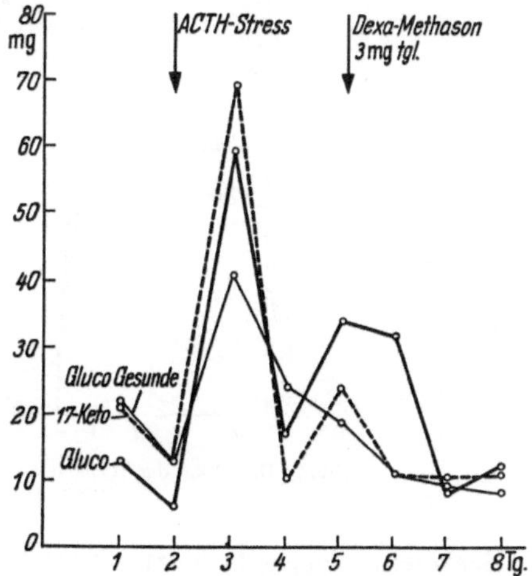

Abb. 5. Testkurve eines Cushing-Kranken mit stärkerer androgener Komponente, gekennzeichnet durch die gleichstarke Hypersekretion an Glucocorticoiden und 17-Ketosteroiden

Entsprechend war der Kaliummangel zunächst nicht faßbar. Die Ausgangswerte und das Ansteigen auf ACTH zeigten keinen Unterschied zu den Kaliumwerten gesunder Personen. Jedoch führte bereits der erste Hydrocortisonstoß nach Entfernung der linken Nebenniere zu einer anhaltenden Kaliumausscheidungsminderung im Urin mit gleichzeitigem Abfall im Blut. Nach Entfernung der zweiten Nebenniere kam es unter dem Einfluß der Hydrocortison-Substitution nach einer initialen Mehrausscheidung zu einem starken Absturz, der am 6. Tag bei Kaliumwerten von nur 15 mval im Urin und 3,2 mval/l im Blut ein akutes Kreislaufversagen zur Folge hatte. Der lebensbedrohliche Zustand war durch eine Kaliuminfusion mit 150 mval in wenigen Stunden behoben (Abb. 6).

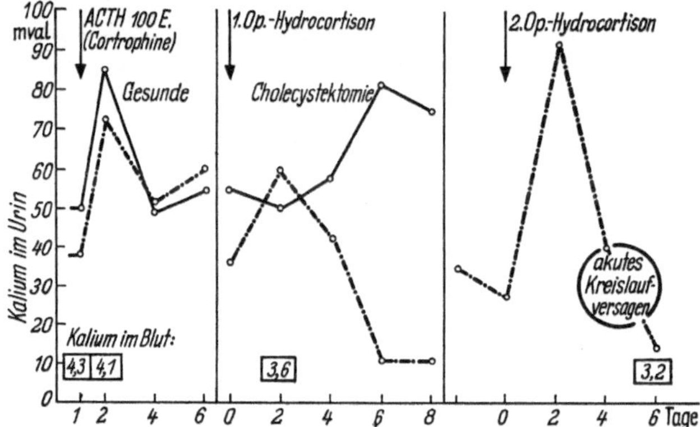

Abb. 6. Präoperativ nicht faßbarer Kaliummangel bei Cushing-Syndrom mit Vorliegen einer stärkeren androgenen Komponente. Postoperative schnelle Erschöpfbarkeit der Kaliumreserven, die nach der 2. Operation eine lebensbedrohliche Herz- und Kreislaufstörung auslöste

Die Hypersekretionsanomalie der Nebennierenrinde eines Cushing-Kranken kann in eine Nebenniereninsuffizienz mit dem klinischen Bild einer Addisonkrise umschlagen, wenn wie z. B. bei dieser Patientin ein schwerer Infekt die Nebennierenrindenleistung übermäßig beansprucht und zu einem starken Absinken des

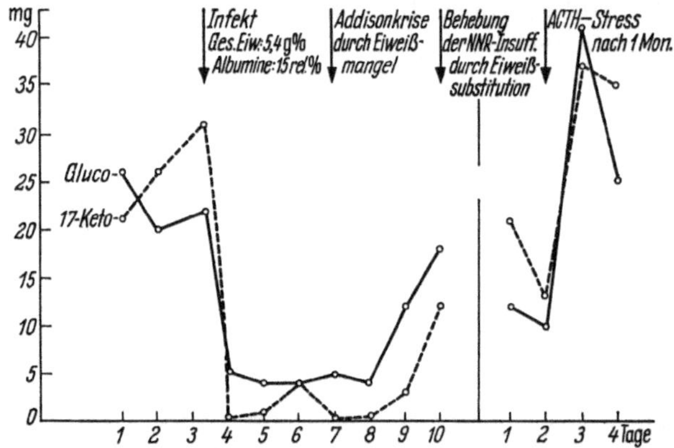

Abb. 7. Umschlag der Hypersekretion in eine Hyposekretion bei Cushing-Syndrom infolge anhaltenden Eiweißmangels

Serumeiweißspiegels führt. Diese Funktionsschwäche der Nebennierenrinde ausschließlich durch eine Hormonbehandlung beheben zu wollen, gelingt, wie wir feststellen konnten, nicht und ist erst mit dem Ausgleich des Eiweißeffektes unter entsprechender Substitution möglich (Abb. 7).

Rezidive sahen wir bei 5 von 10 nicht total adrenalektomierten Patienten. 4 Patienten wurden deswegen bereits nachoperiert. Die Rezidive nach anfangs erfolgreicher Operation des Cushing-Syndroms waren durch folgende Ursachen bedingt:

1. Hypersekretion der verbliebenen Nebenniere bei Entfernung nur einer Nebenniere.

2. Hypersekretion des Nebennierenrindenrestes bei subtotaler Entfernung der zweiten Nebenniere.

3. Sekundäre Hypertrophie der zuvor atrophierten Nebenniere nach Entfernung eines Tumors.

Ad 1. Die Entfernung nur einer Nebenniere führt anscheinend immer zu Recidiven. Die Kontrolle der Sekretionsstärke der rechten Nebenniere 2—8 Wochen

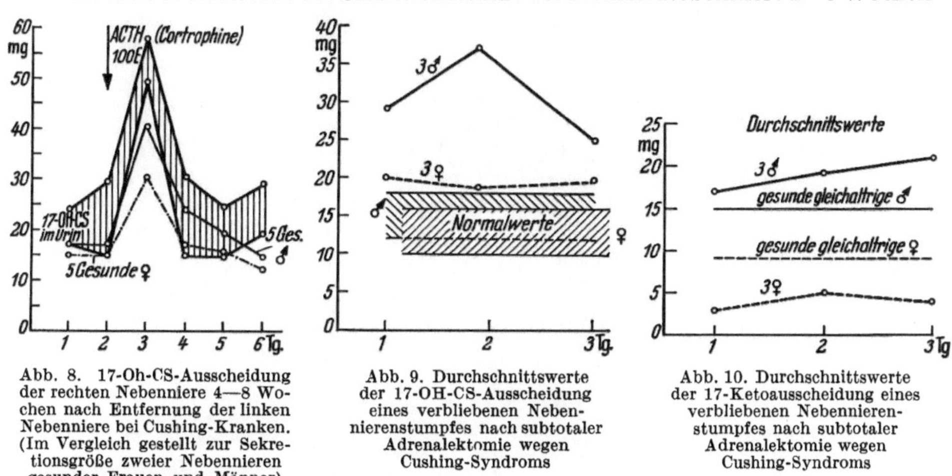

Abb. 8. 17-Oh-CS-Ausscheidung der rechten Nebenniere 4—8 Wochen nach Entfernung der linken Nebenniere bei Cushing-Kranken. (Im Vergleich gestellt zur Sekretionsgröße zweier Nebennieren gesunder Frauen und Männer)

Abb. 9. Durchschnittswerte der 17-OH-CS-Ausscheidung eines verbliebenen Nebennierenstumpfes nach subtotaler Adrenalektomie wegen Cushing-Syndroms

Abb. 10. Durchschnittswerte der 17-Ketoausscheidung eines verbliebenen Nebennierenstumpfes nach subtotaler Adrenalektomie wegen Cushing-Syndroms

nach Entfernung der linken Nebenniere ergab bei 3 weiblichen und 2 männlichen Patienten eine ziemlich gleichstarke Hypersekretionsanomalie der verbliebenen Nebenniere an 17-Hydroxycorticosteroiden, die die normale Sekretionsgröße von zwei Nebennieren gesunder Männer oder Frauen überstieg (Abb. 8).

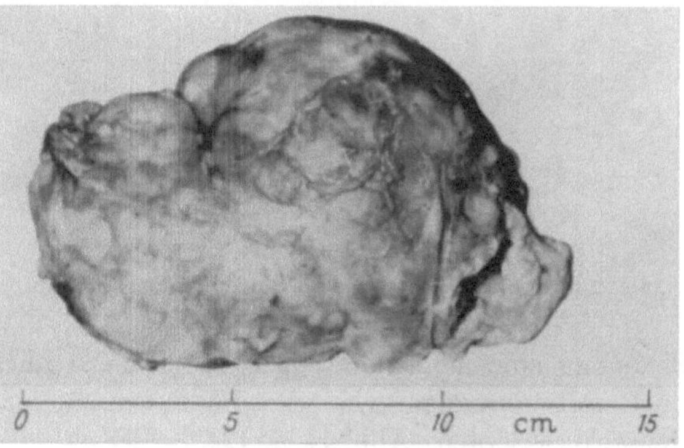

Abb. 11. Entfernung eines faustgroßen Adenoms samt der linken Nebenniere bei Cushing-Syndrom

Ad 2. Die Überprüfung der Sekretionsgröße des verbliebenen Nebennierenrindenrestes bei 3 weiblichen und einem männlichen Patienten $1/2$ Jahr nach erfolgter subtotaler Resektion zeigte Glucocorticoidausscheidungswerte, die noch deutlich über den Durchschnittswerten gesunder gleichalteriger Männer und Frauen lagen (Abb. 9) (in 2 Fällen entwickelte sich nach 1 Jahr eine Sekretionsschwäche). Die 17-Ketosteroide waren lediglich bei weiblichen Patienten erheblich abgesunken, während sie bei den männlichen Patienten an der oberen Grenze der Norm lagen, da der Ausgleich des androgenen Anteiles der 17-Ketosteroide durch die Sekretion des Hodens erfolgt (Abb. 10). Hieraus läßt sich ersehen, daß weibliche Patienten durch die subtotale Adrenalektomie den Hauptteil ihrer anabolen androgenen 17-Ketosteroide verlieren, was bei der späteren Substitution besonders zu beachten ist.

Ad 3. Selbst nach Entfernung eines Tumors einschließlich der angrenzenden Nebenniere kann trotz funktioneller Atrophie der zweiten Nebenniere, deren

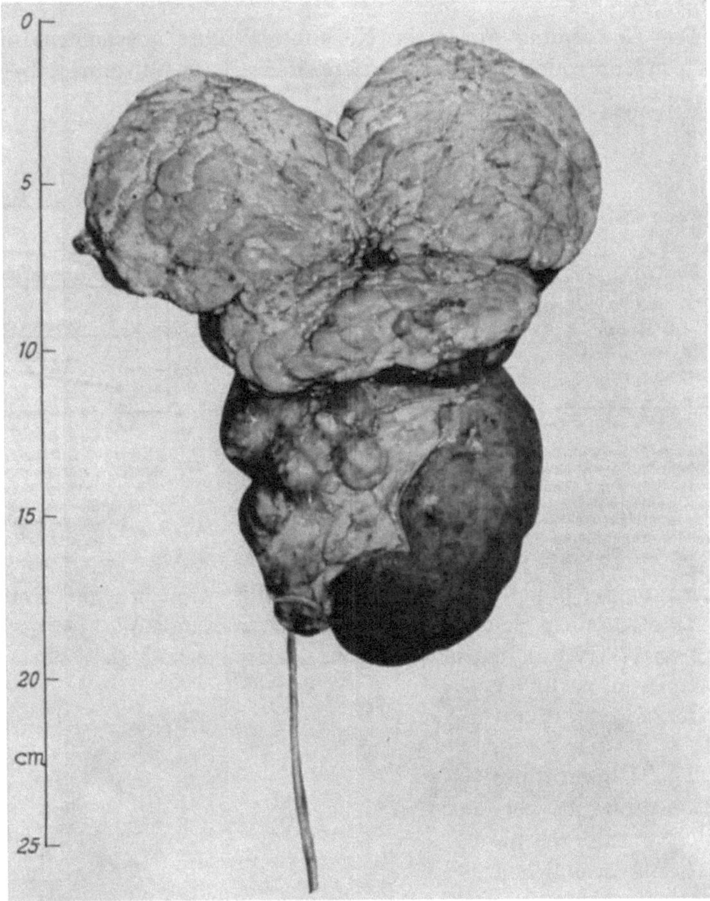

Abb. 12. Über kindskopfgroßer Rezidivtumor 2 Jahre nach Entfernung des faustgroßen Adenoms (Abb. 11)

Behebung eine mehrmonatige stationäre Nachbehandlung erforderlich machte, ein Rezidiv auftreten, wie wir es bei dieser 26jährigen Patientin 2 Jahre nach der Operation erlebten (Abb. 11 u. 12).

Ein Pseudorezidiv sahen wir in einem Fall, bei dem die vorgeschriebene Nachbehandlung nicht eingehalten wurde. Der Patient erhielt 5 mg Dexamethason täglich, was einer Glucorticoidwirkung von 100 mg Hydrocortison, jedoch ohne Elektrolytwirkung, entspricht. Der Patient zeigte daher das Bild eines Cortisol-Cushing und gleichzeitig durch die fehlende Zufuhr an elektrolytwirksamen

Hormonen einen Partialaddisonismus mit Hyponatriämie und Hypodynamie.

Zusammenfassend können wir sagen, daß dem Cushing-Kranken durch den manifesten oder latenten Kaliummangel intra- und postoperativ schwere Herz- und Kreislaufstörungen drohen.

Die Hypersekretionsanomalie der Nebennierenrinde kann durch eine schwere Belastung mit Erschöpfung des Eiweißpotentials in eine Insuffizienz mit dem Bild einer Addisonkrise umschlagen.

Die subtotale Adrenalektomie hinterläßt meist einen zu großen Nebennierenrindenstumpf mit der Gefahr des Recidives oder einen zu kleinen funktionsschwachen Rest, der eine exakte hormonelle Substitution sehr erschwert.

Diskussion

A. Labhart (Zürich):

Herr Hartenbach, wie werden Sie nun nach den dargelegten Erfahrungen Ihren nächsten Patienten behandeln? Wir in Zürich haben die subtotale Adrenalektomie total verlassen.

G. Geyer (Wien):

Die eindrucksvolle Schilderung, die Herr Hartenbach von den Schwierigkeiten gab, die mit der erforderlichen totalen Adrenektomie bei Cushing-Patienten verbunden sein können, hat uns sehr deutlich demonstriert, wie erstrebenswert ein medikamentöser Behandlungsweg beim Hypercorticismus wäre, der nicht zu einer völligen Ausschaltung der NNR-Funktion führt, sondern sie nur auf ihr normales Ausmaß zurückschraubt. Auf Grund einer während der letzten Monate gemachten Erfahrung möchte ich glauben, daß ein solches therapeutisches Vorgehen heute prinzipiell bereits im Bereich der Möglichkeit liegt: Bei einer Patientin mit ausgeprägtem Cushing-Syndrom ist es uns mittels einer mehrmonatigen Behandlung mit0,p-DDD gelungen, eine volle Remission zu erreichen. Sowohl hat sich die klinische Symptomatologie unter dieser Medikation bisher weitgehend zurückgebildet, als auch ist die Glucosurie und die Hypertonie fast völlig geschwunden (Demonstration einer graphischen Darstellung, die das Absinken der ursprünglich markant erhöhten Ketosteroid- und Hydroxycorticoidwerte während der DDD-Medikation zeigt und erkennen läßt, daß die Stimulierbarkeit der NNR mit ACTH während dieser Therapie völlig verloren ging). Besonders hervorzuheben ist, daß bei unserer Patientin die NNR-Funktion durch o,p-DDD lediglich bis zu einer im Normalbereich liegenden Hormonproduktion gedrosselt wurde und daß es nicht etwa zu einer „medikamentösen Adrenalektomie" gekommen ist. Darin scheint uns ein Vorzug gegenüber der chirurgischen Behandlung zu liegen, weil nicht nur ihre Schwierigkeiten und Risiken vermieden werden, sondern auch die Notwendigkeit einer späteren Dauersubstitution entfällt.

J. Kracht (Hamburg):

Ergänzend zu den Ausführungen von Herrn Geyer ist zu betonen, daß o,p'-DDD eigentlich kein neues Derivat des DDD, sondern das allein wirksame Prinzip darstellt, das in Handelschargen von DDD früher nur zu etwa 10% enthalten war.

Frage an Herrn Hartenbach, inwieweit bei der Indikationsstellung zur totalen Adrenalektomie die hiernach zweifellos gehäufte Frequenz von Vorderlappentumoren berücksichtigt wird.

W. Hartenbach (München):

1. Zur Anfrage von Herrn Labhart: In unserer Serie von 20 operierten Patienten in den letzten 2 Jahren haben wir die ersten 10 subtotal und die zweiten 10 total adrenalektomiert. Da die Substitution nach totaler Adrenalektomie exakter in der Art und Dosierung zu berechnen ist, haben wir uns entschlossen, vorläufig die totale Adrenalektomie durchzuführen.

2. Zur Frage von Herrn Geyer: Die Katamnese der 20 von uns operierten Patienten bestätigt die allgemein gemachten Beobachtungen, daß nach einer operativen Entfernung der Nebennieren der therapeutische Erfolg sehr eindrucksvoll und bisher jeder medikamentösen Behandlung überlegen ist. Erstrebenswerter wäre natürlich eine medikamentöse erfolgreiche

Beeinflussung des Cushing-Syndroms. Ob mit Anwendung von o,p-DDD wir diesem Ziel näher kommen, läßt sich erst beurteilen, wenn ausreichende Erfahrungen darüber vorliegen.

3. Zur Frage von Herrn KRACHT: Bei den von uns in den letzten 2 Jahren operierten 20 Patienten konnte bisher nicht das Auftreten eines Hypophysenadenoms beobachtet werden. Die Beobachtungszeit halten wir jedoch für zu kurz, um ein endgültiges Urteil über das evtl. Auftreten von Hypophysenadenomen nach Adrenalektomie abgeben zu können.

J. TAMM (Hamburg):

Ich möchte zu den Ausführungen des Referenten anmerken, daß wir in Zusammenarbeit mit der Hamburger Chirurgischen Universitätsklinik seit über zwei Jahren der einzeitigen, totalen Adrenalektomie den Vorzug geben. Bei entsprechender Substitution trat bei der Mehrzahl der Patienten relativ rasch eine Wiederherstellung der Arbeitsfähigkeit ein. Was die Entwicklung von Hypophysen-Adenomen nach der totalen Adrenalektomie angeht, so kommt man auf die stattliche Zahl von etwa 26% aller in der Literatur publizierten Fälle von totaler Adrenalektomie. Diese Zahl ist zweifellos zu hoch, da die Fälle, die eine Zeitlang nach dem Eingriff Symptome eines Hypophysenadenoms boten, mit größerer Sorgfalt publiziert wurden als die unkomplizierten Cushing-Fälle.

Aus dem Hauptlaboratorium der Schering A.G., Berlin (West)

Einfluß von Hypophysenwirkstoffen auf den Sexualcyclus der Ratte

Von

G. K. Suchowsky

Mit 3 Abbildungen

Seit langem bestehen Vorstellungen, daß die Gonadotropinsekretion der Hypophyse von hypothalamischen Zentren reguliert wird (W. Hohlweg und K. Junkmann, 1932; F. L. Dey, C. Fisher, C. M. Berry und S. W. Ranson, 1940; J. M. Brookhart, F. L. Dey und S. W. Ranson, 1941; F. L. Dey, C. R. Leiniger, S. W. Ranson, 1942; T. H. Alphin und F. L. Dey, 1944; N. A. Hillarp, 1949; M. A. Greer, 1953; D. C. van Dyke, 1957; V. Critchlow, 1958; T. Law, 1958; K. Kurachi und G. K. Suchowsky, 1958; T. Noumura, 1958; G. K. Suchowsky, 1959).

Durch experimentelle Ausschaltung dieser Zentren gelingt es einerseits, die Ovulation zu unterdrücken oder einen anhaltenden Dioestrus bzw. Daueroestrus auszulösen. Nach Hypophysenstieldurchtrennung kommt es zum Ausbleiben der Ovulation sowie bei gleichzeitiger irreparabler Zerstörung der portalen Hypophysengefäße zu einem dauernden Dioestrus (G. W. Harris, 1950). Nach partieller regenerativer Reparation der Hypophysenstellgefäße können gelegentlich langdauernde dioestrische Phasen auftreten (A. Westman und D. Jacobson, 1938a und 1938b) oder arrhytmische anovulatorische Cyclen beobachtet werden (G. W. Harris, 1950). Der Rhythmus des Cyclus scheint somit neural oder humoral bedingt zu sein.

Verschiedene Steroide weisen zentrale Wirkungen auf. So konnte gezeigt werden (G. Pincus, J. Rock u. Mitarb., 1956a, 1956b, 1958; G. K. Suchowsky und K. Junkmann, 1958), daß nach Verabfolgung von 17-Alkyl-19nor-testosteronderivaten eine Ovulationshemmung auftritt. Dieser Wirkungsmechanismus ist ebenfalls über hypothalamische Zentren zu erklären, da es gelingt, die ovulationshemmende Wirkung dieser Steroide durch Zerstörung des Nucleus hypothalamicus lateralis aufzuheben (K. Kurachi und G. K. Suchowsky, 1958). Die Hemmung der gonadotropen Partialfunktion der Steroide haben wir in unsere Versuchsanordnung übernommen und versucht, den unterdrückten Vaginalcyclus bei der Ratte mit hypophysären Wirkstoffen zu beeinflussen, zumal die zentralbedingte Ovarialinsuffizienz klinisch nicht gleichmäßig auf eine Gonadotropin-Therapie anspricht (H. J. Staemmler und H. Staemmler, 1960).

Zur Unterdrückung des Vaginalcyclus an der normalen weiblichen geschlechtsreifen Ratte, die durch drei aufeinanderfolgende Cyclen beobachtet wurde, verwendeten wir 0,1 mg 6α-Methyl-17α-hydroxy-progesteron-17α-acetat, welches, beginnend mit dem Metoestrus, durch 10 aufeinanderfolgende Tage subcutan verabfolgt wurde. Gleichzeitig behandelten wir mit ACTH, TSH oder synthetischem Oxytocin und kontrollierten den Cyclusverlauf.

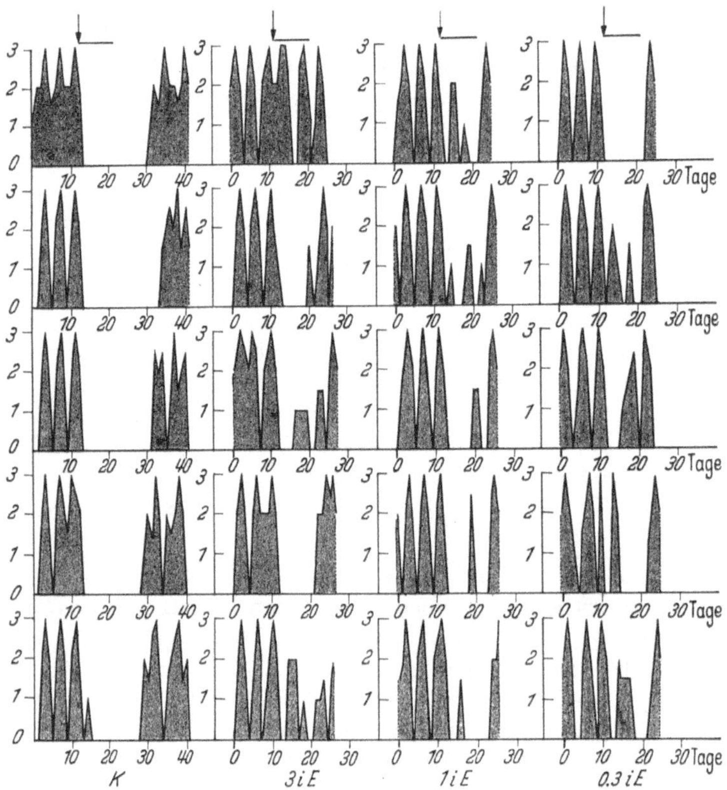

Abb. 1. 2mal täglich synthetisches Oxytocin subcutan (3, 1, 0,3 iE) und einmal täglich 0,1 mg 6α-Methyl-17α-hydroxy-progesteron-17α-acetat durch 10 Tage

Es gelingt somit, durch täglich 2malige Verabfolgung von synthetischem Oxytocin mit 3 iE bei $^{4}/_{5}$, mit 1 iE bei $^{5}/_{5}$ und mit 0,3 iE bei $^{3}/_{5}$ der Tiere den unterdrückten Cyclus wieder in Gang zu setzen.

Bei gleichzeitiger Verabfolgung von ACTH ist man nur mit 3 iE in der Lage, bei 3 von 5 Tieren den unterdrückten Cyclus zu beeinflussen. 1 iE ist bereits wirkungslos.

Aus der Darstellung läßt sich erkennen, daß man weder mit 8 noch mit 4 MSE den Vaginalcyclus beeinflussen kann.

Wenn wir annehmen, daß die Unterdrückung des Vaginalcyclus ein zentraler Effekt ist, so kann man unsere Ergebnisse mit den klinischen Befunden (H. J. STAEMMLER und H. STAEMMLER, 1960) vergleichen. Daß bei verschiedenen Formen der ovariellen Insuffizienz sowie bei mit 17α-Äthinyl-19nor-testosteronderivaten gehemmten Cyclen eine Beeinflussung mit HCG nicht gelingt, jedoch sicher nach der zusätzlichen Gabe von ACTH von Erfolg ist. Beobachtungen, daß z. B. ACTH an hypophysektomierten männlichen Ratten nur in kleinen Dosen eine Wirkung auf die akzessorischen Geschlechtsorgane auszuüben vermag, sind beschrieben

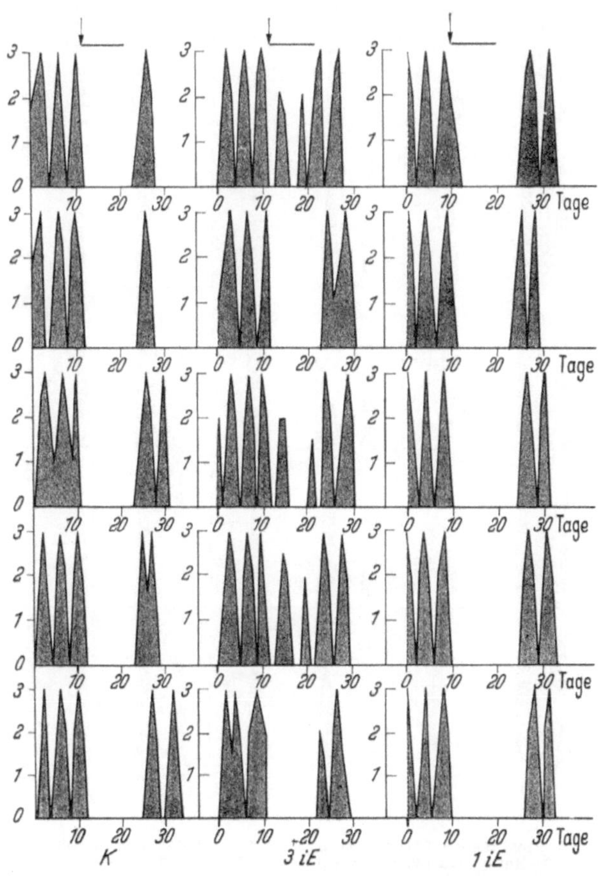

Abb. 2. 2mal täglich ACTH subcutan (3,1 iE) und einmal täglich 0,1 mg 6α-Methyl-17α-hydroxy-progesteron-17α-acetat durch 10 Tage

worden (R. W. Payne und R. H. Runser, 1958), die Beeinflussung weiblicher Sexualfunktionen haben wir festgestellt. Ob diese Wirkung allerdings zentraler Natur ist, möchten wir offenlassen, da der Mechanismus des Vaginalcyclus doch mehr peripherer oder zumindest komplexer Natur ist. Versuche, hinsichtlich Zerstörung hypothalamischer Zentren sowie Ovulation stehen zur Zeit noch in Bearbeitung.

Zusammenfassung

Es konnte gezeigt werden, daß ein durch Steroide blockierter Cyclus mit ACTH und synthetischem Oxytocin dosisabhängig wieder in Gang gebracht werden kann. TSH war unwirksam. Die Frage einer direkten oder über das Zentrum verlaufenden Wirkung wird offengelassen, da in dieser Richtung die Versuche noch nicht abgeschlossen sind.

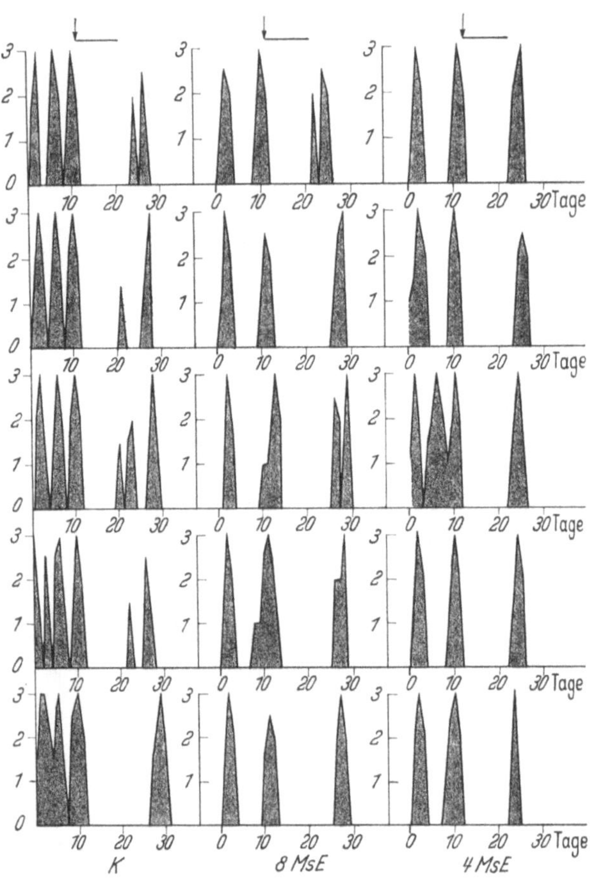

Abb. 3. 2mal täglich TSH subcutan (8,4, 2 MSE) und einmal täglich 0,1 mg 6α-Methyl-17α-hydroxy-progesteron-17α-acetat durch 10 Tage

Literatur

Alphin, T. H., and F. L. Dey: Fed. Proc. **2**, 3 (1944).
Brookhart, J. M., F. L. Dey and S. W. Ranson: Endocrinology **28**, 561 (1941).
Critchlow, V.: Endocrinology **63**, 596 (1958).
Dey, F. L., C. Fisher, C. M. Berry and S. W. Ranson: Amer. J. Physiol. **129**, 39 (1940).
— C. R. Leininger and S. W. Ranson: Endocrinology **30**, 323 (1942).
Dyke, D. C. van: Proc. Soc. exp. Biol. (N.Y.) **95**, 1 (1957).
Greer, M. A.: J. clin. Endocr. **12**, 1259 (1952).
Harris, G. W.: J. Physiol. (Lond.) **111**, 347 (1950).
Hillarp, N. A.: Acta endocr. (Kbh.) **2**, 11 (1949).
Hohlweg, W., u. K. Junkmann: Klin. Wschr. **11**, 321 (1932).
Kurachi, K., and G. K. Suchowsky: Acta endocr. (Kbh.) **29**, 27 (1958).
Law, T.: Science **128**, 1626 (1958).

NOUMURA, T.: J. Fac. Sci. Tokyo 8, 317 (1958).
PAYNE, R. W., and R. H. RUNSER: Endocrinology **62**, 313 (1958).
PINCUS, G., M. C. CHANG, E. S. E. HAFEZ, M. X. ZARROW and A. MERRILL: Science **124**, 890 (1956a).
— J. ROCK, C. R. GARCIA, E. RICE-WRAY, M. PANIGNA and I. RODRIQUEZ: Amer. J. Obstet. **75**, 1333 (1958).
ROCK, J., G. PINCUS and C. R. GARCIA: Science **124**, 891 (1956b).
STAEMMLER, H. J., u. H. STAEMMLER: Arch. Gynäc. **194**, 183 (1960).
SUCHOWSKY, G. K., u. K. JUNKMANN: Unveröffentlicht 1958.
— 6. Symp. Dtsch. Ges. Endocrin., Kiel, 340, 1959.
WESTMAN, A., and D. JACOBSON: Acta path. microbiol. scand. **15**, 301 (1938a).
— — Acta obstet. gynec. scand. **18**, 109 (1938b).

Aus dem Hauptlaboratorium der Schering A.G., Berlin (West)

Experimentelle Untersuchungen zur neuroendokrinen Steuerung der Mauser beim Haushuhn

Von

W. Jöchle

Mit 4 Abbildungen

Unter Mauser versteht man den physiologischen Federwechsel bei Vögeln, der üblicherweise periodisch, unter besonderen Umständen aber auch spontan (aperiodisch) zu beobachten ist. Als periodisch mauserauslösende Faktoren sind der Abschluß der Brunst- und Brutphase, in nördlichen Breiten zudem die jahreszeitliche Variation der Tageslichtlänge nachgewiesen worden (*3*, *4*, *19*). Spontane Mauser resultiert sowohl aus abnormen psychischen als auch physischen Belastungen (Streß-Situationen). Die Stimulierung der ruhenden Federpapille erfolgt hormonal. Sie wird, gestützt von experimentellen Daten, indirekt hypophysären, direkt thyroidalen, gestagenen und corticoiden Wirkstoffen zuerkannt (*5*, *6*, *7*, *8*, *10*, *11*, *16*, *17*, *18*, *20*); ob dieser Vorgang jedoch bei allen Vogelarten gleichen Regulationen gehorcht, erscheint zweifelhaft (*14*, *15*).

Besondere Bedeutung gewinnt die Mauser beim Haushuhn: Gleich den anderen Vogelarten, schließen sich Sexualfunktion — hier die regelmäßige Eiablage — und Mauser gegenseitig aus. Beherrschung, Verhinderung oder Beeinflussung der Mauser ist für die Wirtschaftlichkeit der Legehühnerhaltung somit entscheidend.

Bei eigenen Untersuchungen an Legehühnern — mit unterschiedlicher Zielsetzung — war neben anderen Phänomenen stets auch Mauser zu beobachten; die Versuchsanordnungen und die Ergebnisse scheinen daher geeignet, Induktion und Ablauf der Mauser speziell beim Haushuhn zu verdeutlichen.

Als Versuchstiere wurden im 1. Ansatz weiße Leghornhennen einer Herdbuchzucht, in allen übrigen Untersuchungen sog. „Hy-Line-Hennen", Hybriden aus Leghorn-Inzestzuchtstämmen amerikanischer Herkunft verwendet. (Hy-Line-Hennen zeichnen sich aus durch stetige hohe Legeleistung und auffallend geringe psychische Beeinflußbarkeit.)

Im 1. Versuchsansatz wurden drei Gruppen Leghorn-Eintagsküken zur Aufzucht in Dauerlicht, Dauerdunkel oder 12stündigem Licht-Dunkel-Wechsel verbracht und unter diesen Bedingungen bis zum 14. Lebensmonat gehalten. Durch unregelmäßige Wartung wurde versucht, exogene Ersatzzeitgebungen zu vermeiden; gleiches Kleinklima, gleiche Haltungs- und Standardfütterungsbedingungen ermöglichten Verhaltens- und Leistungsvergleiche.

Aufhebung des Licht-Dunkel-Wechsels verzögert den Beginn der *Legetätigkeit* im 6. und 7. Lebensmonat; Dauerlicht läßt die *Legeleistung* jedoch anschließend rasch über die Norm ansteigen, während im Dauerdunkel nur ein Teil der Tiere

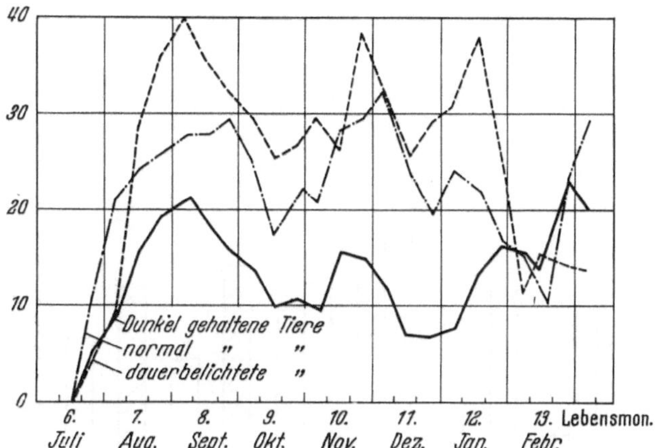

Abb. 1. Durchschnittliche Tagesleistung in g-Gesamteimasse

die regelmäßige Legetätigkeit aufnimmt (Abb. 1). Nicht legende, dunkelgehaltene Tiere beginnen dagegen im 8. Lebensmonat in unphysiologischem Umfang zu

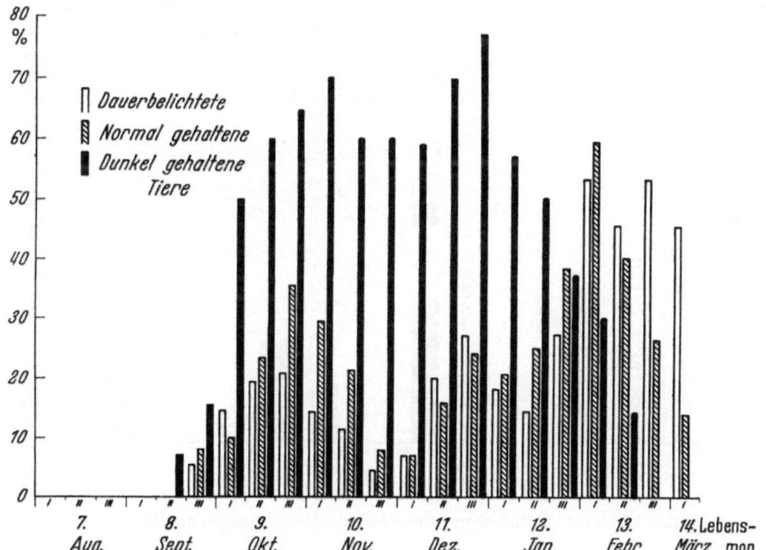

Abb. 2. Prozentuale Anteile mausernder Tiere in den Dekaden des 7.—14. Lebensmonats

mausern (Abb. 2); vom 9.—11. Lebensmonat bleibt der hohe Anteil mausernder Tiere in dieser Gruppe unverändert, während die gleichzeitig leistungsstarke dauerbelichtete Tiergruppe den geringsten Anfall mausernder Tiere aufweist. Leistungsabfall unter Dauerlicht und normalen Bedingungen im 12. und 13. Lebensmonat geht einher mit Anstieg des Anteils mausernder Tiere in diesen Gruppen.

Die durchschnittliche Mauserdauer betrug unter Dauerlicht 22,21 Tage; bei Normalhaltung 33,35 und im Dauerdunkel 73,36 Tage. (Extremwerte: 99 Tage ununterbrochener Mauser bei Dunkelhaltung.) Damit bestätigt sich: Wenn

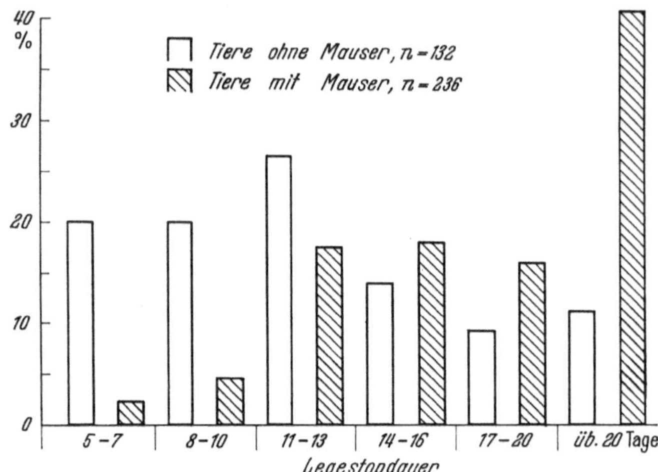

Abb. 3. Induzierter Legestop: Legestopdauer und Mauserhäufigkeit

erwachsene Hühner nicht legen, mausern sie; durch Dunkelhaltung induzierte Mauser verlängert die Dauer des Federwechsels signifikant.

Weitere Untersuchungen an Hy-Line-Hennen, die an anderer Stelle ausführlich beschrieben wurden (*9*), galten der Ovulationshemmung durch intramuskulär

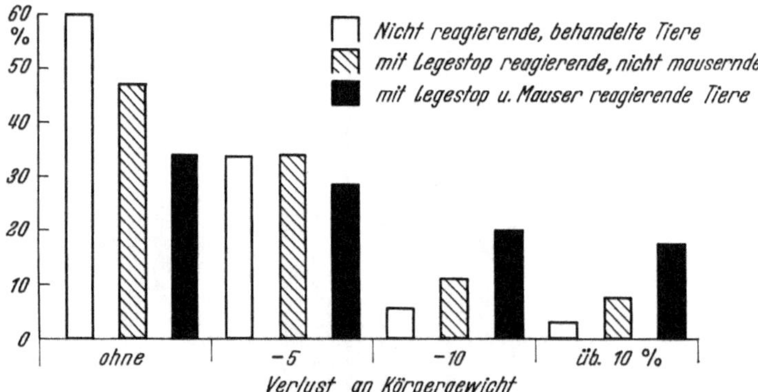

Abb. 4. Induzierter Legestop: Gewichtsreduktion, Legestop und Mauser

verabreichte Pflanzeninhaltsstoffe, die dabei erzielten Ergebnisse lassen sich wie folgt zusammenfassen:

Gelingt es, die Ovulation (und damit die Legetätigkeit) zu unterdrücken, so kommt es in sicherer Abhängigkeit von der Länge des induzierten Legestops und der gleichzeitig zu beobachtenden Gewichtsreduktion zur Mauser (Abb. 3 und 4).

Bei Anwendung definierter natürlicher bzw. synthetisierter endokrin wirksamer Stoffe bei den gleichen Tieren — bzw. von Substanzen, die das Zwischenhirn hemmend beeinflussen — kann ebenfalls, wie z. T. bereits beschrieben (*5, 6, 7, 8, 10, 11, 15, 16, 20*) — Ovulationshemmung mit nachfolgender Mauser beobachtet werden. Die in Tab. 1 zusammengestellten diesbezüglichen Wirkungen lassen die überragende Bedeutung des thyreotropen Prinzips des HVL, der übergeordneten hypothalamischen Steuerung, den Einfluß von Prolactin und Sexualhormonen erkennen; sie zeigen sowohl Wirkungsunterschiede zwischen den rasch wirkenden „freien" und den veresterten langwirkenden Steroiden als auch die in den angewendeten Dosierungen unwirksam gebliebenen Komponenten des sog. Adaptationssyndroms: des ACTH wie des Cortisons.

Tabelle 1

Substanzen	Applikationsart und Dosierungsmodus	Gesamtdosis zur Ovulationshemmung: 50%igen	Gesamtdosis zur Ovulationshemmung: vollständigen	Mindestens mauser-auslösende Gesamtdosis	Unwirksame Substanzen: angewandte Maximaldosis	Bemerkungen
Sexualhormone (Dosierung in mg)						
Progesteron	i.m.; üb. 7 Tage; tägl.	3,5	7,0	7,0		
Hydroxyprogesteron-capronat	i.m.; 2—3 mal im 10 Tagen-Abstand	200,0				
Testosteronpropionat	i.m.; üb. 7 Tage; tägl.	1,4	7,0	1,4		
Testosteronönanthat	i.m.; einmalig	13,0	25,0	50,0		
Hypophysenvorderlappenhormone (Dosierung in Einheiten)						
TSH	i.m.; üb. 7 Tage; tägl.	3,5	7,0	3,5		
LTH	i.m.; üb. 7 Tage; tägl.	500,0	1000,0	500,0		Brutpflegeverhalten n. 500 i.E.
ACTH	i.v. u. i.m.; über 5 Tage; tägl.				500,0	
Corticoide (Dosierung in mg)						
Cortison-Depot	i.m.; einmalig				100,0	
Hydrocortison-Natrium	i.m.; üb. 4 Tage; tägl.				400,0	
Neuroplegica (Dosierung in mg)						
Reserpin	i.m.; üb. 7 Tage; tägl.	0,35	0,70	0,35		
Megaphen	i.m.; üb. 7 Tage; tägl.				70,0	
Morphin	i.m.; üb. 7 Tage; tägl.				140,0	

Die besprochenen Untersuchungen bestätigen den engen Zusammenhang zwischen Sexualfunktion und physiologischem Federwechsel. Unter normalen Haltungsbedingungen schließen beim erwachsenen gesunden Huhn Legetätigkeit als auch Brutpflege Mauser aus; Behinderung dieser Funktionen bedingt Mauser, für die demnach eine ständige endogene Disposition zu bestehen scheint. Diese wird durch die durch Züchtung und Hantierung — im physiologischen Sinne übersteigerte — permanente Ovartätigkeit inhibiert. Dabei wird den Oestrogenen eine direkte Hemmwirkung auf die Federpapillen zugeschrieben (*10*). Möglicherweise hat die Selektion auf hohe Legeleistung eine ebenso erhöhte Mauserbereitschaft zur Folge. Versuche, auf züchterischem Weg die Mauserbereitschaft zu eliminieren, ohne die Legeleistung zu beeinträchtigen, werden zur Klärung dieser Frage beitragen können.

Sexualfunktion und Mauser sind auch beim Haushuhn, ähnlich anderen tropischen Vögeln und Wirbeltieren (*22*, *25*), in bestimmtem Umfang durch Licht beeinflußbar. Nördlich und südlich der Wendekreise bestimmt die Tageslichtlänge als „sicherster" Zeitgeber Zeitpunkt der arterhaltenden Funktionen wie der anschließenden Mauser freilebender Vögel. Vögel, die zwischen den Wendekreisen beheimatet sind, besitzen demnach ein gleichartiges „Anpassungsvermögen" an veränderte bzw. veränderliche Umweltbedingungen, obwohl es nie oder kaum in Anspruch genommen wird; es ermöglicht jedoch erst die Induktion überhöhter Leistung, wie oben am Beispiel dauerbelichteter Tiere gezeigt wurde; es begünstigt Mauser, wenn die für die arterhaltenden Funktionen individuell unterschiedlichen Lichtreizschwellen nicht erreicht werden.

Die bekannte mauserinduzierende Wirkung von Gestagenen, voran dem Progesteron, die zur Herbeiführung koordinierter Mauserperioden in Legehühnerbeständen praktische Anwendung gefunden hat (*5*, *6*), konnte bestätigt werden; die Wirkungsdifferenz zwischen dem peripher stark, zentral aber schwach wirksamen Hydroxyprogesteroncapronat (*12*) und dem Progesteron selbst entscheidet die Frage des Angriffspunktes gestagener Wirkstoffe zugunsten zentraler hypothalamisch-hypophysärer Einflußnahme. Ähnliches gilt für den Wirkungsvergleich zwischen Testosteronönanthat (als Depotform) und Testosteronpropionat. Die Unwirksamkeit von ACTH und Cortison in beiden Darreichungsformen, zusammen mit den Angaben von Urist und Deutsch (*24*), wonach nicht einmal extrem hohe Cortisongaben die Ovulation stets zu unterdrücken vermögen, widersprechen der Ansicht von Perek und Eckstein (*17*), Mauser sei ein stets streßbedingter, durch Corticoide in Gang gebrachter Vorgang.

Mauser ist demnach ein eindeutig unter hypothalamisch-hypophysärer Steuerung stehendes Geschehen; hier liegt der Angriffspunkt aller exogenen Einflüsse als auch der meisten als mauserinduzierend erkannten Substanzen; eine Ausnahme bilden möglicherweise jene Pflanzeninhaltsstoffe, deren Gonadotropininaktivierungsvermögen zwischen Sekretionsort und Erfolgsorgan wirksam werden soll (*13*). Befehlsüberträger scheint das thyreotrope Hormon des HVL zu sein; ob es, wie Björnfors (*2*) an der Haut des Hundes zeigen konnte, am Erfolgsorgan per se wirksam ist oder via Thyreoidea wirken muß, scheint nach kritischer Sichtung der Literatur noch nicht entscheidbar: zwar ist für die Mauserauslösung die Anwesenheit der Schilddrüse notwendig (*15*); Thiourazil induziert Mauser und verlängert jedoch die Mauserdauer (*15*, *21*); J^{131}-Aufnahme ist während der physiologischen Mauser unverändert (*23*), nach Mauserinduktion durch Gestagene sogar reduziert. Zum anderen entspricht das hypophysäre Zellbild bei der Mauser — Überwiegen der als TSH-Produzenten bezeichneten großen aktiven β-Zellen (nach Purves und Griessbach) — einer erhöhten TSH-Sekretion (*16*). Möglicherweise genügt von einem bestimmten Lebensalter an die normale inkretorische Schilddrüsenfunktion, um den Federwechsel stets in Gang zu halten; ihn zu verhindern oder in Gang zu bringen, scheint von der Relation zwischen TSH und den Gonadotropinen abhängig zu sein. Absoluter oder relativer TSH-Überhang induziert somit die Mauser.

Die physiologische, periodische Mauser des Haushuhns ist demnach ein exogen gesteuerter, endogen fixierter Vorgang, die spontane, aperiodische Mauser keine „Streßfolge" im Sinne einer Corticoidwirkung, sondern unter Umständen eher eine Reaktion vom Typ der „Schreckhyperthyreosen", wobei möglicherweise die TSH-Wirkung selbst, nicht die Schilddrüsenreaktion auf TSH, im Vordergrund steht. Die Mauser des Haushuhns folgt demnach ähnlichen neuroendokrinen Regulationen wie der jahreszeitliche Haarwechsel höher entwickelter Wirbeltiere, der Säuger: Hier ist ebenfalls eine dominierende Rolle der hypothalamisch-hypophysär gesteuerten Schilddrüsenfunktion erkennbar (*1*); hier wie dort scheint die Relation zwischen TSH und Gonadotropinen für den periodischen Wechsel der spezifischen Hautbildungen ausschlaggebend zu sein.

Literatur

1. Berman, A.: J. Endocr. **20**, 4, 288—292 (1960).
2. Börnfors, St.: 6. Symp. Dtsch. Ges. Endokrin., Kiel 1959, S. 243. Berlin-Göttingen-Heidelberg: Springer 1960.
3. Broekhuysen, G. J.: Nature (Lond.) **178**, 489 (1956).
4. Hall, G. O.: Poultry Sci. **25**, 3 (1946).
5. Hansen, R. S.: Poultry Sci. **39**, 5, 1257 (1960).
6. Harris, P. C., and C. S. Shaffner: Poultry Sci. **36**, 510 (1957).
7. Herrick, R. B., and J. L. Adams: Poultry Sci. **36**, 1125 (1957).
8. Himeno, K., and Y. Tanaba: Poultry Sci. **36**, 835 (1957).
9. Jöchle, W.: (Im Druck).
10. Juhn, M., and P. C. Harris: Proc. Soc. exp. Biol. (N.Y.) **92**, 709 (1956).
11. — — Proc. Soc. exp. Biol. (N.Y.) **90**, 202 (1956).
12. Junkmann, K.: Med. Mitteilungen (Schering A.G.) **21**, 3, 2 (1960).
13. Kemper, Fr.: Arzneimittel-Forsch. **9**, 6 u. 7, 368 u. 411 (1959).
14. Kobayashi, H., and K. Okubo: Science **121**, 338 (1955).
15. — Endocrinology **63**, 420 (1958).
16. Perek, M., B. Eckstein and H. Sobel: Poultry Sci. **36**, 954 (1957).
17. — — Poultry Sci. **38**, 5, 996 (1959).
18. Saeki, Y., K. Himeno, Y. Tanabe and T. Kstsuragi: Endocr. Japonica **3**, 87 (1956).
19. Schindler, H., R. Volcani and Sh. Weinstein: Poultry Sci. **36**, 194 (1957).
20. Smith, A. H., G. H. Bond, D. G. Reck and J. E. Spoon: Poultry Sci. **36**, 346 (1957).
21. Sulman, F., and M. Petek: Endocrinology **41**, 514 (1947).
22. Symington, R. B.: Nature (Lond.) **184**, 4692, 1076 (1959).
23. Tanabe, Y.: Endocrinology **61**, 661 (1957).
24. Ulrist, M. R., and N. M. Deutsch: Endocrinology **66**, 6, 805 (1960).
25. Wolfson, A., and D. P. Winchester: Nature (Lond.) **184**, 4699, 1658 (1959).

Diskussion

H. G. Goslar (Tübingen):

Die Mauserung der Vögel wird häufig in Parallele zur Häutung der Reptilien gesetzt. Die vorgetragenen Befunde zeigen aber, daß dies einer Revision bedarf. Zwar verhalten sich Mauserung und Häutung z. B. bezüglich der Sexualhormone und der Schreckreaktion gleichsinnig. Schilddrüsenhormon bzw. TSH wirken aber gerade gegenteilig. Bei Ringelnattern beobachtet man nach Thyroxin bzw. TSH einen Häutungsstopp (Halberkann 1953, 1954), Blockade der Schilddrüse mit MTU (Halberkann 1954) oder mit einem Thymusextrakt (nach Jaeger u. Mittenzwei 1958) fördert die Auslösung der Häutung und bewirkt eine Häufung der Cyclen (Goslar 1956—1960). Zwecks weiterer Vergleiche bedarf es vor allem auch einer Untersuchung des Verhaltens der Ablösungszonen der Federn bei der Mauser.

Aus der Humboldt-Universität Berlin, Medizinische Fakultät, Institut für experimentelle Endokrinologie (Leiter: Prof. Dr. W. HOHLWEG)

Untersuchungen über die Wirksamkeit von ACTH-Präparaten

Von

U. LASCHET[1] und W. HOHLWEG[2]

Auf dem I. Internationalen Endokrinologen-Kongreß berichteten HOHLWEG u. Mitarb. über den NTQ-Test, ein neues, einfaches Testierungsverfahren für ACTH- und Depot-ACTH-Präparate (*1*, *2*). Der Quotient Nebennierengewicht/Thymusgewicht beinhaltet sowohl die direkte ACTH-Wirkung auf die Nebennierenrinde, ausgedrückt durch das Nebennierengewicht, als auch die indirekte, durch vermehrte Glucocorticoidsekretion hervorgerufene Thymusinvolution, ausgedrückt durch das Thymusgewicht.

Zur Testierung werden pro Dosis etwa 3 Wochen alte, 18—22 g schwere normale Rattenböcke verwendet. Da ACTH-Präparate ohne Depot-Wirkung bekanntlich eine sehr geringe biologische Halbwertszeit haben, die ihre Testierung bei der angewandten Methodik im NTQ-Test unmöglich macht, wird nach Lösen in wenig destilliertem Wasser durch Zusatz von 1 ml 1%iger Kaliumaluminiumsulfatlösung, Titrierung mit n/10 Natronlauge bis zur Einstellung des isoelektrischen Punktes, Verdünnung mit Pufferlösung p_H 4,8 und Zusatz einer 20%igen pyrogenfreien Gelatinelösung eine protrahiert wirksame ACTH-Testlösung hergestellt, die die zu injizierende ACTH-Menge in 1,8 ml Lösung mit 10% Gelatine enthält. Der isoelektrische Punkt ist ohne Kontrolle des p_H-Wertes am Auftreten eines feinflockigen Präcipitates zu erkennen. An drei aufeinanderfolgenden Tagen werden nun um 8, 12 und 16 Uhr je 0,2 ml der Testlösung bzw. als Kontrollversuch 0,2 ml der Gelatine-Pufferlösung subcutan injiziert. 18 Std nach der letzten Injektion werden die Tiere getötet, Nebennieren und Thymi quantitativ herauspräpariert, gruppenweise in tarierten Wägegläschen gewogen und die errechneten NTQ-Werte mit denen eines in Dosen von 1 und 3 iE verabfolgten Standardpräparates verglichen. Der Präzisionsindex des Testes liegt zwischen 0,2 und 0,3.

Zur Testierung von Depot-ACTH-Präparaten werden einmalig 4 iE des entsprechenden Präparates in 0,2—0,6 ml subcutan injiziert und die Tiere am 4. Tag nach der Injektion getötet. Dann wird in zuvor geschilderter Weise verfahren.

Es wurde nun untersucht, ob sich die Empfindlichkeit der Testierungsmethode steigern läßt, wenn die ACTH-Testlösung nicht subcutan, sondern intraperitonal verabfolgt wird. Nach den ersten orientierenden Untersuchungen entstand in der

[1] Jetzige Anschrift: Offenbach/Main, Friedensstr. 118.

[2] Jetzige Anschrift: Graz, Univ.-Frauenklinik.

Tat der Eindruck einer Empfindlichkeitssteigerung von etwa 50%. Vergleichende Untersuchungen an insgesamt 600 Tieren, davon je 10 Kontrollgruppen, 10 Gruppen mit 1 iE und 10 Gruppen mit 3 iE ACTH-Standard intraperitoneal und subcutan ergaben jedoch, daß es sich nicht um eine Empfindlichkeitssteigerung, sondern wahrscheinlich um eine größere Streß-Reaktion nach intraperitonealer Injektion handelt. Im Vergleich zu subcutan injizierten Tieren waren nach intraperitonealer Injektion Steigerungen des Nebennierengewichts bei Lösungsmittelkontrollen um durchschnittlich 10,3%, bei ACTH-Tieren um 8,6% und entsprechende Thymusgewichtsverminderungen von 21,7 bzw. 21,5% zu beobachten. Bei einer Steigerung der Empfindlichkeit der Testierungsmethode durch intraperitoneale Injektion hätten eindeutige Unterschiede zwischen Kontrollen und behandelten Tieren sowie zwischen den mit 1 und 3 iE ACTH behandelten Tieren vorliegen müssen.

Die mit dem NTQ-Test ermittelte Wirkungsintensität verschiedener ACTH-Präparate nach einmaliger und auf 9 Einzeldosen verteilter subcutaner Injektion von 1, 4 und 12 iE des deklarierten Wirkstoffgehaltes zeigt die Tab. 1.

Tabelle 1. *Wirkungsintensität von Depot-ACTH-Präparaten*

Präparat		NTQ[1]					
		1 iE		4 iE		12 iE	
		einmal	verteilt	einmal	verteilt	einmal	verteilt
Standard		1,9	2,0	2,0	2,4	1,8	2,8
Standard-$KAl(SO_4)_2$		1,9	6,1	2,5	8,8	2,9	11,5
Zinkkomplexe	a)	4,1	5,5	10,1	11,9	20,5	30,3
	b)	3,2	4,6	11,3	12,4	17,0	26,7
Polyphloretinphosphat	c)	2,0	3,8	3,3	11,2	4,7	13,1
Carboxymethylcellulose	d)	1,8	2,0	2,1	5,4	2,0	6,1
	e)	2,4	2,6	2,7	7,8		
Gelatine-ACTH	f)		1,9	2,3	4,1	3,6	

[1] NTQ der Kontrollen 1,9 ($\bar{x}$; N = 27 Testierungen).

a) Cortrophine Z (Organon); b) Procortan D (AWD); c) Depot-Acethropan (Hoechst); d) Acortan prolongatum (Ferring); e) Depot-ACTH (Frederiksberg); f) ACTH-Depot Schering.

Wurde der gegen den WHO-Standard eingestellte ACTH-Hausstandard ohne Zubereitung verabfolgt, so war selbst nach verteilter Injektion von 12 iE nur eine sehr geringe Wirkung festzustellen; 12 iE des entsprechend unserem Testierungsverfahren mit Kaliumaluminiumsulfat, n/10 Natronlauge und Gelatine zubereiteten Standards haben nach einmaliger Injektion die gleiche Wirkung wie 12 iE des nicht gefällten Standards nach verteilter Injektion. 1 iE des gefällten Standard-Präparates hat bei verteilter Injektion etwa die gleiche Wirkung wie 1 iE eines Zink-ACTHs bei gleicher Applikation, während die Zink-ACTH-Komplexe nach einmaliger Injektion in allen Dosierungen bedeutend wirksamer sind als der präparierte Standard. Die höchste Wirkungsintensität aller miteinander verglichener Präparate war überhaupt mit den Zinkkomplexen in Form von Cortrophine Z, Organon und Procortan D des Arzneimittelwerks Dresden zu erzielen. Nach einmaliger Injektion von 4 iE Zinkkomplex wurden gleiche NTQ-Werte wie nach verteilter Gabe von 12 iE gefälltem Standard oder Polyphloretinphosphat-ACTH in Form von Depot-Acethropan Hoechst errech net, während mit Carboxymethylcellulose- und Gelatine-ACTH-Präparaten selbst bei verteilter Gabe von 12 IE diese Wirkungsintensität nicht erreicht wurde. Die letzten drei Präparate waren z. T. schlechter wirksam als der präparierte Standard.

Die höchsten NTQ-Werte überhaupt wurden nach verteilter Injektion von 12 iE Zink-ACTH mit 30,3 bzw. 27,6 errechnet. Wir untersuchten interessehalber auch die Wirkung von 24 iE dieser Präparate bei verteilter Gabe: Der NTQ-Wert stieg nur noch auf 31,8 an. Innerhalb von 4 Tagen ist eine maximale Verminderung des Thymusgewichts um 86% und eine Nebennierengewichtssteigerung um 145—149% zu erreichen; allerdings sind histologisch in den Nebennieren dann schon Blutextravasate mit beginnender Nekrosebildung nachweisbar.

Neben der Wirkungsintensität ist die Wirkungsdauer von Depot-ACTH-Präparaten nach einmaliger Injektion therapeutisch von großer Bedeutung. Tab. 2 zeigt die am 2. bis 10. Tag nach einmaliger subcutaner Injektion von 4 iE ermittelten NTQ-Werte und darunter jeweils links die prozentuale Thymusgewichtsverminderung und rechts die Nebennierengewichtszunahme.

Tabelle 2. *Wirkungsdauer von Depot-ACTH-Präparaten NTQ*
Abnahme Thymus-Gewicht in Prozent; Anstieg NN-Gewicht in Prozent

1 × 4 iE subcutan		2. Tag	3. Tag	4. Tag	5. Tag	7. Tag	8. Tag	9. Tag	10. Tag
Standard $KAl(SO_4)_2$		2,6 37;⌀	3,5 46;5	2,5 40;⌀	2,3 30;⌀	2,1 17;⌀	1,7		
Zinkkomplexe	a)	6,0 62;42	10,6 75;61	10,1 77;34	5,0 65;17	5,7 66;16	5,3 61;26	3,5 48;11	3,4 43;18
	b)	8,4 64;52	12,3 72;67	11,3 74;53	8,5 69;36	6,0 60;24	3,8 33;26	3,2 18;28	3,2 15;36
Polyphloretinphosphat	c)	3,6 36;8	4,9 54;5	3,3 30;4	3,1 27;4	2,9 22;4	2,3 13;⌀	2,1	1,8
Carboxymethylcellulose	d)	2,8 13;17	2,3 4;4	2,1	2,2	1,9	2,2	1,7	2,2
	e)	2,4 11;14	2,2 20;5	2,8 41;5	2,2 12;4	1,8	1,6		
Gelatine-Präparat	f)	2,1 ⌀;5	2,1 ⌀;5	2,4 4;⌀	1,9	1,9	1,8		

a) Cortrophine Z (Organon); b) Procortan D (AWD); c) Depot-Acethropan (Hoechst); d) Acortan prolongatum (Ferring); e) Depot-ACTH (Frederiksberg); f) ACTH-Depot Schering.

Bei allen protrahiert wirksamen ACTH-Präparaten sind die NTQ-Werte am 3. bis 4. Tag nach der Injektion am höchsten. Zinkkomplexe haben am 9. bis 10. Tag noch die gleichen NTQ-Werte wie das Polyphloretinphosphatpräparat am 4. bis 5. Tag, während gleich hohe Werte nach einmaliger Injektion von 4 iE Carboxymethylcellulose- oder Gelatine-Präparaten überhaupt nicht erreicht werden. Der gefällte ACTH-Standard hat am 3. Tag mit 3,5 einen höheren NTQ-Wert als Carboxymethylcellulose- oder Gelatine-Präparate. Die maximalste Wirkungsprotraktion haben die Zinkkomplexe. Erwähnenswert erscheint uns, daß mit dem untersuchten Polyphloretinphosphat-ACTH zwar eine gute Thymusinvolution als Zeichen einer erheblich gesteigerten Glucocorticoidsekretion der Nebennierenrinde, aber nur eine sehr geringe Nebennierenrindenhypertrophie beobachtet wurde. Möglicherweise ist diese Wirkung auf die Hemmung bestimmter fermentativer Prozesse durch das Polyphloretinphosphat zurückzuführen.

Unsere mit dem NTQ-Test ermittelten Ergebnisse stehen im Einklang mit den Befunden von GEORGES und CAHN (*3*), die am Ascorbinsäuregehalt und dem Gewicht der Nebennieren keine Wirkungsprotraktion bei Gelatine-ACTH, nach Carboxymethylcellulose-Präparaten die maximale Wirkung nach 3 Std nach Zinkphosphat-ACTH erst nach 12 Std fanden. 48 Std nach Gabe von Carboxymethylcellulose-ACTH war keine Wirkung mehr festzustellen, während am 3. Tag nach Zinkphosphat-ACTH Normalwerte noch nicht wieder vorlagen. GRAUMANN (*4*) wies in mehreren Arbeiten nach, daß Carboxymethylcellulose bis zu 24 Std nach subcutaner Injektion von Reticulum- und Endothelzellen, Histiocyten und Makrophagen von Milz, Lymphknoten, Leber, Nieren und Nebennieren gespeichert wird; danach macht sich deutlich ein Abbau in den Zellen bemerkbar. Polyphloretinphosphat hingegen wird deutlich stärker und länger gespeichert. Neben der verlangsamten Resorption von Polyphloretinphosphat-ACTH durch die intracelluläre Speicherung des Trägerstoffes bewirkt die Hemmung der alkalischen Phosphatase und Hyaluronidase durch Polyphloretinphosphat sicher eine weitere Steigerung der Wirkungsintensität und Wirkungsdauer durch verlangsamte fermentative Inaktivierung, VAN DER VIES (*5*) wies anhand der 17-Hydroxycorticoidausscheidung bei Meerschweinchen nach, daß Zink-, Carboxymethylcellulose- und Gelatine-ACTH-Präparate während der ersten 8 Std nach der Injektion gleich gut wirksam sind; während der zweiten 8 Std übertrifft das Zink-ACTH die beiden anderen Präparate, während in der dritten 8 Std-Periode nur noch das Zink-ACTH wirksam ist.

Begonnene in vitro-Untersuchungen mit dem Nebennierenrindenfunktionstest nach VAN DER VIES (*6*) weisen darauf hin, daß die mit dem NTQ-Test ermittelte Wirkungsintensität und Wirkungsdauer der verschiedenen ACTH-Präparate mit der Steroidproduktion der Nebennierenrinde parallel geht, und unterstreichen die Überlegenheit der Zinkkomplexe.

Dem Arzneimittelwerk Dresden, den Firmen Ferring, Frederiksberg, Hoechst, Organon und Schering danken wir für die Überlassung von ACTH-Präparaten und den Mitarbeiterinnen unseres biologischen Labors für die gewissenhafte Mitarbeit.

Literatur

1. HOHLWEG, W., U. LASCHET, G. DÖRNER u. E. DAUME: Acta endocr. (Kbh.) **35**, 501 (1960).
2. — E. DAUME, U. LASCHET and G. DÖRNER: Abstract Communications of the first international Congress of Endocrinology 1960 XI d, No. 569.
3. GEORGES, G., et I. CAHN: C. R. Soc. Biol. (Paris) **149**, 1245 (1953).
4. GRAUMANN, W.: Z. Zellforsch. **46**, 430 (1957); Klin. Wschr. **34**, 1265 (1956); — u. H.-D. GOTHE: Acta histochem. (Jena) **6**, 254 (1959).
5. VAN DER VIES, I.: Acta endocr. (Kbh.) **33**, 401 (1960).
6. — Acta endocr. (Kbh.) **33**, 59 (1960).

Diskussion

G. Geyer (Wien):

Wenn man sich durch Untersuchungen am Menschen Klarheit über den Wert der eben im Tierversuch erörterten Depot-ACTH-Präparate verschafft, so liegt ihre Reihung etwas anders. Wir haben durch Bestimmung der 17-Hydroxy-Corticoidausscheidung im Harn den Erfolg einer Medikation mittels Injektion der gleichen Anzahl ACTH-Einheiten verglichen, die einmal als Zinkkomplexpräparat, einmal als Polyphloretinphosphat-, einmal als Carboxymethylcellulose- und schließlich als Gelatine-Präparation vorlagen. Auch bei diesem Vergleich lag das Zinkkomplexpräparat mit der intensivsten Stimulierungsleistung fraglos an der Spitze; es folgten jedoch mit nur wenig geringerer Wirksamkeit das Polyphloretinphosphat- und das Carboxymethylcellulose-Präparat. In sehr weiter Distanz erst waren sämtliche Gelatine-Depotpräparate zu reihen, die erstaunlich geringer wirksam waren. Diese Tatsache erscheint mir nicht nur erwähnenswert, sondern auch recht bedauerlich; denn sie wirkt sich praktisch dahingehend aus, daß unter identischer Deklaration (die ja nur die Anzahl der enthaltenen ACTH-Einheiten betrifft) dem Arzt Depot-ACTH-Präparate angeboten werden, die eine Wirkungsdifferenz um gut 100% aufweisen.

Aus der I. Medizinischen Universitätsklinik zu Frankfurt a. M.
(Direktor: Professor Dr. F. HOFF)

ACTH-Bestimmung anhand des Corticosteronanstieges im Nebennierenvenenblut hypophysenblockierter Ratten

Vergleich von Dexamethasonblockade und Hypophysektomie

Von

K. RETIENE, H. DITSCHUNEIT, M. FISCHER, K. KOPP und E. F. PFEIFFER

Mit 5 Abbildungen

Mit Hilfe der einfachen Corticosteron-Bestimmung im Plasma der Ratte nach ZENKER und BERNSTEIN ist es heute möglich, kleine Mengen von ACTH am lebenden Tier zu messen. Dabei wird die durch H_2SO_4 induzierte Fluorescenz von Compound B im Fluorometer erfaßt. Durch Bestimmung des Anstieges dieses Steroids im peripheren Blut hypophysektomierter Ratten gelang als ersten GUILLEMAIN u. Mitarb. die Messung von ACTH in einer Größenordnung von 0,2—1,0 mE.

Die schwierige operative Hypophysektomie konnten wir durch die chemische Hypophysenblockade mit Dexamethason ersetzen (PFEIFFER u. Mitarb.). Dieses Steroid weist als i.v. applizierbares Hemisuccinat keine Fluorescenz auf. Nach Injektion von Dexamethason kommt es nach 6 Std zu einem Abfall des Plasma-Corticosterons, der sich zeitlich und größenordnungsmäßig in einem Bereich bewegt, wie er nach operativer Hypophysektomie oder nach Adrenalektomie gefunden wird (Abb. 1). Die extrem niedrige Corticosteronkonzentration von etwa 6 γ/100 ml Plasma ist dabei der sog. Rest- bzw. Eigenfluorescenz des Plasmas NN-loser Tiere gleichzusetzen. Bei hypophysektomierten Ratten lag die Basalsekretion um 10 γ/100 ml Plasma.

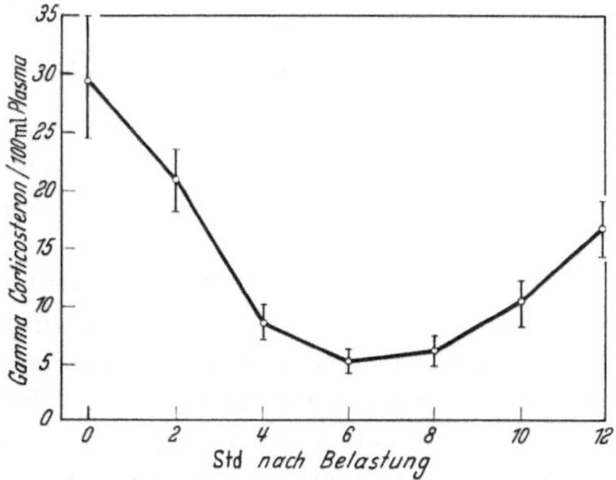

Abb. 1. Verhalten des Plasmacorticosterons der Ratte nach Dexamethasonblockade der Hypophyse (0,5 mg/100g Körpergewicht)

Auf Grund dieses Befundes muß bei der chemischen Hypophysenblockade mit Dexamethason ein zusätzlicher Hemmeffekt dieses Steroids auf die hypophysenunabhängige Basalsekretion der NNR erwogen werden. Bei diesen mit

Dexamethason vorbehandelten Tieren fanden wir eine lineare Regression zwischen log ACTH-Dosis und Anstieg des Plasma-Corticosterons im Bereich von 0,1—1,0 mE ACTH (Abb. 2).

Eine weitere Steigerung der Empfindlichkeit erschien uns notwendig, um den ACTH-Spiegel im Blut von Menschen mit erhaltener Funktion der NNR messen zu können. Auf Grund der physiologischen Zügelung der hypophysären ACTH-Sekretion durch Cortisol liegt der normale ACTH-Spiegel im peripheren Blut etwa bei 0,5 mE/100 ml Plasma. Unser ACTH-Test müßte dann 0,025 mE ACTH exakt messen können, da die Ratte höchstens 2—5 ml Plasma als Injektion verträgt. Zur Erreichung dieses Zieles bestimmten wir jetzt den Corticosteronanstieg

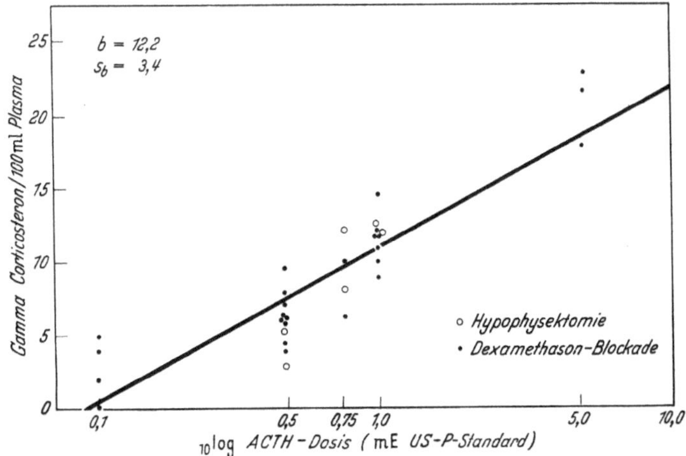

Abb. 2. Lineare Regression zwischen log ACTH-Dosis und Anstieg des Plasmacorticosterons pro 100 ml Plasma im peripheren Blut hypophysektomierter und dexamethasonblockierter Ratten im Bereich von 0,1 bis 5,0 mE ACTH (US-P-Standard)

nach Dexamethasonhemmung nicht mehr im peripheren Blut, sondern im NN-Venen-Blut, das wesentlich mehr Corticosteron enthält. Wir bedienten uns dazu folgender Technik:

Männliche Albino-Wistar-Ratten im Gewicht von 200—240 g erhielten einmalig, wie bei den Versuchen im peripheren Blut, 1 mg Dexamethason 6 Std ante operationem i.v. injiziert.

Eine zweite Versuchstiergruppe erhielt bis zu insgesamt 2 mg Dexamethason über einen Zeitraum bis zu 3 Tagen in jeweils 4 Einzeldosen injiziert. Etwa 4—6 Std nach letzter Dexamethasongabe wurden die Tiere operiert und mit bestimmten Dosen US-P Standard ACTH belastet.

In einer dritten Versuchsreihe wurden dieselben Untersuchungen zum Vergleich ohne Dexamethason an hypophysektomierten Ratten etwa 12—24 Std nach der Operation durchgeführt.

Unter Nembutalanaesthesie, 4 mg/100 g Körpergewicht, kanulierten wir die Vena femoralis mit einem Clay-Adams-Katheter PE 50. Diesem ersten Arbeitsgang schloß sich die Laparotomie entlang der Linea alba an. Der Katheter wurde dann via Vena cava caud. bis zum Abgang der Vena renalis sinistra vorgeschoben. Unter Führung einer Pinzette läßt sich der Katheter dann leicht von außen in die

Vena suprarenalis dirigieren. Das Ende des Katheters wird soweit in die Vena suprarenalis vorgeschoben, bis er das gesamte Lumen der Vene ausfüllt und somit alles NN-Venenblut im Schlauch aufgefangen und nach außen geleitet wird.

Während wir im peripheren Blut den Corticosterongehalt bestimmter Plasmamengen gemessen haben und dann auf 100 ml Plasma umrechneten, mußte bei unseren Versuchen an der NN-Vene der Zeitfaktor als Bezugsgröße gewählt werden. Miteinander verglichen wurde deshalb der Corticosterongehalt des gesamten Plasmas, das während 10 min vor und 10 min nach ACTH-Gabe gewonnen wurde.

Die Corticosteronbestimmungen wurden nach dem von Zenker und Bernstein angegebenen Verfahren ausgeführt. Diese Methode ist eine Kombination der

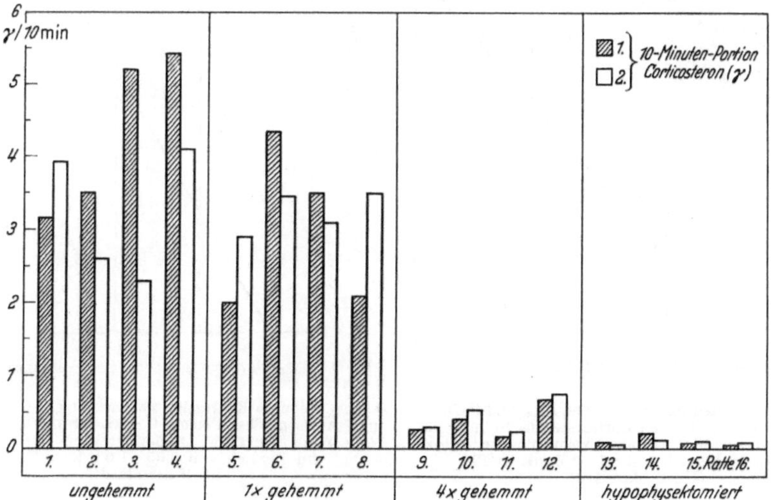

Abb. 3. Unspezifische Corticosteronschwankungen im Nebennierenvenenblut (γ/10 min) bei je 4 unbehandelten, Dexamethason-blockierten (1× und 4×) und hypophysektomierten Ratten

doppelten Extraktion von Silber und Porter mit einer Modifikation der Fluorescenztechnik von Sweat. Gemessen wurde mit dem Fluorescenzzusatzgerät des Photometers Eppendorf. Als ausreichende Filterkombination erwies sich ein Primärfilter von 436 mμ und ein Sekundärfilter von 500—3000 mμ. Der Meßbereich lag zwischen 0,05 und 20 γ Corticosteron, der Regressionskoeffizient war 1,46, der Genauigkeitsindex 0,03.

Unsere Untersuchungen ergaben zunächst, daß die absolute Corticosteronmenge pro 10 min bei den unbehandelten und den nur 1 mal mit Dexamethason blockierten Ratten auch ohne ACTH-Gabe stark schwankt (Abb. 3). Die Höhe des Corticosterongehaltes in der ersten 10 min-Portion war abhängig von der Geschwindigkeit und Ausführung unserer Operation. Bei reibungslosem, schnellem Operationsverlauf war der Hormongehalt relativ gering, und es kam dann in der zweiten 10 min-Portion ohne ACTH-Gabe zu einem unspezifischen Anstieg der NN-Sekretion. Bei verzögertem Operationsverlauf war das Verhältnis umgekehrt. Wir glauben, daß trotz 1 maliger Hemmung mit Dexamethason durch die Belastung der Laparotomie endogenes ACTH ausgeschüttet wird. Daraus ergibt sich, daß die nur einfach gehemmten Tiere für die Testung von fremden ACTH nicht geeignet sind (Abb. 3).

Nach 4maliger Hemmung über 3 Tage dagegen war der Corticosterongehalt eindeutig erniedrigt, und auch die unspezifischen Schwankungen waren nur noch unbedeutend. Die zum Vergleich hypophysektomierten Ratten zeigten noch niedrigere Corticosteronmengen, und Schwankungen fehlten fast vollständig.

Bei den beiden letztgenannten Versuchsgruppen schienen damit die notwendigen Voraussetzungen für einen ACTH-Test erfüllt. Es ergab sich eine lineare

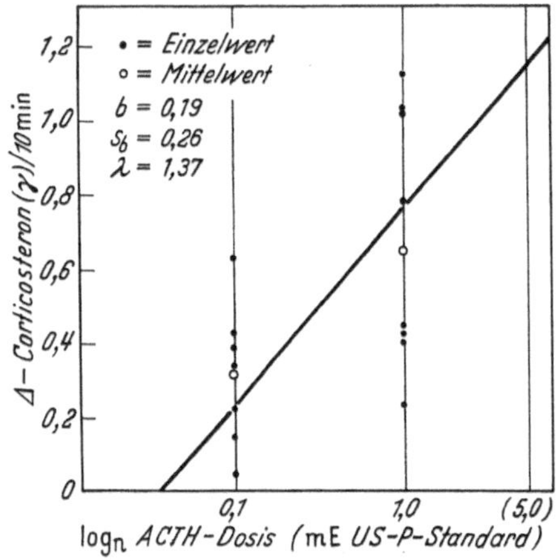

Abb. 4. Lineare Regression zwischen $\log_n$ ACTH-Dosis und Anstieg des Plasma-Corticosterons/10 min im Nebennierenvenenblut Dexamethason-blockierter (4x) Ratten im Bereich von 0,1—1,0 mE ACTH (US-P-Standard)

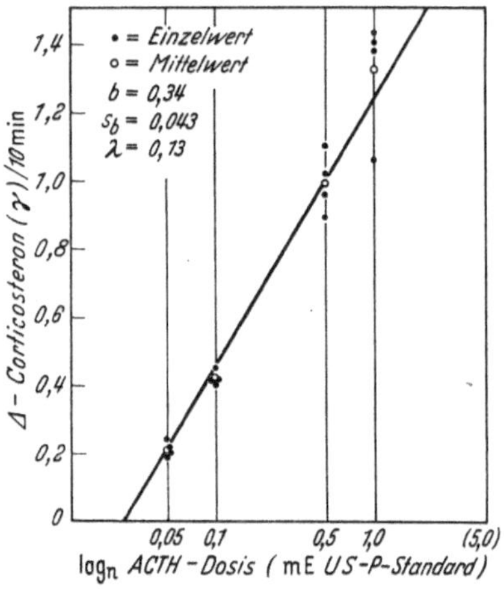

Abb. 5. Lineare Regression zwischen $\log_n$ ACTH-Dosis und Anstieg des Plasma-Corticosterons/10 min im Nebennierenvenenblut hypophysektomierter Ratten im Bereich von 0,05—1,0 mE ACTH (US-P-Standard)

Regression zwischen log ACTH-Dosis und Anstieg des NN-Venen-Corticosterongehaltes. Bei den 4mal mit Dexamethason blockierten Ratten war der Regressionskoeffizient b = 0,19, der Genauigkeitsindex λ = 1,37. Die unterste Empfindlichkeit lag bei 0,1 mE ACTH. Damit ist die Messung von ACTH am Corticosteronanstieg im NN-Venenblut nach Dexamethasonhemmung sowohl in bezug auf die Empfindlichkeit als auch auf die Genauigkeit nicht besser als die einfachere Bestimmung im peripheren Blut (Abb. 4).

Die ACTH-Eichkurve bei den hypophysektomierten Tieren dagegen zeigt eine erheblich größere Steigung mit b = 0,34. Der schon erwähnte hemmmende Effekt von Dexamethason auf die Steroidsynthese der NNR wird damit bestätigt. Am Corticosteronanstieg im NN-Venenblut dieser Tiere konnten wir ACTH-Dosen bis zu 0,05 mE exakt nachweisen. Der Genauigkeitsindex λ für die Eichkurve betrug 0,13 und ist damit für einen in vivo-Test an je einem Tier außergewöhnlich niedrig (Abb. 5).

Damit steht uns mit der Messung des Corticosteronanstieges im NN-Venenblut hypophysektomierter Ratten ein biologischer ACTH-Test mit hoher Empfindlichkeit und großer Genauigkeit bei geringem Zeitaufwand zur Verfügung. Die

Empfindlichkeit ist jedoch noch nicht in dem Bereich, daß der ACTH-Spiegel im Blut von Normalpersonen mit diesem Test erfaßt werden könnte.

Literatur

Guillemain, R., O. W. Clayton, J. D. Smith und H. S. Lipscomb: C. R. Acad. Sci. (Paris) **245**, 1843 (1957).

Pfeiffer, E. F., W. E. Vaubel, K. Retiene, D. Berg und H. Ditschuneit: Klin. Wschr. **38**, 980 (1960).

Silber, R., and C. C. Porter: J. biol. Chem. **210**, 923 (1954).

Sweat, M. L.: Analyt. Chem. **25**, 773 (1954).

Zenker, M., and D. E. Bernstein: J. biol. Chem. **231**, 695 (1958).

Aus der II. Med. Klinik und Poliklinik der Freien Universität Berlin
(Damaliger Direktor: Prof. Dr. H. BARTELHEIMER)

Neue Untersuchungen zur Insulin-Serologie

Von

HERMANN MICHEL

Mit 4 Abbildungen

In früheren Untersuchungen wurde, teilweise in Anlehnung und Fortführung der serologischen Studien von STAVITSKY und ARQUILLA; STEIGERWALD und SPIELMANN; RAUSCH-STROOMANN und SAUER u. a., auf die Bedeutung einer Antigen-Antikörper-Reaktion für die Pathogenese des relativ-insulinresistenten Diabetes mellitus, der sonst keine klinisch-endokrinologischen Anhaltspunkte für diesen hohen Insulinbedarf zur Stoffwechselkompensation bot, hingewiesen.

In den letzten Jahren wurden in zunehmendem Maße zur Charakterisierung des sog. *Rheumafaktors*, eines agglutinierenden Faktors vom Typ eines Makroglobulins, *Latexteilchen* im *Latextropfentest* und *Bentonitpartikeln* im *Bentonit-Flockungstest* herangezogen. KLOSTERKÖTTER und NOLTE haben in ihren Versuchen nachgewiesen, daß Quarzstaub ebenso als γ-Globulinträger geeignet ist, und haben einen *Quarzflockungstest* als Objektträger zum Nachweis des Rheumafaktors ausgearbeitet.

Angeregt durch persönliche Diskussionen mit SKOM und TALMAGE in der Northwestern University in Chicago wurde die bis jetzt rein qualitative Quarzflockung zu einem quantitativen Test ausgearbeitet, wobei wir uns in Anlehnung an unsere in den Acta Allergologica z. Z. im Druck befindlichen Ausführungen bezüglich der herangezogenen Antigenverdünnungen an physiologische Insulinkonzentrationen hielten[1].

Da die Teilchengröße des Quarz hier von Bedeutung ist, haben wir neben Quarzstaub von verschiedenen Ausmahlgrößen und -quoten aus dem Institut für Silicatforschung der Max Planck-Gesellschaft, Berlin-Dahlem, Dörentruper Quarzstaub vom Staatsinstitut für Staublungenforschung beim Hygieneinstitut der Universität Münster in Westfalen verwandt, der mit dem Walther-Laborsichter gesichtet ist und eine Teilchengröße unter 3 μ aufweist.

Diese Quarzflockungstests wurden mit dem Boyden-Hämagglutinationstest und der Colmer-Technik in Beziehung gesetzt und verglichen.

Bis jetzt wurde an 37 hochinsulinisierten Diabetikern unter Verwendung mehrerer species-spezifischer Insuline dieser Quarzagglutinationstest durchgeführt. Aus unseren Versuchsreihen sei aus Zeitmangel nur ein Beispiel, die

[1] Acta allerg. (Kbh.) **16,** 1—39 (1961).

Verlaufsserie bei einer Diabetikerin, die klinische Zeichen eines dekompensierten, relativ insulinresistenten Diabetes aufwies, angeführt.

Abb. 1 zeigt die Titerwerte am 1. 12. 60 mit Rind-, Kalb- und Schweine-Insulin; deutlich sind die Titeranstiege bei Rind- und Schweine-Insulin 15′ und 20′ nach der morgendlichen Insulingabe.

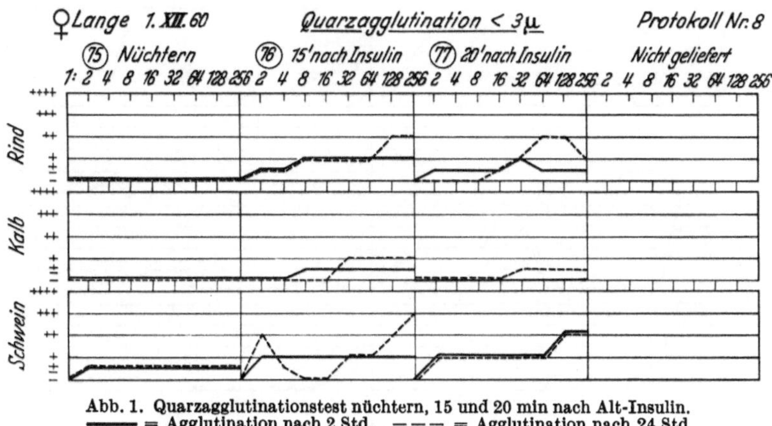

Abb. 1. Quarzagglutinationstest nüchtern, 15 und 20 min nach Alt-Insulin. ——— = Agglutination nach 2 Std, – – – = Agglutination nach 24 Std

Auf der Abb. 2 sehen Sie, daß drei Tage später 15 und 25 min nach der Insulinverabreichung wieder hohe Titerwerte beim Rind- und Schweine-Insulin vorhan-

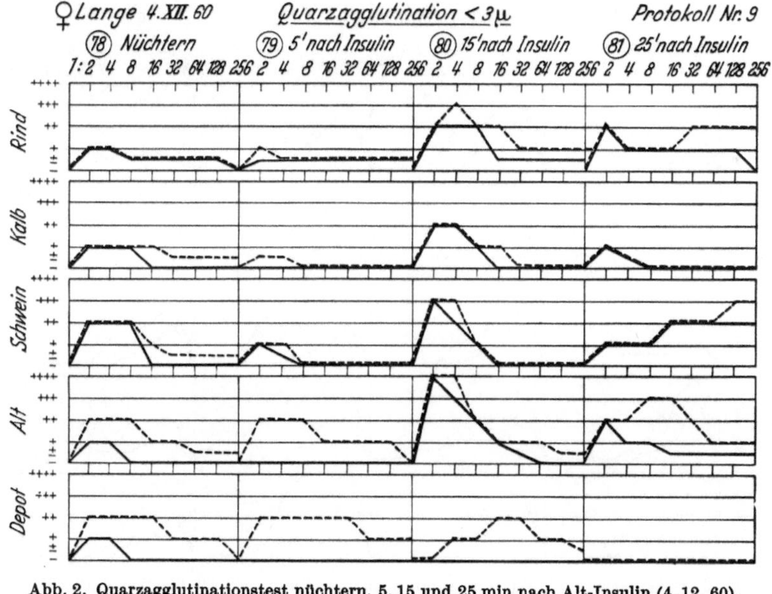

Abb. 2. Quarzagglutinationstest nüchtern, 5, 15 und 25 min nach Alt-Insulin (4. 12. 60). ——— = Agglutination nach 2 Std, – – – = Agglutination nach 24 Std

den waren und daß bei Verwendung eines Alt-Insulin-Präparates ähnlich hohe Titerstufen auftraten.

Abb. 3 (wieder vier Tage später) zeigt keine Quarzagglutinationen bei Kalb-Insulin, jetzt aber, ähnlich wie im vorhergehenden Bild, bereits vierfach positive Agglutinationen beim Schweine-Insulin.

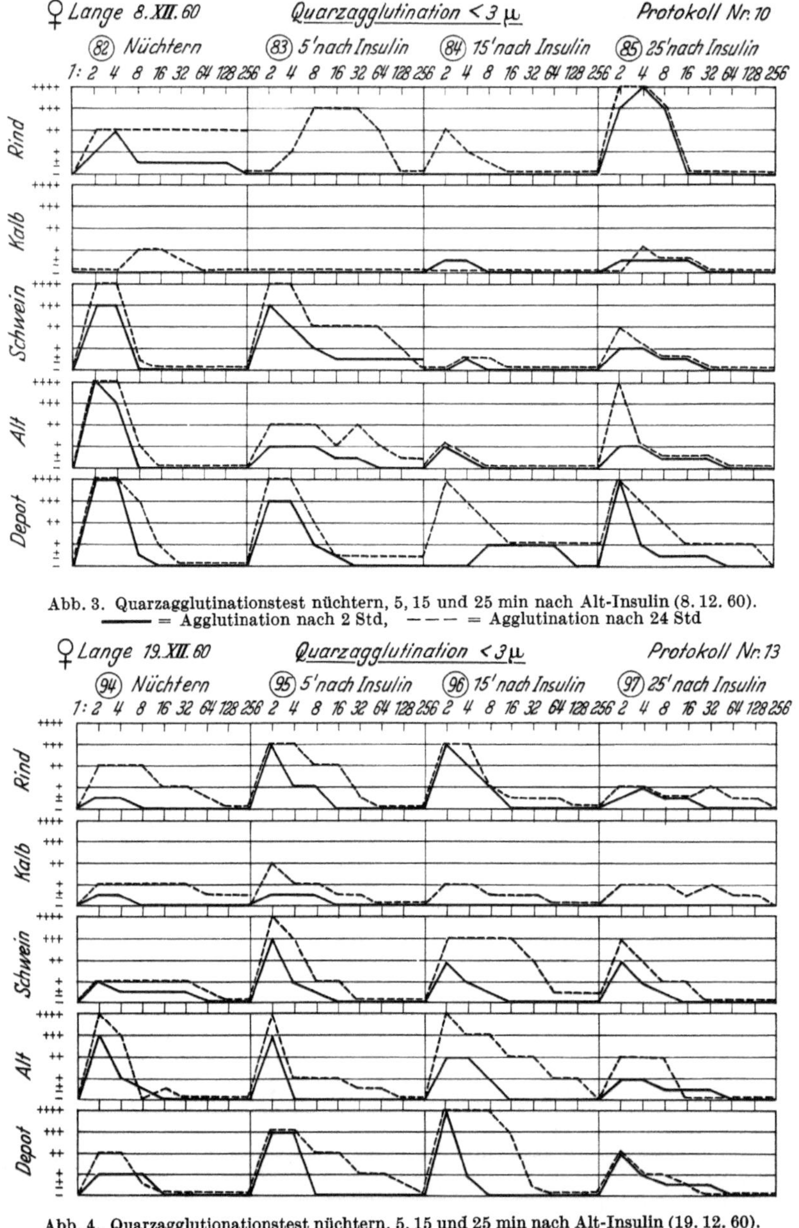

Abb. 3. Quarzagglutinationstest nüchtern, 5, 15 und 25 min nach Alt-Insulin (8. 12. 60). —— = Agglutination nach 2 Std, – – – = Agglutination nach 24 Std

Abb. 4. Quarzagglutionationstest nüchtern, 5, 15 und 25 min nach Alt-Insulin (19. 12. 60). —— = Agglutination nach 2 Std, – – – = Agglutination nach 24 Std

Abb. 4 (wieder 14 Tage später) zeigt ähnlich wie die vorhergehenden Kurvenbilder keine sicher verwertbaren Quarzagglutinationen mit Kalb-Insulin, dagegen hohe Titer mit Rind- und Schweine-Insulin.

Wie läßt sich nun dieser *abrupte Antikörper-Anstieg nach der morgendlichen Insulin-Injektion* erklären? BERSON und YALOW nehmen an, daß bei der *Insulinresistenz zwei Antigen-Antikörper-Komplexe* sich bilden, *ein Antikörpermolekül* bindet *zwei Antigenmoleküle*, von denen das *eine rascher*, das *andere langsamer dissoziiert*. Ein *hoher Antikörpertiter* bindet *Insulin* sofort *quantitativ maximal*, so daß *kein freies Insulin* mehr vorhanden ist. Bei *erneuter Insulininjektion* sind dann *plötzlich Insulinmengen* vorhanden, für deren *Abbindung wenigstens zunächst kein Antikörperbetrag* mehr *zur Verfügung steht*. Jedoch *dissoziierten* die *bereits vorhandenen zirkulierenden Komplexe* sehr rasch, so daß dann *plötzlich Antikörper nachweisbar* werden.

Zusammenfassend kann man sagen, daß die relative Insulinresistenz hier auf einem immunbiologischen Abwehrmechanismus gegenüber Rind- und Schweine-Insulin beruhen dürfte und daß eine befriedigende Einstellung mit einem glucagonfreien, species-spezifischen Kalb-Insulin gelingen müßte. Allerdings wäre es notwendig, daß die insulinproduzierende, pharmazeutische Industrie reine Insulinpräparate nur einer Tierart in genügenden Mengen auf den Markt bringt. Wenn es gelingt, das Phänomen der Immunophagocytose neben dem Bentonittest hier in die Insulinserologie einzubauen, dann wird es vielleicht möglich sein, noch mehr Klarheit in den serologischen Charakter der Insulin-Antikörper zu bringen.

Literatur

BOYDEN, ST. V.: J. exp. Med. **93**, 107—120 (1951).
KLOSTERKÖTTER, K., u. D. NOLTE: Klin. Wschr. **1960**, 179.
KOLMER, J. A.: Infection, Immunity and biologic therapy. Philadelphia: Saunders 1923.
MICHEL, H.: Acta allerg. (Kbh.) **16**, 1—39 (1961).
RAUSCH-STROOMANN, J.-G., u. H. SAUER: Klin. Wschr. **31**, 551—555 (1953).
STAVITSKY, A. B., and E. R. ARQUILLA: J. Immunol. **74**, 306—312 (1955).
STEIGERWALD, H., u. W. SPIELMANN: Klin. Wschr. **1956**, 80—84.

Diskussion

H. BARTELHEIMER (Hamburg):

So interessant die Insulin-Serologie in vieler Hinsicht ist, so sind die Auswirkungen dieser Erkenntnisse für die Klinik doch recht begrenzt. — Es ist eigentlich erstaunlich, daß die oft jahrzehntelang tägliche Anwendung eines eiweißartigen Wirkstoffes, der nicht synthetisiert, sondern der aus einem Gemisch extrahiert wird, doch nur bei einer kleinen Zahl von Patienten zur Entwicklung von allergischen Reaktionen führt. Für das Problem der Insulinresistenz besitzt die Suche nach derartigen Wirkungen offenbar nur geringe Bedeutung. Nur bei sehr wenigen hierher gehörigen Zuckerkranken kommt es zu einer Inaktivierung des Insulins auf diese Weise.

Aus dem Pathologischen Institut der Universität Würzburg
(Direktor: Prof. Dr. H.-W. Altmann)

Untersuchungen über das Neurosekret beim Neugeborenen und Säugling

Von

Georg Dhom

Mit 2 Abbildungen

Der Zeitpunkt des ersten Auftretens von Neurosekret im Hypophysenhinterlappen und in den hypothalamischen Kernen ist speciesabhängig. Während bei Ratte und Hund Neurosekret erst nach der Geburt oder kurze Zeit vorher festgestellt werden kann (Bargmann, Scharrer und Scharrer; Rodeck und Caesar), ist der Nachweis beim Menschen schon in der Fetalzeit von der 20. Schwangerschaftswoche an möglich (Benirschke und McKay; Waidl und Semm). Trotzdem gilt das Hypothalamus-Neurohypophysen-System auch beim Menschen z. Z. der Geburt noch als unreif, so daß von einem physiologischen Diabetes insipidus gesprochen wird. Dabei wird die geringe Nierenleistung des jungen Säuglings zum geringen ADH-Gehalt des Hypophysenhinterlappens in Beziehung gesetzt (Rodeck). Der Hypophysenhinterlappen des Neugeborenen hat etwa nur ein Viertel der ADH-Aktivität/mg Trockengewicht des Erwachsenen (Heller und Lederis), bezogen auf das Körpergewicht ist aber sein Hinterlappen relativ 4mal schwerer, so daß auch der relative Hypophysenhinterlappen-Hormongehalt nicht niedriger als beim Erwachsenen ist (Heller, Heller und Zaimis).

Da uns in den Angaben über die Unreife des Systems beim Neugeborenen einerseits und über den errechneten relativen ADH-Gehalt andererseits eine gewisse Diskrepanz zu liegen scheint, hielten wir es im Rahmen unserer Untersuchungen über die morphologische Funktionsentwicklung des endokrinen Systems beim Menschen (Dhom, Ross und Widok; Dhom und Fischer) für wünschenswert, den bei der Geburt erreichten Grad der morphologischen Reifung des Hypothalamo-Neurohypophysen-Systems möglichst genau zu definieren und während der Säuglingsperiode zu verfolgen.

Als Kriterien lassen sich dabei verwerten:

1. Größe der Ganglienzellkerne im Nucleus supraopticus und Nucleus paraventricularis, Nucleolenentwicklung und Kern-Plasma-Relation.

2. Auftreten, Menge und Verteilung der Nissl-Substanz.

3. Nachweis des Neurosekrets im gesamten System, Auftreten von neurosekretbeladenen Neuriten und Herringkörpern.

Material und Methodik

Vom laufenden Obduktionsgut wurde 5—24 Std nach dem Tod folgendes Material gewonnen: 42 Hypophysen, der kleinste Fet wog 785 g, das älteste Kind war 4 Jahre alt. In weiteren 40 Fällen wurde das Gehirn mit der Hypophyse im Zusammenhang entnommen, in Bouin, Formol oder Helly fixiert, der Hypophysen-Hypothalamus-Block im ganzen in Paraffin eingebettet und in Serien geschnitten. In 33 Fällen (Fet von 935 g bis 14 Monate altes Kind) wurden Frontalserien, in 7 weiteren Schnittserien in sagittaler Richtung angefertigt. Färbungen: Chromhämatoxylin-Phloxin, Perameisensäure-Alzianblau-PAS nach ADAMS und SLOPER, Kresylviolett, Nisslfärbung, Gallocyaninchromalaun, Trichrom-PAS nach Pearse und Benzidinreaktion zur Gefäßdarstellung.

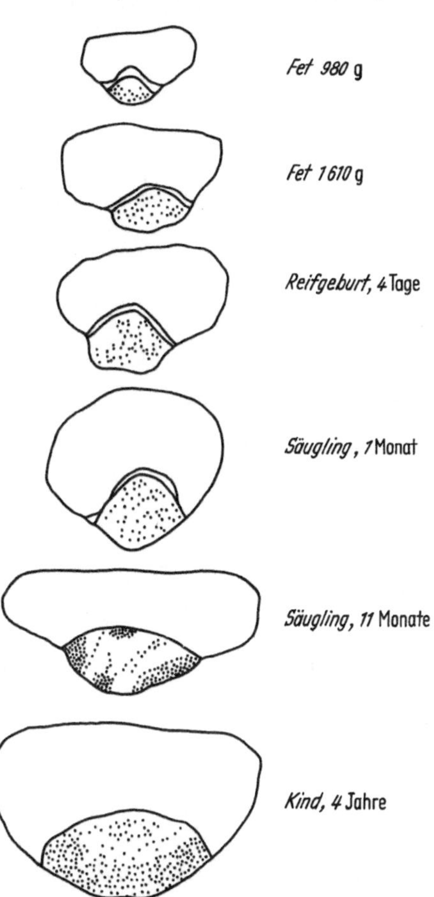

Abb. 1. Beispiele für das Wachstum des Hypophysenhinterlappens. Maßstabgerechte Umrißzeichnungen von Horizontalschnitten aus der Medianebene. Die Punktierung entspricht dem färberisch erfaßbaren Neurosekret

Ergebnisse

Hypophysenhinterlappen. Während der letzten Fetalperiode steigt das Gesamthypophysengewicht von im Mittel 39 mg bei Feten bis 1000 g auf 118 mg bei Reifgeborenen an (DHOM und FISCHER). Der Hypophysenhinterlappen wächst dabei in gleichbleibender Relation mit, wie Abb. 1 veranschaulicht. Der Gewichtsanteil des Hypophysenhinterlappens beträgt beim Neugeborenen 23,6%, beim Erwachsenen 24,5% der Gesamthypophyse (HELLER und ZAIMIS), es bleibt also auch das spätere Organwachstum proportioniert. Gleichzeitig mit dem Wachstum vermehrt sich das färberisch nachweisbare Neurosekret. Bei unseren jüngsten Feten zwischen 785 und 1500 g Gewicht finden wir — in Übereinstimmung mit den früheren Untersuchern — feinkörniges Material herdförmig oder diffus im Hinterlappen verteilt, wobei besonders die der Zwischenzone benachbarten Partien beladen sind. Größere perivasale Anhäufungen und Herringkörper fehlen noch. Bei älteren Feten zwischen 1500 und 2500 g Gewicht treten neben den fein verteilten Granula auch größere Tropfen hervor, in 4 Fällen waren auch schon Herringkörper erkennbar, in allen anderen Fällen haben wir sie aber noch vermißt. Beim ausgetragenen Neugeborenen ist neben reichlichem fein verteilten Neurosekret in der Regel auch großtropfiges Material perivasal angehäuft, wobei sekretbeladene, perlschnurartig angeschwollene Fasern in unmittelbarem Kontakt mit der Gefäßwand anzutreffen sind. Herringkörper sind jetzt in fast allen Fällen (zwei Ausnahmen) reichlich vorhanden.

Während die Schwankungsbreite beim Neugeborenen relativ gering ist, treten beim Säugling deutlich größere Unterschiede im Neurosekretgehalt des Hinterlappens — und des Hypothalamus — auf, da sich hier jetzt die Einflüsse des zum Tode führenden Grundleidens offenbar stärker bemerkbar machen. So ist der Hinterlappen bei einem 8 Wochen alten Säugling mit unbehandeltem adrenogenitalen und Salzverlustsyndrom völlig sekretfrei, während eine gleichaltrige atrophische Frühgeburt (Geburtsgewicht 1200 g, Sterbegewicht 1420 g) sehr reichlich Neurosekret im gesamten System erkennen läßt. Bei kurzer Krankheitsdauer und regelhafter Ernährungslage ist der Neurosekretgehalt des Säuglings

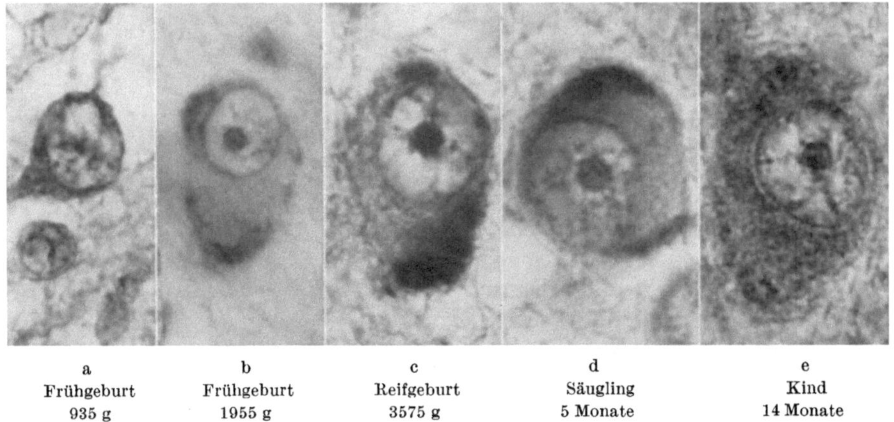

a	b	c	d	e
Frühgeburt	Frühgeburt	Reifgeburt	Säugling	Kind
935 g	1955 g	3575 g	5 Monate	14 Monate

Abb. 2a—e. Ganglienzellen des Nucleus supraopticus. Vergrößerung 1500fach. a) und e) Chromhämatoxylin-Phloxin. b), c), d): Gallocyanin-Chromalaun. Beachte den Entwicklungsfortschritt zwischen a) und c): Zell- und Kernvolumen, Nucleolus Nissl-Material

im allgemeinen aber noch kräftiger als beim Neugeborenen, die perivasalen Sekretansammlungen sind reichlicher, die Tropfen größer, die charakteristischen Herringskörper noch zahlreicher.

Hypothalamus. Von den beiden neurosekretorisch tätigen Kerngebieten des Hypothalamus ist der Nucleus supraopticus schon beim kleinen Feten als umschriebenes Areal auszumachen, während der Nucleus paraventricularis noch keine geschlossene Zellmasse darstellt. Der Flächeninhalt des Nucleus supraopticus steht zwar hinter dem des reifen Neugeborenen und Säuglings etwas zurück, die Zahl der Ganglienzellen ist aber offenbar bereits festgelegt. Doppelkernige Ganglienzellen sind jetzt, aber auch später beim Säugling nicht selten anzutreffen. Das Gefäßnetz tritt wenig deutlich hervor, da die kleinen Ganglienzellen infolge ihres geringen Volumens dichter beisammenliegen. Der Kern der Ganglienzelle hat ein Volumen von etwa 200—250 μ^3, sein Nucleolus ist klein. Das Cytoplasma bildet einen schmalen Saum, es enthält Vacuolen und spärlich oder gar keine Nisslsubstanz. Neurosekret ist nur ganz spärlich auszumachen, sekretbeladene Neuriten fehlen praktisch immer (Abb. 2a).

Beim älteren Feten hat sich die Kernplasmarelation weiter zu gunsten der Plasmadifferenzierung verschoben, ein Nucleolus ist distinkt abgrenzbar. Fein verteiltes Nisslmaterial, selten auch größere Nisslschollen sind erkennbar (Abb. 2b). In einer kleineren Anzahl von Ganglienzellen tritt feingranuläres Neurosekret auf, das auch in dünnen, sekretbeladenen Neuriten erkennbar wird. Perlschnurartige Faserschwellungen findet man in der Regel noch nicht.

Beim reifen Neugeborenen haben Kern und Nucleolus an Volumen zugenommen (Kernvolumen zwischen 400 und 500 μ^3, Verdoppelungsschritt! ?). Gleichsinnig hat auch das Plasmavolumen zugenommen, reichlich grobscholliges Nisslmaterial ist in vielen Ganglienzellen erkennbar, seine Menge zeigt aber die bekannte Relation zum Neurosekretgehalt (Abb. 2c). Die Neuriten lassen jetzt auch deutliche perlschnurartige Schwellungen erkennen.

Im frühen Säuglingsalter sind über dieses Stadium hinausgehende signifikante Zellwandlungen nicht mehr festzustellen (Abb. 2d). Das Plasmavolumen mag an der Einzelzelle noch eine geringe Zunahme erfahren, im Kernvolumen zeichnet sich keine Massenzunahme mehr ab (Abb. 2e). In einigen Fällen sind reichlicher neurosekretbeladene Fasern anzutreffen, doch ist der Gehalt an Neurosekret insgesamt von Fall zu Fall jetzt sehr unterschiedlich. Das Gefäßnetz tritt deutlicher hervor.

Schon beim Reifgeborenen ist der Kontakt der Ganglienzellen mit den Capillaren enger geworden, was wir als Folge der Volumzunahme und des Auseinanderrückens der Zellen ansehen. Auf diese Weise erfährt auch der Flächeninhalt des Kerngebietes im Schnittpräparat eine Vergrößerung, so daß sich jetzt auch der Nucleus paraventricularis deutlicher abgrenzen läßt.

Diskussion

Das reife Neugeborene unterscheidet sich nach unseren Befunden in wesentlichen Punkten vom Feten der letzten Schwangerschaftsmonate, da in dieser Zeit offenbar ein deutlicher Reifungsfortschritt des Systems erzielt wird. Er zeichnet sich an der Kerngröße, an der Kernplasmarelation, am Nisslgehalt und an der Menge des darstellbaren Neurosekretes ab. Für die funktionelle Differenzierung spricht der Nachweis von Kernmembraneinfaltungen mit „Nucleolarausläufern" (Altmann). Dem entspricht die Menge des Neurosekrets im Hinterlappen mit größeren Sekrettropfen und Herringkörpern. Der sich somit klar abzeichnende Reifungsfortschritt läßt die Bezeichnung „physiologischer Diabetes insipidus" insoweit nicht gerechtfertigt erscheinen, wenn man mit ihm einen Mangel an ADH bzw. an Neurosekret beim Neugeborenen kennzeichnen will. Damit stimmt die Überlegung von Heller und Zaimis überein, daß die geringere ADH-Aktivität des Hinterlappengewebes beim Neugeborenen nicht niedrig genug ist, um die geringe Harnkonzentration dem antidiuretischen Prinzip zur Last zu legen. Offenbar wird das Hormon schon zu einem Zeitpunkt freigesetzt, in dem die Nieren noch nicht fähig sind. zu reagieren (Heller und Lederis). So wurde auch schon früher festgestellt, daß Hinterlappenextrakte beim Neugeborenen nur einen geringen Effekt haben (Heller). Die Ratte, die gerne als Vergleichsobjekt herangezogen wird, entwickelt deutlich später antidiuretische Aktivität. Die Aktivität des Hypophysenhinterlappens/mg Trockengewicht beträgt beim menschlichen Neugeborenen, bezogen auf den Erwachsenen, 1 : 3,9, bei Ratten aber 1 : 9,5 (Heller und Lederis).

Die Weiterentwicklung des Systems beim Säugling beruht offenbar nicht mehr auf wesentlichen qualitativen Veränderungen der Nervenzellen, da die Kern- und Nucleolengrößen, die Kernplasmarelation, die Verteilung des Nisslmaterials und des Neurosekrets keine signifikanten Wandlungen mehr erfahren. Erst jenseits des Säuglingsalters scheint ein weiterer Wachstumsschritt vollzogen zu werden, der wieder mit einer Kernvolumenvergrößerung einhergeht. Hierüber fehlen uns aber bis jetzt ausreichende Unterlagen.

Quantitativ kann im Säuglingsalter mehr an Neurosekret erscheinen als beim Neugeborenen, doch sind die individuellen Schwankungen jetzt groß.

Der zunehmende Kontakt der Nervenzellen mit der Capillarstrombahn, der sich schon beim Reifgeborenen abzeichnet, dürfte auch für die Reifung der Osmoreception von Bedeutung sein. Alle Erörterungen über die Funktionsreifung des antidiuretischen Prinzips in der ersten Lebenszeit müssen aber letztlich die Tatsache berücksichtigen, daß die geringere Nierenleistung den Ansprüchen, die an sie bei normaler Ernährung des Säuglings gestellt werden, völlig gerecht wird (Hungerland).

Literatur

Adams, C. W. M., and I. C. Sloper: J. Endocr. **13**, 221 (1956).
Altmann, H.-W.: Klin. Wschr. **1955**, 306.
Bargmann, W.: Das Zwischenhirn-Hypophysensystem. Berlin-Göttingen-Heidelberg: Springer 1954.
Benirschke, K., and D. G. McKay: Obstet. and Gynec. **1**, 638 (1953).
Dhom, G., W. Ross and K. Widok: Beitr. path. Anat. **119**, 177 (1958).
— Endokrinologie **39**, 1 (1960).
—, u. H. Fischer: Beitr. path. Anat. (im Druck).
Heller, H.: J. Physiol. (Lond.) **102**, 429 (1944); Mschr. Kinderheilk. **106**, 81 (1958).
—, and E. J. Zaimis: J. Physiol. (Lond.) **109**, 162 (1949).
—, and K. Lederis: J. Physiol. (Lond.) **147**, 299 (1959).
Hungerland, H.: In F. Linneweh, Die physiologische Entwicklung des Kindes. Berlin-Göttingen-Heidelberg: Springer 1959.
Pearse, A. G. E.: J. Path. Bact. **61**, 195 (1949).
Rodeck, H.: Neurosekretion und Wasserhaushalt bei Neugeborenen und Säuglingen. Stuttgart: 1958.
— In F. Linneweh, Die physiologische Entwicklung des Kindes. Berlin-Göttingen-Heidelberg: Springer 1959.
—, u. R. Caesar: Z. Zellforsch. **44**, 666 (1956).
Scharrer, E., u. B. Scharrer: Handb. mikrosk. Anatomie, Bd.VI/V.: Berlin-Göttingen-Heidelberg: Springer 1954.
Waidl, E., and K. Semm: Arch. Gynäk. **192**, 269 (1960).

Aus dem Institut für Tierphysiologie, Göttingen

Erfolgreiche Substitutionstheraphien in thyreo-parathyreoidektomierten lactierenden Albinoratten[1]

Von

R. F. W. von Berswordt[2]-Wallrabe[3] und C. W. Turner[3]

A. Zusammenfassung

2 × 40 USP-Einheiten PTH (Parathromon[4])/Tag, was etwa 29 bis 30 USP-Einheiten PTH/100 g KG (Körpergewicht) entspricht, subcutan oder 60, 80 bzw. 100 γ A.T. 10 (antitetanisches Präparat Nr. 10 oder Dihydrotachysterin[5])/100 g KG, per os, hielten in vollständig thyreo-parathyreoid-ektomierten (TPEK) lactierenden Ratten eine intensive Lactation aufrecht.

B. Tiermaterial

199 lactierende Sprague-Dawley-Rolfsmeyer-Ratten. Würfe wurden auf 6 Junge begrenzt.

C. Methoden

I. Operation

TPEK an Tag (4) 7 p.p. (post partum) unter (Nembutal) Äther in 15 bis 25 min.

II. Substitutionstherapien

1. Für die Thyreoidea: In allen Ratten (einschließlich der intakten Kontrolltiere) (3,5) 3,0 γ l-Thyroxin (T 4)[6]/100 g KG/Tag, subcutan.

2. Für die Parathyreoideae (PT): Siehe unter A.

a) PTH: von Tag (4) 7 bis Tag (13) 14 p.p., subcutan.

b) A.T. 10: von Tag 5 bis Tag 13 p.p. (subcutan), per os.

---

[1] Diese Untersuchungen wurden teilweise unterstützt durch Mittel des Bundesministeriums für Ernährung, Landwirtschaft und Forsten, Bonn; des Population Council, Inc. der Rockefeller-Stiftung, New York; und des US Public Health Service.

[2] Institut für Tierphysiologie und Tierernährung, Universität Göttingen.

[3] Institut für Milchviehhaltung, Universität Missouri, Columbia, Mo.

[4] Freundlicherweise zur Verfügung gestellt von Eli, Lilly & Co., Indianapolis.

[5] „Hytakerol". Freundlicherweise zur Verfügung gestellt von: Sterling-Winthrop Research Institute, Rensselear, N. Y.

[6] Freundlicherweise zur Verfügung gestellt von Travenol Laboratories, Morton Grove, Illinois.

III. Kriterien

1. KG der Würfe, nüchtern, am Abend der Tage 14, 15 bis 21 p.p.

2. Körpergewichtszunahme der Würfe zwischen Tag (4) 7 und 14, sowie zwischen Tag 14 und 21 p.p.

3. Milchleistung der Mütter an Tag 14, 15 bis 21 p.p. Technik hierzu: Isolierung der Würfe für 10 Std. Danach durften die Jungen 30 min lang saugen unter dem Einfluß von 1 USP-Einheit Oxytocin (OXT[1]), welches den Muttertieren subcutan injiziert wurde. Die Gewichtsdifferenz der Würfe vor und nach dem Saugen wurde als Milch berechnet. Würfe, welche über den Tag 14 p.p. hinaus getestet wurden, blieben 14 Std lang/Tag bei den lactierenden Müttern. Während dieser Zeit konnten Mütter (ab Tag 15) und Junge kein Futter aufnehmen.

4. Beweis für erfolgreiches Entfernen der PT: Letzte Substitutionstherapie für die PT an Tag (13) 14 p. p. Solche Muttertiere, welche daraufhin in Tetanie starben oder Tetaniesymptome zeigten, wurden als erfolgreich operiert angesehen.

D. Ergebnisse

1. 10, 2 × 20 und 3 × 20 USP-Einheiten PTH/Tag, subcutan, ließen nur stark reduzierte Milchleistungen zu. A.T. 10—187,5 γ subcutan pro Tag versagte ebenfalls. Wenn die suboptimalen PTH-Mengen an Tag 13 p.p. letztmalig gegeben wurden, zeigten die Muttertiere an Tag 14 p.p.: reduzierten Blut-Ca-Spiegel, Tetanie, Nervosität, reduzierte Futteraufnahme, KG-Verluste, unregelmäßiges Stillen, stark reduziertes Ausschütten von Lactationshormon aus dem Hypophysenvorderlappen. Ferner war der neurohormonale Reflex, welcher die Milchejektion kontrolliert, vermutlich gestört.

2. Wurden nach erfolgreicher PTH-Therapie am Morgen des Tages 13 p.p. nur noch 40 USP-Einheiten PTH appliziert, so starben die Muttertiere 6—18 Std später in Tetanie. Wurden 2 × 40 USP-Einheiten PTH letztmalig an Tag 14 p.p. gegeben, so betrug die Überlebenszeit 48—72 Std (10 Std Isolierungszeit vor dem Säugen ab Tag 14 p.p.).

3. Nach erfolgreicher A.T. 10 Therapie bis Tag 13 p.p. überlebten die Muttertiere 3—8 Tage. Sie überlebten um so länger, je mehr A.T. 10 pro Tag gegeben worden war. Je höher die Milchleistung, um so eher starben die Mutterratten in Tetanie. Schlechtere Milchtiere erlitten leichtere Tetanieanfälle.

4. In insgesamt 25 Mutterratten, welche nach dem Absetzen der Substitutionstherapien für die PT ihre Würfe normal aufziehen konnten, wurden unvollständig entfernte oder akcessorische PT vermutet.

E. Diskussion

1. Wegen der optimalen T 4- und OXT-Mengen lag die Milchleistung bei den Kontrolltieren und bei den Tieren, in welchen die Substitutionstherapien für die PT erfolgreich verliefen, etwa 50% über dem Niveau unbehandelter Kontrolltiere (kein T 4 und kein OXT) bei identischen Versuchsbedingungen.

[1] Freundlicherweise zur Verfügung gestellt von Armour Pharmaceutical Company, Kankakee, Illinois.

2. Die Ergebnisse zeigen, daß das PTH in der Ratte eine wichtige Rolle während der Galaktopoese spielt.

3. Obwohl das verwendete A.T. 10-Präparat[1] eine Mischung verschiedener steroidartiger Substanzen, welche den Vitaminen der D-Gruppe nahestehen, enthielt, das PTH aber ein Polypeptid ist, führen beide Verbindungen zu einer erfolgreichen Substitutionstherapie.

4. Damit entsprechen unter den beschriebenen standardisierten Bedingungen etwa 2 γ A.T. 10 (per os) in physiologischer Hinsicht 1 USP-Einheit PTH (subcutan) in der lactierenden Sprague-Dawley-Rolfsmeyer-Ratte.

Literatur

Berswordt- Wallrabe von, R.F.W., and C.W. Turner: J. Dairy Sci. **42**, 1986 (1959).
— — Proc. Soc. exp. Biol. (N. Y.) **104**, 530 (1960).
— — J. Dairy Sci. **43**, 1838—1849 (1960).

Aus der II. Medizinischen Klinik (Direktor: Professor Dr. W. GRUNKE) und dem Pharmakologischen Institut (Direktor: Professor Dr. K. POHLE) der Martin-Luther-Universität Halle-Wittenberg

Phosphatausscheidung im Urin bei Nebenschilddrüseninsuffizienz, Normocalcämie und experimenteller Hypercalcämie

Von

W. KAISER und W. PONSOLD

Mit 3 Abbildungen

Nach Entfernung der Nebenschilddrüsen steigt die Urincalciumausscheidung vorübergehend auf das Dreifache an, die Phosphatausscheidung fällt auf ein Drittel; die Gabe von Nebenschilddrüsenhormon verursacht eine kontroverse Veränderung (*1*). Auch nach anderen Beobachtungen besitzt das Nebenschilddrüsenhormon einen direkten Einfluß auf die Calciumrückresorption in der Niere (*2*—*4*). Seit langem ist vermehrte Phosphatausscheidung im Urin nach Gaben von Parathormon bekannt (*5*). Eigenartigerweise reagiert der nebenschilddrüseninsuffiziente Organismus auf Infusion einer definierten Menge ionisierten Calciums ebenfalls mit vermehrter Urinphosphatausscheidung (*6*). Wahrscheinlich wird dieser Effekt durch das infundierte ionisierte Calcium ausgelöst, da der primär nebenschilddrüseninsuffiziente Organismus kaum über Parathormon verfügt.

Zur Prüfung dieser Frage infundierten wir nebenschilddrüsengesunden und nebenschilddrüseninsuffizienten Patienten im Rahmen der Versuchsanordnung von HOWARD, HOPKINS und CONNOR (*6*) äquivalänte Mengen einer ionisierten und einer komplexen Calciumverbindung. Letztere besitzt bei physiologischem p_H eine relative Stabilität, kann also keine Calciumionenwirkung im Organismus hervorrufen. Nebenschilddrüsengesunde reagieren nach Infusion ionisierten Calciums mit Reduktion, nebenschilddrüseninsuffiziente Kranke mit Steigerung der Urinphosphatausscheidung. Die komplexe Calciumverbindung verändert weder bei Normocalcämie noch bei Nebenschilddrüseninsuffizienz die Urinphosphatausscheidung in der für ionisiertes Calcium typischen Weise (*7*). Andererseits wird bei Verwendung einer komplexen Calciumverbindung, die bei physiologischem p_H dissoziiert, in dieser Versuchsanordnung ein gleicher Effekt beobachtet wie bei Gabe entsprechender Mengen ionisierten Calciums.

Wahrscheinlich unterliegt der Calciumrückresorptionsprozeß mit Hilfe des Nebenschilddrüsenhormons einem anderen Wirkungsmechanismus als die übliche Calciumrückresorption, wie sie z. B. auch bei parathyreopriven Individuen stattfindet. Vielleicht löst das Nebenschilddrüsenhormon während des Prozesses der

Calciumrückresorption in der Niere primär oder sekundär einen Vorgang aus, der die Phosphatausscheidung durch den Harn begünstigt.

Bei nebenschilddrüseninsuffizienten Kranken wird auf Grund des infundierten ionisierten Calciums eine intensive Diurese hervorgerufen (Fehlen des Nebenschilddrüsenhormons für den spezifischen Calciumrückresorptionseffekt). Bei mäßiger Hypocalcämie tritt nicht derartig intensive Diuresesteigerung nach Calciuminfusion auf wie bei tiefer Hypocalcämie.

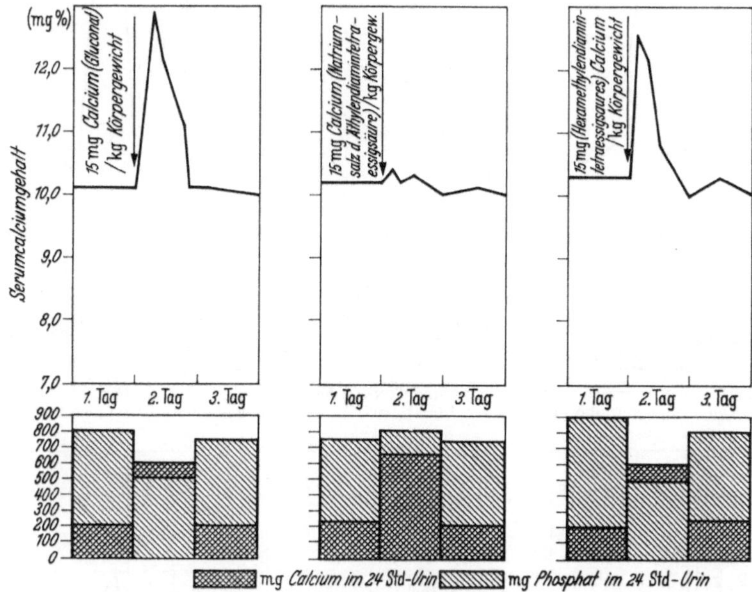

Abb. 1. Urinphosphatausscheidung bei nebenschilddrüsengesunden Kontrollpersonen nach Infusion von Calciumverbindungen unterschiedlicher biologischer Aktivität. Reduktion der Urinphosphatausscheidung bei Infusion dissoziierender Calciumverbindungen

Auch beobachteten wir an nebenschilddrüseninsuffizienten Kranken nach Infusion ionisierten Calciums bei tiefer Hypocalcämie bedeutend stärkere phosphaturische Effekte als bei weniger ausgeprägter Hypocalcämie.

Dieser intensive diuretische Effekt nach Infusion ionisierten Calciums einerseits und der hohe Serumphosphatspiegel bei tiefer Hypocalcämie andererseits könnten für die starke Ausscheidung dieser Ionen im endgültigen Harn vorwiegend verantwortlich sein.

Verständlich wird die beobachtete noch massivere Urinphosphatausscheidung nach Gabe von Nebenschilddrüsenhormon an nebenschilddrüseninsuffiziente Kranke: Die infolge der Nebenschilddrüseninsuffizienz besonders auf Nebenschilddrüsenhormon reagierende Niere zeigt einen verstärkten phosphaturischen Effekt, der durch die massive Calciumanflutung entsprechend verstärkt wird. [Zum Beispiel im Ellsworth-Howard-Test: Phosphatausscheidung nach Nebenschilddrüsenhormon das 5- bis 6fache, im Howard-Versuch (Infusion von Calcium) dagegen bis zum 3fachen des Kontrollwertes.]

Aus diesen Gründen wird bei Infusion ionisierten Calciums an nebenschilddrüsengesunden Probanden eine gewisse Reduzierung der Phosphatausscheidung, nach Gaben von Nebenschilddrüsenhormon eine gewisse Steigerung erzielt (*10*, *11*).

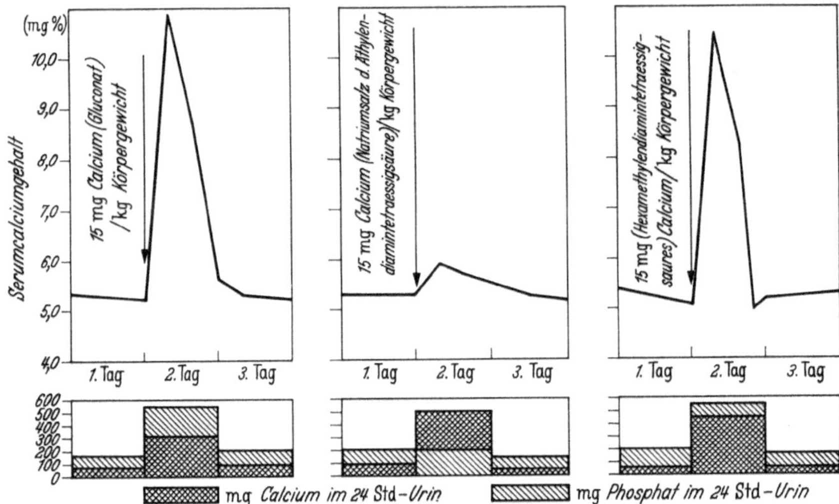

Abb. 2. Calciuminfusion nach HOWARD, HOPKINS und CONNOR bei nebenschilddrüseninsuffizienten Kranken mit tiefer Hypocalcämie. Starker phosphaturischer Effekt nach Infusion biologisch aktiver Calciumverbindungen

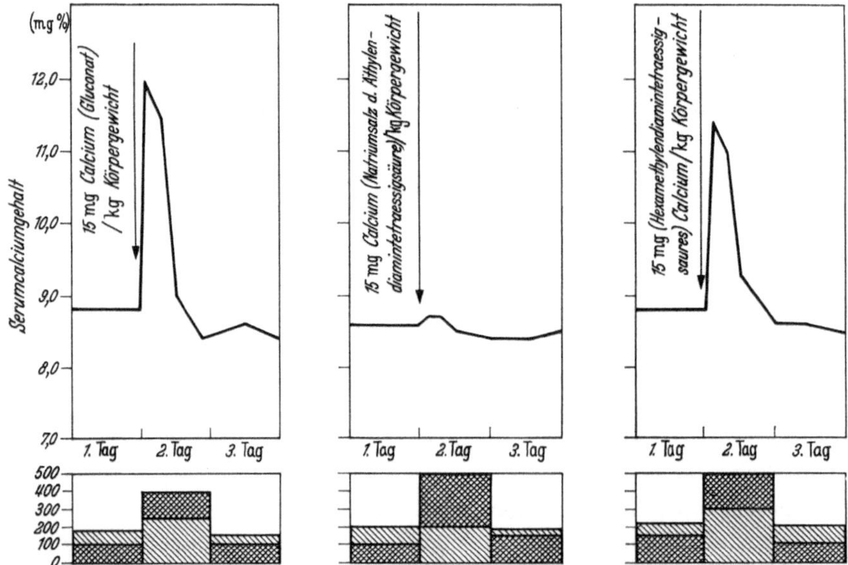

Abb. 3. Calciuminfusion nach HOWARD, HOPKINS und CONNOR bei Nebenschilddrüseninsuffizienz mit weniger stark gesenktem Serumcalciumausgangswert. Schwächerer phosphaturischer Effekt nach Infusion biologisch aktiver Calciumverbindungen

Ruhigstellung der Nebenschilddrüsen hat in bezug auf die Niere Hemmung des Calciumrückresorptionseffektes und damit Wegfall des primär oder sekundär induzierten phosphaturischen Vorganges zur Folge, in bezug auf das Skelet Blockierung der Knochenmobilisation.

Gabe von Nebenschilddrüsenhormon an Gesunde verstärkt den Calciumrückresorptionseffekt und die Urinphosphatausscheidung in der Niere und bewirkt entsprechende Mineralbereitstellung aus dem Skelet.

Die Veränderungen der Urinphosphatausscheidung bei Nebenschilddrüseninsuffizienz im Howardschen Versuch müssen zunächst als Calciumioneneffekt betrachtet werden. Eine weitere Klärung von Ursachen für die gewisse Reduktion der Urinphosphatausscheidung bei Gesunden nach Calcium-Infusion könnte vielleicht durch fraktionierte Untersuchungen der Phosphatausscheidung innerhalb der 24 Std-Periode erfolgen. Wir können uns vorstellen, daß die im Anschluß an eine Calciuminfusion zu beobachtende posthypercalcämische Hypocalcämie Einfluß nimmt auf die Urinphosphatausscheidung.

Literatur

1. Buchanan, G. D., F. W. Kraintz and R. V. Talmage: Proc. Soc. exp. Biol. (N. Y.) **101**, 306 (1959).
2. Talmage, R. V., and F. W. Kraintz: Proc. Soc. exp. Biol. (N. Y.) **87**, 263 (1954).
3. — — and G. D. Buchanan: Proc. Soc. exp. Biol. (N. Y.) **88**, 600 (1955).
4. Jahan, J., and R. F. Pitts: Amer. J. Physiol. **155**, 42 (1948).
5. Albright, A. B., and E. C. Reifenstein: The Parathyroid Glands and Metabolic Bone Deseases. Baltimore: Williams & Wilkins Comp. 1948.
6. Howard, J. E., T. R. Hopkins and T. B. Connor: J. clin. Endocr. **13**, 1 (1953).
7. Kaiser, W., u. W. Ponsold: Allergie und Asthma 4, Erg.-Bd. S. 204. Leipzig: Johann Ambrosius Barth-Verlag 1961.
8. — — Naunyn-Schmiedeberg's Arch. exp. Path. Pharmak. **240**, 42 (1960).
9. McLean, F. C.: J. Amer. med. Ass. **117**, 609 (1941); 7. Colloqu. Dtsch. Gesellsch. f. Physiol. Chemie. Mosbach/Baden, 1956.
10. Crawford, J. D., M. M. Osborne, N. B. Talbot, M. L. Terry and M. F. Morrill: J. clin. Invest. **29**, 1448 (1950).
11. Nordin, B. E. C., and R. Fraser: Clin. Sci. **13**, 477 (1954).
12. Ellsworth, R., and J. E. Howard: Bull. Johns Hopk. Hosp. **55**, 296 (1934).

Aus dem Pharmakologischen Institut (Direktor: Professor Dr. K. POHLE) und der II. Medizinischen Klinik (Direktor: Professor Dr. W. GRUNKE) der Martin-Luther-Universität, Halle-Wittenberg

Über experimentelle Ruhigstellung der Nebenschilddrüsen

Von

W. PONSOLD und W. KAISER

Mit 1 Abbildung

Nach A.T. 10-Gabe kann der Calciumgehalt des Plasma vor dem zu erwartenden Anstieg kurzfristig absinken (*1*, *2*, *3*). Auf derartige Beobachtungen baute FÜNFGELD (*4*) den ,,A.T. 10-Versuch" auf.

Im Rahmen dieser Untersuchung wird die Diagnose ,,Nebenschilddrüseninsuffizienz" gestellt, wenn der Serumcalciumspiegel nach 7tägiger Gabe von 2mal 20 Tropfen A.T. 10 nicht um mindestens 0,6 mg-% ansteigt.

Als Voraussetzung wird ein normaler bzw. ein an der unteren Grenze der Norm liegender Serumcalciumspiegel gefordert. Retrospektiv kann deshalb angenommen werden, daß FÜNFGELD nach einer Möglichkeit für die Diagnose der ,,relativen Nebenschilddrüseninsuffizienz" suchte.

Das Verfahren wurde vielfach nachgeprüft und als klinisch bedingt brauchbar oder als unbrauchbar bezeichnet (*5*, *6*, *7*). Über die pharmakodynamische Bedeutung des A.T. 10 in diesem Versuch sind verschiedene Hypothesen erstellt worden. FÜNFGELD (*4*) hält trotz des geforderten normalen Plasmacalciumspiegels ein Abwandern des Plasmacalcium in calciumverarmte Gewebe nach A.T. 10-Gabe für möglich. JESSERER (*8*) lehnt diesen Versuch ab, da als Voraussetzung normocalcämische Werte gefordert werden. Bekanntlich liegt aber der Plasmacalciumspiegel im belastungsfreien Intervall bei relativer Nebenschilddrüseninsuffizienz zumeist in physiologischer Variationsweite. SCHÄFER (*9*) mißt körperlicher und seelischer Ruhe während des Versuches gewisse Bedeutung bei.

Zur Deutung des pharmakodynamischen A.T. 10-Effektes in diesem Versuch unterwarfen wir ,,stationäre" und ,,ambulante Patienten" dem Fünfgeld-Verfahren. Bei ambulanter Durchführung des A.T. 10-Versuches an nebenschilddrüsengesunden Patienten beobachteten wir häufig ein ,,positives Versuchsergebnis"; dagegen reagierten stationär behandelte nebenschilddrüsengesunde Probanden stets ,,negativ". Wahrscheinlich führen bei ,,ambulanter Versuchsanordnung" körperliche oder seelische Belastungen der Probanden zur Senkung des Serumcalciumspiegels, d. h. zum positiven Ausfall des Fünfgeldschen Versuches. Auf Grund dieser Vermutung wurden sowohl ambulante als auch stationäre

Probanden am letzten Versuchstag des A.T. 10-Versuches einem ÄDTA-Belastungstest (*7, 10, 11, 12*) unterworfen.

Infusion von 70 mg/kg Körpergewicht äthylendiamintetraessigsaurem Natrium in 500 ml 5%iger Glucoselösung während 2 Std. Kriterium: Zeitpunkt, an dem der Serumcalciumausgangswert wieder erreicht wird.

A.T. 10 vorbehandelte nebenschilddrüsengesunde Probanden reagieren im ÄDTA-Belastungstest wie Kranke mit relativer Nebenschilddrüseninsuffizienz.

Der Wiederanstieg des Serumcalciumspiegels der A.T. 10-Versuchsprobanden im ÄDTA-Belastungstest zum Ausgangswert oder darüber hinaus erfolgt innerhalb 24 Std.

Nebenschilddrüseninsuffiziente Patienten, die durch A.T. 10 substituiert werden, erreichen nach ÄDTA-Belastung nicht wieder vollkommen den Serumcalciumausgangswert (*11*). Bekanntlich wird ÄDTA zur Senkung des erhöhten Plasmacalciumspiegels bei A.T. 10 oder Vitamin D-Vergiftung mit Erfolg verwendet.

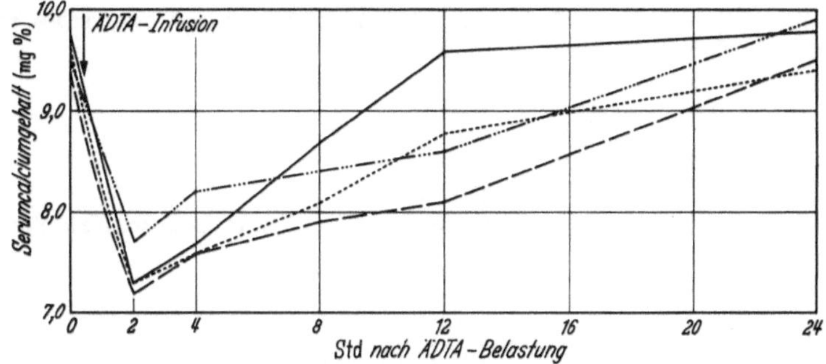

Abb. 1. Die Kurven sind durch die Mittelwerte ($N > 10$) der zu den angegebenen Zeiten bestimmten Serumcalciumspiegel festgelegt. ÄDTA — Belastungsversuch: bei Gesunden —— mit AT 10 vorbehandelten Gesunden (Fünfgeldscher Versuch) —···—, bei relativer Nebenschilddrüseninsuffizienz — — — und bei unzureichend substituierter Nebenschilddrüseninsuffizienz -----

Nach diesen Beobachtungen können die von den meisten Nachuntersuchern des „Fünfgeldschen A.T. 10-Versuches“ als uneinheitlich bezeichneten Ergebnisse eine entsprechende Deutung finden.

Der Calciumionenspiegel der extracellulären Flüssigkeit wird mit Hilfe der Nebenschilddrüsen durch einen Feedback-Mechanismus (*13*) reguliert: Erhöhung des Calciumionenspiegels führt zur Ruhigstellung der Nebenschilddrüsen, Senkung zu gesteigerter Aktivität. A.T. 10 übt einen ähnlichen Effekt auf den Plasmacalciumspiegel aus wie Nebenschilddrüsenhormon und führt wahrscheinlich so zur teilweisen oder vollkommenen Ruhigstellung gesunder Nebenschilddrüsen. Zumindest übernimmt das A.T. 10 einen Teil der Aufgaben des Nebenschilddrüsenhormons. Im ÄDTA-Belastungstest können derartig gedrosselte Nebenschilddrüsen nicht wie gesunde Drüsen reagieren. Auch die relativ niedrige A.T. 10-Dosis scheint diese Potenz nicht zu besitzen.

Weniger wahrscheinlich ist die Möglichkeit einer kompetitiven Verdrängung des Nebenschilddrüsenhormons von seinen Erfolgsorganen durch das verabreichte A.T. 10. Im letzteren Falle wäre die A.T. 10-Gabe im Fünfgeldschen Versuch eine zusätzliche Belastung der Nebenschilddrüsen und würde das Verhalten der Nebenschilddrüsen von A.T. 10-Versuchsprobanden im ÄDTA-Belastungstest erklären.

Fünfgeld hat durch den A.T. 10-Versuch, der nach seiner Beschreibung wahrscheinlich zur Diagnose der relativen Nebenschilddrüseninsuffizienz dienen soll, ein wissenschaftliches Paradoxon geschaffen. Durch die A.T. 10-Gabe werden „relativ insuffiziente Nebenschilddrüsen" erzeugt, deren gedrosselte Funktionsfähigkeit am Ende des Versuches festgestellt wird.

Durch unsere Beobachtungen wird auch die große Zahl von „nebenschilddrüseninsuffizienten Kranken", die Fünfgeld unter seinen Patienten findet, verständlich.

Literatur

1. Holtz, F.: Klin. Wschr. **13**, 104 (1934).
2. Kramer, F.: Ther. d. Gegenw. **77**, 241 (1936).
3. Ponsold, W.: Eigene Beobachtungen an Hunden.
4. Fünfgeld, F.: Die tetanischen Erkrankungen der Erwachsenen. Leipzig: Georg-Thieme-Verlag 1943.
5. Lukowsky, A.: Klin. Wschr. **28**, 166 (1950).
6. Gros, H., u. E.-J. Kirnberger: Med. Klin. **47**, 960 (1952).
7. Quandt, J., u. W. Ponsold: Nebenschilddrüseninsuffizienz und tetanisches Syndrom. Jena: Gustav Fischer-Verlag 1959.
8. Jesserer, H.: Praxis **39**, 386 (1950).
9. Schäfer, E. L.: Med. Klin. **44**, 500 (1949).
10. Kaiser, W., u. W. Ponsold: Klin. Wschr. **37**, 1183 (1959).
11. — — Dtsch. med. Wschr. **85**, 2282 (1960).
12. Albach, E.: Klin. Wschr. **38**, 1146 (1960).
13. McLean: In The Biochemistry and Physiology of Bone S. H. Bourne. New York: Acad. Press. Inc. 1956.

Aus der Medizinischen Klinik der Medizinischen Akademie Erfurt
(Direktor: Prof. Dr. med. habil. A. SUNDERMANN)

Beckenkammbiopsien bei endokrinen Wachstums- und Skeletreifungsstörungen

Von

U. NITSCHKE und I. GIEGLER

Mit 7 Abbildungen

Zur Prüfung der Frage, ob sich bei den mit Beeinträchtigung des Knochenwachstums und der Knochenreifung einhergehenden endokrinen Krankheitsbildern charakteristische morphologische Kriterien erkennen lassen, haben wir

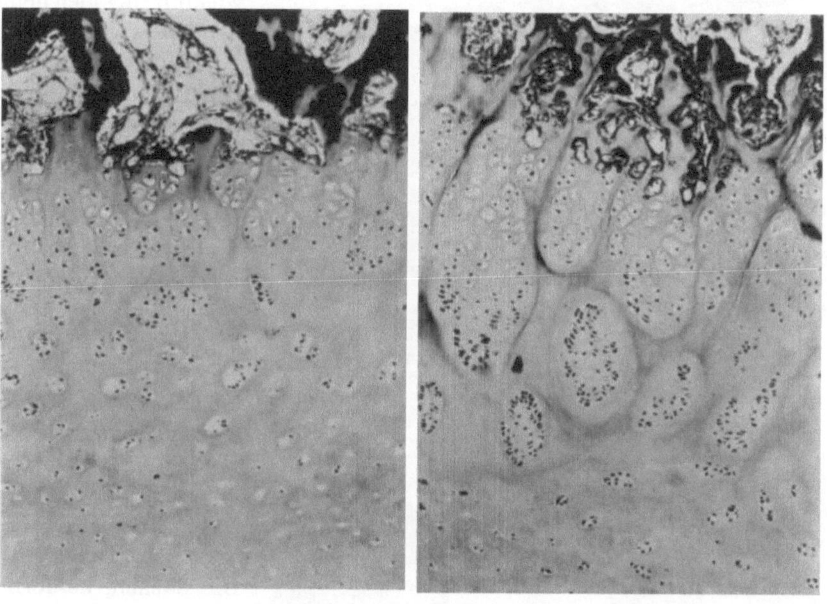

a b

Abb. 1a u. b. a) Präpuberaler Aufbau der Knorpel-Knochenzone bei einem 9 jährigen Jungen. Azanfärbung Vergr. 80 : 1. b) Puperaler Aufbau der Knorpel-Knochenzone bei einem 13 jährigen Jungen. Azanfärbung. Vergr. 80:1

bei 50 Patienten mit nicht ausgereiftem Skelet Beckenkammbiopsien zum großen Teil mit Verlaufskontrollen durchgeführt. Als Punktionsort wurde stets die Gegend der Spina iliaca anterior superior gewählt. Die Punktion selbst stellt heute einen relativ kleinen und für den Probanden zumutbaren Eingriff dar; sie erfolgte ebenso wie die Bearbeitung des gewonnenen Knochenmaterials nach der von BARTELHEIMER angegebenen Methode mit einigen eigenen Modifikationen.

Am Beckenkamm findet man als Zeichen des nicht ausgereiften Skelets einen hyalinen Knorpelsaum oder eine aus Knorpel bestehende Apophysenfuge. Bezogen auf das Lebensalter, weist der Reifungsablauf eine erhebliche Variationsbreite auf. In der Regel konnten wir durch Punktion bei nicht entwicklungsgestörten weiblichen Jugendlichen nach dem 18., bei männlichen nach dem 19. Lebensjahr kein zusammenhängendes Knorpelgewebe mehr gewinnen. Die Übereinstimmung zwischen der bioptisch bestimmten Skelet- und der übrigen biologischen Entwicklung des gleichen Probanden war immer gut.

a

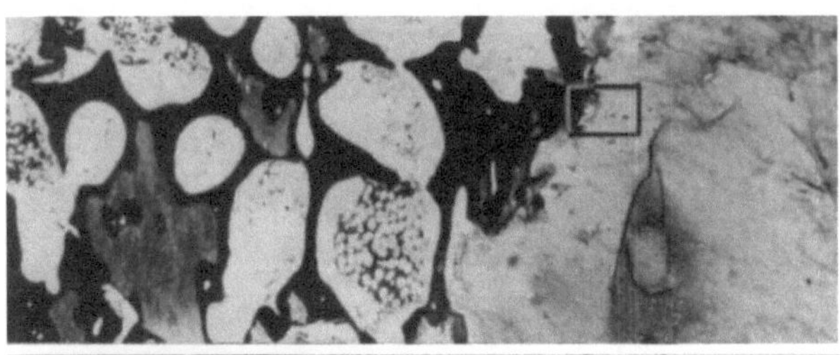

b

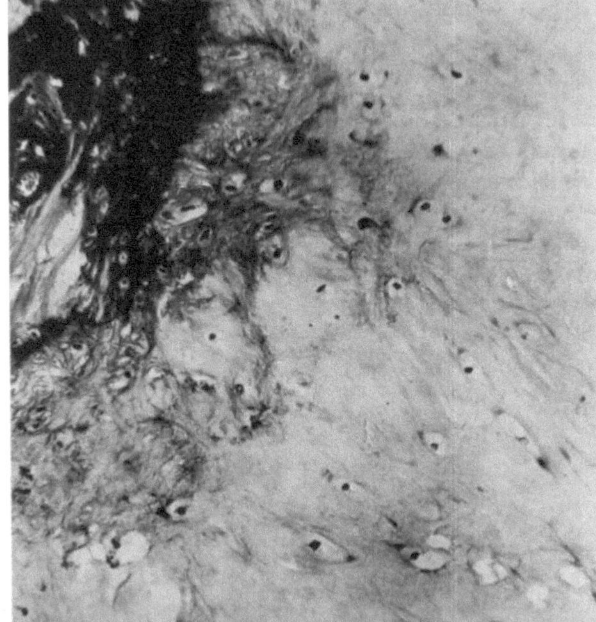

c

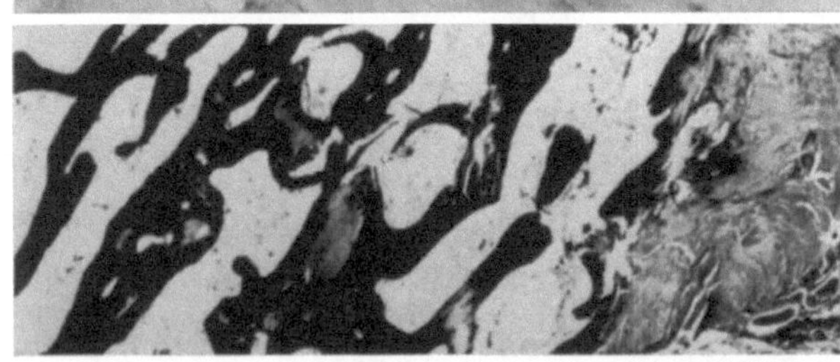

Abb. 2a—c. a) Störung der enchondralen Ossifikation bei einem 52jährigen Patienten mit totaler Hypophysenvorderlappeninsuffizienz. Azanfärbung. Vergr. 20:1. b) Vergrößerter Ausschnitt von Abb. 2a. Vergr. 200:1. c) Kontrolle nach Behandlung. Azanfärbung. Vergr. 20:1

Der Aufbau des Beckenknorpels entspricht weitgehend dem einer Epiphysenfuge des Röhrenknochens. Die Abb. 1a zeigt die Verhältnisse vor der Pubertät, das Präparat stammt von einem 9jährigen Knaben. Außen liegt die Germinalschicht als ruhender Knorpel mit kleinen, einzeln stehenden und irregulär verstreut liegenden Zellen. Es schließt sich die proliferierende Zone mit zahlreichen mitotischen Teilungen an. Die flachen, keilförmigen Zellen liegen im Beckenknorpel aber weniger in Reihen als in Haufen zu 8—16 dicht nebeneinander. Die blasige Auftreibung der Zellen in der angrenzenden Schicht wird durch ein intracelluläres Ödem erklärt. Anschließend erkennt man die präparatorische Verkalkungszone. Vom

Markraum vollzieht sich die Knorpeldestruktion durch Einsprossen von proliferierendem Gewebe insbesondere von Gefäßen, wobei die Knorpelzellkapseln geöffnet werden. Daneben erfolgt der Aufbau einer primären Spongiosa; im Zentrum der Trabekel persistieren meist zunächst noch Reste verkalkter Knorpelgrundsubstanz.

Während des puberalen Wachstumsschubes sind die Aktivitätszeichen in dieser Region noch wesentlich intensiver. So ist bei einem 13jährigen Knaben (Abb. 1b) die Proliferationszone breiter, die Knorpelzellen stehen dichter und sind zahlreicher, die Einsprossung vom Markraum erscheint stärker.

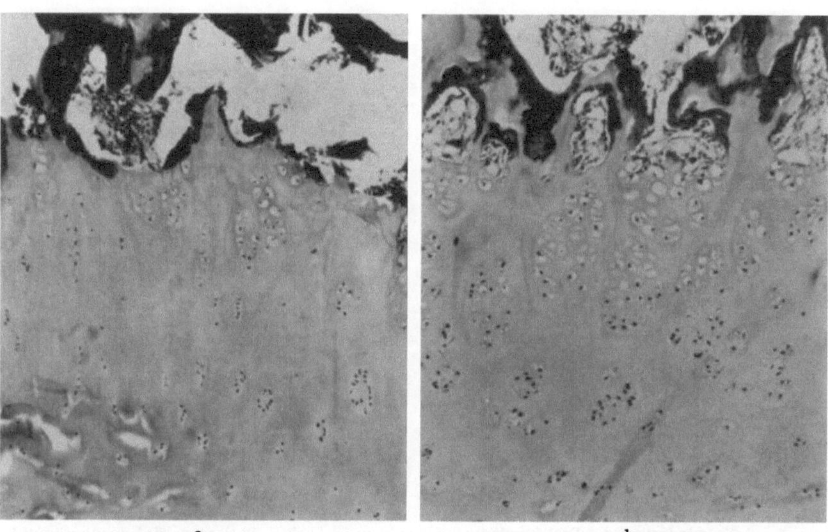

Abb. 3a u. b. a) Starke Verminderung der Proliferationszone bei einem 17jährigen hypophysären Zwerg. Azanfärbung. Vergr. 80:1. b) Kontrolle nach Behandlung. Azanfärbung. Vergr. 80:1

Als Beispiel für eine endokrine Skeletreifungsstörung sei ein 52jähriger Patient mit totaler Hypophysenvorderlappeninsuffizienz nach ausgebranntem Hypophysenadenom angeführt, der Krankheitsbeginn ließ sich anamnestisch bis zu seinem 12. Lebensjahr zurückverfolgen. Röntgenologisch fielen am Becken u. a. weit offene Y-Fugen und offene Apophysenfugen auf. Erst 1 Jahr nach Therapiebeginn hatten sich die Y-Fugen, ein weiteres halbes Jahr später die Apophysenfugen geschlossen. Bioptisch (Abb. 2a) fand sich anfangs ein breiter Knorpelsaum mit zahlreichen eingelagerten Fibrillen, die wir als Degenerationszeichen deuten möchten. Der Übergang zur Spongiosa war durch eine knöcherne Abschlußleiste markiert, die wenigen Knorpelzellen (Abb. 2b) standen irregulär, und es fehlten völlig die typischen Teilungsstadien. In den ersten 2 Monaten erhielt der Patient nur Prednison und ein Thyreoidea-Präparat. Bioptisch war danach der Knorpelsaum wesentlich schmaler geworden, dagegen enthielten die Trabekel noch reichlich Knorpelnester. Die Behandlung wurde von da an zusätzlich mit Testosteron fortgeführt. Weitere 3 Monate später hatte sich eine Compacta gebildet, die wenigen noch vorhandenen Knorpeleinschlüsse waren kleiner geworden. Selbst $1^1/_2$ Jahre nach Behandlungsbeginn (Abb. 2c) ließen sich immer noch einige Knorpelinseln finden.

Bei einem 17jährigen idiopathischen hypophysären Zwerg war zwar eine Proliferationszone vorhanden (Abb. 3a), sie zeichnete sich jedoch durch eine erhebliche Verminderung und irreguläre Anordnung der Zellen aus. Durch Thyreoidea- und Gonadotropinbehandlung ließ sich bei diesem Patienten kein signifikanter Wachstumseffekt erzielen, dagegen nahm die Körpergröße unter Testosteron-Medikation innerhalb von 4 Monaten um 4 cm zu. Bei der Kontrollbiopsie (Abb. 3b) waren sämtliche am Knorpelwachstum beteiligten Zonen wesentlich zellreicher, und die Einsprossung vom Markraum war intensiver.

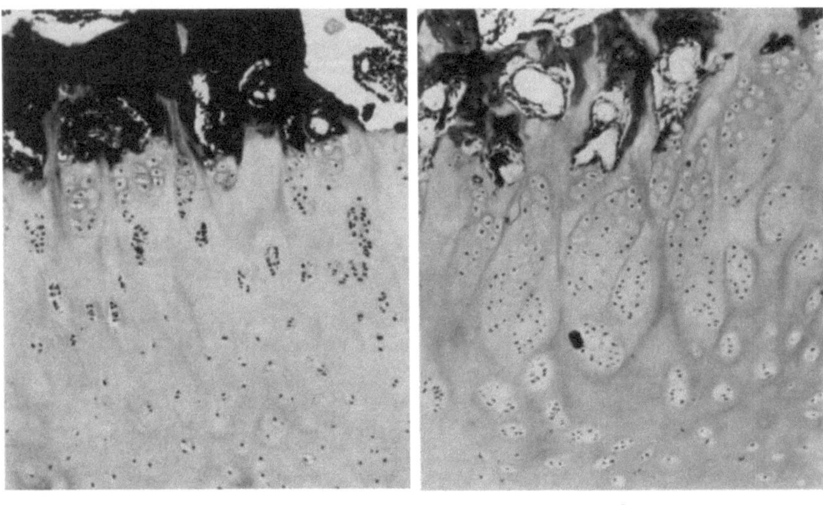

a b

Abb. 4a u. b. a) Verminderung der Proliferationszone bei einem 18jährigen Patienten mit hypophysärem Kleinwuchs und Hypogonadismus. Azanfärbung. Vergr. 80:1. b) Kontrolle nach Behandlung. Azanfärbung. Vergr. 80:1

Ein Längenwachstum von 11 cm innerhalb von 10 Monaten konnten wir bei einem 18jährigen Patienten mit hypophysärem Kleinwuchs und Hypogonadismus unter Choriongonadotropinbehandlung beobachten. Im bioptischen Ausgangspräparat (Abb. 4a) fiel auch hier eine — allerdings nicht ganz so ausgeprägte — Zellverminderung in den Knorpelwachstumszonen auf. Sehr eindrucksvoll war die erhebliche Zunahme der Knorpelzellproliferation wie auch eine vermehrte Gewebseinsprossung vom Markraum unter der Therapie (Abb. 4b). Bei einer späteren Kontrolle kamen diese Aktivitätszeichen noch fast in gleichem Ausmaß zur Darstellung.

Eine 22jährige Patientin mit hypophysärem Infantilismus besaß ebenfalls eine sehr zellarme Proliferationsschicht, die Zellanordnung ließ Veränderungen besonders in der Zone der blasigen Auftreibung erkennen (Abb. 5a). Nach 5monatiger Substitution mit Oestrogenen, Gestagenen, Corticoiden und Thyreoidea hatte die Zellzahl insgesamt nur wenig zugenommen, doch zeichnete sich jetzt eine angedeutete Säulenformation ab. Eine erhebliche Steigerung der Zellproliferation fanden wir jedoch weitere 5 Monate später nach 4 Monate langer zusätzlicher Verabfolgung von 19-Nor-Androlonphenylpropionat[1] (Abb. 5b).

[1] Durabolin®.

Weniger ausgeprägte Störungen bestanden bei einer 17jährigen Patientin mit gesichertem chromatinnegativen Ullrich-Turner-Syndrom (Abb. 6a). Allerdings war das Ausgangspräparat 7 Monate nach Beginn der Oestrogentherapie gewonnen

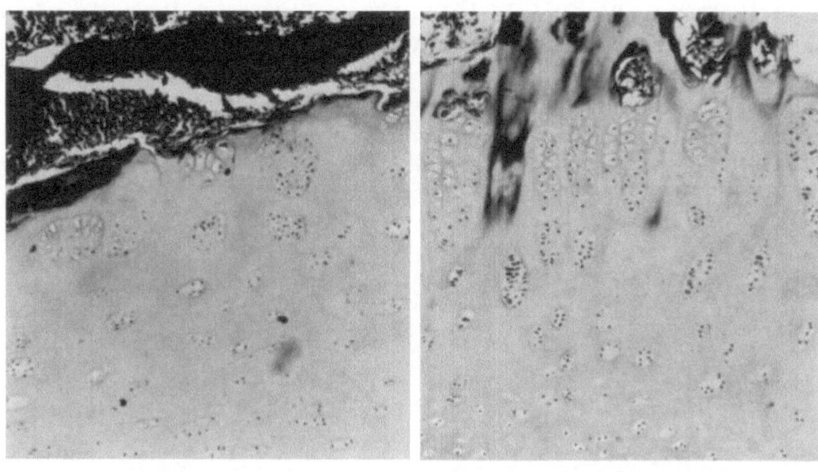

a b

Abb. 5a u. b. a) Zellarme Proliferationsschicht bei einer 22jährigen Patientin mit hypophysärem Infantilismus. Azanfärbung. Vergr. 80:1. b) Kontrolle nach Behandlung. Azanfärbung. Vergr. 80:1

worden. In den folgenden 5 Monaten gaben wir als Gestagen Methyloestrenolon[1]. Es kam dabei zur Manifestation einer knöchernen Apophyse (Abb. 6b), allerdings

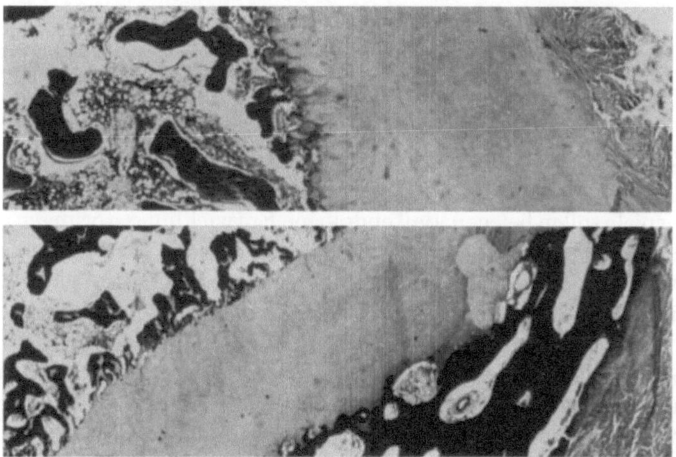

Abb. 6a u. b. a) Fehlende Apophysenbildung bei einer 17jährigen Patientin mit chromatinnegativem Ullrich-Turner-Syndrom. Azanfärbung. Vergr. 20:1. b) Kontrolle nach Behandlung. Azanfärbung. Vergr. 20:1

nur in den vorderen Beckenkammabschnitten, wie die Röntgenaufnahme zeigte. Die Knorpelwachstumszone bot jetzt die Zeichen einer wesentlich geringeren Aktivität. In Übereinstimmung mit dem klinischen Verlauf, insbesondere dem

[1] Orga-Steron®.

unterschiedlichen Längenwachstum während der Beobachtungszeit, möchten wir hierin den Ausdruck einer fortgeschritteneren Skeletreifung bei verminderter Wachstumstendenz sehen. Zu dieser Entwicklung könnte die androgene Nebenwirkung des Methyloestrenolons beigetragen haben.

Einen eindrucksvollen Befund bot auch eine 18jährige Patientin mit ausgeprägtem, jahrelang unbehandeltem Myxödem. Es fand sich nur eine schmale Zone wuchernden Knorpels mit weit auseinanderliegenden Zellhaufen (Abb. 7a). Die Gewebseinsprossung von Markraum war erheblich reduziert. Dagegen reichten in den Trabekeln eingeschlossene Reste von Knorpelgrundsubstanz bis weit in die

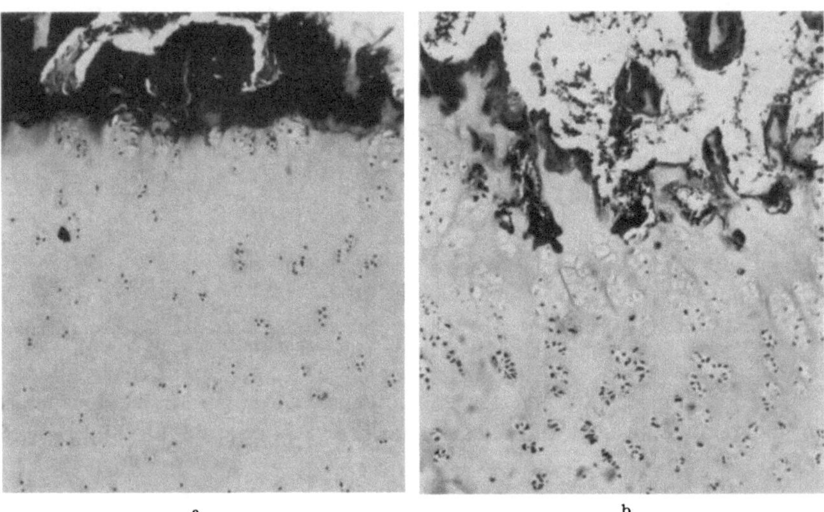

a b

Abb. 7a u. b. a) Starke Verminderung aller Zonen des Knorpel-Knochenüberganges bei einer 18jährigen Patientin mit ausgeprägtem Myxödem. Azanfärbung. Vergr. 80:1. b) Kontrolle nach Behandlung. Azanfärbung. Vergr. 80:1

Spongiosa hinein. Bereits nach 3monatiger Substitutionsbehandlung war eine erhebliche Zellzunahme in der gesamten Knorpelwachstumsschicht mit wesentlich besserer Ausbildung der einzelnen Zonen erkennbar (Abb. 7b).

Diese Beispiele sollen belegen, daß endokrine Entwicklungsstörungen eindrucksvolle morphologische Veränderungen am Beckenkamm bei nicht ausgereiftem Skelet bewirken und daß sich hier ein Therapieeffekt einwandfrei nachweisen läßt. Damit scheint eine Möglichkeit gegeben, die Angriffspunkte der einzelnen hormonalen Wirkstoffe auf das Knochenwachstum und die Knochenreifung anhand eines großen Krankengutes und einer entsprechend langen Beobachtungszeit näher zu analysieren. Außerdem stellt die Beckenkammbiopsie bei den hier angeführten Fällen eine Bereicherung der klinischen Diagnostik dar.

Literatur

Bartelheimer, H., u. J. M. Schmitt-Rhode: Die Biopsie des Knochens als differentialdiagnostische klinische Methode. Klin. Wschr. **1957**, 429.

Principe, U., e H. Elzenbaum: Ricerche sperimentali relative all'influenza dell'ipofisi della tiroide e delle gonadi sull'ossificazione metafisaria. Sperimentale **104**, 70—85 (1954).

Weinmann, J. P., and H. Sicher: Bone and Bones. Fundamentales of Bone Biology. St. Louis: C. V. Mosby Company 1947.

Diskussion

H. Bartelheimer (Hamburg):

Diese Biopsiestudien sind außerordentlich interessant, zeigen sie doch, welche Einblicke besonders im Verlauf erfolgende Knochenentnahmen zu geben vermögen. Dieses Gewebe, der Knochen, erlaubt in einzigartiger Weise Vergleiche durchzuführen, wie wir sie bei einigen Untersuchungen unter metabolischen und hormonalen Wirkungen und unter den Einflüssen einer Niereninsuffizienz durchgeführt haben. Die oben vorgetragene Fragestellung führt sicher auch zu gezielten therapeutischen Konsequenzen. Otto hat an meiner Klinik gezeigt, daß das Verhalten des mit unserer Methode am Beckenkamm entnommenen Cylinders Aufschluß über die Beschaffenheit des ossären Organs im gesamten Skelet gibt, solange systemartig angreifende Ursachen vorliegen.